GRUNDRISS DER MEDIZIN DER ALTEN ÄGYPTER VII 1

HILDEGARD VON DEINES
WOLFHART WESTENDORF

WÖRTERBUCH DER MEDIZINISCHEN TEXTE

ERSTE HÄLFTE (*ꜣ—r*)

AKADEMIE-VERLAG · BERLIN
1961

Erschienen im Akademie-Verlag GmbH, Berlin W 8, Leipziger Straße 3-4
Lizenz-Nr. 202 · 100/173/60
Gesamtherstellung: Tribüne Druckerei Leipzig III/18/36
Bestellnummer: 3014/VII/1
Printed in Germany
ES 7 L

VORWORT

Das Wörterbuch erfaßt unter Ausschluß der Drogennamen (siehe für diese Band VI) und weiter unter Ausschluß der Suffixe, des Passivzeichens *tw* 'man' sowie der Quantenzahlen den gesamten Wortschatz der medizinischen Texte, die in Band IV 2 S. 1—23 aufgeführt sind. Zusätzlich wurden noch die Fragmente der Ramesseum-Papyri herangezogen. Die Zitierung erfolgt nach der „Liste der Kurzbezeichnungen der verarbeiteten Quellen (S. VI). Ebenso wie im Wörterbuch der Drogennamen sind auch in dem vorliegenden Wörterbuch sämtliche Belegstellen jedes Wortes angegeben, um so einen vollständigen Überblick des Wortschatzes der medizinischen Texte zu vermitteln. Ein Verzeichnis der im Med.W.B. angeführten Literatur und ein Register der deutschen Bedeutungen der Wörter finden sich am Schluß des Ganzen (Band VII 2).

Über die Anlage des Wörterbuches und für seine Benutzung sei folgendes bemerkt:

1. Überschrieben sind die einzelnen Artikel mit der Umschrift und der Übersetzung, die in den Unterabteilungen noch modifiziert sein kann. Die Unsicherheit einer Übersetzung wird durch ein Fragezeichen gekennzeichnet, ebenfalls eine unsichere Umschreibung. Ließ die spezielle Bedeutung sich nicht mit Sicherheit ermitteln, so gibt eine in Eckklammern gesetzte Überschrift wenigstens den Gattungsbegriff an: z. B. [Krankheit] oder [Körperteil]. Unübersetzbare Wörter sind mit [... ? ...] überschrieben. Wörter desselben Wortstammes sind zu einheitlichen Artikeln zusammengefaßt, wobei die Umschrift der zu demselben Stamm gehörenden Wörter in runden Klammern erscheint. Belegangaben, die nur bedingt an die betreffende Stelle passen, und hieroglyphische Schreibungen mit Unregelmäßigkeiten sind mit - - - - oder + + + + abgesetzt.

2. Nach der Aufführung sämtlicher Schreibungen folgen die Belegstellen und nach Bedarf als Abschluß des ganzen Artikels Paragraphen, in denen zusammenfassende oder ergänzende Angaben über das behandelte Wort gemacht werden; auch unsere Stellungnahme zu den Auffassungen früherer Bearbeiter findet sich dort. Die Aufteilung der einzelnen Artikel ist in erster Linie nach medizinischen Gesichtspunkten durchgeführt worden; dabei sind je nach Wichtigkeit der Stellen folgende Abstufungen vorgenommen: Umschrift in extenso und Übersetzung; Umschrift oder Übersetzung in extenso oder alleinstehend; bloße Stellenangabe (diese Beschränkung betrifft im allgemeinen Wörter aus Zaubersprüchen). Auch der Aufbau der Artikel wird von der Rolle bestimmt, die das behandelte Wort in der Medizinsprache spielt. So sind z. B. bei Krankheiten oder Körperteilen auch solche Stellen angegeben (und zwar in Eckklammern), in denen das Wort selbst zwar nicht vorkommt bzw. nur durch ein Pronomen oder Suffix vertreten ist, die aber für die Bedeutung, den Gebrauch und die Häufigkeit des Begriffes aufschlußreich sind; folgen z.B. auf ein Rezept für eine bestimmte Krankheit noch andere Rezepte für dieselbe Krankheit (ohne erneute Erwähnung des Krankheitsnamens), so werden solche Stellen ebenfalls aufgenommen, um den Eindruck zu vermeiden, daß es sich um eine singulär auftretende Krankheit handele.

3. Die Umschrift der einzelnen Wörter in der Artikel-Überschrift erfolgt nach den in den Medizinischen Texten vorliegenden Schreibungen, und zwar wird deren jeweils älteste Form zugrunde gelegt. Tritt die alte (historische) Schreibung in den Texten nicht auf, so kann sie zur Verdeutlichung neben der tatsächlich geschriebenen Form aufgeführt sein, z. B. *fnd/fnḏ* 'Nase'. Rein ideographisch geschriebene Wörter sind allerdings in der historischen Lautform gelesen, z. B. *nṯr* 'Gott' statt *ntr*. Bei der Umschrift der Belegstellenzitate in extenso ist diese strenge Konsequenz zu Gunsten einer mehr konventionellen Lesung aufgegeben. Wie denn überhaupt Wert darauf gelegt ist, die Umschrift lesbar zu machen; so sind z. B. die schwachen Radikale der infirmen Verben im allgemeinen stets umschrieben (selbst beim Infinitiv), auch wenn sie — wie meist — in der Schrift fehlen.

4. Die Schreibungen sind mit allen Abweichungen und Nebenformen vollständig gegeben. Die Formen 𓄿 und @ sind entsprechend dem Hieratischen getrennt worden. Dagegen ist sowohl in der Zeichenstellung als auch in der Form einzelner Zeichen vom hieratischen Text abgewichen worden; und zwar wird, um nur das Wesentlichste zu nennen, hieratisches 𓂝 je nach der Funktion (Laut ꜥ bzw. Determinativ) mit 𓂝 bzw. 𓂡 wiedergegeben. Bei der hieroglyphischen Wiedergabe des Armes in den Formen von *rdj* 'geben' werden grundsätzlich die drei Umschreibungen 𓂋𓂝 und 𓂞 und 𓂞𓂞 verwendet. Die verschiedenen Formen der Töpfe ließen sich nicht sicher trennen und sind daher stets durch 𓏌 umschrieben. Die Plural-Determinative sind in allen Fällen durch Striche (nicht durch Kreise) wiedergegeben; dabei weicht die Stellung der Zeichen (𓏥 oder 𓏪 oder 𓏫) unter Umständen vom Hieratischen ab. Das *sp*-Zeichen ist nur 𓊗 geschrieben, ohne Rücksicht auf eventuell im Innern eingeschriebene Körner.

Allen Mitarbeitern des Verlages und der Druckerei, die uns nach besten Kräften unterstützten, sagen wir für ihre Hilfe unseren aufrichtigen Dank.

Berlin, im Oktober 1960

Hildegard von Deines Wolfhart Westendorf

LISTE DER KURZBEZEICHNUNGEN DER VERARBEITETEN QUELLEN

Bln	Pap. Berlin 3038 ed. Wreszinski
Bt	Pap. Chester Beatty VI ed. Gardiner
Carlsb	Pap. Carlsberg Nr. VIII ed. Iversen
Eb	Pap. Ebers ed. Ebers; Transkription Wreszinski
H	Pap. Hearst ed. Reisner; Transkription Wreszinski
Kah	Pap. Kahun (med.) ed. Griffith (pl. V—VI)
KV	Pap. Kahun (veter.) ed. Griffith (pl. VII)
L	Pap. London (Brit. Museum 10059) ed. Wreszinski
Mutt. u. Kind	Pap. Berlin 3027 ed. Hierat. Pap. III Tafel 17—25; Transkription Erman
Ostr. Berl. 5570	Ostrakon Berlin P 5570 ed. Hierat. Pap. III Tafel 27
Ostr. Kairo (ODM 1062)	Ostrakon Deir el Medineh 1062 ed. Posener
Ostr. Kairo (ODM 1091)	Ostrakon Deir el Medineh 1091 ed. Posener
Ostr. Louvre	Ostrakon Louvre ed. Spiegelberg (Rec. trav. 15, 1893, 67)
Pap. Beatty V	Pap. Chester Beatty V ed. Gardiner
Pap. Beatty VIII	Pap. Chester Beatty VIII ed. Gardiner
Pap. Beatty XV	Pap. Chester Beatty XV ed. Gardiner
Pap. Leid	Pap. Leiden I 343 + I 345 ed. Massart
Pap. Louvre E 4864	Pap. Louvre E 4864 Verso unveröffentlicht (nach Photo und Transkription von Posener)
Pap. Tur. PuR 31 + 77	Pap. Turin, Pleyte und Rossi, 31 + 77 (nach Möller, Hieratische Lesestücke II 30)
Pharaob	Buch zum Schutz des Pharao während der Nacht (Pap. Kairo 58027) nach Golénischeff, Pap. hiératiques (Cat. général) p. 114ff

Ram III	Pap. Ramesseum III ed. Gardiner; Transkription Barns
Ram IV	Pap. Ramesseum IV ed. Gardiner; Transkription Barns
Ram V	Pap. Ramesseum V ed. Gardiner; Transkription Barns
Sm	Pap. Edwin Smith ed. Breasted

3 [enklitische Partikel]

 Ram III B 21

nach negiertem Imperativ: *m ḏd 3 rn-j* (Zaub)[1]

3.t Zeit

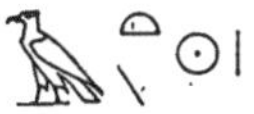 Bln 120; Sm 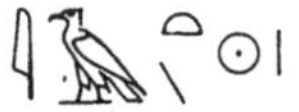 Bln 195[2]

1) *r sw3 3.t iḫ-f* 'bis die Zeit seines Leidens vorbeigegangen ist'
Sm 4 (2,7); 5 (2,16); 19 (7,18); 29 (10,8); 47 (17,13)

2) *irj 3.t* 'eine Zeit verbringen' Bln 120

3) *m t3 3.t* 'zu derselben Zeit, gleichzeitig' Bln 195[2]

3j.wj[3] [Binden-Paar]

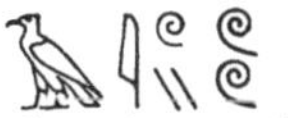 Sm 10 (5,8 und 9); 47 (17,4) 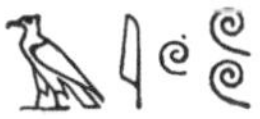 Sm 6 (2,23)
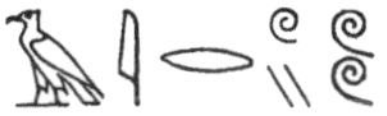 Sm 27 (9,16) ---- 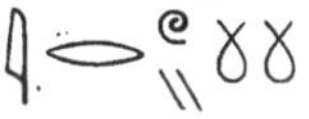 Sm 2 (1,16)[4]

1) in einer Glosse erklärt
Sm 10 (5,9) (*ir 3j.wj n ḥbs.w: sšd.wj pw n ḥbs.w dd.tw ḥr sp.tj wbnw n kf.t r rdj.t dmj wʿ.t r wʿ.t*)
Sm 2 (1,16) (*ir 3j.wj n ḥbs.w: sšd.wj* [...] *r wʿ.t*)

2) Verwendung
a) *wdj ḥr kf.t* 'auf die Klaffen (der Wunde) legen'[5]

[1] So nach Barns; der Zusammenhang ist unklar.

[2] Wreszinski trennt: *m t3j 3.t*.

[3] Vgl. auch *sšd* 'Binde'.

[4] In der Glossen-Überschrift: *ir 3j.wj*. Ob eine Schreibung wie in 27 (9, 16) mit dem *ir* der Glosseneinleitung zusammen gefallen ist?

[5] Siehe auch *dd.tw ḥr sp.tj wbnw n kf.t* bei Sm 10 (5,9) unter 1.

Sm 27 (9,16) (*wdj.ḫr-k n-f ꜣj.wj ḥr kf.t ỉptf*)
– – – – Sm 6 (2,23) (*ỉmj-k wt sw ỉmj-k wdj ꜣj.wj ḥr-f*)

b) *nḏrj kf.t m ꜣj.wj* 'Klaffen mit den beiden *ꜣj*-Binden zusammenfassen' (bei verschobenen Wundrändern)
Sm 10 (5,8); Sm 47 (17,4)

3) Material
ꜣj.wj n ḥbs.w '. . . aus Stoff'
Sm 2 (1,16); 10 (5,9); 47 (17,4)

§ 1: Die *ꜣj.wj*-Binden treten stets im Dual auf, werden also paarweise verwendet: ob sie über Kreuz angelegt werden? Wie die Glosse erklärt, werden sie auf die Ränder von Klaffwunden gelegt, um einen Rand am anderen haften zu lassen. Ferner dienen sie zum Zusammenfassen von Wundrändern, wenn sich die *ỉdr*-Naht einer Wunde verschoben hat. Sm 6 (2,23) deutet darauf hin, daß sich der *ꜣj.wj*-Verband vom *wt*-Verband unterscheidet: von beiden Verfahren wird abgeraten.

§ 2: Es ist vermutet worden, daß es sich um zwei Pflasterstreifen handelt (Ebbell, Chirurgie S. 32 „Pflasterstreifen"; Breasted S. 122 adhesive plaster; Lefebvre S. 186 „deux bandes (d'adhésif)"): aus der Erklärung der Glosse ist diese Deutung jedoch nicht mit Sicherheit herauslesbar.

ꜣjs Gehirn

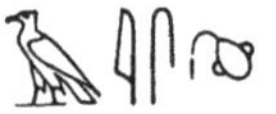 Sm 6 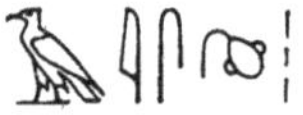 Sm 7; 8

I) vom Menschen

a) anatomische Angaben

1) in der Glosse als „Inneres seines Schädels" erklärt[1]:
Sm 6 (2,23–24) (*ỉr sḏ ḏnn.t-f ngj ꜣjs n ḏnn.t-f: sḏ wr [pw] wbꜣ n ẖnw ḏnn.t-f ntn.t ꜥrf.t ꜣjs-f sḏ.ḫr-f nẖ-f m ẖnw tp-f*)

2) in der Glossen-Erklärung des Gehirn-Kastens
Sm 7 (4,1) (*ỉr hn n tp-f: ḥrj-ỉb pw n wp.t-f r hꜣw ꜣjs-f*)

b) pathologische Fälle: das Gehirn ist aufgebrochen
Sm 6 (2,18 = 2,19 = 2,23–24) (*sḏ ḏnn.t-f ngj ꜣjs n ḏnn.t-f*)
Sm 6 (2,22) = 8 (4,12) (*ḫpr nf n nhdhd npꜣpꜣ ḫr ḏbꜥ.w-k ḏr ngg ꜣjs n ḏnn.t-f*)

II) vom Tier (als Droge) siehe im Drogen-W.B.

[1] Bemerkenswert auch die Erwähnung der '(Hirn-)Haut, die sein Gehirn umschließt'.

ꜣw.t/ꜣw Länge; Ausdehnung

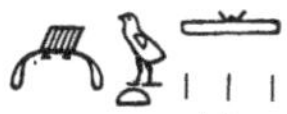 Eb 855 x 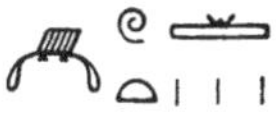 L 25 (9,3) 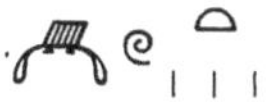 Bln 163 h

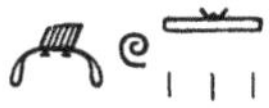 Eb 856; Bln 199

I) in der Verbindung *r ꜣw(.t)* 'bis zur Ausdehnung' = 'ganz, insgesamt'[1]
  a) *r ꜣw(.t)* + Suffix Bln 199 (*ꜣw*)
  b) *ꜣw(.t)* ohne Suffix (adverbiell) Eb 856 h (*ꜣw*) (zweimal); ---- Bln 163 h (*ꜣw.t*)

II) *šm.t ꜣw.t* 'weit gehen'[2] Eb 855 x

III) *ꜣw.t-ỉb* 'Herzens-Freude', 'Fröhlichkeit'
  a) in einem Zauberspruch L 25 (9,3)
  b) als Drogenbezeichnung siehe im Drogen-W.B.

ꜣwr zittern

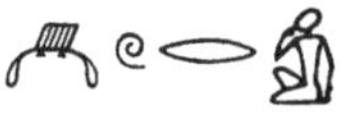 Eb 193 a

in einer Magen-Diagnose: *gmm-k ḫꜣj.t-f swmt-f ꜣwr spd.tj ḏbꜥ.w ḥr-f*

§ 1: In den Pyramidentexten steht *ꜣwr* neben *sdꜣ*, von Himmel und Erde gebraucht; vgl. auch die verwandten Stämme *nwr* und *nrw* im Äg.W.B.

ꜣb aufhören

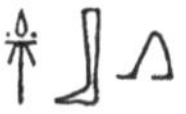 Eb 783 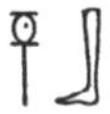 Sm 24 (9,1)

1) Eb 783 (*rdj.t ꜣb s.t ỉwr*)
2) Sm 24 (9,1) (Bruch im Unterkiefer: *sḏ wbnw ḥr-f wꜣb ꜣb.n-f sp*)[3]
3) siehe auch die Drogenbezeichnung *ỉꜣb n mstꜣ* im Drogen-W.B.

ꜣbḫ vermischen

pass. *sḏm-f*: 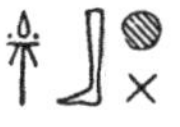 Eb 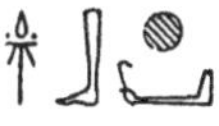 L 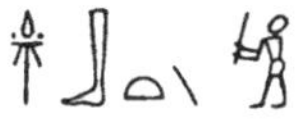 Bln

als Verbum der Drogenbereitung

[1] Vgl. die ähnliche Bildung *r-ḏr* 'bis zur Grenze ...'.

[2] *ꜣw.t* hier wohl kaum das Adjektiv zu *šm.t* 'weites Gehen', sondern wohl das Substantiv als Objekt zu *šm* 'gehen', vgl. Äg.W.B. IV 464,22 und Sinuhe B 5; vgl. auch die adverbielle Verwendung von *ꜣw.t* in Bln 163 h unter I b.

[3] Ob zu übersetzen: 'der Ausfluß, er hat aufgehört zu fließen'? vgl. aber auch *ỉꜣb* Äg.W.B. I 29,19 und kopt. ⲉⲓⲁⲁⲃⲉ 'Eiter' sowie Sethe, Ausdrücke für rechts und links S. 203.

I) Drogen *3bḫ ḥr* flüssige Droge Eb 343; 505; 524; L 46

II) Drogen *3bḫ m iḫ.t wʿ.t* Eb 859c; Bln 7

§ 1: Zu *irj.w m iḫ.t (wʿ.t) 3bḫ ḥr* Droge (L 46) neben *3bḫ m iḫ.t wʿ.t* (Bln 7) vgl. § 1 und 2 bei *3mj.*

3bd Monat

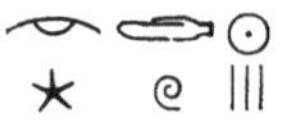 Eb 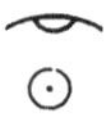 Kah

Eb 462 (Drogen: *m-ḫt iʿj.t ḥr ʿḥʿw r 3bd.w 3*)

Eb 861 a (*ḥnḥn.t: iṯj.n-s rnp.t 3bd.w r3-pw*)

– – – – Kah 19 (3,2) (zweimal)

§ 1: In Datumsangaben ist höchstwahrscheinlich nicht mit zu lesen (Edel, Altägyptische Grammatik § 419) und daher hier nicht aufgenommen; siehe bei *tpj, sn.nw, ḫmt.nw* und *fdw.nw.*

3bḏw Abydos

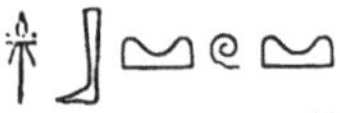 Eb 131 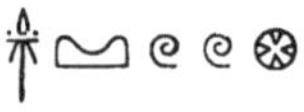 Bln 190 (21,5) 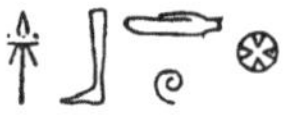 Bln 190 (21,7) 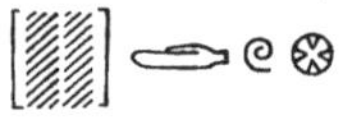 L 36 (12,10)

nur im Zauber belegt.

3pd.w Geflügel[1]

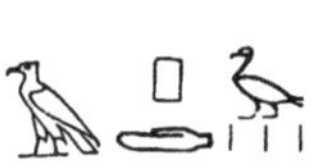 Eb 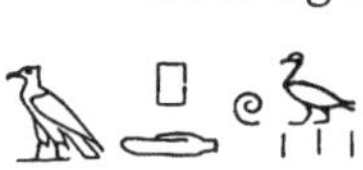 Sm

1) in der Verbindung *t m 3pd* ‘Brot vom Geflügel’[2] Eb 205c

2) in einem Zauberspruch Sm 20,10

3fr aufkochen lassen (?)

prosp. *sḏm-f* nach *rdj*: 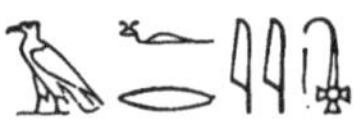 Eb 206b

[1] Vgl. dazu Faulkner, JEA 38, 1952, 128.

[2] Es bleibt unklar, ob es sich um eine Drogenbezeichnung (eventuell zu Zauberzwecken) handelt.

als Verbum der Drogenbereitung
ỉt w3d̲ nn w3.t-f psj ḥr mw nn rdj.t 3fr-f

§ 1: Edfu (Düm Temp Inschr I Taf. 74) ist *3fr* neben *nwd* als Tätigkeit des Salbenkochs bei der Herstellung von *ỉbr*-Salbe genannt.

3mj mischen

pass. *sd̲m-f*: 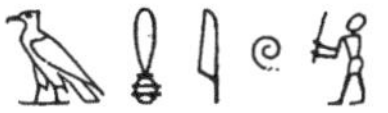 Eb; H; L 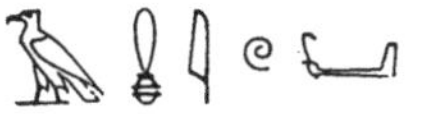 H 154 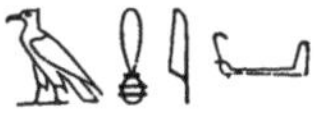 Ram III 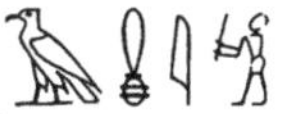 Eb 13; Sm 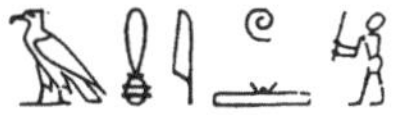 Bln 25; Bt 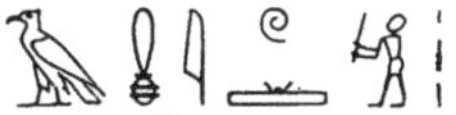 Bln 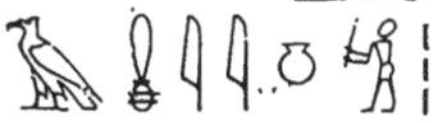 Bln 124 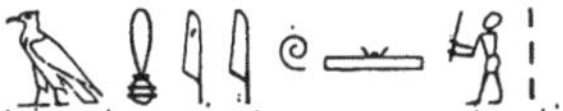 Bln 151 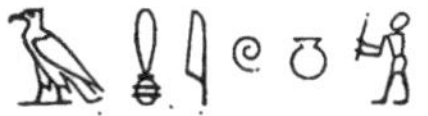 Bln 23; [L 17] 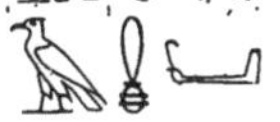 Ram V ---- 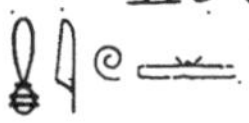 Bln 14

Pseudopartizip: 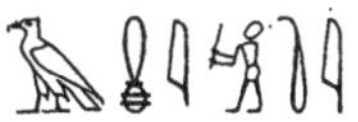 Eb

Infinitiv: 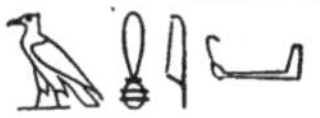 Eb 206; Ram IV A 2

Verbum der Drogenbereitung

I) *3mj ḥr*

a 1) Droge(n) *3mj(.w) ḥr* Droge(n):
Eb 4 (= H 53); 13; 164; 247 (= H 75); 301 (= H 33); 322; 355; 456; 458; 485; 506 (= L 60); 516; 556; 561; 572; 579; 600; 607; 612; 720; 721; 725 (= H 130); 728; 856e (= Bln 163e); H 2; 6; 10; 13; 32; 33 (= Eb 301); 34; 53 (= Eb 4); 75 (= Eb 247); 130 (= Eb 725); 147; Bln 21; 22; 23; 25; 124; 151; 163e (= Eb 856e); Bt 1; L 60 (= Eb 506); Ram III A 8; 23; 24; ---- H 11

a 2) Droge (fem.) *3mj.tj ḥr* Droge(n):
Eb 560; 598; 599

b) Droge, die gekocht wird: *prr-f m h̲.t r 3mj-f ḥr* Droge Eb 206b

c) Droge *3mj.w (r)dj ḥr* Droge Eb 488

d) *3mj.w* Droge *ḥr* Droge Bln 24

II) *3mj m ỉh̲.t wʿ.t*

a) Droge(n) *3mj(.w) m ỉh̲.t wʿ.t*:
Eb 41; 42; 64; 509; 546; 650; 711; Bln 14; L 17; Sm 21,8

b) Drogen *3mj.w m ỉh̲.t wʿ.t ḥr* Droge:
Eb 498; 715 = H 154; Bt 5[1]

[1] *ḥr nn* (*nn = mw nw mst3*; vgl. Eb 247 = H 75; H 13).

III) *ꜣmj* ohne präpositionellen Zusatz

a) Droge(n) *ꜣmj.w* (ohne weitere Angabe über die Verarbeitung des Mittels):
Eb 199b; 525; Ram V Nr. I; Nr. XVIII

b1) Drogen *ꜣmj.w* (folgt Angabe über die Form des Medikaments):
Eb 718; 853a; H 151

b2) Drogen *dwꜣ r ꜣmj-st* (folgt Weiterverarbeitung): Ram IV A 2

b3) Drogen *ꜣmj.w* (Angabe über die Form des Medikaments geht voraus):
Eb 313 (vorher: 'werde gemacht zu der Form *šd.t*')
Eb 602 (vorher: 'werde zu einer Masse gekocht')

§ 1: Die drei verschieden gefaßten Anweisungen in den sachlich identischen Rezepten Eb 711 (II a) = H 32 (I a 1) = H 151 (III b 1) zeigen gut, daß die oben in drei Gruppen aufgeteilten Stellen praktisch gleichwertig sind (zu III b 3 siehe § 3). Man kann sagen: 'Droge A *ꜣmj.w ḥr* Droge B' oder 'Droge A Droge B *ꜣmj.w*' oder 'Droge A Droge B *ꜣmj.w m i͗ḫ.t wꜥ.t*'.

§ 2: Die Gruppe II b (*ꜣmj.w m i͗ḫ.t wꜥ.t ḥr* Droge) ist offensichtlich die Verkürzung aus Fällen wie Eb 164 (*nḏ m i͗ḫ.t wꜥ.t ꜣmj.w ḥr* Droge) oder Eb 247 = H 75 (*i͗rj.w m i͗ḫ.t wꜥ.t ꜣmj.w ḥr* Droge).

§ 3: Die Fälle in III b 3 können nur als Nachsatz 'nachdem sie gemischt sind' aufgefaßt werden. Zum Gebrauch des unpersönlichen pass. *sḏm-f* zur Bezeichnung der relativen Vergangenheit vgl. *gs* 'nachdem (mit *ꜥntjw*) gesalbt ist' in Eb 651 + 652, das in der Parallele H 228 durch *gs . . . ẖr ḥꜣ.t* 'werde zuvor gesalbt' wiedergegeben wird.

ꜣmꜥ [Vogel]

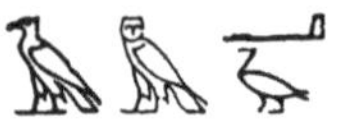 [ ][1] Sm 22 (8,15)

Name eines Vogels, nach dessen Krallenfuß der „Krallenknochen" (*ꜣmꜥ.t*) = „Ramus" benannt ist: *ꜣmꜥ.t pḥ sj m gmꜣ-f mj mḥ ꜥn.t ꜣmꜥ m i͗ḫ.t*

§ 1: Der *ꜣmꜥ*-Vogel ist Beni Hasan II pl. IV unten rechts abgebildet. Siehe auch die Bemerkungen Dawson's JEA 18, 1932, 151.

[1] Es folgt auf das Determinativ des Vogels noch ein Determinativ: die hieratische Schreibung zweier Krallen (ähnlich etwa dem Determinativ der kleinen rückläufigen Füße).

3mʿ(w).t „Krallen-Knochen"

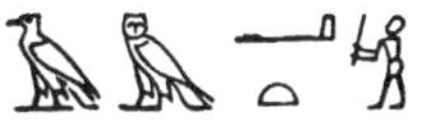 Sm 8 (4,17) 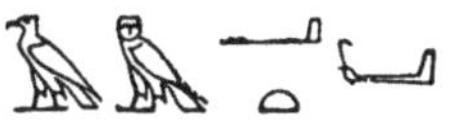 Sm 8 (4,18); 22 (8, 10–11; 8,14) 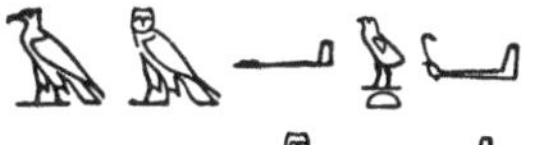 Sm 7 (3,17) 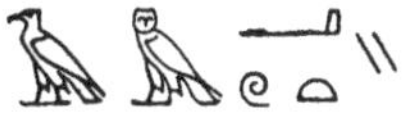 Sm 25 (9,3) - - - - 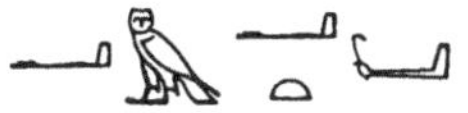 Sm 8 (4,8)

I) beim Unterkiefer

a) anatomische Angaben

1) zur Lage und Funktion
Sm 22 (8,14) (*pḥwj 3mʿ.t-f pḥwj ʿr.t-f*[1] *pw* ⸢*3mʿ.t pḥ sj m gm3-f mj mḥ ʿn.t 3mʿ m iḫ.t*)
Sm 7 (3,17) (*pḥwj 3mʿw.t-f . . . pḥwj wgj.t-f pw*)

2) bei der Untersuchung eines gebrochenen Joch-Schläfenbeines (*gm3*) erwähnt:
Sm 22 (8,10–11) (*sḏ m gm3: wdj.ḫr-k ḏbʿ-k ḥr inʿ.t-f ḏbʿ-k ḥr pḥwj 3mʿ.t-f h3j.ḫr snf m . . .*)

3) Bänder (*mt.w*) des Krallen-Knochens siehe unter b 2

b) pathologische Fälle[2]

1) *wnḫ*-Verschiebung im Unterkiefer
Sm 25 (9,3) (*rdj.ḫr-k ḏbʿ-k ḥr pḥwj 3mʿw.tj n.tj ʿr.t m ẖnw r3-f ʿn.tj-k ḥr inʿ.t-f sḫr.in-k sn wdj m s.t-sn*)

2) Versteifung der Kiefern-Bänder (*ḥtr w3.t nt ʿr.tj-fj*)
Sm 7 (3,17) (*nḫt pw in mt.w pḥwj 3mʿw.t-f*)

II) bei der Schulter[3]

vom Kopf[4] des Krallenknochens in der Schulter, der sich nicht gelöst hat:
Sm 8 (4,8) (*iwtj sfḫ tp n 3mʿ.t m ḳʿḥ-f*)
in der Glosse erklärt:
Sm 8 (4,17–18) (*ir iwtj sfḫ tp n 3mʿ.t nt ḳʿḥ-f . . . tm nft tp p[w] in 3mʿ.t nt ḳʿḥ-f*)

[1] Wahrscheinlich Fehlschreibung statt *wgj.t*; siehe dazu *wgj.t* § 2.

[2] Hier sind zwei Fälle aufgenommen, in denen eine Krankheitserscheinung am Kiefer vorliegt, dessen Ende ja der Krallenknochen ist. In sofern unterscheidet sich Sm 25 (9,3) von dem äußerlich ähnlichen Fall Sm 22 (8,10–11) unter I a 2, da ja dort keine Kieferverletzung, sondern ein Bruch des Joch-Schläfenbeines vorliegt, in dem der Krallenknochen endet.

[3] Zur Frage, ob das Schulter- oder Ellenbogen-Gelenk gemeint ist, vgl. den Kommentar bei Breasted S. 215–216.

[4] „Kopf" ist wohl hier nicht wie *pḥwj* 'Ende' ein Teil des Krallenknochens, sondern wahrscheinlich der vom Krallenknochen umfaßte Teil des Oberarms.

§ 1: Die Stelle Sm 22 (8,14) („der Krallenknochen endet in seinem Joch-Schläfenbein, wie dieKralle des *ꜣmꜥ*-Vogels nach etwas greift“) zeigt, daß der Name dieses Knochens offenbar von dem *ꜣmꜥ*-Vogel abgeleitet ist; siehe auch bei *ꜣmꜥ*.

ꜣmꜥ.t Brei (?)

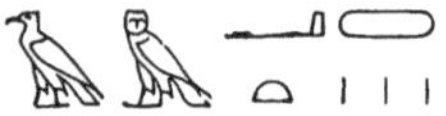 Eb 308 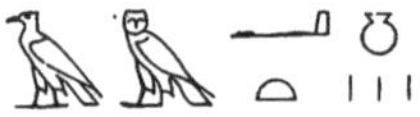 Eb 313

als Bezeichnung einer bestimmten Drogenform

Eb 308 (*ẖꜣḏ: ỉrj m ꜣmꜥ.t ḥr* Drogen) = Eb 313 (*ẖꜣḏ: ỉrj.ḫr-k sw m ꜣmꜥ.t ḥr* Drogen)

§ 1: Es handelt sich um einen gebackenen Fladen (*ẖꜣḏ*) aus Dattelmehl, der mit einer flüssigen Droge (*bꜣḳ*, *bj.t* oder *ꜥḏ*) zusammen verarbeitet wird; das Einnehmen erfolgt durch *wnm* 'essen'.

ꜣmw Glut (als Krankheit)

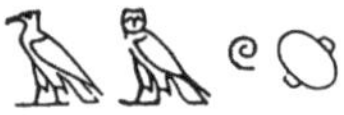 Bt 31

k.t ỉrr.t m swr n dr ꜣmw m wẖdw

§ 1: Das folgende Nachrezept (*wdḥ*) ist zum „Kühlen der Seite“ bestimmt (*sḳbb ḏrww*); offenbar ist also Hitze vorhanden, und die Ableitung von *ꜣm* 'brennen', *ꜣmw* 'Glut' und *ꜣmw.t* 'Verbrennung' (Äg.W.B. I 10,1–5) ist berechtigt.

ꜣmm A. ergreifen (mit der Faust)

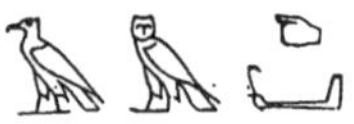 Eb 166 (*sḏm-f*) 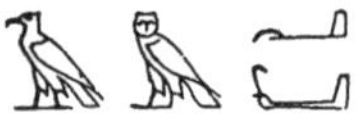 Bln 197 (*sḏm.n-f*)

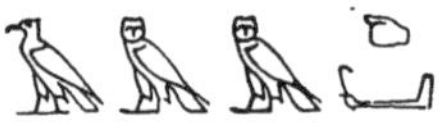 Sm 18,5 (Part. akt.)

1) in einem Schwangerschaftstest: den *mnjꜣ*-Körperteil ergreifen Bln 197
2) in dem Pflanzen-Namen *ḫfꜥ-j ꜣm-j* 'ich fasse, ich greife'[1] als Droge (Eb 166) siehe im Drogen-W.B.
3) in dem Gottesnamen *ꜣmm wr.t* 'der die Grosse ergreift' Sm 18,5 (Zaub)

[1] *ḫfꜥ* neben *ꜣmm* auch beim Substantiv; siehe unter B. — In Band IV und VI als „meine Hand faßt, meine Hand greift“ aufgefaßt.

(ꜣmm) B. Griff; Faust

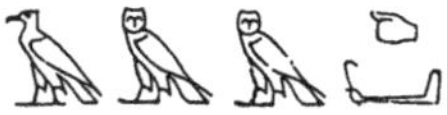 Ram III B 15

Zauber: Ram III B 15 (*iw ib.t-k m ḫfꜥ-j iw ḥkr-k m ꜣmm-j*)[1]

ꜣmm.w [Frauenkrankheit]

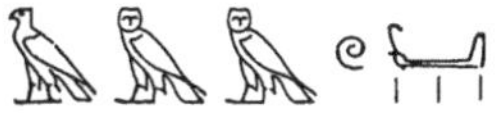 Kah 11 (2,6)

in der Diagnose: *ḏd.ḫr-k r-s: ꜣmm.w pw n ḥm.t*

§ 1: Wahrscheinlich handelt es sich um eine Bildung vom *ꜣmm* ‘packen, greifen’. – Griffith übersetzt „gripings, spasms“. – Es bleibt unsicher, ob der Uterus hier der Ort der Krankheit ist, oder ob der Ausgangspunkt der krankhaften Erscheinungen bezeichnet werden soll (vgl. den Gebrauch von *ḫꜣꜥ.w* im Pap. Kahun).

ꜣh Leiden

siehe bei *ih*

ꜣht Schwäche[2]

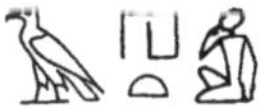 Sm

Sm 7 (4,4) (*ir sḥḏ.n-f pꜣ.n-f wdj.t ꜣht*[3]*: sḥḏ.t nt.t sw pw m ꜥḳ m bṯ ḫft-ḥr ꜣht*[4])
– – – – ‘schwache Stelle’ (Fontanelle): Sm 6 (2,21) (das durch eine Verletzung aufgebrochene Gehirn zittert und flattert unter den Fingern des Arztes: *mj ꜣht*[5] *whnn n ẖrd n ꜥḏ.n-f*)

ꜣhd Schwäche[6]

 Eb; Sm

Eb 855 v (*ir ḫr swš ḥr ḥꜣ.tj-f: ḫr swš pw n tꜣw ḥr ḥꜣ.tj-f ꜣhd pw ꜥšꜣ*)

[1] *ḫfꜥ* neben *ꜣmm* auch beim Verbum, siehe unter A 2.
[2] Vgl. *ꜣhd* ‘Schwäche’ und *nhd* ‘Schwäche’.
[3] Im Diagnosentext steht dafür *pꜣ.n-f wdj.t nhd.*
[4] Verbessert aus *hꜣt*; vgl. *hd* ‘Schwäche’.
[5] Die Parallele Sm 8 (4,11) hat *hd* statt *ꜣht.*
[6] Vgl. *ꜣht* ‘Schwäche’, das möglicherweise eine jüngere Form von *ꜣhd* darstellt.

– – – – im Sinne von 'schwache Stelle': Sm 19 (7,21–22) (seine Augen sind krankhaft gerötet *mj ir.t ḥr pḥwj ꜣhd-s*)[1]

ꜣḥ Brei

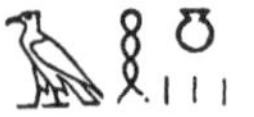 Eb 311

1) als Produkt von gestoßenen und gemaischten Datteln: Eb 311
2) als Droge siehe Drogen-W.B.

ꜣḥ.t Acker

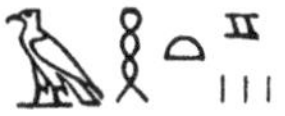 Sm 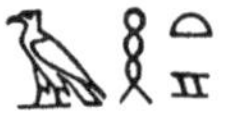 L

1) Fuß sinkt in den Acker (als Vergleich in einer Beschreibung einer Senkung des Nackenwirbels)
   Sm 32 (11,8) (*mj ns rd m ꜣḥ.t ḏfj.t pw n ẖrw*)
2) Zauber: L 2 (1,4)

ꜣḫ A I. nützlich

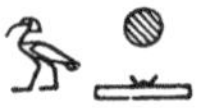 Eb 62; 707 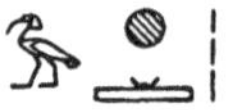 Bln 189

a) von Heilmitteln[2]
   Eb 62 (*k.t pẖr.t ꜣḫ.t m irr.t n ẖ.t*)
   Eb 707 (Nachschrift: *iw ꜣḫ n dr wẖdw*)
b) vom Zauberspruch Bln 189 (21,2)

(ꜣḫ.w) A II. nützliche Kenntnis

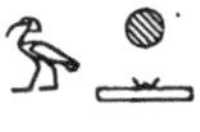 Eb 1 (1,9) = H 78 (6,9)

im Zauber Thot: *dj-f ꜣḫ n rḫ.w-iḫ.t*

(ꜣḫ.t) A III. Nutzen; Nützliches

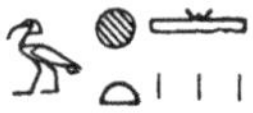 Eb 251 a

Heilmittel: *m ꜣḫ.t n rmṯ*[3]

[1] Gemeint ist die gerötete Stelle im Augenwinkel.
[2] Vgl. auch A III.
[3] Vgl. auch A I a.

(ꜣḫw/ꜣḫ.t) B. [Bezeichnung für Götter, Geister und Dämonen][1]

masc. sg. 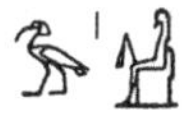 Sm 19,6 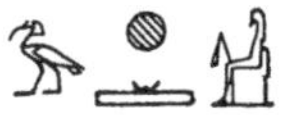 Ram IV D III 2

fem. sg. 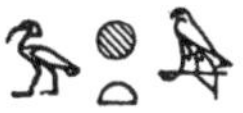 Sm 9 (5,2 und 3)[2] 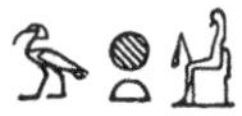 Sm 19,6

pl. masc. 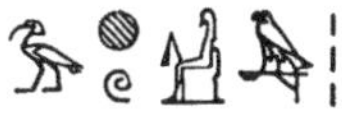 Bt Rs 2,6 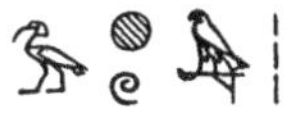 Sm 18,18

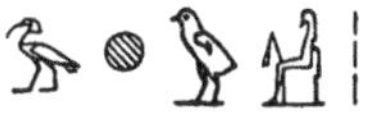 Ram IV D III 2

I) als Bezeichnung der Isis Sm 9 (5,2 und 3)

II) als Bezeichnung für Geister und Dämonen
Sm 18,18; 19,6 (zweimal); Bt Rs 2,6; Ram IV D III 2

§ 1 (zu B): Wie auch bei *nṯr* 'Gott' ist bei den *ꜣḫ*-Geistern eine Scheidung zwischen „guten" und „bösen" festzustellen: Isis (B I) und die Bt Rs 2,6 genannten Geister, die den Osiris bewachen, gehören zu der ersten Gruppe, während es sich bei den anderen (Sm 18,18 und 19,6) um Krankheit bringende Geister handelt.

ꜣḫ.t Überschwemmungszeit

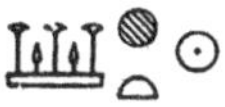 Eb 389[3]

neben den beiden anderen Jahreszeiten in einem Schminkrezept:
k.t sdm irr.t m šmw pr.t ꜣḫ.t[a]

ꜣḫ.t Horizont

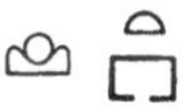 L; Sm

im Zauber: L 24 (8,3); Sm 18,1

ꜣḫ-bj.t Chemmis

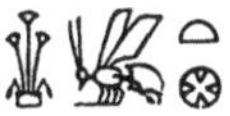 Eb + + + + 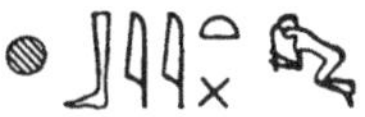 H

im Zauber: Eb 811 (95,8); H 216

[1] Siehe dazu § 1.

[2] Besondere Schreibung für die Bezeichnung der Isis.

[3] Schreibung in Ligatur; Umschreibung nach Möller Palaeographie I Anhang LXV. Wreszinski liest *ꜣḫ.t.t* ( statt ).

ꜣẖʿ.t Kratzwunde

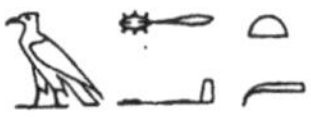 Eb 831b

als Verletzung der Gebärmutter:
ḏd.ḫr-k r-s: ꜣẖʿ.t pw ḥr ḥm.t-s

ꜣs fortlaufen

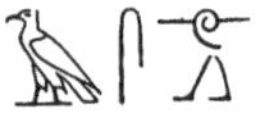 Eb

vom unfreiwilligen Entweichen des Harns (als Krankheit):
k.t nt dr ꜣs mwj.t Eb 276=281

ꜣsdb einnehmen

siehe bei *sdb*

ꜣšj.t [krankhafte Erscheinung bei Wunden]

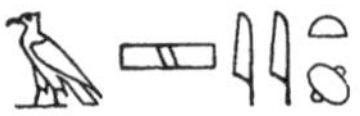 Eb; H

Eb 537 = H 39 (*k.t nt dr ꜣšj.t*) [mit *k.t*-Rezepten Eb 538 = H 40]

§ 1: Im Pap. Ebers sind die beiden Rezepte gegen *ꜣšj.t* zwischen den Rezepten der *wbnw*-Behandlung aufgeführt. Ob es sich um eine „Absonderung" (wörtlich: Speichel) der Wunde handelt? Zu vergleichen sind das Verbum *ꜣš* (Äg.W.B. I 21,1) und *išš* (Äg.W.B. I 135) sowie das Substantiv *išw* (Äg.W.B. I 134,19); auch Sm 7 (3,3–4) gebraucht *iš* vom Ausfluß der Wunde.

§ 2: Die Applikationen sind *dj r-s* bzw. *wt ḥr-s*.

ꜣšr A. rösten, braten

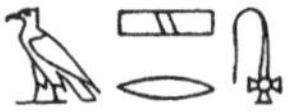 Eb

als Verbum der Drogenbereitung (im Pseudopartizip)

dꜣb ꜣšr	Eb 41 = 42
mjs.t nt iḥ ꜣšr.tj	Eb 351[1]

[1] Eb 351 = L 35 (*mjs.t iḥ rdj.tj ḥr ẖ.t*).

(ꜣšr) B. Braten

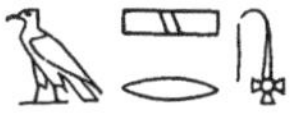 Kah

1) in der Beschreibung eines Krankheits-Symptoms:
ỉw-j ḥr ssn.t ꜣšr Kah 2

2) Behandlung:
kꜣp sj ḥr ssn.t-s nb.t m ꜣšr Kah 2

§ 1: Bei B liegt eine Art Sympathie-Mittel vor.

ꜣḳ schwinden, vergehen

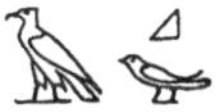 Eb

1) vom Herzen
Eb 855u (*ỉr ꜣḳ ỉb mh.t ỉb: ỉn ṯꜣw n rꜣ-ꜥ ẖrj-ḥb ỉrr st*)

2) von Krankheit (im Zauber)
Eb 131 (Zauberspruch gegen *wḫdw: bšj ḳꜣꜥ ꜣḳ mj ḫpr*)

3) in der Verbindung *ḥḳ.t nt ꜣḳ* als Droge Eb 189b siehe im Drogen-W.B. bei *ḥḳ.t*

ꜣkw.t [Krankheitserscheinung]

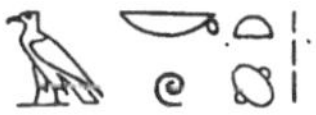 Eb

Eb 543 (*ḥꜣ.t-ꜥ m pḫr.t nt dr ꜣkw.t*)
[dazu *k.t*-Rezepte Eb 544 und 545]

§ 1: Nach der Applikationsart (*dj r-s*) handelt es sich um eine äußere Erscheinung; es folgen die *kꜣkꜣw.t*-Blasen, mit denen *ꜣkw.t* vielleicht zusammenzubringen ist.

ꜣkr [Name des Erdgottes]

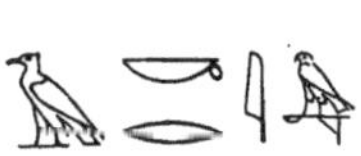 Sm 19,18 (Zaub)

ꜣgꜣp bewölkt sein

siehe bei *ỉgp*

ꜣgb-wr [Gott]

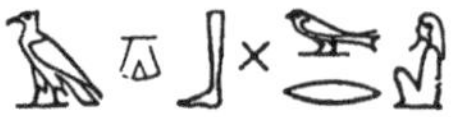 Ram III B 15 (Zaub)

wörtlich: die große Wasserflut

ꜣtj.t Amme; Wärterin

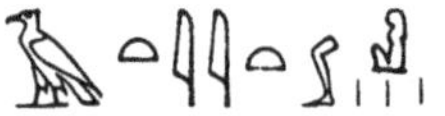 Ram III B 27[1]

in einem Zauberspruch gegen die *bʿʿ*-Kinderkrankheit:
bw ntj mnʿ.t ꜣtj.t nt nw.t

ꜣtp.w Last (als bildlicher Ausdruck für Leiden)

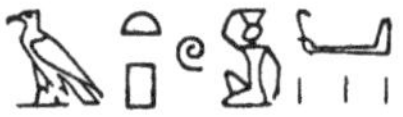 Eb 200 a

Magenleiden: *gmm-k st ḥr psḏ-f mj ꜣtp.w n ẖrj dm.t*

ꜣd A. ausschmieren (einen Topf mit Lehm)

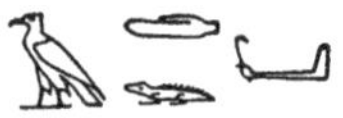 Sm 22,5

bei der Drogenbereitung: (*mrḥ.t*) *rdj m hnw r-sꜣ ꜣd-f m sjn*
vgl. das Folgende

(ꜣd.w) B. Ausschmierung (eines Topfes)

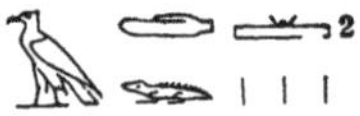[2] Sm 22,6

als Fortsetzung des unter A aufgeführten Satzes: *snʿʿ swmt ꜣd.w-f*

§ 1: Ob vom 'Glätten und Glattrühren der Lehmausschmierung' die Rede ist? Vgl. *ꜣd.t* in Admon 9,1 und 14,2 vom „Herrichten (ob Glattstreichen?) eines Kissens zum Schlafen". Siehe *idꜣ* Äg.W.B. I 152 (Ausdruck bei der Töpferei).

[1] So nach Barns.

[2] Lesung 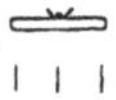 unsicher, auch 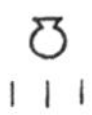 oder 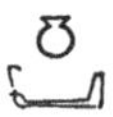 möglich.

ꜣd matt sein/Mattigkeit[1]

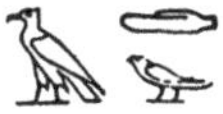 Eb 855d

krankhafter Zustand des *ḥꜣ.tj*-Herzens:
ir ꜣd ḫpr m ḥꜣ.tj: ẖꜣs-f pw r ḏrw smꜣ ḥnꜥ mjs.t

ꜣd wütend sein

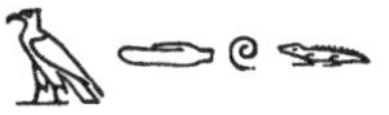 Eb 356b (Pseudopart.)

ih ꜣd.w 'wütendes (= furchtbares) Leiden' in einem Zauberspruch gegen die 'Blindheit'. Vgl. das folgende Wort.

ꜣd.t [Augenkrankheit]

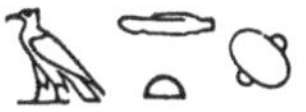 Eb 365 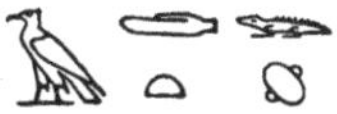 Eb 369 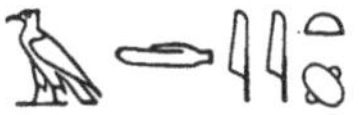 Eb 409

Eb 365 (*k.t nt dr ꜣd.t m ir.t*)
Eb 369 (*k.t nt dr ꜣd.t m ir.t*) [dazu *k.t*-Rezepte Eb 370–375]
Eb 409 (*k.t nt dr ꜣdj.t m ir.t*) [dazu *k.t*-Rezepte Eb 410–413]

§ 1: Ebbell, Altägyptische Krankheiten, S. 6 identifiziert *ꜣd.t* mit Pterygium; vgl. auch Lefebvre S. 77–78 und das vorstehende Wort.

§ 2: Die Applikation ist im allgemeinen *dj r-s* oder *dj r ir.tj*, daneben ist genannt: *rdj m ẖnw ir.t* (Eb 365); *rdj m ir.tj* (Eb 375); *dj r sꜣ n ir.tj* (Eb 409); *dj r ḳꜥḥw n ir.tj* (Eb 412).

i sagen

Pseudopartizip masc.: 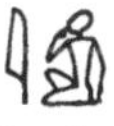 Ram III B 26

Pseudopartizip fem.: 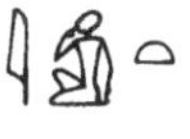 L 36 (zweimal) 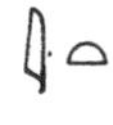 Ram IV C 13; III B 24

sḏm.n (?)[2]: 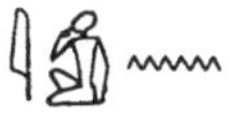 L 44 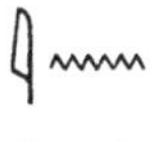 Ram III B 27; L 6 (dreimal); 36

nur im Zauber gebraucht: von redenden Göttern

I) Konstruktion *i* bzw. *i.tj in* NN 'sagte er/sie, nämlich NN'

[1] Es ist nicht festzustellen, ob der Infinitiv des Zustandsverbums oder ein Substantiv vorliegt.

[2] Es handelt sich möglicherweise nicht um die Form *sḏm.n* von *i*, sondern um eine Verkürzung aus *i in* (vgl. Gardiner Grammar § 437); siehe jedoch Edel, Altäg. Grammatik § 747,2.

a) der Rede nachgesetzt: Ram IV C 13; L 36 (zweimal)
b) die Rede einleitend(?)[1]: Ram III B 24; 26

II) Konstruktion *ỉ.n* NN 'sagte NN'[2]
in allen Fällen der Rede nachgesetzt: Ram III B 27; L 6 (dreimal); 36; 44

§ 1: Siehe dazu Faulkner (JEA 21, 1935, 177).

ỉ [Vokativ-Partikel]

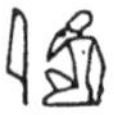 Eb; H; Bln; Sm; L; Ram III; Ram IV; Bt Rs

nur in Zaubersprüchen

I) Anruf an Götter und Dämonen
Eb 2 (zweimal); 48 (viermal); 776; H 85; 215 (viermal); Sm 18,1; L 22; 24 (siebenmal); 25c; 34; 38; Bt Rs 2,5

II) sonst: Bln 189; Ram IV C 20; Ram III B 13

ỉꜣ [Krankheit]

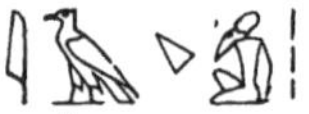 Bln 75

wahrscheinlich Fehlschreibung für *tjꜣ* 'Zahnschmerzen' siehe bei *tjꜣ*

ỉꜣ.t Rückgrat

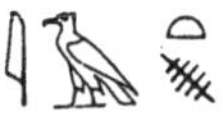 KV  Pap. Leid 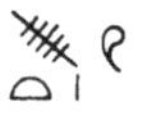 Eb

a) vom Menschen
1) in der Verbindung *ṯs.t nt ỉꜣ.t* 'Rücken-Wirbel'
Pap. Leid Recto XXII 1 + x + 2 (*smn*-Krankheit: *m ḏꜣḏꜣ-f r ḥr-f r-mn-m nꜣ n ṯs.t nt ỉꜣ.t-f*)
2) Rückgrat der Amme (in einem Rezept zum „Holen der Milch“)
Eb 836 (*ỉꜣ.t nt ꜥḥꜣ snwḫ ḥr mrḥ.t: gs ỉꜣ.t-s ỉm*)[3]

[1] Da in beiden Fällen der Anschluß nach vorn durch Textlücken unterbrochen ist, könnte es sich auch um einen Einschub in die direkte Rede handeln.

[2] Es handelt sich möglicherweise nicht um die Form *sḏm.n* von *ỉ*, sondern um eine Verkürzung aus *ỉ ỉn* (vgl. Gardiner Grammar § 437); siehe jedoch Edel, Altäg. Grammatik § 747,2.

[3] Sympathie-Mittel: Rückgrat (= Rückengräte) des Fisches auf das Rückgrat der Frau.

b) vom Tier

1) Rückgrat des Hundes
KV 26 (*ỉw ḏr.t nt s ḥr sẖr ỉ3.t nt psḏ-f*)

2) vom Fisch (als Droge) siehe im Drogen-W.B.

§ 1: Gegenüber *psḏ* 'Rücken', das die ganze Rückenpartie bezeichnet, ist unter *ỉ3.t* das Rückgrat zu verstehen; besonders deutlich in KV 26 (*ỉ3.t* als Teil von *psḏ*). – Siehe auch Äg.W.B. I 26,6: *ỉ3.t* als 'Mitte eines Gewässers'.

ỉ3w der Alte

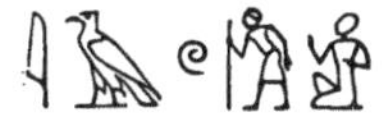 Sm 21,9

in einem Verjüngungs-Rezept: *ḥ3.t-ʿ m md3.t nt ỉrj.t ỉ3w m rnp*

ỉ3w Lobpreis

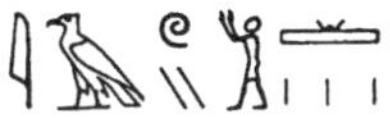 L 24 (8,2) (Zaub)

ỉ3bj/ỉ3b.tj links[1]

ỉ3bj: 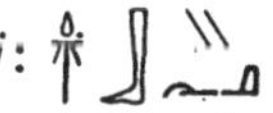 Eb; II; Bln 142; L 40[2]; Bt Rs 1,4; Pap. Beatty V Rs 6,5[3] 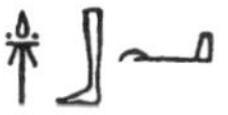 Eb 631; 811; 855h; 855n; Sm 34 (12,2); L 36; Ram III A 6; B 13  Ram III B 23 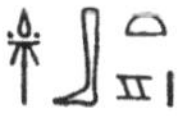 Bt 7[4]

ỉ3b.tj: 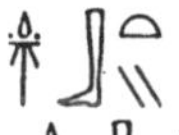 Ram III A 33 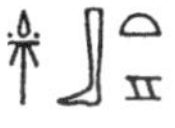 Bln 163g[5]

unklar: 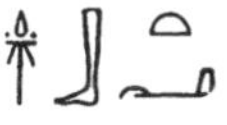 L 45

I) von paarweise auftretenden Körperteilen[6]

gs 'Bauch-Hälfte' Eb 188c*; 204a; 631; 632; 854o*; 855p; H 28

[1] Vgl. dazu *wnmj* 'rechts'.

[2] Wreszinski umschreibt *ỉ3b.t*; das vermeintliche *t* ist jedoch besser als \\ (oder ɪɪ ?) zu lesen.

[3] Ergänzt nach 6,8.

[4] In *ḥm3.t ỉ3b.t*; oder ist *ỉ3b.t.t* zu lesen?

[5] Lesung der letzten Gruppe zweifelhaft; ob 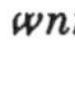 zu lesen? Vgl. *mn.tj* in 15,8.

[6] Die Stellen mit parallelem Gebrauch von *wnmj* 'rechts' sind durch * gekennzeichnet.

šw.t 'Seite'	Eb 855n
mnḏ 'Brust'	Eb 855n; 855q; ---- Bln 142* (*ẖrj-mnḏ*)
ḳꜥḥ 'Schulter'	Eb 854f* (zweimal)
ỉr.t 'Auge'	Eb 855h
msḏr 'Ohr'	Eb 854f*; 856g*; Bln 163g*
mꜣꜥ 'Schläfe'	Pap. Beatty V Rs 6,5
ḏr.t 'Hand'	Bt Rs 1,4
ꜥ 'Unterarm'	Eb 854g*[1]
rd 'Fuß'	Eb 854h*
ṯb.t 'Sohle'	L 36*
mt 2 'zwei Gefäße'	Sm 34 (12,2)[2]
---- *db* 'Horn'	H 215* (Zaub)

II) *swš ḥr ỉꜣbj* 'nach links gedreht' (Angabe zur Herstellung von Amulettknoten)
Eb 811 (95,14); L 40; Ram III A 6; III B 13; 23; ---- Eb 811 (95,11)[3]

III) *r ỉꜣbj* 'nach links': H 215 (Zaub)

IV) von der Himmelsrichtung: östlich
- a) *gs ỉꜣb.tj* 'östliche Seite' eines Landes: Ram III A 33
- b) *ḥmꜣ.t ỉꜣb.t* 'östliches Salz': Bt 7

V) verderbt und unklar: L 45[4]

§ 1: Nicht als attributives Adjektiv, sondern selbständig wie ein Substantiv „linke Seite" gebraucht, tritt *ỉꜣbj* in den Fällen unter II und III auf; ebenso auch Sm 34 (unter I): *mt 2 ẖr-s: wꜥ ḥr wnmj ḥr ỉꜣbj.* Das Suffix an *ỉꜣb.t* in der unklaren Stelle L 45 deutet ebenfalls auf eine Verwendung als Substantiv. – Eine Ellipse des entsprechenden Substantivs liegt an folgenden Stellen vor: Eb 854g (*ỉw mt.w 6 sšm n ꜥ.wj: 3 n wnmj 3 n ỉꜣbj*) und H 215 (*db-s wnmj r wnmj ỉꜣbj r ỉꜣbj*).

§ 2: Die linke Seite ist gegenüber der rechten die schlechte Seite: der Hauch des Todes tritt in das linke Ohr bzw. die linke Schulter ein (Eb 854f; auch Eb 856g = Bln 163g), der Hauch des Lebens dagegen in die entsprechenden rechten Körperteile; die *dḥr.t*-Krankheit tritt in das linke Auge ein (Eb 855h); die *hḳ*-Krankheit soll herauskommen aus der linken Schläfe (Pap. Beatty V Rs 6,5). – In allen Fällen, in denen auch *wnmj* 'rechts'

[1] Wohl kein eigenes Wort *ỉꜣbj* 'die Linke (= die linke Hand)', sondern das Adjektiv mit Ellipse von *ꜥ* 'Unterarm'; siehe dazu § 1.

[2] *ḥr ỉꜣbj*; siehe dazu § 1.

[3] *swš* hier als Substantiv: *ỉrj m swš ḥr ỉꜣbj* 'werde gemacht zu einem nach links (gedrehten) Ballen'.

[4] [...] *ḥr ỉꜣb.t-s*; ob ein Substantiv „linke Seite" vorliegt? Siehe dazu § 1.

auftritt, ist *i3bj* an zweiter Stelle genannt. – Möglicherweise wird diese schädliche Wirkung von „links" bei der Herstellung von Knoten-Amuletten (*swš ḥr i3bj* unter II) gegen Krankheiten ausgenutzt.

i3bt.t[1] Falle

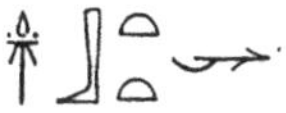 Eb 2 (1,17) (Zaub)

i3btj links

siehe bei *i3bj*

i3r(r)[2] [...?...]

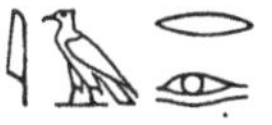 Eb (*sḏm-f*) 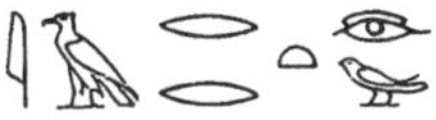 Ram IV (Pseudopart.)

Zustands-Verbum zur Bezeichnung eines Schwächezustandes o. ä.

1) vom Herzen: schwach o. ä.
Eb 8551 bis (zur Erklärung von *m3s ib n wḫdw*: *ktt ib-f pw m ḫnw ẖ.t-f ḫr wḫdw ḥr ḥ3.tj-f i3r.ḫr-f m3s.ḫr-f*)

2) vom Samen bzw. Gift eines Dämonen: kraftlos, unwirksam o. ä.
Ram IV C 23

§ 1: Die Grundbedeutung ist vielleicht 'trübe' oder 'schwach', und zwar vom Auge (so Dramatische Texte 94; vgl. dazu Sethe S. 204 und 205). – Für Eb 8551 bis läge es nahe, *i3r* mit 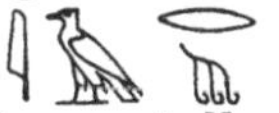 'Trauer' zusammenzubringen: 'das Herz ist traurig bzw. in Trauerstellung' als Erklärung für *m3s* 'auf den Knien sein'. – Das Kausativ zu *i3r* ist Eb 192 = 195 belegt, jedoch in unsicherer Bedeutung.

i3r.t Ausfluß; Ausscheidung (eines Tieres)

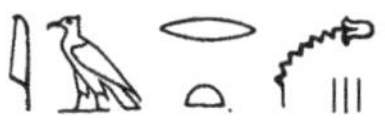 Eb 861 a

im Vergleich mit dem Inhalt einer Eiter-Geschwulst: *ḥnḥn.t nt rj.t: iw irtjw prr im-s mj i3r.t nt wḥꜥ srw wr*

[1] Vgl. Äg.W.B. I 65,1 *ibṯ.t* Vogelfalle; ob Eb nur *3bt.t* zu lesen?

[2] Wegen der Reduplikation im Pseudopartizip nicht IV-inf., sondern III-gem.; vgl. Gunn (ZÄS 59, 1924, 71) und Edel, Altägyptische Grammatik § 580.

§ 1: Ob zu übersetzen: '. . . wie der Ausfluß eines Synodontis-Schall-Fisches (oder) eines großen *sr*-Tieres'? Ebbell, S. 122, übersetzt: „sperm of a big male synodontis-fish", ob aber *srw* so übersetzt werden kann?

ỉꜣs der Kahle

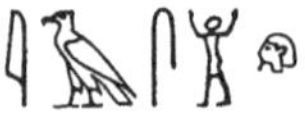 Eb 465 (66,9) 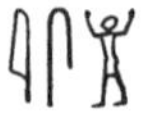 Eb 465 (66,12)

unter Haarwuchs-Mitteln: *k.t nt srd.t šnj n ỉꜣs . . . . wrḥ ḏꜣḏꜣ n ỉꜣs ỉm*

ỉꜣṯ A. [Verbum][1]

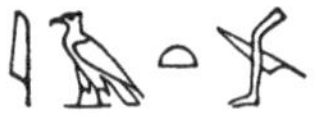 Sm

1) als Zustand bzw. Tätigkeit der Augenbrauen bei einer Schädelverletzung (zur Erklärung von *sdj*)
   Sm 7 (4,3) (*ỉꜣṯ ỉnḥ.wj-fj ỉrj sp n sfr.t n ḥrw sp n kꜣp n ẖrw mj ntj ḥr ṯrm*)
2) von Fieber-Hitze, die zurückgeht
   Sm 47 (17,13) (*ỉr swt ỉꜣṯ šmm.t-f*)

(ỉꜣṯ.w) B. [Substantiv][1]

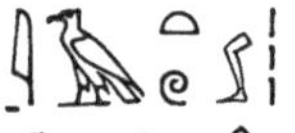 Eb 526 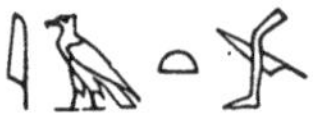 Eb 873b 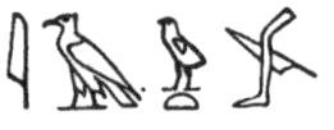 Eb 874a[2]
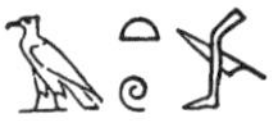 Eb 872b

1) als Erscheinung bei Geschwülsten
   Eb 872b (*ꜥꜣ.t nt mt.w: ỉw-s ḫpr-s m ỉꜣṯ ḥr mt*)
   Eb 873b (*ḏd.ḫr-k r-s ꜥꜣ.t pw nt mt ỉmj-k wdj ꜥ r mj.t.t nw pw ỉꜣṯ ꜥ.t m-ꜥ-f*)
   Eb 874a (*ꜥꜣ.t nt ḫnsw: ỉw-s ỉrj-s ỉꜣṯ ꜥꜣ.t*)
2) als Erscheinung bei einer *wbnw*-Wunde
   Eb 526 (*ỉrr.t r ẖrj ỉꜣṯ.w n wbnw*) [Applikation: *sḫp m msḏḏ-f*]

§ 1: Die übliche Bedeutung des Verbums *ỉꜣṯ* ('schmälern, verringern, verstümmeln') liegt deutlich Sm 47 vor, wo vom Nachlassen der Fieber-Hitze die Rede ist. Auch der Gebrauch des Substantivs *ỉꜣṯ.w* in Verbindung mit den *ꜥꜣ.t*-Geschwülsten liegt in dieser Richtung: Eb 872 b und 873 b handelt es sich wahrscheinlich um eine Verletzung; dagegen möchte man

[1] Zur Bedeutung siehe § 1.
[2] Zur Benutzung der Ligatur *wt* statt *tw* vgl. *tmtw* (Sm 4,21).

bei Eb 874a an einen Zerfall der Geschwulst zu einer offenen Wunde denken. – In Sm 7 dagegen scheint es sich um krampfartiges Zucken der Augenbrauen zu handeln (vgl. *sdj* und die Richtungsangaben *n ḥrw* und *n ẖrw* sowie den Vergleich mit *ṯrm* 'zwinkern', so daß Breasteds Übersetzung „distorted" wenig Wahrscheinlichkeit aufweist). Ein ähnlicher Krampf (Zuckungen oder Lähmung) wird Totb Stud II 14 in Bezug auf den Mund des Sonnengottes erwähnt: *ˁḥˁ.n r3-f i3ṯ*[1]. So ist es schließlich auch denkbar, daß es sich Eb 526 um „einen, der an Krämpfen infolge einer Wunde leidet" handelt, denn auffallend ist einmal die Anwendung eines Wundmittels durch Einnehmen und zum anderen der Zusatz *m msḏḏ-f* „auch wenn er nicht will", was auf eine gewisse Gewaltanwendung bei der Einflößung des Mittels schließen läßt: vielleicht kann der Patient den verkrampften Mund nicht öffnen.

i3d.t Plage, Seuche

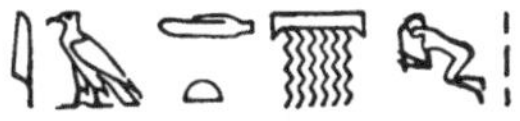 Sm 19,19; 20,7 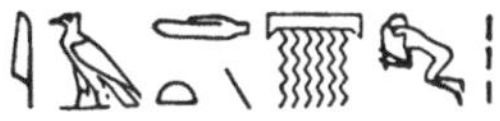 Sm 18,11

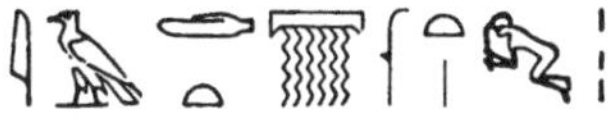 Sm 18,16 und 17 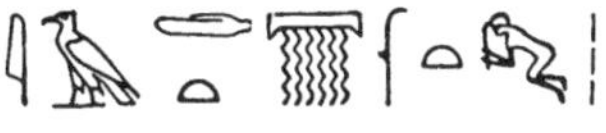

Sm 18,1

1) *i3d.t* ohne Zusatz

Sm 18,11 (*s3w rnp.t pw dr dḥr.t pw m rnp.t i3d.t*) (1. Spruch); Sm 19, 19 (*r3 n swˁb iḫ.t nb.t m i3d.t*) (7. Spruch); Sm 20,7 (*sḥrj i3d.t ḫsf sw3 n ḫ3j.tjw ḥr iḫ.t nb.t wnm.t mj.t.t ḥr ḥnkj.t*) (7. Spruch)

2) *i3d.t-rnp.t* „Jahresseuche"[2]

Sm 18,1 (*r3 n ḫsf ṯ3w n i3d.t-rnp.t*) (1. Spruch); Sm 18,16 (*ḏd-mdw in s . . . n mt.n-f n i3d.t-rnp.t*) (2. Spruch); Sm 18, 17 (*kjj s3w n i3d.t-rnp.t*) (3. Spruch)

§ 1: Die Bekämpfung der *i3d.t* besteht in prophylaktischer magischer Besprechung, verbunden mit sonstigem Zauber; auch die Reinigung von Nahrungsmitteln, Betten und Hausrat ist erwähnt (7. Spruch). – Typisch für die dämonische Natur der Krankheit ist die Auffassung als böser Wind (1. Spruch); vgl. dazu bei *ṯ3w* und bei der Krankheit *dḥr.t*, die neben *i3d.t* in Sm 18,11 (1. Spruch) und Sm 18,12 (2. Spruch: *ṯ3w n dḥr.t*) genannt ist.

[1] Ob auch Sm 7 *i3ṯ* auf das vorher genannte *r3-f* zu beziehen ist: 'er kann nicht seinen Mund öffnen, daß er rede, indem er verkrampft ist' ?

[2] Es ist nicht so sehr eine „jährliche Seuche" gemeint (dagegen spricht *m rnp.t i3d.t* Sm 18,11 im 1. Spruch), sondern jede im Laufe des Jahres auftretende Plage bzw. Seuche. – Siehe auch bei *rnp.t* II.

i3d.t Tau

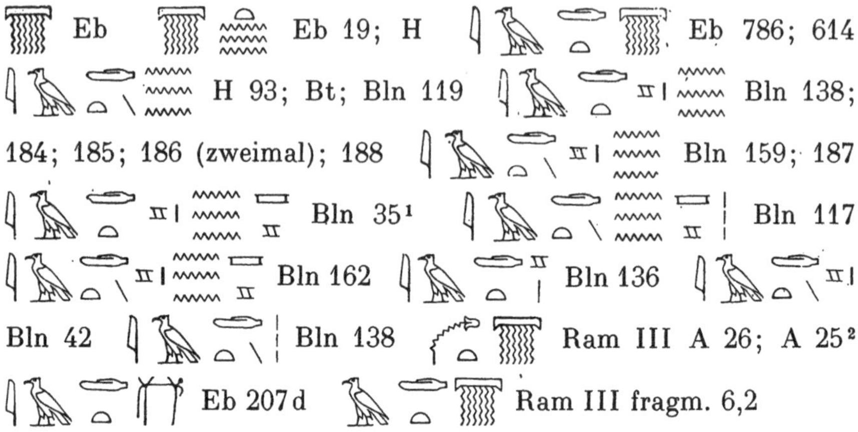

I) in der Drogenbearbeitung
  a) *sḏr n i3d.t* 'werde nachts dem Tau ausgesetzt'
    siehe bei *sḏr* I a und b
  b) *rdj n i3d.t* 'werde in den Tau gegeben': Bt 6 (5,2)[3]

II) *mw nw i3d.t nt p.t* 'Wasser vom Tau des Himmels'
  Eb 614 (als Droge) siehe im Drogen-W.B. unter *mw*

III) in der Beschreibung der Exkremente eines Magenkranken
  Eb 207d (*iw i3d.t ḥr-s stj.tj mj nšw n tp3w.t*)

i3d.t Netz

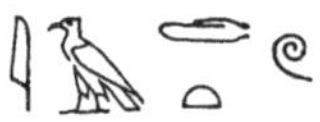 Eb 766f 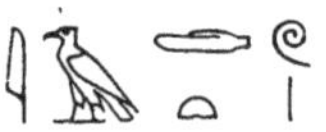 Sm 20,10

1) Netz von *ʿ3.t*-Stoff, als Befestigungsmittel eines abgespaltenen Ohres
  Eb 766f (*irj.ḫr-k n-f i3d.t nt ʿ3.t stj.tj ʿrf im-s ḥr irṯ.t nh.t r dmj-f ḥr snf-f*)

2) in Verbindung mit *sḫt* 'fangen': Sm 20,10 (Zaub)

ijj[4] kommen

sḏm-f: 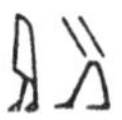 Eb 3; 385; H 215 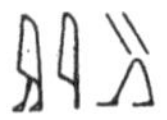 H 215; Ostr. Kairo (ODM 1062,6)

[1] Nicht 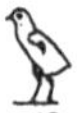 zu lesen, sondern 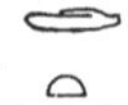; vgl. Bln 11,8 und 20,5.

[2] Barns gibt auch  als Möglichkeit der Lesung.

[3] Bt 6 (5,4) daneben auch *sḏr n i3d.t*.

[4] Siehe auch die *iw* geschriebenen Formen bei *iw(j)* 'kommen'.

sdm.n-f: 𓇋𓏭𓂻 Eb 385; 499; 833; Sm 20,13 𓇋𓇋𓂻 L 47; 48; Ostr. Kairo (ODM 1062,5); Ram III B 30

Infinitiv: 𓇋𓇋𓏏𓂻 Sm 22 (8,16); L 2; 48 𓇋𓄿𓇋𓇋𓏏𓂻 Bln 120

Part. akt.: 𓇋𓇋𓇋𓂻 Bln 99; L 14 (5,2 und 5) 𓇋𓇋𓏭𓂻 Bln 191; L 22 (*ỉj-wj*)[1] 𓇋𓇋𓂻 L 5(?)

Imperativ[2]: 𓇋𓇋𓇋𓂻 Mutt u Kind B 1,5[3]

verderbt und unklar: 𓇋𓇋 L 13 (4,8) 𓇋𓇋𓇋𓏏𓂻 L 13 (4,13) 𓇋𓇋[...] L 40 𓇋𓏏𓂻 und 𓇋𓇋𓂻 Ram III B 22 𓇋𓇋𓇋𓏲[...] Kah 12

I) als Terminus der Medizin

- a) von Körperausscheidungen[4]
  - 1) Menstruation: Eb 833a; Sm 20,13
  - 2) unklar: Kah 12
- b) von Knochensplittern im Ohr, die am Tampon haften: Sm 22 (8,16)
- c) von Krankheits-Dämonen: Bln 99; Ostr. Kairo (ODM 1062,5)
- d) vom Patienten, der nach dem Essen hin- und hergehen soll
  Bln 120 (*ỉrj-f 3.t nt šm.t ỉj.t*)

II) Gebrauch im Zauber

- a) Heilmittel und Drogen kommen, um zu beseitigen . . .
  Eb 3 (zweimal); 385 (sechsmal); ---- H 215 (zweimal)
- b) in der Formel *s3 ḥ3 s3 ỉj s3* 'Schutz hinten, Schutz, es kommt der Schutz'
  H 215; Ostr. Kairo (ODM 1062,6); ---- L 22
- c) kommen, um etwas zu tun: Eb 499; L 47; 48; Bln 191
- d) *ỉj.wj* 'willkommen': L 22
- e) Verschiedenes
  L 2; 5 (zweimal); 14; 48; Ram III B 30; Mutt u Kind B 1,5
- f) unklar
  L 13 (4,8 und 13); 14 (5,2); 40 (13,9); Ram III B 22 (zweimal)[5]

[1] 'Willkommen!', wörtlich: 'ein Gekommener, ein Gekommener'.

[2] Möglicherweise sind Imperative auch unter den *sdm-f*-Formen (Eb 3; 385; H 215; Ostr. Kairo (ODM 1062,6); L 22); vgl. Edel, Altägyptische Grammatik § 609 und Gardiner, Grammar § 336 Ex. 23.

[3] Das Zeichen 𓇋 fraglich.

[4] Vgl. auch den Gebrauch von *ỉw(j)* unter I c.

[5] Vielleicht zu II a gehörig.

iʿj A. waschen

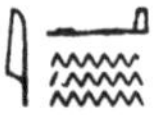 Eb; Sm 21,19; Ram III 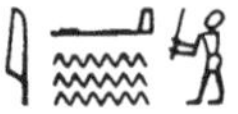 H; Bln; L; Sm 21,20

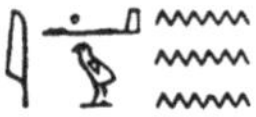 Sm 21,20 (*sḏm.ḫr-f*)

I) Drogen:

a) ohne nähere Angaben:
Eb 462; H 25; Bln 138; Sm 21,20 (zweimal)

b) *m* Milch: Eb 368

c) *ḥr* Flußwasser: Sm 21,19

II) Körperteile:

a) Augen:
Eb 384 (*m* Droge); Ram III A 26 (*im*)

b) Gesicht:
Eb 717; 718; 719 (bei 718 und 719 *im* statt *m* Droge)

c) Mund[1]: Ram III fragm. 3,1 (*m* Droge)

III) Brandblase; Geschwulst
L 3 (*m* Droge); 21 (*ḥr* Droge)

IV) in der Verbindung *sp.w n iʿj.t ḏ3f*
Eb 207b

(iʿw) B. Waschung

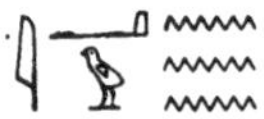 Kah 10

nur in der Verbindung *iʿw r3* „Mundwaschung" = „Frühstück": *wrš-s ḥkr.tj r iw.t nw n s3 iʿw r3*[2]

iʿn Pavian

siehe bei *ʿʿnʿ*

iʿnw Lobpreis (?)

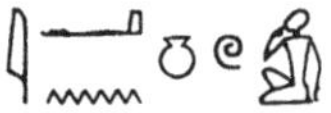 L 5

im Zauber: *rdj iʿnw* 'Lobpreis geben'

[1] Vgl. auch B: *iʿw-r3*.
[2] Vgl. auch A II c.

iʿr herankommen; reichen

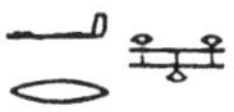 Sm 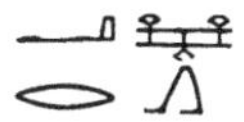 L 24 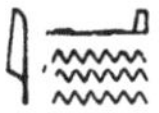 Sm 40 (13, 13 und 15)

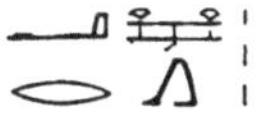 L 24 (Imperativ)

I) als medizinischer Terminus: reichend bis
   a) von der Wunde, die bis zum Knochen reicht
      1) *ʿr n ḳs*
         Sm 1 (1,10); 2 (1,12; 1,13); 4 (2,2; 2,3; 2,5); 5 (2,12; 2,14); 6 (2,18; 2,19); 7 (3,2; 3,5; 3,12); 10 (5,6); 18 (7,8; 7,12); 20 (7,22; 7,23; 8,3); 27 (9,14; 9,16); 29 (10,4; 10,6)
      2) *ʿr r ḳs*
         Sm 3 (1,18; 1,19); 40 (13,13; 13,15)
   b) von Körperteilen (in anatomischen Beschreibungen)
      1) *ʿr n mnd.t-f* 'reichend bis zu seiner Wange'
         Sm 11 (5,15) (Beschreibung der Nasenmuscheln)
      2) *ʿr n imj.t inḥ.wj-fj* 'reichend bis zu der Gegend zwischen seinen beiden Augenbrauen'
         Sm 12 (5,21) (Beschreibung der Kammer der Nase)
      3) *ʿr n bḳsw-f* 'reichend bis zu seiner Wirbelsäule'
         Sm 31 (10,15) (Beschreibung eines bestimmten Wirbels)
      4) *ʿr n ḫtj.t-f* 'reichend bis zu seiner Kehle'
         Sm 34 (11,23) (Beschreibung eines Knochens des Brustkorbes)

II) im Zauber: zu jemandem herankommen (*iʿr n*): L 24 (zweimal)

iʿr.t Schlange; Uräus

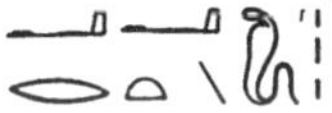 L 25 (9,3) (Zaub)

iʿḥ Mond

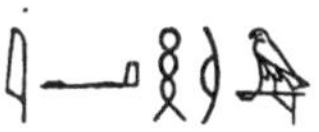 L 14; 25b (Zaub)

iw sein[1]

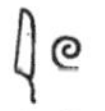 Eb; Bln; H; Sm; L; Kah; Pap. Beatty V Rs; Carlsb; Ram IV

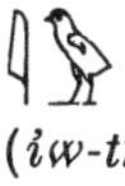 Kah 2; Pap. Beatty V Rs; Ram III; Bt 5; KV 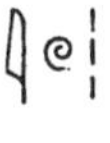 L 24 (8,5) (*iw-tn*)

[1] Vgl. *wnn* 'sein'.

nur als Hilfsverb in verschiedenen grammatischen Konstruktionen[1]:

A) in Nominalsätzen

I) mit adverbialer Bestimmung

a) *iw* + Nomen + adverbiale Bestimmung
Eb 1[2]; 190a; 207d (zweimal); 264; 360; 796; 833a; 854a; 854b; 854c; 854f; 854i; 854k; 854l; 854m; 854n; 856b; 856c; 856d; 856f; 856g (siebenmal); 857a; 861a; 869c; 871c; Bln 46; 163b; 163c; 163d; 163f; 163g (siebenmal); 190; Sm 1 (1,6); 7 (3,11); 19,13; Ram III B 15 (zweimal); 33; Pap. Beatty V Rs 4,6; KV 8

b) *iw* + Suffix + adverbiale Bestimmung
Eb 201a; 204a; 726; Sm 9 (5,3); 30 (10,12); 18,5; L 24 (8,5); 25 (9,3)

II) mit Pseudopartizip

a) *iw* + Nomen + Pseudopartizip
Eb 188a; 188d; 189a; 189d; 191c = 194c; 192a = 195a; 205a; 206a; 207a; 207c; 295 (zweimal); 360; 855t; 855x; 860a; 874a; 877a; Bln 46; 154 (zweimal); Sm 7 (3,20); 8 (4,6); 11 (5,10); 19 (7,16); 20 (7,23); 31 (10,13 und 15); 32 (11,2); 41 (13,21); L 6 (3,2); 25 (9,3 zweimal); 46 (14,9); Kah 25 (3,10)

b) *iw* + Suffix + Pseudopartizip
Eb 188d; 767; 871a (zweimal); 872a; 874a (zweimal); H 215; Sm 13 (6,6); 22 (8,12 und 16); 28 (9,20); 31 (10,20); 45 (15,13); L 14; 44; 51; ---- Eb 868a (*iw-s wr sj*); Bln 180 (*iw-s nfr sj*)

III) mit Infinitiv

a) *iw* + Nomen + *ḥr/r* + Infinitiv

1) *ḥr* + Infinitiv: Eb 360; KV 38

2) *r* + Infinitiv: Carlsb II

b) *iw* + Suffix[3] + *ḥr/r* + Infinitiv

1) *ḥr* + Infinitiv
Eb 102[4]; Bln 184; L 2 (1,4); Kah 2 (1,6); Bt 5; Pap. Beatty V Rs 4,6; ---- negiert durch *n*: Kah 11 (?)[5]

2) *r* + Infinitiv
Bln 195; 196; 197; 198; 199; Kah 26 (3,14); 27 (3,16);

[1] Über die Funktionen der einzelnen Formen siehe die Med. Grammatik.
[2] Die Parallele H 78 ohne die adverbiale Bestimmung; siehe bei A IV.
[3] *tw* 'man' (statt Suffix) Bln 184 und Pap. Beatty V Rs 4,6.
[4] Gleich Eb 296 *iw-f mn-f* (B I b).
[5] Oder zu lesen *njw-s*; siehe bei *njw*.

28 (3,18); 30 (3,22) (zweimal); Carlsb IV; V; VI; III (ohne *r*); ---- negiert durch *nn*: Bln 195; Carlsb II

IV) *iw* + Nomen[1]

Eb 196 (*iw sḥw3.w rj.t*); ---- Eb 854d; 854g; 854h; 854o; H 78 (*iw ṯs.w*)[2]

V) *iw* + adverbiale Bestimmung

Eb 877d (*iw m ḏr.t*); Sm 6 (3,1) (*iw mj wrm.w nw rj.t*); Sm 39 (13,11) (*iw mj iḫ.t ẖkr*)

B) in Verbalsätzen[3]

I) *iw* + Nomen bzw. Suffix + *sḏm-f*

a) *iw* + Nomen + *sḏm-f*

Eb 192a = 195a; 196; 197a; 198a (zweimal); 205a; 206a; 207a (zweimal); 294; 854o; 855s; 855w; Bln 154 (zweimal)

b) *iw* + Suffix + *sḏm-f*

Eb 1[4]; 3; 191a = 194a; 192a = 195a; 202a; 205a; 247[5]; 295 (zweimal); 296[6]; 833a; 857a; 869c (zweimal); 871c; 872b; 874a (dreimal); H 35[7]; KV 51; 52

II) *iw* + *sḏm-f*

a) *iw sḏm* + nominales Subjekt

Eb 206a; 873a; 875c; Bln 154; Sm 7 (3,3); 17 (7,3); 19 (7,16); 39 (13,9); L 24 (8,4)

b) *iw* + *sḏm* + Suffix[8]

Eb 48; 191a = 194a; 206a; 251a; 251b[9]; 251c; 251d; 294[10]; 604; 705; 853b; Bln 138 (11,10); 163f(?)[11]; Sm 9 (5,3)

c) *iw* + unpersönliches *sḏm-f*[12] (bzw. prädikatives Adjektiv)

[1] *iw* wie ein Verbum gebraucht, vgl. S. 28, Anm. 3; bei den Fällen Eb 854 folgen Partizipien mit adverbialen Bestimmungen (z. B. *iw mt.w 6 sšm n ʿ.wj*), sie stellen also eigentlich nur einen Sonderfall zu den unter A I a aufgenommenen Beispielen (Eb 854 und 856) dar.

[2] Die Parallele Eb 1 mit adverbialem Zusatz *n-j* 'mir'; siehe bei A I a.

[3] Die Gruppe B I (*iw* + Nomen + *sḏm-f*) gehört eigentlich zu den Nominalsätzen (Pseudoverbalkonstruktion); vgl. Med. Grammatik.

[4] Die Parallele H 78 hat *iw sḏm.n-f*; siehe bei B III b.

[5] Gleich H 75 *iw nḏm.n-f* (B III b).

[6] Gleich Eb 102 *iw-f ḥr mn* (A III b1).

[7] Gleich Eb 294 *iw irj-s* (B II b).

[8] *tw* 'man' (statt Suffix) Eb 48; 191 a = 194 a; 604; 251 a; b; c; d; Sm 9 (5,3); *iw sḏm.tw-f* Eb 705.

[9] *iw* fälschlich *ir* geschrieben; siehe den Kommentar der Übersetzung.

[10] Gleich H 35 *iw-s irj-s* (B I b).

[11] *iw wnm*[-*f*]; oder ob pass. *sḏm-f*?

[12] Ob in einigen Fällen *iw* + Pseudopartizip vorliegen könnte (z. B. Eb 207 d; Sm 31; Ram IV D II 2)? Vgl. dazu Gardiner, Grammar § 467 Ex. 6a.

Eb 189a; 207d; 295; 509; 707; 854o; 856h (zweimal); 864c; Sm 31 (10,19); Bln 163h; L 12; Ram IV D II 2; KV 28(?); ---- Sm 13 (6,5); 21 (8,7); 47 (16,19)

d) unklar: Carlsb I (*iw p3 n-s* [...])

III) *iw* + *sḏm.n-f*

a) *iw* + *sḏm.n* + nominales Subjekt
Eb 190a; 196; Sm 5 (2,16); 19 (7,20); 31 (10,14); 41 (14,10)

b) *iw* + *sḏm.n* + Suffix
Eb 196; 204a; 313; 356b; 509; H 25; 75[1]; 78[2]; Sm 18,8; 19,1; L 12; 26; 34; 42; Ram IV C 27

c) *iw* + unpersönliches *sḏm.n*: Eb 203a

IV) *iw* + pass. *sḏm-f*

a) *iw* + pass. *sḏm* + nominales log. Objekt: Bln 163f; Sm 20,11

b) *iw* + unpersönliches pass. *sḏm-f*: L 40 (?)

C) Verschiedenes

I) *in-iw* (Einleitung eines Fragesatzes): Eb 3; Carlsb I

II) Schreibung *r* statt *iw*?
Eb 294 (*r gmj.tw g3b.t-f*); ---- Eb 102 = 296 (*r ḫpr-s m wnn mt*)

III) ungewöhnliche oder fehlerhafte Verwendung von *iw*
Ram III B 16 (*iw r3-k iw r3 n ḫ3bs*)[3]

D) verderbt und unklar

Eb 866a[4]; Bln 154[5]; L 4; 9; 10; 25 (zweimal); 34; Kah 30 (3,21); Carlsb III; Ram IV C 22; 27; KV 6; 9; 16; 33; Pap. Beatty V Rs 4,6

iw(j)[6] kommen

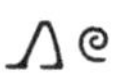 Eb; Bln; H; L 14; Ostr. Kairo (ODM 1062) 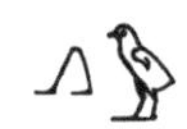 KV; Ram III 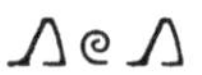 Bt Rs 2,4 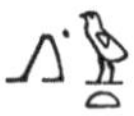 Eb 877c (Infinitiv); Eb 863a

[1] Gleich Eb 247 *iw-f nḏm-f* (B I b).
[2] Die Parallele Eb 1 hat *iw-f sḏm-f*; siehe bei B I b.
[3] Der Sinn erfordert: „dein Mund ist der Mund des *ḫ3bs*-Kalbes". Sollte es sich bei dem zweiten *iw* um eine Verbform (Pseudopartizip) handeln? Vgl. bei A IV. - Oder ist das zweite *iw* zu streichen bzw. in *m* oder *mj* zu verbessern (so Barns).
[4] *iw-s b...t*; wahrscheinlich zu A II b gehörend.
[5] *iw-f pḥwj-fj dns*, wohl in *iw pḥwj-fj dns* (A II a) zu verbessern; oder fehlt nach *iw-f* etwas?
[6] Siehe auch die *ij* geschriebenen Formen bei *ijj* 'kommen'.

(nach Negation *n*); Kah 10 (2,5) (nach Konjunktion *r*); Kah 34 (3,27) (nach Konjunktion *ỉr*) 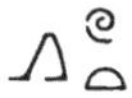 L 5 (2,5) 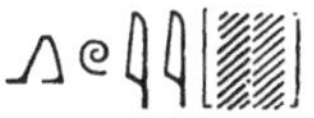 L 40 (Part.) 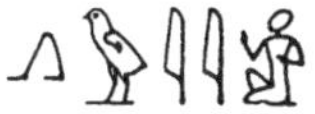 Ram IV D V 3 (Part.) ----  Bln 163h (nach *ỉw* 'sein')

I) als medizinischer Terminus

a) in der Verbindung 'es geht und kommt (unter deinen Fingern)' zur Bezeichnung einer bei der Untersuchung festgestellten Bewegung

1) bei Magen-Erkrankungen
Eb 189a; 199a; ---- Eb 205a (nur *ỉw*)

2) bei Geschwülsten und Schwellungen
Eb 877c; 867a; ---- Eb 863 (negiert); Eb 875a (ohne Erwähnung der Finger)

b) vom Kommen einer Krankheit[1]
Eb 856h (103,18)[2]; KV 63; ---- Bt Rs 2,4 (Zaub); L 14 (5,3) (Zaub)

c) Flüssigkeiten kommen aus dem Körper

1) Harn: Kah 34 (3,27)

2) Menstruation: Eb 808[3]

3) Wasser: H 133; Ram III B 5

4) Schleim: KV 31

d) Gefäße kommen = führen zum Herzen[4]
Eb 856h (*ỉw ỉw r 3w n ḥ3.tj-f*) = Bln 163h (*ỉw ỉw 3w.t [n] ḥ3.tj-f*)

e) Eßlust kommt: Eb 189b

II) Verschiedenes

a) Zeitpunkt: Kah 10 (2,5)

b) die behandelnde Hand: KV 25

c) zu Ende kommen: in der Schlußformel der Handschriften
H 18,3 (nach H 260) (*ỉw-f pw m ḥtp*); Bln 21,11 (nach Bln 191) (*ỉw-s ḥtp pw nfr m ḥtp*)

d) als Hilfsverbum[5] (vor *ḫpr*): Eb 863a; 874a

e) Gebrauch im Zauber
L 5; Ram IV D V 3; Ostr. Kairo (ODM 1062,5); ---- L 40 (13,9)[6]

[1] Siehe auch L 40 unter II e mit Anm. 6.
[2] Bln 163 h hat *nmt.t* statt *ỉw.t*.
[3] Siehe auch *ỉjj* I a 1.
[4] Statt des sonst gebräuchlichen *rdj* (siehe bei *rdj* D II).
[5] Vgl. Gardiner, Grammar § 483,2.
[6] Möglicherweise 'der Kommende' als Name eines Krankheitsdämonen neben *ỉj.t* „die Kommende".

iw Hund

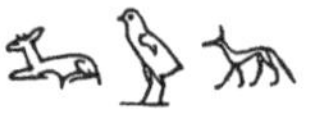 KV 15[1]

in zerstörtem Text ohne Zusammenhang

iwf Fleisch

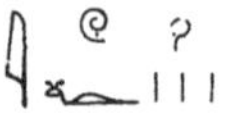 Eb; H; Sm; L; Bln[2] 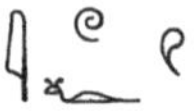 H 227; Bln 138; L 41; Carlsb[3]

 Eb[4]

A) Krankhafte Erscheinungen[5]

I) des Fleisches

a) Bißwunde (*tp-r3*)
Eb 436 (*gmm-k sw ḫ3ᶜ iwf-f wḏᶜ šw.tj-fj*)[6]

b) *wbnw*-Wunde[7]
Sm 41 (13,21) (*n šsp.n iwf-f wt*); Sm 41 (14,14) (*ir n šsp.n iwf-f wt: tm šsp iwf-f pḫr.t pw m-ᶜ šmm.t nt.t ḥr iwf-f*)

c) *ᶜnw.t*-Schwellung: Eb 877 a (*iw iwf-f š3m ẖr-s*)

d) *inw.t*-Erscheinung der Schmerzstoffe[8]
Bln 161 (14,7) (*isk iwf-f mj ḏdf.t*)

e) *wnḫ* 'Verschiebung (am Halswirbel)'
Sm 31 (10,14) (*iw šsp.n iwf-f t3w*)[9]

f) *hb t3w* 'Eindringen von Hitze'
Bln 154 (*iw iwf[-f] wrḏ mj s gmj sw w3.t*)
Eb 855 x (*ir iw iwf-f r-ḏr-f ḏdnw mj wrḏ ib n s gmj.n sw w3.t: wnn iwf-f pw wrḏ ẖr-s mj wrḏ iwf n s ḥr šm.t 3w.t*)

II) im Fleisch[10]

a) *wbnw*-Wunde[11]
Sm 41 (14,15) (*šmm.t nt.t ḥr iwf-f*)

[1] Am Ende von KV 10 ist noch das Determinativ eines 4-füßigen Tieres erhalten: ob es sich um *iw* 'Hund' handelt oder um das vorher genannte *ᶜmᶜmw*-Tier, ist unklar.

[2] Bln 163 f ist nicht 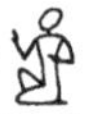 sondern ||| zu lesen.

[3] Die Stellung der Zeichen bei Iversen 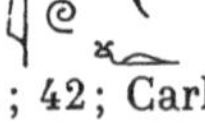 ist nicht korrekt.

[4] Ausgeschriebene Fälle: Sm 21,3; L 41; 42; Carlsb IV; V.

[5] Siehe auch die Fälle mit dämonischen Krankheiten unter C (Zauber).

[6] Vgl. den Wechsel *iwf/ḥᶜw* in Sm 47; siehe dazu § 1.

[7] Vgl. auch A II a.

[8] Vgl auch A II c.

[9] Ob *iwf* hier euphemistisch für das männliche Glied gebraucht ist, dessen Erektion vorher beschrieben ist (vgl. B II). Es läge dann hier die Vorstellung vor, daß die in den Gefäßen gedachte Luft (vgl. Eb 855 e) das Glied anfüllt und zur Erektion bringt.

[10] In der Regel durch *m* 'in' ausgedrückt, so auch in den Fällen unter C (Zauber); nur Sm 41 (14,15) verwendet *ḥr* 'auf'.

[11] Vgl. auch A I b.

b) *ˁ3.t*-Geschwulst
Eb 868a (*iw-s wr sj dḥr-s m iwf-f*)

c) *inw.t*-Erscheinung der Schmerzstoffe[1]
Bln 161 (14,8) (*in b3kw snf m iwf[-f] irr [st] r-f*)

d) *dḥr.t* 'Bitternis'
Eb 855h (*psj-s psj.t m iwf-f tm*)

e) *st.t* 'Schleimstoffe'
Bln 138 (*pẖr.t nt rdj.t h3j st.t nb.t wn ẖtẖt m iwf n s*)

B) als Ort der Applikation

I) Behandlung der *šmm.t*-Hitze-Erscheinung beim Manne
Eb 304 (*rdj n s r iwf-f*)[2]

II) „Fleisch" als Euphemismus zur Bezeichnung des weiblichen Geschlechtsteiles[3]

a) *wdḥ m iwf-s* 'werde in ihr Genital gegossen'
Eb 798; 805; 813; 814; 815; 817; 818; 819; 820; 821; 822; 824; 825; 826; 827; 828; 829; 830; 834; – – – – Eb 823 (*rdj wdḥ m iwf-s*)

b) *rdj m iwf-s* 'werde in ihr Genital gegeben'
Eb 783; 806; 831c; L 41 (*rdj r ẖnw iwf-s*); L 42 (*rdj r r3 n ẖnw iwf-s*); – – – – Carlsb IV

c) Räucherung

1) *rdj ˁḳ ḥtj-irj r iwf-s* 'werde der Rauch davon an ihr Genital dringen gelassen'
Eb 795; Sm 21,3; – – – – Eb 793 (*r ẖnw iwf-s*)

2) *k3p* 'beräuchern': Carlsb V

C) im Zauber

Eb 1 (1,5) (*s.t-ˁ nṯr nṯr.t mt mt.t . . . ntj m tp-j pn m nḥb.t-j iptn m ḳˁḥ.w-j ipn m iwf-j pn m ˁ.t-j iptn*) Eb 1 (1,6 und 7) (*ẖnn m iwf-j pn bjbj m ˁ.t-j iptn m ˁḳ.t m iwf-j pn m tp-j pn m ḳˁḥ.w-j ipn m ḥˁw-j [pn] m ˁ.t-j iptn*) Eb 131 (30,12) (böse Einwirkungen aller Art: *nt.t m ḥˁw-j pn m iwf-j pn m ˁ.t-j iptn*) Eb 131 (30,15) (böse Einwirkungen aller Art: *ntj m iwf-j pn m ḥˁw-j pn m ˁ.t-j iptn*) H 85 (7,5–6) (verborgene Dämonen: *ntj m iwf-j pn m ˁ.t-j iptn rwj ṯw m iwf-j pn m ˁ.t-j iptn*) L 26 ([. . .] *m iwf[-j] pn m ḥˁw-j pn m ˁ.t[-j iptn]*)

[1] Vgl. auch A I d.

[2] Es wird sich kaum um einen Euphemismus handeln (Fleisch = Geschlechtsteil) wie in den Fällen unter B II (vgl. auch S. 30, Anm. 9). - Denkbar wäre, daß eine abgekürzte Schreibung für *ḥˁw* 'Körper' vorliegt (vgl. Urk IV 959,2 nach Gardiner, Sign-list F 51 Exx. 1 und 2).

[3] Siehe dazu § 2 und S. 30, Anm. 9.

D) von Tieren

I) *ḏd3 n iwf* ‘fettes Fleisch’: L 38 (13,7) (Zaub)

II) als Droge siehe im Drogen-W.B.

§ 1: Das Verhältnis von *iwf* ‘Fleisch’ zu *ḥʿw* ‘Körper/Fleisch’ wird durch Eb 436 deutlich, wo es von einer Bißwunde heißt: *ẖ3ʿ iwf-f wḏʿ šw.tj-fj* ‘aufgeworfen ist ihr Fleisch, getrennt sind ihre beiden Seiten’, während Sm 47 (16,17; 17,1; 17,5) in derselben Beschreibung einer *wbnw*-Wunde *ẖ3ʿ ḥʿw-f wḏʿ šw.tj-fj* schreibt. – Derselbe Ersatz von *iwf* durch *ḥʿw* liegt auch Eb 1 (1,5) mit der Folge *m iwf-j pn m ʿ.t-j iptn* und der Parallele H 78 (6,8) mit der Folge *m ḥʿw-j pn m ʿ.t-j iptn* vor. Neben einander kommen *ḥʿw* und *iwf* Eb 131 (30,12 und 15) sowie L 26 (10,3) vor.

§ 2: (zu B II): Die abgekürzte Schreibung  ist auf Grund der ausgeschriebenen Stellen (vgl. S. 30, Anm. 4) sicher *iwf* zu lesen und nicht *k3.t* (so Lefebvre Grammaire § 25) oder *kns* (so Gardiner Sign-list F 51 Ex. 3).

§ 3 (zu A I e): Die Deutung ‘Eingeweide’ (Lefebvre Tableau § 4 und Luckhardt bei Breasted S. 325) ist höchst zweifelhaft; siehe dazu Ebbell Chirurgie zum Fall Sm 31. – Siehe auch S. 30, Anm. 9.

iwn Pfeiler

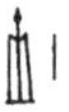 Sm 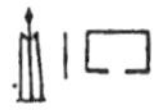 Eb

1) Pfeiler der Nase = Nasenbein, Nasenkante
   a) in der Glosse erklärt
      Sm 11 (5,14) (*ir iwn n fnḏ-f: tp pw ḥrj n fnḏ-f nfrj.t r gs-f ḥr ḥrw fnḏ-f m ẖnw fnḏ-f m ḥrj-ib msd.tj-fj*)
   b) *ḥsb*-Bruch im Pfeiler der Nase (*ḥsb m iwn n fnḏ-f*)
      Sm 11 (5,10 zweimal; 5,11)
   c) Lippenwunde reicht bis zum Nasenpfeiler
      Sm 26 (9,8)
2) Pfeiler, Turm = Anhäufung, Haufen
   im Zauber (von abgeschlagenen Köpfen): Eb 360

iwnw Heliopolis

 Eb; H; Sm; L

im Zauber: Eb 1 (1,1); 3; H 78 (6,6); Sm 18,5; 18,18; L 5; 22 (zweimal); 40

iwr schwanger sein; schwanger werden

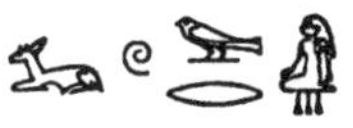 Eb 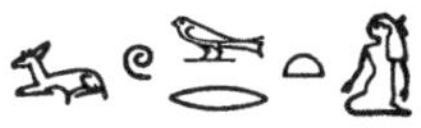 Bln 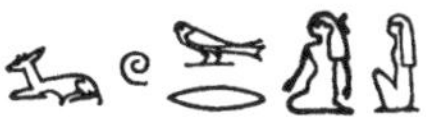 Carlsb I (1,1) 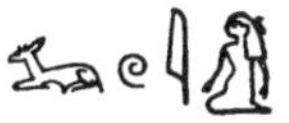 Kah 26 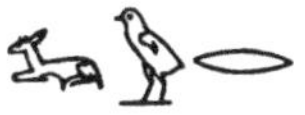 Ram IV 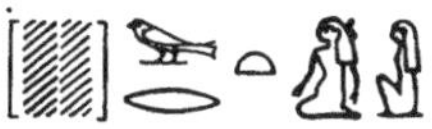 Carlsb I (1,2) 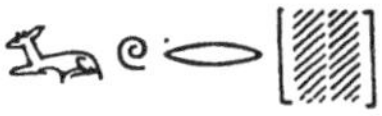 Kah 26

a) in Mitteln zur Verhütung der Empfängnis
Eb 783 (*ḥ3.t-ᶜ m pẖr.t irr.t n ḥm.t rdj.t 3b s.t iwr m rnp.t 1 rnp.t 2 rnp.t 3 r3-pw*); Ram IV C 2 (*tm rdj iwr s.t*); ---- Bln 192; Carlsb I (zweimal)

b) in Schwangerschafts-Prognosen
Kah 26 (*sj3 nt.t r iwr r nt.t nn iwr-s*); Kah 32 (*sj3 nt.t iwr* [...]); Bln 197 (*iw-s r iwr*)

iwrj.t Bohnen

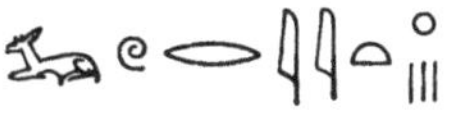 Eb

a) in Vergleichen
1) als Angabe zum Kochen von *wᶜḥ*-Hülsenfrüchten
Eb 314 (*mj psj.t iwrj.t*)
2) zur Beschreibung der *gngn.t*-Pflanze
Eb 28 (*wnn-s mj iwrj.t kftjw*)
3) zur Beschreibung der Ausscheidung eines Magenkranken
Eb 207 d (*iw iẖ.t h33 m pḥwj.t-f mj šš.t nt iwrj.t*)

b) als Droge siehe im Drogen-W.B.

iwḥ A. befeuchten (mit); gießen (in)

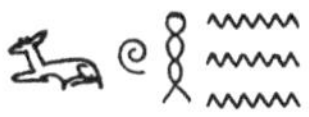 Eb; H; Sm 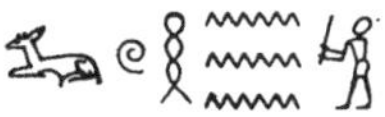 Bln 87  Bln 199 (*sḏm-f*)[1] 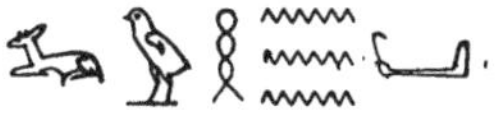 Ram IV C 3 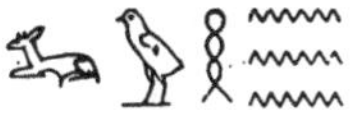 Ram III 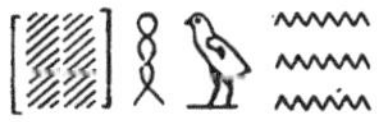 Ram III B 13–14 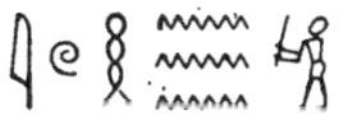 Kah 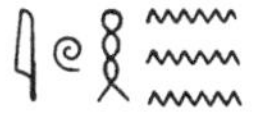 Kah 25

[1] Es befeuchte die Frau (sie) mit ihrem Harn; oder Relativform: (Drogen), die die Frau befeuchtet mit ...; oder pass. *sḏm-f*: werde befeuchtet (von) der Frau mit ...

I) Verbum der Drogenbereitung: befeuchten mit
  a) „Verbandstoffe“
    1) *iwḥ m* Droge: Eb 515; 792; Sm 11 (5,12); 12 (5,19)
    2) Droge *iwḥ ftt im*: Eb 783; Ram IV C 3; ---- Kah 25
  b) Drogen *iwḥ m* Droge
    H 147; Bln 87; Ram III A 5; B 13–14; ---- H 14; Ram III fragm 30
  c) Schwangerschaftsprognose: die Frau befeuchtet Drogen mit (*m*) ihrem Harn: Bln 199

II) Verbum der Behandlung: gießen in
  a) Drogen *iwḥ m k3.t-s* (werde gegossen in ihre Vulva):
    Kah 4; 18; 22; 23
  b) verderbte Textstellen:
    Kah 4 (zweiter Körperteil neben *k3.t*); 5; 12

III) unklar: Kah 20 (Drogen *iwḥ mhwj* [...])

(iwḥ/iwḥ.t) B. nasse Fläche o. ä.

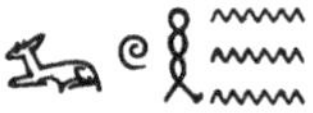 H 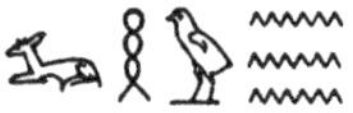 KV 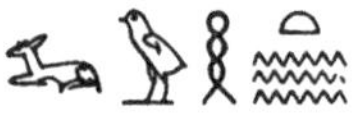 Ram IV C 11

I) nässende Stelle (als Krankheitserscheinung)?
  H 199 (*pẖr.t nt str.t iwḥ m ʿn.t nt s3ḥ*); ---- Ram IV C 11 (?)

II) Schwemme (zum Baden für Rinder)
  KV 47; ---- KV 46

iwšš Teig (?)

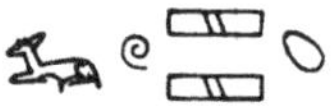 Eb; H 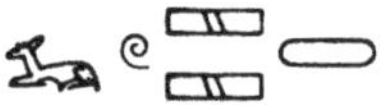 Eb 343

Bezeichnung einer Drogenform: *irj m iwšš*

I) feuchter Teig
  a) *iwšš*: Eb 722
  b) *iwšš st3* ‘ziehbarer Teig’: Eb 390

II) getrockneter bzw. gebackener Teig
  a) ‘werde zerstoßen’ (*ẖ3w*) in flüssiger Droge
    1) ‘trocknen’ erwähnt: Eb 343[1]; 415
    2) ‘trocknen’ nicht erwähnt: Eb 718; 719; 720
  b) ‘werde gemischt’ (*3mj*) mit Öl/Fett: H 147

[1] Nur „werde zerstoßen“.

§ 1: In allen Fällen wird *iwšš* äußerlich am Kopf angewendet (3 Fälle Augen; 3 Fälle Kosmetik; 1 Fall Haar), und zwar entweder noch im feuchten Zustand (Eb 390 und 722) oder im Feuer oder an der Luft getrocknet und zerstoßen oder gemischt in Flüssigkeiten.

iwtj welcher nicht ist

masc.: 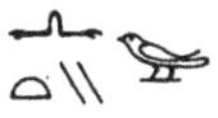 Sm 8 (4,17) 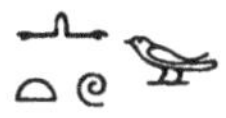 Sm 8 (4,8)

fem: 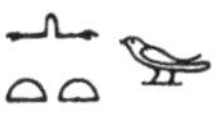 Eb 131 pl. masc.: 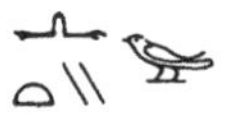 L 25c

1) mit folgendem Substantiv
   Eb 131 (*mḏꜣ.t iwt.t sš-s*); L 25c (Götter: *iwtj mnḫ.t-sn iwtj šnj-sn*)
2) mit folgendem *sḏm-f*
   Sm 8 (4,8) (*m iwtj sfḫ tp n ꜣmꜥ.t m ḳꜥḥ-f ḥnꜥ ntj ḫr ꜥn.t-f m ḥrj-ib n ḏr.t-f*)
   Sm 8 (4,17) als Glossenüberschrift (*ir iwtj sfḫ tp n ꜣmꜥ.t nt ḳꜥḥ-f ḥnꜥ m iwtj ḫr ꜥn.t-f m ḥrj-ib n ḏr.t-f*)

§ 1 (zu 2): Bemerkenswert ist die Aufnahme von *ḥnꜥ ntj* in der Glosse durch *ḥnꜥ m iwtj*: offenbar wird durch das erneute *m* die Kraft der eingangs stehenden Form aufgehoben, so daß statt *ntj* noch einmal *iwtj* gesetzt werden muß.

iwd (sich) trennen

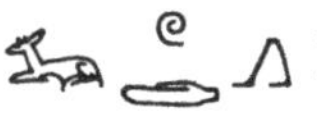 Eb; Sm; Bt

1) zur Beschreibung von Knochenverletzungen
   Sm 4 (2,9) (*ir pšn ḏnn.t-f: iwd pꜣḳ.t r pꜣḳ.t nt ḏnn.t-f*)
   Sm 31 (10,18) (*ir wnḫ m ṯs n nḫb.t-f: ḏd-f r iwd ṯs n nḫb.t-f r sn.nw-f*)
2) von einer *ꜥꜣ.t*-Geschwulst: Eb 872a (*iw-s iwd.tj r ḥꜥw-f*)
3) in der Präposition *r-iwd* ‘zwischen’: Bt 13a (*wdj-f mw r-iwd ḫpd-f*)

§ 1: In allen drei Fällen mit *r* „(sich trennen) von“ konstruiert.

ib Herz

 Eb; H; Bln; Sm; L; Ram III; KV 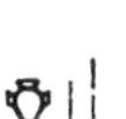 Bln 58 ---- 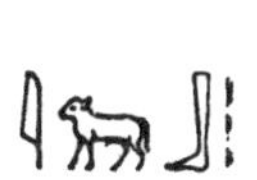

Bln 151 (12,10) 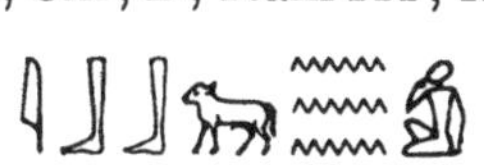 Bln 154 (13,4)

I) krankhafte Zustände

3ḳ Eb 855u: Glossen-Überschrift (*ỉr 3ḳ ỉb mḥ.t ỉb*) [erklärt durch: *prr ỉb thj ẖr-s*]

ỉhm KV 64 (*ỉb-f ỉhm* [. . .] *n šm* [. . .])

ỉgp[1] Eb 855t: Glossen-Überschrift (*ỉr ỉw ỉb-f ỉgp*) [erklärt durch: *ḥbs ỉb-f pw*]

ʿʿw Eb 206: Magen-Diagnose (*ỉw ỉb-f ʿʿw-f*); Eb 207: Magen-Diagnose (*ỉw ỉb-f ʿʿw-f . . . ỉw ỉb-f ỉrj-f dbdb . . . ỉb-f t3*)

ʿmd Eb 855e: Glossen-Überschrift (*ỉr ʿmd ỉb*) [erklärt durch: *tm md.t ḥ3.tj pw mt.w r3-pw n ḥ3.tj ỉnb3*]

wrḏ Eb 855k (*wrḏ.ḫr ỉb-f ẖr-s*) [in der Erklärung für *m3s.t ỉb* und als Folge von *t3 ḥ3.tj*]; Eb 855x: Glossen-Überschrift (*ỉr ỉw ỉwf-f r ḏr-f ḏdnw mj wrḏ ỉb n s gmj.n sw w3.t*); Sm 7 (3,3): Kopfwunde (*wrḏ ỉb-f r md.t*); Ram III B 24 = B 30 (*ỉb-f wrḏ*) (Zaub); ---- Bln 58 als Fehler für *wʿr*; siehe unter II a

wḫ[3] Bln 154: „Hitze-Nest" (*ỉb-f wḫ3 dp-f ḥ3.tj-f*); Eb 855w: Glossen-Überschrift (*ỉr ỉw ỉb-f wḫ3-f dp.w-f ḥ3.tj-f*) [erklärt durch: *wnn ỉb-f pw g3w kkw m ẖ.t-f m-ʿ ḏnwd ỉrj-f sp.w nw ʿm-ỉb-f*]

wšr Eb 855l: Glossen-Überschrift (*ỉr wšr ỉb*) [erklärt durch: *dm3 snf pw m ḥ3.tj*]

bʿḥj Eb 855b: Glossen-Überschrift (*ỉr bʿḥj ỉb*) [erklärt durch: *mwj.t r3 pw ʿmd ʿ.t-f tm*]

b3gj Eb 196: Magen-Diagnose (*ỉw ỉb-f b3gj-f mj kḥ ḫp . . n w3ḥ ỉb ḥr sp ḥwrw*)

ft Eb 855f: Glossen-Überschrift (*ỉr ft ỉb*) [erklärt durch: *wgg ḥ3.tj pw m-ʿ hh n pḥwj.t*]

m3s Eb 855k: Glossen-Überschrift (*ỉr m3s.t ỉb*) [erklärt durch: *gw3 ỉb-f pw ḥ3.tj-f m s.t-f m snf.w nw sm3 prr kt ẖr-s*]; Eb 855l bis: Glossen-Überschrift (*ỉr m3s.t ỉb n wḫdw*) [erklärt durch: *ktt ỉb-f pw m ẖnw ẖ.t-f ḥr wḫdw ḥr ḥ3.tj-f ỉ3r.ḫr-f m3s.ḫr-f*]

mhj[2] Eb 855z (*mhh ỉb-f pw mj ntj ḥr sḫ3.t k.t md.t*) [als Erklärung für: *ỉb-f mḥ*]

mḥ Eb 855z: Glossen-Überschrift (*ỉr ỉb-f mḥ*) [erklärt durch: *mhh ỉb-f pw mj ntj ḥr sḫ3.t k.t md.t*]

[1] Bln 154 vom *ḥ3.tj*-Herzen genannt.

[2] Siehe die Krankheit *mḥ.t-ỉb* unter II a.

nb3	Eb 855y (*nb3 ib-f pw m-ᶜ ᶜḳ.t m rwtj*) [als Erklärung für: *nb3 n ᶜḳ.t m rwtj*].
nḏḥḏḥ[1]	Eb 855i: Glossen-Überschrift (*ir nḏḥḏḥ ib*) [erklärt durch: *ḥṯ3 ib pw m ḥ3.tj ᶜkjj ḏd: ḥ3ḥ3 ib pw m ḥ3.tj*]
hrp	Eb 855o (*hrp ib-f pw*) [als Erklärung für: *ᶜš3 dḥr ib-f*]
ḥ3ḥ3	Eb 855i (*ḥ3ḥ3 ib pw m ḥ3.tj*) [als Erklärung für: *ir nḏḥḏḥ ib*; siehe auch *ḥṯ3*]
ḥwᶜ	Ram III B 13 (*m rdj ḥwᶜ ib-j pn ḥ3.tj-j pn*) (Zaub)
ḥws	Eb 198a: Magen-Diagnose (*iw ib-f ḥws-f*)
ḥbs	Eb 855t (*ḥbs ib-f pw mj s wnm.n-f k3w nw nh.t*) [als Erklärung für: *ir iw ib-f igp*]
ḥṯ3	Eb 855i (*ḥṯ3 ib pw m ḥ3.tj*) [als Erklärung für: *ir nḏḥḏḥ ib*; siehe auch *ḥ3ḥ3*]
ḫnws	Bln 154: „Hitze-Nest" (*iw ib-f t3 ḫnws*); Eb 855s: Glossen-Überschrift (*ir iw r3[-ib] t3-f ḫnws ir ḫnws ib*) [erklärt durch: *t3w pw ḫns ḥr ḥ3.tj-f wnn ib-f pw t3 ḥr hwtwt*]
ẖsj	Eb 188a: Magen-Diagnose (*ib-f ẖsj-f r šm.t*)
sš	Bln 151: Rezept-Überschrift (*k.t nt sḏ snf inj r p3 ib sš.w*); Eb 855g: Glossen-Überschrift (*ir ib-f sš-f*) [erklärt durch: *wnn mt.w pw n ḥ3.tj ẖr ḥs*]
šm	Bln 185: Rezept-Überschrift (*irr.t m ẖr.t-ib m-ḫt šm.w-f*)
šs	Eb 855c: Glossen-Überschrift (*ir šs ib*) [erklärt durch: *in mt šsp.w rn-f irr st ntf dd mw n ḥ3.tj*]
ktt[2]	Eb 855l bis (*ktt ib-f pw m ẖnw ẖ.t-f ẖr wḫdw ḥr ḥ3.tj*) [als Erklärung von: *ir m3s ib n wḫdw*]
g3w	Eb 855w (*wnn ib-f pw g3w kkw m ẖ.t-f m-ᶜ ḏnwd*) [als Erklärung von: *ir iw ib-f wḫ-f*]
gw3	Eb 855k (*gw3 ib-f pw ḥ3.tj-f ḥr s.t-f m snf.w nw sm3 prr kt ẖr-s*) [als Erklärung von: *ir m3s.t ib*]
t3	Eb 207: Magen-Diagnose (*ib-f t3*); Bln 154: „Hitze-Nest" (*iw ib-f t3 ḫnws*); Eb 855s (*t3w pw ḫns ḥr ḥ3.tj-f wnn ib-f pw t3 ḥr hwtwt*) [als Erklärung von: *ir iw r3[-ib] t3-f ḫnws ir ḫnws ib*]
thj	Eb 855u (*prr ib thj ẖr-s*) [als Folge von: *ṯ3w n r3-ᶜ ẖrj-ḥb*]
dbdb	Eb 207: Magen-Diagnose (*iw ib-f irj-f dbdb*; neben *iw ib-f ᶜᶜw-f* und *ib-f t3*)

[1] Eb 855h auch vom *ḥ3.tj*-Herzen.
[2] Vgl. Eb 855k, auch dort zur Erklärung von *m3s*.

dns Eb 205: Magen-Diagnose (*iw ib-f dns*)

dḥr[1] Eb 855o: Glossen-Überschrift (*ir ꜥšꜣ dḥr ib-f*) [erklärt durch: *hrp ib-f pw sꜣw r ẖrw nn sw m s.t-f*]

– negiert ausgedrückt: Eb 196: Magen-Diagnose (*n wꜣḥ ib ḥr sp ḥwrw*)

II) Krankheiten

a) des Herzens

Eb 217 (*k.t nt dr mr.t ib*) = H 48 (*pẖr.t nt dr mr ib*) [*k.t*-Rezepte Eb 218 = H 49]

Eb 227 (*k.t nt dr ꜥꜣꜥ ḥr ḥꜣ.tj dr mh.t-ib*[2] *wꜥr-ib dmw.t-ib*); Bln 58 (*pẖr.t nt dr ꜥꜣꜥ . . . dr wrḏ*[3]*-ib* [. . .] *ḥꜣ.tj ḥnꜥ dr mh.t-ib*[2])

Eb 855u (*ir ꜣḳ ib mh.t-ib*[2] *in ṯꜣw n rꜣ-ꜥ ẖrj-ḥb irr st*)

Eb 197b (Magen-Diagnose: Einnehmen . . . *r dr nḥꜣ.t ib-f*)

---- Eb 855i (*ir ndḥdḥ ib . . . ib-f ẖr wjꜣ.t*)

b) im Herzen

Bln 115 (*ꜥꜣꜥ ḥr ḥꜣ.tj*: Einnehmen . . . *dr ẖr.t nb.t ḏw.t m ib n s*)

Eb 3 (Zaub) (*pẖr.t . . . dr.t iẖ.t m ib-j pn m ꜥ.t-j iptn*)

H 215 (Zaub) (*nṯr.w ntj is dḥr.t*[4] *ḥr ib-sn*)

c) in der Verbindung *ꜥm-ib* 'ohnmächtig werden': Eb 855v; 855w

d) Verschiedenes

Eb 284 (*ḥꜣ.t-ꜥ m pẖr.t nt rdj.t šsp ib t*) [*k.t*-Rezepte Eb 285–293]; H 50 (*pẖr.t nt rdj.t šsp ib t*)[5]

Bln 77 (*pẖr.t nt srwḫ ib n ẖrj-dm.t*)

Ram III B 26 (*bꜥꜥ*-Krankheit: *itḥ ib*)

e) in der Verbindung *ib n mt*: H 100 (*snḏm ib n mt*)[6]

III) in der Verbindung *ẖr.t-ib* als „Herz-Mittel"

Bln 185 (*mrḥ.t dšr.t irr.t m ẖr.t-ib m-ḫt šm.w-f*)

IV) anatomische Angaben

s.t-ib Eb 854a = Sm 1 (1,7 zweimal)

rꜣ-ib 'Magen' siehe als eigenes Wort

V) übertragener Gebrauch in dem Ausdruck *n ib n* 'wegen': Eb 766f

[1] Vgl. H 215 (*dḥr.t ḥr ib-sn*) unter II b.

[2] Vgl. *mhj* unter I.

[3] Wahrscheinlich Fehler für *wꜥr*.

[4] Vgl. *dḥr* unter I.

[5] Dieselben Drogen Eb 235 (*sḳbb ḥꜣ.tj*).

[6] Schwerlich der bildliche Gebrauch *snḏm-ib*, der wie einfaches *snḏm* verwendet wird, sondern wahrscheinlich das *ib*-Herz gemeint, das in dem *mt*-Gefäß pulsiert.

VI) in *ḥrj-ỉb*: siehe als eigenes Wort

VII) Gebrauch im Zauber: L 25 (9,3) (*3w.t-ỉb*); Sm 19,3

VIII) unklar und verderbt: Eb 207c (*ỉw ḏ3f pn h3j r ỉb-f*)[1]; L 9 (3, 10) (Zaub); KV 20

§ 1: Neben dem gemeinsemitischen Wort *ỉb* besitzt die ägyptische Sprache noch eine andere, offenbar jüngere Bezeichnung für das Herz: *ḥ3.tj*. In den medizinischen Texten sind beide Wörter belegt. Eine grundsätzliche Unterscheidung (etwa in zwei verschiedene Körperteile oder zwei Funktionen eines Körperteils) läßt sich nicht durchführen. Dort, wo sich typische Merkmale für das eine oder das andere Wort feststellen lassen, beruht diese Erscheinung wahrscheinlich auf verschiedenen Textquellen mit unterschiedlichem Alter. Im allgemeinen läßt sich die Tendenz feststellen, das alte Wort *ỉb* durch das jüngere *ḥ3.tj* abzulösen, ein Vorgang, der mit dem alleinigen Übrigbleiben von *ḥ3.tj* bzw. ϩⲏⲧ im Demotischen und Koptischen endet. – Auch die Stellen außerhalb der Medizin, in denen beide Wörter nebeneinander auftreten, beweisen nicht, daß es sich um verschiedene Körperteile oder Funktionen handelt; hier liegen offensichtlich weniger sachliche als stilistische Gesichtspunkte vor; ebenso mag in den Listen der Körperteile die lexikalische Vollständigkeit für das Nebeneinander beider Formen verantwortlich sein. Zum Verhältnis von *ỉb* zu *ḥ3.tj* in den medizinischen Texten siehe die im Anhang gegebenen Paragraphen 5–8.

§ 2: Zu der Schwierigkeit des Vorhandenseins zweier Wörter für „Herz" kommt die Tatsache hinzu, daß die Ägypter das Herz mit in das Verdauungs-System gelegt dachten, d. h. die Speisen mußten nach ihrer Meinung das Herz passieren, ehe sie in den Magen und die Därme gelangten; bezeichnend ist, daß die Benennung des Magens durch *r3-ỉb* 'Mündung des Herzens' erfolgt.

§ 3: Beide Funktionen des *ỉb*-Herzens sind in den medizinischen Texten vorhanden: Sicher bezeichnet *ỉb* das eigentliche Herz in den sogenannten Magen-Diagnosen, in denen *ḥ3.tj* nicht auftritt (wäre *ỉb* hier eine Bezeichnung für den Magen, so lägen zwei Ausdrücke [*ỉb* und *r3-ỉb*] ohne erkennbaren Grund vor); auch Sm 7 (3,3) 'das *ỉb*-Herz ist müde zum Sprechen' gehört hierher. Dagegen ist zweifellos an die Verdauungsfunktion des Herzens gedacht in Fällen wie Eb 284 und H 50 (*rdj.t šsp ỉb t*) oder Eb 217 = H 48; hier handelt es sich nicht um eine Verkürzung von *r3-ỉb* zu *ỉb*, sondern um das *ỉb*-Herz als Teil des Verdauungs-Systems. – Die Funktionen von *ỉb* in den Gefäß-Glossen lassen sich nicht eindeutig trennen, da das Gefäß-System sowohl für den Blutkreislauf wie für die Verdauung in

[1] *ỉb-f* an Stelle *r3-ỉb-f* (Auslassung von *r3* durch Zeilenbruch)?

Frage kommt; hinzukommt, daß je nach Alter der Texte (Glossen-Überschrift oder -Erklärung) *ib* oder *ḥ3.tj* bevorzugt wird: siehe dazu besonders § 5.

§ 4: Ebbell, Anatomische Namen S. 293ff., sieht in *ib* die Bezeichnung für den Magen (ventriculus). Siehe dagegen Dawson JEA 24, 251; Gardiner Onomastica II 250*; Grapow Grundriß I 63; Lefebvre Tableau § 39; vgl. auch Eckhard Gödel, Die ägyptische Terminologie um Herz und Magen in medizinischer Sicht; Wiss. Zf. Univ. Leipzig, 7, 1957–58, 643. – Auch die Übersetzung „mind", die Ebbell in den Gefäß-Glossen des Pap. Ebers gibt, ist nicht zwingend; es handelt sich um das „Herz" (mit Herz- oder Verdauungsfunktion). Die einzigen Fälle, in denen Herz im Sinne von Gemüt gebraucht sein könnte, sind Eb 196 und 197 sowie 855v und w.

Das Verhältnis von *ib* zu *ḥ3.tj*

§ 5: Eine Auswertung der Glossen im Gefäßbuch, in denen sowohl *ib* wie *ḥ3.tj* vorkommen, ergibt folgenden Befund:

1. *ḥ3.tj*-Zustände werden durch *ḥ3.tj*-Zustände erklärt: Eb 855n; p; q und d [*ḥ3.tj* durch Suffix in *ḥ3s-f* aufgenommen]. – Ausnahmen sind Eb 855v, wo neben *ḥ3.tj* in der Erklärung noch der feste Ausdruck *ʿm-ib* gebraucht wird; ebenso wird *ʿm-ib* Eb 855w zur Erklärung von *dp-f ḥ3.tj* verwendet.
2. *ib*-Zustände werden durch *ib*-Zustände erklärt: Eb 855o; t; u; z. Zusätzliches *ḥ3.tj* in der Erklärung nach *ib* steht Eb 855i; k; l bis. – Hierher gehört auch Eb 855w (*ir iw ib-f wḫ-f wnn ib-f pw g3w . . .*).
3. *ib*-Zustände werden durch *ḥ3.tj*-Zustände erklärt: Eb 855e; f; g; l. Eb 855c (und ebenso Eb 855b und x) erklärt einen *ib*-Zustand durch eine „neutrale" Glosse (ohne *ib* oder *ḥ3.tj*); jedoch folgt *ḥ3.tj* in Eb 855c auf diesen allgemeinen Ausdruck.
4. Ausdrücke, die weder *ib* noch *ḥ3.tj* enthalten, werden durch *ḥ3.tj*-Zustände erklärt: Eb 855a; 854 zu c; 855h und m.

Zusammenfassend ergibt sich für die Glossen also folgendes Bild:

a) Auffallend ist das verhältnismäßig seltene Auftreten von *ḥ3.tj* in den Glossenüberschriften (fünfmal) gegenüber dem hier zahlreich genannten *ib* (16mal); dagegen überwiegt in den Glossenerklärungen der Gebrauch von *ḥ3.tj* (18mal).

b) Bis auf die Fälle mit der festen Verbindung *ʿm-ib* werden *ḥ3.tj*-Zustände grundsätzlich durch *ḥ3.tj*-Zustände erklärt.

c) Bei den unter 1 und 2 genannten Fällen bleiben die Wörter für „Herz" unverändert, nur die Ausdrücke für die Zustände wechseln. – Diesem Umstand ist es zuzuschreiben, daß das in den Überschriften so oft genannte *ib* auch in den Erklärungen verhältnismäßig häufig (12mal) auftritt.

d) Die Beispiele unter 3 erklären einen *ib*-Zustand durch einen *ḥ3.tj*-Zustand; offenbar liegt die Ablösung des älteren Wortes *ib* durch *ḥ3.tj* vor.

§ 6: In den sogenannten Magen(*r3-ib*)-Diagnosen kommt *ḥ3.tj* nicht vor; hier wird das Herz durch *ib* bezeichnet (aber Bln 154 sowie die Glossen Eb 855s und f nennen sowohl *ib* wie *ḥ3.tj* neben *r3-ib*!). – In den Rezept-Überschriften tritt *ib* nur in zwei Fällen auf: Eb 284 und H 50 (*rdj.t šsp ib t*) und Eb 217 (*mr.t-ib*) = H 48 (*mr-ib*); siehe dazu § 2 und 3. Dagegen wird *ḥ3.tj* sehr häufig in verschiedenen großen Gruppen von Rezept-Überschriften in Eb; H; Bln und Bt verwendet.

§ 7: Annähernd oder völlig gleiche Aussagen von *ib* und *ḥ3.tj* liegen an folgenden Stellen vor:

1. *igp*	Bln 154 (*ḥ3.tj*) – Eb 855t (*ib*)
2. *mdw*	Sm 7 (3,3) (*ib*) – Eb 854a = Sm 1 (1,8 ergänzt) und Eb 855e (*ḥ3.tj*)
3. *nḏḥḏḥ*	Eb 855h (*ḥ3.tj*) – Eb 855i (*ib*)
4. *šm*	Eb 188a (*ib*) – Eb 854 = Sm 1 (1,16) (*ḥ3.tj*)
5. *t3*	Eb 207; Bln 154; Eb 855s (*ib*) – Eb 855k (*ḥ3.tj*)

Zu vergleichen sind ferner die Gebrauchsweisen folgender Wörter:

6. *wḫdw*	Eb 855l bis (*ib*) – Eb 855l bis und m (*ḥ3.tj*)
7. *s.t*	Eb 855k; n; p (*ḥ3.tj*) – Eb 855o (*ib*) [vgl. auch *s.t-ib* Eb 854a = Sm 1 (1,7)]
8. *snf*	Bln 151 (*ib*) – Eb 855k; l; v (*ḥ3.tj*)

Auch die folgenden Fälle zeigen die Entsprechung *ib*/*ḥ3.tj*: Bln 114 nennt in der Überschrift *dr ʿ3ʿ ḥr ḥ3.tj*, jedoch heißt es in der Nachschrift zum *k.t*-Rezept: *dr ḫr.t nb.t ḏw.t m ib n s*. – Der Ausdruck *dp ḥ3.tj* 'das Herz kosten' hat Eb 855w offenbar die Entsprechung *ʿm ib* 'das Herz schlucken'. – Dieselben Drogen werden einmal für *ib* (H 50:*rdj.t šsp ib t*), das andere Mal (Eb 235: *sḳbb ḥ3.tj*) für *ḥ3.tj* verwendet. – In zwei ähnlichen Rezept-Überschriften treten *ḥ3.tj* und *ib* nebeneinander auf: Eb 227 und Bln 58. – Zu beachten ist schließlich das Übergehen von *ib*-Rezepten in *ḥ3.tj*-Rezepte innerhalb der Rezept-Gruppen: auf Eb 217 und 218 (*ib*) folgen Eb 219ff. *ḥ3.tj*-Rezepte; ähnlich H 48–50 (*ib*), woran *ḥ3.tj*-Rezepte anschließen.

§ 8: Allerdings sprechen auch drei Stellen in den medizinischen Texten scheinbar gegen die Gleichsetzung von *ib* und *ḥ3.tj* und für ein Vorhandensein von zwei verschiedenen Körperteilen:

Sm 19,3 nennt im Zauberspruch *ib* und *ḥ3.tj* (*imj-k iṯj ib-j pn ḥ3.tj-j pn n Sḫm.t* und *imj-k iṯj mjs.t-j n Wsir*). Hier könnte schon die stilistische Analyse der beiden parallel gebauten Glieder dazu führen, in dem Komplex *ib-ḥ3.tj* eine Einheit zu sehen, die dem Körperteil *mjs.t* gegenübersteht; auch im Zaubertext Ram III B 13 (*m rdj ḥwꜥ ib-j pn ḥ3.tj-j pn*) steht *ib/ḥ3.tj* offenbar als Einheit (siehe auch § 1 Ende).

Die Glosse Eb 855i erklärt *nḏḥḏḥ ib* durch *ḥt3 ib pw m ḥ3.tj* und die Variante *ḥ3ḥ3 ib pw m ḥ3.tj*. Hierbei denkt man zunächst daran, daß das *ib*-Herz eine Tätigkeit im *ḥ3.tj*-Herzen ausübt (oder sich hinein- bzw. hinausbewegt); danach wäre also *ḥ3.tj* der umfassendere Körperteil. Wenn man *m* hier jedoch zur Bezeichnung der Identität oder Apposition nimmt, ist die Einheit *ib* = *ḥ3.tj* bewahrt; und daß ein solcher Fall hier vorliegt, wird noch dadurch wahrscheinlich gemacht, daß die Tätigkeit *nḏḥḏḥ* gerade erst in der vorhergehenden Glosse Eb 855h vom *ḥ3.tj*-Herzen gebraucht wurde; Eb 855i würde also eine Art Synthese zwischen beiden Fällen herstellen.

ib.t Durst

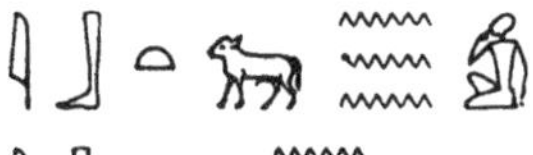 Eb 197b; 848 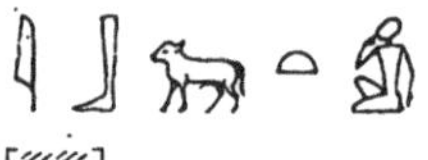 Kah 14

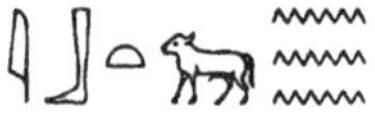 Ram III + + + + 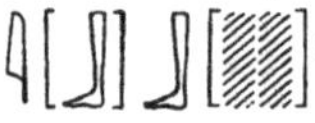[1] Pap. Beatty XV 5

1) als Krankheitserscheinung
   a) beim Kinde
      Ram III A 9 (*dr ib.t m ẖrd*); Ram III B 14 (*ꜥḥm ib.t nt ẖrd*); Ram III B 19 (*dr ib.t nt s ẖrd*)
   b) beim Magenkranken
      Eb 197b (Drogen *wnm in s r dw3j.t 4 r ḥtm ib.t-f r dr nḥ3.t ib-f*)
   c) unklar
      Kah 14 (*šs3w s.t ib.t* [. . .])[2]; Pap. Beatty XV 5 (*pẖr.t nt dr ib.t*(?) [. . .] *m r3*)
2) im Zauber
   a) neben Hunger: Ram III B 15 (zweimal); [B 16]
   b) sonst: Eb 848

ibḥ überfluten; überflutet sein

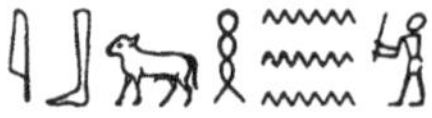 Eb

von den Gefäßen, als schlechter Zustand

[1] Gardiner ergänzt in der Klammer noch ein 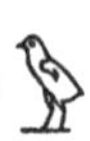 (?).

[2] Heilmethode für eine Frau, Durst ist . . . .; oder liegt das Verbum vor: '. . . eine Frau, die dürstet'?

1) mit Blut
Eb 854 l (*iw mt.w 4 n mjs.t ntsn dd n-s mw ṯꜣw ntj m-ḫt dd ḫpr ḫꜣj.t nb.t r-s m ibḥ ẖr snf*)

2) mit Kot
Eb 854 o (*iw mt.w 4 wbꜣ n pḥwj.t ntsn dd kmꜣ n-s mw ṯꜣw* . . . . . . *iw ibḥ m ḥs*)

§ 1: Normalerweise führen die Gefäße Wasser und Luft; Kot und Blut werden hier offenbar als schädliche Stoffe angesehen.

ibḥ Zahn[1]

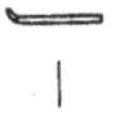 Eb; Kah 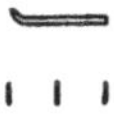 Eb 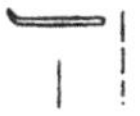 KV 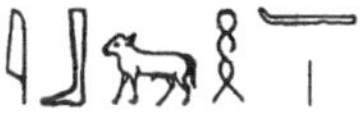 H 8

A) vom Menschen

I) Rezeptgruppen gegen Zahnerkrankungen

a) Eb 739 (*ḥꜣ.t-ʿ m pẖr.t nt smn.t ibḥ*) [Eb 740 (*k.t*-Rezept)] [Eb 741 (*dr srdd nw wḫdw*)] Eb 742 (*k.t nt srwḫ ibḥ wšʿ.w r rꜣ ḥʿw*) Eb 743 (*k.t nt smn.t ibḥ*) [Eb 744 (*k.t*-Rezept)] Eb 745 (*k.t nt srwḫ ibḥ.w m ḫpʿ.w*) Eb 746 (*k.t nt dr bnw.t m ibḥ.w srd.t ḥʿw*) [Eb 747 (*k.t*-Rezept)] Eb 748 (*k.t nt srwḏ ibḥ.w srwḫ ibḥ.w*) Eb 749 (*k.t pẖr.t nt srwḫ wnm-snf m ibḥ*)[2]

b) Eb 553 (*k.t nt dr sḥm.w nw bnw.t m ibḥ.w*) Eb 554 (*dr bnw.t m ibḥ.w srd.t ḥʿw*) [Eb 555 (*k.t*-Rezept)]

c) [H 8] ([. . .] *ẖr-f r tꜣ*) [H 9] (*srwḫ snf m* [*ibḥ*])[3]

II) Zahnschmerzen (*tjꜣ*) als Nebenerscheinung bei Frauenkrankheiten Kah 5 (1,15) (*šsꜣw s.t ḥr mn ibḥ.w-s nḥḏ.t-s*)[4]

III) Applikation[5]

a) *wšꜣ ibḥ im* 'werde der Zahn damit ausgestopft': Eb 739; 740

b) *dj r ibḥ* 'werde an den Zahn gegeben': Eb 741; 742; 743; H 8

B) vom Tier

I) Erkrankungen der Wurzeln (*wꜣb.w*) der Zähne

a) vom Rind: KV 38 (*wꜣb.w nw ibḥ.w-f dšr*)

b) vom Hund: KV 12(?)

[1] Siehe auch *nḥḏ.t* 'Zahn'.
[2] = H 9.
[3] Ergänzt nach der Parallele Eb 749.
[4] Siehe auch Kah 33.
[5] Siehe dazu noch § 3.

II) Zähne vom Schwein und vom Esel als Droge:
siehe im Drogen-W.B.

§ 1 (zur Lesung): Daß die abgekürzte Schreibung *ibḥ* (nicht *nḥḏ.t*) zu lesen ist, ergibt sich aus folgendem: Kah 5 steht die abgekürzte Schreibung neben dem ausgeschriebenen *nḥḏ.t*. Bei den Drogen ist zu vergleichen: *ibḥ* (abgekürzt) *n šꜣj* 'Zahn des Schweines' (Eb 580) mit *nḥḏ.t nt šꜣj* (Eb 316); ebenso *ibḥ n ꜥꜣ* 'Zahn des Esels' (Eb 470) mit *nḥḏ.t nt ꜥꜣ* (Eb 364); in beiden Fällen also der masculine Genetiv-Exponent nach der abgekürzten Schreibung. Schließlich entspricht die Applikation *dj r ibḥ* im Pap. Ebers (unter A III b) derselben Wendung in H 8 mit der ausgeschriebenen Form *ibḥ*.

§ 2 (zu A): Als Zahn-Krankheiten werden erwähnt: *bnw.t*-Geschwüre Eb 554 und 746, wozu die Erscheinung „Quetschung der Geschwüre" Eb 553 tritt (wahrscheinlich ein wie eine Quetschung aussehendes Geschwür). Auch die Blut-Fraß-Krankheit Eb 749 und H 9 sowie Eb 742 („Zahn, der an der Öffnung des Fleisches angefressen ist") gehören noch in die Gruppe der Zahnfleischerkrankungen. Das Zahnfleisch, hier nur *ḥꜥw* 'Fleisch' genannt, ist Eb 554 und 746 sowie Eb 742 genannt. – Auf Zahnschmerzen im eigentlichen Sinne deutet vielleicht Eb 741 mit der 'Ansammlung (wörtlich: zum Wachsen Gebrachtes) von Schmerzstoffen'; hierher gehört auch *tjꜣ* 'Zahnschmerzen' (Kah 5 und sonst). – Auf hohle Zähne deutet die Applikation 'werde ausgestopft' (III a), auf wackelnde oder ausfallende Zähne die Behandlung 'Befestigen' (Eb 739 und 743 *smn*; Eb 748 *srwḏ*) bzw. die Bemerkung "[ein Zahn] der zu Boden zu fallen droht" (H 8). – Der allgemeine Terminus 'Behandeln' (*srwḫ*) wird Eb 742; 745; 748 und 749 gebraucht.

§ 3 (zu A III): Außer den schon unter A III gegebenen Applikationsarten treten noch folgende auf: *ḫpꜥ* 'im Munde hin- und herbewegen' (Eb 746; 749; 554; H 9; siehe auch die Überschrift von Eb 745); *wgj* 'kauen' (und zur Erde geben = ausspeien) (Eb 745; 748); *wt* 'verbinden' (Eb 553).

§ 4: Die Stelle Kah 5, in der *ibḥ* und *nḥḏ.t* neben einander stehen (wohl kaum *nḥḏ.t* als jüngeres Wort appositionell nachgesetzt), läßt versuchen, einen Unterschied zwischen beiden zu sehen: ob es sich um die vorderen (Schneide-) und hinteren (Mahl-)Zähne handelt?

ip A. zählen; messen[1]

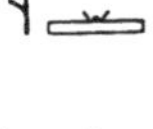 Sm

[1] Siehe dazu die ausführliche Glosse im Zusammenhang bei *ẖꜣj* 'messen; untersuchen' II.

I) Person
Sm 1 (1,3) (*ir ḫ3j-k s ip mn [pw mj i]p iḫ.t m ip.t*)

II) Sachen
a) *iḫ.t* ‘Dinge’: Sm 1 (1,4) (*[mj i]p iḫ.t m ip.t*)
b) *mn.t* ‘irgendetwas’: Sm 1 (1,4) (*ip mn.t m ḏbʿ.w*)

III) Krankheit
Sm 1 (1,5) (*ip mn.t im mj.t.t ḫ3j.t mn.t s*)

IV) Horus-Auge: Sm 19,5 (Zaub)

(ip.t) B. Maß[1]

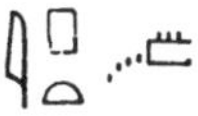 Sm

I) *ip m ip.t*
Sm 1 (1,4) (*[mj i]p iḫ.t m ip.t*); Sm 1 (1,4) (*[mj ip.]tw iḫ.t mn.t m ip.t*)

II) *ḫ3j m ip.t*: Sm 1 (1,5) (*ḫ3j.t iḫ.t m ip.t*)

ipw diese

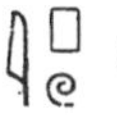 Sm 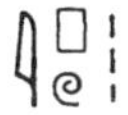 L; Bt

Demonstrativpronomen masc. pl.
1) L 25 (*i p3 8 nṯr.w ipw*); Bt Rs 2,6 (*i p3 4 3ḫ.w ipw*)
2) Sm 6 (2,25) (*ir wrm.w ipw*)[2]

ipp.t Kügelchen

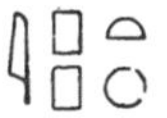 H 32 = 151 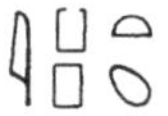 Eb 273; H 144 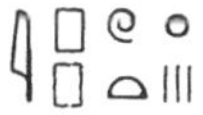 Eb 853a

Bezeichnung einer Medikamenten-Form

I) *3mj irj m ipp.t* ‘werde gemischt, werde zu einem Kügelchen gemacht’
Eb 853a; H 32 = 151

II) *nwḫ* bzw. *snwḫ m ipp.t*
a) zu einer Kugel zerkochen: Eb 273 (*ṯḥn.t snwḫ.tj m ipp.t*)
b) in einer (Ton-)Kugel zerkochen: H 144 (*ʿpnn.t rdj.tj m ipp.t nt sjn rdj.tj m ḫ.t ir-m-ḫt nwḫ-s . . . .*)

[1] Siehe dazu die ausführliche Glosse im Zusammenhang bei *ḫ3j* ‘messen; untersuchen’ II.
[2] Im Text Sm 6 (2,20) heißt es *wrm.w ipn*.

§ 1: Die Parallele zu H 32 = 151 benutzt *pds.t* statt *ỉpp.t* (Eb 711). – In H 144 (IIb) scheint *ỉpp.t* weniger die Form des Medikamentes, als vielmehr das Gefäß zur Umschließung der Droge zu bezeichnen.

ỉpn[1] diese

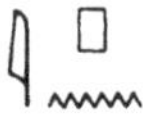 Eb; Sm

Demonstrativpronomen masc. pl.

1) *ḫft šsꜣw ỉpn* 'gemäß dieser Heilkunde'
Sm 41 (14,8); 45 (15,16); 47 (17,6)

2) *m kꜥḥ.w-j ỉpn* 'in diesen meinen Schultern'
Eb 1 (1,5 und 7)

3) *wrm.w ỉpn* 'diese Windungen'
Sm 6 (2,20)[2]; 8 (4,10)

ỉptf jene

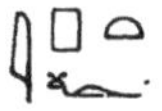 Sm

Demonstrativpronomen fem. pl.

1) von *bnw.t*-Geschwüren
Sm 39 (13,7); 45 (15,11)

2) von den Klaffen der Wunde
Sm 27 (9,17); 47 (17,4)

§ 1: Zur Funktion von *ỉptf* (Plural fem. zu *pf* 'jener') siehe Hilde von Deines, Der Gebrauch der Demonstrativa im Wundenbuch des Pap. Smith, MIO 2, 1954, 1–29.

ỉptn[3] diese

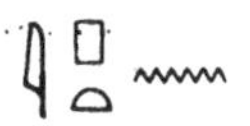 Eb; H; L; Ostr. Kairo (ODM 1062) 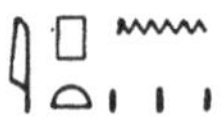 H 216

---- 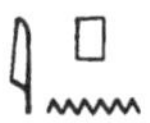 L 24[4]

Demonstrativpronomen fem. pl.

[1] Vgl. das feminine *ỉptn*.
[2] In der Glossen-Überschrift Sm 6 (2,25) als *wrm.w ỉpw* aufgenommen.
[3] Vgl. das masc. *ỉpn* 'diese'.
[4] Ob 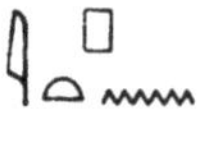 zu lesen? (*n* und *t* ineinander geschrieben?)

I) Körperteile (nur im Zauber)
  a) *ʿ.t* 'Glieder', 'Körperteile'
    1) *ʿ.t-j ỉptn* 'diese meine Glieder'
      Eb 1 (1,5; 1,6; 1,7); 3; 131 (30,12 und 16); H 78 (6,8 zweimal); 85 (7,5 und 6); L 14 (5,11; ---- 5,10)
    2) *ʿ.t ỉptn* 'diese Glieder': Eb 873d
    3) *ʿ.t-j nb.t ỉptn* 'alle diese meine Glieder': L 24
  b) *ỉr.tj* 'Augen'
    1) *ỉr.tj-j ỉptn* 'diese meine Augen': L 34
    2) *ỉr.tj ỉptn* 'diese Augen': Eb 385; Ostr. Kairo (ODM 1062,3)
    3) *ỉr.tj ỉptn s* 'diese Augen des Mannes': L 22[1]
  c) *nḥb.t* 'Nacken'
    Eb 1 (1,4) (*nḥb.t-j ỉptn*)

II) *ḫ3j.t* 'Leiden'
  Eb 203 (*gmm-k ḫ3j.t-f ỉptn mn.tj mj ỉmj.t-ḥ3.t*)

III) *ḏsr.t*-Bier
  H 216 (*ḏsr.t ỉptn Ḥr*)[1]

ỉf [... ? ...]

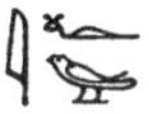 Sm

Verbum unklarer Bedeutung[2]
Sm 19,17 (*nn ỉf ẖ.t-f*) (Zaub)

ỉm [Adverb der Präposition *m*]

siehe bei *m* Anhang

ỉm gib!

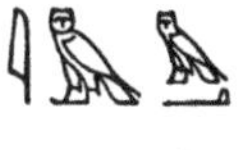 L

nur im Zauber belegt
1) + nominales Objekt: L 3; 46
2) + *sḏm-f* (zur Bildung des Optativs): L 2; 45

§ 1: *ỉm(j)* ist der Imperativ von *rdj*.

[1] Zur Stellung des Demonstrativs zwischen den Gliedern eines direkten Genetivs siehe Edel, Altägyptische Grammatik § 321.
[2] Breasted übersetzt: „without injuring his belly".

im wehklagen; jammern

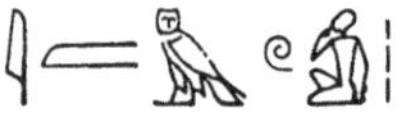 L 6 (Infinitiv) (Zaub)

jm Meer

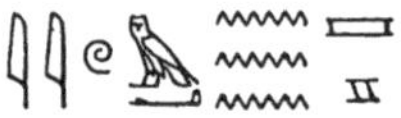 Bt 5 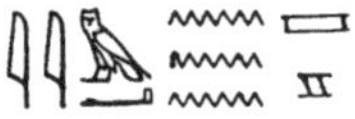 Bln 189

1) in der Verbindung *ns-šm.t n jm* als Drogenbezeichnung siehe im Drogen-W.B.

2) im Zauber: Bln 189

im(j) [Negation des Optativs]

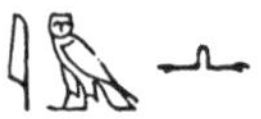 Eb; Sm; L 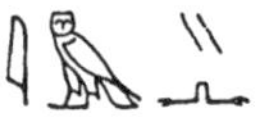 Sm 19,4

A) *imj* + Suffix + negatives Komplement

I) *imj-k* in Behandlungsvorschriften „du sollst nicht . . .“ als Negation der Form *sḏm.ḫr-k*
Eb 336d (*imj-k ḫnn wr.t*); Eb 625 und 626 (*imj-k wdj ꜥ r-f*); Eb 710 (*imj-k b3gjw ḥr-s*); Eb 871c (*imj-k rdj spj iḫ.t im-s*); Eb 873b und 876d (*imj-k wdj ꜥ r mj.t.t*); Eb 874c und 877b (*imj-k irj iḫ.t [nb.t] r-s*); Sm 3 (1,22) und 4 (2,6) und 5 (2,15) und 6 (2,23) und 47 (17,12) (*imj-k wt sw*); Sm 6 (2,23) (*imj-k wdj 3j.wj ḥr-f*); Sm 39 (13,8) (*imj-k s3w*); – – – – Eb 865c (siehe bei A III)

II) in Wunschsätzen (Zauber): Sm 19,3 (zweimal); L 34 (11,8)

III) mit konsekutiver Bedeutung: „so daß nicht . . .“
Eb 766a (Ohr wird gekühlt: *imj-f šmm*); Eb 766f (Ohrwunde wird angeschnitten: *imj-f ḥw3 r3-sj*); Eb 871c (Geschwulst wird vollständig entfernt: *imj-s wḏb*);– – – – Eb 865c (*t3w*-Hitze auf der Blase wird behandelt: *imj-f h3j r msjn.t-f*)[1]

B) *imj* + *sḏm-f*
Sm 19,4 (*imj tm r-f iḫ.t imn.t*)[2] (Zaub)

C) *m* als Negation des Imperativs: siehe S. 341

[1] Oder ist zu übersetzen: „dann mußt du sie (die Geschwulst) aufstoßen mit einem *ḥmm*-Gerät; es (das Gerät) soll nicht bis zu seinem *msjn.t*-Körperteil herabgehen“? Es wäre dieser Fall der einzige mit dem Suffix der 3. Person unter den Fällen von A I, die sonst nur die 2. Person verwenden.

[2] Anders Breasted, der auch *tm* als Negation auffaßt und hierin eine doppelte Negation sieht; vgl. dazu die Anm. bei *tm* II d.

imj[1] befindlich in

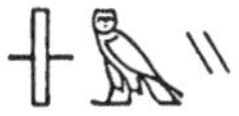 Eb; H; Bln; Sm; L; Bt 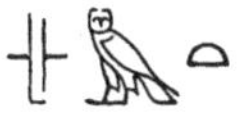 Eb; H; Bln; Sm; L; Ram III; Ram IV 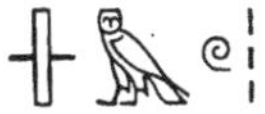 Eb 1; 870; H 78; Sm 12; 19, 8 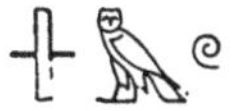 Sm 22 (8,11) 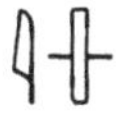 KV 61 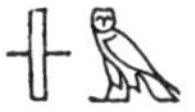 Ram III B 25 ---- 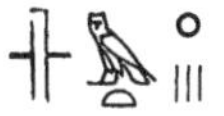 Eb 511 (als Droge) 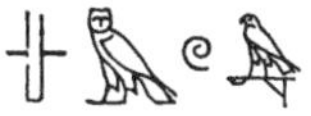 Sm 20,4 (von Göttern)

A) als attributives Adjektiv

I) Krankheit, die sich im Körper befindet
Eb 385; 247 = H 75; H 213; 216; Sm 9 (5,2) (zweimal); Ram III B 25; 31; ---- [Ram III B 30]

II) befindlich in einer Stadt
Sm 19,5 (*iḫ.t imn.t imj.t ḫn p*); Sm 18,4 (*wr imj iwnw*); L 22 (*ḥw.t wr.t imj.t iwnw imj.t p imj.t dp*)

III) Verschiedenes
Eb 349 (*ḥs imj ẖ.t*) (als Droge); Bln 163a (*nṯr imj ẖ.t*); L 22a (*šps.t imj.t ir.t-Ḥr*); L 25a (*psḏ.t ꜥꜣ.t imj.t ḥꜣ.t* [...] *psḏ.t imj.t kꜣr*); Ram III B 32 (*mn.t imj.t sš-s*)

B) substantiviert

I) Inneres, Inhalt
Eb 870a (*ꜥꜣ.t*-Geschwulst: *imj.w-s rwḏ*); Sm 12 (5,18) (*imj.w msd.tj-fj*); Sm 22 (8,11) (*imj.w msḏr.wj-fj*)
in Drogenbezeichnungen siehe im Drogen-W.B.

II) in verschiedenen Verbindungen
a) *imj.w-ḫt* 'Gefolgsleute': Eb 1 = H 78; Sm 19,8
b) *imj-ḏr.t* 'Handbuch': Bt 14
c) *imj-ꜥ* 'Gehilfe': L 37 (zweimal)
d) *imj-nhd*[*-f*] (Gottesbezeichnung): L 38 (zweimal)
e) *imj.w spsp.w* (Gottesbezeichnung): Sm 20,4

C) in temporalen Ausdrücken

I) mit *ḥꜣ.t* 'Anfang'
Eb 203c (*mj imj-ḥꜣ.t*); Eb 204b (*sp.w nw* [...] *imj-f ḥꜣ.t*); KV 61 (*mj nf imj-ḥꜣ.t*); ---- Eb 857a (*wd.t nt ꜥrw.t imj.t-ḥꜣ.t*)[2]

II) mit *ḫt* 'Hinten': Bt 6 (*snf imj-ḫt-f*) (zweimal)[3]

[1] Siehe auch *imj.t(w)* 'befindlich inmitten, zwischen'.
[2] Oder ob lokal: 'vorn befindlich'?
[3] Jonckheere übersetzt lokal: „du sang qui est derrière lui".

D) unklar und verderbt

L 25c (9,4); 41[1]; 42[1]; Ram IV D III 3

imj.t Bett; Lagerstatt

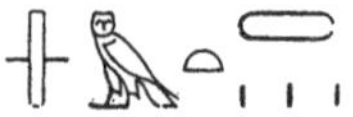 Sm 3 (2,2)

als Glossen-Erklärung für *mnjw* 'Ruhebett'

ir wdj r tꜣ ḥr mnjw-f: rdj.t-f pw ḥr imj.t-f mt.t

§ 1: Die bisher übliche Lesung *wnm.t* und die Übersetzung „den Patienten auf seine gewohnte Diät setzen" sind nicht mehr haltbar. – Vielmehr muß es sich um die „gewohnte Lagerstatt" handeln, auf die der am Kopf Verletzte gebettet und in einer gewissen Ruhestellung gehalten wird. – Das Determinativ von *imj.t* ist nicht das Brot, sondern das Stoffzeichen (Gardiner Sign-list (N 18) S. 507). – Vgl. auch 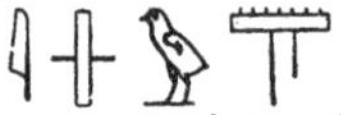 bei Jéquier, Tombeaux de Particuliers S. 39, sowie die Bezeichnung *imj.t-rꜣ* 'Bettzeug' bei Jéquier, Frises d'Objets S. 244.

imj.w (eitriger) Inhalt

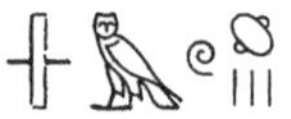 Eb 862a und b

ḥnḥn.t-Geschwür/Geschwulst: *ḫpr imj.w im-s*

§ 1: Vgl. *imj.w* 'Inhalt' Eb 870a (*ꜥꜣ.t*-Geschwulst) und Sm 12 (5,18). – Daß es sich hier speziell um eitrigen Inhalt handelt, geht aus der Bemerkung *irj.n-s ꜥḥꜥ.w nw rj.t* hervor (Eb 862b), dem in 862a *irj.n-s ꜥḏ* entspricht. Die Krankheitserscheinung selbst nennt sich *ḥnḥn.t nt ꜥrw.t.*

imj.w-ḫt[2] Gefolgsleute

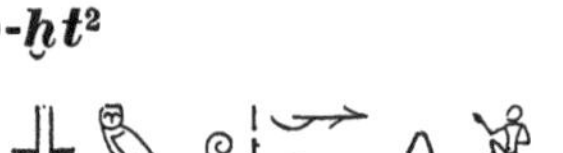 Eb 1 = H 78 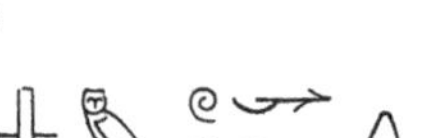 Sm 19,8

nur im Zauber belegt

imj.tw zwischen; inmitten

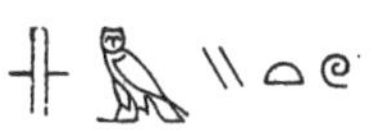 Eb; L; Sm 7; 18; 21,2 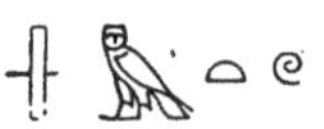 Sm 35; 36

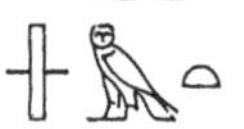 Sm 7; 12; Kah 4 (1,13) ---- 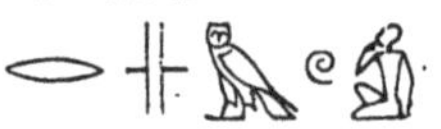 Bln 152

[1] Wreszinski: „die sich in ihm (dem Heiligtum) befindet".

[2] Vgl. auch *m-ḫt-n* 'jemandem unterworfen sein' Sm 18,5.

A) präpositional

I) zwischen Körperteilen

a) *imj.tw*

mn.tj „Oberschenkel“	Eb 499 = L 47; Sm 21,2
mnḏ.wj „Brüste“	L 46
mšʿḳ.tj „Schulterblätter“	Sm 35 (12,5); 36 (12,11)
ḏ3ḏ3 „Kopf“	Eb 128 (in einer Drogenbezeichnung)
verderbt	L 36 (*r imj.tw*[. . .])

b) *imj.tw-nj*

ḫpd.w „Hinterbacken“	Kah 4 (1,13)

c) *m-imj.tw-nj*

ʿ.t iptn „Körperteile“	Eb 873d (Zaub)

II) sonst

a) *imj.tw srf.wj* ‘zwischen den beiden Wärmen’[1]
Eb 94; 242; Bln 152

b) *imj.tw mk3.tj ntj ḏb.t* ‘zwischen zwei Stützen von Ziegeln’[2]
Sm 7 (3,15)

B) nominal: das Befindliche zwischen . . .

I) *imj.t(w)*
Sm 12 (5,21) (*imj.t inḥ.wj-fj*); ---- Sm 7 (3,16) (*imj.t p3ḳ.t r p3ḳ.t*)

II) *imj.tw-nj*
Sm 18 (7,13–14) (*imj.tw-nj sʿnd n ir.t-f r grj.t nt msḏr-f r pḥwj wgj.t-f*)

§ 1: In der Regel handelt es sich um Duale nach *imj.tw* bzw. *imj.tw-nj* (vorwiegend paarweise auftretende Körperteile); Sm 7 (3,16) wird der Dual aufgelöst durch *imj.t p3ḳ.t r p3ḳ.t*; ähnlich verfährt Sm 18 (7,13–14) mit drei Gliedern. Der Plural folgt Eb 873d (*ʿ.t iptn*); ungewöhnlich ist der Singular Eb 128 (*imj.tw ḏ3ḏ3* ‘inmitten des Kopfes’).

imn A. verborgen

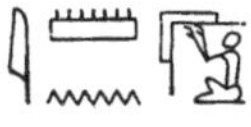 Sm; L 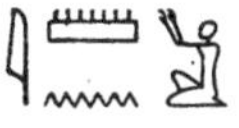 KV

1) im Zauber: Sm 19,4 (*iḫ.t imn.t*); L 10 (*psḏ.t imn.t*)
2) in der Verbindung *ks.w imn.w* ‘seltsames Niederbeugen’ als Krankheit eines Tieres: KV 22–23

[1] Temperatur-Angabe für Drogen; siehe bei *srf*.
[2] Lagerung eines Kopf-Verletzten.

(imn.w) B. der Verborgene (als Name eines Dämonen)

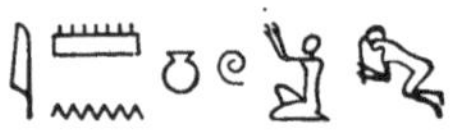 H 85 (7,5) 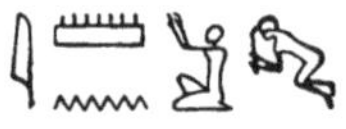 H 85 (7,6)

neben *k3p.w* 'der Versteckte': H 85 (zweimal) (Zaub)

imn.t.t der Westen = die Nekropole

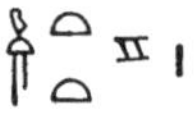 Bt Rs 1,1 (Zaub)

in der Verbindung *ḫntj imn.t.t* als Eigenname (so Gardiner S. 53) oder als Titel eines Veziers. – Oder ist *imn.tjw* zu lesen: '(Erster) der Westlichen = der Toten'?

imḥ.t Unterwelt

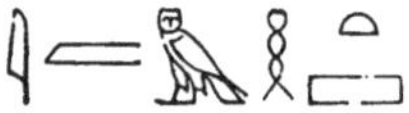 L 13 (Zaub)

imstj Amset (Gott)

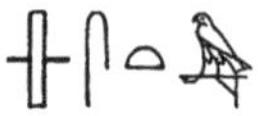 L 46 (Zaub)

imš.t [Alterserscheinung]

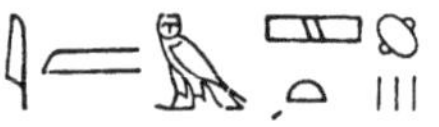 Sm 22,9

Ein Hautverschönerungsmittel wird benutzt zum Beseitigen von: *nḏʿ.w imš.t nb.t tnj nb srf.t nb.t wnn.t m ḥʿw* [Applikation: *sk ḥʿw*]

in [Präposition/Partikel]

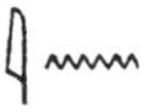 Eb; H; Bln; Sm; L; Bt; Ram III; Ram IV; KV; Mutt u. Kind; Pap. Beatty VIII; Pap. Beatty XV; Pap. Tur PuR 31+77 ++++ 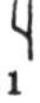 Bln 40; 114 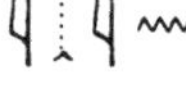 Bln 161 (Zeilenbruch) 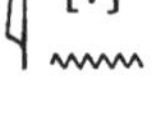 [?] Bln 150[1]

[1] Über dem ersten *n* ein unerklärliches Zeichen; die Stelle ist ohnehin verderbt, da das Verbum (*swr?*) fehlt.

A) zur Einführung des logischen Subjektes

I) bei passiven (= täterlosen) Verbalformen

a) pass. *sḏm-f*

1) vom Patienten (vom Manne; von der Frau; vom Manne oder der Frau)[1] in Rezeptvorschriften

swr in 'werde getrunken von . . .': siehe bei *swr* A I b und Anhang *swr* I b und II b

wnm in 'werde gegessen von . . .': siehe bei *wnm* A I b

ʿm in 'werde geschluckt von . . .': Eb 15; 30; 32; 53; 73; 514 = H 1; H 2; 3; Bln 193; Ram IV C 2

sʿm in 'werde geschluckt von . . .': Bln 47; 46

sdb in 'werde eingenommen von . . .': Eb 182 (= H 16); 167; - - - - H 16 (= Eb 182)

sẖb in 'werde geschlürft von . . .': Eb 310

wgj in 'werde gekaut von . . .' Eb 684

Verbum fehlt: Bln 150[2]

Verbum verderbt: Bln 8; 11[3]

2) vom Arzt (bzw. von der behandelnden Person)
Bln 100 (*gs s im in ẖrj-ḥb*)

3) Verschiedenes

aa) *ḏd mdw in* 'werde gesprochen von . . .': Bln 189; Sm 18,15

bb) Eb 832b (*tm m3ʿ.w-s pw in ḥsmn-s*)

cc) im Zauber: Eb 2 (zweimal); Bln 189 (zweimal); L 43b; 54

b) *sḏm.tw*

1) vom Patienten
Eb 837 (*wnm.tw in s.t*); Bt 38 (8,12) (*ʿm.tw in s*)

2) vom Arzt (bzw. der behandelnden Person)
KV 44 (*k3p.tw r ẖnš in [s3w]*); Eb 273 (*sjn.tw n-f ḥr irṯ.t in mnʿ.t-f*)

3) Verschiedenes

aa) *ḏd.tw r3 pn . . . in NN*: Ram III B 33

bb) Sm 1 (1,11) (*kfj.tw in ḥʿw*)

cc) im Zauber: Ram III B 15

[1] Bln 30 'vom Kinde'; Eb 42 'von dem, in dessen Bauch eine Krankheit ist'; Pap. Tur PuR 31 + 77 'von dem, der an einem Skorpionsbiß leidet'.

[2] Wahrscheinlich *swr* 'werde getrunken' zu ergänzen.

[3] Nur noch 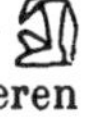 erhalten, ob Ideogramm von *swr* 'werde getrunken' oder Determinativ eines anderen Verbs des Einnehmens?

c) passives Partizip
Eb 867a (*ꜥꜣ.t*-Geschwulst: *wnn-s m wḏꜥ.w in ḏr.t-k*); Eb 2 (*ḏw.t irj.t r-f in sn-f Stẖ*) (Zaub); L 25a (*irj.t n* [...] *in psḏ.t ꜥꜣ.t*)

d) Bln 191 (*iw-s ḥtp pw nfr m ḥtp in* NN)

II) Infinitiv

a) in Glossen-Aussagen
Eb 855p (*wnn pw in ꜥḏ.t nt ḥꜣ.tj m gs-f iꜣbj*); Eb 855q (*irj.t nhj pw n hꜣj.t r ẖrw in ḥꜣ.tj-f*); Sm 5 (2,17) (*sḏ pw in ḏnn.t-f*); Sm 7 (3,17) (*nẖt pw in mt.w*); Sm 30 (10,12) (*ḏd-f r ngj.t in ꜥ.tj*); ---- Sm 1 (1,10 und 1,11) (*nn kfj.t in wꜥ r sn.nw-s*)

b) im Zauber
L 25a; 48; Ram III B 11 (zweimal)

III) appositionelle Spezifizierung eines log. Subjektes

a) *i* bzw. *i.tj in* NN 'sagte er/sie, nämlich NN' siehe bei *i* 'sagen'

b) nach dem unpersönlichen *tw* 'man' siehe bei A I b

c) Bln 163a (*isṯ mḏꜣ.t tn ḥr wḥꜥ rd.wj ḫtm.w in* NN)

B) in der Konstruktion *in* + Nomen[1] + Partizip bzw. *sḏm-f*

I) *in* + Nomen + Part.

a) Begründung von Krankheitszuständen
Eb 62 (*in ꜥꜣꜥ ḳmꜣ st*); Eb 854c (*in ḏfd.wj n ir.tj dd st ... in ḳddw m ir.tj irr st*); Eb 854e (*in mt 2 irr st*); Eb 855h (*in ḥꜣ.tj dd ꜥḳ-sn m mt.w-f*); Eb 855c (*in mt šsp.w rn-f irr st*); Eb 855u (*in ṯꜣw n rꜣ-ꜥ ḫrj-ḥb irr st*); Eb 855v (*in mḥ ḥꜣ.tj-f m snf irr st*); Eb 856h (*in wšš.t sšm iw.t*) = Bln 163h (*in wšš sšm nmt.t-f*); Eb 864c (*in tꜣw ḥr šptj.t ḫnt m ẖ.t-f irr sw*); Eb 865b (*in tꜣw ḥr šptj.t irr st*); Eb 871c (*in inw.t irr sj r s*); Eb 872b (*in mt.w irr st*); Eb 876b (*in sḳr n mt irr st*); Sm 31 (10,15) (*in wnḥ ṯs n nḫb.t-f ... dd ḫm-f ꜥ.wj-fj rd.wj-fj*); Sm 33 (11,11 und 11,15) (*in ḥr-f m isḫdḫd dd sḫm ṯs m sn.nw-f*); Bln 161 (*in bꜣḳ snf m iwf irr* [*st*] *r-f*)

b) Verschiedenes
Eb 854b (*iw mt.w 4 ... in 2 dd nšw.t in 2 dd snf*); Eb 856h (*in mt.w n rd.wj šꜣꜥ mt*) = Bln 163h (*in mt n rd.wj-fj šꜣꜥ mt*); Eb 131 (*in wḫdw prj m bḳn*) (Zaub); Ram IV D II 3 (*in mn prr* [...])(Zaub)

II) *in* + Nomen + *sḏm-f*
im Zauber: L 25a und b; 43b

III) *in* + Fragepronomen *m* + *sḏm-f*
Eb 360 (*in-m ir-f inj-f sw*)

[1] Für pronominalen Gebrauch siehe die Formen der Reihe *ink, ntk* usw.

C) Einleitung eines Fragesatzes durch *in iw*
Eb 3; Carlsb I

D) unklar und verderbt
Sm 8 (4,17) (*ir ʿḳ.t m rwtj: ṯ3w pw n nṯr n rwtj mt r3-pw in sʿḳ.t n ḳm3.t ḥʿw-f*)[1]; Eb 131 (*in ʿ.wj-j pds-j ḏd.w whn-j ḏd.t*)[2]; Sm 1 (1,5) (*in ẖ3j.t iḫ.t m ip.t* [. . .])[3]; L 14 (5,12) (*in s.t-sn* [. . .]) (Zaub)

in.t Tal

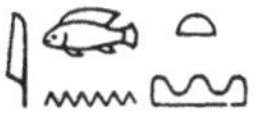 L 45

in einem Zauberspruch für die Gebärmutter, im Vergleich mit der „Öffnung des Uterus": *r ḫtm r3 n ḥm.t . . . mj ḫtm r3 n in.t*

inj holen; bringen

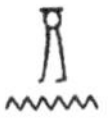 (*sḏm-f*) Eb; H; Bln; L 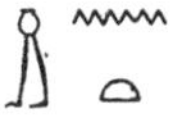 (prosp. *sḏm-f*) Eb 500 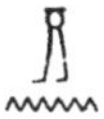 (pass. *sḏm-f*) Eb; Bln 163a 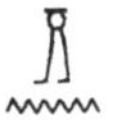 (*sḏm.n-f*) Eb; H; L 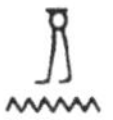 (*sḏm.ḫr-f*) Eb; H; Sm; Ram III 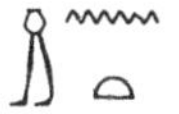 (*sḏm.ḫr-f*) Eb 294[4] 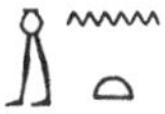 (Infinitiv) Eb; H; Sm 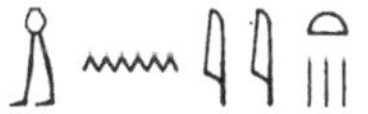 (Part. pass. perf.) Eb 811; Bln 151 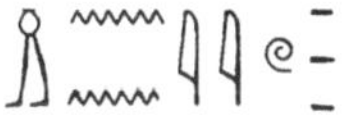 (Part. akt. imperf.) L 24 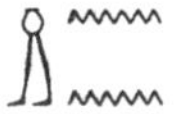 (Part. akt. imperf.) Ram IV C 19 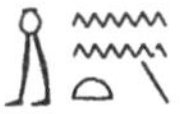 (Part. pass. imperf. fem.) L 22 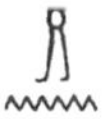 (Relativform *sḏm.n*) L 22

I) Drogenbereitung
  a) 'man hole' = 'man nehme'
    1) Drogen: Eb 294 (= H 35); 356a; H 35 (= Eb 294); Sm 21,9; Ram III B 32; 34

[1] Breatsed faßt *in* (unter Berufung auf Gunn, Studies S. 89–90) als Schreibung der Negation *nn*. - Ebenso unbefriedigend bleiben die Übersetzungen „durch Eintretenlassen" oder „nämlich etwas, das zum Eintreten gebracht wurde".

[2] Die Worttrennung bleibt unklar, da vorher ein Lückenverweis des Schreibers steht („ein Buch ohne seine Schrift"): wahrscheinlich ist *in ʿ.wj-j* das log. Subjekt zum Vorhergehenden (. . . durch meine beiden Arme).

[3] Ob zu B gehörend (d. h. ein Partizip oder *sḏm-f* in der Lücke zu ergänzen) oder *in* hier satzeinleitend (vgl. Äg.W.B. I 89,12 und Erman, Grammatik § 489 b unter A).

[4] Parallele H 35 schreibt den normalen Stamm *in*.

2) Geräte: Eb 325 (54,19 und 20)
---- holen lassen: Eb 787 (*rdj.ẖr-k ỉnj.tw n-k mḥ.t mꜣ.t*)

b) 'holen' = 'erreichen'
von den Drogen, die beim Kochen ihre Verdickung erreicht haben Bln 138 (*ỉr-m-ẖt psj-sn ỉw ỉnj-sn thb.w-sn*)

II) Behandlung

a) Inhalt von Schwellungen o. ä. „herausholen"[1]

1) Wasser
Eb 565 (*sp.w nw ỉnj.t mw m šfw.t*); H 133 (*ỉnj.t mw m ẖsd*); Eb 731 (Dornverletzung: *ỉnj.t mw-s pw*)

2) Eiter
Eb 557 (*k.t nt ỉnj.t rj.t*)[2]; Eb 858c (*sp.w nw sḏ twꜣ.w ỉnj.t rj.t*); H 140 (*k.t pẖr.t nt ỉnj.t rj.t*)[2]

3) von den Randnähten (*ỉdr.w*) einer *ꜥꜣ.t*-Geschwulst
Eb 875c (*ꜥꜣ.wt: šdj.ỉn-k st wjꜣ.t ỉnj.t nw ỉdr.w wnn ḥr gs-s*)

b) Holen der Milch (der Amme)
Eb 836 (*ỉnj.t ỉrṯ.t n mnꜥ.t šd.t ẖrd*)

III) *nn ỉṯj.t ỉnj.t* 'ohne sich hin und her zu bewegen'
Sm 7 (3,17) (Sehnen eines Kiefergelenkkopfes); Sm 33 (11,15) (Nackenwirbel)

IV) Zauber

a) Heilmittel und Drogen bringen[3]
Eb 356b; 360 (58,13); 500; 763 (*pẖr.t*); 811; H 216; L 22 (6,4); 24 (8,6); 40 (13,10); 48 (15,4); ---- L 8 (3,7)

b) Zaubermittel bringen
Eb 360 (dreimal); H 85b; 213; L 22 (7,2)

c) Medizin-Buch zum König: Eb 856a = Bln 163a; L 25b

d) Verschiedenes: L 24 (8,2); Ram IV C 19

V) Unklar: Bln 151

ỉnj.t[4] [Krankheitsdämon]

 L 9 (3,9) 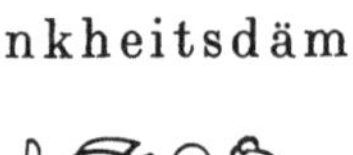 L 9 (3,9) L 9 (3,8)

in einem Zauberspruch, der die Augen und die *tmj.t*-Krankheit erwähnt

[1] Siehe dazu *m* § 2 (*m* ist hier nicht durch 'aus' zu übersetzen).
[2] Eb 557 = H 140; sie folgen je auf ein *šfw.t*-Rezept.
[3] Z. T. durch *r dr* 'um zu vertreiben ...' fortgesetzt.
[4] In L 9 (3,8–9) möglicherweise das masculine *ỉnj.w*.

inʿ.t Kinn

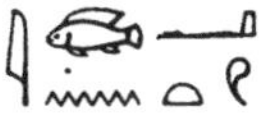 Sm

1) Klaff-Wunde am Kinn (*wbnw n kf.t m inʿ.t-f*): Sm 27 (9,13; 9,14; 9,16)

2) Finger bzw. Daumen auf bzw. unter das Kinn legen: als Untersuchungs- und Behandlungsmethode

a) bei einem *sḏ*-Bruch im Joch-Schläfenbein
Sm 22 (8,10) (*wdj.ḫr-k ḏbʿ-k ḥr inʿ.t-f ḏbʿ-k ḥr pḥwj 3mʿ.t-f*)

b) bei einer Verschiebung am Unterkiefer
Sm 25 (9,4) (*rdj.ḫr-k ḏbʿ-k ḥr pḥwj 3mʿw.tj ntj ʿr.tj m ḫnw r3-f ʿn.tj-k ḫr inʿ.t-f*)

inw.t [Krankheitserscheinung] (der Schmerzstoffe)

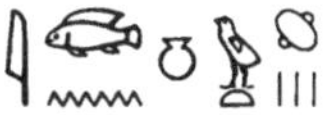 Eb 126; 127 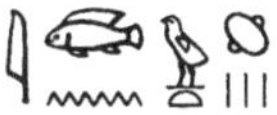 Eb 871 c 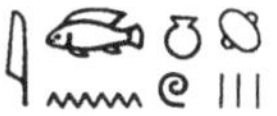 Bln

a) *inw.t nt wḫdw*

1) in den Füßen
Bln 120 (*k.t nt dr inw.t* [*nt*] *wḫdw m rd.wj*) [*k.t*-Rezept Bln 121]; Eb 126 (*k.t nt dr inw.t nt wḫdw*)[1]; Eb 127 (*k.t pḫr.t nt dr inw.t nt wḫdw*)[1]

2) in den Spitzen der Arme (*tp ʿ.wj*)[2]
Bln 161 (14,7) (*ir ḫ3j-k s inw.t nt wḫdw m tp ʿ.wj-fj*); Bln 161 (14,8) (*ḏd.in-k r-f: ḫrj inw.t nt wḫdw m tp ʿ.wj-fj*)[3]; Bln 119 (*pḫr.t nt dr inw*[*.t*] *n*[*t*] *wḫdw m tp ʿ.wj-fj*)[3]

b) *inw.t* in Verbindung mit *wḫdw*
Bln 161 (14,6) (*šs3w n s rdj.n inw.t wḫdw m tp ʿ.wj-fj*) [*k.t*-Rezept Bln 162]; Eb 871 c (*ʿ3.t nt wḫdw m tp.w ʿ.wj*[4]: *iw-s šf-s m-ḫt dr-s in inw.t irr s*[*j*] *r s*)

§ 1: Da *inw.t* nur in Verbindung mit *wḫdw* auftritt, ist Ebbell, Altägyptische Krankheiten S. 7–8, zu der Deutung „Wanderung (der Eiterkrankheit)?“ gekommen; die etymologische Verbindung zu *in* ‘verweilen, langsam gehen, zögern’ (Äg.W.B. I 92, 18–19) ist jedoch nicht sicher. — An zwei Stellen werden die *inw.t* als Urheber der *wḫdw* genannt: Eb 871 c

[1] Daß es sich hier wohl auch um die Beine handelt, zeigt das folgende Rezept Eb 128 (*ḥ3.t sdḥ*).

[2] Siehe auch Eb 871 c unter b.

[3] Bln 161 schreibt *m tp ʿ.t-f*, Bln 119 *m tp m ʿ.t nb.t*; zur Verwechslung von *ʿ.t* und *ʿ.wj* siehe bei *ʿ.t* (S. 116 Anm. 3).

[4] Siehe oben a 2.

(*in inw.t irr s[j] r s*) und Bln 161 (*rdj.n inw.t wḫdw m tp ͑.wj-fj*); sie treten also gleichsam wie ein „Krankheitserreger“ auf: ob *inw.t* mit *inj.t* ‘Kern’ zusammenzubringen ist: Kern = Keimzelle bzw. Same? Vgl. die ähnliche Wendung *mnj.t nt wḥ3w* ‘Wurzel der *wḥ3w*’ neben *wḫdw* in Eb 103. Bemerkenswert ist in diesem Zusammenhang, daß dieselben Drogen, die Eb 126 zur Beseitigung von *inw.t nt wḫdw* verwendet werden, Eb 229 gegen *͑3͑* ‘Same [eines Gottes]’ verschrieben werden; auch Bln 119 folgt auf eine Gruppe von *͑3͑*-Rezepten (Bln 114–116); vielleicht bestehen auch Verbindungen zu dem *inj.t*-Dämonen, der L 9 (3,9 und 8) in einem Zauberspruch gegen die *tmj.t*-Krankheit genannt ist.

§ 2: Dem Charakter der *wḫdw* (als im Körper befindlicher Stoffe) entspricht auch die vorwiegend innerliche Behandlung; nur Bln 121 verwendet ein Einreibemittel nach dem Trinken und Eb 871 behandelt die *͑3.t*-Geschwulst durch Schneiden.

§ 3: Auffallend ist die Lokalisation in den äußersten Enden der Gliedmassen: „Spitzen der Arme“ und „Füße“.

inb Mauer

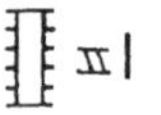 Eb; H 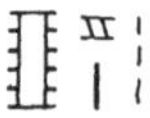 Bln 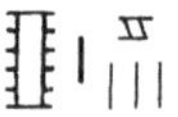 Eb 849 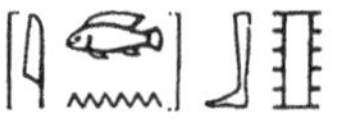 Ram V

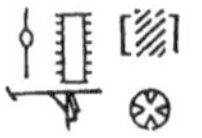 L 36

1) Mauer des Speichers
   Eb 849 (Mittel gegen Schädlinge: *sḫr inb.w-f s3ṯw-f*)
2) in Herkunfts-Angaben von Drogen siehe bei *inb* im Drogen-W.B.
3) in dem Namen für Memphis: *inb ḥḏ* „weiße Mauer“: L 36 (Zaub)

inb [Verbum][1]

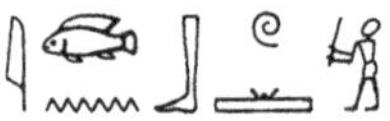 Bln 190 (Part. akt.?)

im Zauber in unklarem Zusammenhang

inb3 stumm sein

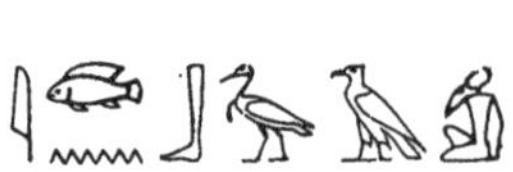 Eb 855e

von den Gefäßen des Herzens: *ir ͑md ib: tm md.t ḥ3.tj pw mt.w r3-pw n ḥ3.tj inb3 n wn.t šs3w-sn ḫr ḏr.tj-kj*

[1] Wreszinski denkt an „umgeben“; ob mit *inb* ‘Mauer’ zusammengehörig? – Vgl. das Verbum *inb* Äg.W.B. I 95,11.

§ 1: Das „Stummsein" der Herzgefäße ist ein krankhafter Zustand; normalerweise „redet (*mdw*)" das Herz vorn in den Gefäßen aller Glieder (so in den Gefäßbüchern Eb 854a und Sm 1 Glosse A).

inpw Anubis (Gott)

Eb; Bln; L

1) medizinische Schrift wird zu Füßen einer Anubis-Statue gefunden
ḫr rd.wj inpw m ḫm: Eb 856a = Bln 163a

2) im Zauber: L 34; 39 (zweimal); 41; 42

inf.w Ausfluß (aus den Augen)

Eb 385

im Zauberspruch zum Beseitigen von *ʿḫ.t nt mw m ir.t*: *ij inf.w n ir.t Ḥr*

§ 1: Vgl. die Äg.W.B. I 96,10 angeführte Determinierung mit und . – Hier steht es neben *kȝʿ.w n ir.t Itm* als Anspielung auf den als Droge verwendeten Honig des Rezeptes; vgl. Amonsrit **7**,3.

inm Haut

Eb; Sm 22,8–9 Eb 858a; Sm 21,4; Pap. Beatty XV 6; Carlsb VI L 6 (3,2); 14 (5,2) H Bln 198 Sm 8 (4,5 und 4,12–13); 46 (16,15) Sm 41 (13,21) Bln 196[1] Kah 26 (3,14) - - - - Sm 8 (4,5) + + + + Ram III A 11 (?)

I) Haut des Körpers

a) in Schönheits-Rezepten

1) *spnʿ inm* 'die Haut umwenden'
Eb 714 (*k.t nt spnʿ inm*) = H 153 (*spnʿ inm*) = Sm 21,4 (*pḫr.t* [*nt*] *spnʿ inm*)

[1] Das anlautende *i* mit dem auslautendem *j* von *mj* zusammengefallen.

2) *snfr inm* 'die Haut verschönern'[1]
H 154 (*snfr inm*[2] mit der Applikation: *gs inm im-f*); Sm 22,8 (*ir sk.tw ḥʿw im prr snfr n inm*)

b) Haut des Körpers wird mit einer Geschwulst verglichen
Eb 863a (*ʿ3.t*-Geschwulst: *gmm-k sj mj inm n ḥʿw-f*); Eb 868a (*ʿ3.t*-Geschwulst: *wnn-s mj inm ḥʿw-f*)

c) Kopf-Haut (*inm n tp*)
Sm 8 (4,5; 4,5; 4,12–13) (*sḏ n ḏnn.t-f ẖr inm n tp-f*)

d) in unsicherem Zusammenhange bei Schwangerschaftsprognosen: die Brust bzw. ihre Gefäße sind eingesunken wie Haut, die in den Körper sinkt?
Bln 196 (*gmj-k st hrp mj inm ns [m] ḥʿw-s*); Kah 26 (3,14) (*ir swt gmj[-k] sj m inm [. . .]*)

II) Haut von äußerlichen Krankheitserscheinungen

a) Geschwüre und Geschwülste

1) von *ḥnḥn.t*-Geschwüren/Geschwülsten[3]
Eb 858a (*gmm-k sj mj irtjw ẖsd ẖnn rwḏ inm-f n is wr.t*)

2) *ʿ3.t*-Geschwülste: siehe bei I b

3) *ẖsd*-Geschwulst: siehe bei II a 1

4) *sḥr*-Geschwulst
Sm 46 (16,15) (*ir n ʿb3.n irtjw-sn: tm nbjbj.w inm-sn pw*)

b) *wbnw*-Wunde: 'Haut-Überzug'
Sm 41 (13,21) (*n šsp.n wbnw pf idb n inm*)

III) Haut im Sinne von 'Hautfarbe'
Bln 198 = Carlsb VI

IV) Haut von Tieren als Droge siehe im Drogen-W.B.

V) im Zauber
L 6 (3,2 und 3); 14 (5,2)

VI) unklar: Ram III A 11

§ 1: (zu I a): Die Behandlung der Haut erfolgt bis auf Sm 22,8 (*sk* 'abreiben') durch Salbung: *gs inm im-f* 'werde die Haut damit gesalbt (H 154); *gs im* 'werde damit gesalbt' (Sm 21,6); *gs ḥʿw im* 'werde der Körper damit gesalbt' (Eb 714; H 153).

§ 2: In einigen Fällen wird *inm* 'Haut' durch *ḥʿw* 'Körper', besser 'Körperoberfläche' ersetzt: die Variante Eb 715 (zu H 154) schreibt *snfr ḥʿw*; Eb 714 und H 153 ersetzen das *inm* der Überschrift durch *ḥʿw* in der Appli-

[1] L 14 (5,2) erwähnt im Zauber: *ḥʿw n nfr inm*.

[2] = Eb 715 (*snfr ḥʿw*) = Sm 21,6 (*snfr ḥr*).

[3] Die Beschreibung der *ḥnḥn.t* wird durch die zum Vergleich herangezogene *ẖsd*-Geschwulst durchgeführt.

kation (siehe dazu § 1 Ende); ähnlich stehen Sm 22,8 das 'Abreiben des Körpers' (*sk ḥʿw*) und die 'Verschönerung der Haut' (*snfr n inm*) zu einander; in der Glosse Sm 8 (4,12–13) wird ein *sḏ*-Bruch unter der Kopfhaut (*inm n tp-f*) durch *ḥʿw ntj [ḥr] ḏ3ḏ3-f wḏ3* erklärt: die Haut, die [auf] seinem Kopf ist, ist unversehrt.

inr Stein

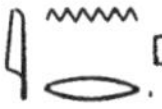 Eb 325 (54,23); 68; Bln 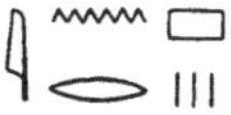 H 145 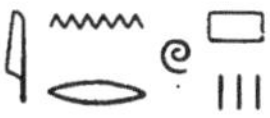 Eb 325 (54,19)

1) als Material des Mörsers: *šd n inr*: Eb 68; H 145; Bln 6; 10
2) als Gerät zum Räuchern
Eb 325 (*inj.ḫr-k inr.w 7 sšmm.ḫr-k st m ḫ.t . . . mj.t.t n inr nb*)
3) als Droge siehe im Drogen-W.B.

inrj schaudern

siehe bei *nrj*

inḥ Augenbraue

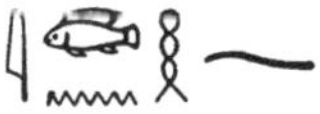 Eb 856g; Bln 163g; Sm 10 (5,6 und 7) 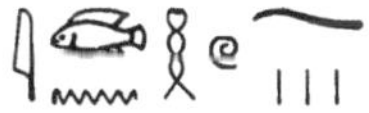 Eb 462 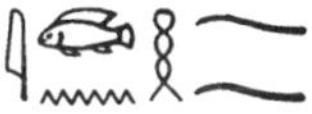 Sm 7 (3,11); 12 (5,21) 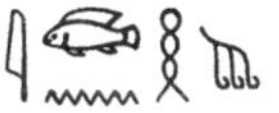 Sm 10 (5,6) 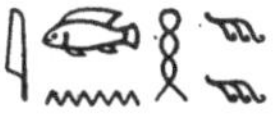 Sm 7 (4,2 und 3)

I) anatomische Angaben
Eb 856g (der Mann: *iw mt 2 im-f n inḥ-f*) = Bln 163g (*iw mt 2 m inḥ.wj-fj*); Sm 12 (5,21) (Kammer der Nase wird erklärt: *ʿr n imj.t inḥ.wj-fj*); Sm 10 (5,6 zweimal) (*tp n inḥ*)

II) pathologische Fälle
a) krankhafte Zustände
1) *sdj* 'verzogen (?), in krampfhafter Bewegung (?)'
Sm 7 (3,11 und 4,2) (*inḥ.wj-fj sdj*)
2) *i3t* 'sich verziehen (?)' (als Erklärung von *sdj* unter a)
Sm 7 (4,3) (*i3ṯ inḥ.wj-fj irj sp n sfr.t n ḥrw sp n k3p n ḫrw*)
b) als Ort von krankhaften Erscheinungen
1) *skm* 'Ergrauen'
Eb 462 (*tm rdj ḫpr skm ḥr inḥ.w*)

2) *wbnw* 'Wunde'
Sm 10 (5,6 zweimal) (*wbnw m tp n inḥ-f*); Sm 10 (5,7) (*wbnw m inḥ*)

ins.t[1] Unterschenkel

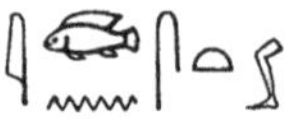 Eb; H 171; 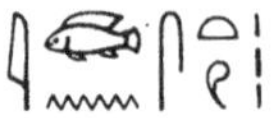 Bln 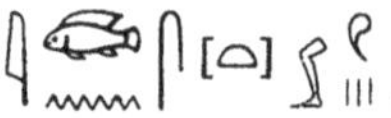 Kah 1 (1,4)

1) Krankheiten am Unterschenkel
   a) Bln 122 (*pḫr.t nt snḏm mt ins.t dr šfw.t*) [Applikation: *wt*]
   b) Bln 123 (*k.t nt dr mr m ins.t*) [Applikation: *wt*] [Bln 124 (*k.t*-Rezept) Applikation: *wt*]
2) Schnitt am Unterschenkel als Nachbehandlung
   H 171 (nach einem Trankmittel gegen die *irwtn*-Krankheit: *irj.w n-f dw-ʿ ḥr ins.t-f*)
3) Teil des Unterschenkels: Gefäß (*mt*) Bln 122 (siehe oben unter 1 a)
4) von Tieren als Droge siehe im Drogen-W.B.

§ 1: Die Rezepte Bln 122–124 stehen zwischen Rezepten für die Beine/Füße (*rd.wj*).

inḳ A. umfassen

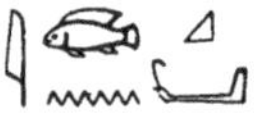 Eb 205 a 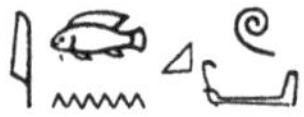 Eb 869 a 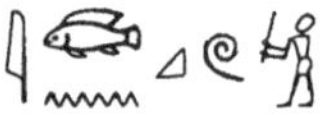 L 46

I) Zustand einer Geschwulst: „zusammengezogen, konzentriert"
   Eb 869 a (*ʿ3.t*-Geschwulst: *gmm-k sj tp-s bw3 inḳ.tj ḥnb3b3.tj*)
II) Behandlung einer Magen-Verstopfung mit Gerstenschleim
   Eb 205 a (*m-ḫt inḳ-f m mw nw it*)[2]
III) im Zauber: L 46

(inḳ.w) B. Umfassung (?)

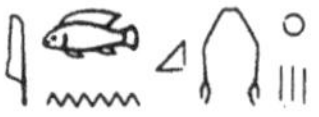 L 10 (Zaub)

[1] Vgl. *sḏḥ*.
[2] Es bleibt unsicher, ob die Behandlung der Verstopfung äußerlich erfolgt ('Umschließen durch einen Umschlag') oder innerlich ('Umschließen des *šnʿ* durch den Gerstenschleim').

ink ich

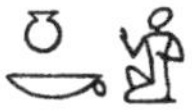 Eb; H; Sm; Bln; Ram III; Ram IV

im Zauber

I) *ink* + Substantiv 'ich bin . . .'
H 160 (zweimal); 214; Bln 190; 191; Sm 18,14; 18,15; 18,17; 18,19; 20,1; 20,2 (zweimal); 20,3 (zweimal); 20,4; L 14; 31; 39; Ram IV D III 2

II) *ink* + Verbalform
a) *ink sḏm-j*: Eb 1 (1,8); 360 (zweimal)
b) *ink* + Pseudopartizip
Ram B 23 (*ink pw prj.kwj m idḥw*)[1]
c) *ink* + Partizip
H 78 (6,9); Sm 18,19; 19,2; 20,10
d) *ink* + Relativform
Eb 1 (1,10) = H 78 (6,10) (*ink pw mrr.w nṯr sʿnḫ-f wj*)[1]

III) possessiv: 'mir gehört'[2]: Sm 18,4

IV) unklar und verderbt: L 9; Ram III A 32

ind betrübt sein; Schmerz empfinden

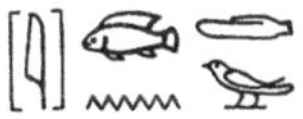 L 55 (15,9) (Zaub)

in unklarem Zusammenhang

§ 1: Wreszinski übersetzt „feindselig sein" und kommentiert: „*jnd* kann hier nicht 'betrübt sein' heißen"; er kommt zu dieser Auffassung, da er *m ind* den folgenden drei negierten Imperativen (*m irj* + Krankheit) parallel setzt; der zerstörte Zusammenhang läßt jedoch auch andere Übersetzungen des *m* vor *ind* zu. – Wahrscheinlich hängt *ind* mit dem Hatnub belegten Wort *inḏ* (krank ? verwundet ? Äg.W.B. I 102,20) zusammen; vgl. den Gebrauch von *mr* zur Bezeichnung von „traurig" (Äg.W.B. II 95,12 *mr snm* „sehr traurig"; 95,15 „von traurigen Worten"; 96,5 *irj mr* „klagen, trauern"). Die Grundbedeutung wird in beiden Fällen „Schmerzen haben o. ä." sein.

ir [Partikel][3]

Schreibung 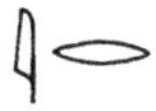 in allen Fällen

[1] *ink pw* in Ram III B 23 und Eb 1 (1,10) = H 78 (6,10).

[2] Ob Ram III A 32 (unter IV) hierher gehört: *ink tp.w ḫ3s.t* 'mir gehört, was auf dem Berglande ist'?

[3] Siehe im Einzelnen dazu die Med. Grammatik.

A) als Konjunktion: „wenn“

I) in Diagnosen und Prognosen

a) der Arzt als Subjekt (in der Form *ir sḏm-k*)[1]

1) *ir ḫ3j-k* ‘wenn du untersuchst’ als Einleitungsformel siehe bei *ḫ3j* III a

2) *ir wpj-k* ‘wenn du beurteilst’ siehe bei *wpj* I

3) *ir gmj-k* ‘wenn du findest’ siehe bei *gmj* A I b und A II a und Carlsb VI

4) *ir m33-k* ‘wenn du betrachtest’
Eb 102 = 296; 295; Sm 22,11; Ram III A 7; Kah 31 (3,23); (3,24 *ir gr.t*); ---- *ir m33-j*: KV 35; 58; 61

5) *ir ptr*[*-k*] ‘wenn du erblickst’ Carlsb VI

6) sonstige Verben
Sm 20 (7,24) (*ir dj-k ḏbʿ.w-k ḥr r3 n wbnw pf*); Sm 45 (15,11) (*ir dj-k ḏr.t-k ḥr ḳ3b.t-f*); Sm 29 (10,4) (*ir wḫ3-k wbnw pf*); Sm 20 (8,1) (*ir nḏ-k mn.t-f ḥr-f*); Sm 22 (8,12) (*ir njs.n-k n-f*)

7) negiert: *ir tm-k gmj* ‘wenn du nicht findest’
Ram III A 28; Kah 28 (3,18)

b) Patient, Körperteil, Krankheit als Subjekt[2]

Eb 102; 207c; 296; 838 (zweimal); 839 (zweimal); 856d; 856e; 856f; 858a; 866a; 869c; 876c; Bln 154 (zweimal); 161; 163d; 163f; 193 (zweimal); 194 (zweimal); 195 (zweimal); 197; Sm 14 (6,11); 28 (9,19); 31 (10,16); 41 (14,7); 47 (17,13); Ram IV C 18 (zweimal); Kah 2 (1,6); 5 (1,19); 12 (2,9); 13 (2,14 und 16); 19 (3,2); 30 (3,22 dreimal); 34 (3,27); Bt 13a; Carlsb IV (zweimal); V (zweimal); KV 53; ---- KV 47

c) verschiedene Subjekte[3]

Bln 199 (viermal); Sm 46 (16,5); Ram IV C 24 (zweimal); Carlsb II (zweimal); III

II) in Rezepten[4]

a) der Patient als Subjekt

Eb 273 (*ir wnn-f m ẖrd wr ...... ir wnn-f ḥr nwd.t*); Ram III A 2 (*ir nḏs*[...])

[1] Nur Sm 22 (8,12) unter 6 hat *sḏm.n-k*.

[2] Im allgemeinen *ir sḏm-f*; negiert *tm-f sḏm* Eb 102; 296; KV 53 und wahrscheinlich Bln 195; *sḏm.n-f* Bln 154; pass. *sḏm-f* Sm 14 (6,11); 31 (10,16); 47 (17,13).

[3] *ir sḏm-f*; nur Bln 199 einmal und Carlsb III *ir tm-f sḏm*.

[4] In allen Fällen *ir sḏm-f*; negiert Ram III B 9 (*ir tm šmm ḥʿw-f*).

b) Körperteil als Subjekt

Eb 337 (Auge: *ir snf-s*); Eb 252 (*ir d3 tp n s*); Eb 766b (*ir sd3 mt*); Eb 766c (Ohr: *ir mwj r3-f*); Eb 766d (Ohr: *ir ḳn-f ẖr-s*); Eb 766h (*ir sw3-f m d3j.t*); Ram III B 9 (*ir šmm ḥʿw-f ẖr-s* . . . . *ir tm* [*šmm ḥʿw-f*] *ẖr-s*)

c) Krankheitserscheinungen als Subjekt

Eb 337 (Auge: *ir gr.t h3j mw im-s*); Eb 448 (*ẖnsj.t*-Krankheit: *ir ẖm.w-s*); Eb 522a (Wunde: *ir gr.t ḥw3-f wr.t*); Eb 522b (Wunde: *ir gr.t tmm-f ḥr st3-f* . . . . *ir hḳ ẖr-f*); Bt 6 (Blut: *ir wbn-sn* [*mj* ?] *mw*); Ram III A 6 (*ir wḥʿ.tw-s* [. . .] *ir ṯs.tw n-f*)

d) der Arzt als Subjekt

Bln 103 (*ir gs.tw mn.t nb.t*); Sm 22,8 (*ir sk.tw ḥʿw im*)

e) in der Drogenbereitung

Bln 184 (*ir wḥm-f r ddḥ*)

ir sp-f tp n ddḥ[1]: Bln 163h (16,6); 185; ---- Bln 184 ---- Sm 21,19 (*ir isk st ḳb*); Sm 22,1 (*ir isṯ st šww*)

III) in Glossen zum Gefäßbuch (*ir sdm-f*)

Eb 854 zu c; 855h (101,1 und 2)

IV) im Zauber (*ir sdm-f*)

Eb 131; Bln 190; L 14 (dreimal); Ram IV D II 3; ---- Ram III A 28

B) in temporalen Ausdrücken mit *m-ẖt* und *r-s3* bzw. *ḥr-s3*

I) mit *m-ẖt*

a) *ir-m-ẖt* als Konjunktion: „wenn danach", „nachdem"

1) + *sdm-f*

Eb 205c; 522d; 522e; 571; 620b; 717; 733; H 159 (*irr-k*); 175; Bln 138 (11,9); Sm 3 (1,21)[2]; 10 (5,7); 26 (9,9); KV 20

2) + *sdm.n-f*: Eb 766g; 832b

3) + pass. *sdm-f* oder Infinitiv[3]

Eb 313; 314; 712b; H 17; 144; Sm 21,11; Bln 138 (11,10)

4) + Nomen + Pseudopartizip: Eb 310

b) *ir-m-ẖt* als Präposition (+ Infinitiv): „nach"[4]

Eb 188c

[1] Siehe jedoch die Anm. bei *sp* C I a 1bb.

[2] Ergänzt nach Sm 10 und 26.

[3] Vgl. B I b. Pass. *sdm-f* sicher nur Eb 314; siehe auch *ir-r-s3* + pass. *sdm-f* unter B II a 2.

[4] Möglicherweise gehören Fälle von B I a 3 (pass. *sdm-f*) hierher, siehe Anm. 3.

c) *ir-m-ḫt* als Adverb: „danach“[1]

1) + *sḏm.ḫr-k*[2]
Eb 312; 340; 435; H 173b; 184b; Sm 9 (4,20; 5,3); 12 (5,19); 22,7

2) + *sḏm.in-k*: Eb 336d

3) + *ḫr-k sḏm-k*[3]: Eb 522c

4) + *sḏm-k*
Eb 616 (*irr-k*)[4]; 766b (*irr-k*)[5]; Eb 435 und Sm 30 (10,11) (*srwḫ-k*)[6]

5) + pass. *sḏm-f* (optativisch)[7]: Sm 29 (10,7–8)

6) *ḫr-ir-m-ḫt*
Bln 52 (*ḫr-ir-m-ḫt* + *sḏm.ḫr-k* und *ḫr-ir-m-ḫt ḥr-s3-nn* + *sḏm-k*[6])

II) mit *r-s3* bzw. *ḥr-s3*[8]

a) als Konjunktion: „wenn danach“, „nachdem“[9]

1) + *sḏm-f*: Eb 205a; Sm 20,18; Bln 185 (zweimal)

2) + pass. *sḏm-f*: Eb 215; 312

b) als Präposition: „nach“: Eb 384 (*ir-r-s3 nn*)

C) als Hervorherbungspartikel: „was anbetrifft“

I) in Glossen-Überschriften[10]

Eb 782; 854c; 854e (zweimal); 855a; 855b; 855c; 855d; 855e; 855f; 855g; 855h; 855i; 855k; 855l; 855l bis; 855m; 855n; 855o; 855p; 855q; 855r; 855s (zweimal); 855t; 855u; 855v; 855w; 855x; 855y; 855z; Bln 118 (zweimal); Sm 1 (1,3; 1,9; 1,10); 2 (1,15; 1,16; 1,17); 3 (1,25; 1,26; 2,1); 4 (2,8; 2,10; 2,10); 5 (2,16); 6 (2,23; 2,25); 7 (3,15; 3,16; 3,18; 3,18; 3,19; 3,20; 3,21; 4,1; 4,2; 4,4); 8 (4,12; 4,13;

[1] Die hier aufgenommenen Fälle unterscheiden sich von denen unter B I a eigentlich nur dadurch, daß der Vordersatz des Konditionalgefüges (*ir-m-ḫt* + Verbum) zu einfachem *ir-m-ḫt* verkürzt ist. Die bei B I c auf *ir-m-ḫt* folgendenden Verbformen entsprechen den bei B I a im Nachsatz des Konditionalgefüges stehenden Formen (siehe dazu § 1).

[2] Zu *sḏm.ḫr-f* als Form im Hauptsatz eines Bedingungsfalles siehe § 1.

[3] Zu *ḫr-f sḏm-f* als Form im Hauptsatz eines Bedingungsfalles siehe § 1.

[4] Gleich H 173b *irj.ḫr-k*.

[5] Aus *irj.ḫr-k* verbessert, siehe unter 1.

[6] *srwḫ-k* vertritt in der Regel *srwḫ.ḫr-k*, siehe unter 1.

[7] Zum pass. *sḏm-f* als Form im Hauptsatz eines Bedingungsfalles siehe § 1.

[8] *ir-ḥr-s3* nur Bln 185.

[9] Die Formen im Hauptsatz des Konditionalgefüges siehe § 1.

[10] Durch *ir* wird ein Satz, ein Satzteil oder ein Wort des Diagnosentextes aufgenommen (im allgemeinen wörtlich wiederholt); dies bildet die Glossenüberschrift. Zur Form der eigentlichen Glossen-Erklärung siehe § 2.

4,15; 4,16; 4,17); 9 (5,4); 10 (5,9); 11 (5,14; 5,15); 12 (5,20; 5,21; 6,1); 14 (6,12); 18 (7,11; 7,13); 19 (7,19); 22 (8,14; 8,15; 8,16); 26 (9,11); 30 (10,12); 31 (10,17; 10,19; 10,21); 32 (11,7); 33 (11,13; 11,15); 34 (11,22); 39 (13,9); 40 (13,17); 41 (14,8; 14,11; 14,12; 14,13; 14,15); 42 (14,20); 43 (15,3; 15,4; 15,5); 45 (15,16); 46 (16,12; 16,14; 16,15)

II) sonst

Eb 856b; Eb 854a [= Sm 1 (1,6)]; Eb 247 = H 75; Sm 21,12; Kah 27 (3,16)

III) im Zauber

H 212; 213; L 2 (1,8); 5 (2,9); 25c; Bt Rs 2,6; Ostr. Kairo (ODM 1062,4)

D) *ir* + Suffix als enklitische Partikel[1]

I) Verstärkung des Imperativs (im Zauber)[2]

H 160 (*ḥmj ir-ṯ . . . ḫtj ir-ṯ*); H 216 (*swr ir-k*); Sm 18,2 (*ḏd ir-k*); Sm 18,3 (*mj ir-ṯ*); Ostr. Kairo (ODM 1062,3) (*isj ir-k*)

II) Verstärkung einer Frage (im Zauber)

a) mit Fragewort

Eb 360 (*in-m ir-f*); Mutt u Kind B 1,6 und 7 (*ir-f m-m*)

b) ohne Fragewort: Sm 18,19 (*ir-f*)

E) Besonderheiten

I) *ir* fehlerhaft statt *iw*: Eb 251b[3]

II) als Element der Form *sḏm.ir-k*[4]: Bln 184; 185 (viermal)

III) mehrdeutig

H 170 (*ir mj šnj.n stẖ p3 w3ḏ-wr šnj ṯn stẖ m mj.t.t t3-nt-ʿ3m k3 tm-ṯ nmt m ḥʿw n mn msj n mn.t*)[5]

F) verderbt: Sm 1 (1,2)

§ 1 (zu B I a und B II a): Die mit *ir-m-ḫt* und *ir-r-s3* (*ir-ḥr-s3*) eingeleiteten Temporalsätze („nachdem das und das geschehen ist,. . . .) verwenden folgende Verbformen im Hauptsatz:

[1] Die nur *r* + Suffix geschriebenen Fälle siehe bei der Präposition *r* E (S. 509).

[2] Die von Wreszinski als Imperativ + *ir-k* aufgefaßten Fälle Bln 184 und 185 siehe unter E II.

[3] Siehe dazu die Note zur Übersetzung (Band IV 2).

[4] Als Variante von *sḏm.in-k*, siehe dazu die Med. Grammatik.

[5] *ir* entweder Partikel am Satzanfang (Einleitung des *mj*-Satzes): „Wie Seth das Meer beschworen hat, beschwört dich Seth ebenso, [du] Asiaten-Krankheit, so daß du nicht . . .“ oder *ir* leitet einen Bedingungssatz ein, der durch den *mj*-Vergleich unterbrochen ist: „Wenn – wie Seth das Meer beschworen hat – Seth dich ebenso beschwört, [du] Asiaten-Krankheit, dann sollst du nicht . . .“

a) *sḏm.ḫr-f*: Eb 205a; 312; 313; 314; 522e; 571; 620; 733; 766g; 832b; Bln 138 (zweimal); Sm 10 (5,7); 26 (9,9); 20,18; KV 20
b) *ḫr-f sḏm-f*: Eb 215; 712b; 717; Sm 21,11; ---- Eb 522d(?)
c) *sḏm.ỉr-f*: Bln 185 (zweimal)
d) pass. *sḏm-f* (optativisch): Eb 310

§ 2 (zu C I): In der Regel erfolgt die Glossen-Erklärung in *pw*-Sätzen (nominal und verbal); eine (wohl fehlerhafte) Auslassung von *pw* liegt an folgenden Stellen vor: Bln 118 (2. Glosse); Sm 6 (2,23); 11 (5,15); 31 (10,19); 40 (13,17); 41 (14,15). – Ohne *pw* werden die mit *ḏd-f r* eingeleiteten Glossenerklärungen konstruiert: Sm 8 (4,13); 30 (10,12); 31 (10,17); 33 (11,13); eine scheinbare Ausnahme macht 32 (11,7) mit einem *pw*-Satz am Ende der Glossen-Erklärung. Ebenfalls ohne *pw* sind die nach dem Schema *ỉn* + Nomen + Partizip gebildeten Fälle: Eb 854e (99,14); 855c; 854c; 855u; zwei Sonderfälle (Eb 855a und h) leiten die Glossenerklärung mit *sḏm-f* (ohne *pw*) ein; nachher folgt bei Eb 855a die Konstruktion *ntsn* + Partizip und bei Eb 855h ein *pw*-Satz und *ỉn* + Nomen + Partizip.

ỉr.t Auge

Singular: 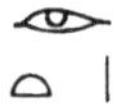 Eb; H; Sm; L; Ram III 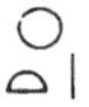 L 23 (7,8)
Dual: 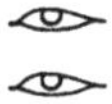 Eb; Sm; L; Ram III; Kah; Carlsb; Ostr. Kairo (ODM 1062); KV 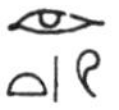 Bln 198; Pap. Beatty V Rs 4,6[1] 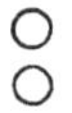 Sm 19 (7,19); L 9 (3,8 und 9) 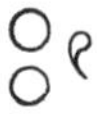 Bln 163g (16,2) 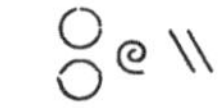 L 22 (7,1; 7,7) ---- als Horusauge: 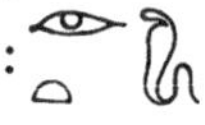 H 213 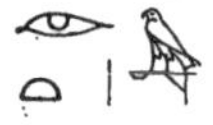 H 214

A) Pathologische Fälle

I) Krankheiten

a) Krankheiten im[2] Auge

1) *ꜣd.t*
Eb 365 (*k.t nt dr ꜣd.t m ỉr.t*); Eb 369 (*k.t nt dr ꜣd.t m ỉr.t*); Eb 409 (*k.t nt dr ꜣdj.t m ỉr.t*)

2) *ỉḫ.t nb.t ḏw.t* 'irgend etwas Schlechtes'
Eb 392 (*k.t pḫr.t nt ỉr.t ḫpr ỉḫ.t nb.t ḏw.t r-s*); Eb 385 (*ỉḫ.t nb.t ḏw.t ỉmj ỉr.tj ỉptn*); ---- Kah 31 (3,24) (*ỉḫ.t ḥr ỉr.tj-sj*)

[1] Zu dieser Form der Dual-Schreibung vgl. ZÄS 79, 1954, 35 mit Anm. 1.
[2] Vorwiegend durch *m* ausgedrückt; seltener durch *ḥr* (Eb 352; 384) oder den Genetiv (Eb 347).

3) *ʿḫ.t nt mw* 'Stauung von Wasser'
Eb 378 (*k.t nt dr ʿḫ.t nt mw m ir.tj*); Eb 385 (*k.t nt dr ʿḫ.t nt mw m ir.tj*)

4) *wḥꜣ.t* 'Unebenheit' = 'Trachom' (?)[1]
Eb 346 (*k.t nt dr wḥꜣ.t m ir.tj*) [= Eb 407 *nḥꜣ.t*]

5) *wḫdw* 'Schmerzstoffe'
Eb 341 (*k.t nt ḫsf wḫdw m ir.tj*); Eb 386 (*k.t nt sdm nt ḫsf wḫdw m ir.tj*); Eb 385 (*wḫdw wḫd.t . . . imj ir.tj iptn*); ---- Eb 336a (*irr.t r rd.t nt wḫdw m snf m ir.t*)

6) *bjdj*
Eb 368 (*k.t nt dr bjdj m ir.tj*) (*sdm ir.tj im n ntj ir.tj-fj ḥr bjdj*); Eb 385 (*bjdj . . . imj ir.tj iptn*)

7) *pss.t* 'Kügelchen'
Eb 423 (*k.t dr pss.t m ir.t*) = [Eb 430 *pds.t*]

8) *pds.t* 'Kügelchen'
Eb 355 (*k.t nt dr pds.t m ir.t*); Eb 430 (*k.t pḫr.t nt dr pds.t m ir.t*) [= Eb 423 *pss.t*]

9) *mw* 'Wasser'[2]
Eb 385 (*mw . . . imj ir.tj iptn*); ---- Eb 336b (*srwḫ mw-s*); Eb 337 (*ir gr.t hꜣj mw im-s ʿšꜣ*)

10) *mt mt.t* 'Toter, Tote'
Eb 385 (*mt mt.t . . . imj ir.tj iptn*); L 22 (7,5) (*mt mt.t . . . ntj ḏꜣj-sn st m ir.tj iptn*)[3]; Ostr. Kairo (ODM 1062,3) (*dr sḳr n mt mt.t* [. . .] *ʿḳ m ir.tj hb ir.tj iptn*)

11) *mt.w n snf* 'Blut-Geäder'
Eb 387 (*k.t nt dr mt.w n snf m ir.tj*)

12) *nḥꜣ.t* 'Unebenheit' = 'Trachom' (?)[4]
Eb 350 (*k.t nt dr nḥꜣ.t m ir.tj*); Eb 383 (*k.t pḫr.t nt dr nḥꜣ.t m ir.tj*); Eb 407 (*k.t nt dr nḥꜣ.t* mit Applikation *dj r sꜣ n ir.tj*) [= Eb 346 *wḥꜣ.t*]

13) *nsj.t*
Eb 751 (*dr nsj.t m ir.tj*)

14) *rj.t* 'Eiter'
Eb 385 (*rj.t . . . imj ir.tj iptn*)

15) *rd.t* (*nt wḫdw*) 'Gewächs (von Schmerzstoffen)'
Eb 336a (*irr.t r rd.t nt wḫdw m snf m ir.t*); Eb 336c (*srwḫ rd.t*)

[1] Siehe auch *nḥꜣ.t*, wovon *wḥꜣ.t* eine Nebenform ist.
[2] Siehe auch *ʿḫ.t nt mw* unter 3 sowie B III (Tränen und Weinen).
[3] Vgl. L 34 (*mt mt.t irr šꜣrw ḥꜣtj* [*m ir.tj*]*-j iptn*).
[4] Siehe die Nebenform *wḥꜣ.t* unter 4.

16) *ḥ3(r)w* 'Schwachsichtigkeit'[1]
Eb 415 (*k.t nt dr ḥ3tj kkw ḥ3w s.t-ᶜ ḫpr m ir.tj*); Eb 385 (*ḥ3rw . . . imj ir.tj iptn*); L 34 (11,9) (*imj-ṯn irj š3rw ḥ3tj ḥ3rw im-j*)

17) *ḥ3tj* 'Verschleierung'
Eb 339 (*k.t nt dr ḥ3tj m ir.t*); Eb 415 (*k.t nt dr ḥ3tj kkw ḥ3w s.t-ᶜ ḫpr m ir.tj*); Eb 385 (*ḥ3tj . . . imj ir.tj iptn*); L 34 (Spruch gegen die *š3rw*-Krankheit: *i mt mt.t irr š3rw ḥ3tj [m ir.tj]-j iptn: imj-ṯn irj š3rw ḥ3tj ḥ3rw im-j*)

18) *ḫ3j.t* 'Leiden'
Eb 854c (4 Gefäße: *ḫpr ḫ3j.t nb.t nt ir.tj m-ᶜ-sn*)

19) *ḫftj ḫft.t* 'Feind, Feindin'
L 22 (7,5) (*ḫftj ḫft.t ntj d3j-sn st m ir.tj iptn*)

20) *ḫnt*
Eb 367 (*k.t nt dr ḫnt m ir.tj*)

21) *ḫsf.w n ḥᶜw* '. . . des Fleisches'
Eb 421 (*k.t nt dr ḫsf.w n ḥᶜw m ir.tj*)

22) *s.t-ᶜ* 'Einwirkung'
Eb 415 (*k.t nt dr ḥ3tj kkw ḥ3w s.t-ᶜ ḫpr m ir.tj*); Eb 385 (*s.t-ᶜ nṯr . . . imj ir.tj iptn*); L 22 (7,5) (*s.t-ᶜ nṯr s.t-ᶜ nṯr.t . . . ntj d3j-sn st m ir.tj iptn*)

23) *swš n t3w* 'Hitze-Ballung'
Eb 353 (*k.t nt dr swš n t3w m ir.tj*)

24) *snf* 'Blut'[2]
Eb 348 (*k.t nt dr snf m ir.tj*); Eb 352 (*k.t nt dr snf ḥr ir.tj*); Eb 384 (*k.t nt dr snf ḥr ir.tj*); Eb 336a (*irr.t r rd.t nt wḫdw m snf m ir.t*); Eb 385 (*snf . . . imj ir.tj iptn*); –––– Eb 854c (*iw mt.w 4 m ḫnw gmḥ.tj-fj ntj m-ḫt dd snf ir.tj*)[3]

25) *sḥḏ.w* 'weiße Stelle = Albugines'
Eb 347 (*k.t nt dr sḥḏ.w nw ir.tj*) = Eb 360 (*k.t nt dr sḥḏ.w m ir.tj*); Eb 382 (*k.t nt dr sḥḏ.w m ir.t*); Eb 402 (*k.t nt dr sḥḏ.w ḫpr m ir.tj*)

26) *š3(r)w*
Eb 351 (*k.t nt š3w m ir.tj*); L 34 (11,8 und 9) (*r3 n š3rw: i mt mt.t irr š3rw ḥ3tj [m ir.tj]-j iptn imj-ṯn irj š3rw ḥ3tj ḥ3rw im-j*)

[1] Vgl. das Verbum *ḥ3r* unter A II b 2.
[2] Siehe auch *mt.w n snf* 'Blut-Geäder' unter 11
[3] 'Die veranlassen, daß die Augen bluten'? Oder mit Ergänzung von *n* vor *ir.tj*: 'die den beiden Augen Blut geben'?

27) *šp.t* 'Blindheit'
Eb 357 (*k.t nt dr šp.t m ir.tj*); Eb 420 (*k.t nt dr šp.t m ir.tj*); Eb 385 (*šp.t . . . imj ir.tj iptn*)

28) *šsmw.t dšr* 'rote Entzündung'[1]
Eb 408 (*k.t nt dr šsmw.t dšr m ir.tj*)

29) *ḳn.t* 'Fettes'[2]
Eb 354 (*k.t nt dr ḳn.t m ir.tj*); Eb 431 (*k.t nt dr ḳn.t m ir.t*)

30) *kkw* 'Dunkelheit'
Eb 415 (*k.t nt dr ḥ3tj kkw ḥ3w s.t-ʿ ḫpr m ir.tj*)

31) *t3w* 'Hitze'[3]
Eb 361 (*k.t nt dr t3w m ir.tj*)

32) *thm* 'Durchlöcherung'
Ram III A 15 (*dr thm m ir.t*)

33) *tḫn* 'Beschädigung, Verletzung'[4]
Eb 337 (*k.t irr.t r tḫn m ir.t*); Eb 381 (*k.t nt dr tḫn m ir.t*); Eb 349 (*k.t pẖr.t irr.t n tḫn ṯs-f m ir.t*); ---- Ram III A 20–21

34) *dḫr.t* 'Bitternis'
Eb 855h (*ir dḫr.t nb.t: ʿḳ-s m ir.t i3b.t*)

35) *ḏ3j ḏ3j.t* 'Widersacher, Widersacherin'
L 22 (7,4) (*ḏ3j ḏ3j.t . . . ntj ḏ3j-sn st m ir.tj iptn*)

36) *ḏfḏf.t* 'Tränen(fluß)'
Eb 376 (*k.t nt ḏfḏf.t m ir.t*)

37) Name der Krankheit zerstört
Ram III A 21 (*dr* [. . .] *ir* [. . .]); Ram III fragm 19 ([. . .] *ir.tj*); Ram III fragm 44 ([. . .] *ir.tj*)

b) Krankhaftes ohne prägnante Krankheitsbezeichnung[5]

1) Wimperhaare wachsen ins Auge
Eb 425 (*k.t nt tm rdj rd šnj m ir.t m-ḫt fdj.t-f*); Eb 429 (*k.t nt tm rdj rd šnj m ir.t m-ḫt fdj.t-f*); Ram III A 16 (*tm rdj* [*rd*] *šnj m ir.t fdj.t*[. . .]); Eb 424 (*k.t nt dr wʿf šnj m ir.t*); Ram III A 13 (*ṯs.t šnj m ir.t*)

2) Störungen der Sehkraft werden beseitigt[6]
Eb 359 (*k.t nt srwḫ m33 m ir.tj*); Eb 342 (*k.t nt wb3 m33 m dd.t ḥr s3 n ir.tj*)

[1] Vgl. auch das Adjektiv *šsm* 'entzündet' unter A II b 3.
[2] Siehe auch das Adjektiv *ḳn* 'fettig' unter A II b 8 bb.
[3] Siehe auch *swš n t3w* 'Hitze-Ballung' unter 23 sowie *sḳbb* 'kühlen' unter A I b 4.
[4] Siehe auch das Adjektiv *tḫn* 'beschädigt' unter A II a 2.
[5] Siehe dazu § 2. [6] Siehe dazu § 2 Ende.

3) Zusammenziehen der Iris[1]
Eb 345 (*k.t nt s3ḳ ḏfd n ir.t*)

4) Kühlen der Augen[2]
Ram III A 24 (*sḳbb ir.tj*)

5) in allgemeinen Rezept-Überschriften
Eb 422 (*k.t pẖr.t nt ir.tj ḏd.t.n ꜥ3m n kpnj*); Eb 336 (*ḥ3.t-ꜥ m dmḏ.t nt ir.tj*)[3]

6) in allgemeinen Zaubersprüchen
L 22 (7,1) (*r3 n rdj.t pẖr.t r ir.tj*); L 23 (7,8) (*k.t šn.t nt ir.t wnm.t*); L 9 (3,8) ([...] *ir.tj*)

II) krankhafte Zustände

a) als Augenleiden bzw. Augenverletzung

1) *mr* 'krank sein, schmerzen'
Ram III A 16 (*ir.t mr-s*); ---- Kah 1 (*šs3w* [*s.t ir.tj-sj*] *mr n m3.t.n-s*)

2) *tẖn* 'beschädigt, verletzt'[4]
Eb 381 (*wt ir.t ḥr-s nt.t tẖn sj ḥr s3 n ir.tj*)

3) *pḥḏ* 'gespalten'
---- Ram III A 15 ([...] *pḥḏ-s*)[5]

b) als Begleitsymptome bei anderen Krankheitserscheinungen

1) *w3ḏ*[6]
Ebb 877a (*ꜥnw.t*-Schwellung: *ir.tj-fj w3ḏ šsm.tj*)

2) *ḥ3r* 'trübe, schwachsichtig'[7]
Eb 856e (Nackenbeschwerden: *ḥ3r ir.tj-fj*)

3) *šsm* 'entzündet'[8]
Eb 877a (*ꜥnw.t*-Schwellung: *ir.tj-fj w3ḏ šsm.tj*); Eb 192a = 195a (Magenleiden: *iw ir.tj-fj šsm.tj*); Sm 19 (7,17) (Loch im Joch-Schläfenbein: *iw ir.t-f šsm.tj m gs-f ẖrj sḳr pf*); Sm 19 (7,19) (Glosse dazu: *ir ir.tj-fj šsm.tj*: *dšr irtjw ir.tj-fj pw ... wnn ir.tj-fj dšr ḏ3w mj ir.t ḥr pḥwj 3hd-s*); Sm 20 (7,23) (Wunde im Joch-Schläfenbein: *iw ir.tj-fj šsm.tj*); Sm 31 (10,15) (Verschiebung im Nackenwirbel: *iw ir.tj-fj šsm.tj*)

[1] Wahrscheinlich eine Behandlung zur Verhinderung von Tränenfluß; vgl. *s3ḳ* A II; siehe auch *ḏfḏf.t* unter A I a 36.

[2] Siehe auch *t3w* 'Hitze' unter A I a 31 und 23.

[3] Als Gesamt-Überschrift des Kapitels der Augenkrankheiten im Pap. Ebers.

[4] Vgl. das Substantiv *tẖn* 'Beschädigung, Verletzung' unter A I a 33.

[5] Applikation: *mḥ ir.t mr-s* [*im*].

[6] Ob mit dem unter 6 aufgeführten *ḏ3w* zusammenzubringen?

[7] Vgl. das Substantiv *ḥ3rw* 'Schwachsichtigkeit' unter A I a 16.

[8] Vgl. das Substantiv *šsmw.t* 'Entzündung' unter A I a 28.

4) *gwš* 'verdreht'
Sm 8 (4,6) (Schädelbruch unter der Kopfhaut: *iw ir.t-f gwš.tj ḫr-s m gs-f ḫrj sḳr pf*)

5) *dšr* 'gerötet'
Sm 19 (7,20 und 21) (als Glossen-Erklärung von *šsm*: siehe oben unter 3)

6) *ḏ3w*[1]
Kah 25 (Uterusbeschwerden: *iw ir.tj-sj ḏ3j*); Sm 19 (7,21) (als Glossen-Erklärung von *šsm*: siehe oben unter 3)

7) Verschiedenes
Kah 6 (Uterusbeschwerden: *ḥr mn b3b3.w* [*nw*] *ir.tj*-[*s*]*j*); Kah 16 (Uterusbeschwerden: *ḥr mn . . . b3b3.w nw ir.tj*[*-sj*]); Kah 1 (Uterusbeschwerden; dazu Sehbeschwerden und Nakkenleiden: [*ḫ3ᶜ.w*] *pw n ḥm.t m ir.tj-sj*); Sm 20 (8,2) (Wunde im Joch-Schläfenbein: *rmj.t ᶜ3.t h3j.tj m ir.tj-fj*); L 9 (*tmj.t*-Krankheit: Zauberspruch und Behandlung der Augen)

8) von den Augen eines Rindes

aa) *sṯp* 'triefend (?)'
KV 36 (*nf.t*-Krankheit: *ir.tj-fj sṯp*); KV 64 (*wšᶜ.w*-Krankheit[2]: *ir.tj-fj sṯp*)

bb) *ḳn* 'fettig'[3]
KV 60 (*wšᶜ.w*-Krankheit[2]: *ir.tj-fj ḳn.j*)

cc) *tmtm* 'verdunkelt (?)'
KV 54 (*nf.t*-Krankheit: *tmtm ir.tj-fj*)

B) Anatomische Angaben

I) Teile des Auges

a) *w3b n ir.t* 'Wurzel des Auges'
Eb 854e (*in mt 2. . sšm n w3b n ir.t*)

b) *b3b3.w nw ir.tj* 'Höhlen der Augen'
Kah 6 (*s.t . . . ḥr mn b3b3.w* [*nw*] *ir.tj*-[*s*]*j*); Kah 16 (*s.t . . . ḥr mn . . . b3b3.w nw ir-tj*[*-sj*])

c) *s3 n ir.tj* 'Außenseite der Augen'
Eb 381 (*wt ir.t ḥr-s nt.t ṯḥn sj ḥr s3 n ir.tj*)[4];
die übrigen Stellen siehe unter C VII a 5; c 3; d und C XI

[1] Ob mit dem unter 1 aufgeführten *w3ḏ* zusammenzubringen?
[2] Wohl mit der Krankheit 'Fressen' (= fressendes Geschwür) identisch.
[3] Vgl. die Augenkrankheit *ḳn.t* 'Fettes' unter A I a 29.
[4] Es bleibt unklar, ob *ḥr s3 n ir.tj* hier den Ort der *ṯḥn*-Beschädigung oder des *wt*-Verbindens angibt.

d) *sʿnd n ir.t* 'Verkleinerung des Auges'[1]
Sm 18 (7,14) (*ir gm3-f: imj.tw-nj sʿnd pw n ir.t-f r grj.t nt msdr-f r pḥwj wgj.t-f*)

e) *kʿḥ.w n ir.tj* 'Winkel der beiden Augen'[2]
Eb 412 (Drogen *dj r kʿḥ.w n ir.tj*)

f) *dfd* 'Iris (mit Pupille)'
Eb 854c (Das Wasser, das aus den Augen herabfällt: *in dfd.wj n ir.tj dd st*); Eb 345 (*k.t nt s3k dfd n ir.t*)

g) Verschiedenes

1) *3hd* 'die schwache Stelle'[3]
Sm 19 (7,21) (*wnn ir.tj-fj dšr d3w mj ir.t ḥr pḥwj 3hd-s*)

2) *s-m-ir.t* 'sie im Auge' = die Iris
Eb 855f (*sḫp iḫ.t m.r3-ib-f mj-s m ir.t*)

3) *twt.w nw ir.tj* 'die Gestalt der Augen' = die Iris ?[4]
Bln 198 (siehe unter D I)

4) *ḫnw* 'Inneres'[5]
Eb 365 (Drogen *rdj m ḫnw ir.t*); Ram III fragm 5 (*rdj m ḫnw ir.tj*); Ram III A 20–21 (*m ḫnw ir.tj-fj*)

5) *gs ḥrj* 'Oberseite'
Ram III A 23 (*rdj.ḫr-k* Binde *m gs ḥrj ir.tj*); Ram III A 24 (*rdj-k pḫr.t tn m gs ḥrj ir.tj*)

II) Gefäße zum Auge

a) Gefäße führen zum Auge
Eb 856g (*ir s: ... iw mt 2 im-f n ir.t-f*) = Bln 163g (*iw mt 2 m ir.tj-f*)

b) Gefäße führen zur Wurzel des Auges bzw. zum ganzen Auge
Eb 854e (*ir idd.t msdr.wj ḫr-s: in mt 2 irr st sšm n w3b n ir.t*); Eb 854 zu c[6] (*kjj dd: n ir.t tm.tj*)

c) Gefäße sind offen zu den Augen[7]
Eb 854c (*iw mt.w 4 m ḫnw gmḥ.tj-fj ... m-ʿ wnn wb3 n ir.tj*)

III) Tränen und Weinen[8]

Eb 854c (die beiden Augen: *ir mw h33 im-sn: in dfd.wj n ir.tj dd st*

[1] D. h. der spitze Augenwinkel.
[2] Wahrscheinlich der innere Augenwinkel gemeint; vgl. Anm. 1.
[3] Gemeint die gerötete Stelle im Augenwinkel.
[4] Vgl. Äg.W.B. V 256 B I.
[5] Es kann nur der Raum zwischen dem Augapfel und dem Lidrand gemeint sein, falls hier *ḫnw* nicht einfach schon ein Teil der Präposition geworden ist.
[6] Es müßte also besser „854 zu e" heißen!
[7] Vgl. auch dieselbe Stelle am Ende von A I a 24 (Blut).
[8] Es bleibt dahingestellt, wie weit Tränen nicht besser als krankhafte Erscheinungen anzusehen sind; vgl. *mw* 'Wasser' unter A I a 9.

kjj ḏd: in ḳdd.w m ir.tj irr st); Sm 20 (8,2) (*rmj.t ꜥ3.t h3j.tj m ir.tj-fj*)

C) Behandlung

I) *iꜥj* (die Augen waschen)
Eb 384 (*iꜥj.ḫr-k ir.tj m nn irṯ.t*); Ram III A 26 (*iꜥj ir.tj n s im*)

II) *ꜥꜥf* (Flüssigkeit gegen die Augen ausdrücken)
L 35 (Drogen *ꜥꜥf mw-sn r ir.tj*)

III) *wt* (die Augen verbinden)
Eb 381 (*wt ir.t ḥr-s nt.t ṯḫn sj ḥr s3 n ir.tj*); Eb 383 (*wt ir.tj ḥr-s*)

IV) *wdḥ* (Flüssigkeit in die Augen eingießen)
wdḥ m ir.tj: Eb 401; 414

V) *pnn* (Pulver an die Augen streuen)
Eb 382 (*ḥnꜥ pnn-st r ir.tj*)

VI) *mḥ* (die Augen mit den Drogen füllen)
Eb 384 (*dw3-k r mḥ ir.tj-kj m nn mjmj*); Ram III A 16 (*mḥ ir.t mr-s* [*im*])

VII) *rdj* (Drogen an/in die Augen geben)[1]

a) *rdj m*

1) *rdj m ir.t*: Eb 366

2) *rdj m ir.tj*
Eb 348; 350; 352, 367; 375; 379; 388; 395; 397; 399; 400; 402; 403; 420

3) *rdj m ḫnw ir.t/ir.tj*
Eb 365 (*ir.t*); Ram III fragm 5 (*ir.tj*)

4) *rdj m gs ḥrj ir.tj*
Ram III A 23 (*rdj.ḫr-k* Binde *m gs ḥrj ir.tj*); Ram III A 24 (*rdj-k pḫr.t tn m gs ḥrj ir.tj*)

5) *rdj m s3 n ir.tj*[2]: Ram III A 20

b) *rdj r m ir.tj*[3]: Eb 393

c) *rdj r*

1) *rdj r ir.t*: Eb 385

2) *rdj r ir.tj*
Eb 345; 359; 370; 371; 372; 373; 374; 376; 396; 421; Ram III A 21; 25; L 22 (7,1) (*r3 n rdj.t pḫr.t r ir.tj*); L 22 (7,7) (*ḏd.tw r3 pn sp 4* [*ḫft*] *rdj.t pḫr.t r ir.tj*); Ostr. Kairo (ODM 1062,7)

[1] Die Formen *rdj* und *dj* sind hier nicht geschieden.

[2] An Stelle des sonst üblichen *rdj r s3 n ir.tj*; siehe C VII c 3.

[3] Falls nicht ein Fehler vorliegt, kann es sich um eine Auflösung einer gespaltenen Kolumne handeln, d. h. beide Behandlungsarten werden angeordnet.

3) *rdj r s3 n ir.tj*
Eb 342; 343; 344; 346; 347; 354; 360; 378; 386; 387; 390; 394; 407; 408; 409; 415; 416; Ram III A 22; 23; 25 (zweimal); Eb 361 (*rdj n s r s3 n ir.tj-fj*)
– – – – *rdj s3 n ir.tj* geschrieben: Eb 349; 353; 355; 357; 358

4) *rdj r kꜥḥ.w n ir.tj*: Eb 412

d) *rdj ḥr*
Eb 342 (*dd.t ḥr s3 n ir.tj*)[1]

VIII) *sjn* (die Augen reiben)[2]
L 34 (*sjn ir.tj-fj m dr.t-f ntj ḫr š3rw*)

IX) *sdm* (die Augen schminken)
a) *sdm ir.t im*: Eb 392 (zweimal); 423
b) *sdm ir.tj im*: Eb 341; 368; 377; 380; 430

X) *k3p* (die Augen beräuchern)
Kah 1 (1,4) (*k3p ir.tj-sj ḥr* Droge)

XI) *gs* (die Augen salben)
Eb 417 (*gs s3 n ir.tj im*)

XII) Verbum zerstört[3]
Ram III A 19 ([. . .] Droge *r ir.tj*); Ram III A 21 ([. . .] *m ḫnw ir.tj*)

XIII) Behandlung der erkrankten Augen eines Rindes
a) *sjn*[4] (reiben)
KV 41 (*sjn.ḫr-tw ir.tj-fj ḥnꜥ drww-f ḥnꜥ ꜥ.t-f nb.t*)
b) *šnj* (bedecken mit einer Scherbe)
KV 55 (*šnj.ḫr-k ir.tj-fj m p3k.t*)

D) sonstiger vereinzelter Gebrauch

I) bei Schwangerschaftsprognosen werden die Augen untersucht
Kah 31 (*ir gr.t m3n-k iḫ.t ḥr ir.tj-sj*); Bln 198 (*ir gmj-k twt.w nw ir.tj-sj wꜥ mj ꜥ3mw k.tj mj nḥsj*) = Carlsb VI (*m33.ḫr-k r ir.tj-sj ir ptr-[k st wꜥ.t mj ꜥ3mw] kjj mj nḥsj*)

II) die Augen öffnen sich wieder (als Folge der Heilung)
Eb 192b = 195b (*wnm in s . . . r wn ir.tj-fj*)[5]

[1] Vgl. auch Eb 340 (*dj ḥr s3-s*). – Die gewöhnliche Form ist *rdj r* wie unter C VII c 3.

[2] 'Die Augen reiben mit dem Handrücken' (zum Abwischen von Tränen als unbewußte Tätigkeit bei einer Schläfenverletzung) siehe auch unter D III. – 'Die Augen eines kranken Rindes reiben' (als Behandlung) siehe unter C XIII.

[3] Wahrscheinlich *rdj* zu ergänzen; vgl. unter C VII

[4] Siehe auch C VIII.

[5] Vgl. auch die zerstörte Stelle KV 5 bei G.

III) sich unbewußt mit dem Handrücken die Augen reiben (als Reaktion auf einen Tränenausbruch bei einer Schläfenverletzung) Sm 20 (8,2) (*sjn-f ir.tj-fj m s3 n dr.t-f*)[1]

E) Augen von Tieren als Drogen siehe im Drogen-W.B.

F) im Zauber

I) Augen von Göttern

a) Horus: Eb 385; H 212; 213; 214 (zweimal); Sm 19,5; L 22 (7,1; 7,3; 7,3); Ostr. Kairo (ODM 1062,4)

b) Atum: Eb 385

II) sonst im Zauber: Pap. Beatty V Rs 4,6

G) zerstört und unklar

L 9 (3,9); 23 (7,10); Ram III A 20; KV 5

§ 1: Bemerkenswert ist die große Gruppe der Augenrezepte Eb 336–431 mit eigener „Buch"-Überschrift. Außerhalb dieser Ebers-gruppe treten Augenrezepte nur noch im Ram III und vereinzelt im Pap. London (22; 23; 34—36) auf; Varianten zu den Ebers-Rezepten sollen sich in zerstörtem Zustand auf der Rs. des Pap. Carlsberg befinden. Weitere krankhafte Erscheinungen an den Augen treten als Begleitsymptome bei einer Reihe von Krankheiten auf (siehe dazu A II b).

§ 2 (zu A I): In der geschlossenen Gruppe der Ebers-Rezepte finden sich Fälle, die nur den Namen der Augenkrankheit, nicht aber die Lokalisation 'im Auge' bzw. 'in den Augen' anführen; diese Rezepte sind daher unter den Belegstellen nicht aufgenommen. Um aber die Geschlossenheit dieser Rezept-Gruppe zu wahren, seien diese Fälle hier ergänzend mitgeteilt: Eb 416 (*ḳnj.t*-Verletzung); Eb 356 (*šp.t* 'Blindheit'; siehe A I a 27); Eb 391 (*ḫnt*-Krankheit; siehe A I a 20); Eb 407 (*nḥ3.t* 'Unebenheit' = Trachom ?; siehe A I a 12); Eb 366 (*t3w* 'Hitze'; siehe A I a 31). – Folgende Rezepte enthalten in der Überschrift weder das Wort *ir.t* 'Auge' noch den Namen einer Augenkrankheit: Eb 388 (Was man macht im dritten Monat der Winterszeit bis zum vierten Monat der Winterszeit); Eb 389 (Ein anderes, ein Schminkmittel, was man macht im Sommer, im Winter, in der Überschwemmungszeit); Eb 419 (Ein anderes Schminkmittel, was gemacht ist für den Großen der Seher Chui). Hierzu gehört auch Eb 418 (Ein anderes zum Beseitigen der *ḫnt*-Krankheit in der Nase), die Applikation ist *sdm* 'schminken'.

Für das Behandeln der Sehkraft sind unter A I b 2 nur die beiden Rezepte Eb 359 und Eb 342 aufgenommen, da nur sie *ir.t* 'Auge' als Lokalisation angeben. Weitere Rezepte zum 'Öffnen des Sehens' sind: Eb 342 (mit *k.t*-

[1] *sjn* 'reiben' als Behandlung siehe C VIII und C XIII a.

Rezepten 343 und 344); Eb 377; Eb 396; Eb 397; Eb 398; Eb 399 (mit *kjj-sdm*-Rezepten Eb 400 und 401); Eb 414. – Rezepte zum 'Befestigen des Sehens' sind Eb 393 (mit *k.t*-Rezepten Eb 394 und 395).

§ 3: Das Auge als Eintrittsöffnung für Krankheiten in den Körper ist für die *dḥr.t*-Krankheit Eb 855h belegt und läßt sich für die *nsj.t*-Krankheit Eb 751 als wahrscheinlich annehmen (vgl. auch bei *msḏr* 'Ohr' § 2).

irj machen[1]

a) normale Formen

perf. *sḏm-f*: 𓁹 Eb; H; Bln; Sm; Ram III B 17; B 28; Ram IV C 22 und 23

prosp. *sḏm-f*: 𓁹𓇋𓇋 L 46 (14,11); Bt Rs 2,4 (nach *nn*); Carlsb V (nach *ir*); Bln 120 (nach *rdj*) 𓁹𓏥 L 14 (5,5 und 6) (nach *ir*)

imperf. *sḏm-f*: 𓁹𓂋 Eb; Sm; Kah 22; Mutt u Kind J (7,4); Pap. Beatty VIII Vs 5,1 (nach *m-ḫt*)

pass. *sḏm-f*: 𓁹 Eb; Sm; Kah; Bt; Ram III; Pap. Beatty VIII Vs 5,2 𓁹𓏲 H; Bln; Bt 1; 2; 6; L 40; 46; Pap. Leiden; Pap. Beatty XV 8

sḏm.n-f: 𓁹 Eb; Sm; L 38; Pap. Beatty VIII Vs 5,2
in der Form *n irj.w.nj*: 𓁹𓏲 Sm[2]

Imperativ: 𓁹 Eb; Bln 46

Infinitiv: 𓁹𓏏 Eb; Sm; Kah; L 14 (5,6); 36 (12,4); Ram III A 32; Ram IV C 15; Pap. Beatty V Rs 4,7[3]

negatives Komplement: 𓁹 Eb 811; 874c; 877b; Kah 12; 13; L 34; 55; Ram III B 9

in der Form *irj.ḫr-k*: 𓁹 Eb; H; Bln 153; 154; 161; Sm; Bt; Kah; L 3; Carlsb

in der Form *irj.in-k*: 𓁹 Eb; Sm

fem. Pseudopartizip: 𓁹𓏏𓇋 Sm 9 (4,21)

sḏm.t-f: 𓁹𓏏 Eb 198c; Bln 118 (?)

Part. akt. imperf.: 𓁹𓂋 Eb; L 34

Part. akt. perf.: 𓁹 Bln 190 (21,7) 𓁹𓏲 Bln 190 (21,7)

[1] Die prägnanten Bedeutungen in der Medizin siehe bei den Überschriften zu den einzelnen Gruppen (Gliederung S. 80–81).

[2] Siehe dazu Gruppe C II und § 5.

[3] Gardiner umschreibt *r* statt *t*.

Part. pass. imperf.[1]: Eb; H; Bln; Bt; L 42 Eb 131; 349; 389; 393; Bln 18; 116; 163f[2]; 163h (16,5; 16,7; 16,12); 171; Sm 20 (8,2 und 3); KV 68; Ram III A 29 Bt 17 Bt 15; 13b Eb 247 Ram IV C 17 Pharaob IV 1 H 75

Part. pass. perf.: Eb 2; 468; L 25 Eb 419

imperf. Relativform: Eb 188b Eb 853

Relativform *sdm.n-f*: Eb 1; 61; H 78; L 1; 2 Eb 61; 242; 243; 244; 245; 247; Ram III B 27

prospektive Relativform (?)[3]: Eb; H; Bln; Sm; Bt 13a

b) singuläre (neuägyptische) Formen

Bt Rs 2,6–7 (aktives Partizip; Relativform) Bt Rs 2,7 („emphatisches" *sdm-f*)

c) anormale Formen

Bt 13b (pass. *sdm-f*) Bln 48; 184; Pap. Beatty VIII Vs 5,1 (Infinitiv) Bln 157 und 158 (*ỉrj.ḫr-k*) Bln 161; 163f (statt *ỉrr* Part. akt. mask.) Bln 190 (21,7) (Part. akt. perf. fem. pl.) Bln 190 (21,9) (Part. akt. perf. fem.; ob zu lesen ?) Bln 163f (*ỉrr.t*; ob zu lesen ?)[4] Bln 187 (*ỉrr.t*; ob zu lesen ?) Bt 26 (*ỉrr.t*) Bln 185 (*ỉrr.t*; nach *mrḥ.t dšr.t*) Eb 246 = H 74; H 71; 72; 73; 75 (fem. Relativform *sdm.n-f*); Bln 138 (*ỉrr-k*) ++++ Bt 6 (statt)[5]

d) grammatisch unklare Formen

Ram III A 28

[1] Siehe dazu Gruppe A IV.

[2] Pluralstriche hinter *ỉrr.t n-f*

[3] Siehe dazu Gruppe C I und § 5.

[4] Die von Wreszinski so transkribierte Form in Bln 42 lesen wir *ỉrj.tw*.

[5] In demselben Rezept auch umgekehrt *ỉrj* statt *rdj* gebraucht; siehe bei *rdj* B III c 1.

Gliederung

A) bereiten (Heilmittel, Drogen usw.) (Seite 81)

I) *irj.ḫr-k n-f* + Objekt (Seite 81)

a) *sp.w* 'Mittel' b) *pẖr.t* 'Heilmittel' c) *tmtw* 'Puder' d) *ḏw-ʿ* 'Messerbehandlung' e) *wrḥ.t* 'Salbmittel' f) Verschiedenes g) Drogen; h) ganzer Satz als Objekt i) sonstige Angaben j) unklare bzw. verderbte Stellen

II) *irj.in-k* (statt *irj-ḫr-k*) *n-f* + Objekt (Seite 82)

a) *sp.w* 'Mittel' b) *tmtw* 'Puder' c) *sš.wj n ḥbsw* 'Binden aus Stoff' d) *sšr.w* 'Trockenmittel' e) Drogen

III) sonstige finite Verbformen (Seite 82)

a) „Ersatzformen" für *irj.ḫr-k* b) verschiedene Formen sonst c) Gebrauch in Zeitangaben

IV) *irr.t* (Seite 83)

a) als Ersatz an Stelle der Form *irj.ḫr-k*
b) als Rezept-Überschrift: 1) Nennung des Kranken 2) Nennung des kranken Körperteils 3) Nennung der Krankheit bzw. Verletzung 4) Nennung von Verben der Krankheitsbekämpfung (*r* + Infinitiv) 5) Nennung der Behandlungsweise (*irr.t m*) 6) Nennung von Zeitangaben
c) Verschiedenes

B) Drogen verarbeiten zu bzw. Heilmittel herstellen aus (*irj m*) (Seite 86)

I) verarbeiten zu (Seite 86)

a) *irj m iḫ.t wʿ.t* b) *irj m* + Angabe einer bestimmten Form c) verderbte Stellen

II) herstellen aus (Seite 88)

C) (eine Krankheit) behandeln = heilen (Seite 89)

I) positiv: *mr irj-j* II) negativ: *mr n irj.w.nj*

D) Krankheitserscheinungen hervorrufen, bewirken (Seite 89)

I) finite Verbformen II) *in* + Nomen + *irr st* III) *irr.t*

E) sonstiger Gebrauch (z. T. prägnante Verwendungen) (Seite 90):

I) Drogenbereitung II) Beschreibung von Krankheitserscheinungen III) eine Zeit zubringen IV) Gehen (wörtlich: Gehen machen) V) schriftlich machen (*irj m sš*) VI) einen Alten zu einem Jungen machen (*irj m*) VII) etwas tun (ohne ausgedrücktes Objekt) VIII) eine Blüte bilden IX) Droge *ir.t-p.t* X) verderbt

F) Verwendung im Zauber (Seite 91)

I) (Krankheitserscheinungen) hervorrufen, bewirken II) (einen Sohn) erzeugen III) (Zauber, Beschwörung, Schutz) bereiten IV) verschiedene Objekte V) tun, geschehen VI) versehen mit (?) VII) Hilfsverb VIII) verderbt

G) unklar und verderbt (Seite 92)

A. bereiten (Heilmittel, Drogen usw.)[1]

I) *irj.ḫr-k n-f*[2] + Objekt

a) *sp.w* „Mittel"
Eb 102 (= 296); 190b; 191b = 194b; 193b; 196b; 197b; 203b; 203d; 203e; 204b; 206b; 207e; 296 (= 102); 565; 617 (= H 174); 766d; 857c; 858c; 859c; 860c; 861c; 862c; H 174 (= Eb 617); Bln 153; 154; 157; 158; Sm 41 (14,2 und 14,4); ---- Eb 188b (*sp*); 207b (*sp*)

b) *pḫr.t* „Heilmittel": Eb 877e; H 173 [= Eb 616 *irr-k*]
---- *m pḫr.t*[3]: Bt 6; 13a

c) *tmtw* „Puder": Eb 204d; 766c; Sm 41 (14,6)

d) *ḏw-ʿ* „Messerbehandlung"
Eb 867c; 868c; 871c; 872c; 875c; ---- 876c (*ḏw m sw.t nt irj.t ḏw-ʿ*)

e) *wrḥ.t* „Salbmittel": Eb 620b = H 175 (*mrḥ.t*)

f) Verschiedenes:
Eb 189b (*pḫ3 nb*); 198c (*nwd.t*); 200b (*ḥmt.w nw ḏsf.w*); 202b (*swr.t*); 204f (*ḥrw-ʿ*); 205b (*dw3w.t*); 501 (*sft n swnw*); 766f (*i3d.t nt ʿ3.t*); 873c (*snḏm mt.w*); Sm 14 (6,9) (*swš.wj n ḥbs.w*); 23 (8,21) (*bd3.w n ḥbs.w*); Bt 5 (*swj.t 12*); 6 (5,1) (*swj.t 4*)

g) Drogen
Eb 192b = 195b; 198b und c; 199b; 201b; 252; 340; 522e; 622; 766b (91,6); 766g; 767; 831c; 832c; 833c; H 184b; Bln 161; Sm 9 (4,20 zweimal); 20,15; Kah 3; 4; 6; 10; 14; 16; Bt 6 (5,2)

h) Satz als Objekt:
Kah 1; 2; 5; 7; 9; 11; 17

i) sonstige Angaben: Kah 8 (*mj.t.t tf3 pḫr.t*)

j) unklar bzw. verderbt: L 3; Sm 48 (17,19); Carlsb I

[1] Siehe auch F III: Schutz bereiten.

[2] Im allgemeinen mit pronominalem Datif *n-f* bzw. *n-s*. – Der Dativ fehlt an folgenden Stellen: Eb 188 b; 207 b; 501; 522 e; 620 b; 873 c; Bt 5; 6 (5,1); 13 a. – Statt *n-f* steht *r-f*: Eb 200 b; Bln 154; 158; bzw. *r-s* in allen Kah-Stellen (A I g; h; i). – Beides vereinigt zu *n-f sp.w r-s*: Eb 197 b; 203 b. – Siehe auch § 3.

[3] „Als ein Heilmittel"; vgl. *irr.t m* (A IV b 5).

II) *irj.in-k* (statt *irj.ḫr-k*) *n-f*[1] + Objekt
- a) *sp.w* „Mittel": Eb 337
- b) *tmtw* „Puder": Sm 46 (16,11)
- c) *sš.wj n ḥbs.w* „Binden aus Stoff"
  Sm 35 (12,6); 36 (12,12); 37 (12,17)
- d) *ssr.w* „Trockenmittel": Sm 46 (16,9)
- e) Drogen: Eb 336d; 766h

III) Sonstige finite Verbformen
- a) „Ersatzformen" für *irj.ḫr-k*[2].
  - 1) negiert:
    - aa) *imj-k irj iḫ.t (nb.t) r-s*: Eb 874c; 877b
    - bb) *m irj n-s iḫ.t nb.t*: Kah 12;13
      m irj [st] r-f: Ram III B 9
  - 2) positiv:
    - aa) *rdj.ḫr-k irj.tw n-f*
      Sm 7 (3,7) (*iḫ.t šm*); 7 (3,14) (*mḏ3.t nt ḫt*); 7 (3,14) (*sḫb.w*)
    - bb) *irr-k*:
      Eb 90 (*k3 irr-k sp.w*); Eb 616 (*pḫr.t*) [= H 173 *irj.ḫr-k*]; Eb 766b (Drogen) [verbessert aus *irj.ḫr-k*]; Eb 766e (*irr-k m mj.t.t n . . .*)[3]; Sm 4 (2,8)(*irr-k mj n . . .*)[3]
- b) Verschiedene Formen sonst
  - 1) *sḏm-f*:
    Eb 251d (*iw gr.t irj.tw mrḥ.t-f*); Eb 604 (*iw irj.tw r ʿ.t nb.t mrj.t-k*); Eb 705 (*iw irj.tw-f nn rdj.t snṯr*); Eb 750 (*irr.tw-f r dr . . .*); Eb 853b (*irj-sn dp.t-r3 im-sn*); Bln 42 (*irj.tw n s s.t ntj . . .*); Kah 22 (*irr.tw nn ḥr sḥm . . .*)
  - 2) *sḏm.n-f*:
    Eb 198c (*sk irj.n-k n-f wt*)[4]
  - 3) pass. *sḏm-f*:
    H 171 (*irj.w n-f ḏw-ʿ ḥr ins.t-f*); Sm 4 (2,7) (*irj n-f mk3.tj ntj ḏb.t*); Bt 38 (*irj swj.t*)[5]; ---- Pap. Beatty VIII Vs 5,2 (*ḫft irj n-f* Drogen)
  - 4) Infinitiv:
    - aa) Ram IV C 15 (*irj.t s3 n ḫrd hrw msj[.tw-f]*); Eb 876c (*sw.t nt irj.t ḏw-ʿ*); Bln 184 (*iw.tw ḥr irj.t pḫr.t*)

[1] Statt *n-f* steht anscheinend *r-f*: Sm 36 (12,12).

[2] Siehe § 1.

[3] Die imperfektische Form statt *irj.ḫr-k* ist hier vielleicht durch die zu betonende adverbielle Bestimmung bedingt.

[4] Folgt: *sk n ir.t-k* (siehe 5 aa).

[5] Oder ob *irj [m] swj.t*? Siehe dort (B I b); siehe aber auch Bt 5 und 6, wo *swj.t* als Objekt von *irj.ḫr-k* steht.

bb) *ḥnʿ* + Infinitiv (Konjunktiv):
Bln 48 (*m* Drogen); Sm 20,16 (*n-s sh3j.t snf*); ---- Pap. Beatty VIII Vs 5,1 (*mtw-k irj.t pẖr.t*)
cc) *nn* + Infinitiv (siehe 5bb)

5) negierte Formen:
aa) *n sḏm.t-f*: Eb 198c (*sk n ir.t-k sp pn*)[1]
bb) *nn* + Infinitiv: Sm 3 (2,2) (*nn irj.t n-f pẖr.t*)

c) Gebrauch in Zeitangaben[2]

1) *m-ḫt*
aa) *m-ḫt irj.t nn*[3]:
Eb 189c; 203c; 204c; 207d; 308
bb) *m-ḫt ir.t-f nn* (?): Bln 118[4]

2) *ir-m-ḫt*
aa) *ir-m-ḫt* + *sḏm-f*:
Eb 616 (*irr-k n-f pẖr.t*) (= H 173 unter bb); Eb 620 (*irj-k nn tmtw*) = H 175b (*irj-k nn pẖr.t*); Eb 766b (*irr-k n-f* Drogen) [verbessert aus *irj.ḫr-k*]
bb) *ir-m-ḫt irj.ḫr-k*[5]:
Eb 340 (Drogen); H 173 (*pẖr.t*) (= Eb 616 unter aa); H 184 (Drogen)
cc) *ir-m-ḫt irj.t nn*: Eb 188c[6]

3) *r-s3*: Kah 12 (*r-s3 irj.t nn*)[7]

4) sonstige Zeitangaben:
Eb 283 (*irj.tw m nhp*)

IV) *irr.t*[8]

a) als Ersatz der Form *irj.ḫr-k*[9]
Eb 856c (*irr.t r-s*) = Bln 163c (*irr.t r-sn m pẖr.t*)
Eb 856d (*irr.t r-s*)

[1] Vorher: *sk irj.n-k* (siehe 2).
[2] Vgl. die Gruppen bei *irr.t* (A IV b 6).
[3] Siehe auch Eb 188c bei *ir-m-ḫt*.
[4] Oder ob anstatt der *sḏm.t*-Form das imperf. *irr-f* vorliegt.
[5] *ir-m-ḫt* hier adverbiell; die volle Form (*ir-m-ḫt*-Satz + *irj.ḫr-k*) findet sich z. B. Eb 522 e; 620 b; 766 g; H 175.
[6] Hier satzeinleitend; die gewöhnliche Form *m-ḫt irj.t nn* (oben 1 aa) schließt an einen vorhergehenden Satz an.
[7] Vgl. das gebräuchlichere *m-ḫt irj.t nn* und die mit *ḥr-s3* gebildeten Ausdrücke bei *irr.t* (IV b 6).
[8] Siehe dazu Grapow, Grundriß II S. 48.
[9] Dieser Gebrauch nur in den Diagnosen des Gefäß-Buches, das nach den beiden Formeln *ir* ... ‘wenn ...’ und *ḏd.ḫr-k* ‘dann sollst du sagen’ als dritte Formel *irr.t* statt des erwarteten *irj.ḫr-k* hat.

Eb 856e (*irr.t r-s*) = Bln 163e (*irr.t r-f m pẖr.t*)
Eb 856f (*irr.t r-s*) = Bln 163f (*irr.t r-s m pẖr.t*)
Bln 163h (*irr.t [r-]sn m pẖr.t*)

b) als Rezept-Überschrift[1]

1) Nennung des Kranken

aa) mit *n*
irr.t: Eb 273; Bln 112; 166; ---- Bln 101 (ohne *n*)
pẖr.t irr.t: Eb 267; 783; Bln 163f *k.t irr.t*: Eb 298; 786
k3p.t ... irr.t: Bln 75

bb) mit *r*
irr.t: Eb 526

2) Nennung des kranken Körperteiles

aa) mit *r*:
irr.t: Eb 612; 644 [= H 99 mit *n*]; 694 = H 110; H 180; 184; 194 *pẖr.t irr.t*: H 181 *k.t pẖr.t irr.t*: Eb 681 *k.t irr.t*: Eb 561

bb) mit *n*:
irr.t: H 99 [= Eb 644 mit *r*] *pẖr.t 3ḫ.t m irr.t*: Eb 62

cc) mit *ḥr*:
irr.t: Bln 191

dd) Präposition ausgelassen:
irr.t: Bln 171 *pẖr.t irr.t*: Bln 18

3) Nennung der Krankheit bzw. Verletzung

aa) mit *r*:
irr.t: Eb 336a; 436; 482a; 528; 529; H 37; Bln 164c; Ram III A 29; ---- L 20[2] *pẖr.t irr.t*: H 21; ---- L 21[2] *k.t pẖr.t irr.t*: L 61 *k.t irr.t*: Eb 337; 492; 815; 835

bb) mit *n*
irr.t: Eb 153; ---- Bt 3 *pẖr.t irr.t*: Eb 349 *kjj sp irr.t*: Bt 5

4) Nennung von Verben der Krankheitsbekämpfung (*r* + Infinitiv)[3]
irr.t: Eb 726; 767; 851 *pẖr.t irr.t*: Eb 840; Bln 187 *k.t pẖr.t irr.t*: Bt 25[3] *k.t irr.t*: Eb 850; Bt 31[3] *k3p.t irr.t*: Eb 852 *gsw irr.t*: Bln 99; ---- Bln 80[4]

[1] Siehe dazu § 2.
[2] Präposition verderbt und nach L 61 ergänzt.
[3] Ausnahmen: Bt 25 und 31 (*n* + Infinitiv); vgl. dazu § 3.
[4] *r* nach Bln 99 ergänzt.

5) Nennung der Behandlungsweise (*ỉrr.t m*)[1]

ỉrr.t: Bln 101 (*gsw*); 163c; e; f; h (*pẖr.t*); 164c (*pẖr.t*); ---- Bln 68 (*kꜣp.t*)[2]; Bt 12 (*wt*); 15 (*wdḥ*); 17 (*wdḥ*); 41 (*wdḥ*) *k.t pẖr.t ỉrr.t*: Bt 19 (*wdḥ*); 21 (*wdḥ*); 24 (*wdḥ*); 28 (*wdḥ*); 30 (*wdḥ*) *k.t ỉrr.t*: Bln 121 (*m gsw m wt*); Bt 26 (*wdḥ*); 32 (*wdḥ*); 31 (*swr*) *mrḥ.t dšr(.t) ỉrr.t*: Bln 185 (*ẖr.t-ỉb*)[3]

6) Nennung von Zeitangaben

aa) mit *ḥr-sꜣ* gebildete Ausdrücke:

k.t ỉrr.t ḥr-sꜣ pẖr.t tn: Bln 121 *ỉrr.t* [*ḥr-*]*sꜣ wdḥ*: Bt 39 *ỉrr.t ḥr-sꜣ nn*: Bt 12; 15; 17 *ỉrr.t ḥr-sꜣ-st*: Bln 163h (16,9; 10; 11; 12); Bt 3 *k.t pẖr.t ỉrr.t ḥr-sꜣ-st*: Bt 13b; 19; 21; 24; ---- Bt 30[4] *k.t ỉrr.t ḥr-sꜣ-st*: Bt 26; 32 *ỉrr.t ḥr-sꜣ*: Bln 163h (16,7); Bt 41 *kjj ỉrr.t ḥr-sꜣ mn*: Bt 6 *k.t pẖr.t* [*ỉrr.t*] *ḥr-sꜣ šdj*(*.t*) *fnṯ*: [Bln 20]

bb) Jahreszeit; Monat; Tag

ỉrr.t: Eb 388 (*m ḫmt.nw n pr.t nfrj.tʾr fdw.nw n pr.t*); 482a (*hrw tpj*); 482b (*sn.nw hrw*); 482c (*ḫmt.nw hrw*); 482d (*fdw.nw hrw*); 482e (*dj.nw hrw*); Bln 116 (*tp-ꜥ sḏr*)
k.t pẖr.t . . . ỉrr.t: Bt 18 (*m tr n šmw*)
k.t ỉrr.t: Bt 29 (*m hrw pn*)
k.t sdm ỉrr.t: Eb 389 (*m šmw pr.t ꜣẖ.t*)
k.t srwḏ mꜣꜣ ỉrr.t: Eb 393 (*m tpj n pr.t nfrjt r sn.nw n pr.t*)

cc) *pẖr.t* [*nt*] *swr ỉrr.t ỉw.tw ḥr ỉrj.t pẖr.t*: Bln 184

c) Verschiedenes

1) *pẖr.t ỉrj.t.n* Gott NN *ḥr* ('für') Gott NN
Eb 242; Eb 243 = H 71; Eb 244 = H 72; Eb 245 = H 73; Eb 246 = H 74; Eb 247 = H 75

2) Mittel, gemacht für (*n*) NN
Eb 468 (*pẖr.t ỉrj.t n NN*)
Eb 419 (*kjj sdm ỉrj n NN*)
Ram IV C 17 (*k.t ỉẖ.t ỉrr.w n-f hrw msj.tw-f*)
Eb 247 (*ỉr ỉrr.w n-f nb pẖr.t tn*) = H 75 (*ỉr ỉrr.w n-f pẖr.t tn*)

3) ein Mittel, wie es . . . . zu bereiten pflegt
Eb 188b (*sp n sštꜣ n smj.t ỉrr.w swnw*)
Eb 853 (*kjj ỉrr ḥm.wt r-s*)

[1] „Was gemacht wird als" vgl. dazu die Präposition *m* § 6.
[2] *tp n ỉrr.t* [*m*] *kꜣp.t*.
[3] Vgl. auch Bln 163 h (*m ḥmw.t swnw*).
[4] *ḥr*[*-sꜣ-st*] oder *ḥr*[*-sꜣ nn*].

B. Drogen verarbeiten zu bzw. Heilmittel herstellen aus (*irj m*)[1]

I) verarbeiten zu

a) *irj m iḫ.t wʿ.t* 'werde zu einer Masse gemacht'[2]

1) alleinstehend, d. h. nicht neben einem der unter 2) und 3) genannten Verben der Drogenbereitung auftretend:

Eb 9; 10; 16; 17; 22; 30; 34; 43; 70; 95; 96; 112; 114; 116; 117; 121; 148; 167; 171; 208; 211; 212; 213; 221 (= H 79); 222 (= H 80); 223 (= H 81); 225; 242; 243 (= H 71); 252; 315; 344; 359; 365; 371; 374; 377; 378; 379; 408; 414; 433 (= H 22); 437 (= H 24); 440; 442 (= Eb 450); 443; 449; 450 (= Eb 442); 465; 471; 482d und e; 497; 503; 529; 532; 540; 557 (= H 140); 558; 582; 583; 588; 589; 590; 627[3]; 636; 638; 644 (= H 99); 651; 655 (= H 124); 663; 686; 689; 712a (= H 17); 723; 732; 739; 752 (= H 206); 759; 776; 810 (= Bln 17); 817; 828; 834; H 17 (= Eb 712a); 22 (= Eb 433); 24 (= Eb 437); 36; 71 (= Eb 243); 79 (= Eb 221); 80 (= Eb 222); 81 (= Eb 223); 86; 98; 99 (= Eb 644); 103; 122; 124[4] (= Eb 655); 132; 137; 139; 140 (= Eb 557); 146; 150; 175a; 184b; 206 (= Eb 752); 211; 217; 219; 220; 221; 223; 227; 235; [244?]; Bln 17 (= Eb 810); 20; 34[5]; 57; 84; 89; 91; 92; 104; 105; Sm 20,17; Pap. Leiden Recto VI 2; Bt 2[6]; 8; 9; 12; 13b[7]; Pap. Beatty XV 8[8]

2) neben den Verben der Drogenbereitung, die auch an Stelle von *irj* vor *m iḫ.t wʿ.t* auftreten[9]

aa) das betreffende Verbum steht vor *irj m iḫ.t wʿ.t*:

psj: Eb 246; 517; 623; Kah 3 (*psj sḳbb*)

nḏ: Eb 90 (23,11; 23,13); 91; 251c; 333; 380; 640; 860c; H 96[10]; 136; 175b

nḏ snʿʿ: Eb 115; 119; 319; 327; 342; 356a; 367; 376; 491; 542; 765; 852; H 95

ḳnḳn: Eb 432 = H 21

[1] Siehe auch die Gruppe *irr.t m* (A IV b 5); dazu Bt 6 und 13a bei A I b; *irj m* auch: Sm 21,9 bei E VI und L 38 bei F VI sowie Pap. Beatty V Rs 4,7 bei E V.

[2] Siehe dazu § 4.

[3] = H 96 *nḏ irj m iḫ.t wʿ.t.*

[4] Ohne *wʿ.t.*

[5] Ungewöhnliche Schreibung des *m* wie der „sitzende Mann".

[6] *wʿ.t* verderbt.

[7] *iḫ.t* ausgelassen.

[8] *wʿ.t* verderbt.

[9] Siehe auch bei den einzelnen Verben.

[10] = Eb 627 *irj m iḫ.t wʿ.t.*

bb) das betreffende Verbum folgt nach *irj m iḫ.t wʿ.t*:

ꜣbḫ (*ḥr* Droge): L 46[1]
ꜣmj (*ḥr* Droge): Eb 247 = H 75; H 13
ʿṯḫ: Eb 24 (*psj ʿṯḫ*); 66; 271; 299 (*sḏr n iꜣd.t ʿṯḫ*); 326 (*psj ʿṯḫ*); 327; 328; 782
psj: Eb 24 (*psj ʿṯḫ*); 214; 326 (*psj ʿṯḫ*); H 145; 232[1]

3) neben sonstigen Verben der Drogenbereitung:

aa) das betreffende Verbum steht vor *irj m iḫ.t wʿ.t*

ʿʿf m ḥbs.w rdj mw-irj ḥr Droge: H 145
smn.ḫr.tw irj m iḫ.t wʿ.t ḥr Droge: Sm 21,15[2]

bb) das betreffende Verbum folgt nach *irj m iḫ.t wʿ.t*

irj m + Angabe einer bestimmten Form: Eb 415 (*iwšš*, folgen *sšr* und *ḫꜣw*); 597[3] (*pnsj.t 2*); 722 (*iwšš*)
rdj ḥr Droge: Eb 251 c; 319 (folgt *sḏr n iꜣd.t ʿṯḫ*)
rdj ḥr ḫ.t-Feuer: Eb 852
sšmm: Eb 124
sḏr n iꜣd.t: Eb 299 (folgt *ʿṯḫ*); 319 (folgt *ʿṯḫ*); Bln 35

b) *irj m* + Angabe einer bestimmten Form ('werde verarbeitet zu . . .')[4]

ꜣmʿ.t „Brei"	Eb 308; - - - - Eb 313 (*irj.ḫr-k sw m ꜣmʿ.t ḥr bj.t ʿḏ*)
iwšš „Teig"	Eb 343; 390; 415; 718; 719; 720; 722; H 147
ipp.t „Kügelchen"	Eb 853 a; H 32 = 151[5]
ʿmj „Schmiere"	Eb 490[6]
bj „Grütze"	H 25
bj.t „Fladen"	Eb 322; 559; 560
pʿ.t „Gebäck".	Eb 267
pns(j).t „Kugel"	Eb 597; 681
pds.t „Kügelchen"	Eb 711[5]; Ram III A 23
fkꜣ.w „Kuchen".	Eb 37; 75; 77[7]; 81; 90; 215
ftt „Fasern"	Eb 145
mt „Zäpfchen"	Eb 8; 26; 139; 140; 141; 155; 162; 163; 802; 806

[1] Ohne *wʿ.t*.
[2] Siehe dazu § 4.
[3] *iḫ.t nb.t*.
[4] Pass. *sḏm-f*; Ausnahmen Eb 313; Sm 9 (4,21); L 36 (12,11).
[5] Eb 711 (*pds.t*) = H 32 und 151 (*ipp.t*).
[6] Parallele L 17 mit abweichendem und verderbtem Text.
[7] Präposition *m* durch Zeilenbruch ausgelassen.

nwd.t „Salbe“	Eb 434[1]; H 183
nẖn „Brei“	Eb 559
ḥnb „Kügelchen“	Eb 709
ẖ3ḏ „Fladen“	Eb 308; 313
s3 „Kugel“	Bt 1[2]
sʿmw „Schluckmittel“	Eb 99; Bln 193
swj.t „Pillen“	Eb 15; 73[3]; 144; 164; H 2; Bt 38 (?)[4]; ---- Bt 6 (5,4)[5]
swš „Ballen“	Eb 811
šʿj.t „Kuchen“	Eb 136 = 151; Bln 153
šns „Kuchen“	Eb 31
št „Kügelchen (?)“	Bln 200
šd „Binde“	Eb 298
šd.t „Teig“	Eb 313; Sm 21,16; 22,2[6]
tmtw „Puder“	Eb 620a[7]; 862c; ---- Sm 9 (4,21) (Droge *nḏ.tj ỉrj.tj m tmtw*)
ṯs.t „Knoten“	Eb 811; L 40 (13,12)[8]
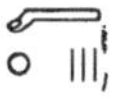 „Mehl“	Eb 168
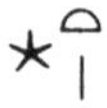	Bln 8[9]
---- *sp 2*: „2 Teile“	Sm 21,14

c) verderbte Stellen:

H 6; Bln 21; 36[10]; L 36 (12,11) (*ỉrj.tj m* [...]); Ram III B 17 (*ỉrj m* [...])

II) herstellen aus (*ỉrj m*)

Eb 123 (*mrḥ.t ỉrr.t m pr.t dgm*); Eb 251 (*rẖ ỉrr.t m dgm*); Eb 251d (*ỉw gr.t ỉrj.tw mrḥ.t-f m t3j-f pr.t*); Eb 853b (*ỉw gr.t ỉrj-sn dp.t-r3-sn*

[1] *psj ỉrj m nwd.t* = H 23 *psj m nwd.t.*

[2] *m* verderbt.

[3] Vgl. Eb 70 *ỉrj m ỉḫ.t wʿ.t*; vgl. *tmtw* mit Anm. 7.

[4] Ob Verbesserung zu *ỉrj* [*m*] *swj.t* überflüssig? Siehe A III b 3 und Anm. 5 dazu; siehe aber auch bei *tmtw*, das als direktes Objekt nach *ỉrj.ḥr-k* (A I c) wie auch in der Verwendung *ỉrj m tmtw* vorkommt. Vgl. auch L 40 bei *ṯs.t* ‘Knoten’.

[5] Verbessere *rdj* in *ỉrj* (die umgekehrte Verschreibung in demselben Rezept (5,1) *ỉrj* statt *rdj*).

[6] *mj* statt *m*.

[7] Parallele H 175 a hat dafür *ỉrj m ỉḫ.t wʿ.t*; vgl. *swj.t* mit Anm. 3.

[8] Vgl. *ỉrj ṯs.t ỉm-s* bei II (L 41).

[9] Von Wreszinski *sb3.t* gelesen, ob mit *dw3w.t* (‘Morgentrunk’?) in Eb 205 b zusammengehörend?

[10] Wahrscheinlich *ỉrj m ỉḫ.t wʿ.t* (so auch Wreszinski Kommentar); vgl. Eb 312 mit ausführlicher Bereitung derselben Drogen.

im-sn); L 41 (*irj ṯs.t im-s*)[1]; Ram III A 6 (*irj* [*ṯs.t im-f*]); Ram III B 14 (*irj ṯs.t im-f*); Ram III B 34 (*irj ṯs.t 7 im-f*); Bln 48 (*ḥnᶜ irj.t m* Drogen); – – – – Pharaob IV 1 (*irr n n3j-f pẖr.t*)

C. eine Krankheit behandeln = heilen[2]

I) positiv: *mr irj-j* 'eine Krankheit, die ich heilen werde'

a) ohne Zusatz

Eb 617 (= H 174); 857b; 858b; 859b; 863b; 864b; 865b; 867b; 868b; 871b; 872b; H 174 (= Eb 617); Bt 13a; Bln 154; Sm 1 (1,2); 2 (1,14); 3 (1,21); 10 (5,7); 11 (5,11); 12 (5,17); 14 (6,9); 15 (6,16); 16 (6,20)[3]; 18 (7,10); 19 (7,18); 23 (8,20); 25 (9,5); 26 (9,9); 27 (9,16); 30 (10,10); 32 (11,4); 34 (11,19); 34 (11,22); 35 (12,4); 36 (12,10); 38 (13,1); 40 (13,15); 41 (14,2); 42 (14,19); 43 (15,2); 47 (17,2); 48 (17,18)

b) Angabe des Mittels (durch *m*)

Eb 200a (*sp.w* . . .); 860b (*ḏw-ᶜ*); 866b (*ḏw-ᶜ*); 869c (*ḏw-ᶜ*); 870b (*ḏw-ᶜ*); Bln 161 (*sp*); Sm 39 (13,6) (*ḏ3*); 46 (16,3) (*sp.w* . . .)

II) negativ: *mr n irj.w.nj* 'eine Krankheit, die man nicht heilen kann'[4]

Sm 5 (2,15); 6 (2,22); 7 (3,13); 8 (4,9); 8 (4,12); 13 (6,7); 17 (7,5); 20 (8,4); 22 (8,14); 24 (9,2); 31 (10,17); 33 (11,13); 37 (12,21); 44 (15,9)

D. Krankheitserscheinungen hervorrufen, bewirken[5]

I) finite Verbformen

a) *sḏm-f* (Geschwulst-Krankheiten)

Eb 874a (*ᶜ3.t nt ẖnsw: iw-s irj-s i3ṯ . . . iw-s irj-s·ḫp3.wt*); Eb 869c (*ᶜ3.t nt rj.t: iw-s irj-s tm3.wt*)

b) *sḏm.n-f*

1) Geschwür/Geschwulst-Krankheiten

Eb 862a (*ḥnḥn.t nt ᶜrw.t: irj.n-s ᶜḏ*); Eb 862b (*ḥnḥn.t nt ᶜrw.t: irj.n-s ᶜḥᶜ.w nw rj.t*); Eb 866a (*ᶜ3.t nt sfṯ n mt: irj.n-f*[6] *ᶜ3.t ḥr ẖ.t-f*); Eb 873a (*ᶜ3.t nt mt.w: irj.n-sn*[6] *ṯs.wt ᶜš3.wt*); Eb 874a (*ᶜ3.t nt ẖnsw: irj.n-s ᶜ3.wt ᶜš3.wt*); Eb 876a (*sfṯ n mt: irj.n-f*[6] *ṯs.wt 7*); Sm 39 (13,5) (*tw3.w*[7]*: irj.n-sn ṯms.w*); Sm 39

[1] Vgl. L 40 (13,12) bei I b (*irj m ṯs.t*).
[2] Nur in der Verdikt-Formel belegt. – Siehe auch § 5.
[3] Suffix 1. sg. ausgelassen.
[4] Siehe § 5.
[5] Siehe auch F I.
[6] Subjekt wahrscheinlich *mt* bzw. *mt.w*; vgl. Eb 872 b (*in mt.w irr st*).
[7] Ein Vergleich mit Sm 45 legt nahe, auch hier *bnw.t* als Subjekt anzunehmen.

(13,6) (*bnw.t: irj.n-sn*[1] *wḏʿ.w nw rj.t*); Sm 39 (13,11) (*bnw.t: irj.n-sn rj.t*); Sm 45 (15,13) (*bnw.t: n irj.n-sn mw*); Sm 46 (16,1) (*sḫr*[2]*: irj.n-sn iḫ.t*)

2) Magen-Krankheiten[3]

Eb 196 (*iw irj.n-f ḫsd*); Eb 203a (*iw ṯ3j.n irj.n dp*); Eb 204a (*iw irj.n-f wḏb*)

c) pass *sḏm-f* (Geschwulst-Krankheit)

Eb 877c (*irj mw n rwtj*)[4]

II) *in* + Nomen + *irr st*

Eb 854c (*ir mw h33 im-sn . . . in ḳdd.w m ir.tj irr st*); Eb 854e (*ir idd.t msḏr.wj ḫr-s in mt 2 irr st*); Eb 855c (*ir šs ib in mt šsp rn-f irr st*); Eb 855u (*ir 3ḳ ib mh.t ib in ṯ3w n r3-ʿ ḫrj-ḥb irr st*); Eb 855v (*in mḥ ḥ3:tj-f m snf irr st*); Eb 865b (*ʿ3.t nt ḫrj-ḫ.t: in t3w hr šptj.t irr st*); Eb 872b (*ʿ3.t nt mt: in mt.w irr st*); Eb 876b (*sfṯ n mt: in sḳr n mt irr st*); Bln 161 (*inw.t nt wḫdw: in b3ḳ.w snf m iwf irr [st] r-f*); – – – – Eb 864c (*ʿ3.t nt ḥbs.w nw ḫ.t: in t3w ḥr šptj.t ḫnt m ḫ.t-f irr sw ḫr r t3*); Eb 871c (*ʿ3.t nt wḫdw: in inw.t irr s[t] r s*); Eb 856c (*iw mt 2 im-f . . . ntsn irr t3w m pḥwj.t*); Bln 163f (15,12) [?][5]

III) L 42 (*r ḫsf irr.t r-f*)

E. sonstiger Gebrauch (z. T. prägnante Verwendung)

I) Drogenbereitung[6]

Eb 35 = 185 (*irr-k srf n tr nb im-f*); Eb 837 (*irj ʿ n ḫ.t m ḫs3.w*); Bln 138 (*ir-m-ḫt irr-k thbw 5 hnw*); Sm 21,15 (*irj wʿ mj wʿ*)[7]; – – – – Bt 6 (Drogen *irj m ʿrf n ḥbs.w*)[8]

II) Beschreibung von Krankheitserscheinungen

Eb 190a (*irj-f f3j.t nt srj.t*); Eb 207a (*iw ib-f irj-f dbdb*)[9]; Eb 855q (*irj.t nhj pw n h3j.t r ḫrw in ḥ3.tj-f*); Eb 855w (*irj-f sp.w nw ʿm ib-f*); Sm 7 (4,3) (Augenbraue: *irj sp n sfr.t n ḥrw sp n k3p*

[1] Fälschlich in *irj.n-f* verbessert.

[2] In der Glosse als *iḫ.t* aufgenommen, daher wohl der Plural *irj.n-sn.*

[3] Subjekt wahrscheinlich jeweils *šnʿ*, auch wenn nicht besonders genannt.

[4] (Die Schwellung ist eingesunken) ‘nachdem Wasser nach außen hervorgebracht worden ist’; vgl. Sm 45 (15,13).

[5] Wahrscheinlich Rest einer solchen Konstruktion, nur *irr sw* erhalten.

[6] Hier nur Fälle, die nicht in Gruppe A aufgenommen sind.

[7] Vorher: Droge *irj m sp 2.*

[8] Wahrscheinlich Verwechselung mit *rdj*, so (aber umgekehrt) noch einmal in diesem Rezept, siehe S. 88 Anm. 5.

[9] Ob Umschreibung eines 4-rad. Verbs?

n ḫrw); Carlsb V (*ỉr ỉrj-s ḳjs . . . nn msj-s r nḥḥ ỉr ỉrj-s ḏʿw . . . ỉw-s r msj.t*); Ram III B 17 (*n ỉrj ẖḫ-k hwhj*)

III) eine Zeit zubringen

Bln 120 (Mann: *ỉrj-f ꜣ.t nt šm.t ỉj.t*); Mutt u K J (7,4) (Kind: *ỉrr-f hrw grḥ*); Eb 57 (Droge: *rdj ỉrj-f hrw 4 ḥr* Droge); Eb 307 (Droge: *rdj.ḫr-k ỉrj-s hrw 4 wrš-s n šw*)

IV) gehen (wörtlich: Gehen machen): Ram III A 32 (*ỉrj.t šm.t*)

V) schriftlich machen (*ỉrj m sš*): Pap. Beatty V Rs 4,7

VI) einen Alten zu einem Jungen machen (*ỉrj m*): Sm 21,9

VII) etwas tun (ohne ausgedrücktes Objekt)[1]

a) in der Formel *ỉrj mꜣꜣ-k* 'tue [es] und du wirst [den Erfolg] sehen' Eb 356a; 417; 418; 589 (75,12 und 14); 716; Bln 46

b) in Vergleichen mit *mj ỉrr.t* 'wie man es tut . . .' Eb 311 (*ʿtḫ mj ỉrr.t r ḥk.t*); Sm 20 (8,2) (Augen mit dem Handrükken abwischen: *mj ỉrr.t ḫrd*); KV 68 (Behandeln: *mj ỉrr.t r ḫrj-sk.t*)

c) in Verbindung mit *ḳsn*: 'es ist schwierig, es zu tun' Sm 19 (7,16) (*ỉw ḳsn ỉrj.t-f*); Sm 48 (17,17) (*n ḳsn ỉrj.t-f*)

d) Sm 30 (10,10) (*ỉrr-f ḳsn mꜣꜣ ḫpr m-ʿ-f* 'wenn er [es] tut, so ist es schwierig zu sehen, daß es durch ihn geschieht')

e) Sm 20 (8,3) *n rḫ-f ỉrr.t-f* 'er weiß nicht, was er tut'

VIII) eine Blüte bilden: Eb 294 = H 35

IX) *ỉr.t p.t* Eb 766e als Droge siehe Drogen-W.B.

X) Verderbt:
L 23 (?)[2]

F. Verwendung im Zauber

I) (Krankheitserscheinungen)[3] hervorrufen, bewirken[4]

a) in der Beschwörungsformel *m ỉrj* + Krankheit[5]
Eb 811 (dreimal); L 55 (dreimal); ---- L 34 (11,9) (*ỉm-ṯn ỉrj* + 3 Krankheitsnamen)

b) sonst:
Eb 61 (19,8) (zweimal) = Bln 189; L 34 (11,8); ---- L 14 (5,5 und 6)[3]

[1] Siehe auch eine Reihe von Formen ohne ausgedrücktes Objekt unter A III.

[2] Wreszinski liest *ỉrj ỉr.t wnm.t m-ʿ ṯs.t* und übersetzt 'Versieh das rechte Auge mit einer Binde'; vgl. dazu Gruppe F VI.

[3] L 14 sind *mw* 'Wasser' und *fnṯ* 'Würmer' als etwas Schädliches für das Land genannt.

[4] Siehe auch Gruppe D.

[5] Beachte die Dreigliedrigkeit in allen Fällen.

c) Krankheit nicht genannt:
Eb 2 (1,13); 61 (19,9)

II) (einen Sohn) erzeugen
L 14 (5,2) (*Ḥr s3 Wsjr ỉrj.n 'Is.t*)

III) (Zauber, Beschwörung, Schutz) bereiten[1]
Eb 1 (1,3) = H 78 (6,7) (*ṯs.w*); Eb 811 (95,8–9) (*šn.t*); Bln 190 (21,7 zweimal; 21,8) (*s3*); 190 (21,9) (*ḥmw.t-Rꜥ*); L 25 (8,8) (*šn.t*); Bt Rs 2,6 und 2,7 (*rsj*); Ram IV C 15 (*s3*); C 17 (*ỉḫ.t*)

IV) Verschiedene Objekte
Eb 1 (1,9) = H 78 (6,9) (*dmḏ.t*); Eb 3 (*mrj.t-f*); Bln 163a (*šms-ỉtn*); L 14 (5,6) (*ḥtp-nṯr*); 46 (*w3.t*); Bt Rs 2,4 (*n.t-ꜥ*); Pap. Beatty VIII Vs 5,1 (*wdn*)

V) tun, geschehen (ohne bestimmtes Objekt bzw. Subjekt)
Eb 131 (30,9); L 25 (8,8); 36; Ram III B 27; Bt Rs 2,7; ---- Eb 131 (30,9) (*ỉrj ỉḫ.t*); Ram IV C 22 und 23 (*ỉrj ỉḫ.t*); Ram III B 28 (*ỉrj mn.t-ỉrj.t*)

VI) versehen mit (?)[2]: L 38 (Zauberdroge *ỉrj m rn n ḫftj pf*)[3]

VII) Hilfsverb (Relativform nach Infinitiven)[4]: L 1[5]; 2[6]

VIII) Verderbt:
Bt Rs 1,3; Ram IV D III 3

G. Verderbt und unklar

Ram III A 28; fragm 36

§ 1 (zu A III a): Die Form *ỉrj.ḫr-k*, die gewöhnlich nach der Untersuchung (*ỉr ḫ3j-k* u. ä.) und der eigentlichen Diagnose (*ḏd.ḫr-k*) die Behandlung einleitet (siehe dazu Grapow, Grundriß II S. 34–35), kann durch eine Reihe von Formen ersetzt werden. Hierzu rechnet nicht die Form *ỉrj.ỉn-k* (A II), die eigentlich nur eine Art Variante ohne erkennbaren Unterschied der Bedeutung darstellt, sondern die unter A III a angeführten Formen und die Nominalform *ỉrr.t* (siehe § 2), die an Stelle einer erwarteten *ỉrj.ḫr-k*-Form auftreten. Für den Wechsel von *ỉrj.ḫr-k* mit *ỉrr-k* vgl. Eb 616 (*ỉrr-k*)

[1] Vgl. Gruppe A.
[2] Siehe auch Gruppe B (Drogen *ỉrj m*) und E VI sowie E X (*ỉrj m-ꜥ*).
[3] Wreszinski: 'beschrieben mit dem Namen jenes Feindes'.
[4] Vgl. Näg.Gr. § 411 und Äg.W.B. I 112,5–6.
[5] Die von Wreszinski (S. 171) vorgenommene Ergänzung von *n* vor dem Objekt *mw* ist nicht erforderlich (siehe die in Anm. 4 genannten Belege).
[6] Ob *ỉj.t [pw] ỉrj.n*?

mit der Parallele H 173 (*irj.ḫr-k*) und Eb 766b, wo *irj.ḫr-k* zu *irr-k* verbessert ist.

§ 2 (zu A IV): Bei der Loslösung des durch *irj.ḫr-k* eingeleiteten Rezeptteiles (der Behandlung) aus der vollständigen Diagnose wurde die finite Form *irj.ḫr-k* offenbar in die Nominalform *irr.t* umgewandelt (vgl. Eb 251d *irj.tw* mit Eb 123 *irr.t*); zum Gebrauch von partizipialen Ausdrücken in Überschriften siehe Gardiner, Grammar § 390. – Der Ausdruck *irr.t* kann selbständig stehen (siehe IVa) oder an *pḫr.t* (und ähnliche Ausdrücke wie *sp*, *gsw*, *sdm*, *k3p.t*), *k.t pḫr.t* oder nur an *k.t* anschließen; bei den Fällen, in denen *irr.t* an etwas anschließt, bleibt es zweifelhaft, wie weit *irr.t* seine Selbständigkeit bewahrt ('ein anderes Heilmittel: was gemacht wird . . .') oder zu einem attributiven Zusatz wird ('Heilmittel, das gemacht wird . . .'). Für den Gebrauch als selbständige Apposition sprechen Fälle wie z. B. Eb 482 (siehe dazu Grapow, Grundriß II S. 49 unten) und solche, in denen (falls nicht fehlerhaft!) *irr.t* auf ein maskulines Beziehungswort folgt: Bt 5 (*kjj sp irr.t*); Bln 80 und 99 (*gsw irr.t*).

§ 3 (zu A): Der Kranke „für" den ein Heilmittel bereitet wird, ist im allgemeinen durch *n* angeschlossen (siehe Seite 81 Anm. 2; A IV b 1 aa; IV c 2); in den sogenannten Göttermitteln steht *ḥr* „für" Gott NN (IV c 1). – Dagegen überwiegt die Präposition *r*, wenn der kranke Körperteil (IV b 2 aa) oder die Krankheit (b 3 aa) genannt ist, „gegen" die das Mittel bereitet wird. Da diese Regeln jedoch nicht ausnahmslos sind (z. B. Eb 526: Nennung des Kranken durch *r*; Eb 349: Nennung der Krankheit durch *n*), macht die Bestimmung einer pronominalen Form *n-f* bzw. *r-f* oft Schwierigkeiten, weil der Bezug auf den Kranken bzw. die Krankheit nicht immer mit Sicherheit zu erkennen ist; hinzu kommt, daß in gewissen Fällen gar kein Bezug auf den Kranken bzw. die Krankheit vorzuliegen scheint, sondern ein neutrisches 'dafür' bzw. 'dagegen' gemeint ist (siehe dieselben Schwierigkeiten bei *ḏd.ḫr-k*). – Für den Wechsel von *n* und *r* zur Angabe des kranken Körperteiles, für bzw. gegen den das Mittel bereitet wird, siehe Eb 644 (*r*) und die Parallele H 99 (*n*); vgl. auch die Konstruktionen *irr.t r* + Infinitiv und *irr.t n* + Infinitiv (IV b 4). – Schließlich gibt es Fälle, in denen beide Präpositionen gebraucht sind: Eb 197b und 203b (*irj.ḫr-k n-f sp.w r-s*).

§ 4 (zu B I a): Die Angabe *irj m iḫ.t wꜥ.t* 'werde zu einer Masse verarbeitet' scheint in allgemeinster Form die Verarbeitung der Drogen zu bestimmen. Dabei wurde vorausgesetzt, daß der Fachkundige die spezielle Verarbeitung (kochen, zerreiben, durchseihen usw.) auf Grund der Drogen und auf Grund weiterer Angaben (wie 'werde eingenommen' oder 'werde damit verbunden') jeweils richtig durchführt. Eine Reihe von Parallelfällen ersetzt das allgemeine *irj m iḫ.t wꜥ.t* durch konkrete Angaben: Eb 14 [= Eb 9] hat *nḏ snꜥꜥ*; ebenso Eb 552 [= Eb 9]; dagegen gibt Eb 12 für dieselben Drogen und denselben Zweck *ˁṯḫ* als Verarbeitung an (ob ein ursprüngliches *irj m iḫ.t wˁ.t* hier von verschiedenen Bearbeitern verschieden ausgelegt worden ist?). Ebenfalls *ˁṯḫ* statt *irj m iḫ.t wˁ.t* hat Eb 133 [= Eb 148]; H 83 hat *psj ˁṯḫ* [= Eb 225]; Eb 317 *psj* [= Bln 34]; Eb 73 *irj m swj.t* [= Eb 70]; Eb 620a *irj m tmtw* [=H 175a]. – Die Angabe *irj m iḫ.t wˁ.t sḏr n i3d.t* (Bln 35) wird Eb 122 durch *sḏr n i3d.t ˁṯḫ* ersetzt (vgl. dazu die oben genannten Fälle, in denen *ˁṯḫ* statt *irj m iḫ.t wˁ.t* erscheint). Statt des einfachen *irj m iḫ.t wˁ.t* (Eb 627) hat H 96 ein erweitertes *nḏ irj m iḫ.t wˁ.t*. – Wie in dem zuletzt genannten Fall H 96 steht *irj m iḫ.t wˁ.t* oft neben einem oder mehreren speziellen Verben der Drogenbereitung (B I 2 und 3); die unter 2 genannten Verben können ebenfalls ohne *irj* auftreten: Eb 246 *psj irj m iḫ.t wˁ.t* = H 74 *psj m iḫ.t wˁ.t*; H 175b *nḏ irj m iḫ.t wˁ.t* = Eb 620b *nḏ m iḫ.t wˁ.t*. Die unter 2bb angeführten auf *irj m iḫ.t wˁ.t* folgenden Verben sind dann eventuell durch ‘nachdem . . .’ oder ‘indem . . .’ zu übersetzen (vgl. Bt 5 mit Eb 242 = H 75; H 13 und *3mj* § 3), so daß z. B. ein *ˁṯḫ m iḫ.t wˁt* der Angabe *irj m iḫ.t wˁ.t ˁṯḫ* entspricht. – Wie die Verben der Drogenbereitung oft als selbstverständlich ausgelassen werden, so kann auch das farblose *irj m iḫ.t wˁ.t* fehlen: Bln 29 [= Eb 315]; H 238 [= H 95].

§ 5 (zu C): Zur grammatischen Auffassung von *irj.w.nj* siehe Breasted, Kommentar S. 160–161 und Gardiner, Grammar § 486 Obs. 2. – Gegen Breasted, der *nj* auf *mr* beziehen will („for which“) spricht das Fehlen eines solchen Bezuges bei der positiven Form. Vielmehr ist in *nj* das unpersönliche Subjekt zu sehen (dem Suffix *-j* der positiven Form entsprechend); *nj* steht wahrscheinlich für *n* + Suffix (vgl. den Gebrauch von *irj* (= *r* + Suffix) und *imj* (= *m* + Suffix) sowie Lefebvre, Grammaire § 540 zu Schiffbr 131 und Gardiner a. a. O. zu Lebensm 104); es handelt sich damit um die Form *n sḏm.n* + unpersönlichem Suffix in der Bedeutung ‘nicht . . . können’; zur Schreibung mit der Endung *-w* vgl. Gardiner, Grammar § 447 und § 486 Obs. 2: „It would almost look as though the origin of *sḏm.n.f* from perf. pass. part. + preposition *n* were here remembered“. – Während in der positiven Formel die prospektive Relativform vorzuliegen scheint (Breasted S. 95), also eine echte Relativkonstruktion, gebraucht die negierte Formel einen virtuellen Relativsatz, obwohl das Beziehungswort in seiner Determinierung keinen Unterschied zum positiven Fall erkennen läßt. Zum Gebrauch von Erzählungsformen als Relativformen nach determiniertem Nomen siehe Westendorf, Gebrauch des Passivs S. 130–132, besonders Nr. 268 und 269 (Bauer B 1, 296–297), wo ebenfalls das Pronomen des log. Objekts ausgelassen ist, das man nach *n irj.w.nj* eigentlich erwartet.

§ 6 (zu E VII a): In der Formel *irj m33-k* liegt der für die Sprache der Medizin seltene Fall vor, daß der Imperativ verwendet ist; – dagegen ist die von Breasted als Imperativ erklärte Form *irj* in Sm 4 (2,7) sicher das pass. *sḏm-f* (siehe dazu die Beispiele in Gruppe A III b 3 und Grapow, Untersuchungen II S. 23b).

irj zugehörig

als attributives Adjektiv: 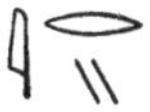 Eb; Sm; L 44; Ram III; Kah

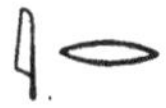 Eb 808 (vor Suffix) 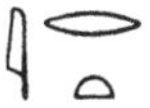 Ram III B 28 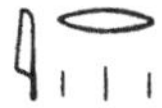 H

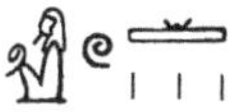 L 36 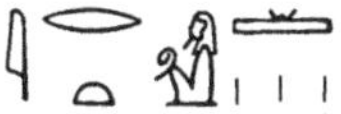 L 24

als Substantiv: 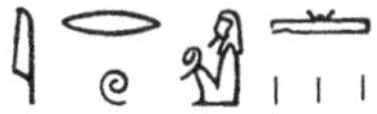 H 215 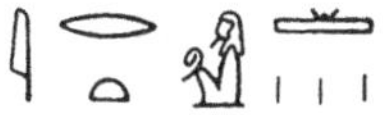 H 216

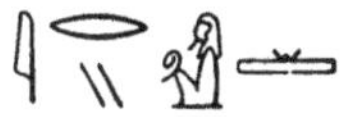 Pap. Beatty XV 6 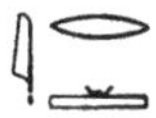 Sm

I) attributiv nach einem Substantiv
  a) adverbial (ohne Suffix)
    1) an verschiedenen Substantiven (wie ein Suffix-Ersatz)

ḥtj 'Rauch'	Eb 320; 325; 793; 795; Sm 21,3
ss 'Asche'	Ram III B 6
mw 'Wasser'	Eb 356a; 567; 781; H 128; 145; Sm 21,17
ṯ3w 'Luft'	Ram III A 18
smj 'Dickmilch'	Eb 642 = H 111
pr.t 'Früchte'	Sm 21,12
pḥwj 'Ende'	Eb 831
gs ḥrj 'Oberseite'	Eb 792; Kah 17
wd.t 'Verlagerung'	Sm 43 (15,5)
ḏr (?)	L 44 (Zaub)

    2) in zusammengesetzten Ausdrücken

mj.t.t-irj	Kah 10
mn.t-irj.t	Ram III B 28
ḥr-s3-irj	Eb 325

  b) mit Suffix
    Eb 808 (*tp irj-f*); L 24 (8,6 und 7) (*ḏw.t irj.t-ṯn* ... *ḏw.t irj.t-j*)
  c) mit Substantiv: L 36 (12,7) (*š3rw irj.w ḥr*)

II) als Substantiv
  a) mit Substantiv
    H 215 (*irj.w-pt* zweimal; *irj.w-t3*; *irj.w-šnj*)
  b) *irj n* + Substantiv in Buchtiteln
    1) *irj n wbnw* „Was zur Wunde gehört": Sm 5 (2,17); 41 (14,10)
    2) *irj n wt* „Was zum Verbinder gehört": Sm 19 (7,21)

c) *irj.t* „das Zugehörige“ = „die pflichtmäßige Tätigkeit“ H 216; ---- Pap. Beatty XV 6 (?)

§ 1: *irj* ist die Nisbe der Präposition *r*.

irw Wesen; Gestalt

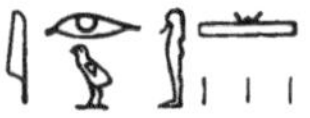 Eb 205b

ein Magenkranker: *irj.ḫr-k n-f dw3w.t 4 m ḏsfw ʿḳ r-f ḏdb irw-f*

§ 1: Der Sinn der Stelle muß etwa sein: „du sollst ihm 4 am Morgen einzunehmende Mittel machen, in Form eines *ḏsfw*-Mittels (vgl. Eb 200b), das zu ihm (dem Kranken? dem Magen?) eindringt und sein Wesen (ob: „Lebensgeister“?) anstachelt“. – Anstachelnde Mittel (*sp.w ḏdb*) werden Eb 191b = 194b verwendet.

irwtn [Krankheit]

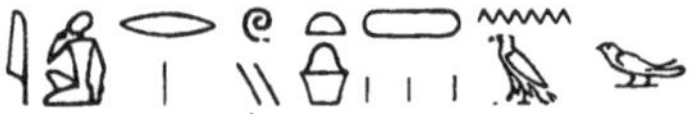 H 171

pḫr.t nt ssnb irwtn [Applikation: Einnehmen und Schnitt (Aderlaß?) auf dem *ins.t*-Bein]

§ 1: Der Schreibung nach ein fremdländischer Name; vorher wurde die *t3-nt-ʿ3mw*-Krankheit behandelt. Die gegen *irwtn* verwendete Droge wird im folgenden Rezept gegen *sšpn* verschrieben; ob *sšpn* der ägyptische Name von *irwtn* ist? Vgl. Massarts Bemerkungen zu *ʿḫw* und *smn* bei *ʿḫw*.

irp [...?...][1]

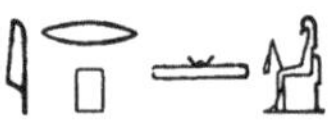 Ram IV D III 2 (Zaub)

irtjw Beschaffenheit; Färbung

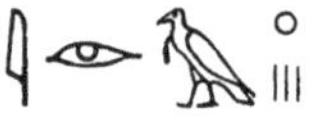 Eb 858a; Sm 7 (3,20 und 21); 19 (7,20); 41 (14,13); 46 (16,14) 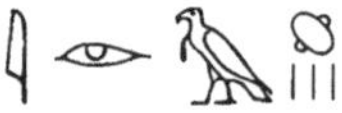 Eb 860a; 861a 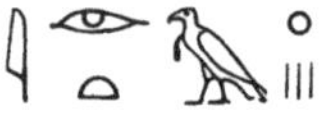 Sm 9 (5,1); 19 (7,20); 46 (16,1) 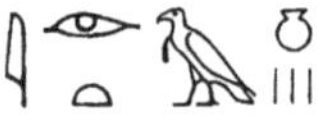 Sm 41 (13,22)

[1] Ob es sich um ein göttliches Wesen handelt, dessen Namen von *irp* ‘Wein’ abgeleitet ist? Vgl. Äg.W.B. I 115,10 und 12.

I) Färbung[1]

Sm 7 (3,20–21) (*ir iw ḥr-f ṯms: dšr irtjw ḥr-f pw mj irtjw pr.t ṯms.t*); Sm 19 (7,20) (*ir ir.tj-f[j] šsm.tj: dšr irtjw ir.tj-fj mj irtjw š3s*); Sm 41 (14,13) (*ir ṯms sp.tj-fj: dšr sp.t-f pw mj irtjw ṯms.t*); Sm 46 (16,1) (*sḥr tp ʿr: irj.n-sn iẖ.t n ʿb3 irtjw[-sn]*); Sm 46 (16,14–15) (die Glosse dazu) (*ir n ʿb3.n irtjw-sn: tm nbjbj.w inm-sn pw*); Eb 860 a (*ḥnḥn.t*-Geschwulst/Geschwür: *iw irtjw-s ḥḏj dgj*)

II) Beschaffenheit[1]

Sm 9 (5,1) (*p3k.t: irtjw mj swḥ.t nt njw*); Sm 41 (13,22) (*iw p3js.t nt.t m r3 n wbnw pf mwj š3m irtjw-sn*); Eb 861 a (*ḥnḥn.t*-Geschwulst/Geschwür: *iw irtjw prj.t im-s mj i3r.t nt whʿw srw wr*); Eb 858 a (*ḥnḥn.t*-Geschwulst/Geschwür: *gmm-k sj mj irtjw ẖsd ẖnn*)

§ 1: Unter I sind nur die Fälle aufgenommen, die deutlich eine Farbe nennen, und zwar handelt es sich um die verschiedensten Farben (vgl. dazu Gardiner, ZÄS 47, 1910, 162–163); es ist nicht ausgeschlossen, daß mit Ausnahme von Sm 41 („heiß ist ihre Beschaffenheit") auch in den unter II aufgeführten Fällen die Farbe als wesentlichster Faktor der Beschaffenheit mitspielt.

§ 2: Ob es sich bei *irtjw* um eine Bildung von *irj* 'befindlich an' handelt?

irṯ.t Milch

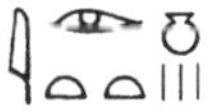 Eb; L

I) Muttermilch

a) Prüfung, ob sie gut oder schlecht ist
   Eb 796 (*m33 irṯ.t nfr.t*); Eb 788 (*m33 irṯ.t bjn.t*)

b) Rezept zum „Holen" der Milch (bei einer Amme)
   Eb 836 (*inj.t irṯ.t n mnʿ.t šdj.t ẖrd*)

c) von Isis (Zauber)
   L 46 (*m irṯ.t-j m mw snb imj.tw mnḏ.wj-j*)

II) als Droge (von Mensch, Tier und Sykomore) siehe im Drogen-W.B.

ih Leiden

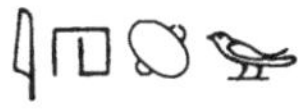 Eb 191 c; 194 c 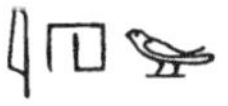 Sm 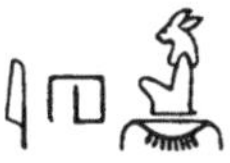 Sm 47 (17,13)

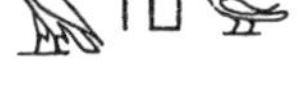 Eb 356 b; 865 b 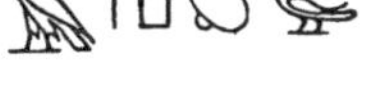 Eb 191 c

[1] Siehe § 1.

a) bei Verletzungen und Wunden (Pap. Smith)
   1) krankhafte Folgeerscheinungen treten auf „infolge[1] seines Leidens“
      Sm 3 (2,1); 7 (3,18); 7 (3,20); 39 (13,11)
   2) Patient wird ruhig hingelegt, „bis die Zeit seines Leidens vorübergegangen ist“
      Sm 4 (2,7); 5 (2,16); 19 (7,19); 29 (10,8); 47 (17,13)
   3) sonst
      Sm 8 (4,15–16 und 16) (*m gs-f ẖrj ỉh pn*); Sm 46 (16,13) (*wnn ỉḫ.t pw šfw wr ḥr ỉh ntj m ḳ3b.t-f*)

b) bei Magen-Verstopfungen
   Eb 191c (37,15) = 194c (38,15) (*šw m ỉh*); Eb 191c (37,16) (*3h*) = Eb 194c (38,10) (*ỉh*) (*ỉw ỉh pn h3j*)

c) bei einer Augen-Krankheit
   Eb 356b (Zaub) (*ḏb3 3h 3dw*)

d) bei einer *ʿ3.t*-Geschwulst
   Eb 865b (*3h ḥrw ṯ3w m ẖrj n ẖ.t-f*)[2]

§ 1: Wie die Aufgliederung a–d zeigt, wird *ỉh* als allgemeiner Ausdruck für die verschiedensten Krankheitsarten verwendet; besonders deutlich kommt dies im Gebrauch des Pap. Smith zum Ausdruck, wo *ỉh* in den Glossen zur Wiederaufnahme der vorher genannten speziellen Krankheit dient.

ỉhm langsam gehen

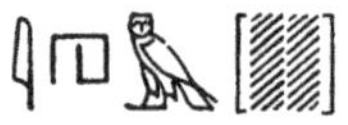 KV 64

vom *ỉb*-Herzen eines kranken Rindes: *ỉb-f ỉhm* [. . .]

ỉhhj der Jauchzende (als Name eines göttlichen Wesens)

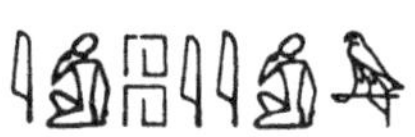 Sm 20,3 (Zaub)

ỉḥ[3] (männliches) Rind

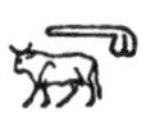 KV

[1] *m-ʿ*; nur Sm 3 gebraucht *m*.
[2] Ob *3h* hier ein Verbum ‘in schlechtem Zustand sein’?
[3] Zur Lesung vgl. Sethe, Dram. Texte Kommentar S. 137 zu 32a.

1) Krankheiten des Rindes
KV 34 (*šs3w m33 iḥ ẖr nf.t*); KV 57 (*šs3w m33 iḥ ẖr wšᶜ.w m pr.t*); KV 58 = 61 (*ir m33-j iḥ ẖr [wšᶜ.w] m pr.t*)
2) in Drogen-Verbindungen siehe Drogen-W.B. Seite 607

jḥ gehen

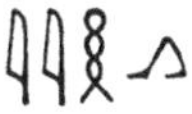 L 42 (Zaub)

iḥ [...?...][1]

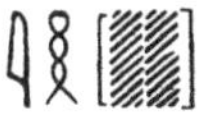 L 40 (Zaub)

iḥw Stall

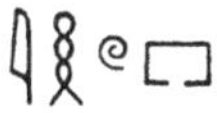 L 2 (Zaub)

iḫ [Wunschpartikel]

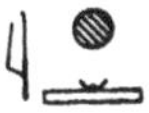 Ram III B 28 (Zaub)

§ 1: Vor *sḏm-f* mit finalem Sinn: „daß, damit“

iḫ.t Sache; Ding; etwas

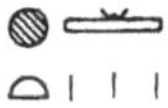 Eb; H; Bln 7; 35; 64; 99; 161; 195 (zweimal); Sm; L; Kah; Bt; Ram IV; Ram III fragm 1; Carlsb; Pap. Leid 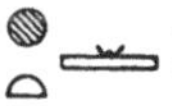 Bln 34; Ram III N 1 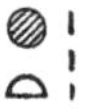 Bln 84; KV 29  Ram V 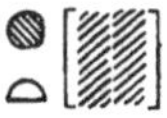 Pap. Beatty XV 8 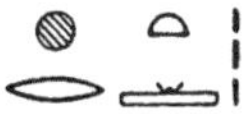 Bln 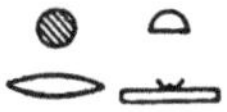 Bln 94; 161 (14,9)

I) nicht näher bezeichnete Krankheitserscheinungen[2]
a) *iḫ.t* ohne Zusatz
Eb 3 (*pẖr.t: dr.t iḫ.t m ib-j pn*) (Zaub); Eb 123 (*mj ntj n ḫpr iḫ.t*

[1] Wreszinski liest 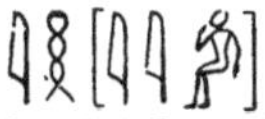 und übersetzt „Kind“; vgl. Äg.W.B. I 121,10.

[2] Z. T. durch *mj*-Vergleiche oder sonstige Zusätze verdeutlicht: durch *mj* die abgesetzte Gruppe Eb 207 d bis Kah 31 (bei I a), durch sonstige Zusätze Eb 873 a und Sm 46 (am Ende von I a), H 132 (am Ende von I b 1) und die Gruppen I b 2–4 und I c.

r-f)[1]; Eb 588 (*k.t rdj.t wḥn iḫ.t ḏs-s*); Eb 869c (*ˁ3.t*-Geschwulst: *ir spj iḫ.t m tm3w.t-s*); Eb 871c (*ˁ3.t*-Geschwulst: *imj-k rdj spj iḫ.t im-s*); H 130 (*rdj r iḫ.t ḫpr.t snf im-s*)[2]; Bln 161 (*iḫ.t m ḥr-f*); Sm 20,14 (*gmm-k iḫ.t m gs ḥrj ḫp3-s*); KV 29 (*snf ḳfn im iḫ.t im ḥs3 r3-pw*); ---- Eb 207d (*iw iḫ.t h33 m pḥwj.t-f mj . . .*); Eb 831a (*s.t p3 n-s h3j.t iḫ.t mj mw*); Eb 833a (*iw-s bšj-s iḫ.t mj ḥbb.t*); Eb 855f (*sḫp iḫ.t m r3-ib-f mj . . .*); Eb 857a (*ḥnḥn.t*-Geschwulst: *iw iḫ.t ḥr-s mj pˁpˁj.t*); Eb 869c (*ˁ3.t*-Geschwulst: *iw iḫ.t im-s mj ḥs3 prj iḫ.t m-s3 nf3 mj mnḫ*); Eb 871c (*ˁ3.t*-Geschwulst: *iw iḫ.t prj im-s mj mw nw ḳmj.t*); Eb 874a (*ˁ3.t*-Geschwulst: *iḫ.t im mj nt.t ṯ3w im*); Eb 875c (*ˁ3.t*-Geschwulst: *wnn iḫ.t im-s mj mnḏr n pnw*); Kah 31 (3,23 und 24) (*gmj-k iḫ.t ḥr-s mj . . . ir gr.t m33-k iḫ.t ḥr ir.tj-sj*)[3]; ---- Eb 873a (*ˁ3.t*-Geschwulst: *wnn-s mj iḫ.t šptj m ṯ3w*); Sm 46 (16,1) (Geschwülste: *irj.n-sn iḫ.t n ˁb3 irtjw*[*-sn*])

b) *iḫ.t nb.t*

1) ohne weiteren Zusatz

Eb 229 (*dr . . . sḳr iḫ.t nb.t*); Eb 246 (*mn.t nb.t*: *m wḫdw m wḫd.t m s.t-ˁ m iḫ.t nb.t*); Eb 251d (*mj ntj n ḫpr iḫ.t nb.t r-f*)[4]; Eb 530 und 536 (*ssnb iḫ.t nb.t mn.t s m st3 nb*); Eb 599 ([*mr.t wnn.t m ḫnw ḥˁw*]: *wt iḫ.t nb.t mn.t nb.t ḥr-s*); Eb 876a (*sḳr n iḫ.t nb.t m ˁ.t nb.t*); Eb 630 (*snhp iḫ.t nb.t*); Eb 637 (*sgnn iḫ.t nb.t*); Eb 695 (*k.t nt snhp iḫ.t nb.t*) = H 142 (*snhp iḫ.t nb.t*); Sm 8 (4,5) (Schädelbruch unter der Kopfhaut: *n wnt iḫ.t nb.t ḥr-f*); Bt 7 (*pḫr.t* [*nt*] *iḫ.t nb.t m pḥwj*); Kah 17 (2,27 und 29) (*ir tm h3j n-s iḫ.t nb.t*); ---- H 132 (*pḫr.t nt wb3 iḫ.t nb.t ḫpr.t ḏs-s*)

2) *iḫ.t nb.t ḏw.t*

Eb 22 (*sh3j.t iḫ.t nb.t ḏw.t nt.t m ḥˁw n s*); Eb 115 (*k.t nt tm rdj ḫpr srf.t iḫ.t nb.t ḏw.t r ˁ.t nb.t*); Eb 131 (30,11) (*dr . . . iḫ.t nb.t ḏw.t nt.t m ḥˁw-j pn m iwf-j pn m ˁ.t-j iptn*) (Zaub); Eb 131 (30,15) (*dr . . . iḫ.t nb.t ḏw.t ntj m iwf-j pn m ḥˁw-j pn m ˁ.t-j iptn*) (Zaub); Eb 231 (*dr . . . sḳr iḫ.t nb.t ḏw.t*); Eb 245 (*wt . . . s.t-ˁ iḫ.t nb.t ḏw.t*); Eb 385 (*dr . . . iḫ.t nb.t ḏw.t imj ir.tj iptn*) (Zaub); Eb 392 (*k.t pḫr.t nt ir.t ḫpr iḫ.t nb.t ḏw.t r-s*); Bln 84 (Nachschrift: *dr iḫ.t nb.t ḏw.t*);

[1] Die Parallele Eb 251 d mit *iḫ.t nb.t* siehe unter I b 1; siehe auch S. 103 Anm. 2.

[2] Die Parallele Eb 725 hat *ˁ.t nb.t* „irgendeine Körperstelle" statt der Krankheit.

[3] *iḫ.t ḥr ir.tj-sj* ist die Wiederaufnahme der oben beschriebenen *iḫ.t ḥr-s mj . . .*

[4] Die Parallele Eb 123 mit einfachem *iḫ.t* siehe bei Ia; siehe auch S. 103 Anm. 2.

Bln 115 (Nachschrift: *dr iḫ.t nb.t ḏw.t m ib n s*); Bln 148 (*pḫr.t* [*nt*] *dr iḫ.t nb.t ḏw.t wnn m ḫ.t*); L 24 (*iḫ.t nb.t ḏw.t . . . ntj m ḥʿw*[*-j*] *pn m ʿ.t-j iptn*) (Zaub)

3) *iḫ.t nb.t bjn.t ḏw.t*

Eb 247 (*m mr.t nb.t m tp m iḫ.t nb.t bjn.t ḏw.t*) = H 75 (*m mr n tp . . . . m iḫ.t nb.t bjn.t ḏw.t m tp m ʿ.t nb.t*); Ram IV C 22 und 23 (*nn irj-k iḫ.t nb.t r-s bjn ḏw*) (Zaub)

4) *iḫ.t nb.t bjn.t ḏw.t dšr.t*

Eb 2 (1,14) (*sfḫ-ṯ wj m-ʿ iḫ.t nb.t . . . .*) (Zaub); Eb 2 (1,19) (*nḥm.n-k wj m-ʿ iḫ.t nb.t . . .*) (Zaub)

c) sonstige Zusätze

1) *iḫ.t šfw*

Sm 39 (13,10) (*bnw.t*-Geschwüre: *wnn iḫ.t pw šfw . . .*); Sm 46 (16,13) (*sḫr*-Geschwulst: *wnn iḫ.t pw šfw . . . .*)

2) *iḫ.t nḥȝ*

Sm 4 (2,3) (Klaffwunde am Kopf: *gmm-k iḫ.t im nḥȝ*)

3) *iḫ.t dšr*

Sm 39 (13,11) (Geschwüre: *irj.n-sn rj.t iḫ.t dšr*); Sm 46 (16,16) (keine Rötung: *tm wn iḫ.t pw ḥr-s dšr*)

II) in der Verbindung *m iḫ.t wʿ.t* 'zu einer (= einheitlichen) Masse' verarbeiten: in der Drogenbereitung

a) mit folgenden Verben belegt:

ȝbḫ 'vermischen'	siehe bei *ȝbḫ* II
ȝmj 'mischen'	siehe bei *ȝmj* II
irj 'machen'	siehe bei *irj* B I a
ʿṯḫ 'durchpressen'	siehe bei *ʿṯḫ* II b
psj 'kochen'	siehe bei *psj* A II b 2 aa und bb
nḏ 'zerreiben'	siehe bei *nḏ* II a 2 bb
nḏ snʿʿ 'fein zerreiben'	siehe bei *nḏ* II b 2 bb
hbḳ 'zerstoßen'	siehe bei *hbḳ* III
ḫtm 'einschließen'.	siehe bei *ḫtm* I b
sjn 'verreiben'	siehe bei *sjn* I b
šbn 'mischen'	siehe bei *šbn* A 2
ḳnḳn 'zerkleinern'	siehe bei *ḳnḳn* II b
dmḏ 'vereinigen'	siehe bei *dmḏ* I a
Verbum zerstört	Pap. Leid Recto XXVI 9 und X 9; H 255

b) *iḫ.t nb.t* 'irgend etwas' wie *iḫ.t wʿ.t* gebraucht:

irj m iḫ.t nb.t: Eb 597

ḫtm m iḫ.t nb.t: Eb 244

III) in prägnanten Wendungen der Medizin-Sprache

a) *spr r iḫ.t* 'zu etwas gelangen' (vom Patienten, der zur Krise gelangt)

1) in der Glosse erklärt
Sm 4 (2,10) (*ir rḫ-k spr-f r iḫ.t: ḏd pw rḫ-k mt-f r ʿnḫ.t-f*)

2) in der Diagnose: Sm 4 (2,8); 6 (2,23); 7 (3,8); 7 (3,15); 8 (4,9); 21 (8,9); 37 (12,19)

b) *irj iḫ.t* (*nb.t*) 'etwas unternehmen'

nur negiert, als Warnung an den Arzt, den Fall nicht (weiter) zu behandeln

1) *imj-k irj iḫ.t* (*nb.t*) *r-s*: Eb 874c; 877b

2) *m irj n-s iḫ.t nb.t*: Kah 12 (2,9); 13 (2,16)

c) Beschreibung oder Glossierung medizinischer Termini

1) Gehirn, das bei einer Schädelverletzung offen liegt
Sm 6 (2,20) und 8 (4,10) (*iḫ.t im nhdhd np3p3 mj . . .*)

2) in der Verbindung *mj ḏd* „. . .“ *r iḫ.t* . . . 'wie man sagt „. . .“ zu etwas . . .'
Sm 7 (3,18) (*mj ḏd w3.t* [*r*] *iḫ.t m sš*); Sm 14 (6,14) (*mj ḏd sdb r iḫ.t gnn*); Sm 31 (10,19) (*mj ḏd iw wnḫ r iḫ.t wnn dmj . . .*); Sm 41 (14,16) (*mj ḏd nšw* [*r*] *iḫ.t prj.t ḥr t3*); ---- Sm 26 (9,13) (*ḏd-f isdb r iḫ.t gn*)

3) in Vergleichen mit *mj*[1]
Eb 204e (Magen-Untersuchung: *gmm-k st šʿ skj mj iḫ.t m w3ḥj.t*); Sm 39 (13,11) (Geschwüre: *iw mj iḫ.t ḫkr*); ---- Sm 7 (3,19) (*wnn tp-f pw fd nḏs mj b3j iḫ.t*); Sm 22 (8,15) (*3mʿ.t pḥ sj m gm3-f mj mḥ ʿn.t 3mʿ m iḫ.t*)

d) Verschiedenes

1) Ram IV C 17 (*k.t iḫ.t irr.w n-f*)[2]

2) *ʿḥʿ iḫ.t nb.t*[3]: Bln 195; Ram IV A 3

3) *iḫ.t m* 'ein Stück von . . .'
Sm 23 (8,18) (*isṯ iḫ.t m ḫrj n msḏr-f mn m ḥʿw*)

4) *n iḫ.t pw* als Lückenangabe des Schreibers: Sm 45 (15,15)

5) *m* bzw. *m-ʿ iḫ.t* 'durch irgend etwas'
Eb 855h (*nhd r-f mt.w nw ḥ3.tj-f m iḫ.t*); Eb 855p (das Herz: *n prj.n-f r ḥrw n h3j.n-f r ḫrw m-ʿ iḫ.t*)

6) *iḫ.t* (*nb.t*) *šm* 'etwas Warmes': Sm 7 (3,7); Bln 161

7) *iḫ.t ḳ3b* 'etwas Zusammengefaltetes': Sm 35 (12,5); 36 (12,11)

[1] Siehe auch oben III c 1 und 2.

[2] *iḫ.t* hier für *s3* „Schutz“.

[3] Möglicherweise ein Ausdruck für 'Empfängnis verhütende Mittel benutzen'; siehe den Kommentar zur Übersetzung.

IV) allgemeiner Gebrauch sonst

1) *rḫ-iḫ.t* 'der etwas weiß = der Sachkundige': Eb 1 = H 78
2) *irj iḫ.t* 'etwas tun'[1]: Eb 131 (30,9) (Zaub)
3) *ḫꜣj* bzw. *ip iḫ.t* 'etwas messen bzw. zählen'
Sm 1 (1,4 und 5); – – – – Sm 1 (1,4) (*iḫ.t mn.t*)
4) Verschiedenes
Eb 847 (*k.t nt tm rdj tkn pnw m iḫ.t* Droge *rdj r iḫ.t nb.t*)[2]; Sm 19,18 (*rꜣ n swꜥb iḫ.t nb.t*); Sm 20,7 (*rdj swꜣ-sn ḥr iḫ.t*); Sm 20,8 (*swꜣ ḥr iḫ.t nb.t wnm.t*)[2]; Sm 6 (3,1) (Metall: *n pds.t-f m ꜥꜣ.t r iḫ.t*); Sm 19,4 (*iḫ.t imn.t*) (Zaub); L 36 (12,5 und 12,8) (Zaub)

V) in Drogen-Bezeichnungen

a) *ḫꜣw-iḫ.t*
1) *ḥk.t nt ḫꜣw-iḫ.t*: Eb 192b = 195b; 198b; 593
2) *iḫ.t nt ḫꜣw-iḫ.t*: H 143
b) *iḫ.t-nṯr* 'Tempelbesitz': Bln 99 (*tp.t nt iḫ.t-nṯr*)
c) Eb 326 (*iḫ.t imj.t wḏꜥj.t*); Bln 94 (*iḫ.t šdd.w m rꜣ n skꜣ*); Eb 606 (*sḫjḫ.t: iḫ.t nb.t n-s imj*); Eb 205c (*iḫ.t m ꜥb*)

VI) *mj iḫ.t* + *sḏm-f* 'wie wenn ...': Sm 7 (3,12 und 4,2)

VII) unklar und verderbt
Bln 195; Carlsb I[3]; Ram IV D II 4

§ **1**: Das allgemeine *iḫ.t* dient zur Beschreibung von unbestimmten Krankheitserscheinungen oder anderen nicht durch prägnante Wörter beschreibbaren Ausdrücken; häufig wird zur Verdeutlichung ein Zusatz (Adjektiv, Partizip, Relativform, Pseudopartizip) angefügt, oft auch ein *mj*-Vergleich (siehe bei *mj* A I a).

§ **2**: Die Verbindung *iḫ.t* + Zusatz ergibt Nominalbildungen, z. B. *iḫ.t šfw* 'etwas Geschwollenes = Schwellung' (siehe solche Bildungen bei I c; III c 2 und 3; d 6 und 7); vgl. den Gebrauch von *bw* 'Ort' (Äg.W.B. I 452 B II) oder *s.t* 'Stelle' (ZÄS 79, 1954, 91).

§ **3**: Partitives *iḫ.t m* 'etwas von' liegt Sm 23 (8,18) und Eb 204e vor.

is doch; und (enklitische Partikel)

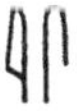 Eb; H; Sm; L; Ram IV C 13

[1] Vgl. auch III b und III d 1.
[2] Zum Wechsel von *iḫ.t* mit *iḫ.t nb.t* vgl. auch Eb 123 = 251 d (unter I a und I b 1).
[3] *iḫ.t nb.t*, ob mit III d 2 zusammengehörig?

I) doch
  a) negiert
    1) *n is* 'doch nicht, aber nicht': *n is wr.t* Eb 858a; 868a; 871a
    2) *nn sḏm-f is pw* L 25c (*ir rn-sn mꜣꜥ nn rḫ.n.tw-f is pw*)
  b) nach dem Relativwort *ntj* H 215 (*nṯr.w ntj is dḥr.t ḥr ib-sn*)
  c) nach *m-k* 'siehe' Ram IV C 13 (*m-ṯn is ḫ.t prj.tj*)
II) und (koordinierend) (?)
  L 38 (*ꜥ.t twj nhm.n is.t im-s šꜥd is ẖr.wj stẖ im-s*)
  Sm 19,9 (*ḫꜣj.tjw n imj.w-ḫt rnp.t ẖr.t is*)

is A. alt

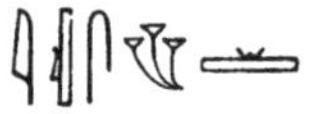 Eb; 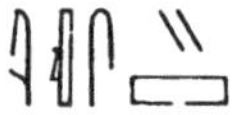 Bt

von Drogen
1) Honig: Eb 114; Bt 15 siehe im Drogen-W.B. bei *bj.t*
2) Buch (d. h. Papyrusblatt): Eb 262 siehe im Drogen-W.B. bei *šꜥ.t*

(isw.t) B. das Alte

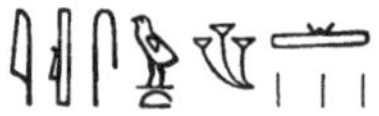 Eb 251 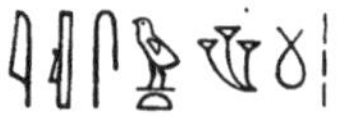 H 257 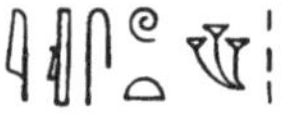 Bln 163a

1) *sš.w isw.t* 'Schriften alter Zeit'
  von Rezepten, die in alten Schriften gefunden sind: Eb 251; Bln 163a
2) *isw.t nt šnj* als Droge siehe im Drogen-W.B.

is.t Palast

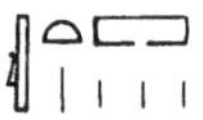 Eb 3 (Zaub)

is.t ꜥꜣ.t nt iwnw

is.t Mannschaft

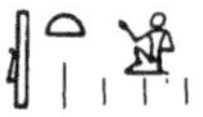 Eb 360 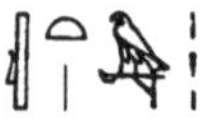 L 13

1) Rudermannschaft (der Sonnenbarke) des Re: Eb 360 (Zaub)
2) verderbt: L 13 (Zaub)

ỉs.t Isis (Göttin)[1]

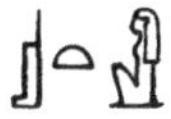 Ram IV 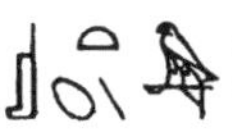 Eb 2 (1,13) 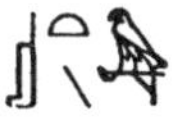 Eb 247 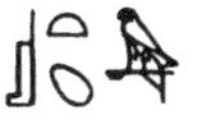 H; L; Mutt u Kind; Ostr. Kairo (ODM 1062) 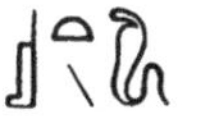 Eb 2 (1,12) 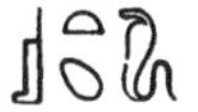 Bln; L 6; 38 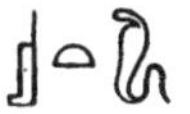 Sm; Ram III B 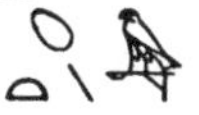 Eb 2 (1,12); 811

nur im Zauber belegt: Eb 2 (1,12 zweimal; 1,13); 247; 811; H 75; 213; 214; Bln 163a; 189; 190 (21,4 und 9); Sm 18,5; L 6 (3,2 und 3); 14; 36 (12,5 und 8); 38; 39; 46; 48; Ram IV C 13; C 25; Ram III B 24; 26; 30; Mutt u Kind B 1,6; Ostr. Kairo (ODM 1062,4)

ỉs(j) eile!

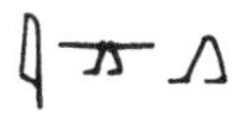 Ostr. Kairo (ODM 1062,3) (Zaub) 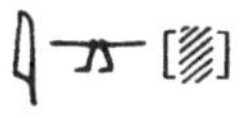 L 4 (Zaub)

§ 1: Imperativ zu *sj* 'eilen'

ỉsj sich in üblem Zustand befinden

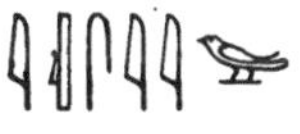 Eb 207c

ỉw ḏꜣf pn hꜣj r ỉb-f ỉsj ẖ.t-f ẖn.tj

§ 1: Es ist nicht sicher auszumachen, ob *ỉsj* vom Herzen oder vom Leib gebraucht wird, da der Bezug sowohl auf *ỉb* (als Pseudopartizip) als auch auf *ẖ.t* (als Adjektiv bzw. *sḏm-f*) möglich ist.

ỉsp einschneiden

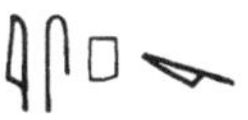 Sm 23 (8,18 und 20)

nur von einer *wbnw*-Wunde am Ohr, die eingeschnitten ist bis zur Öffnung seines (sc. des Ohres) Fleisches (*ỉsp r rꜣ ḥꜥw-f*)

ỉsẖdẖd auf den Kopf gestellt sein

siehe bei *sẖdẖd*

[1] Vgl. auch Eb 499 = L 47 und Eb 500 Beschwörungen gegen Brandwunden, in denen Isis redet, handelt und angesprochen wird ohne Erwähnung ihres Namens.

isk[1] und (Partikel)

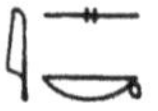 Sm 7 (3,9) 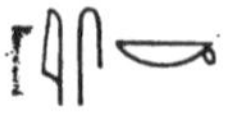 Sm; Eb 2; Bln 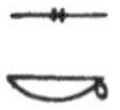 Eb 198c; 199b

A) satzeinleitend
- I) *isk* + Nomen
  - a) gefolgt von *sḏm-f*: Sm 42 (14,18); 43 (15,1)
  - b) gefolgt von *sḏm.n-f*: Sm 7 (3,9)
  - c) gefolgt vom Pseudopartizip: Sm 39 (13,5); 47 (17,12)
  - d) gefolgt von adverbialer Bestimmung: Bln 161
- II) *isk* + abh. Pronomen
  - a) gefolgt von *sḏm-f*: Sm 13 (6,5); 17 (7,2 und 3); 21 (8,7)
  - b) gefolgt vom Pseudopartizip: Sm 33 (11,10)
- III) *isk* + Verbalform
  - a) *isk* + *sḏm.n-f*: Eb 198c; Bln 191; Eb 2 (Zaub)
  - b) *isk* + pass. *sḏm-f*: Eb 199b
  - c) *isk* + *n sḏm.t-f*: Eb 198c

B) *ir isk*[2] 'und wenn': Sm 21,19

istr Astarte (Göttin)

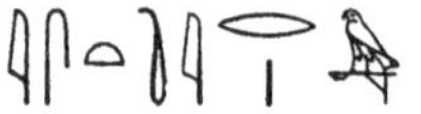 L 28 (Zaub)

in einem zerstörten Spruch in fremder Sprache

isṯ[3] und (Partikel)

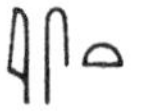 H; Sm 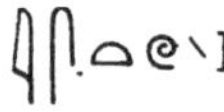 Bln; L 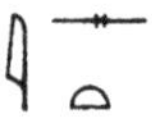 Sm 18 (7,8)

A) satzeinleitend
- I) *isṯ* + Nomen
  - a) gefolgt von *sḏm-f*: Sm 41 (13,20; 14,15)
  - b) gefolgt vom Pseudopartizip: Sm 18 (7,8); 23 (8,18); 41 (13,19); 47 (17,8)
  - c) gefolgt von *ḥr* + Infinitiv: Bln 163a
  - d) gefolgt von adverbialer Bestimmung: Sm 19,9; L 25b

[1] Vgl. die jüngere Form *isṯ*.
[2] Die Parallelstelle Sm 22,1 hat *isṯ*.
[3] Siehe auch die ältere Form *isk*

II) *ỉsṯ* + abh. Pronomen
gefolgt vom Pseudopartizip: Sm 18 (7,12)
III) *ỉsṯ* + *sḏm.n-f*: H 214; Bln 197

B) *ỉr ỉsṯ*[1] 'und wenn': Sm 22,1

C) verderbt: Bln 163a; Sm 1 (1,9; 1,11); - - - - Sm 1 (1,2)(*ỉsṯ ỉr*)

ỉsdb aufgeweicht

siehe bei *sḏb*

ỉš Speichel

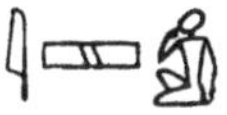 Sm 7 (3,3–4)

Speichelfluß als Begleiterscheinung einer Schädelwunde: *ỉš-f ḫr r sp.tj-f n ḫr.n r t3*

ỉšwj aufsteigen

siehe bei *šwj*

ỉšd [Baum]

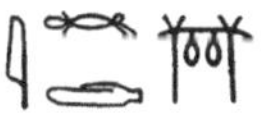 Ram IV C 20 (Zaub)

als heiliger Baum des Osiris

ỉḳr vorzüglich

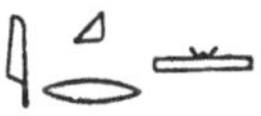 Eb 772; 791; 812; Bln 100 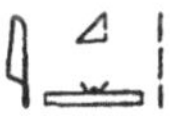 Bln 163a und h

1) als Attribut von Personen
a) Cherheb-Priester: Bln 100
b) *swnw*-Arzt: Bln 163a (15,3); 163h (16,5)

2) in der Verbindung *ḥḳ.t ỉḳr.t* vom Bier
als Droge siehe bei *ḥḳ.t* im Drogen-W.B.

ỉḳdw Maurer

siehe bei *ḳd* 'bauen' B

[1] Die Parallelstelle Sm 21,19 hat *ỉsk*.

igp bewölkt sein

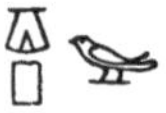 Eb 855t [1] Bln 154

als bildlicher Ausdruck für einen schlechten Zustand des Herzens

1) *ḥ3.tj*-Herz
Bln 154 (13,4) (*dp-f ḥ3.tj-f igp mj s wnm-f k3.w nw nh.t*)

2) *ib*-Herz (eine Glosse zu Bln 154)
Eb 855t (*ir iw ib-f igp mj s wnm.n-f k3.w nw nh.t*: *ḥbs ib-f pw mj s wnm.n-f k3.w nw nh.t*)

§ 1: Bemerkenswert ist, daß der in der Glosse für *igp* gewählte Ausdruck *ḥbs* 'bedecken' auch wie *igp* vom Himmel und den Wolken verwendet wird (Äg. W. B. III 65,7).

it Gerste

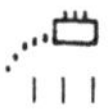 Sm; Eb; L[2]

1) Gerste im Speicher wird vor schädlichen Tieren geschützt
Eb 849 (zweimal)

2) Gerste wird enthülst (in einem Vergleich)
Sm 21,11 (*ḥm3j.t*-Frucht wird enthülst: *mj dn it*)

3) als Droge siehe im Drogen-W. B.

4) im Zauber: L 14

itj Vater

Schreibung zu I: 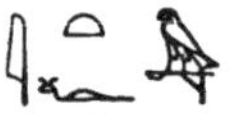 Eb 2; H 214[3]; Sm 18,3; L 25; 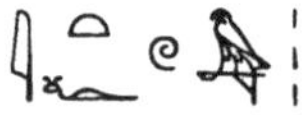 L 46 (als Singular!)

Schreibung zu II: 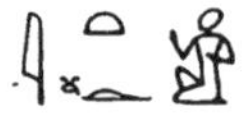 L 9; 38

im Zauber

I) Vater von Gottheiten: Eb 2; H 214; Sm 18,3; L 25 (dreimal); 46

II) Vater von Dämonen und Menschen: L 9; 38 (zweimal)

itm Atum (Gott)

siehe bei *tm*

[1] Geschrieben wie das *mdd*-Zeichen (Möller, Paläographie III Nr. 476).

[2] Schreibung Eb und L ohne Körner über dem Kornmaß.

[3] Das Gottes-Determinativ ist zweimal geschrieben, ob *itj-j* 'mein Vater' statt *itj-f*?

itmw Atemnot

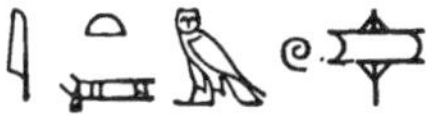 L 36

in einem Zauberspruch gegen Augenkrankheiten: *itmw sp 2 mr wsir m nfdw.t*

§ 1: Falls die von Wreszinski vorgeschlagene Korrektur *nfdw.t* zu *fnḏ* ‘Nase’ berechtigt ist, läge eine Verbindung von Augen- und Nasen-Erkrankung vor, wie sie z. B. auch Eb 418 gegeben ist.

itn Aton (Gott)

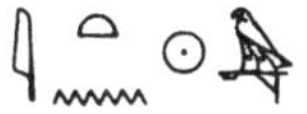 Eb 776 (Zaub); Bln 163a (Zaub)

itnw Loch (?) (= Tierbehausung)[1]

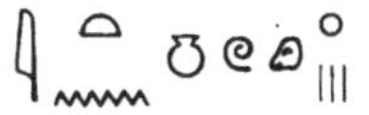 Eb 849

gegen die schädlichen *kk.t*-Tiere werden die Mauern und der Erdboden des Speichers an ihren Löchern mit Wasser (*ḥr itnw-sn ḥr mw*) bestrichen.

itnw [. . . ? . . .]

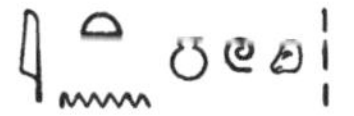 Mutt u Kind B

nur in der Verbindung *itnw n h* belegt: ‘. . . . . des Hofraumes’, als Zaubermittel: Mutt u Kind B 1,6; 1,7; 1,8

§ 1: Es ist denkbar, daß *itnw* mit dem ebenso geschriebenen *itnw* ‘Loch = Tierbehausung’ zusammenhängt, d. h. der Inhalt von im Hof befindlichen Tierlöchern wird als Zaubermittel benutzt. Ebenso könnte dann auch Eb 849 nicht das Loch selbst gemeint sein, das bestrichen wird, sondern sein als Droge verwendeter Inhalt (‘bestrichen mit *itnw*-Droge und Wasser’).

jtrw Strom; Nil

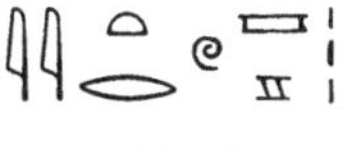 Sm 18,7

1) in einem Zauberspruch: Sm 18,7
2) als Droge siehe im Drogen-W. B.

[1] Vgl. Äg.W.B. I 146,8 *itnw* „Loch (?)“ einer Schlange; siehe jedoch auch § 1 bei *itnw (n h)*.

itḥ ziehen

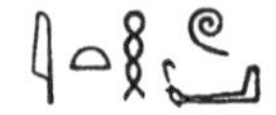 Eb; Ram III 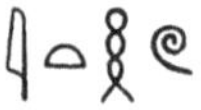 Sm 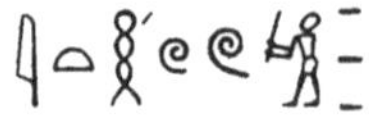 Bln (*sḏm-f*)

A) Behandlung
  1) Blut
    Eb 517 (*k.t nt itḥ snf m r3 n wbnw*); Eb 828 (*pẖr.t nt itḥ snf n s.t*)
  2) Hitze
    Sm 41 (14,3) (*sp.w ḳb.w nw itḥ srf m r3 n wbnw*); Sm 46 (16,8) (*sp.w [nw] itḥ srf m r3 n wbnw*)
  3) *tw3.w*-Erhebungen
    Eb 861 c (*sp.w nw itḥ tw3.w m ḥtj.t-f*)

B) als anatomische Angabe von den Gefäßen: „führen"
  Bln 163b (22 Gefäße: *itḥ-sn ṯ3w r ḥ3.tj-f*)

C) das Herz herausziehen (als Tätigkeit der *bꜥꜥ*-Krankheit)
  Ram III B 26 (*bꜥꜥ*: *itḥ ib sgnn m3s.t*)

§ 1: Das *m* der adverbiellen Ortsangabe (*m r3 n wbnw* usw.) ist nicht mit 'aus' zu übersetzen, sondern gehört als Ortsangabe zu den Objekten von *itḥ*; siehe dazu *m* § 2.

iṯj A. nehmen

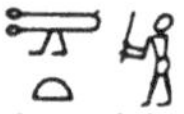 Eb 3 (*sḏm-f*); Eb 861 a und 862 a (105,17) und 833 a (*sḏm.n-f*); Sm 20 (8,2) (*sḏm.ḫr-f*); Ram III B 14 (pass. *sḏm-f* oder *sḏm.tw*); Sm 33 (11,15) (Infinitiv); Sm 19,3 und 4 (Infinitiv oder neg. Komplement) 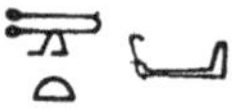 Eb 862 a (105, 16) (*sḏm.n-f*) 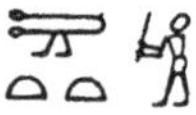 L 50 und 55 (Part. akt.); 43b (pass. *sḏm-f*) 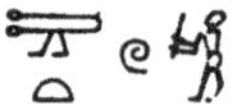 Eb 831 c (Part. akt.); Eb 493 (Part. akt.) 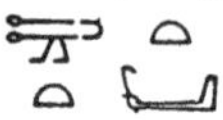 Sm 7 (3,17) (Infinitiv)

I) eine Zeit verbringen
  nur im *sḏm.n-f*: 'schon eine gewisse Zeit zugebracht haben'
  a) Geschwür/Geschwulst: Eb 861 a; 862 a (zweimal)
  b) von einer Frau, deren Regel nicht kommt: Eb 833a

II) in dem Ausdruck *nn iṯj.t inj.t* 'ohne sich hin und her zu bewegen'
  a) versteifte Stränge des Unterkiefers: Sm 7 (3,17)
  b) in einander gequetschte Nackenwirbel: Sm 33 (11,15)

III) sonst
  a) den Arm zum Gesicht nehmen: Sm 20 (8,2)

b) in der Verbindung *iṯw mw* 'Wasserträger'
   in Drogenverbindungen siehe im Drogen-W.B.

c) im Zauber
   1) fortnehmen, rauben: Sm 19,3 und 4; 19,7; L 43b; Ram III B 14
   2) jemanden vor Gericht bringen: Eb 3

(*iṯ.t*/*iṯ.w*) B. Verziehung

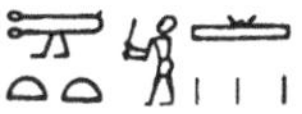 Bln 76

als Krankheit der Gesichtshälfte: *k3p.t nt dr iṯ.w gs n ḥr-f idb r3-f*

(*iṯ-nḥnḥ* (?)) [Dämon]

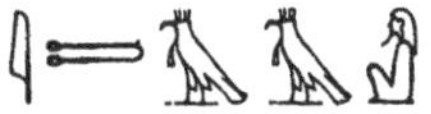 Ram IV C 19

in unklarem Zusammenhang in einem Zauberspruch; wohl der Name eines Dämonen, ob von *iṯj* 'nehmen' abzuleiten?

iṯn [. . . ? . . .]

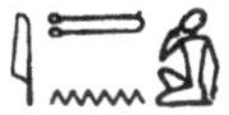 KV 21

vom Verhalten eines kranken Rindes: *ir-m-ḫt ptḫ-f iṯn r t3 ẖr.ẖr-f r-f*

§ 1: Die Determinierung könnte auf eine Tätigkeit des Mundes oder der Stimme deuten, ob an 'schnauben' zu denken ist? Vgl. die Schreibung mit der Nase in Äg.W.B. I 151 und I 145–146.

iṯṯ.t [Krankheitserscheinung?]

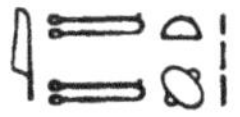 Eb

Eb 123 = 251 d (*gs* (*s*) *ntj wḥ3.w ẖr iṯṯ.t ḥw3.w ḳsn*)

§ 1: Vgl. *iṯṯ* Äg.W.B. I 151,6: Verbum (vom fliegen o. ä. eines Vogels) und *ḥw3w* Äg.W.B. III 50,5: vom unsicheren Gang (mit dem Flattern der losen Blätter verglichen). Ob die hier nebeneinander auftretenden Wörter *iṯṯ.t* und *ḥw3.w* eine bestimmte Bewegung des Patienten (oder der *wḥ3.w*) beschreiben sollen? Dafür spräche das folgende *ʿḥʿ rjwm.w mj ntj* *n ḫpr iḫ.t nb.t r-f* 'es kommen zum Stillstand (?) die .... wie bei einem, dem nichts geschehen ist'.

id [... ? ...]

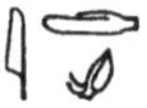 Eb 57 (unklar in verderbtem Zusammenhang)

idj taub sein

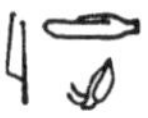 Eb 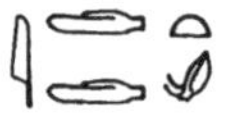 Eb 854e (Relativform) 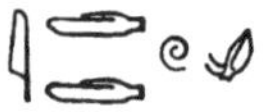 Eb 854e (Relativform)

1) die Ohren werden taub
Eb 854e (*ir idd.t msḏr.wj ḫr-s: in mt 2 irr st sšm n w3b n ir.t kjj ḏd ir nw idd.w msḏr.wj ḫr-s: n3 pw wnn tp m3ʿ.wj n s ḥr nšš.w*)
2) vom Patienten bzw. den Gefäßen
Eb 854 zu c (*ir idj-f n wn.n r3-f prr ʿ.t-f nb.t nnj*)[1]
Eb 855d (*prr idj n-f mt.w-f ḫr*)

idb Rand

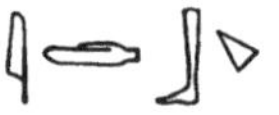 Sm 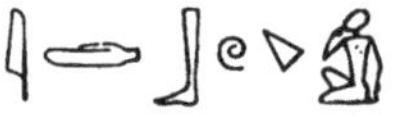 Bln

1) Haut-Rand einer Wunde beim Heilen
Sm 41 (13,21) (*n šsp.n wbnw pf idb n inm*)
2) Rand des Mundes, Winkel des Mundes
Bln 76 (*k3p.t nt dr it.w gs n ḥr-f idb r3-f*)

idr A. Faden; Naht

Schreibung zu I: 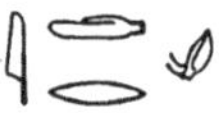 Sm 10 (5,6); 14 (6,9) 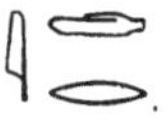 Sm 23 (8,19); 26 (9,8); 28 (9,21); 47 (16,20)

Schreibung zu II: 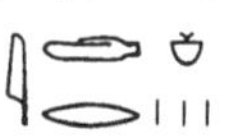 Sm 23 (8,20); 47 (17,3); 47 (17,8) 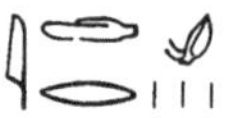 Sm 14 (6,11) 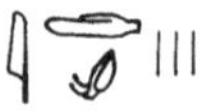 Sm 10 (5,8)

Schreibung zu III: 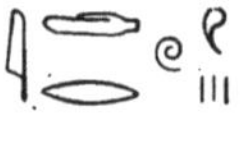 Eb 875c

[1] Wahrscheinlich *kjj ḏd* zu Eb 854 e (2 Gefäße machen es, die zur Wurzel des Auges führen; andere Aussage: zum ganzen Auge).

I) *ndrj m idr* '(Wunden bzw. Wund-Klaffen) zusammenfassen mit einem Faden'

II) *wnh idr.w-f* (vom Verschieben der Naht auf einer Klaff-Wunde)

III) *idr.w* 'Naht' (als Grenzlinie zwischen gesundem und krankem Fleisch) Eb 875c (*ˁ3.t*-Geschwulst: *šdj.in-k st wj3.t inj.t nw idr.w wnn hr gs-s*)

(idr/id) B. nähen

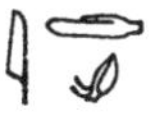 Sm 10 (5,7); 26 (9,10)

als verbaler Ausdruck für das obige *ndrj m idr*
Sm 26 (9,10) = 10 (5,7) (*ir-m-ht id(r)-k sw wt.hr-k sw hr iwf w3d*)

§ 1: Der Übergang von dem 'Faden', als dem eigentlichen Mittel zum Nähen, zu der durch das Nähen entstehenden 'Naht' ist nicht sicher auszumachen. Wahrscheinlich aber liegt in dem Ausdruck *ndrj m idr* noch das Schwergewicht auf dem Material (im Gegensatz etwa zu *ndrj m 3.wj* 'mit Binden zusammenfassen'), die Schreibung ist hier stets ohne Pluralstriche. Dagegen scheint in dem schon durch die Pluralstriche als Kollektiv-Begriff gekennzeichneten *idr.w* der durch 'die Fäden' zusammengehaltene Teil der Wunde vorzuliegen; auch das Suffix bei dem Ausdruck *wnh idr.w-f* deutet darauf hin, daß *idr.w* hier als Bestandteil der Wunde empfunden wird; der nächste Schritt in dieser Richtung zum mehr abstrakten 'Naht' als Teil des Körpers ist die Verwendung in Eb 875c, das sogar das Determinativ  benutzt.

§ 2: Möglicherweise besteht ein Zusammenhang zwischen *id(r)* und *i3d* (vgl. z. B. Eb 766f *i3d.t* bei der Behandlung eines abgespaltenen Ohres, was ja auch eine Art Klaff-Wunde darstellt); vgl. dazu *i3d.t* 'Viehweiden' (Äg.W.B. I 35,20) mit *idr* 'Herde' (Äg.W.B. I 154, 12–14) oder *i3d* 'Band am Türverschluß' (Äg.W.B. I 35,6) mit *idr* 'vom Wegziehen des Riegels' (Äg.W.B. I 154,16).

idhw Deltaland

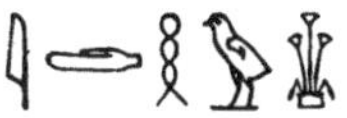 Ram III B 23 (Zaub)

A. Hand (mit Unterarm); Arm

Singular: 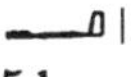 Eb; H; Bln; Sm; Ram IV C 28; Bt Rs 2,5
 Sm 18,15[1]

[1] In der Verbindung *m ˁ-f* 'in seiner Hand', ob schon zur Präposition *m-ˁ* geworden?

Dual: 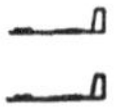 Eb; Sm 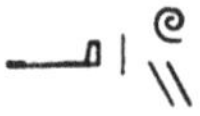 Eb 854a (99,4); g 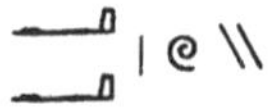 H 160; Bln; Sm 31 (10,13); L ---- 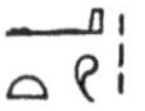 Bln 119; 161 (14,8)

I) im Singular

a) Hand des Arztes

1) in der Untersuchung: die Hand auf den Patienten (Körperteil bzw. Verletzung) legen

aa) *wdj*: Sm 2 (1,13); 7 (3,10); 13 (6,4); 24 (8,23); 47 (17,8)

bb) *rdj*: Sm 17 (7,1)

2) in der Verbindung *wdj ʿ* 'Hand anlegen'
nur negiert (*imj-k wdj ʿ r* . . .) als Warnung bei gewissen Krankheitsfällen: Eb 625; 626; 873b; 876d

b) Hand, Arm des Patienten[1]

1) den Arm ausstrecken, hochheben u. ä.
Eb 457 (*stj.in-f ʿ-f ḥr s3 n ḏrj.t ʿnḫ.t*); Sm 20 (8,2) (Patient weint: *iṯj.ḫr-f ʿ-f r ḥr-f ʿš3*); Sm 47 (16,20) (Verletzung an der Achsel: *iw ḳsn f3j-f ʿ-f ḫr-s*)

2) Unterarm einer Frau dient zur Feststellung der Schwangerschaft[2]
Bln 197 (*ḳrf.in-k ʿ-s ḫnj.in-k im m ḏ.t-s . . . . ḥr w3.t nb.t nt ʿ-s ir nj3 mt m ḫnw ʿ-s ḏd.ḫr-k iw-s r iwr*)

3) Patient hält eine Zauberdroge in der Hand
Sm 18,15 (*ḏd mdw in s ḫt-ds m ʿ-f*)[3]

4) in einem Zauberspruch gegen die *nsj.t*-Krankheit
Bt Rs 2,5 (*s3w r wnm ʿ-f*)[4]

II) im Dual

a) Hände des Arztes
(neben den Fingern[5] genannt: werden auf verschiedene Körperteile gelegt, um den Puls zu fühlen)
Eb 854a (99,3) (*ir nw dd.w swnw nb wʿb-sḫm.t nb s3w nb ʿ.wj db ʿ.w-f ḥr* . . . .)

b) Hände, Arme des Patienten

1) anatomische Angaben
Eb 854a (zum Pulsfühlen legt der Arzt seine Hände . . . *ḥr ʿ.wj ḥr rd.wj*); Eb 854g (*iw mt.w 6 sšm n ʿ.wj*); Eb 854o (*iw gr.t pḥwj.t wb3-s n mt nb n gs wnmj gs i3bj m ʿ.wj m rd.wj*)

[1] In allen Fällen ist die Hand bzw. der Arm selbst nicht verletzt oder erkrankt.
[2] Siehe auch A II b 3.
[3] In der Verbindung *m ʿ-f* 'in seiner Hand', ob schon zur Präposition *m-ʿ* geworden?
[4] Ob zu übersetzen: 'hüte dich davor, seinen Arm zu fressen'? Oder liegt eine verderbte Schreibung des Wortes *wnmj* 'die rechte Hand' vor?
[5] Die Parallele Sm 1 (1,6) hat *ḏr.tj* statt *ʿ.wj*.

2) pathologische Fälle[1]

aa) *wḫdw m tp ʿ.wj* ‘Schmerzstoffe in den Fingerspitzen’
Eb 871 a und b; Bln 119; 161 (14,6; 14,7; 14,8)

bb) Arme und Beine sind gelähmt als Folge einer Wirbelverletzung:
ḫm(.n)-f ʿ.wj-fj rd.wj-fj Sm 31 (10,13; 10,15; 10,17[2]); 33 (11,12; 11,13)

3) bei einem Schwangerschaftstest[3]
Bln 196 (*gs-k ḳꜣb.t-s ʿ.wj-s rmn.wj[-s] m mrḥ.t mꜣ.t dwꜣ-k r mꜣꜣ-st*)

c) im Zauber: Eb 131 (30,7); H 160; L 39

(ʿ) B. [in zusammengesetzten Verbindungen]

Die Schreibungen von ʿ in den unter B I genannten Wörtern sind bei diesen aufgenommen, die von B II siehe oben unter A.

I) folgende Zusammensetzungen mit ʿ sind im Med.W.B. als eigenes Wort aufgenommen:
m-ʿ (Präposition); *rꜣ-ʿ* ‘Tätigkeit’; *ḥr-ʿ(.wj)* ‘sofort’; *ḥrw-ʿ* ‘Sofort-(wirkender-)Trank’; *ẖt-ʿ* [Drogenform]; *s.t-ʿ* ‘Einwirkung’; *ḏw-ʿ* ‘Messerbehandlung’

II) siehe außerdem *tp* (Präposition) II b und *tpj-ʿ* (Nisbe) II a 4, *wḥm-ʿ* ‘wiederholen’ bei *wḥm* III, *ẖr-ʿ* ‘zur Verfügung’ bei *ẖr* A VI c, *ỉmj-ʿ* ‘Gehilfe’ bei *ỉmj* B II c

(ʿ) C. Zustand

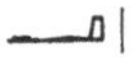 Eb 837

ḫnm.t nt ỉt ʿwꜣ.t ỉrj ʿ n ẖ.t-s m ḫsꜣw

(ʿ) D. Stelle

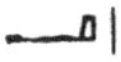 Eb 873b

ʿꜣ.t pw nt mt.w: nw pw ỉꜣṯ ʿ.t m ʿ-f[4]
siehe auch die Verbindung *ḥꜣ.t-ʿ* „Anfang“.

[1] Bln 163 d wohl kaum *ʿ.wj-fj bdš* ‘seine beiden Arme sind schwach’; siehe dazu § 2 Ende.

[2] Hier in der Reihenfolge *rd.wj-fj ʿ.wj-fj*.

[3] Siehe auch A I b 2.

[4] Die Übersetzung ist nicht sicher; Sinn etwa: Die Gefäßgeschwulst bewirkt eine Zerstörung des betroffenen Körperteils an „seiner Stelle“, d. h. an der Stelle, wo das Gefäß sich befindet.

§ **1** (zu A): Die Bedeutung 'Hand' überwiegt in den medizinischen Texten gegenüber der von 'Arm': besonders in der Untersuchung vom Arzt, der seine Hand bzw. Hände auflegt (I a und II a); einmal (Eb 854 a) wird *ˁ.wj* in dieser Funktion in der Variante (Sm 1 [1,6]) durch *ḏr.tj* 'Hände' ersetzt (in beiden Fällen steht *ḏbˁ.w* 'Finger' daneben); auch Sm 47 (17,8) folgt *ḏr.t* 'Hand' bzw. in Sm 13 (6,4), 24 (8,23) und 17 (7,1) *ḏbˁw* 'Finger'; die Gefäße zu den *ˁ.wj*-Händen führen zu den Fingern (Eb 854 g). – Die Bedeutung 'Unterarm' scheint Bln 196 vorzuliegen, wo *ˁ.wj* neben *ṙmn.wj* 'Oberarme' steht.

§ **2** (zu A): Der Gegensatz von *ˁ* 'Hand, Unterarm' ist *rd* 'Fuß': Eb 854 a (99,4), Eb 854 o, Sm 31 und 33 stehen *ˁ.wj* und *rd.wj* neben einander; nach einander in ähnlichen Fällen stehen sie Eb 854 g und h sowie Bln 119 und 120. – Statt *rd.wj* steht *ˁ.wj* in Bln 163 d (die Parallele Eb 856 d hat *rd.wj*); möglicherweise liegt auch eine Fehlschreibung für *ˁ.t* 'Glieder' vor, siehe dort.

§ **3** (zu A): Als Teil von *ˁ* werden die Spitzen (*tp.w*) genannt: siehe dazu A II b 2 aa.

ˁ [Napf?]

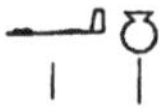 Eb 207 e

in unklarem Zusammenhang, ob zu lesen: *rdj ˁ tp sḏ.t*?

ˁ Schriftrolle

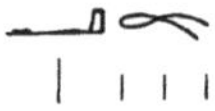 Bln 163 a

in der Verbindung *hnw ẖrj ˁ* 'Kasten mit Schriftrollen'

ˁ.t Körperteil; Glied

 Eb[1]; H 32; 151; Sm 1 (1,8); 45 (15,15); 47 (17,6); L 36 (12,5 und 6); Kah 9; 16; Ram III A 29; KV 42 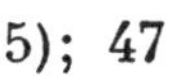 Eb; H; Bln; Sm 1 (1,6); 41 (14,7); L; Kah 6 (1,20); Bt; Pap. Leid Recto XXVI 7; Ostr. Kairo (ODM 1091); Mutt u Kind; KV 68 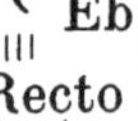 Eb 670[2] ---- 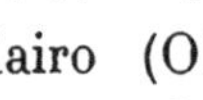 Bln 163 b[3]; 163 d (?)

[1] Bis auf Eb 711 als Schreibung für den Plural (in der Verbindung *ˁ.t nb.t*; Eb 873 d *ˁ.t ỉptn*).
[2] In der Verbindung *ˁ.t nb.t*.
[3] Die Parallele Eb 856 b schreibt *ˁ.t-f nb.t* statt des unsinnigen *ˁ.wj-fj nb.t*.

Dual[1]: 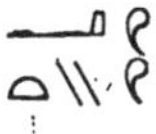 Eb 295; 654; H 123; Sm 30 (10,12)

A) vom Menschen

I) Pathologische Fälle

a) Krankheit an allen (beliebigen) Körperstellen[2]

1) *m ʿ.t nb.t*[3]

iḫ.t nb.t bjn.t ḏw.t	H 75
---- *iḫ.t nb.t ḏw.t*	L 24 (Zaub)
---- *s.t-ʿ iḫ.t nb.t ḏw.t*	Eb 131 (30,11–12 und 14–15) (Zaub)
---- *iḫ.t*	Eb 3 (Zaub)
ʿ3.t	Eb 863a (zweimal); 867a; 868a; 869a; 872a; 874a; 875a
---- *ʿ3.wt*	Eb 875
ʿnw.t	Eb 877a und c
wbnw	Eb 866c; 868c; 871c; H 245; 260; Sm 47 (17,6)
---- *šm3j n wbnw*	Sm 41 (14,7)
---- *wbnw n wbd.t*	Eb 487 = L 51; Eb 494
wnm-snf	Eb 724 = H 129
wh3.w	Eb 116; 118
whdw	Eb 856a (103,1); 584 = H 41; H 42; 46; 138
---- *s.t-ʿ whdw whd.t*	Eb 131 (30,11–12 und 30, 14–15) (Zaub); 242 (Zaub)
wšʿ.w	Eb 556; 563 = H 125
bjbj	Eb 1 (1,6) = H 78 (6,8)[4] (Zaub)
bnw.t	Sm 45 (15,15); Eb 551
psḥ	H 239
mr.t	Eb 301 (= H 33); 601; H 33 (= Eb 301); 134; 139
mh3	Bt Rs 1,5
mšpn.t	H 160 (Zaub)

[1] In der Bedeutung 'Gelenk' (siehe II b 1 und 2).

[2] In der Regel heißt es *ʿ.t nb.t*; H 33 hat nur *ʿ.t*, während die Parallele Eb 301 *ʿ.t nb.t* schreibt; auch H 37 (3,7) hat in der Überschrift nur *ʿ.t*, in der Applikation (3,8) dagegen heißt es *ʿ.t nb.t*; Genetiv-Verbindung liegen Eb 873 a (*ḫntjw nw ʿ.t nb.t*) und Eb 876 d (*ḫnwtj ʿ.t nb.t*) vor; im Zauber tritt *ʿ.t-j iptn* auf (Eb 1 = H 78 zweimal; Eb 3; Eb 131 zweimal; H 85 b); ungewöhnlich ist *ʿ.t-j nb.t iptn* in L 24; nur *ʿ.t-j* heißt es H 160.

[3] Siehe auch die Stellen im Zauber (unter IV).

[4] H: *ḫnn bjbj m ʿ.t-j iptn* statt Eb: *ḫnn m iwf-j pn bjbj m ʿ.t-j iptn*.

mt mt.t	H 85b (Zaub)
---- *s.t-ʿ mt mt.t*	Eb 1 (1,4–5) = H 78 (6,7–8) (Zaub); Eb 131 (30,11–12 und 30,14–15) (Zaub)
nhp/nhp.t	Eb 584 = H 41; H 37 (3,7 und 3,8)[1]
nẖt.t	Eb 656; 670; 675
nkn	Bt Rs 2,1
ḥnḥn.t	Eb 858a; 859a
ẖ3j.t	L 24 (Zaub)
ẖsd	H 133
s.t-ʿ	H 34; Bln 27; (siehe auch bei *iẖ.t*, *wẖdw* und *mt*)
sft	Eb 876a (dreimal)
snf	H 139
snẖt.w	Eb 635; 664
sr.t	Ostr. Kairo (ODM 1091 Rs 4)
st.t	Bln 136; 139; 140
šfw.t	Eb 565; 589; H 127; 235; Pap. Leid Recto XXVI 7; siehe auch Eb 877c (bei *ʿnw.t*) und Eb 556 und 563 (bei *wšʿ.w*)
k3k3w.t	Eb 546
d3w.t	Eb 625
zerstört	Ram III A 29[2]

2) *ḥr ʿ.t nb.t* 'auf allen Körperteilen'
Eb 750 (*dr dḥr.t sbj.t ... ḥr ʿ.t nb.t*); Bln 14 (*pẖr.t nt dr bsj ḥr mnḏ ḥr ʿ.t nb.t*); Mutt u Kind B 1,8 (*tmj.t: ḥr tp ḥr wp.t ḥr ʿ.t nb.t*); Mutt u Kind E 3,1 (*dr nšw ḥr ʿ.t nb.t nt ẖrd*); ---- Eb 873a (*ʿ3.t nt mt ḥr ẖntjw nw ʿ.t nb.t*); Eb 876d (*sfṯ n mt: ḥr ẖnwtj ʿ.t nb.t*)

3) *r ʿ.t nb.t* 'an allen Körperteilen'[3]
Eb 115 (*tm rdj ẖpr srf.t iẖ.t nb.t dw.t r ʿ.t nb.t*); ---- Eb 725 (*ʿ.t nb.t ẖpr.t snf r-s*); Eb 809 (*ʿ.t-s nb.t ẖpr.t gs.w r-s*)

b) kranker Körperteil an allen (beliebigen) Körperstellen

1) *m ʿ.t nb.t*

mt.w	Eb 651; 873c; H 228; 230; 232; 238

[1] In der Überschrift nur *ʿ.t* (statt *ʿ.t nb.t*).
[2] Wahrscheinlich *ḥf3.t*-Würmer.
[3] Die Präposition *r* hier in Verbindung mit *ẖpr* 'entstehen an ...'.

---- *mt nhp-f*[1]	Eb 681; Eb 644 = H 99
r3-ʿ.tj	Eb 654 = H 123
šnj[2]	H 155
ḳs	Eb 636; H 13; 226; 233

2) *imj.tw.nj ʿ.t iptn* 'inmitten dieser Glieder'
Eb 873 d (*mt štw: ftft m imj.tw.nj ʿ.t iptn*) (Zaub)

c) krankhafte Zustände

1) *ʿ.t* + Suffix *nb.t*[3]
Eb 205 c (*ʿ.t-f nb.t nbj.tj ḫr dḥr.t*); Eb 854 zu c (*prr ʿ.t-f nb.t nnj*); Eb 189 a (*iw ʿ.t-f nb.t dns.tj r-f*); Kah 6 (1,20) (*šs3w s.t mr.n ʿ.t-s nb.t*); Kah 9 (1,28) (*šs3w s.t ḥr mn k3.t-s ʿ.t-s nb.t*); Kah 16 (2,22) (*šs3w s.t ḥr mn ʿ.t-s nb.t*); ---- Eb 874 a (*ʿ3.t*-Geschwulst: *iw ʿ.t nb.t wnn.t r-s dns.tj*); Eb 1 (1,11) (*ʿ.t nb.t nt.t mr.tj*) = H 78 (6,11) (*ʿ.t nb.t nt.t mr sj*); H 78 (6,5) (*ʿ.t nb.t nt.t mr.tj*)
---- Eb 794 (*ʿ.t-s nb.t r mn.t-s*)

2) *ʿ.t-f tm* Eb 855 b (*ʿmd ʿ.t-f tm*)

3) *ʿ.t-f*
Bt 13 a (*ʿ.t-f ḫr srf*); Bln 163 d (*ʿ.t-f bdš*)[4]; ---- Eb 873 b (*nw pw i3t ʿ.t m ʿ-f*)

II) anatomische Angaben

a) im Gefäß-System
Eb 854 a (99,2) = Sm 1 (1,6) (*iw mt.w im-f n ʿ.t nb.t*); Eb 854 a (99,4) (der Arzt: *ḫ33-f n ḥ3.tj ḥr nt.t mt.w-f n ʿ.t-f nb.t*); Eb 856 b (die Gefäße: *ntsn dd n ʿ.t-f nb.t*) = Bln 163 b (*ntsn dd t3w n ʿ.t-f nb.t*); Eb 854 a (99,5) (das Herz: *mdw-f ḫnt mt.w nw ʿ.t nb.t*) = Sm 1 (1,8) ([*mdw-f*] *ḫnt mt nb n ʿ.t nb.t*)

b) „die beiden Glieder" = 'das Gelenk'[5]

1) *ʿ.tj*
Eb 295 (Schleimstoffe im Nacken: *iw-f mn-f ʿ.tj n nḥb.t-f*); Sm 30 (10,12) (eine *nrw.t*-Zerrung wird erklärt: *dd-f r ngj.t in ʿ.tj iw-s m s.t-s*)

[1] Siehe auch *nhp/nhp.t* unter I a 1.
[2] Beseitigen des als schädlich oder störend empfundenen Haares.
[3] Die Ausnahme-Fälle ohne Suffix siehe am Ende der Gruppe.
[4] Geschrieben *ʿ.wj-fj bdš* 'seine beiden Arme sind schlaff'; die Parallele Eb 856 d hat *d3 rd.wj-fj* 'seine beiden Beine zittern'. Da es sich um eine Oberschenkel-Erkrankung handelt, wird *ʿ.wj* in Bln 163 d entweder ein Fehler (statt *rd.wj*?) oder eine Schreibung für *ʿ.t* sein, wie sie auch in Bln 163 b vorliegt; siehe S. 116 Anm. 3.
[5] Siehe dazu § 3.

2) *r3-ʿ.tj*

Eb 654 (*k.t nt sgnn r3-ʿ.tj m ʿ.t nb.t*) = H 123 (*sgnn r3-ʿ.tj m ʿ.t nb.t*) [Applikation: *gs*][1]; ---- Bt 13a (*st.t*[2] *m r3-ʿ.t-f*)

3) *bw dmj ʿ.t r ʿ.t im* 'Ort, wo Glied an Glied stößt'

Eb 711 (Drogen gegen Körperausdünstung: *rdj r bw dmj.w ʿ.t r ʿ.t im*) ähnlich H 151 und H 32[3]

c) *ẖntjw*- bzw. *ẖnwtj*-Teile

Eb 873a und 876d siehe bei I a 2 Ende

III) Behandlung

a) *w3ḥ pẖr.t ḥr ʿ.t nb.t*

Eb 1 (1,1) = H 78 (6,5); Eb 1 (1,11) = H 78 (6,11)

b) *rdj* '(Drogen) werden gelegt'

1) *r ʿ.t nb.t* 'an jede Körperstelle'; Eb 725[4]; 809

2) *ḥr ʿ.t nb.t* 'auf jede Körperstelle': Eb 794

c) *irj r ʿ.t nb.t* 'gegen jede beliebige Körperstelle (ebenso) verfahren'

Eb 604 (Nachschrift: *iw irj.tw r ʿ.t nb.t mrj.t-k*)[5]

d) *wt* 'verbinden'

Eb 781 (*wt ḥr-s grḥ wʿ r-mn m g3b.w-f m ʿ.t-f*)

e) unklar

Bt 6 (Drogen *wdj ʿ.t nb.t im-f*)[6]

IV) im Zauber

Eb 1 (1,7) (Krankheit tritt ein *m ʿ.t-j iptn*); H 85b (Krankheit entfernt sich *m ʿ.t-j iptn*); L 14 (5,11) (Krankheit [?] *m ʿ.t-j iptn*); L 26 (Krankheit [?] *m ʿ.t[-j iptn]*); H 160 (*s3 ʿ.t-j*); ---- in der Verbindung *ʿ.t im-f*[7]: L 36 (12,5 und 6)

B) vom Rind

I) *sjn* 'abreiben'

KV 42 (*sjn.ḫr.tw ir.tj-f ḥnʿ drw-f ḥnʿ ʿ.t-f nb.t*)

II) *hbhb*-behandeln

KV 68 (*hbhb.in-k ʿ.t-f nb.t m* [...])

[1] Es folgt das *k.t*-Rezept Eb 655 = H 124 mit der Applikation *wt*.

[2] Geschrieben *snkt.t*; siehe bei *st.t*.

[3] Das fehlerhafte *bw dmj.w ʿ.t im ʿ.t* von H 32 ist nach H 151 = Eb 711 (*bw dmj ʿ.t r ʿ.t im*) zu verbessern.

[4] Die Parallele H 130 hat *iḫ.t* statt *ʿ.t nb.t* (also die Krankheit statt des Körperteils).

[5] Diese Nachschrift vertritt hier die Überschrift eines drogengleichen *k.t*-Rezeptes (* *k.t irr.t r ʿ.t nb.t ḥm-s*); die Stelle gehört also eigentlich zu A I c.

[6] 'Werde jede Körperstelle damit belegt'? Oder, mit Ergänzung einer Präposition (*r*?) vor *ʿ.t*: 'werde gelegt [an] jede Körperstelle von ihm'; zu *ʿ.t im-f* vgl. L 36 unter A IV mit Anm. 7.

[7] Zu *ʿ.t im-f* vgl. Pyr. Komm. zu 371 a (S. 93).

C) *ʿ.t* als Fehlschreibung für *ẖ.t* „Bauch“ Bln 153 (13,1) siehe bei *ẖ.t*

§ 1: Über die Bedeutung „Glied" (im Sinne von Gliedmaßen = Arme und Beine) hinausgehend, bezeichnet *ʿ.t* jede beliebige Stelle des Körpers, auch den Rumpf eingeschlossen: Eb 854a zählt z. B. eine Reihe von Körperstellen auf, die als *ʿ.t nb.t* bezeichnet sind: Kopf, Hinterkopf, Hände, Stelle des *ib*-Herzens, Arme, Beine. — Besonders häufig ist die Lokalisationsangabe von Krankheiten, die an keine bestimmte Körperstelle gebunden sind, durch *m ʿ.t nb.t* ‘an allen (beliebigen) Körperstellen’ (oft auch mit dem Zusatz *nt s* ‘des Mannes’ – siehe dazu bei *s*). – In anderen Fällen wird nach einer Aufzählung von bestimmten Körperteilen mit *ʿ.t nb.t* abgeschlossen, wobei *ʿ.t nb.t* eigentlich nur noch „und sonst am Körper“ bedeutet: z. B. Mutt u Kind B 1,8 (*ḥr tp ḥr wp.t ḥr ʿ.t nb.t* ‘auf dem Kopf, auf dem Scheitel, und sonst noch irgendwo’).

§ 2: Zum Verhältnis von *ḥʿw* (dem ganzen Körper) zu *ʿ.t* (dem einzelnen Körperteil) siehe Grundriß I S. 17–19, wo auch *iwf* ‘Fleisch’ behandelt ist. – Neben *ḥʿw* steht *ʿ.t* in folgenden Fällen: Eb 131; Eb 1 = H 78; H 160; L 24 und 26; siehe auch Eb 551 (*bnw.t m ḥʿw n s m ʿ.t nb.t*) und Eb 863a (*ʿ3.t nt ḥʿw m ʿ.t nb.t*). – Neben *iwf* steht *ʿ.t* in den Fällen: Eb 131; Eb 1 = H 78; H 85b; L 26.

§ 3 (zu IIb): Das Gelenk, als „Ort, an dem Körperteil an Körperteil stößt“, wird *ʿ.tj* oder *r3-ʿ.tj* genannt. Es liegt eine ähnliche Bildung wie bei *pḥwj* ‘After’ vor: eine aus zwei Teilen bestehende Einheit. Im Fall Sm 30 wird durch eine *nrw.t*-Zerrung diese Einheit wieder zerlegt: *ngj.t in ʿ.tj iw-s m s.t-s*) ‘ein Zerbrechen der beiden Teile = des Gelenkes, indem es (d. h. jedes einzelne Teil) an seiner Stelle ist’. – Die erweiterte Bildung *r3-ʿ.tj* bezeichnet wohl den Ort, wo Körperteil in Körperteil „mündet“ oder „endet“ (vgl. *r3* „Wasserrand, Wasserlinie“ Äg.W.B. II 392,10 oder „Mündung eines Flusses“ Äg.W.B. II 391,1 oder in der Verbindung *r3-ib* ‘Ausmündung des Herzens = Magen’ oder *r3-ʿ* ‘Ende’ Äg.W.B. II 394,1–8), also wörtlich: ‘Mündung bzw. Endpunkt der beiden Körperteile’.

ʿ.t Kammer

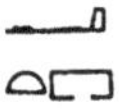 L 6 (Zaub); 38 (Zaub)

ʿ3/ʿ3j groß; groß sein[1]

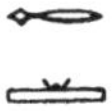 Eb; Sm; L  Eb 766g; 855q; Sm 22,12; Ram III A 5 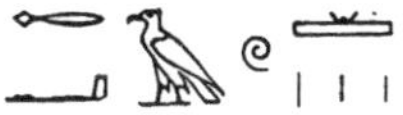 L 24 (Adj./Pseudop. masc. pl.)

[1] Siehe auch *wr* ‘groß; groß sein’.

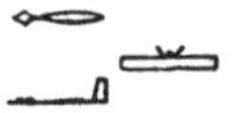 Pharaobuch IV 1 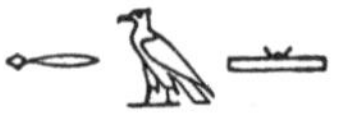 Ram III A 5 Eb 1
und H 78 (in der kombinierten Schreibung *ḥw.t-ꜥꜣ.t*)

I) als Adjektiv(verb)[1]

a) von Geschwüren und Geschwülsten

ḥnḥn.t 'Geschwür/Geschwulst'	Eb 861 a
ꜥꜣ.t 'Geschwulst'	Eb 874 a
twꜣ.w 'Erhebungen'	Eb 862 a
ṯḥb 'Aufschwemmung'	Sm 46 (15,21)

b) Verschiedenes
Sm 20 (8,1) (*rmj.t ꜥꜣ.t hꜣj.tj m ỉr.tj-fj*); Eb 733 (*ḫpr ꜥꜣ* als Droge); Pharaobuch IV 1 (*pꜣ gsw ꜥꜣ štꜣ n pr-ꜥnḫ*)

c) im Zauber
Eb 1 (1,2) = H 78 (6,6); Eb 3 (2,4); Sm 19,1; L 24; 25 a; 26; Ram III A 5 (zweimal)

II) als Adverb

a) *ꜥꜣ* (ohne Präposition)
1) *ꜥꜣ*: Eb 766 g[2]; 855 q[3]
2) *ꜥꜣ wr.t*: Eb 786; Sm 22,12

b) *ꜥꜣ.t* (mit Präposition *r*)
1) *r ꜥꜣ.t*: Eb 571
2) *r ꜥꜣ.t wr.t*: Eb 192 b = 195 b; 201 a; Sm 41 (14,11); 21,10

III) unklar und verderbt
L 14 (5,9)

ꜥꜣ[4] Esel

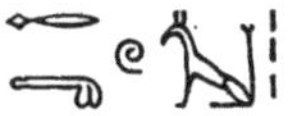 Sm 19,12

1) im Zauber: Sm 19,12 (*tm rdj ꜥḳ ꜥꜣ.w*)
2) in Drogen-Verbindungen siehe im Drogen-W.B.

ꜥꜣ Tür (?)

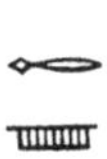 L 14 (5,10 (Zaub)

in zerstörtem Zusammenhang

[1] Deutlich als Pseudopartizip: Eb 861 a; 862 a.
[2] Ob „viel" als Objekt zu *rdj* 'geben'?
[3] Ob als Adjektiv (prädikativ) zum Folgenden?
[4] Zur Lesung *ỉꜥꜣ* siehe Edel ZÄS 81, 1956, 9.

ʿ3.t [Geschwulst]

Singular: 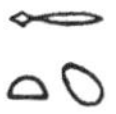 Eb[1] 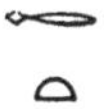 Eb 875a + + + + 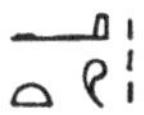 Bln 52[2]

Plural: 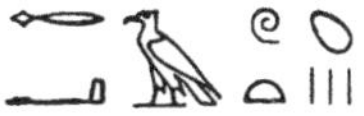 Eb 875; 874a 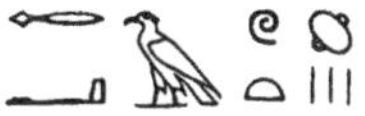 Eb 875b;
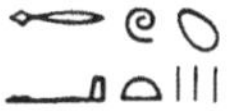 Eb 874a (108,20) + + + + 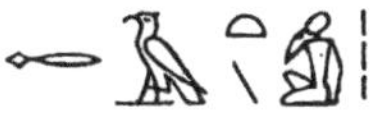 Bln 118

A) singulär auftretend

I) die verschiedenen Arten (Genetiv-Verbindungen)

a) Angabe des Ortes

1) *ʿ3.t nt ḥbs.w nw ẖ.t-f* 'Geschwulst auf der Bauchdecke'
Eb 864b (106,10); - - - - *ʿ3.t nt ḥbs.w*: Eb 864a (zweimal)

2) *ʿ3.t nt ẖrj-n-ẖ.t-f* 'Geschwulst auf dem Unterleib'
Eb 865a

3) *ʿ3.t nt šnj* 'Haar-Geschwulst'
Eb 870a (zweimal)

4) *ʿ3.t nt mt* 'Gefäß-Geschwulst'
Eb 866b (106,20)[3]; - - - - *ʿ3.t nt mt.w*: Eb 872a (zweimal); 872b; 873a (zweimal); 873b

b) Inhalt

1) *ʿ3.t nt ʿḏ* 'Fett-Geschwulst'
Eb 867a (zweimal); 867b

2) *ʿ3.t nt rj.t* 'Eiter-Geschwulst'
Eb 869a (zweimal); 869b; - - - - Eb 870c (neben *ʿrw.t*)

3) *ʿ3.t nt rj.t nt ʿrw.t* 'Geschwulst mit Eiter (oder) *ʿrw.t*-Krankheitsstoff'
Eb 870c

4) *ʿ3.t nt wḫdw* 'Schmerzstoff-Geschwulst'
Eb 871a (zweimal); 871b

5) *ʿ3.t nt ḥʿw* 'Fleisch-Geschwulst'
Eb 863a (zweimal); 863b

6) *ʿ3.t nt sfṯ n mt* 'Öl-Geschwulst des Gefäßes (?)'[4]
Eb 866a (zweimal)

c) sonstige Charakterisierungen

1) *ʿ3.t nt ḫnsw* 'Chons-Geschwulst' (d. h. von Chons bewirkt)
Eb 873d; 874a (zweimal); 874b; - - - - Bln 52 (?)[2]

[1] In Eb 870 a ist nicht das „Fleischstück" zu lesen (wie Wreszinski umschreibt); vgl. z. B. die Schreibung von *ḥnḥn.t* in 104,6.

[2] Mit 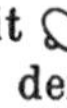 als Gesamtdeterminativ.

[3] In der Überschrift und der Untersuchung als *ʿ3.t n(.t) sfṯ n mt* bezeichnet.

[4] Wörtlich wohl: *ʿ3.t*-Geschwulst infolge der *sfṯ*-Erscheinung des Gefäßes; in der Diagnose (866 b) nur als *ʿ3.t nt mt* bezeichnet. Zu *sfṯ* vgl. Eb 876.

2) *ʿ3.t nt ʿ3.wt* 'Geschwulst von Geschwülsten'
Eb 875a

3) *ʿ3.t nt s3* 'Sohn-Geschwulst (?)' [1]
Eb 868a (zweimal); 868b

II) Körperstellen, an denen *ʿ3.t*-Geschwülste auftreten

a) *m ʿ.t nb.t* 'an allen Körperstellen'
Eb 863a (*ʿ3.t nt ḥʿw*); 867a (*ʿ3.t nt ʿḏ*); 868a (*ʿ3.t nt s3*); 869a (*ʿ3.t nt rj.t*); 874a (*ʿ3.t nt ḫnsw*); 875a (*ʿ3.t nt ʿ3.wt*); ---- Eb 872a (*ʿ3.t nt mt.w*); 873a (*ʿ3.t nt mt.w ḥr ḫntjw nw ʿ.t nb.t*)

b) *ḥr ẖ.t* 'auf dem Bauch'
Eb 866a (*ʿ3.t nt sfṯ n mt*)
---- *ḥr ẖrj n ẖ.t* 'auf dem Unterleib'
Eb 865a (*ʿ3.t nt ẖrj n ẖ.t-f*)
---- *ḥbs.w ḥr wp.t nt ẖ.t* 'Decke auf dem Scheitel des Bauches'
Eb 864a (*ʿ3.t nt ḥbs.w ḥr wp.t nt ẖ.t-f m ḥrj n ḫp3-f*);
Eb 864b (*ʿ3.t nt ḥbs.w nw ẖ.t-f*)

c) *m tp.w ʿ.wj* 'an den Spitzen der Hände'
Eb 871a und b (*ʿ3.t nt wḫdw*)

d) *ḥr ḫntjw nw ʿ.t nb.t* 'auf den *ḫntjw*-Teilen aller Körperstellen'
Eb 873a (*ʿ3.t nt mt.w*)

III) Verschiedenes
Eb 866a (*ʿ3.t nt sfṯ n mt: ỉrj.n-f ʿ3.t ḥr ẖ.t-f*)[2]
Eb 874a (*ʿ3.t nt ḫnsw: ỉw-s ỉrj-s ỉ3ṯ ʿ3.t*)

B) im Plural auftretend

Eb 875a (*šs3w ʿ3.wt m ʿ.t nb.t nt s: ỉr wpj-k ʿ3.t nt ʿ3.wt m ʿ.t nb.t nt s*)
Eb 875b (*ḏd.ỉn-k r-s: ʿḳ.n (?) ʿ3.wt*)
Eb 874a (*ʿ3.t nt ḫnsw: ỉrj.n-s ʿ3.wt ʿš3.t .... ỉw-s šnj.tj m ḥr-k nn sj mj nf3 n ʿ3.wt*)
Bln 118 (*pẖr.t nt dr ʿ3.wt nt [?] hrw wʿ*)[3]

§ 1: Als Verbum der Untersuchung dient (wie bei den *ḥnḥn.t*-Diagnosen) *wpj* 'untersuchen, beurteilen'. Die Behandlung erfolgt in fast allen Fällen durch Operationen: Messerbehandlung (*ḏw-ʿ*) wird Eb 866; 867; 868;

[1] Ob es sich um Metastasen handelt (vgl. den Ausdruck „Tochtergeschwulst")? Oder ist *s3* identisch mit dem Eb 617 = H 174 auftretenden *s3* „(Eiter- o. ä.) Gerinnsel"?

[2] Das *mt*-Gefäß als Urheber einer *ʿ3.t*-Geschwulst auch Eb 872 b: *ỉn mt.w ỉrr st.*

[3] Von Ebbell, ZÄS 63, 1928, 74 als „Anschwellung eines Tages = Urticaria?" gedeutet.

869; 870; 871; 872 angewendet, dazu kommt die normale Wundbehandlung Eb 866: *wt* 'verbinden' und *srwḫ mj srwḫ wbnw* 'behandeln wie das Behandeln von Wunden'; ähnlich, jedoch ohne ausdrückliche Nennung von *wt* 'verbinden': Eb 867; 868; 871; worin eine solche Wundbehandlung besteht, wird Eb 871c deutlich gesagt: *st3m snḏm mt.w* '(die Wunde) sich überziehen lassen, die Gefäße lindern', vgl. dazu die Wundbehandlung Eb 522d. Eine ausführliche Beschreibung des Aufschneidens und Herausschälens des Inhalts einer *ˁ3.t*-Geschwulst wird Eb 875c gegeben. – Ausbrennen der Geschwulst wird Eb 864c vorgenommen (*šmm.ḫr-k sj*); ähnlich Eb 863b (*mr ỉrj-j ḏˁr.tj m sḏ.t*) und 865c (*ṯḫn.ỉn-k sj m ḥmm*); kombiniert sind beide Methoden in Eb 872c (*ḏw-ˁ sšmm m sḏ.t*), d. h. ein im Feuer erhitztes Messer wird verwendet. In allen diesen Fällen, in denen die Geschwulst ausgebrannt wird, erfolgt anschließend eine Behandlung *mj srwḫ s3-ḥmm*, d. h. wie sie einem Kranken zuteil wird, der mit dem *ḥmm*-Gerät (ein Folterwerkzeug?) behandelt worden ist. –

Ausdrücklich untersagt wird die Behandlung in Eb 874c und 873b (in Eb 873c wird lediglich ein 'Lindern der Gefäße' verordnet).

§ 2: Als wesentlicher Unterschied zu den *ḥnḥn.t*-Diagnosen Eb 857–862 fällt die unterschiedliche Behandlung auf: die *ḥnḥn.t*-Geschwülste werden grundsätzlich durch Verbände (mit Drogen) behandelt (Eb 862 durch einen Puder ohne Verband; Eb 860 ein Schnitt und ein Verband); dagegen erfolgt die Behandlung der *ˁ3.t*-Geschwülste durch Schneiden oder Brennen (vgl. dazu § 1); dieselbe operative Behandlung (Schneiden und Brennen) wird auch bei der *sfṯ*-Erscheinung Eb 876 angewendet, so daß sehr wahrscheinlich *sfṯ* zu den *ˁ3.t*-Geschwülsten zu rechnen ist, zumal Eb 866 eine *ˁ3.t nt sfṯ n mt* auftritt und enge Beziehungen zwischen Eb 876 und 873 bestehen; dagegen scheint die Eb 877 genannte *ˁnw.t* nicht mehr zu den *ˁ3.t*-Geschwülsten zu zählen: die Behandlung erfolgt durch Drogen, wahrscheinlich auch in Form eines Umschlages.

Andererseits gibt es Gemeinsamkeiten zwischen *ḥnḥn.t* und *ˁ3.t*, wenn man ihren Inhalt vergleicht: *ḥnḥn.t nt ˁḏ* Eb 860 (vgl. *ˁ3.t nt ˁḏ* Eb 867); *ḥnḥn.t nt rj.t* Eb 861 (vgl. *ˁ3.t nt rj.t* Eb 869 und 870c); *ḥnḥn.t nt ˁrw.t* Eb 862 (vgl. *ˁ3.t nt ˁrw.t* Eb 870c).

§ 3: Die *ˁ3.t*-Geschwülste in den Diagnosen Eb 863—875 sind von Ebbell, Die alt-ägyptische Chirurgie, S. 74–86, ausführlich behandelt und scheinbar identifiziert worden. Da sich zum Teil gegen Ebbells Deutungen philologische Bedenken erheben, seien die Fälle im folgenden diskutiert:

Eb 863: Ebbell: „Bewegliche subkutane Geschwulst"

Die Ebbellsche Deutung beruht auf der Übersetzung: „und wenn sie gerieben wird, geht sie und kommt sie wegen deiner Finger, aber beide (Bewegungen), die in derselben entstanden sind, hören wieder auf".

Dagegen übersetzen wir: „indem sie (die Geschwulst) gespannt ist; nicht geht sie und kommt sie mit (*ḥr*) deinen Fingern, sondern bleibt im Stillstand; es ist ⟨etwas⟩ in ihr entstanden“. Es kann sich also nicht um eine „bewegliche“ Geschwulst handeln; ferner ist *ḥꜥw* ‘Fleisch’ wohl nicht der Ort, an dem sich die Geschwulst befindet (Ebbell: „im Fleisch“), sondern eher ihr Inhalt; der Terminus ‘gehen und kommen’ bezeichnet zudem keine seitliche Bewegung, sondern ein Auf- und Abgehen beim Druck der Finger.

Eb 864: Ebbell (Seite 75): „Hernia“

Statt „über der Rindergehörn(gleichenden unteren Begrenzung) seines Bauches oberhalb seiner Pudenda“ ist zu übersetzen: „auf dem Scheitel seines Bauches oberhalb (oder oben auf ?) seines Nabels“. – Die Übersetzung Ebbells für *šꜥ ḥr ḏbꜥ.w* „auf die Finger schlagen“ ist geraten; wir vermuten einen Zusammenhang mit *šꜥ* ‘teilen’, vgl. dazu Eb 867 a, wo die Geschwulst durch die Hand in Teilen bleibt. – Die Behandlung besteht nicht darin, „sie in seinen Bauch hineinzustecken“, sondern „sie abzusperren von seinem Bauch“ (vgl. Eb 90 b); die Geschwulst wird nicht „erwärmt“ (Ebbell: „ein warmer Umschlag“), sondern „ausgebrannt“, wie Ebbell als zweite Möglichkeit vermutet.

Eb 865: Ebbell (Seite 76): „Ascites“

Es handelt sich nicht um eine „Anschwellung seines Unterleibes“, sondern um eine „Geschwulst auf (*ḥr*) dem Unterleib“; das Wasser des Bauches ist vielleicht als in die Geschwulst gedrungen angesehen, wo es auf- und niedersteigt. Die Behandlung erfolgt durch ein Aufstoßen der Geschwulst mit dem (glühenden) *ḥmm*-Gerät, es (das Gerät oder die *tꜣw*-Hitze) soll nicht bis zum *msjn.t*-Körperteil vorstoßen; die Bedeutung „Nabel“ für *msjn.t* ist geraten.

Eb 866: Ebbell (Seite 77): „Hydrocele“

Statt Ebbells Übersetzung „Aussickerungs-Anschwellung in dem männlichen Geschlechtsorgan“ sollte es heißen: „Geschwulst mit öligem Inhalt an einem Adern-Gefäß“. – Die gut auf Hydrocele passende Tätigkeit „sie entschlüpft (?)“, ist keinesfalls aus dem mehrdeutig lesbaren Wort *btrtr.t* o. ä. herauszulesen, da die Lesung *btktk* ausgeschlossen ist; außerdem handelt es sich der Form nach um einen Zustand (Pseudopartizip), nicht eine Tätigkeit der Geschwulst.

Eb 867: Ebbell (Seite 78): „Geschwulst mit flüssigem Inhalt“

Statt „durch deine Hand, die fest an der Stelle gehalten wird, geteilt wird“ ist zu übersetzen: „sie ist infolge deiner Hand in Teilen, die bestehen bleiben“, d. h. die abtastende Hand läßt Druckstellen zurück. Offenbar ist der Inhalt der Geschwulst (wörtlich: Fett) doch etwas fester als flüssig.

Eb 868: Ebbell (Seite 79): „Gestielte Geschwulst“

Ebbells Deutung beruht auf der Textverbesserung ‘sie ist schmerzlich (*dḥr* wörtlich: bitter)’ in „sie hängt herab (*dḥ*)“. Möglicherweise handelt es sich um Fibrome oder Lipome, der Zusatz „gestielt“ bleibt jedoch zweifelhaft.

Eb 869: Ebbell (Seite 80): „Atherom“

Gegen die Übersetzung von Ebbell bestehen keine philologischen Bedenken.

Eb 870: Ebbell (Seite 80): „Atherom im Haarboden“

Gegen die Übersetzung von Ebbell bestehen keine philologischen Bedenken.

Eb 871: Ebbell (Seite 81): „Abscess oder Phlegmone“

Ebbells Übersetzung „*wḫdw*-Anschwellung = Eiter-Geschwulst“ haben wir durch „Schmerzstoff-Geschwulst“ ersetzt; gewiß ist *wḫdw* ein eiterähnlicher Stoff; jedoch scheint ein wesentliches Merkmal das Auftreten von Schmerzen dabei zu sein (siehe im einzelnen bei *wḫdw*). Statt „sie war hart anzufühlen, (aber) nachdem sie (einige Zeit) gedauert hat, ist sie weich, doch nicht sehr“ sollte es wohl heißen „sie ist fest unter deinen Fingern, unnachgiebig (*mn* wörtlich: bleibend), sie ist weich, aber nicht sehr“, d. h. es sind 2 gleichzeitige Zustände beschrieben; zu dem scheinbaren Widerspruch (fest und weich) vgl. Eb 870 (*gnn.tj ỉmjw-s rwḏ* „sie ist weich, ihr Inhalt ist fest“).

Eb 872: Ebbell (Seite 82): „Aneurysma“ (Adern-Anschwellung)

Ebbell übersetzt: „sie wächst bei jedem Gehen (d. h. Herzbewegung oder Pulsschlag) unter deinen Fingern“, es steht jedoch da: „sie ist fest unter deinen Fingern beim Gehen“, womit wohl gemeint ist, daß sie beim Aufdrücken zwar nachgibt, jedoch nicht in die ursprüngliche Form zurückgeht (zu „Gehen und Kommen“ vgl. die Bemerkungen zu Eb 863 Ende). – Weiter übersetzt Ebbell: „(aber) wenn sie von seinem Körper getrennt wird, kann sie infolgedessen nicht groß werden und nicht abnehmen (eigentlich von sich geben)“ und kommentiert: „damit muß wahrscheinlich gemeint sein: wenn man die Partie oberhalb des Tumors zusammendrückt und dadurch diesen gleichsam von dem Rest des Körpers trennt“; demgegenüber übersetzen wir: „sie ist geschieden (= hebt sich ab) von seinem Fleisch (vgl. dagegen Ebb 863a und 868a: sie ist wie die Haut seines Fleisches); sie ist nicht groß; sie zeigt nicht ihre Oberfläche (d. h. sie tritt nicht hervor wie z. B. die *ḥnḥn.t*-Geschwulst in Eb 861a).

Eb 873: Ebbell (Seite 83): „Aneurysma arterioso-venosum“

Die Lokalisation dieser „Adern-Geschwulst“ wird von Ebbell als „in den Lederhautschichten“ angegeben; wir sind nicht sicher, ob *ḥr ḫntjw* so übersetzt werden kann, da wegen des Determinativs (Buchrolle mit Pluralstrichen) das Wort wohl nicht mit dem Fell bzw. dem Schlauch zusammenzubringen ist, sondern wie eine Ableitung von *ẖn* „das Innere" aussieht. – Entscheidend für Ebbell ist ferner der Satz: „ihr Aussehen wächst", das ihn auch hier „an ein pulsatorisches Phänomen "denken läßt; es steht jedoch im Text: „ihr Aussehen ist fest". Statt „vermittelst Schlangenbewegung der Schlangenkrümmungen" übersetzen wir „nicht schlängelt sich ein Schlängeln", d. h. es sind keine Schlangenkrümmungen vorhanden. Der Satz: „es ist dies, was dem Glied in seinem Arm schadet (schmerzt ?)" sollte besser übersetzt werden: „Dies ist eine Verletzung des Körperteiles an seiner (des Gefäßes, d. h. der Ader) Stelle". – Schließlich beziehen wir nicht – wie Ebbell es tut – den Zauberspruch Eb 873d vollständig auf diesen Fall, sondern nur seine erste Hälfte (von *ir wpj-k* ab gehört er offenbar zum folgenden Eb 874).

Eb 874: Ebbell (Seite 84): „Lepra tuberculosa"

Ebbell übersetzt: „sie bringt Destruktion der Anschwellung hervor, sie wird in deinem Gesicht angekündigt", statt dessen muß es wohl heißen: „sie bildet eine Verletzung. Die *ʿ3.t*-Geschwulst, die beschworen ist vor dir (= oben [?], ob der zweite Teil des Spruches Eb 873d gemeint ist), [sie ist nicht wie . . . . .]". Das Gegensatz-Paar *nḫ3 nʿʿ* wird von Ebbell als „fürchterlich" bzw. „bunt" übersetzt, es muß jedoch „uneben" bzw. „glatt" heißen. Das von Ebbell als „Schnitzelei" wiedergegebene *ẖp3w.t* könnte eine Ableitung von *ẖp3* 'Nabel' sein, es sich also um nabelartige Narben handeln, so daß gegen die Deutung 'Lepra' bis auf die oben angegebenen Bedenken keine Einwände bestehen.

Eb 875: Ebbell (Seite 86): „Bremslarven (?)"

Ebbells „Schlüssel zum Verständnis des Ganzen" ist der Satz *iw wn wʿ im*, den er mit „Es ist einer darin" übersetzt und kommentiert: „damit kann kaum etwas anderes gemeint sein, als daß ein Parasit darin ist". Da es sich um eine *ʿ3.t*-Geschwulst von *ʿ3.t*-Geschwülsten handelt, ist es sehr wahrscheinlich, daß mit diesem Satz eine spezielle Geschwulst herausgegriffen wird, die dann auch eine besondere Behandlung erhält: „Ist aber eine [zu der masculinen Form *wʿ* vgl. Eb 868a] darunter, in der . . . ., dann . . . . .". Aus der Konzeption Ebbells ergeben sich dann zwangsläufig weitere unwahrscheinliche Deutungen: „zu Anfang ist derselbe (der Parasit) nämlich auf Wanderung, er geht und kommt und er bohrt sich hindurch bis zum Fleisch"; stattdessen heißt es: „sie (die Geschwulst) geht und kommt [vgl. dazu die Bemerkungen zu Eb 863 Ende] und haftet an dem Fleisch, das unter ihr ist". Schließlich behauptet Ebbell, der Plural *ʿ3.wt* kann „hier unmöglich „Anschwellungen" bedeuten; denn Anschwellungen können keine Wanderungen vornehmen. Deshalb muß *ʿ3wt* hier gewiß der Name des Parasiten selbst sein. " Dagegen handelt es sich ganz sicher um eine multipel auftretende Geschwulst.

ʿꜣ.t [Leinenstoff]

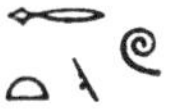 Eb 766f; Sm 47 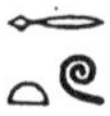 Ram III 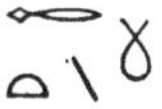 L 42

1) als Verbands-Stoff

a) Eb 766f (*ỉrj.ẖr-k n-f ỉꜣd.t nt ʿꜣ.t stj.tj*)

b) besonderer Art
L 42 (*ỉw rdj.n-k ṯs.t 2 m ʿꜣ.t nt rꜣ-ỉꜣꜣ.t r rꜣ n ḫnw ỉwf-s*); Ram III
B 17 (Drogen *rdj ḥr ʿꜣ.t nt* [. . .])

2) im Sinne von „Stoffballen", in einem Vergleich zur Beschreibung des Aufklaffens einer Wunde:
Sm 47 (16,19) (*mj nfnfn ʿꜣ.t*)

ʿꜣ.t Stein

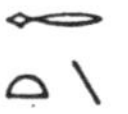 Sm 6 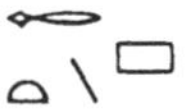 Sm 22,7

a) als Werkzeug zum Breitschlagen von Metall[1]
Sm 6 (3,1) (Metall zeigt eine rauhe Oberfläche: *n pds.t-f m ʿꜣ.t r ỉḫ.t*)

b) als Material für einen *ḥnw*-Topf
Sm 22,7 (*rdj.ẖr.tw r ḥnw n ʿꜣ.t*)

ʿꜣʿ Samen; Giftstoff

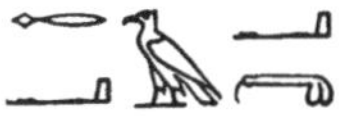 Eb; H; Bln; L 38 (13,4) 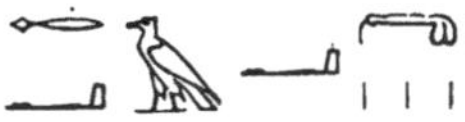 L 38 (13,3) 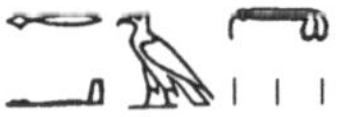 Bln 189

A) als Krankheits-Erscheinung ('Giftstoff')

I) Rezept-Gruppen gegen die *ʿꜣʿ*-Krankheit

a) Eb 221 (*ḥꜣ.t-ʿ m pẖr.t nt dr ʿꜣʿ m ẖ.t m ḥꜣ.tj*) (= H 79)
[*ḳ.t*-Rezepte: Eb 222 (= H 80); Eb 223 (= H 81); Eb 224 (= H 82)]

Eb 225 (*ḳ.t nt dr ʿꜣʿ n nṯr n mt m ẖ.t nt s*) (vgl. H 83)
[Eb 226: *ḳ.t*-Rezept (= H 84)]

Eb 236[2] (*ḳ.t nt dr ʿꜣʿ ḥr ḥꜣ.tj*)
[Eb 237: *ḳ.t*-Rezept (vgl. H 87)]

[1] Bisher als eine Gußform aus Stein aufgefaßt; vgl. jedoch Klebs, Reliefs AR S. 85,4: „Das erstarrte Metall wird auf einen großen Stein gelegt und mit Steinen breit geklopft".

[2] Eb 236 und 237 sind nach Eb 226 einzufügen; siehe die Erläuterungen.

	Eb 227	(*k.t nt dr ꜥꜣꜥ ḥr ḥꜣ.tj dr mḥ.t-ib wꜥr-ib dmw.t-ib*)[1] [Eb 228: *k.t*-Rezept]
	Eb 229	(*ḫrw-ꜥ n dr ꜥꜣꜥ n nṯr n mt sḳr iḫ.t nb.t*)[2] [Eb 230: *k.t ḫrw-ꜥ n srwḫ ḥꜣ.tj m wn mꜣꜥ*]
	Eb 231	(*ḫrw-ꜥ n dr mt m ẖ.t dr ꜥꜣꜥ n nṯr n mt wḫdw* (?)[3] *sḳr iḫ.t nb.t ḏw.t*) [*k.t*-Rezepte: Eb 232; Eb 233 (*k.t nt srwḫ ḥꜣ.tj srwj wḫdw*); Eb 234; Eb 235 (*k.t ḫrw-ꜥ n sḳbb ḥꜣ.tj*)[4]]
	Eb 238	(*ḫrw-ꜥ n dr ꜥꜣꜥ m ẖ.t m ḥꜣ.tj m wn mꜣꜥ*) [*k.t*-Rezepte: Eb 239 (vgl. Eb 174); Eb 240]
	Eb 241	(*k.t nt ḫsf ꜥꜣꜥ*)
b)	H 79	(*dr ꜥꜣꜥ m ẖ.t m ḥꜣ.tj*) (= Eb 221)
	H 80	(*pẖr.t nt dr ꜥꜣꜥ m ẖ.t m ḥꜣ.tj*) (= Eb 222)
	H 81	(*k.t pẖr.t nt dr ꜥꜣꜥ m ẖ.t m ḥꜣ.tj*) (= Eb 223) [H 82: *k.t pẖr.t* (= Eb 224)]
	H 83	(*dr ꜥꜣꜥ n nṯr n mt m ẖ.t nt s s.t rꜣ-pw*) (vgl. Eb 225) [*k.t*-Rezepte: H 84: *k.t pẖr.t* (= Eb 226); H 85: *k.t pẖr.t*; H 86: *k.t pẖr.t*; H 87: *k.t pẖr.t* (vgl. Eb 237)]
c)	Eb 168	(*k.t* [*nt*] *dr ḥkꜣw ꜥꜣꜥ n nṯr n mt m ẖ.t nt s*) [*k.t*-Rezepte: Eb 169; Eb 170 (vgl. Eb 237 und H 87); Eb 171; Eb 172 (= Eb 223); Eb 173; Eb 174 (vgl. Eb 239)]
d)	Bln 114	(*pẖr.t nt dr sp ꜥꜣꜥ ḥr ḥꜣ.tj*) [*k.t*-Rezepte: Bln 115[5] (= Eb 239); Bln 116[6]; Bln 117 (*pẖr.t nt srwḫ ḥꜣ.tj m mꜣꜥ.t*)]
e)	Bln 58[7]	(*pẖr.t nt dr ꜥꜣꜥ n nṯr nṯr.t mtw.t mt mt.t dr wrḏ-ib* [. . . . .] *ḥꜣ.tj ḥnꜥ dr mḥ.t-ib*)[8] [*k.t*-Rezepte: Bln 59; Bln 60; Bln 61; Bln 62; Bln 63[9]; Bln 64; Bln 65]

[1] Vgl Bln 58.

[2] Dieselben Drogen Eb 126 (*dr inw.t nt wḫdw*); vgl. Bln 118 ff.

[3] Zur Lesung *wḫdw* vgl. Eb 233 und Eb 229 mit Anm. 2; Bln 116 Nachsatz; Eb 99; 138.

[4] Dieselben Drogen H 50 (*pẖr.t nt rdj.t šsp ib t*).

[5] Nachsatz: *dr iḫ.t nb.t ḏw.t m ib n s.*

[6] Nachsatz: *dr wḫdw nhd sḫn.t nt mt mt.t.*

[7] Applikation *kꜣp* ‘räuchern’, während in den anderen Gruppen Einnehme-Mittel waren (oft: *tp-ꜥ sḏr*).

[8] Vgl. Eb 227.

[9] Dieselben Drogen Bln 66 (*sḥrj s.t-ꜥ nṯr mt mt.t*).

II) vereinzelte Stellen:

a) Eb 99 (*k.t nt smꜣ wḫdw dr ꜥꜣꜥ n mt mt.t m ḫ.t nt s s.t rꜣ-pw*)
b) Eb 138 (*k.t nt dr ꜥꜣꜥ m s smꜣ wḫdw dr nkn ḫpr r s*)
c) nicht in der Überschrift: Eb 62 (*ḥrr.t*-Würmer im Leibe: *in ꜥꜣꜥ ḳmꜣj st*); Bln 189 (*dr ꜥꜣꜥ n mt mt.t ntj m ḥꜥw n mn msj n mn.t*) (Zaub)

B) Zauber ('Samen')

L 38 (13,3 und 13,4); Bln 189 (siehe oben IIc).

§ 1: Als Lokalisation der *ꜥꜣꜥ*-Krankheit werden folgende Körperstellen genannt: *ḫ.t* 'Bauch': Eb 225; 231; H 83; Eb 168; Eb 99 (vgl. Eb 62). – *ḥꜣ.tj*-Herz: Eb 236; Eb 227; Bln 114. – *ḫ.t* + *ḥꜣ.tj*: Eb 221; 238; H 79; H 80; H 81. – *ib*-Herz: Bln 115 (S. 130 Anm. 5) vgl. auch Eb 227; Bln 58. – *ḥꜥw* 'Körper': Bln 189. – Eb 138 nennt *ꜥꜣꜥ m s* 'im Manne', was wohl gleichbedeutend mit 'im Bauche des Mannes' ist, vgl. *gs* § 4. – Bemerkenswert ist der Gebrauch der Präpositionen: es heißt *m ḫ.t*, aber *ḥr ḥꜣ.tj*; wenn beide nebeneinander stehen, heißt es *m ḫ.t m ḥꜣ.tj*.

§ 2: Als Verbum der Krankheitsbeseitigung steht bei *ꜥꜣꜥ* stets *dr* 'beseitigen', nur Eb 241 (das letzte Rezept der bei Eb 221 beginnenden Rezeptgruppe gegen *ꜥꜣꜥ*) hat *ḫsf* 'abwehren'.

§ 3: Neben der *ꜥꜣꜥ*-Krankheit werden die folgenden Krankheitserscheinungen genannt: *wḫdw*; *mh.t-ib wꜥr-ib dmw.t-ib*; *mtw.t mt mt.t*; *nkn*; *ḥkꜣw*; *iḫ.t nb.t ḏw.t*.

§ 4: Als Urheber der *ꜥꜣꜥ*-Erkrankung werden im indirekten Genetiv erwähnt: *mt* 'Toter'; *nṯr* 'Gott'; seltener auch *mt.t* 'Tote' und *nṯr.t* 'Göttin'. Wahrscheinlich sind auch dann diese Urheber anzunehmen, wenn der genetivische Zusatz fehlt.

§ 5: Die Behandlung der *ꜥꜣꜥ*-Krankheit erfolgt vorwiegend durch Einnehmemittel, die *tp-ꜥ sḏr* 'vor dem Schlafengehen' gegessen oder getrunken werden (*tp-ꜥ sḏr* ist nur bei der *ꜥꜣꜥ*-Krankheit belegt!), daneben werden Trankmittel genannt (*swr r hrw 4* oder *swr ḥr ꜥ.wj*); Bln 58ff. benutzt Räuchermittel (*kꜣp*); Eb 241, das schon durch Verwendung von *ḫsf* statt *dr* aufgefallen ist (§ 2), hat die Vorschrift *dj r-s* 'werde daran gelegt', also ein äußerliches Mittel.

§ 6: Die Gruppe Eb 221–241, als die größte zusammenhängende Rezeptsammlung gegen die *ꜥꜣꜥ*-Krankheit und mit einer *ḥꜣ.t-ꜥ*-Überschrift, kann wie die Gruppe der Augenmittel oder der Geschwulstdiagnosen als ein eigenes „Buch" oder „Kapitel" angesprochen werden, das verkürzt noch einmal H 79–87 vorliegt. Das Auftreten der kleineren Gruppen und der Einzelstellen erklärt sich als ein Zitieren von *ꜥꜣꜥ*-Rezepten an solchen Stellen, wo mit der *ʿ3ʿ*-Krankheit zusammenhängenden Erscheinungen behandelt werden: z. B. gehen der Gruppe Eb 168ff. Rezepte zum 'Beseitigen von Zauber im Bauch' voraus (siehe dazu den nächsten Paragraphen). Eb 99 steht zwischen Rezepten zum 'Töten der *wḫdw*-Schmerzen'. Eb 62 nennt 'Würmer' als Produkt der *ʿ3ʿ*-Erscheinung; in der Umgebung sind andere Rezepte gegen Würmer.

§ 7: Zusammenfassend läßt sich über die *ʿ3ʿ*-Krankheit sagen, daß es sich weniger um eine Krankheit, als um einen Krankheitsstoff handelt, der von Dämonen (Gespenstern oder bösen Göttern) in den Bauch des Patienten gebracht ist und sich dort als allgemeine Leibbeschwerden äußert, dabei auch das Herz (Magen) in Mitleidenschaft zieht; Eb 62 wird gesagt, daß der *ʿ3ʿ*-Stoff Würmer erzeugt. Die hier vertretene Auffassung deckt sich also mit der von Wreszinski (Kommentar zu Bln 58 und H 16) geäußerten Ansicht.

Zur Stützung der Bedeutung 'Giftstoff' für *ʿ3ʿ* sei noch auf folgendes verwiesen: Die Bedeutung 'Samen' für *ʿ3ʿ* ist auch sonst belegt; die übertragene Bedeutung 'Gift' ist genauso zu erklären wie bei *mtw.t* 'Samen, Gift', neben dem *ʿ3ʿ* Bln 58 genannt ist. Dem dämonischen Charakter der Urheber (§ 4) entspricht die Anwendung von Zaubersprüchen neben der Behandlung durch Heilmittel: Eb 61 (als Parallele zu Eb 62); H 85; Bln 189. Auch der nur bei der Behandlung der *ʿ3ʿ*-Krankheit auftretende Zusatz *tp-ʿ sḏr* ist bemerkenswert: es handelt sich offenbar um Schutzmittel gegen die in der Nacht auftretenden Gespenster, gegen die man sich auch durch 'Salben der Fenster' schützen will (Bln 65). Interessant ist auch die Umgebung der *ʿ3ʿ*-Rezepte: auf Bln 66 folgen Mittel gegen Dämonen; an die Hauptgruppe Eb 221–241 schließen die sogenannten Göttermittel an, die bei der Hearst-Gruppe (H 79–87) vorausgehen.

§ 8: Im Anschluß an Ebbell (ZÄS 62, 1927, 16–18), der *ʿ3ʿ* als „Hämaturie" gedeutet hat, ist die Frage der Identifizierung der *ʿ3ʿ*-Krankheit erneut von Jonckheere (Une maladie) eingehend untersucht worden; auch er kommt zu demselben Ergebnis: *ʿ3ʿ* l'hématurie parasitaire. – Als Hauptargumente aus den Texten werden L 38 und Eb 62 zitiert: L 38 ist ein Zauberspruch gegen *ʿ3ʿ*, der ohne eigene Überschrift auf einen 'Spruch zum Abwehren des Blutes' (L 37) folgt. Es ist also durchaus möglich, daß die *ʿ3ʿ*-Krankheit mit dem Auftreten von Blut verbunden ist. Andererseits ist es gerade der Spruch L 38, der die ursprüngliche Bedeutung 'Samen' für *ʿ3ʿ* zeigt, da von dem Samen des Gottes *imj-nhd-f* die Rede ist, den die Göttin Mafedet („die Wildkatze") empfangen hat. Blutharnen als Krankheit ist übrigens als *wsš snf* bekannt (siehe bei *snf*), und es wird von Jonckheere selbst bestätigt, daß zwischen *wsš snf* und *ʿ3ʿ* in den medizinischen Texten keine Verbindungen bestehen (S. 38). – Die zweite wesentliche Stelle, die zur Deutung Hämaturie beigetragen hat (Eb 62), steht unter Mitteln gegen Eingeweidewürmer: von dem *ḥrr.t*-Gewürm im Bauch wird gesagt, daß es der *ʿꜣʿ*-Stoff ist, der es schafft. Abgesehen davon, daß die Kausalzusammenhänge hier anders liegen (nicht: ein Wurm bewirkt die Krankheit, sondern: Giftstoff schafft Eingeweidewürmer), zeigt sich Jonckheere (S. 37) selbst erstaunt, daß die Ägypter das Vorhandensein der vorwiegend in den Lebervenen verborgenen Bilharzia-Würmchen gekannt haben.

ʿꜣʿ [Krankheitserscheinung am Kopfhaar]

 Eb 854d

iw mt.w 4 psš n tp st.t-sn m mkḥꜣ ntj m-ḫt ḳmꜣ ḥtp bꜣ ʿꜣʿ ḳmꜣ.t-sn pw n rwtj

§ 1: Ebbell übersetzt S. 115: „which then produce *ḥtp* a bald spot(?) and loss of hair(?)“, auch Altägyptische Krankheiten S. 9: „Haarausfall?“. – Ähnlich übersetzt Lefebvre S. 32: „qui occasionnent le repos; – la calvitie, la chute des cheveux; c'est ce qu'ils produisent“. – Zu *ḥtp* ‘Kahlheit‘ vgl. Äg.W.B. III 192,7 (*ḥtp* von einem verdorrenden d. h. kahlen Baum, ähnlich gebraucht wie *wn* Äg.W.B. I 314,15 und 16: kahl werden [vom Haar und vom Baum]). *bꜣ* könnte das Loch, d. h. die kahle Stelle, und *ʿꜣʿ* etwas ähnliches bezeichnen: beide Wörter sind als „Wasserloch“ belegt; vielleicht ist mit dem Haarausfall eine feuchte Absonderung (Talg?) verbunden?

ʿꜣb [Pflanze]

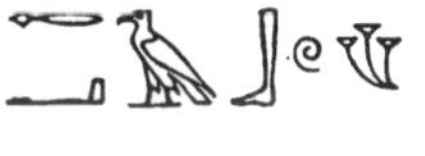 Mutt u Kind B 1,5

1) in einem Zauberspruch gegen die *tmj.t*-Krankheit: Mutt u Kind B 1,5
2) als Zauber-Droge siehe im Drogen-W.B.

ʿꜣm Asiat

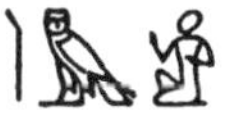 Eb 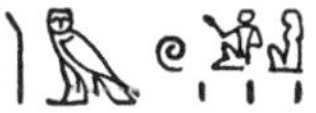 Bln

als Bezeichnung der östlichen Nachbarn der Ägypter

1) Asiat aus Byblos, als Überlieferer eines Augenrezeptes Eb 422 (*k.t pḫr.t nt ir.tj ḏd.t.n ʿꜣm n kpnj*)

2) Augenfarbe wird mit einem Asiaten verglichen (gegenübergestellt mit einem Südländer)
Bln 198 (*ỉr gmj-k twt.w nw ỉr.tj-s wꜥ.t mj ꜥꜣm k.t mj nḥsj*)[1]

ꜥꜣg zerquetschen

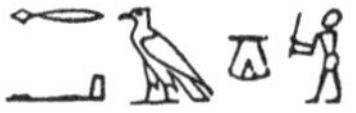 Eb 309  Bln 30

Verbum zur Bezeichnung eines Drogenzustandes siehe Drogen-W.B. bei *bnr* A II b

ꜥꜣgj.t Ausscheidung

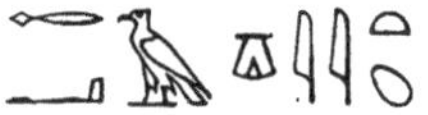 Eb 539

k.t nt dr ꜥꜣgj.t wnn.t r rꜣ n wbnw [Applikation: *gs ỉm*]

§ 1: Eb 539 steht nach einem Rezept für *dr ꜣšj.t* und vor einem Rezept für *ssnb sṯꜣ nb*: sowohl bei *ꜣšj.t* wie bei *sṯꜣ* handelt es sich um „Ausfluß" oder „Sekret" der Wunde. Auch *ꜥꜣgj.t* wird eine Ausscheidung der Wunde bezeichnen; bemerkenswert ist die Verwendung der Droge *ꜥꜣgj.t nt ỉmꜣ* (Harz = Ausscheidung des *ỉmꜣ*-Baumes) in demselben Rezept; Beachtung verdient auch die Tatsache, daß die Drogen von Eb 539 in einem Rezept gegen *ḫnš* 'Ausdünstung o. ä. des Körpers' (Eb 710) wiederkehren: auch dort handelt es sich um eine Ausscheidung (Schweiß o. ä.).

§ 2: Ebbell, Altägyptische Krankheiten S. 9, denkt an „Hypertrophische Granulation" und erklärt die Droge *ꜥꜣgj.t* als „Gallapfel = wildes Fleisch".

ꜥꜣḏ bleich sein oä

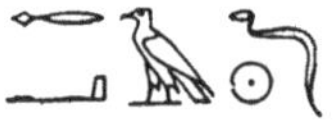 Eb 207a

vom Gesicht[2] eines Magenkranken:
ỉr ḫꜣj-k s ẖrj šnꜥ: ỉw ỉb-f ꜥꜥw-f ỉw ḥr-f ꜥꜣḏ ỉw ỉb-f ỉrj-f dbdb

[1] Diese Stelle ist im Parallel-Rezept Carlsb VI zum Teil zerstört.

[2] Daß *ḥr* hier 'Gesicht' und nicht wie oft 'Oberfläche = Haut' bedeutet, ist durch Admon 1,9 wahrscheinlich gemacht.

ꜥꜥw in Angst geraten

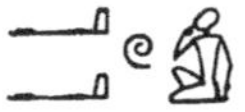 Eb

nur in Magen-Diagnosen vom *ỉb*-Herzen
Eb 206 a (*ỉr ḫꜣj-k s ẖrj šnꜥ n rꜣ-ỉb-f ỉw ỉb-f ꜥꜥw-f*)
Eb 207 a (*ỉr ḫꜣj-k s ẖrj šnꜥ ỉw ỉb-f ꜥꜥw-f ỉw ḥr-f ꜥꜣḏ ỉw ỉb-f ỉrj-f dbdb*)

§ 1: Lefebvre S. 31 Anm. 3 übersetzt „balbutier"; vgl. dazu Sethe, ZÄS 58, 1923, 15, wo die Bedeutung 'babble', die Gardiner in der Übersetzung von Sinuhe 132 und 280 angibt, abgelehnt wird.

ꜥꜥf A. auspressen[1]

pass. *sḏm.f*: 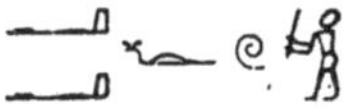 H 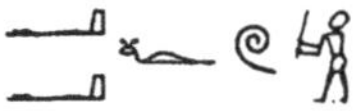 L
Pseudopartizip: 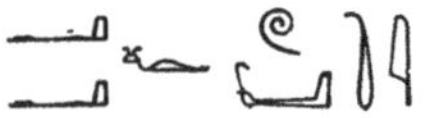 Eb

I) Verbum der Drogenbereitung:
a) Droge (fem.) *ꜥꜥf.tj* Eb 351
b) Droge *ꜥꜥf.w m ḥbs.w* 'durch Tücher auspressen' H 145
II) Verbum der Behandlung; (erweiterter Gebrauch von I):
Drogen, *ꜥꜥf mw-sn r ỉr.tj* 'Saft in die Augen auspressen':
L 35; ähnlich L 36 (*m ỉr.tj*)

(ꜥꜥf) B. Ausgepreßtes

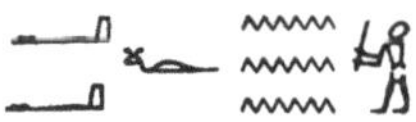 Eb 130[2]

ꜥꜥf n ḥḳ.t nḏm.t als Droge siehe im Drogen-W.B.

ꜥꜥfs (?) [......?......]

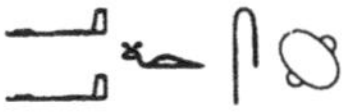 Eb 337

ṯḥn m ỉr.t: *ỉrj.ỉn-k n-s sp.w ꜥꜥfs* (folgen Drogen)

§ 1: Das Applikations-Verbum fehlt in Eb 337; ob es in *ꜥꜥfs* zu sehen ist, das vielleicht fehlerhaft statt *ꜥꜥf-s* steht? Als Verbum der Augen-

[1] Vgl. *ꜥtḫ*.
[2] Da *ḥḳ.t nḏm.t* bereits vorher unter den Drogen aufgezählt ist, wäre auch folgende Übersetzung denkbar: 'Drogen, werde ausgepreßt zu (?) dem süßen Bier'. Dann gehörte die Stelle zu A I.

behandlung ist *ʿʿf* L35 und 36 belegt. — Lefebvre S. 76 möchte wie Wreszinski *sp.w n ʿfs* lesen.

ʿʿnʿ Pavian

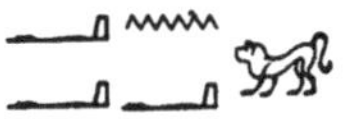 Ram III A 33 (Zaub)

ʿw.t Kleinvieh

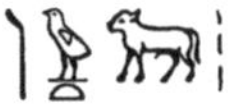 Sm

1) Ausscheidung von Kleinvieh (Geruch einer Schädelwunde wird damit verglichen)
   a) *bkn n ʿw.t* Sm 7 (3,11 und 21)
   b) *wsš.t nt ʿw.t* Sm 7 (4,1) (Glossen-Erklärung von a)
2) in Drogenbezeichnungen siehe im Drogen-W.B.
3) im Zauber: Sm 19,6

ʿwꜣ[1] gegoren; faulig

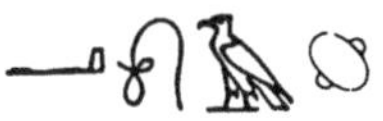 Eb; H

1) *t m ʿwꜣ* ‘Brot in gegorenem Zustand’
   Eb 205 c (als Zauberdroge?)
2) in Drogenbezeichnungen siehe im Drogen-W.B. bei *ʿwꜣj.t* ‘Gegorenes’, *t* ‘Brot’, *ḫnm.t* und *ḫt-ʿwꜣ*

ʿw(ꜣ).tj Räuber; Feind

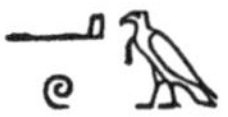 Sm 9 (5,2) (Zaub)

in der Verbindung *ʿw(ꜣ).tj Ḥr* ‘Feind des Horus’

ʿwg dörren

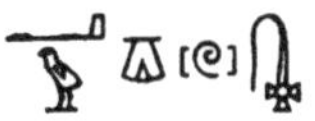 Eb 37 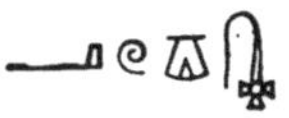 Eb 322; 323

Verbum der Drogenbereitung bzw. Drogenzustand siehe Drogen-W.B. bei *it* und *mjmj*

[1] Vgl. auch *sʿwꜣ* ‘verfaulen lassen‘.

ʿb Horn

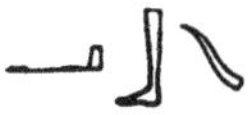 H 215 (Zaub)

ʿb [. . . ? . . .]

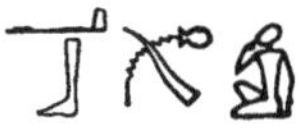 Eb 205c

t m ʿwꜣ ỉḫ.t m ʿb t m ꜣpdw

§ 1: Da es neben ‘Brot in verfaultem Zustand’ steht, könnte man an „Schmutz, Unreinheit o. ä.“ denken; vgl. Äg.W.B. I 174,17 (schon seit Pyr 207 und 208 belegt) und 174,19 sowie die Äg.W.B. I 175,21 zitierte Wendung *m/ḫr ʿbw-f*, die zu übersetzen ist: „in seiner Unreinheit“. – Die beiden Brotarten und die „schmutzigen Dinge“ werden in unklarem Zusammenhang mit einer Magen-Erkrankung genannt (ob es sich um Zauberdrogen handelt ?).

ʿbꜣ leuchten, funkeln

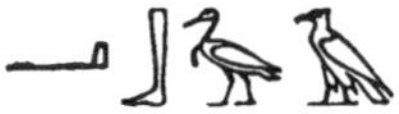 Sm 46 (16,1) 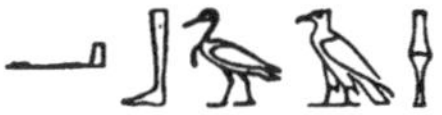 Sm 46 (16,14)

in der Beschreibung von Geschwülsten

Sm 46 (16,1) (*ỉrj.n-sn ỉḫ.t n ʿbꜣ ỉrtjw[-sn] n ṯms ḥr.w-sn*)
dazu die Glosse Sm 46 (16,14) (*ỉr n ʿbꜣ.n ỉrtjw-sn: tm nbjbj.w ỉnm-sn pw*)

§ 1: Breasted faßt das Wort als *nʿbꜣ* „pallor, clamminess“; so auch Ebbell, Chirurgie S. 68: „Bleichheit“(?); dagegen weist die Verwendung von *tm* in der Glosse darauf hin, daß die Negation *n* und das Äg.W.B. I 177,12 belegte *ʿbꜣ* vorliegen (vgl. auch die Schreibung mit dem *ʿbꜣ* Szeptor); zur Schreibung der Negation mit ﹏ vgl. Smith 2,21; 4,11 (zweimal); 8,4.

ʿpr ausgestattet sein

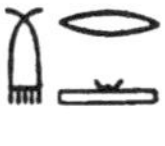 Sm

mit direktem Objekt konstruiert[1]: *ʿpr sḏ* ‘ausgestattet sein mit einem Bruch’
Sm 3 (1,24) (*sḏ nḏs n ʿpr-f sḏ mj nʿš ḥnw*); – – – – Sm 3 (1,24) ([. . .]*r.n-f*) (?)

[1] Vgl. dazu Gardiner, Grammar § 84 A (S. 423).

ʿpr.t [Krug]

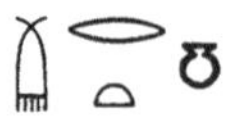 Eb 13

Drogen *rdj m ẖnw ʿpr.t b3w r3-pw*

ʿff Fliege

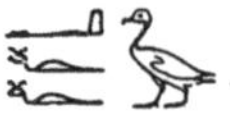 Eb 845; Sm 19,14 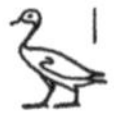 Sm 19,16

1) Mittel gegen Fliegenbisse
   Eb 845 (*k.t nt tm rdj psḥ ʿff*)
2) Spruch gegen Fliegen bei Seuchen[1]
   Sm 19,14 (*r3 ṉ swʿb ʿff*)
   Sm 19,16 (im Spruch: *ʿff pn ʿḳ r ẖ.t-f tn*)
3) in Drogen-Verbindungen siehe im Drogen-W. B.

ʿfd.t Kasten

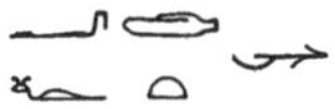 Bln 190 (Zaub)

ʿm A. schlucken

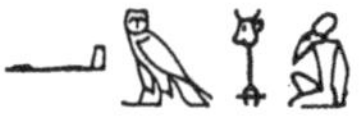 Eb 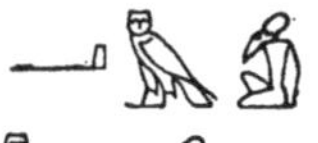 Ram IV 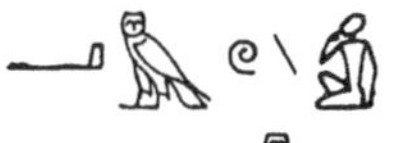 H 1; 3 (pass. *sḏm-f*) 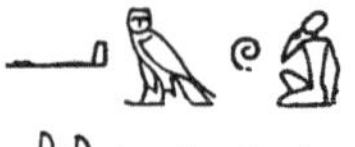 H 2 (pass. *sḏm-f*) 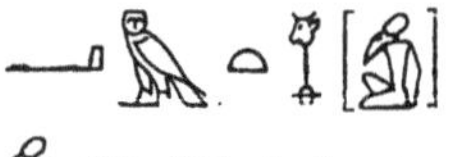 L 34 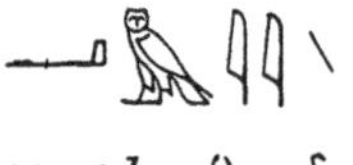 L 2 (*sḏm-f*) 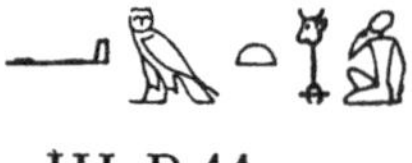 Bt 38 (*sḏm.tw* oder pass. *sḏm-f*) 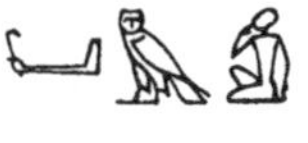 Ram III B 11

I) Verbum der Applikation
   a) schlucken einer Droge in fester Form[2]
      1) *fḳ3.w* „Kuchen"
         Eb 32 (*tḫb m bj.t*)[3]; 53; 514 = H 1 (*tḫb m bj.t*)
      2) *swj.t* „Pille"
         Eb 15 (*sʿm m* Bier); 73 (*sʿm m* Bier); H 2 (*tḫb m bj.t*); Bt 38

[1] Ob die Fliege als Überträger der Seuche angesehen wurde??

[2] Bis auf Eb 273 (*ʿm-f*) und Bt 38 (*ʿm.tw* [?] *in s*) stets in der Verbindung *ʿm in s* 'werde vom Manne geschluckt'.

[3] Die Parallele H 3 hat die Bemerkung *rdj m fḳ3.w* ausgelassen (ob fälschlich?).

3) *ipp.t* „Kügelchen"
Eb 273 (*ʿm-f st m ʿm*)

4) Verschiedenes
Eb 30 (Drogen *irj m iḫ.t wʿ.t*)[1]; H 3 (Droge)[2]

5) unklar
Ram IV C 2 ([...] *ʿm in s.t*)

b) schlucken von Rauch = „inhalieren"
Eb 320 (*ʿm ḥtj-irj m sbj.t*); Eb 325 (*rdj.ḫr-k r3-k r šbb pn r ʿm-k ḥtj-irj*)

II) *ʿm ib* 'das Herz schlucken = ohnmächtig werden'
Eb 855 v (*3hd pw ʿš3 ʿm ib-f pw m-ʿ dnd*); Eb 855 w (*wnn ib-f pw g3w. kkw m ḫ.t-f m-ʿ dnwd irj-f sp.w nw ʿm ib-f*)

III) Zauber
L 2 (1,7); 34 (11,10); Ram III B 11

(ʿm) B. Schluckmittel (?)[3]

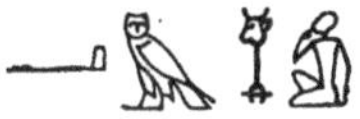 Eb 273

ipp.t-Kügelchen: *ʿm-f st m ʿm*

§ 1 (zu A I a): Beim Schlucken der festen Drogen in bestimmten Formen wird diese entweder in Honig eingetaucht (Eb 32; 514; H 1; 2) oder durch Nachtrinken von Bier (Eb 15; 73; H 3) „schluckbar" gemacht.

§ 2 (zu A I a 4): Die Drogen-Masse (*iḫ.t wʿ.t*) in Eb 30 ist offenbar flüssiger als die übrigen Drogen-Formen (Kuchen, Pille), so daß hier ein Nachtrinken von Bier unterbleiben kann; vgl. dazu Eb 70 (*irj m iḫ.t wʿ.t sdb*), wo die Drogen ohne weiteres eingenommen werden, mit dem Parallel-Rezept Eb 73: hier ist nur die Hälfte der Droge *šnf.t* (wahrscheinlich eine Flüssigkeit; siehe Drogen-W.B.) verwendet [1/32 statt 1/16 in Eb 70], das Gemisch ist also fester, wird zu Pillen verarbeitet und durch Bier heruntergespült.

§ 3: Bemerkenswert ist, daß der Pap. Berlin das Verbum *sʿm* in solchen Fällen verwendet, wo die anderen Papyri nur *ʿm* schreiben; siehe dazu *sʿm* § 4.

[1] Siehe dazu § 2.
[2] Parallele zu Eb 32; siehe dazu Anm. 3 S. 138.
[3] Vgl. *sʿm.w* 'Schluckmittel'. – Es handelt sich wohl kaum um eine Art „Komplements-Infinitiv" (hier nicht als Objekt, sondern präpositional angeschlossen): „er soll es schlucken beim Schlucken".

ʿmj Schmiere

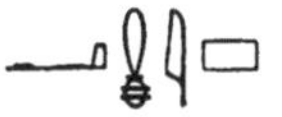 Eb 490

Bezeichnung einer Drogenform: Drogen *nḏ irj m ʿmj*

§ 1: Nur einmal in einem Wundbehandlungs-Rezept belegt; die Applikation ist nicht angegeben, ist also wohl in der Angabe *irj m ʿmj* enthalten (vgl. den Gebrauch von *irj m tmt.w* in Eb 620; Eb 862c und Sm 9): die Wunde wird mit der Drogemasse zugeschmiert wie die Krüge mit Ton im Alten Reich (Verbum *ʿmj*). – Das Parallelrezept L 17 hat die Applikation *wt ḥr-s* 'werde damit verbunden'.

ʿmʿ[1] einreiben

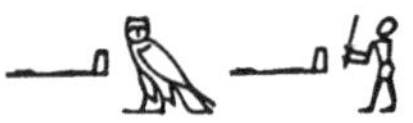 Kah 7 (1,24)

ʿmʿ rd.wj-sj wʿr.tj-sj m ʿmʿ.t

ʿmʿmw [Tier]

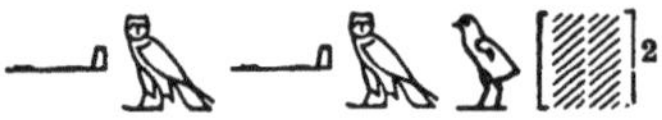[2] KV 9

1) Geruch eines kranken Tieres wird mit dem des *ʿmʿmw*-Tieres verglichen KV 9 (*iw sṯj ḫnmw-f mj ʿmʿmw*)
2) in einer Drogen-Verbindung siehe im Drogen-W.B.

ʿmd matt sein oä

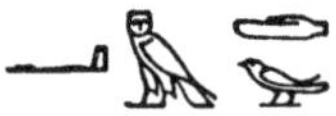 Eb

1) vom *ib*-Herzen:
Eb 855e (*ir ʿmd ib: tm md.t ḥ3.tj pw mt.w r3-pw n ḥ3.tj inb3 n wnt šs3w-sn ẖr ḏr.tj-kj ḫpr m-ʿ ṯ3w mḥ im-sn*)
2) von den Gliedern:
Eb 855b (*ir bʿḥj ib: mwj.t r3 pw ʿmd ʿ.t-f tm*)[3]

[1] Ob hierzu auch das wie die Droge *ʿmʿ* geschriebene Wort in Bln 139 gehört, das an Stelle des Verbs der Applikation steht?
[2] Vom Determinativ sind nur die 4 Füße erkennbar.
[3] Lefebvre S. 32 „sont faibles".

ʿn/ʿnn A. umwenden

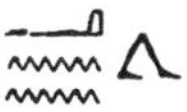 Kah 19 (*sḏm-f* nach *ỉr*) 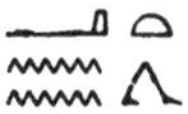 Kah 20 (Partizip ?)

in unklarem Zusammenhang: Kah 19 (3,2); 20 (3,3)

(ʿn) B. Umwendung (vom After = Prolapsus)[1]

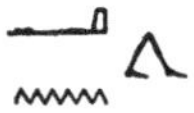 Bt 9

pẖr.t dr ʿn m pḥwj.t [Applikation: *dj r pḥwj*]

ʿn.t Kralle; Nagel; Daumen

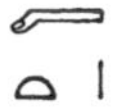 Eb 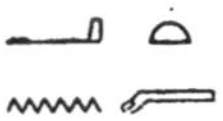 H; Sm 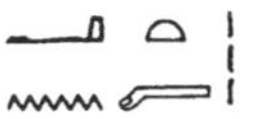 H 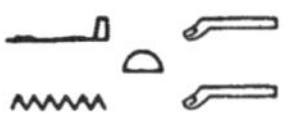 Sm 25 (9,4)
(Dual)

A) Nagel (von Finger oder Zehe)
- I) in Rezept-Gruppen für Finger und Zehen
  - a) H 177[2] (*pẖr.t nt ʿn.t s3ḥ* [*ḏbʿ.w*] *r3-pw*) (= H 188 = Eb 618)
    [H 178 *k.t*-Rezept (= Eb 619)]
    H 179 (*pẖr.t nt srwḫ ʿn.t s3ḥ ḫr-s r t3*) (vgl. Eb 622)
    H 184[3] (*ỉrr.t r ʿn.t s3ḥ wn m wbnw wn r3*)
    H 185 (*srwḫ ʿn.t nt s3ḥ ḏbʿ.w*)
    [*k.t*-Rezepte: H 186; H 187]
    H 188 (*pẖr.t nt ʿn.t s3ḥ*) (= H 177 = Eb 618)
    [*k.t*-Rezepte: H 189; H 190; H 191; H 192]
    H 193 (*srwḫ ʿn.t s3ḥ* [*ḏbʿ.w*] *r3-pw*)
    H 194 (*pẖr.t nt ḏbʿ.w s3ḥ* [*s*]*w3ḏ ḏbʿ.w ỉrr.t r ʿn.t*)
    H 199[4] (*pẖr.t nt str.t ỉwḥ m ʿn.t nt s3ḥ.w*)
  - b) Eb 618[5] (*k.t nt ʿn.t nt s3ḥ*) (= H 177 = H 188)
    [Eb 619 *k.t*-Rezept (= H 178)]
    Eb 622[6] (*k.t* [*nt*] *srwḫ ʿn.t ḫr-s r t3*) (= H 179)

[1] Vgl. *wnḫ* 'Verschiebung' sowie Jonckheere S. 47.
[2] Die Gruppe beginnt H 173 mit Rezepten für Finger und Zehen.
[3] H 180–183 sind Rezepte für Finger und Zehen (ohne Erwähnung des Nagels).
[4] H 195–198 sind Rezepte für Finger und Zehen (ohne Erwähnung des Nagels). – Nach H 199 folgen weitere Rezepte für Finger und Zehen bis H 205.
[5] Die Gruppe beginnt Eb 616 mit Rezepten für kranke Finger und Zehen.
[6] Es folgen weitere Rezepte für Finger und Zehen bis Eb 624. Eb 620 und 621 sind Rezepte für die Zehen (ohne Erwähnung des Nagels).

II) in der Applikation: verbinden[1]
H 188 (*wt ʿn.t nt s3ḥ ḥr-s*)

III) in der Verbindung „Erde, die sich am Nagel des Mannes befindet“ (*t3 wnn m ʿn.t nt s*) als Droge (Eb 775)[2] siehe Drogen-W.B. unter *t3*

B) Daumen

I) des Arztes
(bei der Behandlung einer Unterkiefer-Verletzung neben *ḏbʿ* ‘Finger’ genannt)
Sm 25 (9,4) (*rdj.ḫr-k ḏbʿ-k ḥr pḥwj 3mʿw.tj ntj ʿr.tj m ẖnw r3-f ʿn.tj-k ḫr inʿ.t-f*)[3]

II) des Patienten
(„der Daumen fällt in die Mitte der Hand“ als Unterscheidungsmerkmal eines Schädelverletzten gegenüber einem von einem Dämonen Besessenen)
Sm 8 (4,8 und 18 zweimal) (*ḫr ʿn.t-f m ḥrj-ib n ḏr.t-f*)

C) Kralle eines Vogels
(zur Beschreibung des krallenförmigen Gelenk-Kopfes des Joch-Schläfen-Beines)
Sm 22 (8,15) (*mj mḥ ʿn.t 3mʿ m iḫ.t*)

§ 1 (zu A): Bei den Fällen unter A wird es sich in der Regel um Nagelbett-Erkrankungen handeln; besonders genannt sind nur *iwḥ* ‘feuchte Stelle’ in H 199 und der Zusatz *ḫr r t3* ‘zu Boden fallen (wollen)’ in Eb 622 = H 179. Vorwiegend handelt es sich dabei um den Nagel der Zehen; nur H 185 und 194 sind daneben auch die Finger genannt und H 177 und 193 wahrscheinlich zu ergänzen.

§ 2 (zu A): Als Verbum der Behandlung wird *srwḫ* ‘behandeln’ gebraucht: H 179; 185; 193; Eb 622; *irj r* ‘(etwas) tun gegen’ steht H 184 und 194; das spezielle Verbum *str* ‘trocknen(?)’ steht in Verbindung mit *iwḥ* ‘feuchte Stelle’ H 199. – Als Verbum der Applikation steht in fast allen Fällen *wt* ‘verbinden’ (H 188 sogar mit *ʿn.t* als Objekt); *dj r-s* ‘werde daran gegeben‘ heißt es H 179 und 194; Puder aufstreuen (*tmt*) liegt scheinbar Eb 622 vor (vgl. aber H 179).

§ 3 (zu B): Bedenklich erscheinen die Deutungen von Breasted, der S. 206 im Fall Sm 8 ‘Nägel’ und S. 304 im Fall Sm 25 ‘die 4-Finger-Gruppe‘ übersetzt.

[1] Siehe dazu auch § 2.
[2] Wahrscheinlich handelt es sich um den Nagel der Zehe.
[3] Vgl. jedoch Sm 22 (8, 10) mit *ḏbʿ* ‘Finger’ statt *ʿn.tj* ‘die beiden Daumen’.

ʿnʿr.t Wurm; Gerinnsel

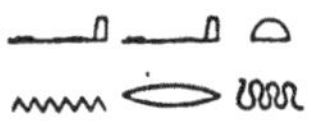 Sm; Eb 474

I) kleiner Wurm

a) Sm 12 (6,3) (Blut in der Nase wird verglichen mit: *ʿnʿr.t wnn.t m-m mw*)

b) als Droge siehe im Drogen-W.B.

II) bildlicher Ausdruck zur Beschreibung eines Blut-Gerinnsels, bei Verletzungen der Nase; in der Verbindung *ʿnʿr.t nb.t nt snf*: Sm 12 (5,18; 6,1–2); 14 (6,10)

ʿnw.t [Schwellung]

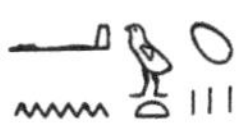 Eb 877

Eb 877 (*šsꜣw ʿnw.t nt šʿ.t-Ḫnsw*)
Eb 877a (*ir wpj-k ʿnw.t nt šʿ.t-Ḫnsw m ʿ.t nb.t nt s*)

§ 1: Ebbell, Altägyptische Krankheitsnamen S. 10: „Hautausschlag, Exanthem o. ä.“. – Im Einzelnen ist gegen Ebbells Auffassung folgendes vorzubringen:

1) „Ausschlag (keine Anschwellung)“
Es muß sich wie bei *ʿꜣ.t* und *ḥnḥn.t* um aus der Haut herausragende Anschwellungen handeln, ‘deren Kopf spitz ist’ (109, 20) vgl. *tp-s bwꜣ* Eb 869a und *tp-s spd bwꜣ* Eb 859a. Ebenfalls deutet *šfw.t* (110,3) auf ‘Anschwellung’, während es Ebbell durch „Nässen“ übersetzt.

2) „seine Augen sind zugefallen“ (*ir.tj-fj . . . šsm.tj*)
In einer Glosse (Sm 7,19) wird *šsm* durch *dšr* ‘gerötet’ erklärt; es muß also heißen: ‘seine Augen sind entzündet’

3) „sein Fleisch brennt darunter“
Ebell erkennt darin neuralgische Schmerzen; die Übersetzung dieser Stelle besagt jedoch: ‘sein Fleisch ist heiß davon’ (d. h. der Patient hat Fieberhitze bekommen).

4) „daß Farbe (d. h. Pigmentveränderung) darin ist“
Die Stelle *rj.t im* ist zu übersetzen: ‘indem Eiter darin ist’

5) „geht und kommt, indem es feucht unter deinen Fingern ist (damit kann das Phänomen gemeint sein, daß die eine Bulla die andere ablöst)“.
Wie der Vergleich mit den übrigen Stellen zeigt, in denen vom Kommen und Gehen der Geschwulst die Rede ist, handelt es sich um ein und dieselbe Schwellung, ‘die beim Gehen und Kommen und Einsinken unter deinen Fingern ist’, d. h. sie gibt nach unter dem Druck der Finger des untersuchenden Arztes.

§ 2: Zusammenfassend kann über *ʿnw.t* gesagt werden: Die von Ebbell erwähnten Symptome (Pigmentveränderung, neuralgische Schmerzen, Mattigkeit und Schläfrigkeit) sind philologisch nicht haltbar. Das von ihm erwähnte „Nässen" ist vorhanden, allerdings nicht in dem Verbum *hrp*, wohl auch nicht in *šfw.t*, sondern in dem *irj mw n rwtj* 'Wasser nach außen hervorbringen' (beim Druck der Finger). – Es handelt sich offenbar um drei Stadien oder Formen der Krankheit, die verschieden beurteilt und behandelt werden (877a, b und c, davon ist nur c Heilung versprechend). Für eine Lepra-Art spricht die Erwähnung des Chons (vgl. Eb 874a), auch die warnenden Verdikte „es handelt sich um eine Bezauberung" und „unternimm nichts dagegen" (877a und b) könnten auf eine gefährliche und unheilbare Krankheit deuten. Falls überhaupt Lepra vorliegt, würde *šʿ.t* 'Gemetzel' auf die Lepra mutilans passen, während für die Lepra maculoanethetica philologisch keine Symptome nachweisbar sind.

§ 3: Ob *ʿnw.t* wie *ʿȝ.t* von Steinen entnommene bildliche Ausdrücke sind (vgl. *ʿnw* Äg.W.B. I 189,18)?

ʿnḫ A. leben

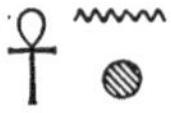 Eb; H; Bln; Sm; Ram IV; Carlsb; KV 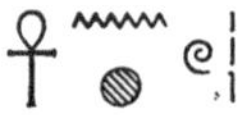 Eb 670; 692; 640  (in der Verbindung *ʿnḫ wḏȝ snb*) H 212; L 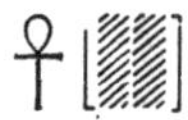 Ostr. Kairo (ODM 1062,4) 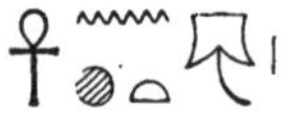 Ram III B 8[1]

I) leben (Gegensatz: *mt* 'tot sein', 'sterben')
  a) in Prognosen für Neugeborene
    Eb 838; Ram IV C 19; Carlsb II
  b) vom Patienten
    Sm 4 (2,11); – – – – vom Rinde: KV 52
II) lebendig = frisch (als Zusatz bei Drogen)
  iwf 'Fleisch' *bnr* 'Dattel' *bd.t* 'Emmer'[1] *sw.t* 'Binse' *gj.t*-Pflanze *tpȝw*-Teile
  siehe dazu die einzelnen Artikel im Drogen-W.B.
III) im Zauber
  a) *ʿnḫ wḏȝ snb*
    L 2 (vom König); H 212 (vom Horusauge)
  b) von Tieren: Eb 457 (zweimal); Sm 19,16
  c) Verschiedenes: Sm 18,4; Ostr. Kairo (ODM 1062,4)

[1] *bd.t ʿnḫ.t* 'frischer Emmer' oder 'Emmer [und] *ʿnḫ.t*-Getreide'; vgl. Äg.W.B. I 205,9 und 10. Das Determinativ ist von *ʿnḫ* 'Ziege' entlehnt.

(ʿnḫ) B. Leben

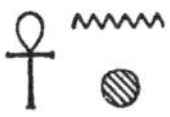 Eb; H 214; Bln; Sm

I) der Hauch des Lebens (Gegensatz: der Hauch des Todes) tritt ein in das rechte Ohr (bzw. Schulter)[1]
Eb 854f; Eb 856g = Bln 163g

II) im Zauber
H 214; Sm 18,9; 19,9; 20,11

(ʿnḫ.w) C. Leben (?)

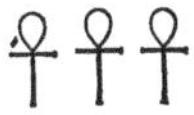 Sm 19,14

Sm 19,14 (*ḏd s m ʿnḫ.w rnp.t*)[2]

ʿnd(.t) [Beutel?][3]

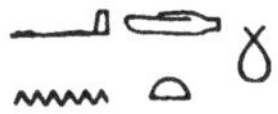 Carlsb II

in der Verbindung *ʿnd(.t) nw* (sic) *ḥbs.w* 'Beutel(?) aus Stoff' als Behälter für Sand und Datteln.

ʿnd.t Morgen-Barke

siehe bei *(m)ʿnd.t*

ʿndj.t[4] [Topf]

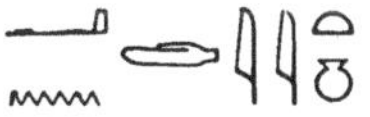 Eb 786

rdj.ḫr-k sḏr ʿndj.t m3.t . . .-Topf *m3 mḥ m mw n i3d.t*

[1] Nur als Suffix vorhanden: *ʿḳ-f m ḳʿḥ-f wnmj.*

[2] Breasted übersetzt: „A man shall say [it] at the life of the year" und kommentiert: „perhaps means the 'yield of the year', that is, at harvest time; but this is uncertain".– Ob zu übersetzen ist „Der Mann sage [es] als Lebenszauber o. ä. des Jahres"? Vgl. *ḏd m ḥk3w* 'als Zauber sagen'.

[3] Vgl. Bln 199, dort wird *ʿrf* 'Beutel' erwähnt, ebenfalls in Verbindung mit Datteln und Sand.

[4] Vgl. auch *ʿnḏw*-Topf.

ʿnḏw[1] [Topf]

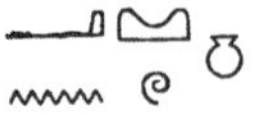 Eb; H; Sm

1) in der Drogen-Bereitung
   Sm 21,19 (gekochte Drogen: *rdj.ḫr.tw r ʿnḏw r iʿj.t-st*)
   Sm 21,21 (*nꜣ n mw ntj m pꜣ ʿnḏw*)
2) in Drogen-Verbindungen siehe im Drogen-W.B.

ʿr [Verletzung]

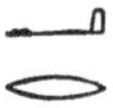 Sm 46 (15,20; 16,2) siehe bei *sʿr*

ʿr Binse

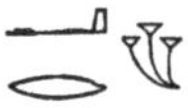 Eb 428

als Instrument zur Behandlung von Wimperhaaren
flüssige Droge: *gꜣj ʿr im rdj m s.t šnj pn*

ʿr herankommen; reichen

siehe bei *iʿr*

ʿr.t(j) Unterkiefer; Kinnbacken[2]

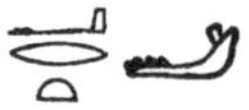 Sm 24 (8,22; 8,23; 9,1); 25 (9,2); Sm 7 (3,16 und 18)[3]
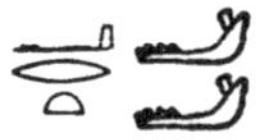 Sm 25 (9,4 und 5)[4] 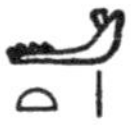 Sm 25 (9,2) 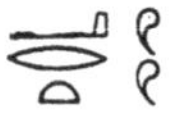 Sm 7 (3,6)
---- 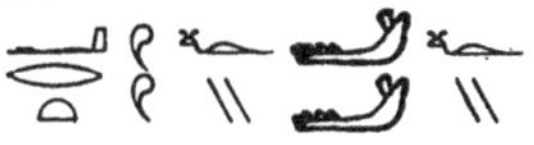 Sm 7 (3,7)[5] ---- 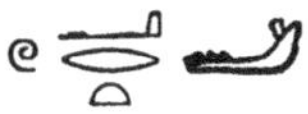 Sm 22 (8,14)[6]

[1] Vgl. auch *ʿndj.t*-Topf.
[2] Siehe auch *wgj.t* 'Kauknochen, Unterkiefer'.
[3] In beiden Fällen mit dualischem Suffix *-fj*.
[4] 9,5 mit einfachem Suffix *-f* (ob defektiv statt *-fj*?).
[5] Wohl nicht *ʿr.tj-fj wgj.tj-fj* 'sein Unterkiefer, (nämlich) sein Kauknochen' zu lesen: *wgj.t* wird nicht abgekürzt geschrieben und wird sonst nur in Glossen gebraucht; außerdem wäre die Glossierung eines ausgeschriebenen Wortes durch ein Ideogramm ungewöhnlich. Wahrscheinlich liegt eine schlecht ausgeführte Korrektur vor: Verdeutlichung des Determinativs? (Die beiden Kiefer scheinen z. T. über das erste Suffix *-fj* gesetzt zu sein.)
[6] In Glossen wird sonst *wgj.t* gebraucht, das wahrscheinlich hier mit *ʿr.t* fehlerhaft gemischt vorliegt; vgl. Sm 7 (3,17) (*pḥwj ꜣmʿw.t-f . . . pḥwj wgj.t-f pw*).

I) pathologische Fälle

a) Verletzungen am/im Unterkiefer

1) *wnḫ* 'Verschiebung': Sm 25 (9,2; 9,2; 9,5)

2) *ḥsb*-Bruch: Sm 24 (8,22; 8,23; 9,1)

b) krankhafte Zustände des Unterkiefers

ḥtr wꜣ.t nt ʿr.tj-fj 'gebunden ist das Band seines Unterkiefers'
Sm 7 (3,6 und 7)
in der Glosse 7 (3,16) erklärt: *ir ḥtr wꜣ.t nt ʿr.tj-fj nḫt pw in mt.w pḥwj ꜣmʿw.t-f nj mn m gmꜣ-f pḥwj wgj.t-f pw nn iṯj.t inj.t nn nḏm.n n-f wn rꜣ-f m-ʿ iḫ-f*)

II) anatomische Angaben: Teile des Unterkiefers

a) *ꜣmʿ.t* 'Krallenknochen'
Sm 25 (9,4) (*rdj.ḫr-k ḏbʿ-k ḥr pḥwj ꜣmʿw.tj ntj ʿr.tj m ḫnw rꜣ-f*)

b) *wꜣ.t* 'Band'
Sm 7 (3,6; 3,7; 3,16; 3,18) siehe bei I b (*wꜣ.t* durch *mt* erklärt)

c) *pḥwj* 'Ende'
Sm 22 (8,14) (*ir pḥwj ꜣmʿ.t-f pḥwj ʿr.t-f*[1] *pw*)

§ 1: Trotz der z. T. dualischen Formen (und der dualischen Suffixe) liegt kein echter Dual 'die beiden Kiefer' vor, sondern eine aus zwei Teilen bestehende Einheit (vgl. *pḥwj* 'After'). Zum Wechsel von *ʿr.t* mit *ʿr.tj* vgl. Sm 25 (9,2 gegen 9,5).

§ 2: In den Glossen wird *ʿr.t* – offenbar ein altertümliches Wort – durch *wgj.t* 'Kauknochen' erklärt (siehe im einzelnen dort).

ʿrw.t [Krankheitsstoff]

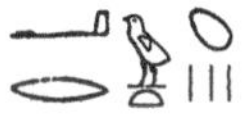 Eb 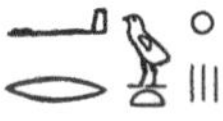 Eb 207c 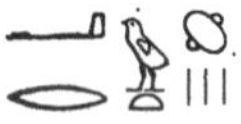 Eb 870c

I) bei Geschwüren und Geschwülsten (als Inhalt)

a) *ḥnḥn.t*-Geschwür/Geschwulst

1) *ḥnḥn.t nt ʿrw.t*
Eb 862 (*šsꜣw ḥnḥn.t nt ʿrw.t*); Eb 862a (*ir wpj-k ḥnḥn.t nt ʿrw.t ... ḫpr imj.w im-s irj.n-s ʿḏ*); Eb 862b (*ḏd.ḫr-k r-s: ḫrj ḥnḥnt nt ʿrw.t*)

2) in Verbindung mit *wd.t nt ʿrw.t* 'Verlagerung von *ʿrw.t*'
Eb 859 = 859a (*ḥnḥn.t ḫpr.t ḫr wd.t nt ʿrw.t nt rj.t*); Eb 857b (*ḥnḥn.t nt ʿḏ ḫr wd.t nt ʿrw.t*); Eb 857a (*ir wpj-k nn* (= *ḥnḥn.t*) ... *ḫr wd.t nt ʿrw.t*)

[1] Geschrieben *wʿr.t*, siehe dazu Anm. 6 S. 146.

b) *ˁ3.t*-Geschwulst
Eb 870c (*ˁ3.t nt šnj: wnn m33-s mj ˁ3.t nt rj.t nt ˁrw.t*)

II) *ˁrw.t km.t* 'schwarze *ˁrw.t*' im Vergleich, zur Beschreibung einer Magen-Ausscheidung
Eb 207c (*ir h3j n-f nˁ3ḏ.t mj ˁrw.t km.t*)

§ 1: Ebbell, Altägyptische Krankheitsnamen S. 11, denkt an „Galle". Aus Eb 207c kann jedoch nicht geschlossen werden, daß *ˁrw.t* grundsätzlich von schwarzer Farbe sein muß; die ausdrückliche Zusetzung von 'schwarz' kann auch erfolgt sein, weil *ˁrw.t* normalerweise diese Farbe nicht hat bzw. in verschiedenen Farben auftrat. – Ob *ˁrw.t* mit *ˁr* 'Kerne einer Frucht' zusammenzubringen ist, vgl. die Determinative ⬭ und ○? Vielleicht liegt eine ähnliche Benennung eines Krankheitserregers vor, wie sie für *inw.t* vermutet ist (die *ḥnḥn.t*-Geschwülste entstehen durch Verlagerung von *ˁrw.t*-Stoff).

§ 2: Neben *ˁrw.t* werden in gleicher Verbindung *rj.t* 'Eiter' (Eb 859; 862b; 870c) und *ˁḏ* 'Fett' (Eb 857b; 862a) genannt.

ˁrw.t (?) Tor (?)

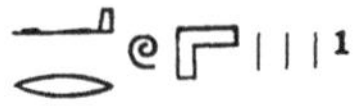 [1] L 40 (13,11) (Zaub)

in unklarem Zusammenhang

ˁrf A. umschließen

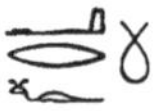 Eb 871c 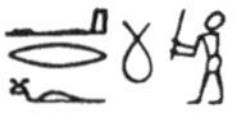 Eb 766f 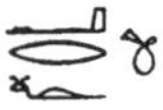 Sm 6 (2,24)

I) Gehirnhaut umschließt das Gehirn
Sm 6 (2,24) (*ntn.t ˁrf.t 3js-f*)

II) Verband umschließt ein verletztes Ohr
Eb 766f (*irj.ḫr-k n-f i3d.t nt ˁ3.t stj.tj ˁrf im-s ḥr irt.t nh.t r dmj-f ḥr snf-f*)

III) *ˁ3.t*-Geschwulst „beutelt" eine Tasche, im Sinne von „bildet" eine beutelartige Tasche[2]
Eb 871c (*wnn ˁrf.n-s tm3.t*)

[1] Unter den Pluralstrichen noch ein ⌓, wohl kaum der Auslaut von *ˁrw.t* gemeint.
[2] Vgl. Eb 869 c: *iw-s irj-s tm3.wt.*

(ʿrf) B. Beutel

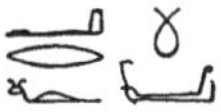 Bln 199 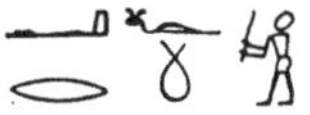 Carlsb III 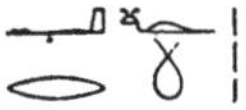 Bt 6

als Behälter für Drogen

I) Beutel aus Stoff (*ʿrf m ḥbs.w*)
Carlsb III; Bt 6

II) Bln 199 (*mj bnr mj šʿj m ʿrf 2*)

ʿrḳ.w Striemen (als Folge von Stockschlägen)

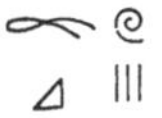 Eb

in der Verbindung *ʿrḳ.w n ḥwj.t*
Eb 510 (*pẖr.t nt dr ʿrḳ.w n ḥwj.t*) [*k.t*-Rezepte Eb 511–514]

§ 1: Die Übersetzung „Striemen" ergibt sich aus dem Zusammenhang; etymologisch sind zwei Ableitungen möglich: *ʿrḳ* ‘umbinden’ bzw. ‘Streifen’ (was bildlich der Übersetzung „Striemen" entsprechen würde) oder *ʿrḳ* ‘vollenden’ (wonach *ʿrḳ.w* die Folgen bzw. das Ergebnis der Schläge wären).

§ 2: Die Behandlung besteht in *wt*-verbinden (Eb 510) und *gs*-salben (Eb 511–513). Auffällig ist Eb 514 mit der Applikation *ʿm*-schlucken: wahrscheinlich handelt es sich um ein schmerzstillendes Mittel, da dieselben Drogen Eb 32 zum Töten der *wẖdw*-Schmerzstoffe verwendet werden.

ʿḥꜣ kämpfen

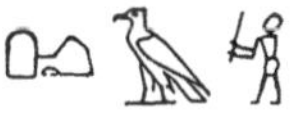 Eb; Sm; H  Eb; Sm

I) *ʿḥꜣ ḥnʿ* ‘kämpfen mit’
  a) ‘mit einer Krankheit kämpfen’ (vom Arzt)
    1) im Verdikt: *mr ʿḥꜣ-j ḥnʿ*
      Eb 861 b; 862 b; Sm 4 (2,6; 2,11); 7 (3,6); 21 (8,9); 28 (9,22); 29 (10,7); 37 (12,17); 45 (15,14–15); 47 (17,11)
    2) Eb 205 a (*ʿḥꜣ-k ḥnʿ-f m sp.w šsm.w*)
  b) im Zauber: H 214 (14,6)

II) reflexiv: sich hüten
  Eb 877 a (*ʿḥꜣ tw*); H 214 (14,5) (*ʿḥꜣ.tj*)

III) Unklar: Eb 776 (Zaub)[1]

[1] Ob: (sich) hüten? Vgl. das folgende *sꜣw tw*.

ʿḥʿ stehen; aufstellen

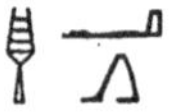 Eb; H; L; Sm; Bln 198; Pap. Leid; Ram IV 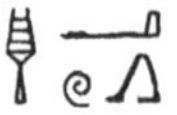 Carlsb VI (*sḏm-f*) 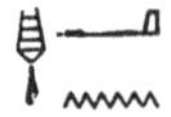 Bln 120 (Hilfsverb *ʿḥʿ.n*)

I) als Hilfsverb zur Bezeichnung des Einsetzens einer neuen Handlung (wörtlich: dann steht er auf und . . .)[1]
   a) *ʿḥʿ* bzw. *ʿḥʿ-f sḏm-f*
      Eb 64; L 34
   b) *ʿḥʿ* + Suffix + Pseudopartizip
      Eb 294 = H 35; - - - - Bln 161
   c) *ʿḥʿ.n* + pass. *sḏm-f*
      Bln 120

II) sich hinstellen, stehen
   a) von Personen
      Bln 198 = Carlsb VI; H 216; L 6 (3,2 und 5)
   b) *rdj ʿḥʿ* 'aufstellen'[2]
      Eb 848 (Akazien-Zweig: *rdj ʿḥʿ-f*)

III) *ʿḥʿ ḥmsj* 'stehen und sitzen' (als Korrelatverben)
   Sm 22,11 (*ʿḥʿ-f ḥms-f ḥr mn nḏrw.t*)

IV) zum Stillstand kommen (von einer Krankheit)[3]
   Eb 123 = 251 d (*ʿḥʿ rjwm.w mj ntj n ḫpr i͗ẖ.t (nb.t) r-f*)
   Pap. Leid Verso IX 12 (Beschwörung: *nn ʿḥʿ nšf.w-k i͗m-f*)

V) in der Verbindung *ʿḥʿ i͗ẖ.t* als Terminus in der Gynäkologie; ob von der Verwendung empfängnisverhütender Mittel?
   Bln 195 (*nn i͗w-s r msj.t m-ʿ nt.t sj ʿḥʿ n-s i͗ẖ.t nb.t*)
   Ram IV A 3 (Frau leidet an der Schamgegend und beim Coitus: *n ʿḥʿ.n i͗ẖ.t* [. . .])

ʿḥʿ.w Ansammlung (von flüssigen Krankheitsstoffen)

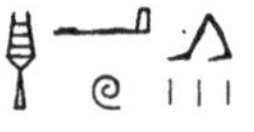 Eb 862b 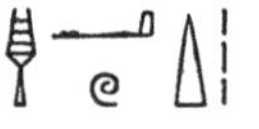 Sm 41 (13,22–14,1) 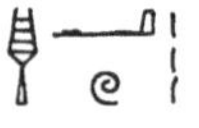 Sm 45 (15,13); 47 (17,9)

1) Ansammlung von Eiter
   Eb 862b (*ḥnḥn.t*-Geschwulst: *i͗rj.n-s ʿḥʿ.w nw rj.t*)

[1] Erman, ZÄS 27, 1889, 29ff.

[2] *rdj ʿḥʿ* 'veranlassen, daß sich jemand hinstellt' auch Bln 198 = Carlsb VI unter a.

[3] Eb 123 = 251 ein für den Patienten positiver Vorgang; dagegen soll Pap. Leid das Festsetzen des Giftes verhindert werden.

2) Ansammlung von Wasser
Sm 45 (15,13) (*bnw.t ḫm3.tj*-Geschwulst: *n ḳm3.n 'ḥ'.w nw mw*)

3) Sekret fällt aus Wund-Geschwülsten
Sm 41 (13,22–14,1) (*'ḥ'.w h33 im b3ḳj*); Sm 47 (17,9) *'ḥ'.w h33 im-f ḳb mj mw nw wnšj*)

§ **1:** Breasted S. 376 übersetzt „secretions".

'ḥ'w Zeitdauer

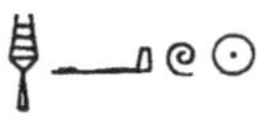 Eb 462

Drogenbereitung: *m-ḫt i'j.t ḥr 'ḥ'w r 3bd 3*

'ḫ.t Aufstauung

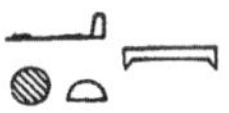 Eb

1) *'ḫ.t nt mw* 'Wasserstauung' als Augenkrankheit
Eb 378 (*k.t nt dr 'ḫ.t nt mw m ir.tj*)
[*k.t*-Rezepte: Eb 379 und 380]
Eb 385 (*k.t nt dr 'ḫ.t nt mw m ir.tj*)

2) *'ḫ.t nt snf* 'Blutstauung' als Frauenkrankheit
Eb 833b (eine Frau, die an jahrelang ausgebliebener Menstruation leidet: *ḏd.ḫr-k r-s 'ḫ.t pw nt snf ḥr ḥm.t-s*) [Applikation: *swr*]

§ **1** (zu 1): Ebbell, ZÄS 64, 1929, 120 übersetzt: „Katarakt (grauer Star)"; siehe auch Lefebvre S. 81 und 82. – Die Behandlung erfolgt durch *sdm ir.tj im* (Eb 380); *dj r ir.t* (Eb 385); *rdj m ir.tj* (Eb 379); *dj r s3 n ir.tj* (Eb 378).

'ḫj verdampfen (vom Wasser)

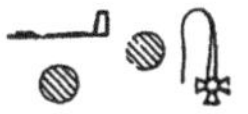 Sm 21,17 (imperf. *sḏm-f*)

feststellen, daß eine Masse kocht *ḥr 'ḫḫ mw-irj ḥr šww-sn*

'ḫj [Vogel]

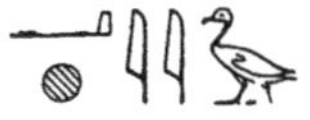 Bln 189 (Zaub)

ʿẖw [Krankheit]

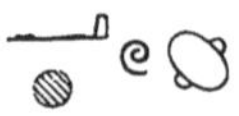 L; Pap Leid 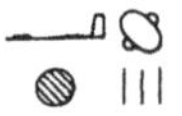 Bt

Bt 14 (*pẖr.t* [*nt*] *dr ʿẖw m šnb.t*) [+ Nachrezept Bt 15]
L 24 (*ḥ3.t-ʿ m šn.t nt ʿẖw*) (am Ende des Rezeptes: *wt ʿẖw im*)
Pap. Leid Recto I 4–III 2; III 2–IV 9; IV 9–VI 2; VIII 10–X 9; Verso III 1–IV 8; V 8–VII 5; IX 12–X 2

§ 1: Die Lokalisation der *ʿẖw*-Krankheit ist auf keine bestimmte Körperstelle beschränkt: L 24 nennt *ḥʿw* und *ʿ.t nb.t*; Bt 14 *šnb.t*; Pap Leid 343 + 345 *g3b*; Pap Leid 348 Vs XII 7–11 (vgl. bei Massart S. 51) *ẖ.t*. – Entsprechend vielseitig ist auch die Applikation: äußerlich (*wt* bzw. *djw r-f*) bei L und Pap Leid; innerlich (Einnehmen mit Klistier) Bt 14 und 15.

§ 2: Massart, The Leiden Magical Papyrus I, S. 50–52 verbindet *ʿẖw* mit *ʿẖ* 'Feuer(becken)' bzw. 'brennen' (siehe auch Jonckheere, S. 26 Anm. 6) und vermutet, daß mit dem Auftreten von *ʿẖw* an den verschiedensten Körperteilen jeweils ein Fieberausbruch verbunden war. Die häufig neben *ʿẖw* genannte Krankheit *smn* ist nach Massart vielleicht nur der semitische Name der ägyptisch *ʿẖw* genannten Krankheit (akkadisch: *samana*, a „démon rouge", it attacked chiefly a man's head . . . the symptoms were feverish eruption and nervous disorders") (Archiv Orientálni, vol. XVII 2, 1949, S. 213 ff.).

ʿẖm löschen; ablöschen

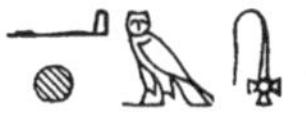 Eb; L; Ram III; Mutt u Kind 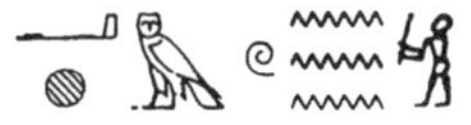 Bln

(pass. *sḏm-f*)

I) erhitzte Räucherdroge, abgelöscht mit (*m*) einer Flüssigkeit
Bln 60; 76

II) Löschen einer Krankheit
1) Durst löschen: Ram III B 14 (*ʿẖm ib.t nt ẖrd*)
2) Vertreiben einer Krankheit durch Löschen: Eb 210 (*dr šnʿ m gs wnmj ẖft ʿẖm*)

III) Zauber: Feuer löschen
Eb 499 (= L 47); 500; L 46; 47 (= Eb 499); 48 (zweimal); Mutt u Kind B 1,7 (zweimal)

ʿš3 viel; viel sein

 Eb; Sm 20,17; 21,1; L 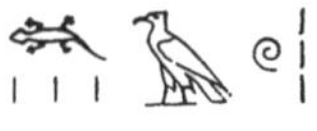 Eb 431 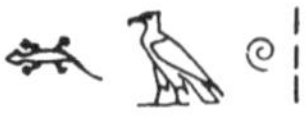

Eb 766b; 786; 862; 868a; 876d; H 138; Ram III A 22 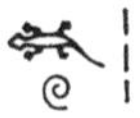

Eb 505; Sm 5 (2,17) 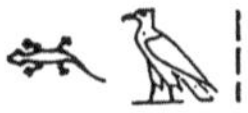 H; Ram III A 21[1] 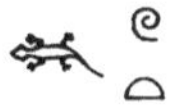 Bln 98

 Bln 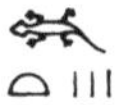 Eb 873a; 874a 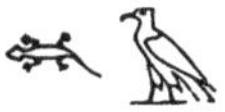 Sm 20 (8,2); 28 (9,20)

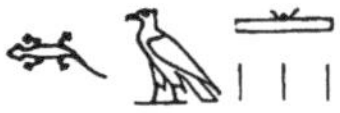 Ram III B 10

I) von Krankheitserscheinungen

mwj.t 'Harn' Eb 274; 277; H 63
snf 'Blut' Eb 49; H 18; Bln 165
mw 'Flüssigkeit' Eb 337
wḫdw 'Schmerzstoffe' Bln 153
ʿ3w.t 'Geschwülste' Eb 874a
ṯs.t 'Knoten' Eb 873a
ḥf3w 'Schlängelung' Eb 876d
ḏʿw 'Winde' Eb 139
dḥr.t 'Bitternis' Eb 855o
3hd 'Schwäche' Eb 855v
sp.w 'Stücke' (von Knochensplittern) Sm 5 (2,17)

II) in Zeitangaben[2]

hrw.w ʿš3.w 'viele Tage' Eb 505; 786; 862; 862a; ---- Eb 653
rnp.t ʿš3 'viele Jahre' Eb 833a
sp.w ʿš3.w 'viele Male' Eb 431; 766b; H 138; Ram III A 21; 22; B 10

III) Verschiedenes

a) *ḥbs.w ʿš3* 'viele Kleider': Bln 154
b) *3js n wḥʿ.w ʿš3* 'Gehirn vieler *wḥʿ*-Fische'[3] siehe im Drogen-W.B.

IV) im Gegensatz zu *wʿ* 'einzeln'
Eb 868a (*ʿ3.t*-Geschwulst: *gmm-k sj m wʿ ʿš3.w r3-pw*)

V) als Adverb

a) „oft“

ʿš3 Eb 192a = 195a; Bln 98; Sm 20 (8,2)
ʿš3 sp 2 Eb 202b; 256; 345; 396; 452[4]; 461; 476[5]; 509; 512; 547; 550; 551; 719; 721; 766d; H 144; Sm 20,17; 21,1; L 51; 53; 57

[1] So nach Barns.
[2] Siehe auch das Adverb *ʿš3* „oft“ unter V a.
[3] Oder: viel Gehirn von *wḥʿ*-Fischen?
[4] Nur *sp 1* geschrieben.
[5] *sp 2 sp 2*.

b) „sehr“
Sm 28 (9,20)

VI) verderbt und unklar: Carlsb III

ʿš3w.t übermäßiges Geschrei (eines Kindes)

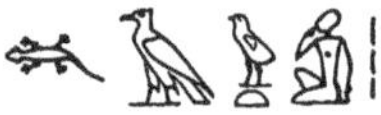 Eb 782 (93,3 und 93,4–5)

pḫr.t nt dr ʿš3w.t
in der Glosse erklärt: *ỉr ʿš3w.t: ẖrd pw ntj ḥr ʿšw.t*

§ 1: Möglicherweise handelt es sich um eine Art von Schreikrampf.

ʿšw.t A. Schreien; Geschrei

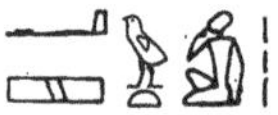 Eb

Eb 782 in einer Glossenerklärung für *ʿš3w.t*:
ỉr ʿš3w.t: ẖrd pw ntj ḥr ʿšw.t

(ʿš/ʿšj) B. ächzen

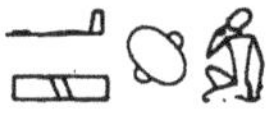 Eb 839

Neugeborenes Kind: *ỉr sḏm.tw ḫrw-f n ʿš mt-f pw*

§ 1 (zu B): Vgl. Sethe, ZÄS 45, 1908, 11–12. Siehe auch den Gebrauch von *nʿš* (Äg.W.B. II 209,18 und 19: laut vom Geschrei, Gebrüll), dann wäre zu übersetzen: „Wenn man seine Stimme hört, indem sie laut ist.“

ʿḳ eintreten

 Eb; Bln[1]; Sm; L; Kah; Ostr. Kairo (ODM 1062) Sm 8 (4,8; 4,15; 4,16; 4,16); 7 (4,4) 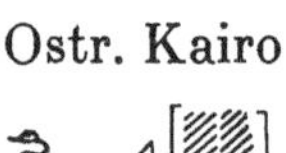 Mutt u Kind B 1,4

I) Krankheit tritt ein in einen Körperteil
   a) *ʿḳ m*
      Eb 1 (1,6–7) (Zaub); 855h (100,18 und 20); 855u; 854f (zweimal)[2]; 856g[2] = Bln 163g[2]; Ostr. Kairo (ODM 1062,3); Mutt u Kind B 1,4; - - - - Eb 191a = 194a
   b) *ʿḳ r*: Sm 19,16; Ostr. Kairo (ODM 1062,8)

[1] Bln 112 schreibt zwischen  und  ein unlesbares Zeichen (wie 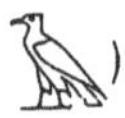).

[2] „Der Hauch des Todes“; zum „Lebenshauch“ siehe unter III.

II) *ʿḳ.t m rwtj* ‘etwas, das von außen eintritt’ als Bezeichnung für eine dämonische Krankheit: Schlaganfall (?)
Eb 855y (102,14 und 15)[1]; Bln 70; 112; Sm 8 (4,8; 4,15; 4,16; 4,16); 22 (8,17)

III) Luft tritt ein in den Körper[2]
a) *ʿḳ m*
Eb 854f (viermal); 855a; 856g (zweimal) = Bln 163g (zweimal)
b) *ʿḳ n*: Eb 855a

IV) Medikamente dringen in den Körper (*ʿḳ r*)
a) Rauch eines Räuchermittels an das weibliche Genital dringen lassen (*rdj ʿḳ r iwf-s*)
Eb 793; 795; Sm 21,3
b) Behandlung einer Magen-Verstopfung
Eb 205 (*ḏsf.w*-Mittel: *ʿḳ r-f*)

V) gegen eine Krankheit auftreten (d. h. sie bekämpfen) (*ʿḳ r*)
a) in der Formel: *ʿḳ r-f m bṯ sw* ‘tritt gegen sie auf, gehe ihr nicht aus dem Wege’
Eb 200a; 205c; 206a; ---- Sm 7 (4,4)
b) in der umgekehrten Formel: *m ʿḳ r-f bṯw pw* ‘tritt nicht gegen sie auf; es ist etwas, dem man aus dem Wege gehen muß’: Eb 205a

VI) Verschiedenes
a) Nackenwirbel ist eingedrungen in einen anderen (*ʿḳ m*)
Sm 33 (11,14) (*wʿ ʿḳ m wʿ*)
b) Zugang zum Magen ist verstopft: es ist schwierig, zu ihm zu dringen (*ʿḳ n*): Eb 206a (*ḳsn ʿḳ n-f*)

VII) Zauber
a) neben *prj*: Eb 2 (*ʿḳ m*); Sm 19,16
b) sonst: Sm 19,12 (*ʿḳ n* ?)[3]; L 13 (4,11) (*ʿḳ m*)

VIII) unklar und verderbt
Eb 835 (*k.t irr.t r ʿḳ.t njḏw*)[4]; Kah 19 (3,2)

ʿḳ [...?...]

 Eb 875

ʿ3w.t-Geschwülste: *ḏd.in-k ʿḳ.n ʿ3w.t*

[1] 102,15 hat der gesamte Ausdruck ein ungewöhnliches Determinativ.
[2] Im Sinne von Atemluft nur Eb 855 a; in den anderen Fällen handelt es sich um schädliche oder günstige Luft, die in die Ohren, die Schulter oder das Auge eindringt.
[3] Es bleibt zweifelhaft, ob das folgende, nicht sicher zu lesende *n-f* noch zu *ʿḳ* gehört.
[4] Ob *ʿḳ.t* hier in Verbindung mit dem Körperteil *njḏw* eine ähnliche Bedeutung hat wie *sʿḳ.t* (siehe bei *šptj.t* und *mš3.t*)?

§ 1: Ob das Wort mit dem Stamm *ʿḳ*, determiniert mit (Äg.W.B. I 234,16 und 20), zusammenzubringen ist? Oder liegt eine Metathese von *ḳ(3)ʿ* 'ausspeien' vor, das mit determiniert wird? – Ebbells Übersetzung (Chirurgie S. 86) "*ʿ3wt* ist hineingedrungen (?)" ist unwahrscheinlich, da das Determinativ eher auf das Gegenteil von 'eindringen' hindeutet. – Oder ist hier eine ungewöhnliche Schreibung für *pw*? (Nach *ḏd* § 1 sind Satzaussagen nach *ḏd.in-k* bzw. *ḏd.ḫr-k* durch *iw* einzuleiten, wenn kein *pw* gebraucht wird.)

ʿḳ3 richtig sein; richtig machen

Eb 264 Bln 154

1) richtig sein, in Ordnung sein (in Bezug auf (*m*) etwas)
Bln 154 (*iw pḥwj-f dns n ʿḳ3.n-f m wsš ḥs*)
2) richtig machen, in Ordnung bringen
Eb 264 (*k.t nt ʿḳ3 mwj.t nt ḥ3w*)

ʿḳ3 (?) [...?...]

L 40 (13,11) (Zaub)

in unklarem Zusammenhang

ʿtḫ durchpressen

Eb[1] Eb 188b; 199b; 224; H 25; 49 Eb 189b; Ram III; Ram IV H H 87 H 59; Bln 114 H 216 (Partizip) Bln; Bt Bln 155; 157[2] ---- Bln 5

Verbum der Drogenbereitung

[1] Die Lesung der abgekürzten Schreibung des Eb ist durch die Parallelen im H gesichert, z. B. Eb 217 = H 48.

[2] Die Lesung Buchrolle ist nicht gesichert; es kann auch Topf gelesen werden; wie wir in Bln 158 auch als Topf umschreiben.

I) *ʿtḫ* ohne präpositionalen Zusatz

a) Drogen *ʿtḫ*:
Eb 12; 49 (= H 18); 86; 132 (= 147); 133; 134; 135; 138; 147 (= 132); 156; 157; 160; 203b; 204f; 224; 226; 263; 275; 280; 289; 300; 332; 334; 335; 751[1]; 801; 804; 823; H 18 (= Eb 49); 59; 67; 82; 87; Bln 117; Bt 14; 22; 25; 27; 29; 31; 33; 34; 35; 36; 40

b) andere Verben der Drogenbereitung gehen *ʿtḫ* voraus:

1) Drogen, *psj ʿtḫ*:
Eb 5; 7 (= H 58); 24; 55; 72; 80; 82; 83; 87 (*ʿtḫ psj*); 92; 98; 186; 217 (= H 48); 218 (= H 49); 240; 268; 276; 278 (= H 64); 281; 285; 286; 288; 291; 292; 293; 326; 329; 330; 587; 695 (= H 142); 713 (= H 152); 754 (= H 207); 777; H 42; 43; 44; 48 (= Eb 217); 49 (= Eb 218); 51; 58 (= Eb 7); 60; 64 (= Eb 278); 65; 83; 142 (= Eb 695); 152 (= Eb 713); 207 (= Eb 754); Bln 5; 114; ---- Eb 312

2) Drogen, *sḏr n i3d.t ʿtḫ*:
Eb 19; 50; 52; 54; 122; 125; 137; 187; 209; 210; 220; 237; 266; 274; 277 (nur: *sḏr*); 282 (= H 68); 287; 299; 319; 339; 477; 479; 480; 481; 631; 632; H 28; 29; 46; 68 (= Eb 282); 69; Bln 119; 162; Bt 16; 37; ---- H 25

3) Drogen, sonstige Verben der Drogenbereitung vor *ʿtḫ*:
Eb 66; 76; 202b; 206b; 261; 271; 283; 290; 327; 328; 585; 782; 856c; H 27; 45; Bln 155; 157; 158; ---- Eb 311[2]

II) *ʿtḫ* mit präpositionalem Zusatz:

a 1) *ʿtḫ ḥr*[3] Droge (flüssig):
Eb 188b; 189b; 568

a 2) *ʿtḫ m ḥs3* (zu Pflanzenschleim)
Eb 199b

b) *ʿtḫ m iḫ.t wʿ.t*:
Eb 198b

c) *ʿtḫ m ḥbs.w*
Ram IV A 2; Ram III A 20; 22

d) *šb(b) ʿtḫ*:
Eb 188b (*ḥr*); 199b (*m*)

III) Zauber: H 216 (Bierbereitung, neben *šbb*)

§ 1: Das Durchpressen der Drogen erfolgte offenbar durch einen siebähnlichen Korb; vgl. die Schreibung H 87 und Klebs, Reliefs des Alten

[1] Die Parallele H 209 hat dafür *ḥbḳ* ʻzerstoßenʼ.
[2] *ʿtḫ mj irr.t r ḥḳ.t* vgl. H 216 unter III.
[3] D. h. unter Zusatz von Flüssigkeit.

Reiches Abb. 73 unten links; der Zusatz *m ḥbs.w* 'durch Tücher', der für andere Verben des Pressens oft belegt ist, steht nur bei den Stellen von Ram IV und Ram III (II c).

§ **2:** Das Produkt des Durchpressens ist eine Flüssigkeit: in fast allen Fällen folgt *swr* 'trinken' (die Abkürzung 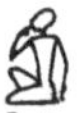 ist wahrscheinlich stets *swr* zu lesen, wenn sie auf *ꜥṯḫ* folgt); dreimal steht *wdḥ* 'eingießen' (Eb 156; 157; 339); einmal *wt* 'verbinden' (Eb 568). Die Ausnahme H 27 mit *wnm* 'essen' ist wahrscheinlich eine falsche Komplementierung der Abkürzung 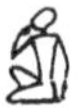 (vgl. dazu *wnm* § 1).

§ **3:** Es muß damit gerechnet werden, daß *ꜥṯḫ* in einer Reihe von Rezepten als selbstverständlich fortgelassen ist; vgl. Eb 133–135 mit den Parallelen Eb 148–150, denen *ꜥṯḫ* jeweils fehlt.

§ **4:** *ꜥṯḫ m ỉḫ.t wꜥ.t* ist offensichtlich die Verkürzung aus *ỉrj m ỉḫ.t wꜥ.t ꜥṯḫ* (so Eb 66; 271; 327; 328; 782; vgl. auch *ḳnḳn m ỉḫ.t wꜥ.t ꜥṯḫ* in Eb 585). – Siehe dazu *ꜣmj* § 2.

§ **5:** Abweichungen von der gewöhnlichen Reihenfolge der einzelnen Tätigkeiten bei der Drogenbereitung sind offenbar belanglos, wenn nicht einfach fehlerhaft: statt des normalen *psj ꜥṯḫ* (Gruppe I b 1) hat Eb 87 *ꜥṯḫ psj*; Eb 280 schreibt nur *ꜥṯḫ*, während die Parallele H 65 *psj ꜥṯḫ* hat; statt *sḏr n ỉꜣd.t ꜥṯḫ* (Gruppe I b 2) hat Bln 117 *ꜥṯḫ sḏr n ỉꜣd.t*; die Folge *psj sḏr n ỉꜣd.t ꜥṯḫ* (Eb 237; H 46) erscheint Eb 240 als *psj ꜥṯḫ sḏr n ỉꜣd.t*.

ꜥḏ intakt sein[1]

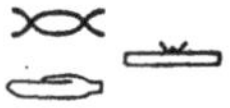 Sm 6 (2,21)[2]

negiert: von der Fontanelle eines Kindes, die noch nicht festgeworden ist: *n ꜥḏ.n-f*

ꜥḏ hacken

 Eb 763 (Zaub)

bildlich gebraucht vom Dämonen des Schnupfens, 'der im Gehirn hackt': *rš sꜣ rš sḏ ḳs.w wḥn ḏnn.t ꜥḏ m tbn*

[1] Die Parallelstelle Sm 8 (4,11) verwendet *ṯs* 'sich befestigen' (*n ṯs.t-f*).

[2] Das *ꜥḏ*-Zeichen wie das *ṯs*-Zeichen gemacht.

ʿḏ A. Fett

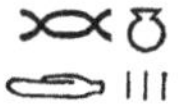 Eb

1) als Inhalt von Geschwüren und Geschwülsten
   a) *ḥnḥn.t nt ʿḏ*: Eb 857b; 860 (dreimal); - - - - Eb 862a
   b) *ʿꜣ.t nt ʿḏ*: Eb 867 (dreimal)
2) als Droge siehe im Drogen-W.B.

(ʿḏ.t) B. Fett-Masse (des Herzens)

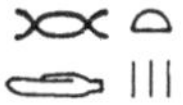 Eb 855p und 855q 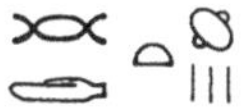 Eb 855n

1) krankhafte Veränderungen
   Eb 855n (*ir rw.t nt ḥꜣ.tj: . . . . . wnn ʿḏ.t-f pw m šw.t-f iꜣb.t r dmḏ m kʿḥ-f*)
   Eb 855q (*ir ḥꜣ.tj-f nbꜣ-f ʿꜣ ʿḏ.t-f ẖr mnḏ-f iꜣbj: irj.t nhj pw n hꜣj.t r ẖrw in ḥꜣ.tj-f*)
2) normale Lage
   Eb 855p (*ir ḥꜣ.tj-f ḥr s.t-f: wnn pw in ʿḏ.t nt ḥꜣ.tj m gs-f iꜣbj*)

§ 1 (zu B): Es bleibt zweifelhaft, ob die Herz-Masse als Ganzes oder nur die äußere weißliche, wie Fett aussehende, Einbettung des Herzens gemeint ist. In allen drei Fällen ist *ʿḏ.t* im Zusammenhang mit Lokalisationsangaben des *ḥꜣ.tj*-Herzens genannt. Da Eb 855n die Lageveränderung bis zur Schulter reicht, kann es sich nicht nur um die Unterlage des Herzens handeln, sondern um etwas, das ringsum das Herz umschließt.

§ 2 (zu B): Ebbell übersetzt „adipose sac ? (of the heart)"; Lefebvre S. 36 und Anm. 1: „masse grasse = muscle cardiaque".

ʿḏn A. [Name eines Krankheits-Dämonen]

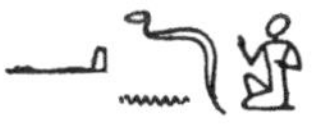 Eb 48 (Zaub) (neben *ʿḏnj.t*)

(ʿḏnj.t) B. [Name einer Krankheits-Dämonin]

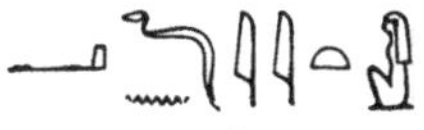 Eb 48 (Zaub) (neben *ʿḏn*)

ʿḏn.t [. . . ? . . .]

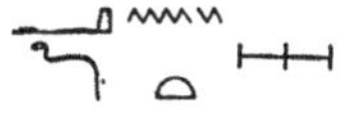 Sm

in der Verbindung *bjꜣ/ḥmt n ꜥḏn.t* zur Bezeichnung geschmolzenen oder gegossenen Metalls[1]: Sm 6 (2,20; 2,25); 8 (4, 10)

wꜣ.t Band (am Kieferngelenk)

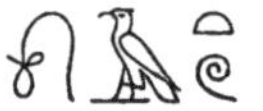 Sm  Sm 7 (3,16)

1) anatomische Angabe
Sm 7 (3,18) (*ir wꜣ.t nt ꜥr.tj-fj: mt.w pw mr pḥ.wj wgj.tj-fj mj ḏd „wꜣ.t" [r] iẖ.t m sš*)

2) pathologische Fälle
'gebunden ist das Band seiner Kiefer' (*ḥtr wꜣ.t nt ꜥr.tj-fj*): Sm 7 (3,6; 3,7; 3,16)
in der Glosse erklärt durch: *nẖt pw in mt.w pḥ.wj ꜣmꜥ.t-f*: Sm 7 (3,16)

§ 1: Bemerkenswert sind die beiden Fälle (3,16 und 3,18), in denen *wꜣ.t* 'Band' durch *mt.w* 'Gefäße' erklärt wird.

wꜣ.t Weg; Seite

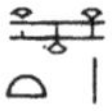 Eb; Bln; Sm; L 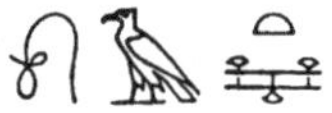 Kah; 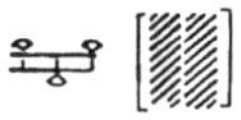 L 14 (in *wp-wꜣ.wt*)

I) Weg
a) vom Ermüden durch einen (langen) Weg[2]
Eb 855x = Bln 154
b) als Weg, auf dem Schleimstoffe aus dem Körper herauskommen
Eb 102 (zweimal) = Eb 296 (zweimal)
c) vom Weg, den ein bewegter Körperteil beschreibt (?)
Bln 197
d) Zauber: Sm 18,19; L 14; 25b; 46

II) Seite
a) Körperseite
Kah 13 (2,12 und 13)
b) Seite der Schamgegend
Eb 832a (*ir ẖꜣj-k s.t mn-s wꜣ.t wꜥ.t nt kns-s*)

[1] Breasted übersetzt: „crucible copper".
[2] In der Glossen-Erklärung durch *šm.t ꜣw.t* 'weit Gehen' aufgenommen.

w3.t [Böses? Schlechtes?][1]

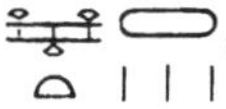 [2] Sm 9 (5,2) (Zaub)

w3j dörren[3]

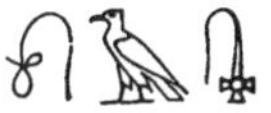 Eb

Verbum der Drogenbereitung

1) Gerste *ʿwg w3j ḥr ḳd*: Eb 37
2) Gerste *w3ḏ nn w3j.t-f*: Eb 206b

w3j fern sein

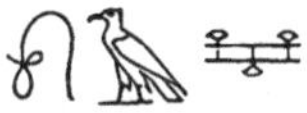 KV 48

in der Verbindung *w3j r* 'fern sein von'
KV 48 (Rind wird aus der Schwemme geholt: *wnn-f w3j r mw*)

w3j [Krankheitsdämon]

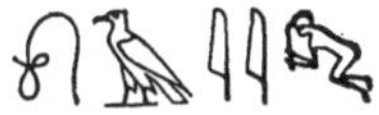 Bln 69

k3p.t nt dr w3j m ḥʿw n s [Applikation: *k3p*]

w3b Wurzel[4]

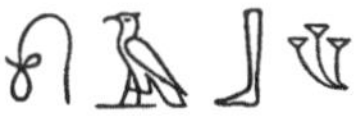 Eb 854e; H 64 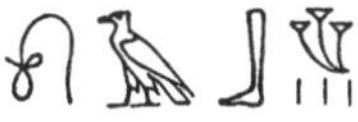 KV 37; Eb 278
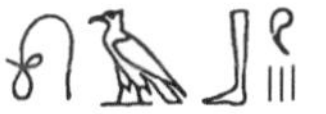 Kah 3 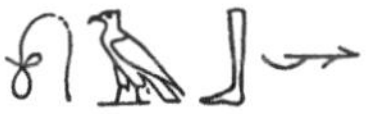 Eb 555

a) von Körperteilen
   1) Augen[5]
      Eb 854e (*ir idd.t msḏr.wj ẖr-s: in mt 2 irr st sšm n w3b n ir.t*)
   2) Oberschenkel[6]
      Kah 3 (1,9) (*šs3.w s.t ḥr mn pḥwj-sj kns-s w3b.w n mn.tj-sj*)

[1] Vgl. Äg.W.B. I 244,14 und 249,2.
[2] So umschreibt Breasted zweifelnd das wie ⊂⊃ aussehende Determinativ.
[3] Vgl. *w3m* und *ʿwg*.
[4] Vgl. auch *mnj.t* 'Wurzel'.
[5] Siehe dazu Grundriß Band I S. 34,2 und Lefebvre, Tableau S. 17.
[6] Als Ort, wo die Oberschenkel am Rumpf ansetzen?

3) Zähne (des Rindes)[1]
KV 37 (krankes Rind: *wꜣb.w nw ibḥ.w-f dšr*)
b) von Pflanzen (als Droge) siehe im Drogen-W.B.

wꜣb [...?...]

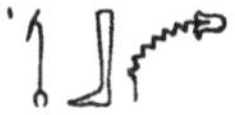 Sm 24 (9,1)

Bruch am Unterkiefer, auf dem eine Wunde aufgebrochen ist: *wꜣb ꜣb.n-f sp*

§ 1: Der Zusammenhang ist unklar, da auch 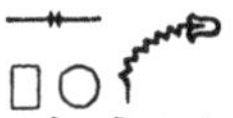 unbekannt ist; vielleicht ist zu übersetzen: 'der Ausfluß, er hat aufgehört zu fließen', was aus den Determinativen von *wꜣb* und *sp* erraten ist. Oder ist *wꜣb* ein Pseudopartizip, bezogen auf *wbnw*, vgl. Sm 37 (12,20–21) *sḏ wbnw ḥr-f isdb* mit unserer Stelle (*sḏ wbnw ḥr-f wꜣb*); auch *sdb* wird mit 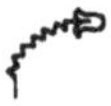 determiniert!

wꜣm dörren[2]

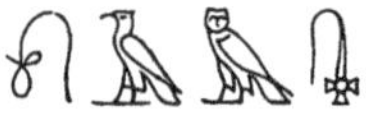 Eb 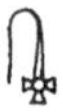 Eb 290

Verbum zur Bezeichnung des Drogenzustandes
1) Dattel-Mehl Eb 595
2) *ʿmʿʿ*-Teil von weißem Emmer Eb 560
3) Brot Eb 290; Eb 289 (*t šw n wꜣm*; ob: Brot, das durch Dörren getrocknet ist?)

wꜣḥ (auf)legen

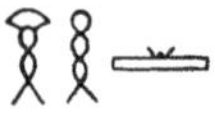 Eb; H; Sm; Pap. Beatty V

I) als Verbum der Behandlung und Untersuchung
a) *wꜣḥ pẖr.t ḥr* 'Heilmittel legen auf eine Körperstelle'
Eb 1 (1,1 und 1,11) = H 78 (6,5 und 6,10)
b) *wꜣḥ ftt šw m rꜣ n wbnw* 'trockne Fasern in die Wundöffnung legen'
Sm 28 (10,2)
c) *wꜣḥ ḏr.t ḥr tp* 'die Hand auf den Kopf legen'
Eb 252

[1] Als Ort, wo die Zähne im Kiefer stecken?
[2] Vgl. *wꜣj*.

d) *w3ḥ r tp-f* '(Zauberdroge) werde gelegt an seinen Kopf' Pap. Beatty V Rs 4,6[1]

II) in der Verbindung *w3ḥ ib* als guter Zustand des Herzens Eb 196 (negiert: *n w3ḥ ib ḥr sp ḥwrw*)

w3ḥj.t Ernteertrag; Getreide

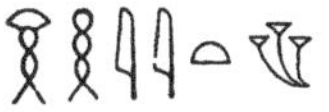 Eb 204e

in einem Vergleich: Magen-Untersuchung: *gmm-k st š' skj mj iḫ.t m w3ḥj.t*

w3šš Bluterguß (?)

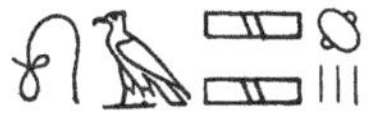 Eb

Eb 734 (*k.t pḫr.t nt w3šš*) [*k.t*-Rezepte Eb 735–738]

§ 1: Es handelt sich offenbar um eine mit Blut verbundene Krankheitserscheinung: Eb 722 beginnen Rezepte gegen *wnm-snf*; Eb 732 erwähnt *snf* bei einer Dorn-Verletzung; die Behandlung der *w3šš*-Krankheit erfolgt Eb 734 durch Auflegen von Drogen, „bis Blut abgeht". Die übrigen Rezepte haben *gs* 'salben' als Applikation (vgl. Sm 20,16–17: *sh3j.t snf* mit der Applikation *gs*). Besonders aufschlußreich ist auch Eb 737, dessen vier Drogen jeweils aus dem Blut verschiedener Vögel bestehen.

§ 2: Ebbell, Altägyptische Krankheiten, S. 12–13 denkt an „Sugillation, subkutane Blutung". Sollte es sich um einen Bluterguß handeln, könnte dieser mit einer Schwellung verbunden sein.

w3ḏ grün; frisch

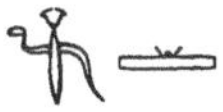 Eb; H 11; 43; 194; 257; Sm 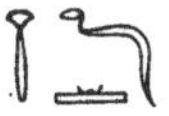 Eb; Bln 196 (zweimal); Sm 26 (9,10); 27 (9,17); 40 (13,16); 47 (17,2); Kah; Ram III B 25; Ram IV C 15 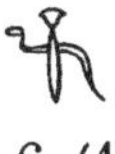 Sm 19,12[2]; H 170[3] 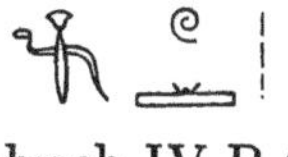 Bln 163c[4] 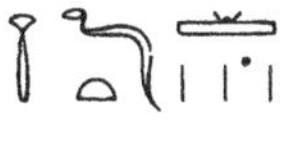 Kah 6 (1,22)[5] 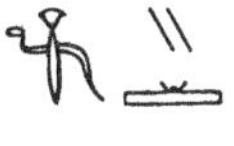 Pharaobuch IV B 11 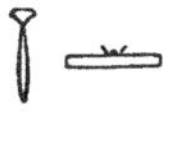

[1] Gardiners Auffassung von *tp-f* als Kopf des Krokodils (Zauberdroge), also *w3ḥ* als Verbum der Drogenherstellung, ist unwahrscheinlich.

[2] In der Verbindung *w3ḏ-ḫ3.t* (I c 1).

[3] In der Verbindung *w3ḏ-wr* (I c 2).

[4] In: *bnr w3ḏ* 'frische Datteln'.

[5] In: *msj.t w3ḏ.t* 'frische Geburt' (II b).

Eb 522b; 577; 641; 720; H; Bln 172; 202; Sm 29 (10,7); 30 (10,11); 32 (11,4) Sm 28 (10,1); 45 (15,18); Ram V Nr. V; Nr. XIII Mutt u Kind H 7,2[1] Bln 163h (16,9); 179; Sm[2] 18,9; 18,14; 19,9; 20,11; Bt; Pap. Beatty VIII Vs 5,2 Bln Bln 52; 153; 154; 157; 169; 176 Bln 113 (9,9) Bln 168 (17,11)[3] Bln 29

I) grün

a) als krankhafter Zustand[4]

1) von den Lippen (bei der *bʿʿ*-Krankheit): Ram III B 25

2) von den Augen (bei einer *ʿnw.t*-Schwellung): Eb 877a[5]

b) grünes Öl (Gegensatz: rotes Öl): Bln 186

c) in Verbindungen

1) *w3ḏ-ḥ3.t* „Grün-Brust" als Bezeichnung einer Gans: Sm 19,12 (Zaub)

2) *w3ḏ wr* „das große Grün" als Bezeichnung des Meeres: siehe als eigenes Wort

d) *w3ḏ* „das Grüne" als Bezeichnung für den Malachit: Eb 385 (Zaub)

e) *rj.t w3ḏ.t* 'grüne Farbe': Ram IV C 15

f) *ḥmw.t* 'Glasfluß' siehe im Drogen-W.B.

II) frisch

a) als Zustand von Drogen
siehe im Einzelnen im Drogen-W.B. bei folgenden Drogen:
3ḫ 'Brei' – *iwf* 'Fleisch' – *iḫw*-Frucht – *išd*-Frucht – *it* 'Gerste' – *ʿntjw*-Harz – *ʿḫ*-Pflanze – *w3m*-Pflanze – *b3k* 'Behen-Öl' – *bnr* 'Dattel' – *mjs.t* 'Leber' – *mnš.t* 'roter Ocker' – *ḥmw*-Pflanze – *ḥḏw* 'Zwiebeln' – *smj* 'Dickmilch' – *sntr* 'Terebinthenharz' – *sḫ.t*-Körnerfrucht – *šnḏ.t* '(Blätter der) Dornakazie' – *t* 'Brot' – *twr*-Rohrpflanze – *ḏ3r.t* 'Koloquinthe' – 'Mehl'

b) frische (= soeben erfolgte) Geburt: Kah 6 (1,22)

c) frisches Aussehen einer Schwangeren (in Prognosen)[6]

1) Gesicht: Kah 31 (3,23) (zweimal)

2) Gefäße der Brust: Bln 196 (*w3ḏ nfr* und *w3ḏ*)

[1] In: *bnr w3ḏ* 'frische Dattel'.

[2] In: *w3ḏ.w n sḫm.t* (II e 1).

[3] In: *b3k w3ḏ* 'frisches Behen-Öl'.

[4] Die Stelle H 194 (von den Fingern) ist wohl ein Fehler statt *sw3ḏ*, siehe dort.

[5] Ob Fehler statt *ḏ3w*; vgl. Kah 25 (3,10) und Sm 19 (7,21).

[6] In allen drei Fällen erfolgt eine glückliche (oder verzögerte) Geburt. Oder ist *w3ḏ* hier die Farbangabe „grün", die unter I a allerdings zur Beschreibung von krankhaften Zuständen aufgenommen ist.

d) *ḥm3j.t w̌3ḏ.t*: Sm 45 (15,18)

e) im Zauber

1) *w3ḏ.w n sḫm.t* ‘der Frische (= Sohn) der Sachmet’ als Bezeichnung für Horus: Sm 18,9; 18,14; 19,9; 20,11

2) Eb 3 (Horus: *wn.ḥr-f w3ḏ mj wnn tp t3*)

w3ḏ [. . . ? . . .]

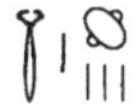 Eb 191 a  Eb 194 a

Eb 191 a = 194 a (*ir ḫ3j-k s ḥr mn r3-ib-f iw-f mn-f g3b-f mnḏ-f gs n r3-ib-f iw ḏd.tw r-f w3ḏ pw*)

§ 1: Es scheint sich nicht um ein Wort der medizinischen Fachsprache zu handeln (auffallend ist, daß diese Angabe nicht in der Diagnosenformel nach *ḏd.ḥr-k* steht), sondern um eine der Umgangssprache entnommene Bezeichnung des vorliegenden Krankheitszustandes: ob die äußerliche „Grün-Färbung“ des Patienten gemeint ist?

w3ḏ-wr Meer

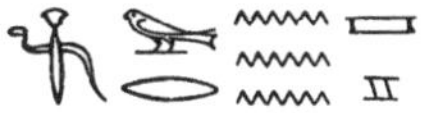 H 170 (Zaub)

wörtlich: das große Grün

w3ḏ.t Buto (Göttin)

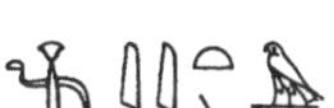 Sm 20,2 (Zaub)

wj ich; mich

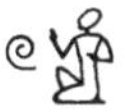 Eb; H; L; Sm 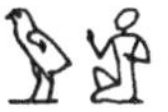 Eb 1 (1,7) - - - - 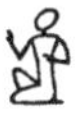 H 78 (6,10)

nur im Zauber

a) als Objektspronomen
Eb 1 (1,10) = H 78 (6,10 zweimal)[1]; Eb 2 (1,14 zweimal; 1,19); Eb 873 d (zweimal); L 46 (14,11); Sm 18,8; 18,13; 20,1; 20,9; 20,10

[1] Die Parallele Eb schreibt einmal *sw* statt *wj*.

b) nach der Partikel *nḥm.n*
   H 78 (6,6)[1]
c) nach der Negation *nn* ‘nicht ist vorhanden’
   Eb 500
d) nach der Nisbe *nj* ‘gehörig zu’
   Eb 1 (1,7) = H 78 (6,9)

wj [Partikel]

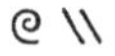 L 22

in der Verbindung *ỉj.wj* ‘willkommen’

§ 1: Diese sogenannte Admirativ-Partikel (eigentlich die Dual-Endung) dient zum Ausdruck der Bewunderung bzw. zur Verstärkung eines Adjektivs oder Partizips.

wjꜣ zurückweisen; negieren

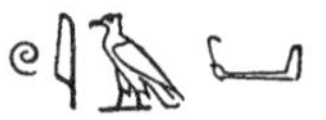 Eb

in der Verbindung *wjꜣ.tw* + Infinitiv ‘zurückgewiesen werde ....‘, was zu einer Art Negation „ohne zu“ geworden ist:
Eb 875 c (Inhalt einer Geschwulst: *šdj.ỉn-k st wjꜣ.tw ỉnj.t nw ỉdr.w wnn ḥr gs-s*)

wjꜣ [Schiff]

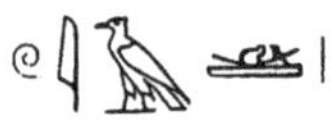 H 215 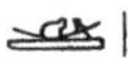 Eb 209

1) *wꜣḏw* des Schiffes
   als Droge siehe im Drogen-W.B. bei *wꜣḏw*
2) im Zauber: H 215

wjꜣ.t [Krankheitserscheinung am Herzen]

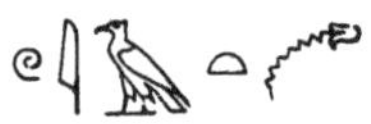 Eb 855 i

ỉr nḏḥḏḥ ỉb: . . . ỉb-f ẖr wjꜣ.t

§ 1: Entweder handelt es sich um einen Krankheitsstoff (nach dem Determinativ wohl etwas Flüssiges), mit dem das Herz gefüllt ist (vgl. Eb 855 g: *mt.w nw ḥꜣ.tj ẖr ḥs*), oder es liegt ein Krankheitszustand vor, an dem das Herz leidet: Erbrechen? Schwäche? o. ä.

[1] *nḥm.n wj prj.n-j*; die Parallele Eb 1 (1,2) ohne *wj*.

wj3wj.t das Alter

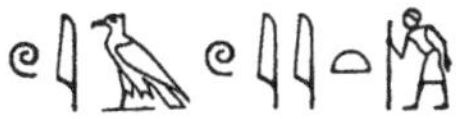 Eb 855m

von der Alters-Schwäche in einer Herz-Glosse: *ir wgg n wj3wj.t wẖdw pw ḥr ḥ3.tj-f*

wꜥ A. ein; eins

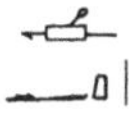 Eb; H; Bln[1]; Sm; L 14 (5,4); 36 (12,14); Ram III B 39; Kah 3; 13; Bt 5; 6 (5,1); Pap. Leid[2]; Carlsb I 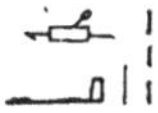 Bln 20; 89; 91 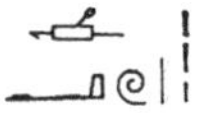 Bln 101 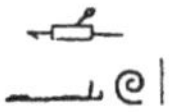 Bln 102 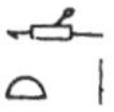 L 36 (12,12)[3] 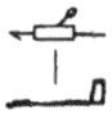 KV 40 | Eb 783; 854k und sonst[4]; Bln 57; L 14; 17; 18; Bt 6 (5,4); 8; 9; 12; 13b; Pap Leid Verso IV 8

I) einheitlich
   a) *m iḫ.t wꜥ.t* '(Drogen verarbeiten) zu einer Masse'
      siehe bei *iḫ.t* IIa die weiteren Verweise
   b) *m inm wꜥ* 'in einer Farbe'
      Carlsb VI; - - - - *m inm n wꜥ*: Bln 198 (Rs 2,2)

II) in Zeitangaben
   a) *hrw wꜥ* 'ein Tag'[5]: Eb 10; 11; 12; Bln 118
   b) *grḥ wꜥ* 'eine Nacht': Eb 781
   c) *rnp.t wꜥ(.t)* 'ein Jahr' Eb 783
   d) *m sp wꜥ* 'mit einem Mal' Carlsb I

III) im Gegensatz zu mehreren
   a) gegenüber einem Zweiten
      1) Zweite nicht ausdrücklich genannt: der eine (von zweien)
         aa) eine Seite eines Körperteiles
             Eb 832a (*w3.t wꜥ.t nt kns-s*)
         bb) eine Seite des Körpers
             Kah 13 (*w3.t-s wꜥ.t*); KV 40 (*ḥr gs-f wꜥ*)

[1] In der femininen Form oft ungewöhnlich geschriebenes *t* (wie 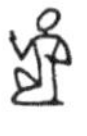 oder ), vgl. Anm. 2.

[2] Die Feminin Endung *t* einmal wie 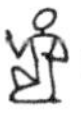 geschrieben, vgl. Anm. 1.

[3] So nach Wreszinski.

[4] Weitere Stellen siehe bei *hrw wꜥ*.

[5] Hier nur die Stellen mit ausgeschriebenem *wꜥ*; die nur mit dem „Strich" geschriebenen siehe bei *hrw*.

2) der eine – der andere
aa) *wᶜ – wᶜ*
Eb 574; 766f; Sm 10 (5,9); 33 (11,14); 21,15; ---- Sm 2 (1,7); Sm 34 (12,1)[1]
bb) *wᶜ – kjj*
Eb 384; 854k; Bln 198[2]; Sm 21,14; Sm 35 (12,7); 36 (12,13)
cc) *wᶜ – sn.nw-f*
Sm 1 (1,10); 31 (10,19)
b) gegenüber mehreren
1) *wᶜ im* 'einer davon'
Eb 325; 875c; H 32; 151; L 36 (12,12); Bt 6 (5,1)
2) *wᶜ n (wᶜ.t nt)* 'einer von . . .'
Ram III B 9; L 36 (12,13)
3) *wᶜ ᶜš3.w r3-pw* 'einer oder viele'
Eb 868a
4) *wᶜ* 'einer (von mehreren)'
L 36 (12,14)
IV) im Zauber: L 14 (5,4)
V) verderbt und unklar: L 9 (3,13); 14 (5,9)

(wᶜ.tj) B. einzig; einzeln

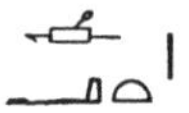 Sm 21 (8,7) 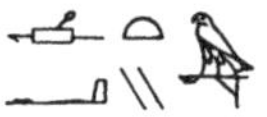 Sm 18,15 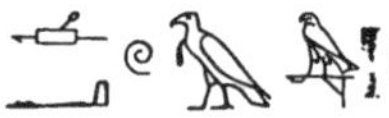 Sm 20,2

I) im Sinne von: einseitig: Sm 21 (8,7)
II) im Zauber: der Einzige: Sm 18,15; 20,2

(wᶜj) C. allein sein

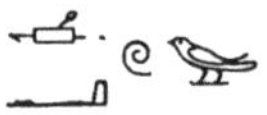 L 48 (im Zauber in unklarem Zusammenhang)

wᶜb A. rein

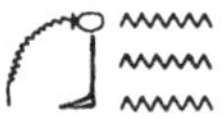 Eb; Bln; L

1) von Drogen siehe im Drogen-W.B. bei *mrḥ.t* 'Öl' und *ḥsmn* 'Natron'
2) im Zauber: Bln 190 (21,8)

[1] *mt 2 ḫr-s wᶜ ḥr wnmj ḥr i3bj*; entweder fehlt vor *ḥr i3bj* ein zweites *wᶜ* (oder *kjj*) oder *wᶜ* ist im Sinne von „je ein" aufzufassen.
[2] Carlsb VI verderbt.

(wʿb) B. der Reine = der Priester

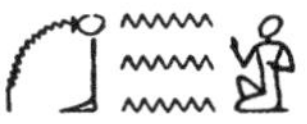 Eb 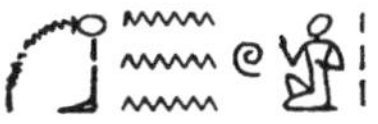 Sm

1) als Arzt: Priester der Sachmet
   Eb 854a (neben *swnw* und *sꜣw*) = Sm 1 (1,6) (neben *swnw*)
2) als Zauberer, der Krankheiten bewirkt: Eb 855h

(wʿb.t) C. reine Stätte = Heiligtum

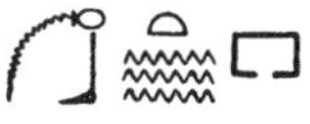 L 25a (Zaub) 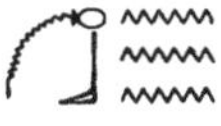 L 41 (Zaub)

wʿf (sich) zusammenziehen; krümmen

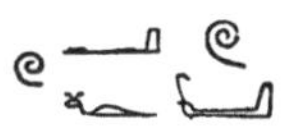 Eb; Sm

1) intransitiv: von Körperteilen, die sich umbiegen oder krümmen
   a) Haar
      Eb 424 (*k.t nt dr wʿf šnj m ir.t*)
   b) Zehenspitzen
      Sm 8 (4,15) (*tp.w sꜣḫ.w-f wʿf n ẖ.t nt ṯb.t-f*)
2) transitiv: Eiter zusammenziehen
   Eb 768 (*pẖr.t nt msḏr šmꜣj wʿf.n-f rj.t*)

wʿr fliehen (bildlich vom Herzen)

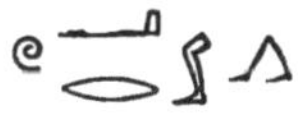 Eb + + + + 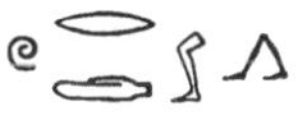 Bln

Eb 227 (*k.t nt dr ʿꜣʿ ḥr ḥꜣ.tj dr mh.t-ib wʿr-ib dmw.t-ib*)
Bln 58 (*pẖr.t nt dr ʿꜣʿ n nṯr nṯr.t mtw.t mt mt.t dr wʿr-ib* [...] *ḥꜣ.tj ḥnʿ dr mh.t-ib*)

§ 1: Jonckheere, Une Maladie S. 39, übersetzt „la fuite de cœur = palpitations cardiaques" (vgl. Äg.W.B. I 286 B: *wʿr* von schneller Bewegung). – Doch scheint ein „Fliehen des Herzens" eher auf eine Ohnmacht oder einen Schwächeanfall zu deuten: vgl. z. B. Sinuhe 255 *ḥꜣ.tj-j n(n) ntf m ẖ.t-j*; siehe auch die Stellen in der Medizin, die davon sprechen, daß das Herz nicht an seiner Stelle ist (z. B. Eb 855o; Eb 855n *rwj.ẖr-f m s.t-f* als Erklärung für das „Tanzen des *ḥꜣ.tj*-Herzens" würde allerdings zu Jonckheeres Ansicht passen). Für Schwäche o. ä." spricht, daß der Schreiber des Pap. Berlin offenbar an *wrḏ* 'müde' gedacht hat, auch *mh.t* 'vergeßlich sein' als krankhafte Äußerung des Herzens paßt besser zu „Schwäche" als zu „Herzklopfen".

wꜥr.t Bein

Dual: 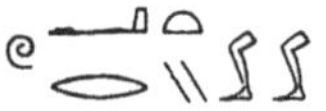 Eb 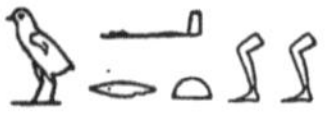 Kah 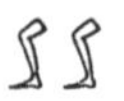 Sm[1]

Singular: 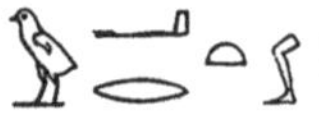 Ram III

I) pathologische Fälle

a) *mn wꜥr.tj* 'an den beiden Beinen leiden'

1) bei Gebärmutter-Erkrankungen

Kah 7 (1,23) (*šsꜣw s.t ḥr mn rd.wj-sj wꜥr.tj-sj m-ḫt šm.t*)

Kah 12 (2,7) (*šsꜣw s.t [ḥr] mn wꜥr.tj-sj*)

Kah 13 (2,11) (*šsꜣw [s.t ḥr mn] wꜥr.tj-sj*)

Ram III A 7 (*ỉr mꜣꜣ-k s.t ḥr mn wꜥr.t-s rd-s*)

2) bei einer Magen-Erkrankung

Eb 206 a (*ỉw mn-f wꜥr.tj-fj dbb.w*[2] *nn mn.tj-fj*)

b) *wꜥr.tj ḳrf sj* 'die beiden Beine sind gekrümmt'

bei einer Verletzung des Rücken-Wirbels

Sm 48 (17,16) (*ḏd.ỉn-k n-f: mꜣꜥ m wꜥr.tj-kj ḳrf sj mꜣꜥ.ḫr-f sj ḳrf.ḫr-f sj ḥr ꜥ.wj*)

II) Behandlung

Kah 7 (1,24) (*ꜥmꜥ rd.wj-sj wꜥr.tj-sj m ꜥmꜥ.t*)

§ 1: Im Allgemeinen bezeichnet *wꜥr.t* das ganze Bein. Das Auftreten von *rd.wj* 'die beiden Füße' neben *wꜥr.tj* (§ 2) und die Schreibung des Determinativs ohne den Fuß (Grundriß I S. 92 Note 1) sowie das Ausschließen der beiden Oberschenkel (§ 2) deuten jedoch darauf hin, daß eigentlich nur die Partie zwischen Fuß und Oberschenkel bezeichnet ist.

§ 2: In allen Fällen (außer Ram III A 7) tritt *wꜥr.t* als Dual auf. In Kah 7 sind zweimal *rd.wj* 'die beiden Füße' neben *wꜥr.tj* 'die beiden Beine' genannt; im Ram III A 7 steht *wꜥr.t* neben *rd.* In Eb 206 a werden *mn.tj* 'die beiden Oberschenkel' von *wꜥr.tj* 'die beiden Beine' deutlich getrennt (d. h. vom Bein werden die Oberschenkel ausgenommen).

wꜥr.t Teil

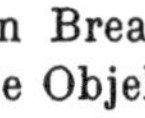 Eb[3]

[1] Von Breasted *rd.wj* gelesen (Glossar S. 547); wegen der Aufnahme durch das feminine Objektspronomen *sj* aber wohl *wꜥr.t* zu lesen?

[2] *dbb.w* hier wohl kein Körperteil, sondern ein krankhafter Zustand der *wꜥr.tj*-Beine ('verstopft'?), siehe bei *dbb.w*.

[3] In allen Fällen rot geschrieben als Ersatz für die Quantenangabe.

nur in der Verbindung *wʿr.t r wʿr.t* 'Teil zu Teil' (d. h. „zu gleichen Teilen") als Maßangabe von Drogen in Augenrezepten
Eb 386; 387; 388[1]; 390; 393; 394; 395

wʿḥ [Hülsenfrucht]

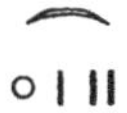 Eb 796

1) in der Verbindung *nʿg.w nw wʿḥ* 'Zerkleinertes von *wʿḥ*' im Vergleich mit dem Geruch guter (Mutter-)Milch: *iw·stj-s mj nʿg.w nw wʿḥ*
2) als Droge siehe im Drogen-W.B.

wb3 öffnen; offen sein

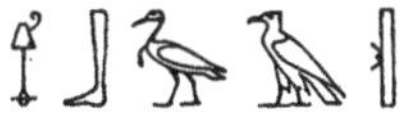 Eb; H; Sm 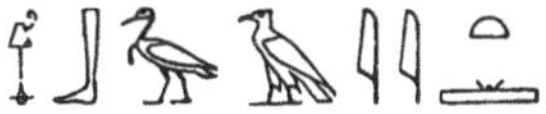 Mutt u Kind
(Part. akt.)

A) transitiv: öffnen
 I) Verbum der Behandlung
  a) *wb3 m33* 'das Sehen öffnen'[2]
   Eb 342; 377; 396; 397; 398; 399; 414
  b) H 132 (*pḫr.t nt wb3 iḫ.t nb.t ḫpr.t ds-s*)
 II) als Heilprozeß von Wunden (*wbnw*: *wb3 ds-f*)
  Sm 39 (13,8) (*im-k s3w n wb3-f ds-f im*); Sm 39 (13,9) (*iw wšr wbnw nb ḫpr m ḳ3b.t-f dr wb3-f ds-f*)

B) intransitiv: offen sein zu (*n*)
 I) krankhafter Zustand einer Wunde eines Bruches: offen sein zum Innern eines Körperteils
  Sm 6 (2,24) (*sd wr wb3 n ḫnw dnn.t-f*); Sm 14 (6,13) (Wunde am Nasenloch: *wb3 n ḫnw fnd-f*); Sm 26 (9,12) (Wunde an der Lippe: *wb3 n ḫnw r3-f*)
 II) anatomische Angaben
  a) Gefäße sind offen zu (*n*) Körperteilen:
   zu den Augen: Eb 854c
   zum After: Eb 854o
  b) der After ist offen zu (*n*) den Gefäßen
   Eb 854o

C) Zauber
 Mutt u Kind B (1,4) (*tmj.t sdj.t ḳs wb3j.t inr*)

[1] *r* zwischen *wʿr.t* und *wʿr.t* ausgelassen.
[2] Siehe dazu Grundriß III S. 23.

wbn herauskommen

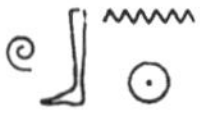 Bt; L 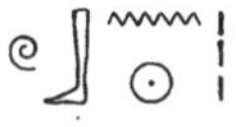 Bln 190 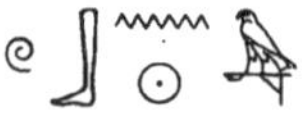 Eb 776[1]

a) vom Blut, das aus dem After herausläuft
Bt 6 (5,2 und 3)

b) von Gestirnen: aufgehen
1) Re Bln 190 (Zaub)
2) Mond L 25b (Zaub)

c) „Aufgehender" als Bezeichnung des Sonnengottes (vgl. b 1)
Eb 776 (Zaub)

wbnw Wunde

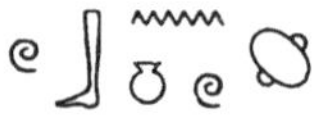 Eb; L 43 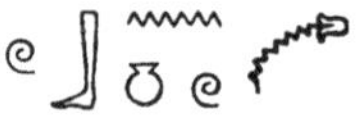 Sm 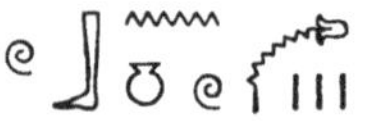 H
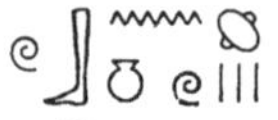 Eb 487; 494; 517; 866c 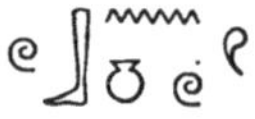 L 44; Sm 4 (2,3)
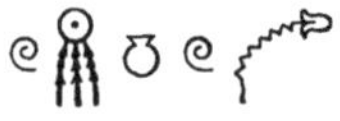 Sm 23 (8,18) 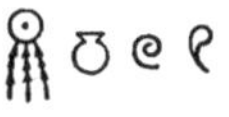 Eb 867c; 868c; 871c; Sm
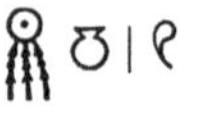 Eb 877c 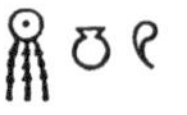 Eb 766c und d; Sm 41 (13,19); 8 (4,5)
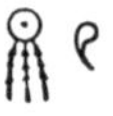 Eb 436; Sm 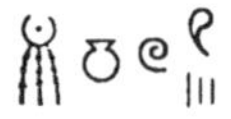 Sm 5 (2,17) 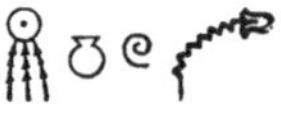 Sm 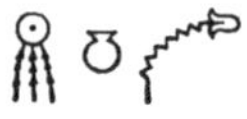
Sm 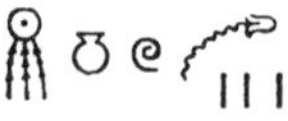 Sm 9 (4,19)  Sm 29 (10,3); 37 (12,17)

I) Lokalisation

a) Wunde an Körperstelle[2]

m inꜥ.t 'Kinn'	Sm 27 (9,13; 9,13–14; 9,15)
m inḥ[3] 'Braue'	Sm 10 (5,7)
– – – – *m tp n inḥ*	Sm 10 (5,5; 5,6)
m ꜥ.t nb.t 'alle Körperstellen'	Eb 487; 494; 866c; 868c; 871c; H 245; 260; Sm 47 (17,5) [vgl. auch Sm 41 (14,7)]
m msḏr 'Ohr'	Sm 23 (8,18; 8,18; 8,19)
m nḥb.t[4] 'Nacken'	Sm 29 (10,6)
– – – – *m ṯs n nḥb.t*	Sm 29 (10,3; 10,4)
– – – – *ḥr nḥb.t*	Eb 529
m ḥꜣ.t-ḥr 'Stirn'	Sm 9 (4,19; 4,19; 5,5)
ḥr ḥꜥw 'Fleisch'	Eb 515 (*wbnw wdd ḥr ḥꜥw*)

[1] In der Bezeichnung des Sonnengottes (siehe unter c).
[2] Wunde auf einem Bruch siehe bei I b 2 Ende.
[3] Als Verkürzung von *m tp n inḥ*; vgl. bei *nḥb.t*.
[4] Als Verkürzung von *m ṯs n nḥb.t*; vgl. bei *inḥ*.

m ḫtt.t 'Achsel'	Sm 47 (16,16; 16,17; 17,1; 17,7; 17,10)
*m ḫ*ʿ*m* 'Halsvorderseite'	Sm 28 (9,18; 9,18–19; 9,21)
m sp.t 'Lippe'	Sm 26 (9,6; 9,7; 9,9; 9,11)
m šr.t 'Nase' (?)[1]	Sm 14 (6,7; 6,7; 6,9; 6,13)
m ḳ3b.t 'Brust'	Sm 39 (13,9); 40 (13,12; 13,12; 13,14); 41 (13,18; 13,18–19; 14, 1–2; 14,8)
---- *ḥr ḳ3b.t*	Eb 528; Sm 41 (14,8–9)
---- *ḥr-s*	Sm 44 (15,7 und 8) (*ḥsb m ḥn.w nw ḳ3b.t: sḏ wbnw ḥr-s*)[2]
m gm3 'Joch-Schläfenbein'	Sm 18 (7,7; 7,7; 7,10); 20 (7,22; 7,23; 8,3)
m tp 'Kopf'	Sm 3 (1,18; [1,21]); 4 (2,2; 2,3; 2,5); 5 (2,11; 2,12; 2,14); 6 (2,18; 2,18–19); 7 (3,2; 3,5; 3,12); ---- Sm 1 (1,1)

b) Körperstelle bzw. Bruch mit einer Wunde

1) Körperstelle mit Wunde
H 184 (*ʿn.t s3ḫ wn m wbnw wn r3*)

2) Bruch mit Wunde
ḥsb-Bruch *m* Körperstelle: *sḏ wbnw ḥr-f*[3]
m g3b Sm 37 (12,15; 12,17; 12,21); ---- Sm 37 (12,15)[4]
m ʿr.t Sm 24 (9,1)
thm gm3: wbnw ḥr-f Sm 19 (7,15)
sḏ ḏnn.t: n wnt wbnw[5] *nb ḥr-f* Sm 8 (4,13)
---- Wunde auf *ḥsb*-Bruch: Sm 37 (12,19) (*wbnw pf ntj ḥr ḥsb*)

II) Teile der Wunde

r3 'Mund'	Eb 517; 539; Sm 9 (4,20); 20 (7,24–8,1); 28 (9,20; 10,3); 41 (13,19; 13,22; 14,3; 14,10; 14,15; 14,16); 46 (16,8); 47 (17,9; 17,14); ---- H 184 (*wbnw wn r3*); ---- L 44 (14,5)

[1] Oder *msd.t* zu lesen?

[2] Hier offenbar nicht auf den Bruch bezogen wie sonst (siehe I b 2), sondern auf das feminine Wort *ḳ3b.t*.

[3] Siehe auch die Formulierung *sḏ wbnw ḥr* Körperstelle Sm 44 (15,7 und 8) bei *ḳ3b.t* unter I a.

[4] Nur: *wbnw ḥr-f*, ob *sḏ* davor zu ergänzen?

[5] So die Glosse; der Text der Untersuchung hat *iḫ.t nb.t* 'irgendetwas' statt *wbnw*.

sp.tj 'Lippen'	Sm 1 (1,1); 14 (6,8; 6,13); 18 (7,13); 23 (8,21); 26 (9,12); 41 (13,20; 14,10)
– – – – *sp.t wbnw n kf.t*	Sm 10 (5,9)
ẖnw 'Inneres'	Sm 37 (12,20); 41 (14,12)
šw.t 'Seiten'	Sm 47 (16,17; 16,19; 17,1; 17,6)[1]
ḥꜥw 'Fleisch'	Sm 47 (16,17; 17,1; 17,5)[2]
kf.t 'Klaff'	siehe das Einzelne bei *kf.t*

III) Nebenerscheinungen an der Wunde (z. B. Ausscheidungen)

ꜥꜣgj.t	Eb 539 (*k.t nt dr ꜥꜣgj.t wnn.t r rꜣ n wbnw*)
pꜣjs.t	Sm 41 (13,21–22) (*iw pꜣjs.t nt.t m rꜣ n wbnw mwj šꜣm irtjw-sn*)
sṯꜣ	siehe das Einzelne bei *sṯꜣ* (besonders Eb 522b)
bnw.t	Eb 527 (*k.t pẖr.t nt bnw.t m wbnw* Drogen *dj r wbnw dr bnw.t pw*)

IV) besondere Wundarten

a) *wbnw* mit folgendem Genetiv

1) *wbnw n kf.t* 'Klaff-Wunde'[3]
Sm 4 (2,2; 2,3; 2,5); 5 (2,11; 2,12; 2,14); 6 (2,18; 2,18–19); 7 (3,2; 3,5; 3,12); 10 (5,9); 27 (9,13; 9,13–14; 9,15); 28 (9,18 bis 19)[4]; 29 (10,3; 10,4); 47 (16,16; 16,17; 17,1; 17,10); – – – – Sm 2 (1,12; 1,12–13; 1,15); 3 (1,18; 1,20–21)

2) *wbnw n wbd.t* 'Brand-Wunde'[5]
Eb 487; 494

b) *šmꜣj n wbnw* 'ungewöhnliche Wunde'[6]
Sm 41 (13,18; 13,18; 14,1; 14,8)

c) *mnḫwj m wbnw* 'Gutartigkeit (?) in der Wunde'[7]
Sm 39 (13,9)

[1] Vgl. den ähnlichen Fall Eb 436.

[2] Eb 436 hat in derselben Formulierung *iwf* statt *ḥꜥw*. - Vgl. auch die Rezepte Eb 533-535 (*srd.t ḥꜥw*) unter Wundrezepten.

[3] Die Fälle, in denen betont wird, daß eine Wunde keine Klaffen besitzt (Sm 1 [1,10]; 18 [7,7-8; 7,11-12; 7,12-13]), siehe unter V b 5.

[4] In der Überschrift und in der Diagnose nur *wbnw*.

[5] *n* hier wahrscheinlich Genetiv (vgl. Eb 877 c *šfw.t nt wbnw nt sḫm* 'Schwellung [infolge] einer Wunde, [infolge] einer Quetschung'), wohl nicht Präposition ('Wunde wegen einer Verbrennung').

[6] Wörtlich: 'Anomalie bzw. Fremdartigkeit einer Wunde'; gemeint ist eine Wunde, die nicht zuheilen will.

[7] Die Wunde öffnet sich von selbst „wegen der Gutartigkeit in seiner Wunde" und trocknet danach.

V) besondere Zustände der Wunde

a) von der Wunde selbst

ʿr n ḳs	Sm 2 (1,12; 1,12–13); 3 (1,18); 4 (2,2; 2,3; 2,5); 5 (2,12; 2,14); 6 (2,18; 2,18–19); 7 (3,2; 3,5; 3,12); 10 (5,6); 18 (7,8); 20 (7,22; 7,23; 8,3); 27 (9,13–14; 9,15–16); 29 (10,4; 10,6)
– – – – *iʿr r ḳs*	Sm 40 (13,12–13; 13,14)[1]
isdb	Sm 14 (6,7; 6,9; 6,13); 37 (12,21)
– – – – *isdb n ẖnw r3-f*	Sm 26 (9,7[2]; 9,9; 9,11)
– – – – *isdb n ẖnw wbnw-f*	Sm 37 (12,20)
– – – – *isdb r šbb-f*	Sm 28 (9,19; 9,21)
isp r r3 ḥʿw-f[3]	Sm 23 (8,18; 8,19–20)
wdd ḥr ḥʿw	Eb 515
ʿpgj	Sm 47 (17,3; 17,8)
nsr	Sm 41 (13,19; 14,1–2; 14,8); 47 (17,8; 17,10–11; 17,12)
nḏs	Sm 1 (1,10); 18 (7,12)[4]

b) von Teilen der Wunde

1) *r3* 'Mund'

H 184 (*wn r3*)

Hitze kommt aus der „Öffnung der Wunde": Sm 41 (13,19; 14,12[5]; 14,15; 14,16); 47 (17,9; 17,14)

2) *sp.tj* 'Lippen'

Sm 14 (6,8) (*sp.tj wbnw s3t r-snj*); Sm 14 (6,13) = 26 (9,12) (*gnn sp.tj wbnw*); Sm 18 (7,13) (*n wnt sp.tj wbnw-f*); Sm 23 (8,21) (*idr: mn m sp.tj wbnw-f*); Sm 41 (13,20) (*ṯms sp.tj wbnw pf*); Sm 41 (14,10) (*sp.tj-fj dšr*)

3) *ḥʿw* 'Fleisch'

Sm 47 (16,17; 17,1; 17,5) (*ẖ3ʿ ḥʿw-f wḏʿ šw.t-f*)

4) *šw.t* 'Seiten'

Sm 47 (16,17; 17,1; 17,5) (*wḏʿ šw.t-f*); Sm 47 (16,19) (*kf.wt-f s3tj ftw šw.t-f m wbnw-f*)

[1] In der Glosse Sm 18 (7,12) ist *ʿr n ḳs* durch *spr r ḳs* erklärt.

[2] Hier *isdb n mẖnw* geschrieben.

[3] 'Eingeschnitten bis zur Öffnung seines (des Ohres) Fleisches'.

[4] In der Glosse 7,13 als *ḫns* 'eng' erklärt.

[5] *swš n srf m wbnw-f* 'eine Hitzeballung in seiner Wunde'; siehe dazu unter V c.

5) *kf.t* 'Klaff'
Sm 18 (7,7–8; 7,11–12) (*n wnt kf.t-f*); Sm 18 (7,12–13) (*n ḫpr kf.t im-f*); Sm 47 (16,18–19) (*kf.wt-f s3tj*); ---- Sm 1 (1,10) (*nn kf.t in wʿ r sn.nw-s*)

6) *idr.w* 'Wundnaht'
in der Verbindung *wnḫ idr.w-f* 'verschoben ist ihre Naht'
Sm 10 (5,8); 14 (6,11); 23 (8,20); 47 (17,3 und 17,8)

c) sonstige Zustände bzw. Vorgänge
Eb 130 (*wḫdw ḫpr*); Sm 37 (12,19) (*prj snf im-f*); Sm 41 (13,21) (*n šsp.n wbnw pf idb n inm*); Sm 41 (14,8) (*wnn wbnw pw ntj ḥr ḳ3b.t-f wdf nn t̠3m*); Sm 41 (14,11–12) (*ir swš n srf m wbnw-f: swš srf pw pḫr ḫnw wbnw-f r d̠r-f*); ---- Sm 39 (13,9) (*iw wšr wbnw nb ḫpr m ḳ3b.t-f d̠r wb3-f d̠s-f*)[1]

VI) krankhafte Zustände infolge einer Wunde

a) Fieber
Sm 7 (3,9) = Sm 47 (17,7) (*šdj.n ḥʿw-f srf ḫr wbnw pf*); Sm 28 (10,2) (Patient: *šmm-f ḫr wbnw pf*)

b) Zahnschmerzen
Sm 7 (3,9) (*šdj.n-f tj3 ḫr wbnw pf*)

c) Lähmung (?), Krampf (?)
Eb 526 (*irr.t r ḫrj i3t̠w n wbnw*)

d) Schwellung
Eb 877 c (*šfw.t nt wbnw nt sḫm*)

e) Haarverlust
Eb 472 (*k.t nt srd.t šnj n wbnw*)[2]

VII) Wundbehandlung

a) in Verbindung mit Verben (z. T. in Rezeptüberschriften)

1) Untersuchung

m33 'betrachten'	Sm 19 (7,15)
rdj d̠bʿ ḥr 'den Finger darauf legen'	Sm 20 (8,1) (*r3 n wbnw*)
ḫ3j 'untersuchen'	Sm 26 (9,7); 29 (10,5)[3]
d̠ʿr 'abtasten'	Sm 3 (1,19); 4 (2,3); 5 (2,12); 6 (2,19); 7 (3,2); 8 (4,6)[4]; 10 (5,6); 18 (7,8); 27 (9,14); 47 (16,18)[5]

[1] Hier ein im Sinne der Heilung positiver Vorgang.

[2] Hier Applikation *wt* 'verbinden'; bei *srd.t šnj* ist sonst die Applikation *wrḥ* '(den Kopf) salben' gebraucht.

[3] Geschrieben *wḫ3*; ob Nebenform oder eigenes Wort? Die Stellen *ir ḫ3j-k s n wbnw m* Körperteil sind unter I a aufgenommen.

[4] Offenbar liegt hier keine offene Wunde vor (*wbnw* = 'Verletzung o. ä.'), da die Glosse betont: *n wnt wbnw ḥr-f* 'es ist keine (offene) Wunde darauf'.

[5] Verbessere *d̠d* in *d̠ʿr*.

2) Behandlung

ỉrj r 'machen gegen'	Eb 528; 529
ỉtḥ srf m r3 n wbnw 'Hitze aus der Wundöffnung ziehen'	Sm 41 (14,3); 46 (16,8)
– – – – *snf* 'Blut'	Eb 517
nsr m mrḥ.t 'mit Öl/Fett behandeln'	Sm 6 (2,22)
nḏrj m ỉdr 'mit einem Faden zusammenfassen'	Sm 14 (6,8); 26 (9,8); 28 (9,21)
ḫsf snf m wbnw 'Blut in der Wunde abwehren'	L 43
srwḫ 'behandeln'	Eb 487; 494; 866c; 867c; 868c; 871c; Sm 39 (13,8); 46 (16,7)
ssnb 'gesund machen'	Eb 130; 515
sšwj 'trocknen'	Eb 520; 766c; – – – – Eb 766d
sšr 'trocknen'	Sm 41 (14,5)
– – – – *sšr.w*	Sm 9 (4,21)[1]
sṯ3m 'überziehen lassen'	Eb 516; 523; 541
Verbum zerstört	H 245; 260

3) Applikation[2]

w3ḥ 'auflegen'	Sm 28 (10,3) (*w3ḥ ftt šw m r3 n wbnw*)
wt 'verbinden'	Eb 436 (*wt.ḫr-k sw* (= Biß) . . . *mj.t.t wbnw nb n s*)
wdj 'anlegen' (?)	Sm 3 (1,22) ([*wdj.ḫr-k*[3] *ỉwf*] *w3ḏ hrw tpj ḥr wbnw-f*)
rdj 'legen'	Eb 527 (*dj r wbnw*); H 260 (*dj r wbnw*); Sm 9 (4,20) (*rdj m r3 n wbnw*); L 44 (*rdj . . . m* [*r3 n*] *wbnw*); Sm 10 (5,9) (Binde: *dd.tw ḥr sp.t wbnw n kf.t*)[4]; Sm 9 (5,5) (Binde: *dd-f ḥr t3 pḫr.t nt.t ḥr p3 wbnw ntj m ḥ3.t-ḥr-f*); siehe auch bei *wdj* mit Anm. 3

b) Rezeptüberschrift (ohne Verbum)
Eb 522a (*pḫr.t nt wbnw hrw tpj*)

VIII) „Das Buch über die Wunde"[5] (*ṯ3w n ỉrj n wbnw*)
Sm 5 (2,17); 41 (14,10)

[1] Vgl. Sm 46 (16, 9—10) *sšr.w m k3b.t*; ob *sšr.w wbnw m k3b.t*?

[2] Hier nur die Fälle, in denen *wbnw* als Objekt oder in der adverbialen Bestimmung auftritt; die am Ende von Wundrezepten stehenden Verben der Applikation siehe § 2.

[3] Ergänzung *wdj* von Breasted vorgenommen; ebenso ist *rdj* denkbar.

[4] Als Glossen-Erklärung von *nḏrj* 'zusammenfassen'.

[5] Titel eines verlorenen Buches, aus dem in den Glossen zitiert wird.

IX) ungewöhnlicher Gebrauch: Sm 47 (17,7)[1]

X) Zauber: Sm 9 (5,2) (*dr ḫftj ỉmj wbnw*)

XI) Verderbt und unklar: Sm 1 (1,10); 2 (1,16)

§ 1: Im allgemeinen bezeichnet *wbnw* ohne Zweifel eine offene Wunde. Zwei Stellen zeigen jedoch deutlich, daß die Bedeutung von *wbnw* über diesen engen Begriff hinausgeht: im Fall 8 des „Wundenbuches“ wird ein *sd*-Bruch am Schädel unter der Haut des Kopfes besprochen; es wird ausdrücklich betont, daß sich darauf „nichts“ (4,5: *ỉḫ.t*) bzw. „keine *wbnw*-Wunde“ (4,13 in der Glossen-Wiederholung) befindet, und doch wird 4,6 vom Abtasten der *wbnw* gesprochen: hier ist *wbnw* also wie ein allgemeines Wort für „Verwundung, Verletzung“ gebraucht, die hier in einem *sd*-Bruch besteht. Im Fall 39 (13,8 und 9) wird bei Geschwüren, die auf Grund von Schlagverletzungen entstanden sind, nach dem Ausbrennen eine *wbnw*-Behandlung angewendet und dabei zweimal das selbständige Öffnen der *wbnw*-Verwundung genannt: auch hier liegt also sicher keine offene Wunde vor. – Im einzelnen siehe den Kommentar von Breasted S. 81–84.

§ 2: Die einzelnen Tätigkeiten der Wundbehandlung sind in Gruppe VII aufgeführt, sofern *wbnw* ausdrücklich daneben erwähnt war. Ohne direkten Zusammenhang mit *wbnw* treten in Rezepten der Wundbehandlung darüber hinaus folgende Verben der Applikation auf: im allgemeinen heißt es *wt ḥr-s* ‘werde darüber ein Verband gemacht’ oder *dj r-s* ‘werde daran gelegt’. Zu *wt* ‘verbinden’ ist das Einzelne bei *wt* behandelt, vor allem auch die Besprechung der häufigen Fälle mit pronominalem Objekt nach *wt* (z. B. *wt.ḫr-k sw*). Bemerkenswert ist, daß gewisse Wunden ausdrücklich nicht verbunden werden sollen (*ỉmj-k wt sw*), so in den Fällen 3; 4; 5; 6 und 47 des „Wundenbuches”. — Weitere Verben der Applikation sind *tmt* ‘pudern’ (Eb 766d; das Substantiv *tmt.w* ‘Puder’ ist Eb 766c und Sm 41 (14,6) verwendet) und *gs* ‘salben’ (Eb 539). – Als besonders ausführliches Rezept der Wundbehandlung ist Eb 522 zu nennen (siehe die Übersetzung Band IV 1 S. 205).

§ 3: Als positive Vorgänge bei der Wundheilung sind *ḥwꜣ* ‘faulen’ und (als Folge eines selbständigen Öffnens) *wšr* ‘trocknen’ erwähnt. – Zu *ḥwꜣ* ‘faulen’ und im Zusammenhang damit zur Frischfleichbehandlung am ersten Tage siehe die Bemerkungen bei *ḥwꜣ* § 1 und 2. Beabsichtigt ist doch wohl, die Wunde gleichzeitig mit dem Fleisch faulen zu lassen: frisches Fleisch auf einer frischen Wunde führt zum Faulen von Fleisch und Wunde.

§ 4: Das Blut der Wunde wird verhältnismäßig selten erwähnt; siehe dazu *snf* A III.

[1] *ỉr swt gmj-k wbnw pf šdj.n ḥꜥw-f srf ḫr wbnw pf*; vgl. dazu Sm 7 (3, 8–9) mit *s pf* statt *wbnw pf* nach *gmj-k*.

wbg [...?...]

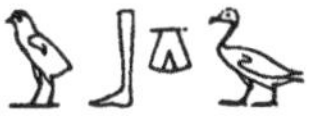 Ram IV C 19 (Zaub)

in unklarem Zusammenhang[1]

wbd A. erhitzen; (ver)brennen

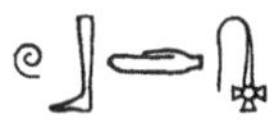 Eb; L 48 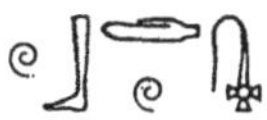 H und L (pass. *sḏm-f*) 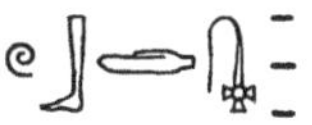 Bln (*sḏm-f*) 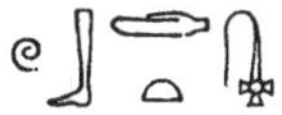 L 47 (Pseudopart. masc.)

I) Verbum der Drogenbereitung: erhitzen; (ver)brennen
  a) Droge *wbd*: Eb 733 (88,15–16) = H 159 (11,3); L 58[2]
  b) Droge *wbd rdj ḥr mrḥ.t* Eb 733 (88,13–14)
    = Droge *wbd ḥr mrḥ.t* H 159 (11,2)
  c) Droge in einem Kessel
    ir sp-f tpj n ḏdḥ m-ḫt wbd-f Bln 163h (16,6)[3]

II) Zauber: brennen
  s3-t Ḥr wbd ḥr ḫ3s.t Eb 500; Eb 499 = L 47; L 48

wbd.t) B. Verbrennung

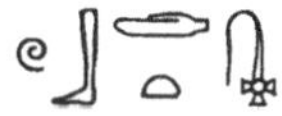 Eb; L 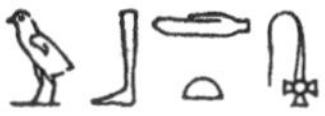 Ram III

I) Rezeptgruppen
  a) Eb 482 (*ḥ3.t-ʿ m pḫr.t nt wbd.t*)
    Eb 483 (*pḫr.t nt st3m wbd.t*)
    Eb 484 (*pḫr.t nt wbd.t*) (= Eb 497; vgl. L 18)
    Eb 485 (*k.t nt wbd.t*)
      [Eb 486 (*k.t*-Rezept)]
    Eb 487 (*k.t nt srwḫ wbnw n wbd.t m ʿ.t nb.t nt s*) (= L 51)
      [*k.t*-Rezepte: Eb 488 (= Eb 498); Eb 489; Eb 490 (= L 17); Eb 491 (*k.t nt sḏ.t ḥw3-s*) (vgl. L 61)[4]]

[1] Ob Pseudopartizip zum vorhergehenden *t3w-k*? Fraglich auch, ob die Gans als Determinativ zu *wbg* gehört.

[2] Oder ist *wbd* hier eine Droge wie in Eb 546 und Eb 549; vgl. dazu *wbd* im Drogen-W.B.

[3] Vgl. Bln 184 und 185, wo in denselben Sätzen *wdd* statt *wbd* steht.

[4] L 61 hat *wbd.t* statt *sḏ.t*.

Eb 492 (*k.t irr.t r wbd.t hrw tpj*) (= L 49)
[Eb 493 (*k.t*-Rezept)]
Eb 494 (*k.t nt srwḫ wbnw n wbd.t m ʿ.t nb.t nt s*) (= L 15)
[*k.t*-Rezepte: Eb 495 (= L 16); Eb 496]
Eb 497 (*k.t nt wbd.t hrw tpj*) (= Eb 484; vgl. L 18)
[*k.t*-Rezepte: Eb 498 (= Eb 488); Eb 499 (*k.t šn.t ḫ.t m sp tpj*)[1] (= L 47); Eb 500 (*kjj ḏd*)]
Eb 501 (*k.t pḫr.t nt skm.t wbd.t*)
[*k.t*-Rezepte: Eb 502; Eb 503]
Eb 504 (*k.t pḫr.t nt dr sḫḏw n wbd.t*) (= L 56)
[*k.t*-Rezepte: Eb 505 (= L 57); Eb 506 (= L 60); Eb 507; Eb 508 (= L 59); Eb 509 (= L 53)]

b) L 15 (*k.t pḫr t nt wbd.t* [. . .]) (= Eb 494)
[*k.t*-Rezepte: L 16 (= Eb 495); L 17 (= Eb 490)]
L 18 (*k.t nt* [*wbd.t*][2] [*hrw tpj*]) (vgl. Eb 484 = 497)
L 19 (*dr k3k3.w nw wbd.t*)
L 20 (*irr.t* [. . .] *wbd.t* [. . .])
L 21 (*pḫr.t irr.t* [. . . *wb*]*d.t*)

c) L 46 (*šn.t nt* [*wb*]*d.t*)
L 47 (*k.t šn.t nt wbd.t hrw tpj*) (= Eb 499)[3]
[L 48 (*k.t*-Rezept)]
L 49 (*pḫr.t nt wbd.t m hrw tpj*) (= Eb 492)
[L 50 (*k.t*-Rezept) (= Eb 493)]
L 51 ([*k.t nt srwḫ wbnw n wbd.t*][2] *m ʿ.t nb.t*) (= Eb 487)
L 52 (*dr sḫḏ*[*w n*] *wb*[*d.*]*t* [. . .])
[*k.t*-Rezepte: L 53 (= Eb 509); L 54 (*k.t šn.t*); L 55]
L 56 (*k.t nt dr sḫḏ*[*w n*] *wbd.t*) (= Eb 504)
[*k.t*-Rezepte: L 57 (= Eb 505); L 58; L 59 (= Eb 508); L 60 (= Eb 506)]
L 61 (*k.t pḫr.t irr.t r wbd.t ḥw3.tj*) (vgl. Eb 491)

II) vereinzelte Rezepte
Ram III B 5 (*ssnb wbd.t*); Ram III N II (*snʿʿ wbd.t*)[4]

III) besondere Arten und Nebenerscheinungen

wbnw n wbd.t	Eb 487; 494; – – – – L 51
sḫḏw n wbd.t	Eb 504; L 52; 56
k3k3.w nw wbd.t	L 19

[1] Die Applikation lautet: *rdj ḥr wbd.t*; L 47 hat *wbd.t* statt *ḫ.t.*
[2] Das Determinativ ist erhalten.
[3] Die Parallele Eb 499 hat *ḫ.t* 'Feuer' statt *wbd.t*
[4] Aus dem Fragment ist nicht zu ersehen, ob es sich um eine Rezeptüberschrift handelt: da es auf *wt ḥr-s* folgt, ist es wahrscheinleich, obwohl kein Rubrum vorliegt; oder Nachschrift?

wbd.t ḫw3.tj L 61 (vgl. Eb 491)
verderbt L 20

IV) Verben der Behandlung und der Applikation[1]
a) *snʿʿ*[2] Ram III N II
ssnb Ram III B 5
skm Eb 501
sṯ3m Eb 483
– – – – *srwḫ* (bei *wbnw n wbd.t* gebraucht)
– – – – *dr* (bei *k3k3.w nw wbd.t* gebraucht)
b) *iʿj* L 21 (*iʿj wbd.t* [*ḥr*] *mwj.t*)
rdj Eb 499 (*rdj ḥr wbd.t*); L 46 (*rdj r wbd.t*); L 47 (*dj.w r wbd.t*)
sgnn L 21 (*sgnn wbd.t im*)
Verbum verderbt L 18

V) Zauber
L 46 (*šn.t nt wbd.t*); L 47 (14,14) (*k.t šn.t nt wbd.t*)[3]; L 47 (15,1) (*ij.n-j r ʿḫm ḫ.t šp-t wbd.t*)

§ 1: In der Regel ist keine Lokalisation der Verbrennung angegeben, nur die Fälle zum Behandeln einer „Wunde (infolge) einer Verbrennung“ (Eb 487; 494; L 51) nennen das allgemeine *m ʿ.t nb.t* „an allen beliebigen Körperstellen“.

§ 2: Die Behandlung erfolgt in erster Linie durch *wt* ‘verbinden’ bzw. durch *dj r-s* ‘werde daran gegeben’; dazu kommen die Fälle mit *wbd.t* als ausgedrücktem log. Objekt von IV b: *rdj r* (L 46; 47); *rdj ḥr* (Eb 499); *iʿj* ‘waschen’ (L 21) und *sgnn* ‘salben’ (L 21). – Eine besondere Behandlung erfährt *sḥdw n wbd.t*: hier überwiegt *gs* ‘salben’ (Eb 504; 505; 507; 508; L 52; 56; 57; 59; 60); die übrigen Fälle verwenden *wt* (Eb 506; 509; L 53; 55); nur L 58 hat *d3r sḥdw ḥr-s*, was wahrscheinlich auch eine Art Verband bezeichnet.

§ 3: Bemerkenswert ist der Gebrauch von *hrw tpj* (Eb 492; 497; L 47; 49; – L 18?) wie bei der *wbnw*-Behandlung.

wp.t Scheitel; Gehörn

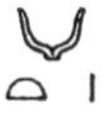 Eb; Sm; Ram IV; Mutt u Kind 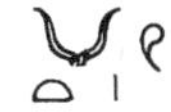 L

1) Scheitel des Kopfes
a) in Glossen-Erklärungen zu *hn* ‘Gehirnkasten’

[1] Zur Applikation (ohne Objekt *wbd.t*) siehe § 2.
[2] Vgl. Anm. 4 auf S. 180.
[3] Die Parallele Eb 499 hat *ḫ.t* ‘Feuer’ statt *wbd.t*.

Sm 7 (4,1) (*ỉr sṯj n hn n tp-f mj bkn ꜥw.t: wnn sṯj wp.t-f pw mj wsš.t nt ꜥw.t*)

Sm 7 (4,1) (*ỉr hn n tp-f: ḥrj ỉb pw n wp.t-f r h3w 3js-f*)

b) als Ort der Applikation eines Schutz-Zaubers bei einer Gebärenden[1]
Ram IV C 30 (*ḏd.tw r3 pn ḥr nhj n wrḥ rdj m wp.t nt s.t nt.t ḥr msj.t*)

c) als Ort der *tmj.t*-Krankheit
Mutt u Kind B 1,8 (*ḥr tp ḥr wp.t ḥr ꜥ.t nb.t*)

d) Gebrauch im Zauber
Ram IV C 29 (Scheitel der Großen)[2]; Eb 776 (Herr des Scheitels; Besprechung der *nssḳ*-Kopfkrankheit); L 45 (Gehörn: *sḳ3j wp.t-ṯ mj sḫ3.t-Ḥr*)

2) Scheitel des Bauches[3]
(als Bezeichnung der Partie oberhalb des Nabels)
Eb 864 (*ꜥ3.t nt ḥbs.w ḥr wp.t nt ẖ.t-f*)
Eb 864 a (*ꜥ3.t nt ḥbs.w ḥr wp.t nt ẖ.t-f m ḥrj n ẖp3-f*)

§ 1 (zu 2): Ebbell, Chirurgie S. 75, deutet *wp.t nt ẖ.t* als die Inguinalfalten (wörtlich: „Rindergehörn des Bauches" von mons veneris und inguines gebildet und oberhalb der Pudenda liegend). Ebbells falsche Deutung beruht auf der abzulehnenden Übersetzung von *ẖp3* als 'Pudenda' (siehe bei *ẖp3*).

wp.t [Göttin][4]

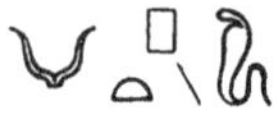 Mutt u Kind B 1,6 (Zaub)

wpj trennen; scheiden

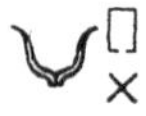 Eb; Sm; Kah 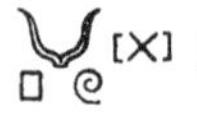 L 25a 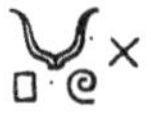 Eb 197a[5] 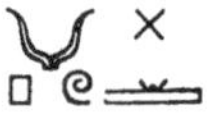 Eb 863a[5]

\+ + + + 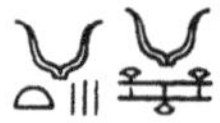 L 14 (*wp-w3.wt*)

I) beurteilen (als Terminus der Untersuchung von Geschwüren und Geschwülsten)[6] nur in der Einleitungsformel: *ỉr wpj-k*

[1] Siehe dazu den Kommentar bei Barns S. 28. – Im vorher stehenden Text des Zauberspruchs ist der Scheitel der Isis erwähnt (siehe unter d), mit dem der Scheitel der Frau wahrscheinlich identifiziert wird.

[2] Es folgt auf den Zauberspruch eine Applikation von Salbe auf den Scheitel der Gebärenden; siehe unter 1 b mit Anm. 1.

[3] Zur Ablehnung der Ebbell'schen Deutung siehe § 1.

[4] Wohl die Göttin der „Stirnschlange", vgl. Äg.W.B. I 297,19.

[5] In „außer", „sondern".

[6] Vgl. *ḥ3j*, *m33* und *gmj*.

Eb 857a; 858a; 859a; 860a; 861a; 862a; 863a; 864a; 865a; 866a; 867a; 868a; 869a; 870a; 871a; 872a; 873a; 873d; 874a; 875a; 876a; 877a

II) unterscheiden von (*r*)
Sm 8 (4,7) (*wpp-k sw r sḳr.n ʿḳ.t m rwtj*)

III) Körperteile öffnen
Kah 24 (*rdj ḥms-s ḥr-s wpj.w mn.tj-sj*)
L 25a (*m grḥ wpj.w.n Wsir r3-f r md.t*) (Zaub)

IV) in Ausdrücken für „außer", „sondern"
a) *wpw-ḥr*
1) sondern
Eb 863a (*n šm-s iwt-s ḥr ḏbʿ.w-k wpw-ḥr smnj*)
2) außer
Eb 197a (*n gmj.n-k ḫ3j.t m ẖ.t wpw-ḥr ḥnw.t nt ḥʿw*)
b) *wp(w)-r* „außer"
Eb 206b (*sp.w nw sšt3 r ẖrj swnw wp(w)-r s3.t-k ḏs-k*)

V) in der Verbindung *wp-w3.wt* 'der Wege-Öffner'
L 14 (Zaub)

wpw.t A. Botschaft; Auftrag

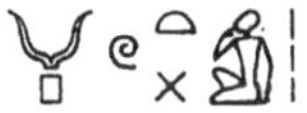 L 6 (Zaub)

(wpw.tj) B. Bote; Beauftragter

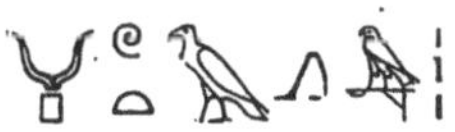 Sm 18,12 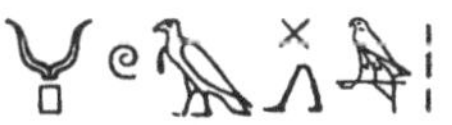 Sm 19,19

in der Verbindung 'Boten der Sachmet' als Krankheitsbringer[1]

wf3 Lunge[2]

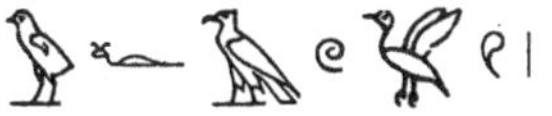 Ram III B 1

in einem Zauberspruch neben anderen inneren Organne (*mjs.t* – *wf3* – *nnšm* — *mḫtw*)

§ 1: *wf3* ist kein anatomischer Terminus der medizinischen Texte; vgl. Grundriß I S. 78.

[1] Siehe dazu O. Firchow, Die Boten der Götter, in Grapow-Festschrift S. 85.
[2] Vgl. *sm3* 'Lunge'.

wft[1] durchbohren[2]

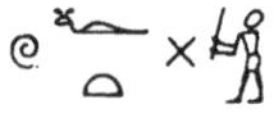 Bln 46

vom Oberteil eines Topfes, das durchbohrt ist.

wmt A. dickflüssig (sein)

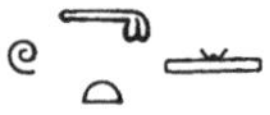 Eb 65

vom Bier siehe im Drogen-W.B. bei *ḥḳ.t* C I b

(wmt) B. Dicke (des Eingangs) = Laibung

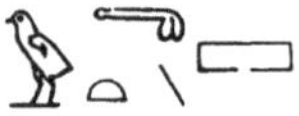 Bln 198 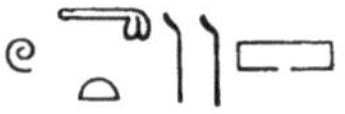 Carlsb VI

in der Verbindung *wmt n sb3* „Laibung des Eingangs"
Bln 198 = Carlsb VI (zur Betrachtung ihrer Augen soll die Frau sich stellen: *m wmt n sb3*)

wn öffnen; sich öffnen

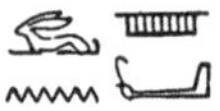 Eb; H; Bln; Sm; L 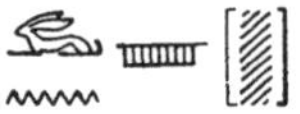 KV

I) von Körperteilen
   a) Mund
      Eb 854 zu c; Sm 7 (3,3; 3,7; 3,17; 4,2); 13 (6,6); 17 (7,4); 25 (9,3); Bln 189 (Zaub)
   b) Augen: Eb 192b = 195b; KV 5
II) von der Öffnung (wörtlich: Mund) einer Wunde
   Eb 522e; H 184; Sm 41 (14,10)
III) im Zauber: Bln 190
IV) unklar: L 2 (1,8) (Zaub)[3]

wnw Hermopolis

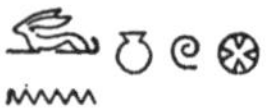 L 36 (Zaub); 37 (Zaub)[4]

[1] Ob mit *ft* (Äg. W.B. I 581,2) zusammenhängend?
[2] Zum Sachlichen vgl. bei *whb*.
[3] Parallel dem *wn-sfṯ* und dem *wn-rhd.t* in 1,7 würde man ein *wn-wn* ('geöffnet seiend' o. ä.) erwarten.
[4] Im Wortspiel mit *wnw.t* 'Stunde'.

wnw Embryo

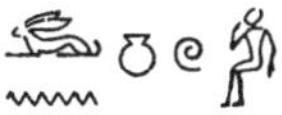 Eb 206a

Magen-Erkrankung wird mit dem „Schlagen eines Embryo“ verglichen *gmm-k r3-ib-f db3 mj s.t ḥwj.n st wnw*

wnw.t Stunde

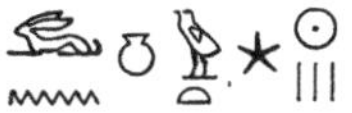 Eb 196 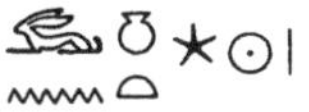 L 37

1) *m wnw.t* ‘stundenweise (an etwas leiden)’: Eb 196
2) im Zauber: L 37 (im Wortspiel mit *wnw* ‘Hermopolis’)

wnm essen

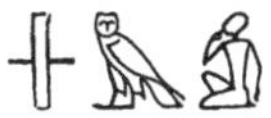 Eb; Sm 20,8; H 19 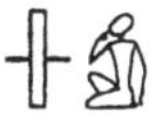 Ram III; Kah 1; 9 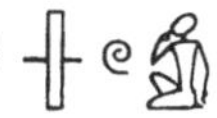 Bln 29 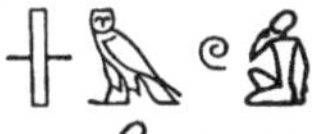 H; Bln; Bt; Eb 722 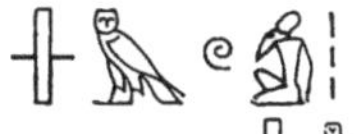 Bln 153; Eb 196 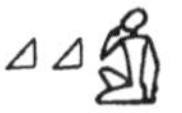 L 11 ---- 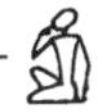 Eb; H; Bln[1] ++++ 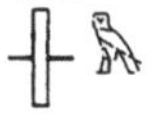 Bln 189

A) Essen (= Einnehmen) eines Heilmittels
   I) pass. *sdm-f*
      a) Drogen *wnm* ‘werde gegessen’
         Eb 9[2]; 16; 38; 43; 44; 61[3]; 64; 75; 77; 81; 91; 92; 99; 103; 136 = 151; 193b; 207b; 214; 215; 221 (= H 79); 222 (= H 80); 223 (= H 81); 225; 239[4]; 313[5]; 315[6]; 316; 317 (= Bln 34); 318; 322; 323; 331; 333; 548; H 19; 26; 27[7]; 54; 79 (= Eb 221); 80 (= Eb 222); 81 (= Eb 223); 131[8]; Bln 34 (= Eb 317); 41; 44; 146; 152; ---- Kah 9 (1,29) (*wnm* Droge)
      b) Drogen *wnm in* + Patient
         1) *wnm in s* ‘werde vom Manne gegessen’
            Eb 10; 11; 13; 14[9]; 17; 28; 31; 37; 41; 62[10]; 192b = 195b;

[1] Siehe unten Gruppe III a 1 bb und d.
[2] = Eb 14 (*wnm in s*); zu den Varianten Eb 12 = 552 siehe unten § 2.
[3] = Eb 62 (*wnm in s*).
[4] = Bln 115 (*wnm in s*).
[5] = Eb 308 (*wnm in s*).
[6] = Bln 29 (*wnm in s*).
[7] *‘th wnm*, siehe dazu unten § 1.
[8] Parallele Eb 302 siehe unten Gruppe III d.
[9] = Eb 9 (*wnm*); die Varianten Eb 12 = 552 = Bln 156 siehe § 2.
[10] = Eb 61 (*wnm*).

197b; 199b; 203e; 204b und d; 205b; 267; 308[1]; 780; H 36[2]; Bln 29[3]; 33[4]; 45; 115[5]; 153[6]; Ram III A 30; ---- Eb 325 (*wnm.ḫr-k* Droge)

2) *wnm ỉn s.t* 'werde von der Frau gegessen'
Eb 169; 174[7]; ---- Eb 837 (*wnm.tw ỉn s.t*)

II) *rdj wnm* 'essen lassen'

Eb 90 (*rdj wnm-f st*); Bln 31 (*rdj wnm sw s*)[8]; Bln 48 (*rdj.ḫr-k wnm-f*); Bln 161 (*nn rdj.t wnm-f ỉḫ.t nb.t šm*); Kah 1 (1,5) (*rdj.ḫr-k wnm-s* Droge)

III) 'essen' mit besonderen Zusätzen

a) Zeitangabe[9]

1) *tp-ʿ sḏr*[10]

aa) *wnm* ausgeschrieben[11]
Eb 38; 221 (= H 79); 222 (= H 80); 223 (= H 81); 225; 239; H 79 (= Eb 221); 80 (= Eb 222); 81 (= Eb 223)

bb) nur 𓀁 geschrieben
Eb 170; 171; 172[12]; 173; H 85; 86; Bln 116; ---- Eb 174 (*wnm ỉn s.t r sḏr*)[13]

2) (*r*) *dw3j.t* + Zahl: Eb 197b; 199b

b) Wärmegrad

1) *m srf n ḏbʿ*: Eb 13; 323
2) *m srf nḏm*: Eb 91; 308
3) *ỉmj[tw] srf.wj*: Bln 152

c) 'essen' und nachtrinken[14]

1) *wnm* + *sʿm*
Eb 9; 13; 14; 28; 136 = 151; 192b = 195b; 193b; 315; H 54; Ram III A 30

[1] = Eb 313 (*wnm*).
[2] Siehe dazu unten § 2.
[3] = Eb 315 (*wnm* + *sʿm*).
[4] Siehe dazu unten § 2.
[5] = Eb 239 (*wnm*).
[6] Siehe dazu unten § 2 Ende.
[7] Geschrieben 𓀁.
[8] = Bln 47 (*sʿm*).
[9] Die mit *hrw* + Zahl oder *rʿ nb* gebildeten Zusätze siehe bei *hrw* bzw. *rʿ*.
[10] Siehe dazu § 3.
[11] Die nur 𓀁 geschriebenen Parallelen siehe unter bb.
[12] Die Parallele Eb 223 = H 81 siehe oben bei aa.
[13] Siehe die Parallele Eb 239 oben bei aa.
[14] Siehe dazu § 2.

2) *wnm* + *swr*
Eb 41 (*wnm . . . ḥnʿ rdj.t swr-f*); Eb 199b (?)[1]; Eb 207b[2]; Bln 153

d) 'essen' *ḥr* Droge ('zusammen mit . . .')

1) *ḥr ḥḳ.t*: H 131 (*wnm*) = Eb 302 (𓀁); Bln 153

2) *ḥr fḳ3.w*: Eb 317

e) Bln 161 (Drogen *wnm-f rʿ nb nn rdj.t wnm-f iḫ.t nb.t šm*)

B) essen (allgemein als Nahrungsaufnahme; nicht vom Einnehmen)

Eb 188a (*dns-f r wnm t*); Eb 189b (*iw wnm t-f*); Eb 206a (*wnm.n-f t nb*); Eb 207a (*wnm.n-f ḏ3f*); Eb 855t (zweimal) (*mj s wnm.n-f k3.w nw nh.t*) = Bln 154 (*wnm-f*); Eb 855v (Krankheit entsteht *m-ʿ swr mw wnm sbj.t*); Eb 189a (*nnj pw n wnm tm rdj wnm-f ḫnt*); Eb 855k (*nḏs wnm-f stp-f*); Sm 20,8 (*iḫ.t wnm.t*)

C) 'fressen' (von Tieren)

Eb 848 (Raubvogel) (Zaub); Eb 849 (Ungeziefer) (zweimal); Bln 189 (Raubvogel) (Zaub)

D) 'fressen' (von Krankheiten)

I) *wnm snf* 'Blutfraß'[3]

Eb 211 (*dr šnʿ wnm snf ḥr r3-ib*); Eb 592 (*pḫr.t nt wnm snf sgr.t wšʿ.w*); Eb 723 (*k.t nt wnm snf*); Eb 724 (*k.t nt wnm snf m ʿ.t nb.t*) (= H 129); Eb 749 (*srwḫ wnm snf m ibḥ*); H 129 (*pḫr.t nt dr wnm n snf m ʿ.t nb.t*) (= Eb 724); ---- Eb 722 (*dr snf wnm.w m ḫnw ḥʿw*)

II) sonst

Eb 188c (*ḫ3j.t pw ḥr mḫr* (?) *wnm-s*); Eb 196 (*mj wnm.w nw ḥs*); Eb 813 (*k.t nt wnm.t m ḥm.t-s*); ---- L 11 und Bt Rs 2,5 (Zaub)

E) Zauber: Eb 848; H 85; Bln 189; L 11; Ram III B 16

F) Unklar

Bln 163f[4]; Bt Rs 2,5

§ 1 (zu A): Unter den Stellen mit ausgeschriebenem *wnm* befinden sich einige, die man auf Grund der bei *swr* § 2 und 3 dargelegten Grundsätze als Trinkmittel ansprechen würde, wäre die Einnehmevorschrift nur durch die Abkürzung 𓀁 gegeben. Diese Fälle sind: Eb 44 (25 ro Wasser); Eb 92 (Nachrezept: 10 ro Bier); H 26 (20 ro Bier); H 27 (80 ro Wasser! dazu *ʿtḫ*).

[1] Siehe *ʿtḫ* § 2 und die Erläuterungen zur Stelle.
[2] Siehe die Erläuterungen zur Stelle.
[3] Siehe dazu unten § 4.
[4] Vgl. die Parallele Eb 856f.

Ferner gehören hierher die Fälle, in denen die Drogen und die Flüssigkeit jeweils nur den „Einheits-Strich" als Quantenangabe haben, was (*swr* § 3) ebenfalls auf eine verhältnismäßig große Flüssigkeitsmenge schließen lassen kann (z. B. Eb 64 *ḥs3*; Eb 81 *irp* und *ḥḳ.t*; Eb 214 *irp*). Zur Erklärung dieser scheinbaren Ausnahmen lassen sich verschiedene Gründe anführen: die angegebene verhältnismäßig große Flüssigkeitsmenge kann beim Backen verdunsten (Eb 81: *irj m fḳ3w*) oder durch Kochen verdampfen (siehe bei *thb.w*), so vielleicht bei Eb 44, wo *psj* 'werde gekocht' angeordnet ist; vgl. auch Eb 214 (*psj wnm*) = Pap. Beatty VIII Vs 5,3 (*swr*). Oder die Flüssigkeit dient zum Nachtrinken, ohne daß *sʿm* besonders angegeben wäre (siehe unten § 2); dies könnte auf das Nachrezept Eb 92 zutreffen. Schließlich ist daran zu denken, daß dem Schreiber eine falsche Komplementierung unterlaufen ist, d. h. er hat die Abkürzung 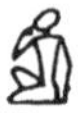 der Vorlage zu *wnm* statt zu *swr* vervollständigt, was besonders für H 27 sehr wahrscheinlich ist

§ 2 (zu A III c und d): Eine Reihe von Rezepten, die durch *wnm* 'essen' einzunehmen sind, haben Parallelen, in denen das Einnehmen der offenbar zu festen oder unangenehm schmeckenden Drogen durch Beigabe von Flüssigkeit erleichtert werden soll: Bln 29 (2 Drogen *wnm*) hat die Parallele Eb 315 (2 Drogen *wnm sʿm m ḥḳ.t* . . .); zu Bln 33 (2 Drogen *wnm*) gibt es die Varianten Eb 280 = H 65, die noch Wasser zufügen und das Mittel trinken lassen; ebenso wird Eb 225 (*wnm*) durch Zugabe einer Flüssigkeit zum Trank (H 83) (siehe unten). (Mitunter steht die zum Nachtrinken bestimmte Droge bereits oben unter den anderen Drogen; so z. B. Eb 73 und 310, siehe das Einzelne bei *sʿm*). – Ein anderes Verfahren zum Erreichen desselben Zweckes ist die Verarbeitung der Drogen und der Flüssigkeit zu einem fertigen Trankmittel: Eb 9 = 14 (*wnm* + *sʿm*) hat die Varianten Eb 12 = Eb 552 = Bln 156, deren Einnehmevorschrift statt *wnm sʿm* dann *swr* 'werde getrunken' lautet; ebenso verhält sich H 55 (*mj.t.t* zu H 54 *wnm* + *sʿm*) zu Eb 5 (*swr*). – Eb 41 nennt 4 Drogen, die 'gegessen werden' sollen *ḥnʿ rdj.t swr-f* ('und es werde veranlaßt, daß er [etwas] trinke'); die Variante Eb 42 nennt zu den 4 Drogen noch 2 Flüssigkeiten, das Ganze wird verrührt und 'getrunken'. – Der Übergang von einem festen 'Eß-Mittel' zu einem Trankmittel durch Zugabe von Flüssigkeit ist oben an den Fällen Bln 33 (*wnm*) = Eb 280 bzw. H 65 (*swr*) und Eb 225 (*wnm*) = H 83 (*swr*) schon gezeigt. – Die zum Trinken notwendige Flüssigkeit kann auch durch Erhöhen der Menge einer flüssigen Droge des Mittels erfolgen: Eb 331 nennt neben drei Drogen $^1/_4$ Wein; das Gemisch wird gegessen. Die Parallele Eb 329 erhöht die Weinmenge auf 5 ro und läßt das Mittel trinken. Vgl. auch Eb 70 mit Eb 73 (*ʿm* § 2). – Eine dreifache Parallele soll abschließend noch einmal die oben gezeigten Möglichkeiten darlegen: H 36 (Drogen ohne Flüssigkeit), die Einnahmevorschrift lautet *wnm* 'werde gegessen'; H 54 erweitert die Applikation durch *wnm sʿm m ḥḳ.t* 'werde gegessen und heruntergespült mit Bier'; Eb 165 schließlich nennt das Bier bereits unter den Drogen und stellt ein Trankmittel her: *swr* 'werde getrunken'. – Eine abgekürzte Form des 'Essens und Nachtrinkens' ist in der Angabe *wnm ḥr ḥḳ.t* 'werde mit Bier gegessen' von Eb 302 = H 131 zu sehen. Bln 153 läßt auf *wnm ỉn s ḥr ḥḳ.t* noch die Angabe 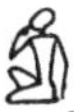 *r hrw 4* folgen, woraus entnommen werden kann, daß also letztlich das Einnehmen dieses Rezeptes auf ein Trinken hinausläuft (falls man nicht 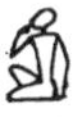 als überflüssig streicht (so Wreszinski)). – Bln 144 nennt zwei Drogen und gibt die Anwesiung 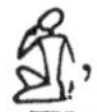, die wahrscheinlich *swr* zu lesen ist (vgl. Bln 143 und 145, wo jeweils auch Flüssigkeiten genannt sind); vielleicht ist dies die kürzeste Form der Angabe, daß feste Drogen in flüssiger Form eingenommen werden sollen.

§ 3 (zu A III a 1): Die 'vor dem Schlafengehen' einzunehmenden Mittel, die vorwiegend gegessen werden [*swr*: Eb 168; 226; 238; H 87], sind sämtlich gegen die *ꜥꜣꜥ*-Krankheit gerichtet, eine auf Einflüsse von Dämonen zurückgeführte Leiberkrankung. – Nur hier (und außerdem Eb 302) ist die abgekürzte Schreibung 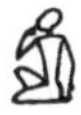 für *wnm* festzustellen (siehe *swr* § 1).

§ 4 (zu D I): Im Gegensatz zur koptischen 'Blutfresser-Krankheit' (ⲟⲩⲁϣ-ⲥⲛⲟϥ), wo das Blut Objekt des Fressens ist, deuten die Stellen der altägyptischen Medizin darauf hin, daß hier das Blut selbst 'frißt': Eb 722 spricht von der 'Beseitigung des Blutes, das frißt'; Eb 211 ('Beseitigen von . . . Fressen des Blutes') hat die Parallele Eb 597, in der nur von der 'Beseitigung des Blutes' die Rede ist. – Zur im allgemeinen negativen Rolle des Blutes siehe bei *snf*, wo auch *wnm snf* als Krankheitserscheinung behandelt ist.

wnmj rechts[1]

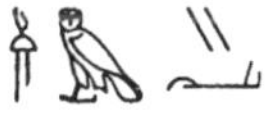 Eb; H; Bln 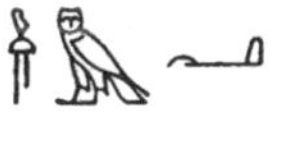 Sm; L 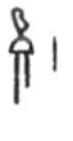 Bln 191

I) von paarweise auftretenden Körperteilen[2]

gs 'Bauch-Hälfte'	Eb 188c*; 203a; 209; 210; 757; 854o*
ḫrj mnḏ 'untere Brust'	Bln 142*
ḳꜥḥ 'Schulter'	Eb 854f* (zweimal)
ỉr.t 'Auge'	L 23
msḏr 'Ohr'	Eb 854f*; 856g* = Bln 163g*
ꜥ 'Unterarm'	Eb 854g*[3]

[1] Siehe auch *ỉꜣbj* 'links'.

[2] Mit * gekennzeichnet, wenn auch der linke genannt ist.

[3] Vgl. § 1.

rd 'Fuß'	Eb 854h*
ṯb.t 'Sohle'	L 36*
mt 2 'zwei Gefäße'	Sm 34 (12,2)[1]
– – – – *db* 'Horn'	H 215* (Zaub)

II) *r wnmj* 'nach rechts'
H 215

III) *ḥr wnmj* „zur Rechten"
Bln 191 (in einem verderbten Personennamen)[2]

§ 1: Nicht als attributives Adjektiv, sondern selbständig wie ein Substantiv „rechte Seite" tritt *wnmj* in den Fällen unter II und III auf; ebenso auch Sm 34 unter I (*ḥr wnmj*). – Eine Ellipse des entsprechenden Substantivs liegt Eb 854g vor (*iw mt.w 6 sšm n ʿ.wj: 3 n wnmj 3 n i3bj*).

§ 2: Die rechte Seite ist gegenüber der linken die gute Seite: der Hauch des Lebens tritt in das rechte Ohr bzw. die rechte Schulter ein (Eb 854f; auch Eb 856g = Bln 163g), der Hauch des Todes tritt in die entsprechenden linken Körperteile ein. In allen Fällen, in denen auch *i3bj* 'links' auftritt, ist *wnmj* an erster Stelle genannt. – Unverständlich bleibt in diesem Zusammenhang, daß L 23 eine Beschwörung des rechten Auges vorgenommen wird: nach Eb 855h (*dḥr.t*-Krankheit tritt in das linke Auge ein) sollte man erwarten, daß vornehmlich das linke Auge durch Zauber behandelt wird.

wnn sein[3]

sdm-f: 𓃹𓈖𓈖 Eb; Sm; Kah; Bt (nach Negation *nn*); KV 𓃹𓈖 Eb 875c (*iw wn*); L 14 (*nn wn*); KV 63 (nach Konjunktion *n* ?)

Pseudopartizip[4]: 𓃹𓈖𓈖 Eb 877c

Partizip[4]: 𓃹𓈖𓈖 Eb; Bln; Sm 𓃹𓈖 Eb 463; H 184 und in der Verbindung *wn-m3ʿ* unter I b 2aa 𓃹𓈖𓎛 Bln 138

Infinitiv: 𓃹𓈖𓈖 Eb 3; 854c; 855p; Sm 21,18

sdm.ḥr-f: 𓃹𓈖 Eb 3; KV 40

neg. Komplement: 𓃹𓈖𓈖 Eb 590 𓃹𓈖 Sm 46 (16,16)

Relativform: 𓃹𓈖𓈖 Eb 874a; L 5 𓃹𓈖 L 34

[1] Vgl. § 1.
[2] Vgl. Ranke Pers.namen I 114,17.
[3] Vgl. *iw* 'sein'; im einzelnen siehe dazu die Med. Grammatik.
[4] Siehe auch L 45 unter unklar.

wnt: 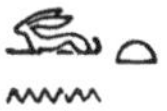 siehe bei I g und II c 1

wn.in:  L 2

wnn sḏm.n: 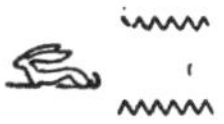 Eb 871 c

unklar: 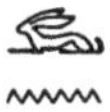 L 2;45 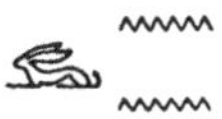 L 14 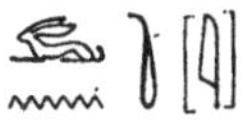 L 45 (Pseudopartizip ? prosp. Partizip?); 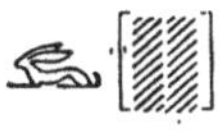 KV 15

I) Gebrauch in verschiedenen Formen

a) *sḏm-f*[1]

1) + adverbiale Bestimmung[2]
Eb 102 = 296; 867 a; 875 c; Sm 7 (3,16); 34 (12,1); 22,4 (*ḥr* + Infinitiv)

2) + Pseudopartizip
Sm 19 (7,21); 31 (10,20); 45 (15,18); KV 36[3]; 59

3) Besonderheiten

ir wnn-f	Eb 273 (zweimal); - - - - KV 48
iw wn	Eb 875 c
n ('weil') *wn*	KV 63; - - - - KV 15 (?)

b) Partizip

1) + adverbiale Bestimmung

aa) Ortsangabe
Eb 272 bis; 539; 598; 775; 782; 791; 854 e; 875 c (zweimal); Bln 148; Sm 12 (6,3); 34 (12,1); 22,10; - - - - Eb 463 (*wn im-f*)

bb) *ḥr* + Infinitiv
Eb 786; - - - - Bln 138[4]

cc) mit einer Krankheit (versehen) sein
Eb 139 (*ḥr*); H 184 (*m*)

dd) Verschiedenes
Eb 875 (*mj*); Sm 9 (5,5) (*ḫr-ʿ*)

2) + Pseudopartizip

aa) *wn-mꜣʿ* Eb 589

[1] *sḏm-f* in *pw*-Sätzen siehe unter II a 1.
[2] + *mj*-Vergleich siehe unter II b 1 und 4.
[3] *wnn-f ir.tj-fj stp*, wahrscheinlich ist das *-f* an *wnn* zu streichen; oder ob: 'er ist, indem seine Augen triefend (?) sind'.
[4] *wn* [*ḥr*] *ḫtḫt*; oder *wn* + Pseudopartizip?

m wn-m3ʿ Eb 91; 120; 230; 238; 459; 470; 873d; H 16
wn-m3 pw Eb 418; Bln 116
verderbt Ram III B 19 ([. . .] *wn-m3ʿ*)[1]

bb) verschiedene Verben
Eb 102 = 296 (*wnn mt*); Eb 91 (*wnn dns*); Sm 14 (6,10) (*wnn.t ṯs.tj*); Sm 31 (10,19) (*wnn dmj*); Sm 43 (15,4) (*wnn mn*); Bln 138 (*wn ẖtẖt*(?))[2]; – – – – *wnn nfr*: siehe als eigenes Wort

3) prosp. Partizip (?): L 45 (*ḏr wnt wn.tj*) (?)

c) *sḏm.ḫr-f*
1) + Pseudopartizip: Eb 3 (Zaub)
2) *ḥr* + Infinitiv: KV 40

d) Infinitiv
1) in einer Glosse mit *pw*
Eb 855p (*wnn pw in ʿḏ.t nt ḥ3.tj m gs-f i3bj*)
2) nach Präpositionen[3]
Eb 3 (*mj wnn tp t3*); Sm 21,18 (*r wnn mj sẖr šw*); Eb 854c (*m-ʿ wnn wb3*)

e) Pseudopartizip
Eb 877c (*ʿnw.t*-Schwellung: *wnn.tj ḥr šm.t iw.t hrp ẖr ḏbʿ.w-k*)

f) Relativform
Eb 874a (*ʿ.t nb.t wnn.t-s r-s*); L 5 (*sp3.t wnn.t-f im*); L 34 ([. . .] *wn-k im*) (?)

g) in der Form *wnt*[4] nach der Konjunktion *ḏr*
L 45 (*ḏr wnt wn.tj*)

II) in verschiedenen Konstruktionen

a) in *pw*-Sätzen
1) mit *sḏm-f*
aa) + adverbiale Bestimmung
Eb 855g; 855n; Sm 7 (3,21); 22 (8,15) (*ḥr* + Infinitiv)
bb) + Pseudopartizip
Eb 855s; 855w; 855x; Sm 7 (3,19 und 20); 22 (8,17); 39 (13,10); 41 (14,8 und 10); 45 (15,17); 46 (16,13)
2) mit Infinitiv: Eb 855p
3) negiert: Sm 46 (16,16) (*tm wn iẖ.t pw ḥr-s*)

[1] Am Ende des Rezeptes; wahrscheinlich *m wn-m3ʿ*.
[2] Oder: *wn* [*ḥr*] *ẖtẖt*; vgl. I b 1 bb.
[3] Oder Konjunktion + *sḏm-f* ohne Suffix?
[4] Siehe auch *n wnt* unter II c 1.

b) im *mj*-Vergleichen
  1) *wnn mj (sḏm-f)*
    Eb 28; 866a; 868a; 870c; 873a; 875c; Sm 7 (3,21); 40 (13,17); 42 (14,21)
  2) *wnn.t mj* (Partizip): Eb 875c
  3) *mj wnn*: Eb 3; ---- L 45 (?)
  4) *wnn-s m mj.t.t*
    Eb 875c; Kah 34

c) in Verbindung mit Negationen
  1) *n wnt* 'nicht ist vorhanden'
    Eb 855e; Sm 1 (1,2); 2 (1,17); 8 (4,5 und 13); 18 (7,8; 7,9; 7,12; 7,13); 27 (9,15); 42 (14,18); 45 (15,12); KV 7
  2) *nn wn*
    aa) 'nicht ist vorhanden': L 14 (5,6)
    bb) *nn wnn-k m* 'nicht sollst du sein in ...'
      Bt Rs 2,3 (zweimal)
  3) *tm wn(n)*
    Eb 590 (*dr šfw.t tm wnn r3-sj*); Sm 46 (16,16) (siehe bei II a 3)

d) als Hilfsverb
  1) *wn.in*: L 2 (1,5) (*wn.in p3 nṯr* [...])
  2) *wnn sḏm.n-f*
    Eb 871c (*ꜥ3.t*-Geschwulst: *wnn ꜥrf.n-s tm3w.t*)

III) unklar und verderbt
  L 2 (1,7–8) (*m wn sfṯ ... m wn rhd.t*)[1]; 14 (5,13)

wnn-nfr [Name des Osiris][2]

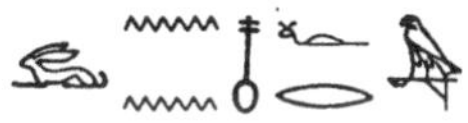 Eb 589

das Rezept: *gmj.n.tw-s m sjp.tj m ḥw.t-nṯr nt wnn-nfr*

wnḫ A. Verschiebung

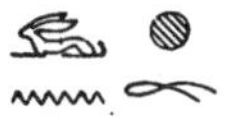 Sm 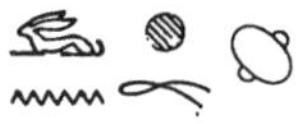 Eb

I) Verschiebung einer Knochenverbindung (Gelenk)

[1] *wn sfṯ* könnte Partizip + Pseudopartizip sein; vgl. I b 2. – Ob vor *rhd.t* eine Präposition ausgefallen ist; *wn [m] rhd.t?*

[2] Siehe dazu Gardiner, Miscellanea Academica Berolinensia Bd. II 2, Berlin 1950, S. 44.

a) Lokalisation

Halswirbel (*m ṯs n nḥb.t*)	Sm 31 (10,12; 10,13; 10,17; 10,18; ---- 10,15)
Kiefer (*m ʿr.tj*)	Sm 25 (9,2; 9,2; 9,5)
Schlüsselbein (*m bb.wj*)	Sm 34 (11,17; 11,17; 11,19; 11,22)
Rippen (*m ḥn.w nw ḳ3b.t*)	Sm 43 (15,2; 15,3; ---- 14,22; 14,22)

b) im Gegensatz zur *nr.t*-Verrenkung
Sm 42 (14,18) (*nr.t m ḥn.w nw ḳ3b.t: n wnt wnḫ n ḥsb-f*)

II) Krankheit am After
Eb 145 (*k.t nt wnḫ m pḥwj*) [Applikation: Drogen *irj m ftt rdj m pḥwj*]

(*wnḫ*) B. verschieben

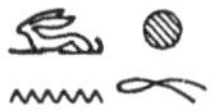 Sm

I) von Knochen
Sm 31 (10,16) (*ir swt wnḫ ṯs ḥrj-ib n nḥb.t-f*)

II) von der Wundnaht
in der Verbindung: *wnḫ idr.w-f*
Sm 10 (5,8); 14 (6,11); 23 (8,20); 47 (17,3; 17,8)

III) in der Glossen-Erklärung des Wortes
Sm 31 (10,19) (*mj ḏd wnḫ r iḫ.t wnn dmj ḫft pḥḏ.tw wʿ.t r sn.nw-f*)

§ 1: Der Terminus *wnḫ* bezeichnet eine Lösung[1] zweier Teile von einander, ohne daß eine vollständige Trennung erfolgt: Was anbetrifft: eine Verschiebung am Wirbel seines Nackens. Er sagt dazu: getrennt (*iwd*) hat sich ein Wirbel seines Nackens von seinem zweiten; das Fleisch darüber ist unversehrt; wie man „*wnḫ*" zu Dingen sagt, die zusammenhängen, während eins vom anderen getrennt ist[2] (so Glosse Sm 31). Ähnlich wird *wnḫ* in Fall 43 erklärt: Das bedeutet, daß die Köpfe der Rippen der Brust gelöst (*nft*) sind, indem sie (noch) geblieben sind an seiner Brust; siehe auch die entsprechend gefaßte Glosse in Fall 34 (11,22).

§ 2 (zu A II): Nach Ebbell, Altägyptische Krankheiten, S. 13, und Jonckheere, Beatty, S. 48: Prolapsus Recti; dagegen denken Äg.W.B. I 324, 13 und Lefebvre, S. 139 an Hämorrhoiden. – Bermerkenswert ist, daß Prolapsus Ani oft mit Hämorrhoiden verbunden auftritt.

[1] Vgl. Sm 11 (5,15), wo ein ursprüngliches *wnḫ* in *fḫ* verbessert ist.
[2] Vgl. *pḥḏ* § 1.

wnḫ gekleidet sein; Kleidung

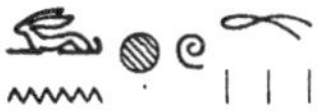 L 2 (1,5) (Zaub)[1]

wnšj Rosinen

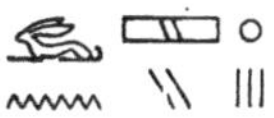 Sm 47 (17,10)

1) in der Verbindung *mw nw wnšj* im Vergleich mit der kühlen Absonderung einer Wunde[2]
 Sm 47 (17,10) (Wundöffnung: *ʿḥʿ.w h33 im-f ḳb mj mw nw wnšj*)
2) als Droge siehe im Drogen-W.B.

wr(r) A. groß; groß sein[3]

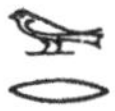 Eb; Bln; Sm; L; Ram III A 20; B 15; Kah 4  Eb[4] 27; 91; 818 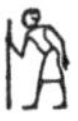 Eb 273 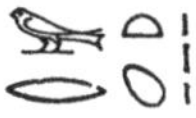 Bln 163a (*is.t wr.t*)

I) als Adjektiv(-Verb)

a) von Krankheitserscheinungen

1) von Geschwüren, Geschwülsten und Schwellungen
 Eb 868a (*ʿ3.t*-Geschwulst: *iw-s wr sj*); Eb 872a (*ʿ3.t*-Geschwulst: *n wr.n-s*); Sm 4 (2,10) (*wr šfw.t pw*); Sm 45 (15,17) (*wnn šfw.t pw ḥr ḳ3b.t-f wr*); Sm 46 (16,13) (*wnn iḫ.t pw šfw wr*)
 – – – – Blut davon:
 Eb 872c (*n wr snf-s*); Eb 876c (*ir wr dd-f snf*)

2) Herz; Magen
 Eb 855r (*wr r3-ib-f pw*); Eb 855f (das Herz: *gmm-k sw wr sḫp iḫ.t m r3-ib-f*)

3) sonst
 Sm 6 (2,24) (*sḏ*-Bruch: *sḏ wr*); Sm 39 (13,5) (Hitze: *srf im wr*); Kah 4 (1,13) (Vergrößerung des Uterus: *sʿ3 [pw] wr n msj.t*); – – – – Sm 12 (5,22) (geschwollene Nase: *ḏnb fnḏ-f pw šfw r-ḏr-f wr*)[5]

[1] *ij.t irj.n t3 4 rn.t m wnḫ mk* '. . . als Gekleidete mit *mk*-Gewändern' oder '. . . mit *wnḫ*-Kleidung und *mk*-Gewändern'; zu *wnḫ* mit direktem Objekt vgl. Gardiner, Gammar § 84 A auf Seitc 423.

[2] Ob bei „Rosinenwasser" an eine alkoholische Lösung gedacht werden darf, deren Verdunstungskühle hier gemeint sein könnte?

[3] Vgl. auch *ʿ3/ʿ3j* 'groß; groß sein'.

[4] In den Drogen-Bezeichnungen (siehe A I b 1).

[5] Ob *wr* hier Adverb: „Geschwollen ganz und sehr"; vgl. A II a.

b) Verschiedenes

1) in Drogen-Bezeichnungen
s3-wr und *ḫpr wr* siehe im Drogen-W.B.

2) von einem „großen Kinde" (als Gegensatz zum Wickelkind).
Eb 273 (*ir wnn-f m ẖrd wr*)

3) vom *srw*-Tier
Eb 861 a (*i3r.t nt wḥꜥ srw wr*)[1]

4) Isis, die Große
Bln 163 a; 190; ---- Eb 2 (*wr.t ḥk3w* 'groß an Zauber')[2]

5) „das große Haus" = der Gerichtshof: L 22

6) „die große Wasserflut" als Name eines Gottes siehe bei *3gb-wr*

7) „das große Grün" = das Meer; siehe bei *w3ḏ-wr*

II) als Adverb: "sehr"

a) *wr*[3]
Sm 29 (10,5); 40 (13,14); 42 (14,18); ---- Sm 46 (15,21) (*gmm-k ṯḥb ꜥ3 wr*)[4]

b) *wr.t*[3]
Eb 202 a; 336 d; 509; 522 a; Sm 4 (2,4); 7 (3,3); 20 (8,1); 45 (15,12)

c) *m bw wr*: Bln 84

d) *n is wr.t* 'aber nicht sehr'
Eb 858 a; 868 a; 871 a

e) mit *ꜥ3* verbunden

1) *ꜥ3 wr.t*: Eb 786; Sm 22,12

2) *r ꜥ3.t wr.t*: Eb 192 b = 195 b; 201 a; Sm 41 (14,11); 21,10

III) unklar: Ram III A 20 ([...] *wr.t m ẖnw ir.tj-fj*)[5]

(wr) B. I. der Große

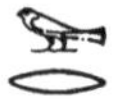 Eb 419; Bln 163 a 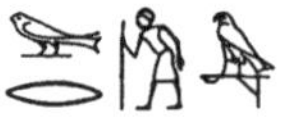 Sm 18,4 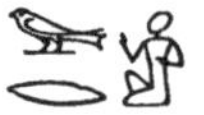 Ram III B 14

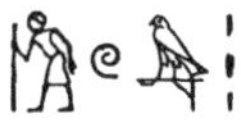 H 78 = Eb 1

[1] Oder gehören *srw* und *wr* als Attribute zu *wḥꜥ*? Falls *srw* ein auf *wḥꜥ* bezogenes Adjektiv/Pseudopartizip ist, könnte *wr* das Adverb dazu sein.

[2] Mit 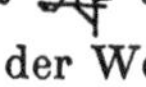 als Gesamtdeterminativ.

[3] In der Wendung *inrj r-f* wechseln *wr* und *wr.t* ohne Unterschied.

[4] Oder *wr* hier Attribut wie *ꜥ3*: „eine Aufschwemmung, die *ꜥ3*-groß und *wr*-groß ist"? Vgl. A I a 1.

[5] Wahrscheinlich Adverb zu einer fehlenden Applikationsangabe.

a) zur Bildung von Titeln
   1) *wr swnw* 'Oberarzt': Bln 163a
   2) *wr m33.w* 'Oberster der Seher': Eb 419

b) als Bezeichnung von Göttern: Eb 1 (1,1)[1] = H 78 (6,6); Sm 18,4

c) „der Große" = der Erwachsene (im Gegensatz zum Kinde)[2]
   Ram III B 14 (*rdj n ẖrd n wr r3-pw*)

(wr.t) B. II. die Große

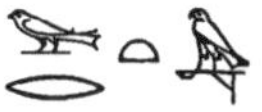 Sm 18,5 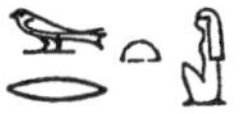 Ram IV C 29

als Bezeichnung einer Göttin (wahrscheinlich Isis)[3]

wrj.t [Gewässer ?]

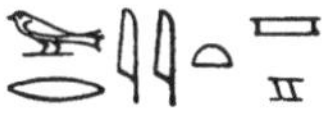 L 34 (Zaub)[4]

wrm.w Windungen (von faltiger Oberfläche)[5]

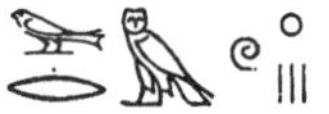 Sm

1) das durch einen Schädelbruch freigelegte Gehirn wird mit der Oberfläche geschmolzenen Metalls verglichen:
   Sm 6 (2,20; 2,25); 8 (4,10)

2) in der Verbindung *wrm.w nw rj.t* zur Beschreibung einer unregelmäßig gestalteten Eiter-Masse:
   Sm 6 (3,1)

wrmj.t [Krankheitserscheinung]

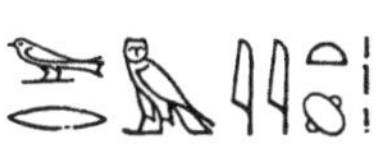 Eb 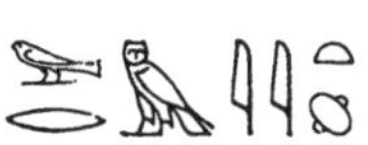 Ram III 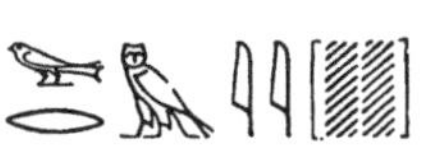 KV

[1] In *wr.w nw ḥw.t-ˁ3.t* mit 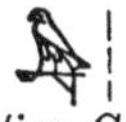 als Gesamtdeterminativ.

[2] Oder „das Groß-Kind" (im Gegensatz zum Kleinkind)? Vgl. A I b 2.

[3] Siehe auch *is.t wr.t* unter A I b 4.

[4] Vgl. Äg.W.B. II 332,10 (*wr.t* Name eines Gewässers); Äg.W.B. II 322,11 (*wrw* „Teich" o. ä.); Äg.W.B. II 334,4 (*wrrw* „Wasserlöcher, Schöpfstellen"). — Wreszinski, Glossar, übersetzt: „Überschwemmung".

[5] Vgl. *wrmj.t*.

a) beim Menschen
Eb 20 (*k.t nt dr wrmj.t m h̠.t*) (Drogen *swr in s r wsš-f wrmj.t nt.t m h̠.t-f*)
Ram III A 10 (*dr wrmj.t m h̠.t*)
Ram III A 26 (*dr wrmj.t* [. . .])
b) beim Rind
KV 66 (*mn* [. . .] *wrmj*[*.t*] [. . .])

§ 1: Diese Krankheitserscheinung hat ihren Namen wahrscheinlich nach ihrer äußeren Gestalt: möglicherweise hängt *wrmj.t* mit *wrm.w* (siehe dort) zusammen und bezeichnet ebenfalls eine wellige, faltige oder schrumpelige Oberfläche, ähnlich wie *wrm.w* die Furchen und Windungen des Gehirns verdeutlichen soll. Vielleicht ist ein Knäuel von Eingeweide-Würmern gemeint: zum 'Ausscheiden' von Gewürm vgl. Eb 64 und Eb 102 = 296; zur Schreibung mit  als Determinativ vgl. *ḥsb.t* in Eb 102 = 296.

§ 2: Ebbell, Altägyptische Krankheiten, S. 14: ,,Schlacken, Schorfe, Abfallstoffe". – Lefebvre S. 145: ,,calculs dans la vessie ou les reins".

wrḥ A. salben

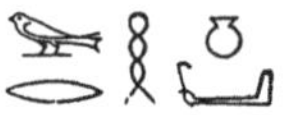 Eb; Sm; H 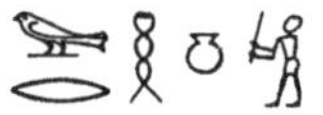 H 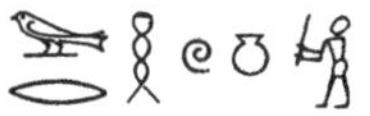 pass. *sḏm-f*: H 76; 77; 146; Bln 201; L 40 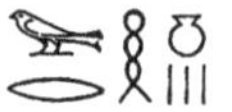 Eb 712b (Infinitiv)[1] 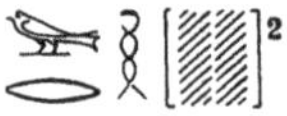[2] Ram III B 9 ---- 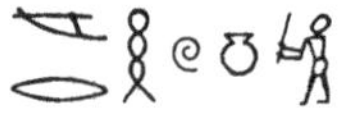 H 146[3]

I) Verbum der Behandlung
a) Leiden am Kopf
1) *wrḥ tp* (bzw. *ḏ3ḏ3*) *im* 'werde der Kopf damit gesalbt'
Eb 248 (= H 76); 249 (= H 77); 256; 449; 458; 465; 466; H 17[4]; 76 (= Eb 248); 77 (= Eb 249); ---- Eb 712b = H 17[5] (*ir-m-ḫt pḥ whnn-f m wrḥ m nn pẖr.t ḫr.tw wrḥ.tw-f m* Droge) (*wrḥ m* Droge (dreimal))
2) *wrḥ im* 'werde damit gesalbt'
Eb 253; 254; 255; 437 (= H 24); 440; 442 (= 450); 443; 447; 450 (= 442); 451 (= 459); 452; 454; 456; 457; 459 (= 451); 461; 463 (= H 148); 464; 468; 469; 471; 473; 476; 712a[6]; H 24

[1] Variante H 17 und auch die Infinitive in Eb 123 = 251 d sind ohne Pluralstriche geschrieben.
[2] Barns ergänzt *nw*-Topf und schlagenden Arm.
[3] Vielleicht durch die vorhergehende Aufzählung verschiedener *mrḥ.t*-Arten beeinflußt; vgl. H 175 *mrḥ.t*-Salbmittel statt *wrḥ.t* in der Parallele Eb 620 b.
[4] Paralle Eb 712 a schreibt nur *wrḥ im*.
[5] Die Hearst-Parallele schreibt *m-ḫt nn pẖr.t* und nur zweimal *wrḥ m* Droge.
[6] Siehe die Parallele H 17 unter I a 1 '*wrḥ* Kopf *im*'.

(= Eb 437); 144; 146[1]; 147; 148 (= Eb 463); ---- H 167 (*wrḥ im-f*); Eb 470 (*wrḥ* ohne Zusatz von *im*); Ram III B 9[2]

3) *wrḥ s im* 'werde der Mann damit gesalbt'
Sm 22,7; ---- Eb 295 (*rdj.ḫr-k wrḥ-f sw sdm-f sw*)

4) *wrḥ* Krankheit[3] *im* 'werde die Krankheit damit gesalbt'
Eb 778 (*wrḥ mḥs im*)

5) *wrḥ m* Nase 'werde in die Nase geschmiert'
H 172 (*wrḥ m fnd-f*)

b) Lokalisation des Leidens unbekannt
Eb 123 = 251 d (*ḫnm.tw-f swt m wrḥ mj.t.t hrw 10 ḥr wrḥ dw3 dw3*); Eb 845 (Fliegenbiß: *wrḥ im*) (am Kopf ?)

c) Behandlung des Leibes ?
Eb 803 (*wrḥ ẖ.t ḥr-s*)[4]

II) Verbum der Drogenbereitung 'beschmieren mit . . .'
Bln 201 (Droge *wrḥ m ibr*); Sm 22,13 (Salbe *wrḥ stp n p3ḳ.t im*); L 40 (13,13) (4 Knoten *wrḥ m mjs.t nt š3j*) (Zaub)

(wrḥ.t) B. Salbmittel

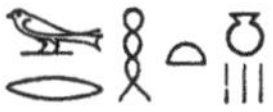 Eb 620; 658 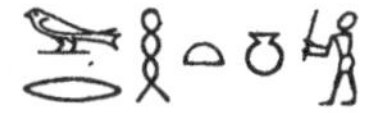 Eb 653 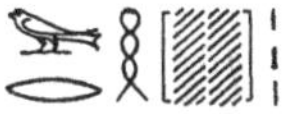 Ram IV C 30[5] ---- 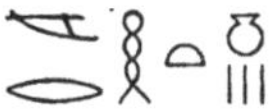 H 175b[6]

Eb 653 (*k.t wrḥ.t nt snḏm·mt.w*); Eb 658 (*k.t wrḥ.t nt sgnn snḫt.w*); Eb 620b (*irj.ḫr.k n-f wrḥ.t m* Drogen) = H 175b (*irj.ḫr-k n-f wrḥ.t* (geschrieben: *mrḥ.t*) Drogen); Ram IV C 30 (*ḏd.tw r3 pn ḥr nhj n wrḥ.t*)

§ 1: Die Tätigkeit *wrḥ* 'salben' ist, von dem Gebrauch als Verbum der Drogenbereitung abgesehen, auf die Behandlung von Krankheiten am Kopf beschränkt (die Stellen Eb 123 = 251 d könnten eine zusätzliche Kopf-Salbung (es wird das Verbum *ḫnm* verwendet!) neben der Salbung (*gs*) des Leibes enthalten. Zu Eb 803 siehe unten Anm. 4). Vgl. dazu die aus-

[1] Schreibung *mrḥ*.

[2] Barns ergänzt *sp.w* zwischen *wrḥ* und *'š3*; ob *im* 'damit' nach *wrḥ* zu ergänzen?

[3] Zum Ineinanderübergehen von Krankheit und kranker Körperstelle vgl. das bei *rdj* § 4 Bemerkte.

[4] Wahrscheinlich fehlerhaft statt *wt ẖ.t ḥr-s* bzw. *wt ḫrj ẖ.t ḥr-s*; dafür sprechen folgende Gründe: die ungewöhnliche Präposition *ḥr-s*; *wrḥ* ist sonst auf die Behandlung des Kopfes beschränkt; vgl. die Folge 'Verband-Trank-Zäpfchen' in Eb 800–802, der Eb 803–806 die Folge 'Verband (?)-Trank-Einlauf und Zäpfchen' gegenüberstehen würde. – Vgl. H 99 *gs ḥr-s* statt des richtigen *wt ḥr-s* in Eb 644.

[5] Barns ergänzt nur *nw*-Topf; besser *nw*-Topf und *t*.

[6] Vgl. die Schreibung *mrḥ* statt *wrḥ* in H 146 (S. 198 Anm. 3).

schließliche Verwendung von *sdm* 'schminken' in bezug auf die Augen-Behandlung. – Dagegen ist *gs* 'salben' nicht auf die übrigen Körperteile beschränkt, sondern auch in bezug auf den Kopf verwendet (z. B. Eb 441 zwischen *wrḥ*-Rezepten; Einzelheiten siehe bei *gs*). Interessant ist in diesem Zusammenhang Eb 456, das bei der Behandlung einer Kopfkrankheit *wrḥ im* verwendet, während dieselbe Droge (neben einer weiteren und mit Ersetzung des *ibr*-Öls durch *mrḥ.t*) in Eb 611 durch *gs rd.wj im* 'die Füße damit salben' zur Anwendung kommt.

§ 2: In einer Reihe von Parallelen wird das farblose *rdj* durch das deutlichere *wrḥ* ersetzt: Vgl. Eb 453 (*rdj r tp n s r-sꜣ ẖꜥḳ-f*) mit dem *k.t*-Rezept Eb 456 (*wrḥ im m-ẖt ẖꜥḳ-f*); ähnlich Eb 454 (*wrḥ im*) und Eb 455 (*dj r tp*) oder H 145 (*dj.w r-s*) und H 146 (*wrḥ im*). Die Behandlung der *ẖnt*-Krankheit erfolgt Eb 298 durch *dj r tp*, dagegen schreibt Sm 22,7: *wrḥ s im*; Eb 391 behandelt dieselbe Krankheit durch Schminken (*sdm*), wozu Eb 295 (*wrḥ* neben *sdm*) zu vergleichen ist. — Vgl. auch die Gruppe Eb 253–256 (*wrḥ*) mit der folgenden Gruppe Eb 257–259 (*dj r tp*). – Siehe schließlich Eb 712b = H 17, wo *rdj ḥr wḥnn* neben *wrḥ* gebraucht ist.

§ 3: Die als *wrḥ.t*-Salbmittel überschriebenen Rezepte haben folgende Applikationsangaben: *gs im* (Eb 653); *wt ḥr-s* (Eb 658); *dj r-s* (Eb 620b = H 175b); in Ram IV C 30 wird das Salbmittel an den Scheitel der Frau gegeben (*rdj*). – Im Gegensatz zu *sdm*, wo Verbum und Substantiv ('schminken' und 'Schminkmittel') ausschließlich bei der Augenbehandlung verwendet werden, ist für *wrḥ.t* 'Salbmittel' der beim Verbum feststellbare alleinige Gebrauch bei der Behandlung des Kopfes nur Ram IV C 30 vorhanden (siehe oben); Eb 620b = H 175b nennt die Behandlung der Zehen (wobei 'Zehen' als „Köpfe der Füße" (vgl. *tp* in diesem Gebrauch) verstanden sein könnten). – Siehe ferner *gs.w* 'Salbmittel', deren Applikation stets *gs im* 'werde damit gesalbt' heißt.

wrš den Tag verbringen

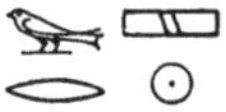 Eb; Kah 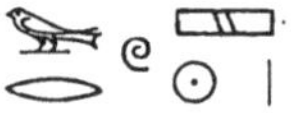 Bln 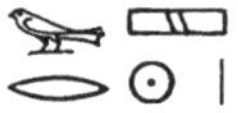 Ram IV D III 3

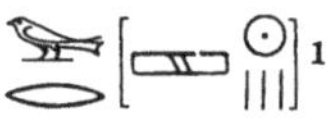 [1] Ram IV D III 1

1) vom Patienten
   a) hungrig: Kah 10 (2,4) (zweimal); – – – – Ram IV D III 3 (Zaub)
   b) liegend: Kah 10 (2,4)
2) von Drogen: Eb 307 (neben *sḏr* 'die Nacht verbringen')

Die Ergänzung ist nicht sicher.

3) im Zauber: Bln 190 (neben *sḏr* 'die Nacht verbringen')
4) verderbt: Ram IV D III 1

wrḏ A. müde sein

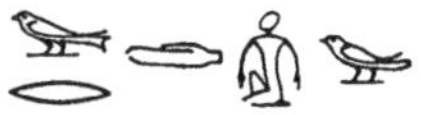 Eb; Sm; Ram III B 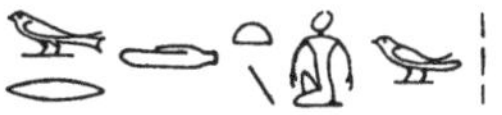 Bln 154

(Pseudopart.) 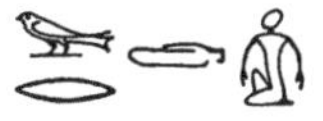 KV 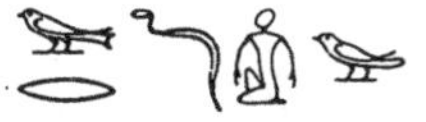 Ram III A 33

1) vom *ib*-Herzen[1]
   Eb 855k; 855x; Sm 7 (3,3); Ram III B 24 und 30 (Zaub)
2) vom Fleisch (*iwf*): Bln 154 mit der Glosse Eb 855x (zweimal)
3) vom Hunde: KV 14
4) im Zauber: Ram III A 33
5) als Fehlschreibung für *wʿr*: Bln 58 siehe bei *wʿr*

(wrḏ.t) B. Müdigkeit

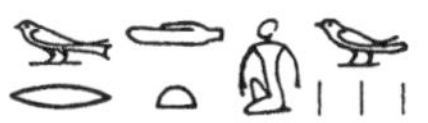 Eb 189a 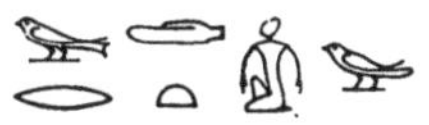 Ram III A 32

Eb 189a (*iw ʿ.t-f nb.t dns.tj r-f mj bsw n wrḏ.t*); Ram III A 32 ([...] *wrḏ.t m irj.t šm.t*)[2]

(wrḏ) C. [... ? ...][3]

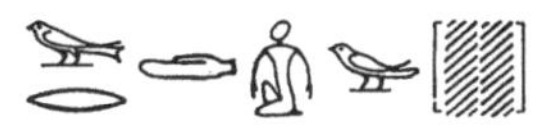 L 13 (4,9) (Zaub)

whj entgehen

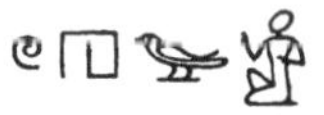 Sm 19,13 (Partizip) (Zaub)

im Sinne von 'jemandem entkommen'; mit direktem Objekt.

whj Diarrhoe?

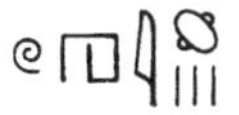 Eb 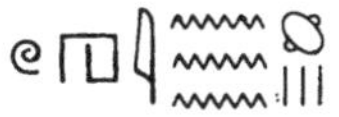 H[4]

[1] Wie Sm 7 zeigt, besteht die Müdigkeit des Herzens offenbar darin, daß es nicht spricht (vgl. Eb 855 e).

[2] Ob vom „Gang" des Herzens? Vgl. A 1 und Eb 188a.

[3] Der zerstörte Text läßt nicht erkennen, ob das Verbum oder das Substantiv vorliegt.

[4] ob *whj ḥs* zu lesen? Vgl. Eb 251 b *whj m ḥs*.

H 19 (*pẖr.t nt whj*) [Droge: gekochtes Rinderblut; Applikation: *wnm*]
Eb 251 b (*dgm*-Pflanze: *ir gr.t wšʿ.tw nhj m tꜣj-f pr.t ḥr ḥḳ.t ẖr s ḥr whj m ḥs dr ḫꜣj.t pw m ẖ.t nt s*)[1]

§ 1: Die Krankheitserscheinung *whj* ist offensichtlich mit Blut verbunden: Das vor H 19 stehende Rezept (*pẖr.t nt dr snf ʿšꜣ*) ist die Parallele von Eb 49 (*k.t nt dr wsš snf ʿšꜣ-f*). H 19 selbst und das folgende Rezept H 20 verwenden Rinder- bzw. Schweineblut als Droge (Sympathie-Mittel). Ob auch der Äg.W.B. I 340,1 aufgeführte Ausdruck „*pꜣ whj n śnf* als schmähende Bezeichnung des Seth" hiermit zusammenhängt, bleibt zweifelhaft; denkbar bleibt jedoch der Zusammenhang von *whj* mit dem Verbum *whj* 'entgehen, entgleiten'. Das Determinativ 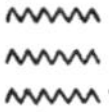 im H sowie die Verbindung mit *ḥs* 'Kot' im Eb machen die oben vermutete Übersetzung 'Diarrhoe' durchaus wahrscheinlich; vgl. dazu Ebbell, ZÄS 59, 1924, 148. – Daß Eb 25, als Entsprechung von Eb 251 b, in der Überschrift *wḫꜣ ẖ.t* 'Entleeren des Bauches' angibt, spricht nicht gegen Diarrhoe: Verstopfung und Diarrhoe sind krankhafte Störungen im Leib; daß man sie gleichermaßen mit „Abführmitteln" behandelt, ist durchaus verständlich.

§ 2: Lefebvre, S. 134–135, hält *whj* für 'Constipation'.

whb A. durchbohren

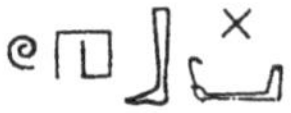 Eb 325 (54,21)

von einem Topf, dessen Boden (*kfꜣ*) durchbohrt ist

(whb) B. Durchbohrung, Loch

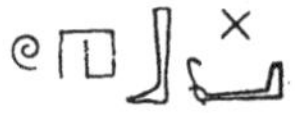 Eb 325 (54,22)

eine Röhre wird eingeführt *m whb pn*

whn einfallen; zum Einsturz bringen

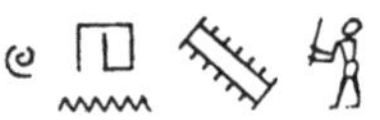 Eb 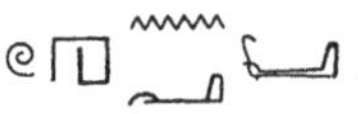 Eb 131 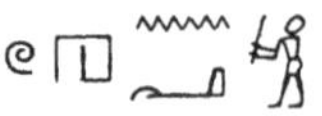 Eb 763

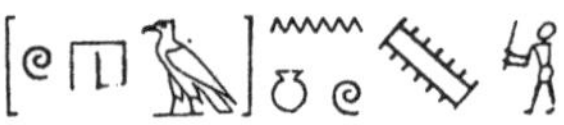 Bln 52 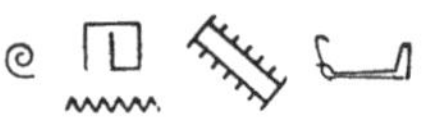 Eb 571 (74,5–6)

[1] Vgl. die entsprechende Rezept-Vorlage Eb 25.

1) intransitiv: von Schwellungen u. ä.
   a) *ẖsd* fällt von selbst ein
      Eb 569; 570; 571; ---- Eb 571 (74,6 ohne *ḏs-f*)
   b) *bsj.w*-Schwellung: Bln 52 (*wt ḥr-s r whn.t-f*)
   c) *iẖ.t* „Dinge“ von selbst einfallen lassen
      Eb 588 (*k.t rdj.t whn iẖ.t ḏs-s*)
2) transitiv (nur Zauber)
   a) den Schädel einreißen (bildlich vom Schnupfen)
      Eb 763 (*rš s3 rš: sḏ ḳs.w whn ḏnn.t ʿḏ m tbn*)
   b) eine Stadt einreißen: Eb 131 (neben *pds* 'zertreten')

whnn[1] Schädeldecke; Scheitel

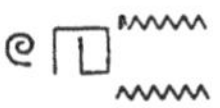 Eb; Sm 6 (2,21) 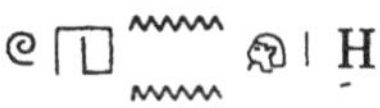 H 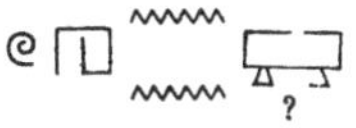 Sm 8 (4,11)

1) „die schwache Stelle am Scheitel eines Kindes, die noch nicht fest geworden ist“ = Fontanelle (in einem Vergleich zur Beschreibung des Pulsierens der durch eine Verletzung bloßgelegten Gehirnwindungen)
   Sm 6 (2,21) = Sm 8 (4,11) (*mj 3ht/hd whnn n ẖrd*)
2) Behandlung der *tp3w*-Krankheit am Kopf
   Eb 712a (86,17) (*tmt.w tp-f rdj whnn-f r t3*)[2]; Eb 712b (86,18) = H 17 (2,2) (*ir-m-ḫt pḥ whnn-f m wrḥ*); Eb 712b (86,21) = H 17 (2,4) (Droge: *rdj ḥr whnn-f rʿ nb*)

wḥ3.w[3] A. [Hautausschlag]

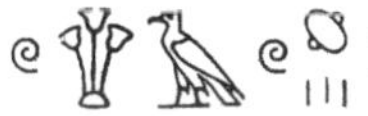 Eb 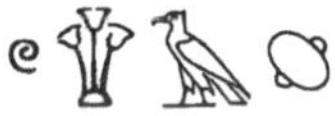 Eb 103; 125

I) in Rezept-Überschriften
   Eb 90[4] (*k.t nt dr wḥ3.w m ẖ.t*)
   Eb 91 (*k.t nt dr wḥ3.w wnn dns r ḥʿw sm3-f m ẖ.t m wn-m3ʿ*)
   Eb 92 (*k.t nt šdj.t wḥ3.w m ẖ.t sm3-f r3-pw*)
   Eb 94[5] (*k.t nt dr wḥ3.w*)

[1] Vgl. *hn* 'Kasten'.
[2] Die Parallele H 17 (2,2) hier abweichend: *rdj hn-f r t3* 'werde veranlaßt, daß er sich zu Boden neige'.
[3] Die Singular-Schreibung nur in der Verbindung *mnj.t nt wḥ3* (Eb 103) und neben *k3k3.t* (Eb 125). - Trotz der Pluralstriche wird es sich bei *wḥ3.w* aber um einen Singular handeln: vgl. *sm3-f* in Eb 91 und 92.
[4] Es gehen Rezepte gegen *wḫdw* voraus.
[5] Eb 93 (*dr srf.t*) ist eingeschoben.

Eb 95 (*k.t nt dr wḥ3.w m ẖ.t*)

Eb 103[1] (*k.t nt sm3 wẖdw m ẖ.t sm3 mnj.t nt wḥ3 m ẖ.t nt s s.t r3-pw*)

Eb 104 (*ḫ3.t-ʿ m gs.w n dr wḥ3.w*) [*kjj gs.w*: Eb 105–112)]

Eb 113 (*pẖr.t nt dr wḥ3.w šdj.t wẖdw*) (= Eb 117)

Eb 114 (*k.t* [*nt*] *dr wḥ3.w m ḥʿw n s*)

Eb 116[2] (*k.t nt gs.w dr*[3] *wḥ3.w m ʿ.t nb.t nt s*)

Eb 117 (*k.t nt dr wḥ3.w šdj.t wẖdw*) (= Eb 113)

Eb 118 (*k.t nt gs.w dr*[3] *wḥ3.w m ʿ.t nb.t nt s*)

Eb 120[4] (*k.t nt dr wḥ3.w m wn-m3ʿ*)

Eb 125[5] (*k.t* [*nt*] *dr wḥ3 k3k3.t*)

II) außerhalb der Rezept-Überschrift

Eb 123[6] (*gs s ỉm ntj wḥ3.w ẖr ỉṯṯ.t ḥw3.w ḳsn*) (= Eb 251 d)

III) Lokalisation

m ẖ.t: Eb 90; 91; 92; 95

m ḥʿw: Eb 114; ---- Eb 91 (*wnn dns r ḥʿw*)

m ʿ.t nb.t: Eb 116; 118

IV) Besondere Fälle

a) *mnj.t nt wḥ3*: Eb 103

b) neben anderen Krankheiten

1) *wẖdw*: Eb 113 = 117; ---- Eb 103; 123[7]

2) *k3k3.t*: Eb 125 (*wḥ3*)

3) *ỉṯṯ.t ḥw3.w*: Eb 123 = 251 d

(*wḥ3.t*) B. [Augenkrankheit][8]

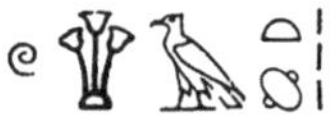 Eb 346

k.t nt dr wḥ3.t m ỉr.tj

§ 1 (zu A): Wahrscheinlich handelt es sich um eine äußere krankhafte Erscheinung (Hautausschlag o. ä.), die nur aus dem Grunde im Pap.

[1] Es sind Rezepte gegen *srf.t* (Eb 96), *wẖdw* (Eb 97–101) und *st.t* (Eb 102) eingeschoben.

[2] Eb 115 (*tm rdj ḫpr srf.t*) ist eingeschoben.

[3] Ob zu verbessern? (*k.t nt dr wḥ3.w* bzw. *kjj gs.w n dr wḥ3.w*).

[4] Eb 119 (*tm rdj ḫpr srf.t*) ist eingeschoben.

[5] Eb 122 (*ḥsf wẖdw m r3*); Eb 121; 123, 124 nennen in der Überschrift 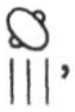, was wir *wẖdw* lesen; siehe dazu *wẖdw* § 1.

[6] Zu der Überschrift (*dr wẖdw* oder *dr wḥ3.w*) siehe Anm. 5.

[7] Siehe dazu *wẖdw* § 1.

[8] Die Parallele Eb 407 schreibt *nḥ3.t*; diese Augenkrankheit ist noch Eb 350 und 383 belegt. Es bleibt jedoch zweifelhaft, ob es sich um eine Fehlschreibung für *nḥ3.t* handelt, oder ob eine Nebenform vorliegt. (Vgl. den Stamm *ḥ3* mit den Ableitungen *wḥ3w*, *nḥ3.t*, *mḥ3w*).

Ebers unter den Leib-Rezepten aufgenommen ist, weil sie als aus dem Bauche kommend gedacht ist (für einen Ausschlag ja durchaus plausibel); man vergleiche die verschiedenen äußeren Erscheinungen auf dem Gesicht (Eb 192 = 195), auf dem Rücken (Eb 200) und auf dem Körper (Eb 197), die jeweils als Auswirkungen von Magenerkrankungen angesehen werden. Falls die Eb 103 neben *wḫdw* genannte *mnj.t nt wḥꜣ* 'Wurzel der *wḥꜣ*-Krankheit' als Apposition zu *wḫdw* steht, wäre damit der Ursprung der *wḥꜣ.w*-Krankheit aus dem *wḫdw*-Schmerzstoff abzuleiten. Die enge Verbindung zu *wḫdw* (vgl. A IV b 1) erklärt auch die Durchdringung von *wḫdw*- und *wḥꜣ.w*-Rezepten. Besonders die Gruppe Eb 90–95, mit der die *wḥꜣ.w*-Rezepte eingeleitet werden, zeigt den Bezug auf das Leibesinnere sehr deutlich: viermal wird *m ẖ.t* 'im Bauch' erwähnt, die Behandlung erfolgt vorwiegend durch Einnehmen. In den späteren Rezepten tritt Einnehmen als Applikation nur noch Eb 125 (*wḥꜣ kꜣkꜣ.t*) auf, *ẖ.t* 'Bauch' wird nicht mehr erwähnt: statt dessen ist jetzt die Applikation äußerlich, vor allem *gs* 'salben', die Lokalisation ist *m ḥʿw* 'am Körper' bzw. *m ʿ.t nb.t* 'an allen Gliedern'. – Etymologisch hängt *wḥꜣ.w* vielleicht mit *nḥꜣ* 'uneben o. ä.' zusammen (vgl. den Wechsel *wḥꜣ.t* – *nḥꜣ.t*): *nḥꜣ* erklärt Sm 6 (3,1) die unruhige bzw. unreine Oberfläche von geschmolzenem Metall; ähnlich könnte *wḥꜣ.w* die krankhaften Erscheinungen auf der Körperoberfläche bezeichnen.

§ **2** (zu A): Das Verbum der Beseitigung ist im allgemeinen *dr*; Eb 92 benutzt *šdj*; Eb 91 und 92 nennen daneben noch *smꜣ*. – Die Applikation besteht in der Mehrzahl der Fälle in *gs* 'salben'; *gs* verbunden mit *wnm* 'essen' liegt Eb 90 vor; *wnm* allein Eb 91 und 92; *swr* 'trinken' wird einmal Eb 125 und *wt* 'verbinden' einmal Eb 120 gebraucht.

§ **3** (zu A): Ebbell, Altägyptische Krankheiten, S. 15–16 denkt an: „Rose (Erysipelas)?"

wḥꜣ.t Kessel

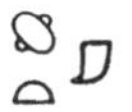 Eb; Bln

in der Drogenbereitung: Eb 458; Bln 138; 163h (16,6); 184 (19,8); 185 (20,1)

wḥʿ lösen

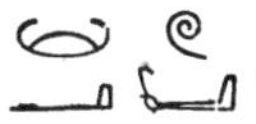 Eb; Sm; Ram III A 6 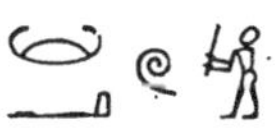 H; L 46 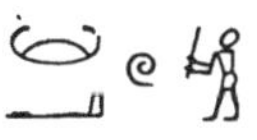 Bln 189 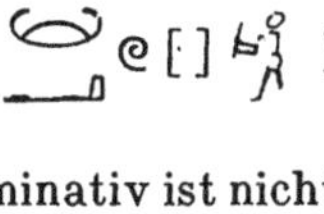 Bln 163a; 189; 192[1]

[1] Das erste Determinativ ist nicht sicher zu lesen. Es kann die Schlinge (vgl. L 17,11) oder die Buchrolle (vgl. Äg.W.B. I 348) oder nur ein Strich sein.

I) Verband lösen
Eb 2 (*kjj rꜣ n wḥꜥ wt nb*); Sm 32 (11,5) (*wḥꜥ.ḫr-k wt-f*)

II) Krankhaftes („Versteifungen") lösen
Eb 635 = 664 (*k.t nt wḥꜥ snḫt.w m ꜥ.t nb.t*); ---- Ram III A 6 (neben *ṯs* 'sich befestigen')[1]

III) Gebrauch im Zauber
a) krankhafte Erscheinungen lösen
Bln 163a (*rd.wj ḫtm*); Eb 61 (19,4) = Bln 189 (*pꜣw.t*); Eb 61 (19,9) (*wḥꜥ nṯr irj.t.n-f*) = Bln 189 (unklar)[2]
b) jemanden lösen = erlösen
Eb 2 (1,12) (*wḥꜥ wḥꜥ in ꜣIs.t wḥꜥ Ḥr in ꜣIs.t*); Eb 1 (1,10) = H 78 (6,10) (*r wḥꜥ mrr.w nṯr sꜥnḫ-f sw*)
---- von (*m-ꜥ*) etwas[3]: Eb 2 (1,14) (*m-ꜥ iḫ.t nb.t bjn.t ḏw.t dšr.t*)[4]; Eb 2 (1,16) (*m-ꜥ sꜣ-ṯ Ḥr*)
c) *wḥꜥ nḏ*: 'Faden lösen' L 46

IV) Unklar: Bln 192 (Rezept zur Empfängnisverhütung)[5]

wḥꜥw Synodontis-Schall-Fisch

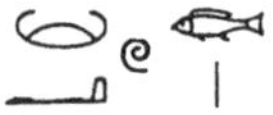 Eb 861a

1) Ausscheidung des Synodontis-Schall-Fisches wird mit dem Inhalt einer *ḥnḥn.t*-Geschwulst verglichen (*iw irtjw prr im-s mj iꜣr.t nt wḥꜥw srw wr*)
2) als Droge siehe im Drogen-W.B.

wḥm wiederholen

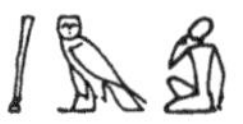 Eb 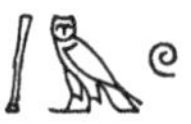 Bln 184 (*sḏm-f*) 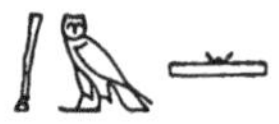 Bln 185

I) mit direktem Objekt
a) + Infinitiv: Eb 188d; 522a; ---- Eb 131 (Zaub)
b) *wḥm* + Substantiv: Eb 191c = 194c (*n wḥm(-j) sp rꜣ-sj*)[6]

II) *wḥm r* + Infinitiv: Bln 184

III) *wḥm-ꜥ m* + Infinitiv: Eb 368

IV) *m wḥm* adverbial: Eb 786; Bln 185 (zweimal)

[1] Barns bezieht es auf ein vorher erwähntes *ṯs.t* 'Amulettknoten'.
[2] Ob hier *wḥꜥ* 'lösen' zu *wḥꜥ* 'stechen' entstellt ist?
[3] Neben *sfḫ* 'lösen'.
[4] Es folgen weitere durch *m-ꜥ* angeschlossene dämonische Krankheitserscheinungen.
[5] Siehe dazu die Erläuterungen zur Stelle.
[6] Oder *sp* 'Mal' als Verstärkung der Negation?

§ 1: Gebraucht wird *wḥm*, um die nochmalige Ausführung einer Tätigkeit anzugeben, und zwar bei der Drogenbreitung (Eb 368; 786; Bln 184; 185), bei der Untersuchung und Behandlung (Eb 188d; 522a; ---- Eb 191c = 194c) und im Zauber (Eb 131).

wḫ(3) A. umnachtet sein[1]

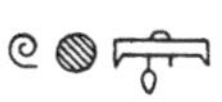 Eb 855w 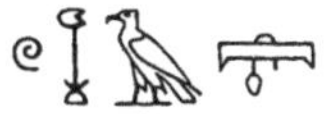 Bln 154

als krankhafter Zustand des *ib*-Herzens: Bln 154 (*ib-f wḫ3 dp-f ḥ3.tj-f*) dazu die Glosse: Eb 855w (*ir iw ib-f wḫ-f dp-f ḥ3.tj-f: wnn ib-f pw g3w kkw m ẖ.t-f m-ʿ ḏnwd*)

(wḫ3) B. Nacht

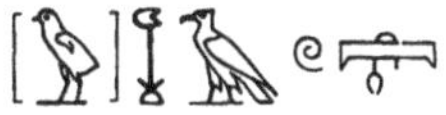 L 6 (Zaub)

wḫ3 entleeren

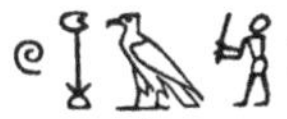 Eb 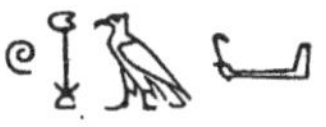 Eb 188b 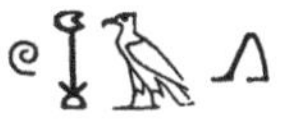 H 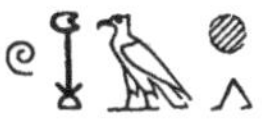 Bln

I) Drogenbereitung
Eb 311 (Drogen *rdj m ḳrf.t nt ḥbs.w .... wḫ3 ḳrf.t tn*)

II) Behandlung (in der Verbindung *wḫ3 ẖ.t* 'den Leib entleeren')
a) Überschrift: Eb 18; 22; 25; 32; H 2
b) Nachschrift: Eb 80; Bln 118; ---- Eb 188b (*swr r hrw 4 r wḫ3-k ẖ.t-f*)

III) Fehlerhaft statt *ẖ3j* 'untersuchen' Sm 29 (10,4–5), siehe *ẖ3j*.

§ 1 (zu II): Die Erklärung für *wḫ3* gibt Eb 22: *sh3j.t iḫ.t nb.t ḏw.t nt.t m ḥʿw n s* 'alle schlechten Dinge herabsteigen lassen, die im Körper des Mannes sind'.

§ 2: Parallel zu *wḫ3* wird *pḫ3* gebraucht: Eb 18 (*wḫ3*) = Eb 7 bzw. H 58 (*pḫ3*). — H 3 (als Parallele zu Eb 32) folgt auf ein Rezept mit der Überschrift *sp.w nw wḫ3 ẖ.t*.

wḫdw A. I. Schmerzstoffe

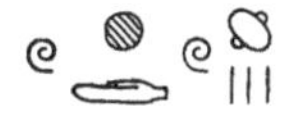 Eb; H 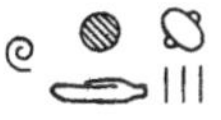 Bln 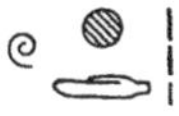 Bln 75 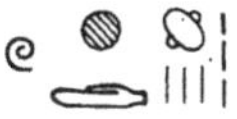 Bln 157

[1] Vgl. *kkw*, das Eb 855 w als Erklärung für *wḫ(3)* gebraucht ist.

(14,1) 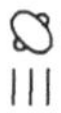[1] Eb; L 14 (5,2 und 3); 26 (10,5). 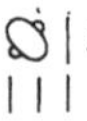[1] Eb 858a (104,7); 858b (104,9); 871a (107,17) 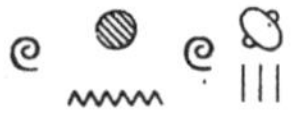 Bt 31[2] 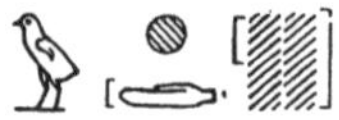 Ram III A 27

a) in Rezept-Überschriften (bzw. Nachschriften)[3] mit Verbum der Krankheitsbeseitigung

1) geschlossene Gruppen

aa) Bln 153–188

Bln 153 (*irj.ḫr-k n-f sp.w nw sm3 wḫdw*)

Bln 154 (*irj.ḫr-k r-f sp.w nw srwḫ wḫdw*[4] *ḥnʿ sp.w nw sḏ wḫdw m ẖ.t-f*)
[*k.t*-Rezepte: Bln 155; Bln 156[5]]

Bln 157 (*irj.ḫr-k n-f sp.w nw sḏ wḫdw m ẖ.t ss3.t wḫdw*)

Bln 158 (*irj.ḫr-k r-f sp.w nw šdj.t wḫdw m ẖ.t*)
[*k.t*-Rezepte: Bln 159; Bln 160]

Bln 161 (*inw.t nt wḫdw m tp ʿ.wj*)[6]
[Bln 162 (*k.t*-Rezept)]

Bln 163 (*ḥ3.t-ʿ m dmḏ.t nt ht wḫdw*)[7]

Bln 164a (*pḫr.t nt dr wḫdw m ẖ.t ḥdb.w n wḫdw*)
[Bln 165 (vgl. Bln 187 mit *dr wḫdw* neben *wsš m snf*); Bln 166 und Bln 167 (Abführmittel ohne Erwähnung von *wḫdw*)]

Bln 168 (*pḫr.t nt šdj.t wḫdw*)
[Bln 169 (Abführmittel ohne Erwähnung von *wḫdw*)]

Bln 170 (*pḫr.t nt sḏ wḫdw m ẖ.t*)
[Bln 171–173 (Abführmittel ohne Erwähnung von *wḫdw*)]

Bln 174 (*k.t nt mt nrj.w-f ḏs-f ksn šm.t sḏ wḫdw*)
[*k.t*-Rezepte: Bln 175–178]
[Bln 179–182 (kühlende Einguß-Mittel, ohne Erwähnung von *wḫdw*)]

[1] Die abgekürzt geschriebenen Fälle sind durch * gekennzeichnet.
[2] So nach der Umschrift der Ausgabe.
[3] Hier auch Rezept-Überschriften in Diagnosen (*irj.ḫr-k sp.w nw* . . . u. ä.)
[4] So ist das *wḫdw srwḫd* des Textes wohl zu verbessern.
[5] = Eb 14 (*sp.w nw ḫ3ʿ*).
[6] Siehe das einzelne unter A I b 1–3.
[7] = Eb 856; siehe bei A I b 1.

[Bln 183 (*pḫr.t nt dr špn m mwj.t*; vgl. Eb 707 *iw 3ḫ n dr wḫdw*)]
[Bln 184–186 (Trankmittel ohne Erwähnung von *wḫdw*)]
Bln 187 (*pḫr.t irr.t r dr wḫdw* [... *wsš*] *m snf*)
[Bln 188 (*k.t*-Rezept)]

bb) Bln 119–121
Bln 119 (*pḫr.t nt dr inw.t nt wḫdw m tp ʿ.wj*)[1]
Bln 120 (*k.t nt dr inw.t* [*nt*] *wḫdw m rd.wj*)
Bln 121 (*k.t irr.t ḥr-s3 pḫr.t tn* ..... Nachschrift: *sm3 wḫdw m rd.wj*)

cc) H 41–47
H 41 (*pḫr.t nt dr wḫdw nhp m ʿ.t nb.t*) (= Eb 584)
H 42 (*pḫr.t nt sm3 wḫdw m ʿ.t nb.t*)
[*k.t*-Rezepte: H 43–45]
H 46 (*sp.w nw sm3 wḫdw m ʿ.t nb.t*)
H 47 (*pḫr.t nt sm3 wḫdw m ḫ.t*)

dd) Eb 86–89[2]
Eb 86* (*pḫr.t nt sḏ wḫdw m ḫ.t*)
Eb 87 (*k.t nt ḥsf wḫdw m ḫ.t*)
[*k.t*-Rezepte: Eb 88; Eb 89]

ee) Eb 97–103[3]
Eb 97* (*k.t nt sḏ wḫdw m ḫ.t*)
Eb 98 (*k.t nt sm3 wḫdw*)
Eb 99* (*k.t nt sm3 wḫdw dr ʿ3ʿ n mt mt.t m ḫ.t*)
Eb 100* (*k.t* [*nt*] *sm3 wḫdw m ḫ.t*)
[Eb 101 (*k.t*-Rezept)]
[Eb 102 (Rezept gegen *st.t* 'Schleimstoffe')[4]]
Eb 103 (*k.t nt sm3 wḫdw m ḫ.t sm3 mnj.t nt wḥ3 m ḫ.t*)

[1] Verbessert aus *m tp m ʿ.t nb.t* nach Bln 161.

[2] Möglicherweise gehört die unter ee) aufgeführte Gruppe Eb 97–103 hinter Eb 89: die Applikationsangabe *mj.t.t* 'ebenso' von Eb 97 mit typischer Quantitierung eines Einnehmemittels kann nicht auf das vorhergehende Rezept Eb 96 (Applikation *dj r-s*) bezogen werden; vielleicht sind die *wḥ3.w*-Rezepte Eb 90–96 in die *wḫdw*-Gruppe eingeschoben worden (merkwürdigerweise handelt es sich um genau eine Seite: 23,10 bis 24,10; in Eb 90 wie in Eb 97 liegt der Zeilenbruch nach dem *k.t* der Überschrift).

[3] Siehe dazu Anm. 2.

[4] Zur Verbindung zwischen *wḫdw* und *st.t* siehe bei *rhn.w* § 2; auch Eb 122 (*ḥsf wḫdw m r3*) mit der Parallele Bln 35 (*ḥsf wḫdw*) unter Mitteln gegen den Husten (*srj.t*) ist hier erwähnenswert, da zwischen *st.t* und *srj.t* enge Beziehungen bestehen: siehe dazu *st.t* § 2.

ff) Eb 121–131[1]

Eb 121* (*k.t nt dr wḫdw*)
Eb 122 (*k.t nt ḫsf wḫdw m r3*) (= Bln 35)
Eb 123* (*k.t nt dr wḫdw*)
Eb 124* (*k.t nt dr wḫdw*)
[Eb 125 (*dr wḥ3.w*, keine Erwähnung von *wḫdw*)]
Eb 126 (*k.t nt dr inw.t nt wḫdw*)[2]
Eb 127 (*k.t pḫr.t nt dr inw.t nt wḫdw*)
[Eb 128 (*pḫr.t nt ḥ3.t sdḥ*; ohne Erwähnung von *wḫdw*)]
Eb 129* (*k.t nt sd wḫdw*)
Eb 130* (*k.t nt ssnb wbnw wḫdw ḫpr*)
Eb 131 (*šn.t wḫdw*)

2) kleine Rezept-Gruppen oder Einzelrezepte, in andere Gruppen eingestreut

aa) *ʿ3ʿ*-Giftstoff[3]

Eb 231* (. . . . *dr ʿ3ʿ n nṯr n mt wḫdw*)[4]
[Eb 232 (*k.t*-Rezept)]
Eb 233 (*k.t nt srwḫ ḥ3.tj srwj wḫdw*)
[Eb 234 (*k.t*-Rezept)]
Bln 116 (Nachschrift: *dr wḫdw nhd sḫn.t nt mt mt.t*)

bb) After-Behandlung

Eb 138* (. . . . *sm3 wḫdw . . . . srwḫ pḥwj*); Eb 141 (*k.t nt dr wḫdw ḥr pḥwj.t*)

cc) Behandlung von Leib und Brustraum

Eb 32* (*k.t nt wḥ3 ḫ.t sm3 wḫdw*); Eb 186* (*k.t nt dr ḳ3d.w nw wḫdw m šnb.t*); Eb 187* (*k.t nt ḫsf wḫdw m šnb.t*); H 26 (*k.t nt sd wḫdw m ḫ.t*); H 29 (*pḫr.t nt sd wḫdw m ḫ.t*); H 30 (*dr wḫdw m šnb.t*)

dd) Leiden am Kopf

Eb 253* (*k.t pḫr.t nt tp mr-f ss3.t wḫdw*); Eb 254 (*k.t nt tp mr-f ss3.t wḫdw*)

ee) *wḥ3.w*-Ausschlag[5]

Eb 113 = 117 (*pḫr.t nt dr wḥ3.w šdj.t wḫdw*)

[1] Es bleibt zweifelhaft, ob die Rezepte Eb 123, 124 und 121 mit den Applikationen *dj r-s* und *gs* zu der *wḫdw*-Gruppe gehören oder ob hier eine abgekürzte Schreibung von *wḥ3.w* vorliegt, siehe dazu noch § 1.

[2] = Eb 229 (gegen *ʿ3ʿ*), vgl. A I a 2 aa.

[3] Zu der Beziehung zwischen *wḫdw* und *ʿ3ʿ* vgl. auch Eb 126 mit Anm. 2.

[4] Ähnliche Überschrift auch Eb 229 (ohne *wḫdw*), das drogengleich mit Eb 126 (*inw.t nt wḫdw*) ist.

[5] Zur Beziehung zwischen *wḫdw* und *wḥ3.w* siehe besonders Eb 103 unter A I a 1 ee.

ff) Augenleiden[1]
Eb 336* (*irr.t r rd.t nt wḫdw m snf m ir.t*); Eb 341* (*k.t nt ḫsf wḫdw m ir.tj*); Eb 386* (*k.t nt sdm nt ḫsf wḫdw m ir.tj*)

gg) Zahn-Behandlung
Eb 741 (*dr srdd nw wḫdw m ibḥ.w*)

hh) Husten-Mittel[2]
Bln 35 (*k.t nt ḫsf wḫdw*) (= Eb 122)

ii) *šfw.t*-Schwellung
Eb 584* (*k.t nt dr wḫdw nhp.t m ˁ.t nb.t* mit der Nachschrift: *dr šfw.t pw*) (= H 41); ---- H 138 (*dr rḳw.t srwj wḫdw m ˁ.t nb.t*)

kk) After-Rezepte
Bt 31 (*k.t irr.t m swr n dr 3mw m wḫdw*)
[Bt 32 (*k.t*-Rezept)]

ll) *špn*-Krankheit[3]
Eb 707 (Nachschrift: *iw 3ḫ n dr wḫdw*)

3) vereinzelte *wḫdw*-Rezepte ohne erkennbaren Zusammenhang mit einer der unter 1 und 2 genannten Gruppen
Eb 696* (*k.t nt dr rhn.w nw wḫdw m g3b d3-f*)[4]; H 4 (*pḫr.t nt dr rhn.w nw wḫdw m pḥwj*)[5]; Bln 74 (*k3p.t nt dr wḫdw mr.t nb.t*); Bln 75 (*k3p.t nt nḥp 12 irr.t n ḫrj [t]j3 n wḫdw*)[6]

b) Gebrauch in Diagnosen

1) in Überschriften von Büchern und *šs3w*-Diagnosen
Eb 856a (*ḥ3.t-ˁ m md3.t nt hbhb wḫdw m ˁ.t nb.t nt s*) = Bln 163a (*ḥ3.t-ˁ m dmd.t nt ht wḫdw*)
Eb 858a* (*šs3w ḥnḥn.t ḫpr.t ḫr wd.t nt wḫdw*)
Eb 871a* (*šs3w n ˁ3.t nt wḫdw*)
Bln 153 (*šs3w n ht wḫdw ˁš3 m ˁ.t-f*)
Bln 161 (14,6) (*šs3w n s rdj.n inw.t wḫdw m tp ˁ.wj-fj ḫdj ḫntj wḫdw*)

2) in der Untersuchungseinleitung
Eb 858a* (*ir wpj-k ḥnḥn.t ḫpr.t ḫr wd.t nt wḫdw*)
Eb 871a* (*ir wpj-k ˁ3.t nt wḫdw m tp.w ˁ.wj*)
Bln 161 (14,7) (*ir ḫ3j-k s [n ?] inw.t nt wḫdw m tp ˁ.wj-fj*)

[1] *wḫdw* neben *wḫd.t* in einem Zauberspruch gegen *ˁḥ.t nt mw m ir.tj* in Eb 385.
[2] Steht unter Hustenmitteln; die Parallele Eb 122 lokalisiert die Schmerzstoffe 'im Munde'. Da *srj.t* enge Beziehungen zu *st.t* aufweist, ist hier eine Verbindung von *wḫdw* zu *st.t* gegeben.
[3] Ab Eb 705 stehen Mittel zum Beseitigen von *špn*; vgl. Bln 183.
[4] Vgl. H 4 (*rhn.w nw wḫdw m pḥwj*).
[5] Vgl. Eb 696 (*rhn.w nw wḫdw m g3b*).
[6] Ob: Zahnschmerzen infolge von Schmerzstoffen?

3) in der Verdiktformel

Eb 200a (*ḏd.ḫr-k r-s: wḫdw pw thj ḥr psḏ-f*)

Eb 858b* (*ḏd.în-k r-s: ḫrj ḥnḥn.t nt wḫdw*)

Eb 871b (*ḏd.în-k r-s: ꜥ3.t pw nt wḫdw m tp.w ꜥ.wj*)

Bln 154 (13,6) (*ḏd.în-k r-f: ḫrj sš n wḫdw m ḫ.t-f*)

Bln 161 (14,8) (*ḏd.în-k r-f: ḫrj înw.t nt wḫdw m tp ꜥ.wj-fj*)

4) in der Behandlungsformel[1]

Bln 153 (13,1) (*îrj.ḫr-k n-f . . . sp.w nw ht.w nw wḫdw*)

Bln 154 (13,7) (*îrj.ḫr-k r-f sp.w nw wḫdw ?*)[2]

5) in Glossen

Eb 855m (*îr wgg n wj3wj.t: wḫdw pw ḥr ḥ3.tj-f*)

Eb 855l bis (*îr m3s îb n wḫdw: . . . ḥr wḫdw ḥr ḥ3.tj-f*)

c) Lokalisation[3]

1) *ḫ.t* 'Bauch'[4] Eb 32*; 86*; 87; 97*; 99*; 100*; 103; 231*; H 26; 29; 47; Bln 153 (*ht.w*); 154 (13,6) (*sš*); 154 (13,7); 157; 158; 164a; 170

2) *šnb.t* 'Brustraum' Eb 186* (*ḳ3d.w*); 187*; H 30

3) *pḥwj(.t)* 'After' Eb 141; H 4 (*rhn.w*); – – – – Eb 138*

4) *ḥ3.tj* 'Herz' Eb 855m; 855l bis; – – – – Eb 233

5) *mt* 'Gefäß' Bln 174; – – – – Eb 856a; Bln 163a

6) *tp* 'Kopf' Eb 253*; 254

7) *r3* 'Mund' Eb 122 (vgl. Bln 35 unter Hustenmitteln)

8) *îr.tj* 'Augen' Eb 336a* (*rd.t*); 341*; 385 (*s.t-ꜥ*); 386*

9) *îbḥ.w* 'Zähne' Eb 741 (*srdd*)

10) *psḏ* 'Rücken' Eb 200a

11) *g3b* 'Oberarm' Eb 696* (*rhn.w*)

12) *tp.w ꜥ.wj* 'Fingerspitzen' Eb 871a* (*ꜥ3.t*); 871b (*ꜥ3.t*); Bln 119 (*înw.t*); 161 (*înw.t*) (dreimal)

13) *rd.wj* 'Beine, Füße' Bln 120; 121; – – – – Bln 163a (*wḥꜥ rd.wj ḫtm*)

14) *îwf* 'Fleisch' Eb 131 (*s.t-ꜥ*) (zweimal)

15) *ḥꜥw* 'Körper' Eb 131 (*s.t-ꜥ*) (zweimal); – – – – Eb 707

16) *ꜥ.t nb.t* 'alle Körperstellen' Eb 131 (*s.t-ꜥ*) (zweimal); 242 (*s.t-ꜥ*); 584* (= H 41); 856a; 858a* (*wd.t*) (zweimal); 858b* (*ḥnḥn.t*); H 41 (= Eb 584); 42; 46; 138

d) neben anderen Krankheiten genannt

1) *3mw* 'Hitze' Bt 31

[1] Hier sind nur die Fälle ohne Verbum der Beseitigung aufgenommen; die übrigen Fälle siehe unter A I a.

[2] Ist das *sp.w nw wḫdw srwḫd* in *sp.w nw srwḫ wḫdw* zu verbessern?

[3] Hier auch die Verbindungen mit *wḫdw* aufgenommen.

[4] Hier auch solche Fälle mit nicht ausdrücklich geschriebenem *m ḫ.t*, aber in die „Leib-Gruppe" gehörend.

2) *ʿ3ʿ* 'Giftstoff' Eb 99*; 138*; 231*
3) *wbnw* 'Wunde' Eb 130*
4) *wḫ3.w* 'Ausschlag' Eb 113 = 117; 123*; ---- *mnj.t nt wḫ3*: Eb 103
5) *mr.t nb.t* 'jede Krankheit' Bln 74
6) *mt* 'Toter' Eb 231*
7) *nhp(.t)* 'Bewegung' Eb 584* = H 41
8) *nhd* 'Schwäche(?)'[1] Bln 116
9) *nkn* 'Schaden' Eb 138*
10) *rḳw.t* 'Widersätzlichkeit(?)' H 138
11) *sḫn.t nt mt mt.t*[2] Bln 116
12) *špn* Eb 707 (vgl. Bln 183)
13) *šfw.t* 'Schwellung' Eb 584* = H 41
14) *šnʿ n pḥwj* 'Verstopfung des Afters' Bln 164 siehe dazu noch § 2 Abs. 2

e) *wḫdw* in bestimmten Verbindungen

1) *inw.t nt wḫdw* Eb 126; 127; Bln 119; 120; 161 (14,7 und 8); ---- Eb 871 c
2) *rhn.w nw wḫdw* Eb 696*; H 4
3) *rd.t nt wḫdw* Eb 336 a*
4) *srdd nw wḫdw* Eb 741
5) *ḥdbw n wḫdw* Bln 164 a
6) *sš n wḫdw* Bln 154
7) *ḳ3d.w nw wḫdw* Eb 186*
8) *wd.t nt wḫdw* Eb 858 a* (104,6 und 7)
9) *ht.w nw wḫdw* Bln 153
10) *ḥnḥn.t nt wḫdw* Eb 858 b*
11) *ʿ3.t nt wḫdw* Eb 871 a* (107,16 und 17); 871 b
12) *s.t-ʿ wḫdw s.t-ʿ wḫd.t* Eb 131 (zweimal); 242; 385
13) *3mw m wḫdw* Bt 31
14) *tj3 (?) n wḫdw* Bln 75

f) Tätigkeiten und Zustände[3]

1) *ʿš3* 'viel sein' Bln 153
2) *nhp* 'sich bewegen' H 41 (= Eb 584 *nhp.t*)
3) *nhd* (?)[4] Bln 116
4) *hbhb* 'umherziehen' Eb 856 a

[1] Oder eine Tätigkeit der *wḫdw*: flattern, zittern o. ä.?
[2] Ob mit der *sḫn*-Anschwellung zusammenhängend?
[3] Siehe auch die Substantive *wd.t* 'Verlagerung', *ht.w* 'Umherziehen' u. ä. unter A I e.
[4] Oder ein Substantiv 'Schwäche o. ä.' als Nebenerscheinung; vgl. Anm. 1.

5) *ht* 'umherziehen' Bln 163a; 153 (13,1 zweimal)
6) *ḫpr* 'entstehen' Eb 130*
7) *ḫr ḥr* 'fallen auf' Eb 855l bis
8) *ḫdj ḫntj* 'hin- und herziehen' Bln 161
9) *thj* 'sich erstrecken, abgelenkt werden' Eb 200a
10) *prj m bḳn* (?) 'herauskommen aus .....' Eb 131 (Zaub)

g) die Verben der Beseitigung

1) *dr* 'beseitigen'
Eb 121*; 123*; 124*; 126 (*inw.t*); 127 (*inw.t*); 141; 186* (*ḳ3d.w*); 231*; 242 (*s.t-ʿ*); 385 (*s.t-ʿ*); 584* (= H 41); 696* (*rhn.w*); 707; 741; (*srdd*); H 4 (*rhn.w*); 30; 41 (= Eb 584); Bln 174; 116; 119 (*inw.t*); 120 (*inw.t*); 164a; 187
2) *sm3* 'töten'
Eb 32*; 98; 99*; 100*; 103; 138*; H 42; 46; 47; Bln 121; 153
3) *sḏ* 'zerbrechen'
Eb 86*; 97*; 129*; H 26; 29; Bln 154 (13,7); 157; 170
4) *ḫsf* 'abwehren'
Eb 87; 122 (= Bln 35); 187*; 341*; 386*; Bln 35 (= Eb 122)
5) *šdj* 'fortnehmen'
Eb 113 = 117; Bln 158; 168
6) *srwj* 'entfernen'
Eb 233; H 138
7) *ss3w* 'schwinden lassen' Eb 253*; 254; Bln 157
8) *irj r* 'machen gegen'
Eb 336a* (*rd.t*)
9) *srwḫ* (?)[1]
Bln 154

h) Gebrauch im Zauber

1) als Dämon, neben dem femininen *wḫd.t*: „Schmerzstoff-Dämon und Schmerzstoff-Dämonin"
Eb 131 (*s.t-ʿ nṯr s.t-ʿ nṯr.t s.t-ʿ wḫdw s.t-ʿ wḫd.t s.t-ʿ mt mt.t* usw.) (zweimal); Eb 242 (*s.t-ʿ n nṯr mt mt.t wḫdw wḫd.t*); Eb 246 (*wt mn.t nb.t ḥr-s m wḫdw m wḫd.t m s.t-ʿ m iḫ.t nb.t*); Eb 385 (*s.t-ʿ nṯr mt mt.t wḫdw wḫd.t iḫ.t nb.t ḏw.t*); ---- L 14* (5,2)
2) sonst
Eb 131 (30,6) (*šn.t wḫdw*); Eb 131 (30,7) (*in wḫdw prj m bḳn sp 2*); L 14* (5,3) (*ir iw wḫdw* [...] *r-j*) (?); L 26* (10,5) (Drogen *šnj.tw wḫdw im sp 4*)

[1] Siehe S. 212 Anm. 2.

i) verderbt und unklar
Ram III A 27 (*dr wḫ[dw…]* als Rezeptüberschrift); Bln 154 (13,7) (*sp.w nw wḫdw srwḫd*)[1]

(*wḫd.t*) A. II. Schmerzstoff-Dämonin

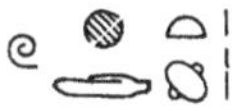 Eb 131; 242; 246; 385 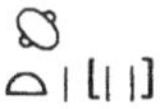 L 14 (5,2)

im Zauber neben *wḫdw* 'Schmerzstoff(-Dämon)' siehe die Stellen bei A I h 1

(*wḫdj*) A. III. einer, der an Schmerzstoffen leidet

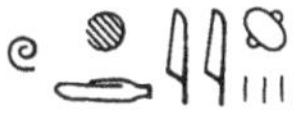 Eb 294

ein Mittel gegen *st.t*-Schleimstoff[2] (*dj.tw-s ḥr t n wḫdj*)

(*wḫd*) B. etwas mit Schmerzen ertragen; etwas erdulden

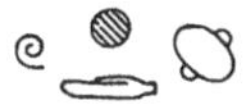 Bln 154 (13,4)·

negiert: nicht ertragen können
der Patient: *iw wdn ḥbs.w-f r-f n wḫd.n-f ḥbs.w ˁš3*

§ 1 (zur Lesung): Die Lesung der nur in Eb und L auftretenden abgekürzt geschriebenen Gruppe 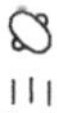 o. ä. als *wḫdw* ergibt sich aus einer Reihe von Parallel-Rezepten bzw. parallelen Wendungen: Eb 871 verwendet neben einander die Kurzform und die ausgeschriebene Form; die Kurzform in Eb 584 wird in der Parallele H 41 ausgeschrieben; in den gleichlautenden Überschriften *k.t* (*pḫr.t*) *nt tp mr-f ss3.t wḫdw* hat Eb 253 die Kurzform, Eb 254 die ausgeschriebene Form; die Verbindung *rhn.w nw wḫdw* erscheint Eb 696 abgekürzt, H 4 ausgeschrieben. Als weitere Möglichkeit der Lesung von 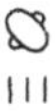 kommen in erster Linie *wḥ3.w* 'Hautausschlag' und *ḥs* 'Kot' in Betracht. Bei den drei in den Magen-Diagnosen vorkommenden Fällen Eb 196; 193; 202 haben wir uns für die Lesung *ḥs* 'Kot' entschieden; in drei anderen Fällen Eb 121; 123; 124 möchte man zweifeln, ob die abgekürzte Form nicht etwa *wḥ3.w* zu lesen ist, da die äußerliche Applikation *dj r-s* bzw. *gs* für *wḥ3.w* typisch ist. Da jedoch zwischen *wḥ3.w* und *wḫdw* Zusammenhänge bestehen (siehe Eb 103 sowie 113 = 117) und auch die Applikation *gs* bzw. *dj r* bei *wḫdw*-Fällen belegt ist (Bln 121 bzw. Eb 741), hat die Lesung *wḫdw* hier

[1] Siehe S. 212 Anm. 2.
[2] Siehe S. 209 Anm. 4.

durchaus ihre Berechtigung. Schließlich sind entsprechende Fälle mit ausgeschriebenem *wḫdw* belegt, so daß auch die Kurzform in derselben Verbindung die Lesung *wḫdw* gerechtfertigt erscheinen läßt: so tritt *wḫdw* an bestimmten Körperstellen auf, z. B. *šnb.t* 'Brustraum' (H 30); *pḥwj(.t)* 'After' (Eb 141; H 4); *ỉr.tj* 'Augen' (Eb 385), daher ist es naheliegend, auch die Kurzform als *wḫdw* aufzufassen, zumal es *wḥ3.w* ausgeschrieben in solcher Verbindung nicht gibt: *šnb.t* Eb 187*; *pḥwj(.t)* Eb 138*; *ỉr.tj* Eb 341*; 336*; 386*. Ähnlich verhält es sich bei der Verbindung mit bestimmten Verben der Beseitigung: *ḫsf* 'abwehren' ist mit ausgeschriebenem *wḫdw* Eb 87; 122 und Bln 35 belegt, was für die Kurzformen Eb 187*; 341*; 386* die Lesung *wḫdw* stützt; vgl. auch *sḏ* 'brechen' in H 26; 29 und Bln 154; 157; 170 mit den Fällen Eb 86*; 97*; 129* oder *ss3w* 'schwinden lassen' in Eb 254 und Bln 157 mit Eb 253*.

§ 2 (zu A I): Aus den unter A I aufgeführten Stellen ergibt sich für *wḫdw* folgendes Bild: es muß sich um einen (wahrscheinlich flüssig gedachten) Stoff handeln, der sich durch das Gefäß-System im Körper hin- und herbewegt, sich an den verschiedensten Stellen festsetzt und dort Schmerzen erzeugt; in Substanz und Wirkung ist der „Schmerzstoff" mit den „Schleimstoffen" (*st.t*) und dem „Eiter" (*rj.t*) zu vergleichen; nach seiner dämonischen Herkunft erinnert er ebenso an *ʿ3ʿ* 'Giftstoff', neben dem *wḫdw* mehrfach vorkommt.

Für das Gefäß-System als Verteiler der *wḫdw* im Körper siehe besonders die Gefäßbücher Eb 856 = Bln 163; siehe dazu auch die Gruppe A I f. – Für die vielseitigen Lokalisationsmöglichkeiten der *wḫdw* im Körper siehe Gruppe A I c. – Außer den in Gruppe A I d erwähnten Krankheiten, die in Verbindung mit *wḫdw* genannt sind, sei noch auf folgende Beziehungen hingewiesen: Eb 122 (*wḫdw m r3*) hat die Parallele Bln 35, die inmitten von Hustenrezepten steht; Eb 126 (*ỉnw.t nt wḫdw*) ist drogengleich mit Eb 229 (*ʿ3ʿ*); Eb 129 (*sḏ wḫdw*) ist drogengleich mit Eb 175 (*dr t3w m ẖrj-ẖ.t*) (dieselbe Verbindung zwischen „Schmerzstoffen" und *t3w*-Hitze liegt auch Bln 154 vor: *sš n hb t3w* in der Überschrift, *sš n wḫdw* im Verdikt; vgl. auch Bt 31 (*3mw m wḫdw*); die gut belegte Beziehung zwischen *wḫdw* und *ẖ.t* 'Bauch' (vgl. A I c 1) kommt auch in der Parallele Bln 156 (*sḏ wḫdw*) = Eb 14 (*sp.w nw ḥ3ʿ*) zum Ausdruck, wie überhaupt die große *wḫdw*-Gruppe Bln 153–188 (A I a 1 aa) eigentlich nur Abführmittel enthält; die Beziehungen zu *st.t* 'Schleimstoffe' werden Eb 294 deutlich (*wḫdj*), vgl. dazu auch die Aufnahme des *st.t*-Rezeptes Eb 102 (= 296) in der *wḫdw*-Gruppe Eb 97–103 (A I a 1 ee) und Bln 163f = Eb 856f (*st.t*) im *wḫdw*-Buch. – Als Krankheits-Erzeuger begegnen wir den *wḫdw*-Schmerzstoffen Eb 855m (*wgg n wj3wj.t*: *wḫdw pw ḥr ḥ3.tj-f*) und Eb 855l bis (*m3s ỉb n wḫdw*: *ḥr wḫdw ḥr ḥ3.tj-f*) oder Bln 75 (*tj3 n wḫdw* 'Zahnschmerzen infolge von Schmerzstoffen' ?); Eb 103 nennt die *wḫdw* „die Wurzeln der *wḥ3.w*-Krankheit". Auch in der Verbindung mit *s.t-ᶜ* 'Einwirkung' (A I e 12) kommt die Rolle als Urheber zum Ausdruck.

§ 3 (zu A I): Siehe auch besonders die Arbeit von R. O. Steuer: *wḫdw*. Aetiological Principle of Pyaemia in Ancient Egyptian Medicine. Supplements to the Bulletin of the History of Medicine Nr. 10, Baltimore 1948. – Ebbell, Altägyptische Krankheiten S. 16—17 übersetzt *wḫdw* mit „Eiterkrankheit o. ä."; Jonckheere, Beatty VI S. 32 Anm. 8 spricht von „gonflements douloureux".

§ 4 (zu A I): Bei den verschiedenen Applikationen nehmen die inneren Mittel (Einnehmen und Einguß) den weitaus größten Raum ein; im einzelnen ist es wie folgt verteilt:

a) innerliche Anwendung: 1) Einnehmen: Eb 86–89; 97–101; 103; 122; 126; 127; 138; 186; 187; 231–234; 696; H 26; 29; 30; 42–47; Bln 35; 116; 119; 120; 153; 155; 156–158; 160–162; 187; 188; Bt 31
2) Einguß: Eb 707; Bln 159; 164; 168; 170; 174; 175–178; Bt 32

b) äußerliche Anwendung: 1) *wt* 'verbinden': Eb 129; 130; 336; 584; H 4; 41; 138 2) *gs* 'salben': Eb 113 = 117; 123; 124; Bln 121 3) *wrḥ* '(den Kopf) salben': Eb 253; 254 4) *k3p* 'räuchern': Bln 74; 75 5) *rdj* 'verabfolgen': Eb 121 (*dj r-s*); 141 (*dj m pḥwj*); 741 (*dj r ỉbḥ*); 386 (*dj r s3 n ỉr.tj*) 6) *sdm* 'schminken': Eb 341; 386.

wsj Fenster

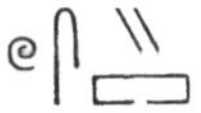 Bln 65 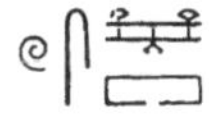 Pharaob B 2; C 2

Fenster wird gesalbt, um Dämonen den Eintritt zu verwehren

wsjr Osiris

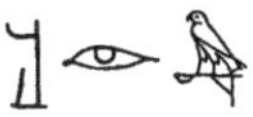 Eb 2; 385 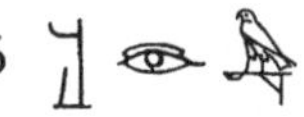 H 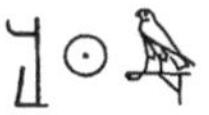 L 25a; 34; 36 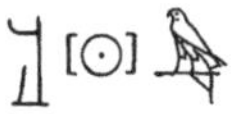 L 24 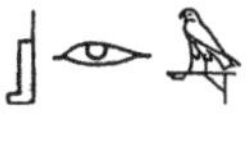 Sm 9 (5,3); 19,4; 19,10; Ram III B 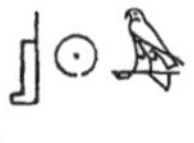 Sm 18,2; L 6; Bt Rs 1,1; 2,6; 2,7 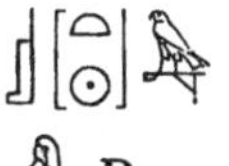 L 14 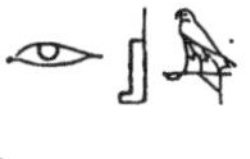 Ram IV C 20 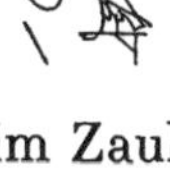 Eb 2 (1,18) 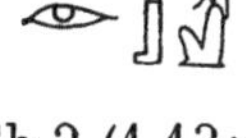 Ram IV C 26

nur im Zauber belegt: Eb 2 (1,13; 1,18; 1,19); 385; H 160; 214; Sm 9 (5,3); 18,2; 19,4; 19,10; L 6; 14; 24; 25a; 34; 36; Bt Rs 1,1; 2,6; 2,7; Ram III B 16; Ram IV C 20; 26

wsr mächtig; stark

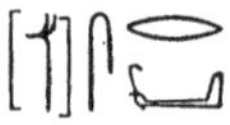 L 46

vom Feuer, im Zauber gegen Brandwunden

wsḫ A. weit sein

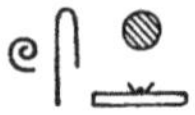 Sm 1 (1,12)

negiert von einer nicht klaffenden Wunde: *nn wsḫ*

(wsḫ.t) B. I. Halle; Hof

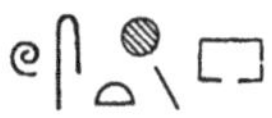 L 25b (Zaub); 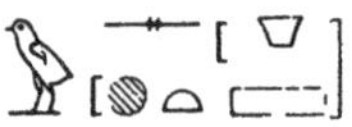 L 2 (1,5) (Zaub)

(wsḫ.t) B. II. [Schiff][1]

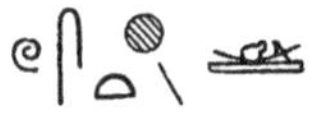 Bln 190 (Zaub)

wsš A. ausscheiden

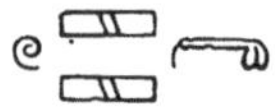 Eb 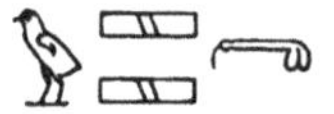 Eb 26 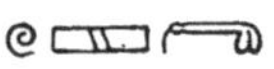 Eb 24; 64; 262 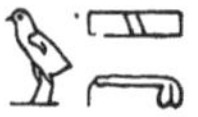 Ram III A 29 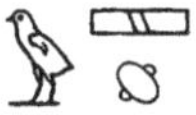 Kah 5 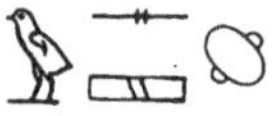 Kah 13; Ram IV C 12 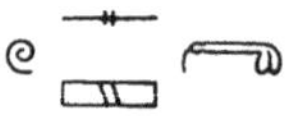 H; Bln 165 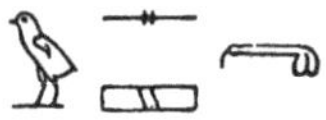 Ram III A 6; 8 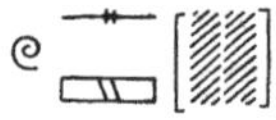 L 2[2] ---- 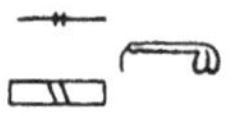 Bln 154 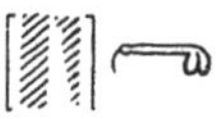 Bln 187; 195[3]

I) pathologische Fälle
  a) Krankhaftes wird ausgeschieden
    1) *wrmj.t* Eb 20 (*swr in s r wsš-f wrmj.t nt.t m ẖ.t-f*)
    2) *b3g* 'Geronnenes' Eb 786 (*k.t irr.t n wnn.t ḥr wsš b3g*)
    3) *mwj.t* (?)[4] 'Harn' Ram III A 8 (*rdj.t wsš s.t mw[j.t . . .]*)

[1] Wörtlich wohl „Breit-Schiff".

[2] Das an *ẖ.t* 'Bauch' stehende Zeichen vor dem angeblichen *sš* ist kaum das 'Fleischstück' (so umschreibt Wreszinski), sondern besser als *w* zu lesen und zu *sš* zu ziehen. – Die Folge 'schlachten – kochen – schlucken' würde durch *wsš* 'ausscheiden' gedanklich einen guten Abschluß erhalten.

[3] Zwei Fälle, in denen es unsicher ist, ob der Infinitiv oder aber das Substantiv *wsš.t* vorliegt, siehe unter B (Bln 143 und 154).

[4] Vgl *ṯsw n mwj.t* unter 6.

4) *snf* 'Blut' Eb 49 (*k.t nt dr wsš snf ʿš3-f*)[1]; ---- Bln 165 (*pẖr.t nt s wsš-f m snf*); Bln 187 (*pẖr.t ỉrr.t r dr wẖdw* [...] *wsš*(?) *m snf*)

5) *st.t*[2] 'Schleimstoff' Eb 102 = 296 (*wsš.ỉn-f sj ... ỉr tm-f wsš st m ḥsb.t*...); ---- Bln 143 (*k.t nt šdj.t st.t m wsš*)[3]

6) *ṯsw* 'Ansammlungen' Eb 24 (*rdj.t wsš pw s ṯsw nb ntj m ẖ.t-f*)
---- *ṯsw n mwj.t*[4] 'Stauung von Harn'
Eb 262 (*k.t nt rdj.t wsš ẖrd ṯsw n mwj.t ntj m ẖ.t-f*)

7) *ḏdf.t* 'Gewürm'
Eb 64 (*ʿḥʿ wsš-f ḏdf.t nb.t nt.t m ẖ.t-f*)

8) verderbt
Kah 13 (2,16) (*ỉr wsš-s* [...])

b) *wsš* ohne Objekt[5]

Eb 8 (*k.t rdj.t wsš.tw*); Eb 26 (*pẖr.t nt sp.w nw wsš*); Eb 296 (52,7) (*ỉrj.ẖr-k n-f sp.w nw wsš*)[6]; H 59 (*pẖr.t nt rdj.t wsš-f*); Eb 90 (*k3 ỉrr-k sp.w nw wsš*); Ram IV C 12 (*rdj.t wsš ẖrd*); ---- Ram III A 6 ([...] *wsš.ẖr-f ỉr ṯs.tw n-f wsš.ẖr-f*)

c) *wsš ḳsn* (Schwierigkeit beim Ausscheiden)[7]
Ram III A 29 (*ỉrr.t r sp n wsš ḳsn m pḥwj*)

II) als physiologischer Vorgang

a) vom Menschen

1) im Schwangerschafts-Test
Bln 195 (*ỉr wsš s mwj.t ḥr ḥs r3-pw ḏʿw r3-pw m t3 3.t*)

2) bei einer Bauch- und Magen-Erkrankung
Bln 154 (*ỉr ḥms-f r* [*w*]*sš ỉw pḥwj-fj dns n ʿḳ3.n-f m wsš.t ḥs*)[8]

3) im Zauber: L 2 (1,8)[9]

b) vom Tier
Kah 5 (1,18) (Harn eines falben Esels: *sn.nw-f hrw n wsš-f sj*)[10]

[1] Die Parallele H 18 schreibt nur: *pẖr.t nt dr snf ʿš3*.

[2] Siehe auch die entsprechende Gruppe beim Substantiv (B I a 2 bb).

[3] Wahrscheinlich liegt der Infinitiv vor ('durch Ausscheiden') und nicht das Substantiv *wsš.t* ('zusammen mit der Ausscheidung').

[4] Siehe auch *mwj.t* unter 3.

[5] Das selbstverständliche Objekt Harn/Kot ist ausgelassen; siehe dazu § 2.

[6] Die Parallele Eb 102 (*sp.w nw wsš.t*) siehe bei B I a 2 bb.

[7] Es handelt sich wie bei den Fällen der Gruppe b um Störungen beim Ausscheiden von Harn/Kot; siehe dazu § 2.

[8] Falls nicht *wsš.t ḥs* 'Harn und Kot', sondern *wsš ḥs* 'Ausscheiden von Kot' zu lesen ist (siehe S. 220 Anm. 2 und 3), läge das Verbum hier zweimal vor; zur Schrei bung des dann vorliegenden Infinitivs mit Pluralstrichen siehe S. 218 Anm. 3.

[9] Siehe dazu S. 218 Anm. 2.

[10] Vgl. die ähnliche Stelle Ram IV C 5 bei *fgn* II.

(wsš.t) B. Ausscheidung

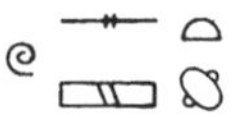 Eb 102; 811 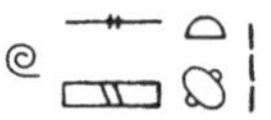 Eb 856h 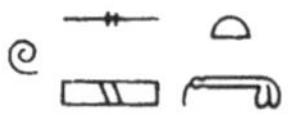 Eb 262

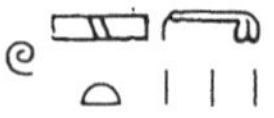 Eb 44; 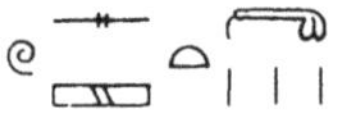 Sm 7 (4,1) 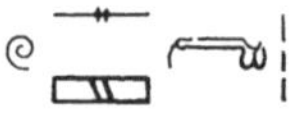 Bln 143[1]

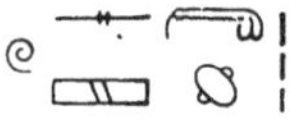 Bln 163h 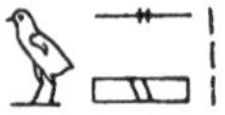 Bln 154[2]

I) Harn/Kot

a) vom Menschen

1) der Harn/Kot selbst ist krank bzw. in Unordnung
Eb 44 (*pẖr.t nt sʿrḳ wsš.t*); Eb 262 (*gs ẖ.t-f r mꜣʿ wsš.t-f*); Bln 154 (*n ʿḳꜣ.n-f m wsš.t ḥs*)[3]

2) der Harn/Kot als Transporteur von Krankheit

aa) im Körper verteilend
Eb 856h (*in wsš.t sšm iw.t*) = Bln 163h (*in wsš.t sšm nmt.t-f*)

bb) aus dem Körper ausscheidend[4]
Eb 102 (*irj.ẖr-k n-f sp.w nw wsš.t*)[5]; ---- Bln 143 (*k.t nt šdj.t st.t m wsš.t*)[6]

b) von Tieren
zur Erklärung von *bkn*, in einem Vergleich zur Beschreibung des Geruchs einer Schädelwunde
Sm 7 (4,1) (*wnn sṯj wp.t-f pw mj wsš.t nt ʿw.t*)

II) Ausscheidung
im Sinne von 'krankhafter Absonderung' in einem Zauberspruch für die Mutterbrust (neben 'Blut')
Eb 811 (*m irj wsš.t m irj wšʿ.w m irj snf*)

§ 1 (zu A): Die Bedeutung 'harnen', wie sie als ausschließlich vom Äg.W.B. (I 357, 16–20) und von Lefebvre (Grapow-Festschrift S. 206 § 3) angenommen wird, ist offensichtlich zu begrenzt: es wird allgemein das Aus-

[1] Möglicherweise der Infinitiv des Verbums (S. 219 Anm. 3).

[2] Die folgende Gruppe 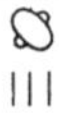 ist wahrscheinlich *ḥs* zu lesen oder sie gehört als Determinativ zu *wsš.t* (dann wären die Pluralstriche vor 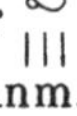 zu streichen); es handelt sich wohl kaum um den Infinitiv des Verbums (S. 219 Anm. 8).

[3] 'Er kommt nicht zurecht mit Harn und Kot'; oder (den Möglichkeiten der Lesung in Anm. 2 entsprechend) 'er kommt nicht zurecht mit der Ausscheidung' (da vorher vom After die Rede ist [siehe bei A II a 2] und der Magen erkrankt ist, würde *wsš.t* hier speziell den Kot bezeichnen; vgl. § 4 Ende); am unwahrscheinlichsten ist die dritte Möglichkeit (*wsš* als Infinitiv); siehe dazu S. 219 Anm. 8.

[4] Vgl. die entsprechende Gruppe beim Verbum (A I a 5).

[5] Siehe die Parallele Eb 296 (*sp.w nw wsš*) bei A I b.

[6] Siehe dazu S. 219 Anm. 3.

scheiden (von Harn und Kot) bezeichnet. Sichere Stellen für 'harnen' sind Eb 262 (*ṯsw n mwj.t*) und Kah 5 (*mwj.t nt ꜥꜣ*). Daß aber auch die Kotentleerung gemeint ist, geht aus Stellen hervor, die den After erwähnen: Bln 154 (*ir ḥms-f r [w]sš iw pḥwj-fj dns*); Ram III A 29 (*sp n wsš ḳsn m pḥwj*); nicht beweiskräftig ist die Applikation (*irj m mt dj m pḥwj* z. B. Eb 26 und Eb 8), da diese Behandlungsweise auch bei sicheren Harn- bzw. Blasenfällen angewendet wird (z. B. Eb 265; 784; Bln 166; 171). Dagegen spricht die Erwähnung von *ḥs* 'Kot' in Verbindung mit *wsš* einwandfrei gegen die einseitige Bedeutung 'harnen': Ram IV C 12 (*rdj.t wsš ẖrd*) hat im Zauberspruch „fließe aus, kranker Kot" (*šp-k ḥs mr*); auch Bln 154 schreibt nach der bereits erwähnten Stelle („wenn er sich hinsetzt, um sich zu entleeren (*wsš*), sein After ist belastet"): nicht kommt er zurecht mit Harn (*wsš.t*) [und] Kot (*ḥs*) [vgl. dazu S. 220 Anm. 2].

§ 2 (zu A I): Offenbar sind solche Fälle, in denen Krankheiten bzw. Krankheitsstoffe aus dem Körper ausgeschieden werden (z. B. Gruppe A I a 5), von den eigentlichen Entleerungsbeschwerden (Gruppe A I b und c) zu trennen: im ersten Falle handelt es sich darum, daß der an sich gesunde Vorgang der Entleerung als Mittel benutzt wird, Krankhaftes aus dem Körper auszuscheiden; im zweiten Falle ist das Ausscheiden von Harn und Kot gestört und muß durch Heilmittel in Gang gebracht werden; sich überschneidend sind Fälle wie z. B. A I a 2, 3 oder 6, bei denen es sich durchaus um Störungen der Harn- bzw. Kot-Ausscheidung handeln kann.

§ 3 (zu A I): Das In-Gang-Bringen des Ausscheidens wird durch *rdj.t wsš* bezeichnet: Eb 8; 24; 262; H 59; Ram III A 8; Ram IV C 12. Mittel zum Ausscheiden (*sp.w nw wsš*) werden Eb 90 und 296 genannt (Eb 102 als Parallele zu Eb 296 schreibt *sp.w nw wsš.t*). – Dagegen ist *sp.w nw wsš* in Eb 26 nach Ram III A 29 (*irr.t r sp n wsš ḳsn*) wohl als „Fälle von [krankhaftem] Ausscheiden" zu übersetzen.

§ 4 (zu B): Wie schon beim Verbum (siehe § 1) ist auch beim Substantiv die ausschließliche Beziehung auf den Harn nicht sicher auszumachen; vielmehr deuten einige Stellen auch hier auf einen erweiterten Gebrauch (Harn und Kot bezeichnend): eindeutig Harn bezeichnet *wsš.t* noch in den Pyramidentexten (Pyr 127; 441), doch in den medizinischen Texten scheint bereits eine Erweiterung der Bedeutung vorzuliegen, während das Wort für Harn hier *mwj.t* heißt (*mwj.t* kommt in Verbindung mit *šptj.t* 'Blase' vor, nicht aber *wsš.t*). Falls Bln 154 *wsš.t ḥs* zu lesen ist (siehe S. 220 Anm. 2), bezeichnet *wsš.t* im Gegensatz zu *ḥs* hier eindeutig den Harn; auch Sm 7 (B I b) scheint mit der Ausscheidung des Kleinviehs speziell auf den Harn zu beziehen zu sein, was sachlich bei dem Vergleich mit dem Geruch einer Schädelwunde gut zutreffen würde. – Die restlichen Stellen bleiben offen

(Harn/Kot); nur die unter B I a 2 aa mitgeteilten Stellen könnten sogar für *wsš.t* im Sinne von Kot sprechen, da von 'Krankheit im After' die Rede ist und die Ausscheidungen (*wsš.t*) für das Auftreten dieser Krankheit verantwortlich gemacht werden; siehe auch S. 220 Bln 154 (B I a 1) mit Anm. 3.

§ 5 (zu B I a 2 bb): Wie beim Verbum (siehe § 2) liegt auch bei *wsš.t* 'Ausscheidung' der Fall vor, daß der Harn/Kot nur als Träger von Krankheitsstoffen dient, die zusammen mit den gewöhnlichen Ausscheidungen aus dem Körper entfernt werden sollen.

§ 6 (zu B II): Besonders deutlich wird die allgemeine Bezeichnung 'Ausscheidung' in Eb 811, wo es sich um eine erkrankte Mutterbrust handelt, die vor irgendwelchen krankhaften Absonderungen, vor fressenden Geschwüren und vor Blut geschützt werden soll (Lefebvre übersetzt: „suppuration").

wš leer sein

@ 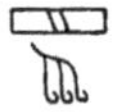 Eb 474; H  Eb (in der Verbindung *gmj wš*).

1) vom Haar: kahl sein
   Eb 474 (*kjj n rdj.t wš šnj*) = H 157 (*pẖr.t nt wš šnj*)[1]
2) *gmj wš* 'leer gefunden' als Lückenbezeichnung[2]
   Eb 57; 738; 755

wš.t Splitter (von Knochen)

@ 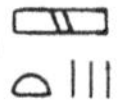 Sm

Bei einem *sḏ*-Bruch des Joch-Schläfen-Beines wird das Ohr mit einem Tampon ausgewischt
r m33-k wš.t-f m ẖnw msḏr.wj-fj Sm 22 (8,12)

Die entsprechende Glosse gibt folgende Erklärung
ỉr m33-k wš.t-f m ẖnw msḏr.wj-fj: wnn nkt.w pw n wš.t nt ḳs Sm 22 (8,15 und 16)

wš3 ausstopfen

@ 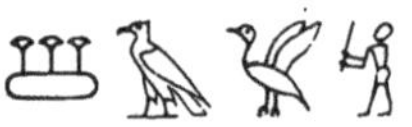 Eb

Verbum der Zahnbehandlung (*smn ỉbḥ* 'den Zahn befestigen')
Drogen *wš3 ỉbḥ ỉm*: Eb 739; 740

[1] *wš.šnj* in H 157 nicht als Krankheit, die behandelt werden soll, sondern – wie Eb 474 zeigt – eine gegen die Nebenbuhlerin gerichtete Handlung.
[2] Stets Rubrum.

§ 1: Bei gleicher Überschrift (*smn ỉbḥ*) haben Eb 743 und 744 die Applikationsangabe *dj r ỉbḥ* ‘werde an den Zahn gegeben’.

wšꜥ A. kauen

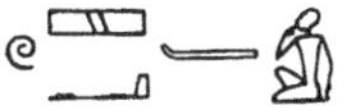 Eb 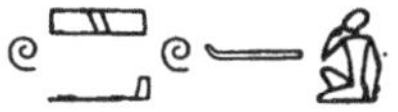 Eb 742 (pass. Part.) 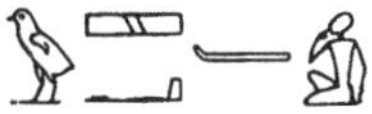

Kah 13 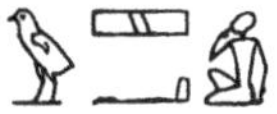 Ram IV

I) Drogen kauen
  a) mit einer Flüssigkeit hinunterspülen
    Eb 25 (*wšꜥ sꜥm m ḥḳ.t*); Eb 314 (*wšꜥ.ẖr s nꜣ n wꜥḥ sꜥm m ỉrṯ.t*); ---- Eb 251 b (*wšꜥ.tw nhj m tꜣj-f pr.t ḥr ḥḳ.t*)
  b) Zusammenhang verderbt: Kah 13 (2,15)
  c) im Zauber: Ram IV D V 2
II) von einem Zahn, der zerfressen ist an der Öffnung des Fleisches
  Eb 742 (*kt nt srwḫ ỉbḥ wšꜥ.w r rꜣ ḥꜥw*)

(wšꜥ.w) B. Fressen

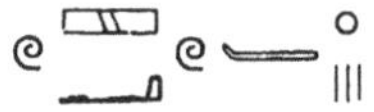 Eb 556; 662 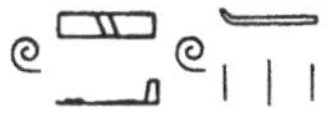 Eb 563; 589; H 120; 125

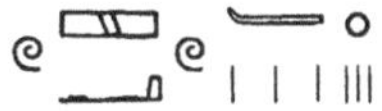 Eb 591; 592 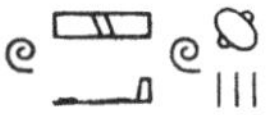 Eb 811 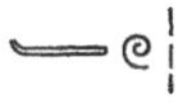 Eb 615

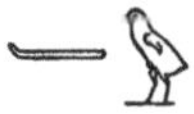 KV 57; 62; ---- KV 11 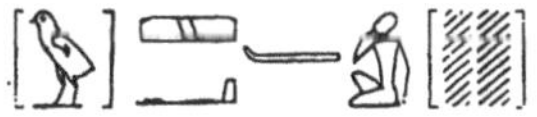 Bt 2[1] ----

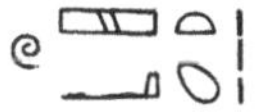 Bln 24

I) als Krankheit beim Menschen
  a) *ꜥ.t nb.t* ‘irgendeine Körperstelle’ Eb 556; 563 = H 125; ---- Eb 589[2]
  b) *mꜣs.t* ‘Kniestück’ Eb 591
  c) *rd.wj* ‘Beine’ Eb 615
  d) *mt* ‘Gefäß’ Eb 662 = H 120
  e) Lokalisation unbekannt Eb 592; Bt 2[3]
II) als Krankheit beim Tier
  KV 57 und 62 (männliches Rind: *ẖr wšꜥ.w m pr.t*); ---- KV 11
III) im Zauber
  Eb 811 (*m ỉrj wsš.t m ỉrj wšꜥ.w m ỉrj snf*)

[1] So nach der Umschrift Gardiners (pl. 30, recto 1,12).
[2] Durch den Nachsatz als zu *ꜥ.t nb.t* gehörend erwiesen.
[3] Wahrscheinlich zu *pḥwj.t* gehörend (vorher *mt.w nw pḥwj.t* genannt).

IV) *wšꜥ.t* ‘Fraß-Stelle’
Bln 24 (Drogen *wt wšꜥ.t nb s.t-ꜥ nb.t ḥr-s*)[1]

§ 1 (zu B): Als Verbum der Krankheitsbeseitigung tritt in der Regel *sgr* ‘stillen’ auf; nur zweimal (Eb 615 und Bt 2) ist *dr* ‘beseitigen’ verwendet. – Die Behandlung von *wšꜥ.w* erfolgt nur durch äußerliche Mittel (in den meisten Fällen *wt* ‘verbinden’; Eb 563 *gs* ‘salben’; Eb 589 *rdj r s.t šfw.t* ‘(Drogen) an die Stelle der Schwellung legen’.

§ 2 (zu B): Die Krankheitserscheinung *wšꜥ.w* scheint in engem Zusammenhang mit den *šfw.t*-Schwellungen zu stehen, neben denen sie oft erwähnt wird (Eb 556; 563; 591; 589 Nachsatz; Bt 2); eventuell ist es die Folgeerscheinung, da *sgr.t wšꜥ.w* stets nach *dr šfw.t* genannt ist. – Zweimal tritt *wšꜥ.w* neben *snf* ‘Blut’ auf (Eb 592; 811).

§ 3 (zu B): Die Lokalisation von *wšꜥ.w* erfolgt in fast allen Fällen durch *m*; nur Eb 662 = H 120 verwenden den indirekten Genetiv; siehe dazu *m* § 3.

wšm anrühren

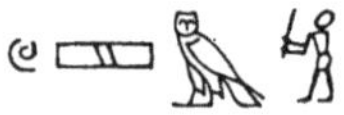 Eb 164

Verbum der Drogenbereitung: Droge *wšm ḥr ꜥntjw*

wšr trocken sein; trocknen

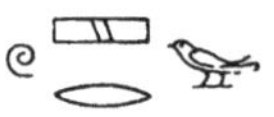 Eb 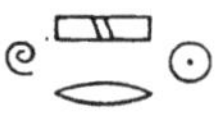 Sm

1) von einer Wunde (als Heilungsprozeß)
Sm 39 (13,9) (*iw wšr wbnw nb ḫpr m ḳ3b.t-f ḏr wb3-f ḏs-f*)
2) vom *ib*-Herzen, dessen Blut coaguliert
Eb 855 l (*ir wšr ib: dm3 snf pw m ḥ3.tj*)

§ 1 (zu 2): Denkbar ist auch die Bedeutung „Mangel haben“ (Äg.W.B. I 374, 14–15); es wäre dann an Blut-Mangel des *ib*-Herzens zu denken, der durch die „Bündelung“ (das Determinativ von *dm3* ist 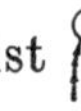 und deutet auch auf „trocken“!) des Blutes im *ḥ3.tj*-Herzen entsteht.

[1] Wahrscheinlich kein besonderes Wort, sondern eine ungewöhnliche Schreibung von *wšꜥ.w*.

wgj A. kauen[1]

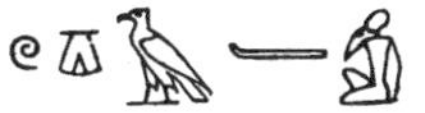 Eb 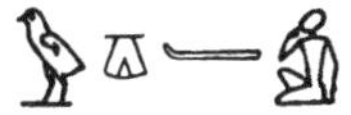 Ram III

I) Verbum der Applikation
  a) *wgj* 'werde gekaut'
    Eb 684 (gegen: *šp.t nt mt*)
  b) *wgj dj r t3* 'werde gekaut und ausgespien'
    Eb 745 und 748 (gegen: Zahnerkrankungen)
II) im Zauber (neben *ʿm* 'schlucken')
  Ram III B 11

(wgj.t) B. Unterkiefer; Kinnbacken

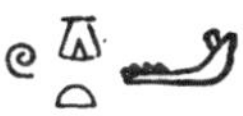 Sm 7 (3,17) 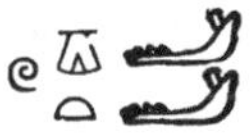 Sm 7 (3,18) 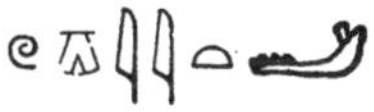 Sm 18 (7,14) 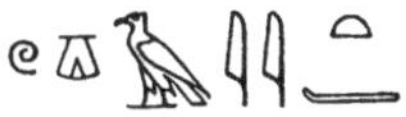 Eb 362 ----  Sm 7 (3,7)[2]

I) vom Menschen
  a) Gebrauch in Glossen-Erklärungen
    1) zur Erklärung von *ʿr.t* 'Unterkiefer'
      Sm 7 (3,17) (*ỉr ḥtr w3.t nt ʿr.tj-fj: nẖt pw ỉn mt.w pḥwj 3mʿ.t-f nj mn m gm3 pḥwj wgj.t-f pw*); Sm 7 (3,18) (*w3.t nt ʿr.tj-fj: mt.w pw mr pḥwj wgj.tj-fj*)
    2) zur Lokalisation des *gm3*-Knochens („Joch-Schläfenbein")
      Sm 18 (7,14) (*ỉr gm3: ỉmj.tw-nj sʿnd pw n ỉr.t-f r grj.t nt msḏr-f r pḥwj wgj.t-f*)
  b) zweifelhafter Fall außerhalb der Glossen
    Sm 7 (3,7)[2]
II) vom Tier (als Droge Eb 362) siehe im Drogen-W.B.

§ 1 (zu A): Bei den Zahnerkrankungen wechselt *wgj* mit *ẖpʿ*; auch *ẖpʿ dj r t3* ist Eb 697 belegt (Zungenerkrankung). – Eb 745 hat als Überschrift: *srwḫ ỉbḥ.w m ẖpʿ.w*; die Applikation lautet *wgj*!

§ 2 (zu B): *wgj.t*, wörtlich „Kauer" (von *wgj* 'kauen'), ist offenbar ein jüngeres Wort für *ʿr.t* 'Unterkiefer', das aus der Sprache verschwindet, während *wgj.t* also ⲟⲩⲟⲟϭⲉ, ⲟⲩⲟϫⲓ im Koptischen noch belegt ist (vgl. die Ablösung von *ỉb* durch *ḥ3.tj*). Daher steht *wgj.t* in den Glossen zur Erklärung oder als Ersatz für *ʿr.t*. Die einzige Ausnahme, in der *ʿr.t* scheinbar in einer Glosse gebraucht ist (Sm 22 [8,14]), ist wahrscheinlich ein beabsichtigtes

[1] Vgl. dazu *ẖpʿ*.
[2] Wahrscheinlich zur Schreibung des vorher stehenden *ʿr.tj* gehörig; siehe dazu Anm. 5 bei *ʿr.t*. S. 146.

**wgj.t* wie in derselben Stelle Sm 7 (3,17), das dann mit *ʿr.t* zu einem *wʿr.t* vermischt ist.

wgp zerstoßen

Kah 21 (3,6)

Verbum der Drogenbereitung: *ḥs msḥ wgp ḥr ḥs3 ʿw3j.t*

wgs aufschneiden

Eb; H

Verbum der Drogenbereitung bzw. des Drogenzustandes
1) *ʿpnn.t*-Wurm: Eb 727; H 197
2) *ʿf3*-Pflanze: Eb 467b

wgg schwach sein

Eb

1) vom *ḥ3.tj*-Herzen
Eb 855f (*ir ft ib: wgg ḥ3.tj pw m-ʿ hh n pḥwj.t*)
2) schwach sein infolge Alters[1]
Eb 855m (*ir wgg n wj3wj.t: wḫdw pw ḥr ḥ3.tj-f*)[2]

wt A. verbinden

Ram V Nr. I; Nr. VI[3] Ram III; IV E I 5 Ram III N II; A 4 Ram V; Sm; Bln 134 H 243; 244 Eb; H; Bln; Sm 46 (16,11); 47 (17,2); L 14; Pap Leid Recto XXVI 9 und 11 Sm 16;26; Ram IV C 4 und 6 Eb 213; 525; 859c; Sm; L 46; 53 H; L; Bt 8; Pap Leid Recto X 9; XXVI 10 und 12; Verso X 1; Pap Louvre E 4864 Rs H 183; 220

[1] Es ist nicht sicher, ob ein substantivierter Ausdruck *wgg n wj3wj.t* 'Altersschwäche' vorliegt.
[2] Wie schon im Beispiel unter 1 ist auch hier das *ḥ3.tj*-Herz genannt.
[3] Das scheinbare Determinativ „Arm über der Schale" ist als fehlerhaft zu streichen.

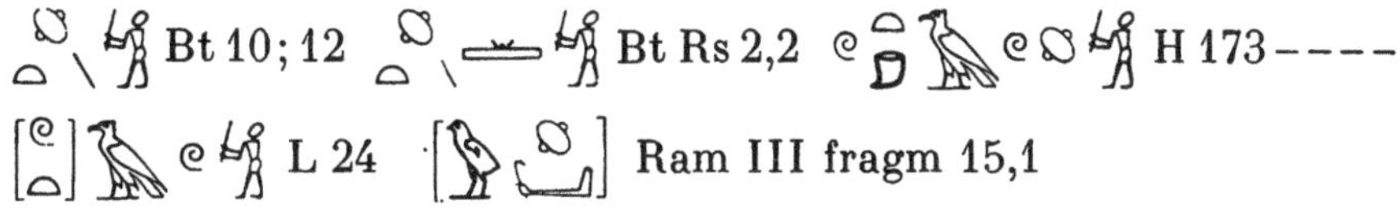

I) Drogen *wt ḥr-s* 'werde darüber verbunden'[1]

a) Körperteile

1) Kopf Eb 247[2]; 252; 438; 439; 472

2) Augen Eb 336d; 337; 339; Ram III A 24

3) Nase Sm 12 (5,20) (*wdj.ḫr-k n-f bḏ3.wj n ḥbsw wt ḥr-s*)

4) Kehle Eb 596

5) Innere Organe
Eb 40; 198c; 200b; 208; 211; 213; 594; 597; 602; 757; 758; 760; H 4; L 14; Bt 8

6) Unterleib (Frau) Eb 807

7) Gefäße und Stränge (*mt.w*)
Eb 161; 630; 634; 637; 638; 639; 640; 641; 644; 645; 646; 647; 648; 649; 650; 651; 652 (= H 101); 656[3]; 658; 659[4]; 660; 661; 662; 663; 664; 665; 666; 669; 670; 671; 672; 673; 674; 675; 676; 677; 678; 679; 680; 681; 682; 683; 685; 686; 687; 688; 689; 690; 691; 692; 693; 694; 856e; H 94; 95; 101 (= Eb 652); 102; 103; 104; 105; 106; 107; 108; 109; 114; 122; 228; 230; 232; 237; 238; 249; 250; Bln 49[4]; 51; Ram V Nr. I; Nr. II[3]; Nr. VI; Nr. VII; Nr. VIII; Nr. IX; Nr. XI; Nr. XII; Nr. XIII; Nr. XIV; Nr. XV; Nr. XVI; Nr. XVII; Nr. XVIII; Nr. XX; fragm 3; 8,3

8) Knochen und Rippen
Eb 636; H 10; [11]; 13; 14; 15; 217; 218; 219; 220; 221; 222; 223; 224; 225; 226; 227; 233; 234

9) Bein[5]
Eb 128; 562; 604; 605; 606; 608; 609; 610; 612 (= H 247); 613; 615; [H 247] (= Eb 612); Bln 123; 124; Ram III B 2 (zweimal)

10) Gelenke Eb 655 = H 124

11) Finger und Zehen
Eb 616 (= H 173b); 617 (= H 174); 618 (= H 177 = H 188)[6]; 621 (= H 173a)[7]; 623; 624; H 173b (= Eb 616); 174 (= Eb

[1] Siehe dazu § 1.
[2] = H 75 (*wt tp ḥr-s*)
[3] Eb 656 = Ram V Nr. II.
[4] Eb 659 = Bln 49.
[5] Krankheiten an den Beinen siehe auch A I c 2.
[6] H 188: *wt ʿn.t nt s3ḥ ḥr-s.*
[7] H 173 a: *wt ḏbʿ ḥr-s s3ḥ r3-pw.*

617); 175a; 177 (= Eb 618 = H 188[1]); 181; 183; 184b; 185; 189; 191; 193; 195; 199; 200; 201; 204

b) Krankheit an irgendwelchen Körperstellen (*mr.t m ʿ.t nb.t*)
Eb 301; 601; H 134; 135

c) Krankheiten[2]

1) Wunden (Verletzungen, Biß- und Brandwunden)
Eb 130; 432 (= H 21); 433 (= H 22); 434 (= H 23); 482c und d; 483; 487 (= L 51); 491; 492; 501 (zweimal); 502; 503; 506; 509 (= L 53); 510; 517; 518; 519; 522d und e; 523; 524; 525; 528; 529; 530; 531; 532; 533; 534; 536; 541; 542; 766g; 767; H 21 (= Eb 432); 22 (= Eb 433); 23 (= Eb 434); 240; 242; 243; 244; Sm 41 (14,5; 14,6; 14,7); L 15; [16]; 17; 20; 51 (= Eb 487); 53 (= Eb 509); 55; Ram III N II

2) Geschwülste, Schwellungen, Vereiterungen
Eb 556; 557 (= H 140); 558; 559; 560; 561; 564 (= H 126); 565; 566 (= H 127); 567 (= H 128); 571; 572; 573; 574; 575; 577; 579; 580; 581; 582; 583; 584 (= H 41); 588; 590; 592; 595; 722; 723; 857c; 858c; 859c; 860c; H 41 (= Eb 584); 126 (= Eb 564); 127 (= Eb 566); 128 (= Eb 567); 136; 137; 139; 140 (= Eb 557); 235; 236; Bln 14; 52; 53; 54; 122; 125; [126]; 127; 128; 129; 130; 131; 132; 133; 134; 135; Sm 46 (16,4; 16,5; 16,9; 16,11); Pap Leid Recto XXVI 9; 10; 11; ---- 12 (*ḥr* ausgelassen)

3) spezielle Krankheitsnamen
ȝšj.t: Eb 538 = H 40 *iḫ.t nb.t*: H 132 *ʿḫw*: Pap Leid Recto X 9 *wḥȝ.w*: Eb 120 *wḫdw*: Eb 129; H 138 (*wḫdw rḳw.t*) *fnṯ*: Bln 19 *mḥs*: Eb 779 *mšpn.t*: H 164 *nkn*: Bt Rs 2,2 *s.t-ʿ*: H 34; *smn*: siehe bei *ʿḫw* *sr*: Eb 781 *srf.t*: H 253; 255 *sḫm.w nw bnw.t*: Eb 553 *sḫ*: Bln 57 *st.t*: Bln 140; 141; 142 *tmj.t*: H 168

d) unklar und verderbt
H 5; 246; 248; Bln 26; Ram IV C 6; Ram III B 7; N I; fragm. 15,1; Pap Louvre E 4864 Rs 1,4; 1,5; 1,7; 1,9; 1,10; 2,1 (zweimal); 2,2

e) *wt ḥr-f* (statt *ḥr-s*)
H 110 (= Eb 694 *ḥr-s*); 133 (*šfw.t*-Schwellung); 182 (siehe 183 bei a 11); 184a (siehe 184b bei a 11); 229 (siehe 228 bei a 7); 231 (siehe 230 bei a 7); Bln 151 (Leib ?); Bt 10 und 12 (After)

f) *wt* (ohne *ḥr* + Suffix)
Eb 482e (vgl. 482c und d: *wt ḥr-s*); H 197 (vgl. 195: *wt ḥr-s*)[3]

[1] Siehe S. 227 Anm. 6.

[2] Siehe dazu § 2.

[3] 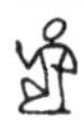 statt *ḥr-s* geschrieben.

II) eine Körperstelle verbinden

a) Drogen *wt* Körperstelle *ḥr-s*

1) Kopf H 75[1]; Bln 27

2) Augen Eb 381 (*ỉr.t*); 383 (*ỉr.tj*)

3) Kehle und Hals Eb 861 c (*ḥtj.t*?); Bln 163e (*nḥb.t*)

4) Arme Pap Leid Verso X 1 (*gꜣb*)

5) Leib Eb 67 (*ẖ.t*); 177 (*ẖrj-ẖ.t*); 178 (*ẖrj-ẖ.t*); 759 (*gs*); 800 (*ẖrj-ẖ.t*); Ram IV E I 5 (*ẖpꜣ*)

6) *kns* 'Schamgegend' Eb 832c

7) Beine Eb 591 (*mꜣs.t*); 603 (*mꜣs.t*); Ram III A 4 (*mꜣs.t*); Eb 607 (*rd.wj*); 614 (*sst*)

8) Finger und Zehen H 173a (*ḏbʿ sꜣḥ rꜣ-pw*)[2]; 188 (*ʿn.t nt sꜣḥ*)[3]; 196 (*ʿn.t nt sꜣḥ*); 203 (*sꜣḥ*)

b) *wt* Körperstelle *ḥr* Droge

Eb 856f (*ḥnʿ wt ḏbʿ.w-f ḥr bdd.w-kꜣ*) = Bln 163f (*wt.ḫr-k ḏbʿ.w-f [ḥr] bdd ḥr ḏsr.t*); ---- H 205 (*ḏbʿ.w: wt ḥr bdd.w-kꜣ*)

c) Drogen *wt* Körperstelle *ỉm*[4]

Eb 175 und 176 (*ẖrj-ẖ.t*)

III) eine Krankheit verbinden

a) Drogen *wt* Krankheit *ḥr-s*

wšʿ.t: Bln 24

mn.t (*nb.t*): Eb 242; 243 (= H 71); 246 (= H 74); 598; 599; 600; 635; H 71 (= Eb 243); 72 (= Eb 244); 73 (= Eb 245); 74 (= Eb 246); Bln [22]; 25; Ram IV C 4

ḥmꜣ:w: Bln 55

s.t-ʿ: Bln 21; 24; 26; 28[5]

šfw.t: Eb 568; 578; ---- Eb 576 (*ḫsd n šfw.t*)

tmj.t: L 10

[...]: Bln 23

---- *šnʿ*: Eb 199b (*sk wt nn ḥr mjkꜣ.t*)

b) Drogen *wt* Krankheit (ohne *ḥr* + Suffix)

Eb 244 (*mn.t nb.t s.t-ʿ nb.t* ...) (= H 72 mit *ḥr-s*); Eb 245 (*mn.t nb.t m s.t-ʿ* ....) (= H 73 mit *ḥr-s*)

c) Drogen *wt* Krankheit *ỉm*[6]: L 24 (*ʿḫw*)

IV) *wt.ḫr-k* (*wt.ỉn-k*) *sw*[7] *ḥr* Droge

Eb 435[8]; 436 (= H 239); 522a; 522b; 866c; H 239 (= Eb 436); 241;

[1] = Eb 247 (*wt ḥr-s*).

[2] = Eb 621 (*wt ḥr-s*).

[3] = H 177 = Eb 618 (*wt ḥr-s*).

[4] Siehe dazu § 4.

[5] Das zweite *wt* zu streichen. [6] Siehe dazu § 4.

[7] Für den Bezug des Objektspronomens *sw* siehe § 3.

[8] Eb 435 ist die einzige *wt.ỉn-k*-Stelle.

Sm 1 (1,2); 7 (3,8); 14 (6,11; 6,12); 15 (6,16–17); 16 (6,20); 17 (7,5); 18 (7,10); 25 (9,5); 26 (9,10); 27 (9,17); 28 (10,1); 29 (10,7); 30 (10,10–11); 32 (11,4; 11,5); 34 (11,19); 35 (12,8); 36 (12,13); 37 (12,17); 38 (13,2); 40 (13,15); 42 (14,19); 43 (15,2); 47 (17,2); ---- Sm 2 (1,14)

V) Sonstige Verbformen

a) *ḫr* Droge

Eb 522a (*wḥm.ḫr-k wt-f ḥr* Droge); Eb 856f (*ḥnꜥ wt ḏbꜥ.w-f ḥr* Droge) = Bln 163f (*wt.ḫr-k ḏbꜥ.w-f* [*ḥr*] Droge); L 46 (*wbd.t: wṭ-k st ḥr* Droge); ---- Eb 522c (siehe b)

b) *m* Droge[1]

Eb 522c (*ḫr-k wt-k sw m* Droge *ḥr* Droge)

VI) *im-k wt sw*[2] 'du sollst sie (die Wunde) nicht verbinden'

Sm 3 (1,22); 4 (2,6); 5 (2,15); 6 (2,23); 47 (17,13)

(wt) B. Verband

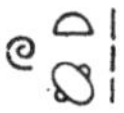 Sm 32 (11,5) 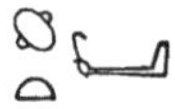 Sm 41 (13,21; 14,14) 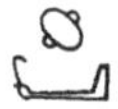 Eb 2; 860c; 875a; Bln 100; 121 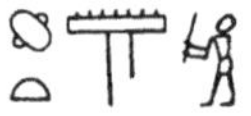 Eb 198c 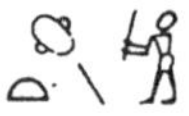 Bt 12  H 179

I) Tätigkeit des Arztes

a) *irj wt* 'einen Verband machen'

Bln 121 (*irr.t m gs.w m wt*)[3]; Bt 12 (*irr.t m wt ḥr-sꜣ nn*); ---- Eb 198c (*sk irj.n-k n-f wt ḥr*)

b) *rdj wt ḥr* 'einen Verband anlegen'

Eb 875a (Geschwulst: *rdj.in-k wt ḥr-s*)

c) *srwḫ m wt* 'mit einen Verband behandeln'

Eb 860c (Geschwulst: *irj.ḫr-k n-s sp.w nw srwḫ-s m wt*)

d) *wḥꜥ wt* 'den Verband lösen'

Sm 32 (11,5) (*wḥꜥ.ḫr-k wt-f*); Eb 2 (*rꜣ n wḥꜥ wt nb*)

II) Verschiedenes

a) *šsp* 'den Verband nicht annehmen'

Sm 41 (13,21 = 14,14) (*n šsp.n iwf-f wt*)

b) *wdn* 'der Verband soll nicht drücken'

H 179 (*ḥnꜥ tm rdj wdn wt-f*)

III) Unklar: Bln 100 (*kjj gs.w wt . . . .*)[3]

[1] Siehe dazu § 4.

[2] Siehe S. 229 Anm. 7.

[3] Bln 100 und 121 nennen *wt* 'Verband' neben *gs.w* 'Salbmittel'; siehe dazu *gs* § 1b und § 2.

(wt) C. Verbinder[1]

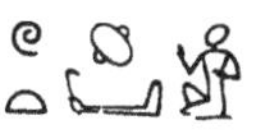 Sm 19 (7,21) 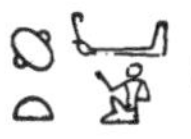 Sm 9 (5,5)

1) das Buch „Was den Verbinder anbetrifft“: Sm 19 (7,21)
2) Binde, wie sie der Verbinder zur Verfügung hat: Sm 9 (5,5)

§ 1 (zu A): Das direkte Objekt von *wt* ist der kranke Körperteil bzw. die Krankheit (siehe dazu § 2); das Suffix an der Präposition *ḥr* bezieht sich auf die vorher genannten Drogen (zum Auftreten von *ḥr-f* neben dem gewöhnlichen *ḥr-s* siehe z. B. Eb 307 *rdj swr sw ntj* . . . neben Eb 733 *rdj swr st s*); sind die Drogen vorher nicht aufgezählt, so folgen sie statt des Suffixes nach *ḥr* (Gruppe IV und V). Das abgekürzte *wt nḥb.t ḥr-s* von Bln 163e hat in der Parallele Eb 856e die vollere Form: Drogen *rdj r nḥb.t-f wt ḥr-s*, woraus deutlich hervorgeht, daß hier zuerst die Drogen an die kranke Körperstelle gelegt werden und über diese (*ḥr-s*) dann der Verband gewickelt wird. – Siehe auch Sm 9 (5,5): Binde *dd-f ḥr tꜣ pẖr.t nt.t ḥr pꜣ wbnw ntj m* . . .

§ 2 (zu A I c und A III): Zum Auftreten von Krankheiten als Objekt von *wt* vgl. *rdj* § 4. Die beiden großen Gruppen A I c 1 und 2 (Wunden und Geschwülste) sind besonders charakteristische Beispiele für das enge Zusammenhängen von „Krankheit“ und „kranker Körperstelle“.

§ 3 (zu A IV—A VI): Der Bezug des Objektspronomens *sw* ist nicht eindeutig. In den Fällen, in denen eine Wunde oder Verletzung vorliegt, möchte man *sw* darauf beziehen. In anderen Fällen (z. B. Sm 30; 32; 42) käme der Patient in Betracht bzw. die kranke Körperstelle (z. B. Sm 30; 32).

§ 4 (zu A II c; A III c; A V b): Außer dem gewöhnlichen Anschluß der Drogen durch *ḥr* treten wenige Fälle mit *im* bzw. *m* auf. Eb 522c zeigt klar den Grund: als Droge wird hier *ftt*, also der Verbandsstoff selbst, genannt, der sonst meistens nicht besonders erwähnt wird; die eigentliche Droge *ꜣbḫ.t* folgt darauf wie üblich mit *ḥr*. – Die übrigen Fälle, in denen *wt im* steht, sind nicht so klar: L 24 könnte einen bezauberten Tamariskenzweig als Verbandsmaterial benutzen; dagegen fehlt Eb 175 und 176, die nur Drogen nennen, die Angabe des Verbandsstoffes; vielleicht sind beide Angaben in *wt ḥr-s* zu verbessern (vgl. Eb 803 *wrḥ ḫ.t ḥr-s* statt *wrḥ ḫ.t im*; siehe dazu *wrḥ* I c mit Anm. 4).

§ 5 (zu A): Zur Ersetzung von *wt* durch andere Verben siehe *rdj* § 3; *wrḥ* § 3; *gs* § 1b.

§ 6 (zu A): Als Zusätze beim Verbinden (*wt ḥr-s*) werden genannt: *m srf n ḏbꜥ* ‘in Fingerwärme’ (Eb 648; Bln 151); *m srf nḏm* ‘in angenehmer

[1] Siehe dazu Grundriß III Seite 94.

Wärme'; *sšmm* 'erwärmt'; zu der *mt.w*-Vorbehandlung *gs m ʿntjw* siehe bei *gs* A I b 4aa (H 98 fehlt *wt ḥr-s* davor).

wt.t [Schlange]

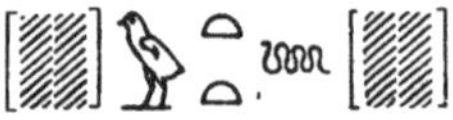 Ram III fragm 52

in verderbtem Zusammenhang[1]

wtn.t [Land][2]

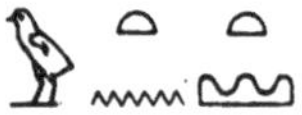 Ram III A 33 (Zaub)

wtḫ fliehen

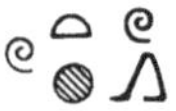 Sm 20,10 (Partizip akt.) (Zaub)

wṯs [...?...]

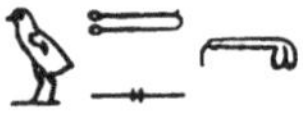 Ram IV B 2

Rest einer Rezept-Überschrift: [...] *r wṯs-s*

§ 1: Offenbar handelt es sich um ein Frauen-Rezept; der Zweck der Behandlung ist, „daß sie *wṯs*-macht"; die folgenden Drogen (Harn und Honig) werden eingegossen (in den After? in ihre Vulva?). Am rechten Kolumnenrand steht ein unerklärbares Zeichen *ḫ3* (das auch in Ram III vorkommt) in roter Schrift, das vielleicht angeben soll, daß die Stelle nicht korrekt ist. Barns vermutet in *wṯs* einen Fehler für *wsš*.

wdj[3] A. legen

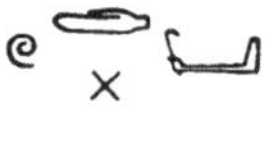 Eb 61 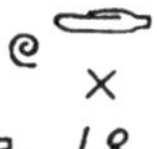 Eb 625; 626; Sm 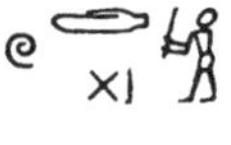 Sm 7 (3,9); Bt 13a (6,3) 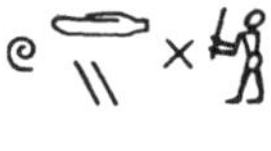 Eb 873b und 876d (neg. Komplement)[4]

[1] Es bleibt unklar, ob es der Rest einer mit *wt.t* gebildeten Verbindung ist; vgl. Äg. W.B. II 378,4–6.

[2] Vgl. Gauthier, Dict. géogr. I 209.

[3] Siehe auch *rdj* § 1.

[4] Aber auch die an zweiter Stelle aufgeführte Form dient als neg. Komplement: Eb 625; 626; Sm 6 (2,23); 19,1–2.

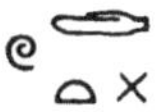 Sm 7 (3,14; 4,4) (Infinitiv) 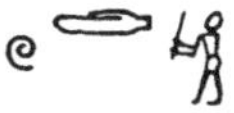 Bln 94 (pass. *sḏm-f*)

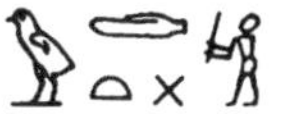 Bt 6 (5,2) (pass. *sḏm-f*) 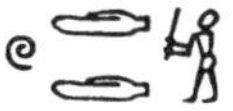 Eb 515 (Part. pass.)

 (pass. *sḏm-f* bzw. Pseudopartizip in den Verbindungen *dj r s*; *dj r tꜣ*; *dj m s.t*)[1] Sm 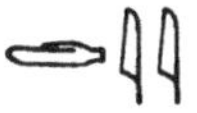 Sm 7 (3,15) (Pseudopartizip)

I) als Verbum der Untersuchung und Behandlung

a) Hand bzw. Finger auflegen

1) zur Untersuchung

Sm 7 (3,9); 47 (17,8) (*wdj.ỉn-k ꜥ-k ḥr-f*); Sm 2 (1,13); 24 (8,23) (*wdj.ḫr-k ꜥ-k ḥr-f*); Sm 13 (6,4) (*wdj.ḫr-k ꜥ-k ḥr fnḏ-f*); Sm 22 (8,10) (*wdj.ḫr-k ḏbꜥ-k ḥr ỉnꜥ.t-f*)

2) *ỉmj-k wdj ꜥ r* als allgemeine Warnung an den Arzt vor einer besonderen Behandlung: ‘du sollst nicht die Hand legen an . . .’

aa) *r-f*: Eb 625; 626

bb) *r mj.t.t*: Eb 873b; 876d

b) Binden anlegen[2]

1) *ꜣj.wj*

Sm 27 (9,16) (*wdj.ḫr-k n-f ꜣj.wj ḥr kf.t ỉptf*); Sm 6 (2,23) (*ỉmj-k wdj ꜣj.wj ḥr-f*)

2) *sšm.wj*

Sm 11 (5,11–12) (*wdj.ḫr-k sšm.wj n ḥbsw . . . m ḫnw msd.tj-fj*); Sm 12 (5,19) (*wdj.ḫr-k sšm.wj n ḥbsw . . . rdj m msd.tj-fj*)

3) *s(w)š.wj*

Sm 35 (12,7) (*wdj.ỉn-k wꜥ-snj m ḫnw gꜣb-f*); Sm 36 (12,12–13) (*wdj.ỉn-k n-f wꜥ-snj m ḫnw gꜣb-f*)

4) *bḏꜣ.wj*

Sm 11 (5,12–13) und 12 (5,20) (*wdj.ḫr-k n-f bḏꜣ.wj n ḥbsw*)

c) gebrochene Knochen werden wieder an ihre Stelle gelegt

1) *ḥsb*-Bruch in der Nasenkammer

Sm 12 (5,18) (*sḫr.ỉn-k sw dj m s.t-f*)

2) Krallenknochen des Unterkiefers hat eine *wnḫ*-Verschiebung

Sm 25 (9,5) (*sḫr.ỉn-k sn dj m s.t-sn*)

3) Schlüsselbeine haben eine *wnḫ*-Verschiebung

Sm 34 (11,19) (*sḫr.ỉn-k [sn] dj m s.t-sn*)

d) Patient wird hingelegt

1) *ḥr mnjw-f* ‘auf sein Ruhebett’

aa) *wdj.ḫr-k sw ḥr mnjw-f* ‘du sollst ihn auf sein Ruhebett legen’ Sm 11 (5,12); 19 (7,18); 21 (8,9)

[1] Siehe I e 1; I c; I d 1 bb; – Sm 3 (2,1) ist der auf *dj r* folgende Arm zu streichen (als fehlerhafte Komplementierung eines scheinbaren *dr* ‘beseitigen’).

[2] In allen Fällen dualisches Objekt!

bb) *dj r tꜣ ḥr mnjw-f* 'werde zur Erde gelegt auf sein Ruhebett'[1]
Sm 3 (1,22; 2,1); 29 (10,8); 47 (17,13)

2) *sṯsw* 'auf den Rücken ausgestreckt'
wdj.ỉn-k sw sṯsw 'du sollst ihn auf den Rücken augestreckt hinlegen': Sm 35 (12,4–5); 36 (12,10); 48 (17,18–19)

3) *ỉmj.tw mkꜣ.tj ntj ḏb.t* 'zwischen zwei Stützen aus Ziegeln'
Sm 7 (3,15) (*srwḫ-f pw ḥms.t djj ỉmj.tw mkꜣ.tj ntj ḏb.t*)

e) Drogen werden appliziert

1) *dj r-s*[2] 'werde daran gelegt': Sm 41 (14,3; 14,4); 46 (16,12)

2) unklar: Bt 6 (5,2) (*wdj ꜥ.t nb.t ỉm-f*)[3]

II) als Verbum der Drogenbereitung
Bln 94 (Droge *wdj ḥr* Droge)[4]

III) Verschiedene prägnante Gebrauchsweisen

a) eine Wunde beibringen: Eb 515 (*ssnb wbnw wdd ḥr ḥꜥw*)

b) *wdj nhd/ꜣhd* 'einen Schwächeanfall erleiden': Sm 7 (3,14 und 4,4)

c) Flüssigkeit ausscheiden[5]: Bt 13a (6,3) (*wdj-f mw r-ỉwd ẖpd.w-f*)

IV) im Zauber

a) Dämon legt Krankheit in den Bauch: Eb 61

b) Flamme soll sich nicht auf jemanden werfen: Sm 19,1–2 (*m wdj ỉm-j*)

(wd.t) B. Verlagerung (von Krankheitsstoffen)

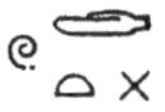 Eb 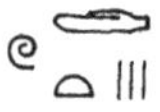 Sm

ꜥrw.t	Eb 857a; 857b; 859a (neben *rj.t*) (zweimal)
wḫdw	Eb 858a (zweimal)
rj.t	Eb 859a (neben *ꜥrw.t*) (zweimal)
st.t	Sm 43 (15,5)

§ 1 (zu B): In allen Fällen handelt es sich darum, daß Krankheitsstoffe aus einer Körperstelle (Eb 859 *m ꜥ.t nb.t*; Sm 43 *m ḳꜣb.t*) an eine andere verlagert werden und dort Krankheit hervorrufen: im Eb handelt es sich um Geschwülste verschiedener Art; im Sm ist der Ausdruck "an

[1] Siehe den entsprechenden Gebrauch mit *rdj* bei *rdj* C III a und D III d.

[2] Siehe den entsprechenden Gebrauch mit *rdj* bei *rdj* A I a 5.

[3] Ob im Zeilenbruch eine Präposition (*r*?) ausgefallen ist: 'werde gelegt [an] jedes Glied von ihm'? Oder: 'werde jedes Glied darein gelegt'? Oder: 'werde jedes Glied damit belegt'?

[4] Vgl. den entsprechenden Gebrauch von *rdj* bei *rdj* B I a.

[5] Siehe dazu Äg. W. B. II 387,6–8.

Schleimstoffen (*st.t*) in den Seiten leiden" gebraucht. – Ebbell, Altägyptische Krankheiten, S. 18, übersetzt: „Anfall, Angriff, Infektion".

§ 2: Breasted's Deutung von *wd.t* in Sm 43 als „articulations ... the point where one bone is put or placed into another" beruht auf einer völlig abweichenden Auffassung der ganzen Stelle.

wdf zögern

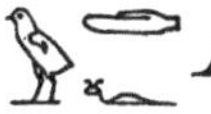 Ram III B 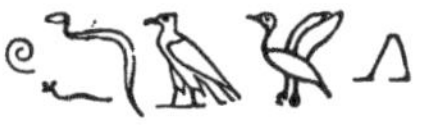 Sm; L 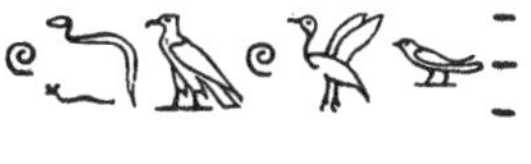

Bln 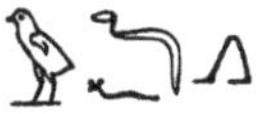 Kah

1) von einer Wunde, die sich nicht schließt
   Sm 41 (14,9) (*wdf nn t͟3m*)
2) in Geburtsprognosen: langwierig o. ä.
   Bln 196 (*iw-s r msj.t wdf*); Kah 26 (3,14) (*iw-s r msj.t wdf*)
3) von der *bʿʿ*-Krankheit, die zögernd im Kranken umgeht
   Ram III B 26 (*m3s.tj nt wdf.n-f im-f*)
4) unklar: L 34 (11,11) (Zaub)

wdn schwer sein; lasten

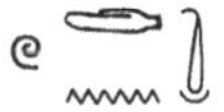 Eb; Bln 154 (13,3); H 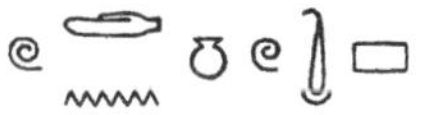 Bln 157

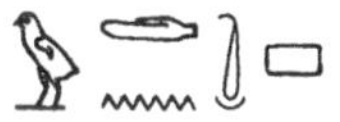 Bln 154 (13,4) 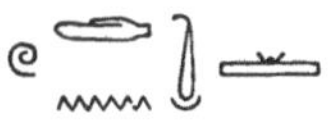 L 23 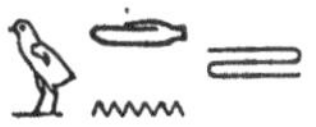 KV

1) von Körperteilen: belastet sein
   a) *nḥb.t* 'Nacken' Eb 295 (*iw t͟s n nḥb.t-f nḫt iw nḥb.t-f wdn.tj*)
   b) *ẖ.t* 'Leib' Bln 154 (13,3) (*iw ẖ.t-f wdn-s*)[1]; Bln 157 (*pẖr.t nt sjn s3j-f wdn ẖ.t r-f*)
   c) *m3ʿ* 'Schläfe' (vom Rind), im Sinne von „benommen sein"[2] KV 64; 37 (?); ---- KV 53 (*m3ʿ* nicht genannt)
2) von Kleidern und Verbänden: lasten, drücken
   a) *ḥbs.w* 'Kleider' Bln 154 (*iw wdn ḥbs.w-f r-f*)
   b) *wt* 'Verband' H 179 (*ḥnʿ tm rdj wdn wt-f*)
   c) *t͟s.t* 'Binde' L 23 (7,11) (*n f3w.n-s n wdn-s*)

[1] Geschrieben *wdn.tw-s*. – Oder ist *wdn sj* zu lesen?
[2] Vgl. *dgmj* KV 59.

wdn Opfer

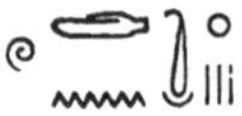 Bln 163a (15,4) (Zaub) 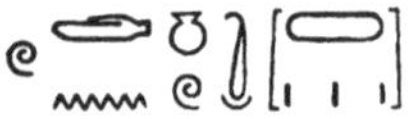 Pap. Beatty VIII Vs. 5,1 (Zaub)

wdḥ A. eingießen

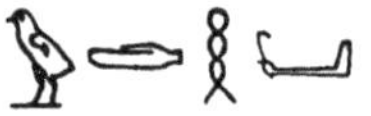 Ram IV B 2 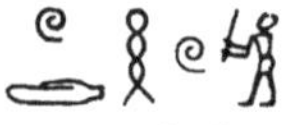 Sm 6 (2,25) (Relativform) 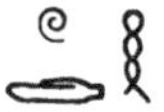 Sm 20 (8,5)[1] 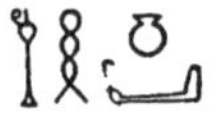 Eb 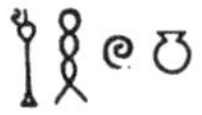 Bln 163h (16,8 und 10); 164b; 171; 175 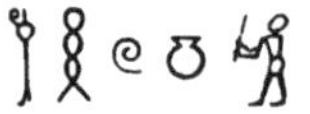 Bln; Bt 11; 12 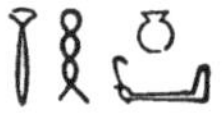 Eb 798 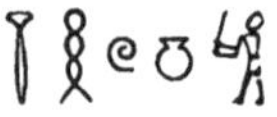 Bt 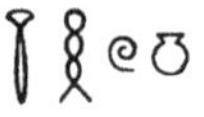 Bt 13b 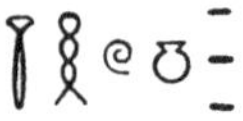 Bt 38 ---- 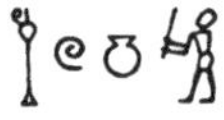 Bln 167 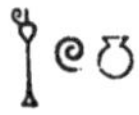 Bln 159; 166

I) Verbum der Applikation:
'werde eingegossen bzw. eingeträufelt' *m*[2] + Körperteil

a) After (*pḥwj* bzw. *pḥwj.t*)
Eb 143 (= 785); 156; 157; 158; 159; 265; 705; 784; 785 (= 143); Bln 159[3]; 163h (16,8); 163h (16,10); 163h (16,11); 163h (16,12); 163h (17,1) = 164a = 165 = 174 (18,9) (= Bt 19); 164b; 164c; 167; 168; 169; 170; 171; 172; 173 (= 182); 174 (18,8); 175; 176; 177; 178; 179 (= Bt 26); 180; 181; 182 (= 173); 183; Bt 11; 13a; 13b; 17; 19 (= Bln 163h (17,1) = 164a = 165 = 174 (18,9)); 20; 21; 24; 26 (= Bln 179); 28; 38; ---- Bln 166 (*wdḥ r hrw 4*)[4]

b) weibliches Genital
1) *iwf-s*
Eb 798; 805; 813; 814; 815; 817; 818; 819; 820; 821; 822; 824; 825; 826; 827; 828; 829; 830; 834; ---- Eb 823 (*rdj wdḥ m iwf-s*)
2) *k3.t-s*: Bln 194

c) Augen (*ir.tj*): Eb 401; 414; ---- Eb 339 (*wdḥ.ḫr-k st m šw.t nt nr.t*)[5]

d) Ohr (*msḏr*): Eb 356a; ---- Sm 20 (8,5) (*wdḥ* Droge *r msḏr.wj-f(j)*)

e) Körperteil verderbt: Ram IV B 2

II) Metall gießen: Sm 6 (2,25)

[1] Der Schreiber hat einen freien Raum für das Determinativ gelassen.
[2] Sm 20 (8,5) *r*.
[3] *wdḥ [m] pḥwj*.
[4] *m pḥwj* fehlerhaft oder als selbstverständlich ausgelassen.
[5] Als *kjj ḏd* statt *wt ḫr-s*.

(wdḥ) B. Einguß

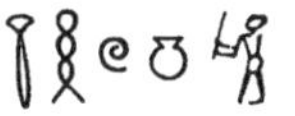 Bt ---- 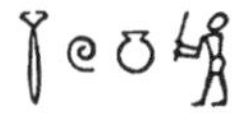 Bt 17

irr.t m wdḥ: Bt 15; 17; 19; 21; 24; 26; 28; 30; 32; 41; ---- Bt 39 (*irr.t* [*ḥr*]-*s3 wdḥ*)[1]

§ 1: Zu den Geräten, mit denen der Einguß vorgenommen wurde (Horn?, Geierfeder), siehe Grundriß III S. 103.

§ 2: Bei der Behandlung von Leibkrankheiten erfolgt der „Einguß in den After" oft als Nachbehandlung nach einem Einnehme-Mittel; besonders ausgeprägt ist dieser Wechsel von Einnehmen und Eingießen im Pap. Beatty; nur einmal (Bt 39) wird offenbar nach dem Einguß ein Einnehmemittel verordnet. Vgl. Bln 183 + 184; ob zusammen gehörend? Oder 184 allgemein als (Nach-)Trank?

§ 3: Die Drogen von Bt 17, die dort in den After eingegossen werden, sind Bln 163h (16,7–8) als Einnehme-Drogen verordnet (sofern die Angabe *mj.t.t* 'ebenso' auf die vorhergehende Applikationsangabe zu beziehen ist; es folgen *wdḥ*-Mittel).

wdd erhitzen

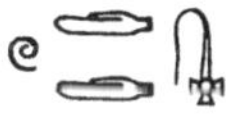 Bln[2] ++++ 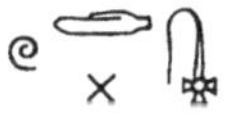 H 109

a) Droge(n) in einem Kessel

1) *ir sp(-f) tpj (n) ḏdḥ m-ḫt wdd-f*[3]: Bln 184 (19,8); 185 (20,1)
2) *ir wḥm-f r ḏdḥ m-ḫt wdd.n-f*: Bln 184 (19,9)
3) *ir ḥr-s3 wdd-f m wḥm*: Bln 185 (20,2)

b) unklar

H 109 (Droge, *psj m nwd.t* 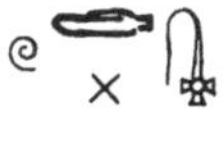 *sp wt ḥr-s*)[4]

wḏ3 A. unversehrt; wohlbehalten

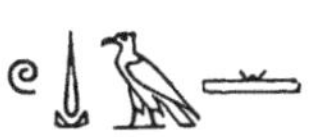 Eb; H; Bln 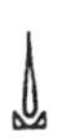 in *ʿnḫ wḏ3 snb* (siehe bei 3a)

[1] Siehe dazu die Erläuterungen zur Stelle und § 2 Ende.

[2] Bln 184 (19,8) hat eine ungewöhnliche Form der Flamme, danach ein unlesbares Zeichen.

[3] Bln 163h (16,6) hat in gleichem Zusammenhang *wbd* statt *wdd*.

[4] Oder ist zu trennen: *wdj psj*?

1) von Körperteilen, die unversehrt geblieben sind
   a) *ḥʿw* ‘Fleisch’: Sm 8 (4,13); 31 (10,18)
   b) *ḳs* ‘Knochen’: Sm 27 (9,15)
   c) *gmꜣ* ‘Joch-Schläfenbein’: Sm 18 (7,9)
2) von einer Kugel aus *ʿntjw*-Harz[1]: Eb 368
3) im Zauber
   a) in der Verbindung *ʿnḫ wḏꜣ snb* ‘lebend, wohlbehalten, gesund’
      L 2 (1,4); ---- H 212 (Infinitiv)
   b) sonst: Bln 190 (*ḥʿw*); H 215

(wḏꜣ.t) B. Horus-Auge[2]

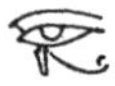 L 34 (11,13)

in unklarem Zusammenhang, ob als Amulett verwendet?

(wḏꜣw)[3] C. Schutzzauber

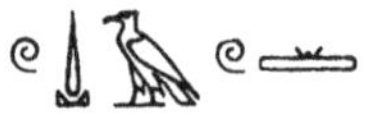 L 25b

ein Zauberspruch zum Beseitigen von Dämonen:
gmj.n.tw wḏꜣw pn m grḥ

wḏj reisen; fahren

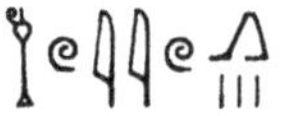 L 24 (Part. pl.)

im Zauber: *ẖnj.w m [m]skt.t wḏj.w m [m]ʿnḏ.t*

wḏʿ A. trennen; teilen

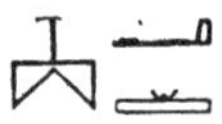 Eb; Sm 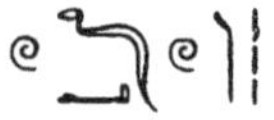 Eb 867a (Part. pass. plur.) 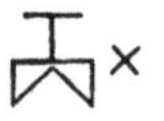 L

1) von den Seiten der Wunde, neben *ẖꜣʿ ḥʿw-f* bzw. *ẖꜣʿ iwf-f*: getrennt sein
   Sm 47 (16,17; 17,1; 17,6); Eb 436
2) von einer *ʿꜣ.t*-Geschwulst, die durch die Finger des Arztes geteilt wird:
   Eb 867a (*gmm-k sj šm-s iw-s ẖr ḏbʿ.w-k wnn-s m wḏʿ.w in ḏr.t-k mn*)
3) Zauber: L 44

[1] Ob im Gegensatz zu *nḏ* ‘zerrieben’? Vgl. die Erläuterungen zur Stelle.
[2] Wörtlich: das Unversehrte.
[3] Vgl. auch *ḏꜣw*.

(*wḏꜥ.w*) B. Absonderung

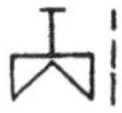 Sm 39 (13,6)

bnw.t-Geschwür: *irj.n-s wḏꜥ.w nw rj.t*

§ 1 (zu B): Es bleibt unsicher, ob ein tatsächliches Ausscheiden von Eiter vorliegt, oder ob es sich um eine Ansammlung von Eiter in der Geschwulst handelt. – Breasted: übersetzt „cists“.

wḏb wiederkehren

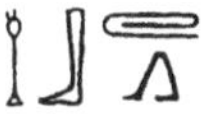 Eb

1) von einer *ꜥꜣ.t*-Geschwulst, die völlig beseitigt werden soll, damit sie nicht wiederkehrt
Eb 871 c (*imj-k rdj spj iḫ.t im-s imj-s wḏb*)
2) von Hitze in einer *ꜥꜣ.t*-Geschwulst
Eb 864 c (*in tꜣw ḥr šptj.t ḫnt m ẖ.t-f irr sw ḥr r tꜣ iw wḏb r mj.t.t*)

wḏb Ufer

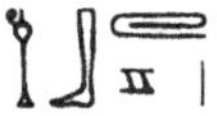 Eb 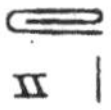 Eb 193 b 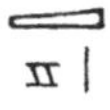 Eb 565; 594[1] 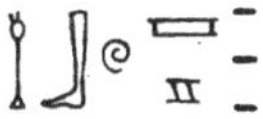 Carlsb II

1) als Terminus bei einer Magenverstopfung[2]
Eb 204 a (*iw irj.n-f wḏb ṯs.n-f šꜥj.t*)
2) als Herkunftsbezeichnung von Drogen
siehe im Drogen-W.B. bei *mḥ.t.t*; *šꜥj*; *gjw*

bꜣ [Krankheitserscheinung am Kopfhaar]

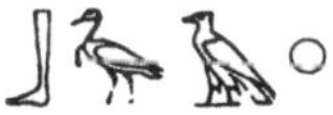 Eb 854 d

iw mt.w 4 psš n tp st.t-sn m mkḥꜣ ntj m-ḫt ḳmꜣ ḥtp bꜣ ꜥꜣꜥ ḳmꜣ.t-sn pw n rwtj

§ 1: Siehe im Einzelnen bei der neben *ḥtp* und *bꜣ* genannten Krankheitserscheinung *ꜥꜣꜥ*.

bꜣj feucht sein

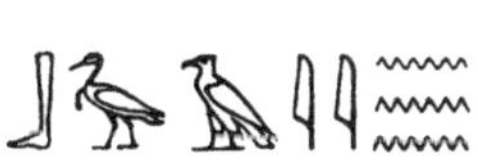 Sm 7 (3,10) (Pseudopart.) 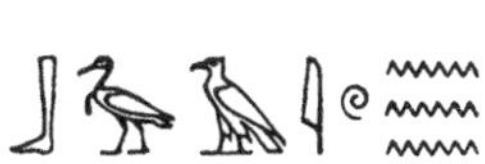 Sm 7 (3,19) (Pseudopart.) 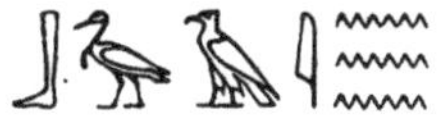 Sm 7 (3,19() *sḏm-f*)

[1] Zur Lesung  statt vgl. Möller Paläographie Nr. 160 mit Nr. 323.
[2] Vgl. die aus derselben Sphäre stammenden Ausdrücke *ḏꜣj mr* bzw. *ḏꜣj tꜣ* sowie *šꜥj.t* ‘Sandbank’.

1) vom Gesicht, das mit Schweiß befeuchtet ist (*b3j m fd.t*): Sm 7 (3,10 und 19)
2) in der Glosse erklärt: *wnn tp-f pw fd nḏs mj b3j iḫ.t* Sm 7 (3,19)

b3.w die Seelen

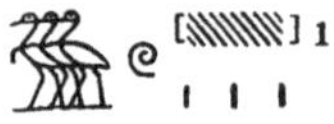 [1] L 22

nur in der Verbindung *b3.w nw iwnw* „die Seelen von Heliopolis“ im Zauber zur Bezeichnung göttlicher Wesen

b3w [Topf]

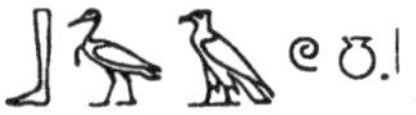 Eb 13

Drogen: *rdj m ḫnw ʿpr.t b3w r3-pw*

b3b3.w Höhle

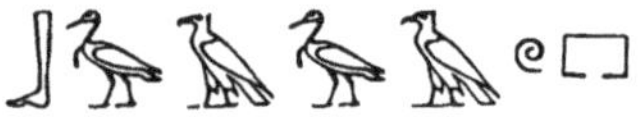 Eb 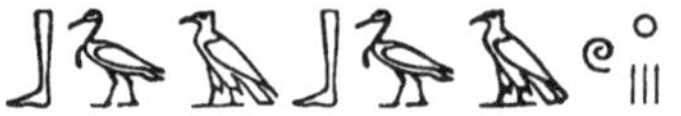 Kah

a) Teile des Kopfes
   1) die 7 Höhlen im Kopf
      Eb 763 (der Schnupfen-Dämon: *dd mr b3b3.w 7 m ḏ3ḏ3*)
   2) Höhlen der Augen
      Kah 6 (1,20) und 16 (2,22) (*mn-s b3b3.w nw ir.tj-sj*)
b) Höhle einer Schlange
   Eb 842 (*k.t nt tm rdj prj ḥf3.w m b3b3.w* Droge *rdj.tj r r3 n b3b3.w-f*); Eb 843 (Droge *rdj r r3 n b3b3.w*); Eb 844 (Droge *rdj r r3 n b3b3.w*)

b3ḥ Eichel (des männlichen Gliedes)

 Eb 269; Sm 31 (10,16; 10,20); Ram IV C 19

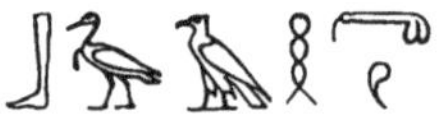 Eb 781 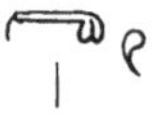 Eb 270 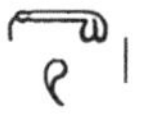 Eb 272 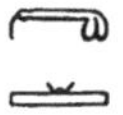 Sm 31 (10,14; 10,22); H 214[2]

[1] Ob ⊗ zu ergänzen? Nach *iwnw* noch 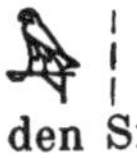 als Gesamtdeterminativ.

[2] H 214 in der Präposition *m-b3ḥ*; in den Sm-Stellen trotz der Schreibung noch in der eigentlichen Bedeutung.

1) Behandlung
   a) bei Harn-Erkrankungen
      Eb 269 (Drogen *dj r b3ḥ*); Eb 270 (Drogen *gs b3ḥ im*); Eb 272 (Drogen *gs b3ḥ im*)
   b) bei der *sr*-Krankheit[1]
      Eb 781 (Drogen *gs b3ḥ*)
2) als Austrittsort von Harn und Samen bei einer Rückenwirbel-Verletzung
   Sm 31 (10,14) (*iw ḥnn-f nḫt ẖr-s h33 mwj.t m b3ḥ-f*); (10,22) (*h33 mwj.t pw m b3ḥ-f*); (10,16) (*mns3 pw ḫpr r b3ḥ-f*); (10,20) (*ir mns3 pw ḫpr r b3ḥ-f: wnn ḥnn-f nḫt ẖr nšw m pḥwj ḥnn-f*)
3) im Zauber: Ram IV C 19
4) in der Verbindung *m-b3ḥ* ‘vor’: H 214 (dreimal) (Zaub)

§ 1: Das ganze Glied ist *ḥnn*, während dessen Spitze (*pḥwj ḥnn-f* in Sm 10,20) in der Glosse die Erklärung für *b3ḥ* ist. – Keinesfalls wird *b3ḥ* die Vorhaut bezeichnen (so Lefebvre, Tableau § 45, und Gardiner, Grammar S. 132 Ex. 21), die ja durch Beschneiden entfernt ist (siehe auch Grundriß Band I S. 86).

b3s.t.t Bastet (Göttin)

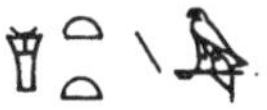 Sm

im Zauber: Sm 18,15; 19,10; 19,13; 19,20; 20,3

b3ḳ hell; klar sein

Pseudopartizip: 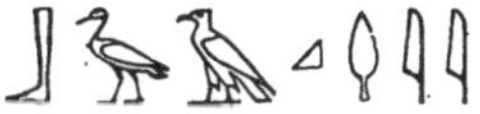 Sm 41 (14,1) 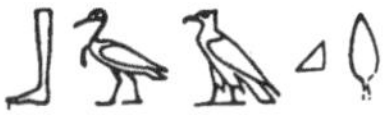 Sm 46 (15,21–16,1)

Infinitiv (?): 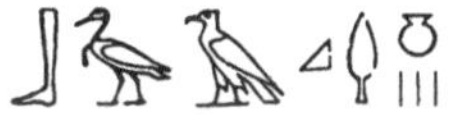 Bln 161

1) von Ausscheidungen der Wunden und Geschwülste
   a) Wunde: Sm 41 (14,1) (*ꜥḥꜥ.w h33 im b3ḳj*)
   b) *sḥr*-Geschwulst:
      Sm 46 (15,21–16,1) (*gmm-k ṯḥb ꜥ3 wr išwj ḥr ḳ3b.t-f b3ḳ mj mw*)
2) vom Blut: Bln 161 (*in b3ḳ snf m iwf irr r-f*)

b3g geronnen sein, gerinnen[2]

 Eb; Ram III A 31 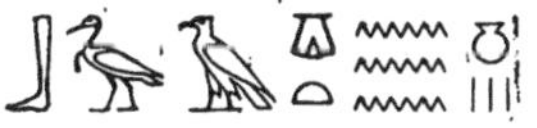 Eb 19 (in *ḥḳ.t b3g.t*)

[1] Ebbell möchte darin „Orchitis“ erkennen; siehe bei *sr*.
[2] Ob mit *b3gj* ‘müde sein’ zusammenhängend?

1) Geronnenes ausscheiden[1] (von der Frau)
Eb 786 (*k.t irr.t n wnn.t ḥr wsš b3g*)
2) vom Blut
Eb 198c (*snf pw sš n ṯs.t-f . . . . sk irj.n-k n-f wt ḥr r b3g-st m ḥ3.t*)
3) vom Bier (als Droge) siehe Drogen-W.B. unter *ḥḳ.t*
Eb 19; Ram III A 31; - - - - Eb 272 bis[2]

b3gj müde, matt (sein)[3]

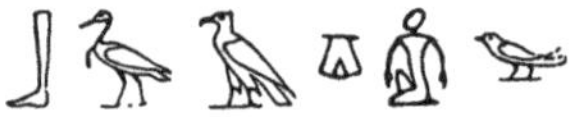 Eb 196 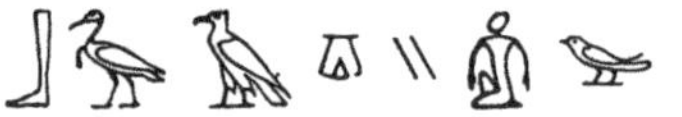 Eb 61
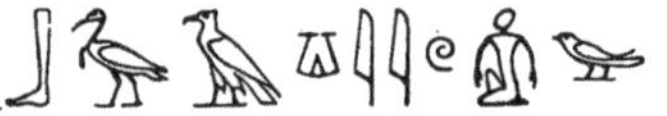 Eb 710 (neg. Komplement nach *imj-k*)
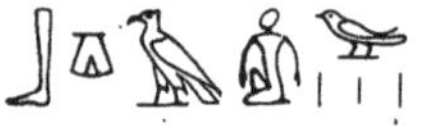 Bln 189 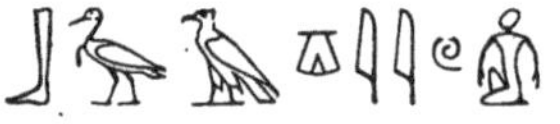 Ram III A 12

1) vom Herzen (bei einer Magenkrankheit): Eb 196 (*iw ib-f b3gj-f*)
2) vom Arzt (der nicht nachlassen soll beim Einreiben): Eb 710 (*gs im imj-k b3gj.w ḥr-s*)
3) Zauber: Eb 61 = Bln 189 (*nwd b3gj*)[4]
4) unklar: Ram III A 12[5]

b3d.t [Topf]

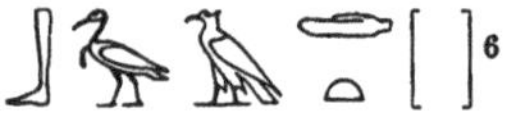[6] Kah; Sm

1) als Gerät zum Schöpfen von Öl: Sm 22,5
2) als Maß: Kah 18 (3,1) (*gs n b3d.t nt irṯ.t* [. . .] *b3d.t* [. . .])

bj Grütze

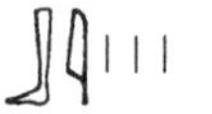 H 25[7]

1) als Drogenform: H 25 (*sw.t irj.w m bj*)
2) als Droge *bj n sw.t*: siehe im Drogen-W.B.

[1] Ebbell (S. 108) übersetzt: „evacuate thick humor (i. e. leucorrhoea)“.
[2] 'Süßes Bier, 1 Schale, in geronnenem Zustand'; die Parallele Ram III A 31 hat *ḥḳ.t b3g.t* 'geronnenes Bier, 1 Schale'.
[3] Vgl. *b3g* 'geronnen sein'.
[4] Es ist nicht zu entscheiden, ob hier der substantivierte Infinitiv oder ein echtes Substantiv 'Schwäche' vorliegt.
[5] Nach *m*; ob negierter Imperativ? Vgl. die Schreibung von Eb 710.
[6] Ein ungewöhnliches Zeichen für einen Topf bzw. einen Napf, nicht ▽, wie Breasted umschreibt.
[7] Als Droge sonst mit dem Determinativ ◯ geschrieben.

bj.t Fladen

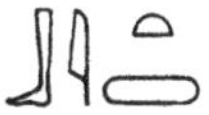 Eb

1) als Drogenform (Drogen *irj m bj.t*): Eb 322; 559; 560
2) in Drogen-Verbindungen siehe im Drogen-W.B.

bj.t [. . . ? . . .]

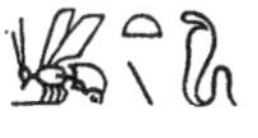 L 25c (9,2)

im Zauber in unklarem Zusammenhang; ob Bezeichnung für eine Göttin, vgl. Äg.W.B. I 435, 16–18 und 22

bj.tj König von Unter-Ägypten

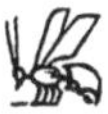 Eb; Bln; L 51 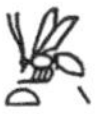 L 14; 25b

in der Verbindung *nj-sw.t bj.t* 'König von Ober- und Unterägypten'
1) medizinische Bücher werden gefunden und zum König gebracht Eb 856a = Bln 163a (zweimal); L 25b
2) Rezept hat sich bewährt zur Zeit eines bestimmten Königs: L 14; 51
3) Rezept wurde gemacht für die Mutter eines Königs: Eb 468

bj3[1] [Metall]

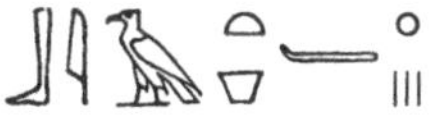 L 10 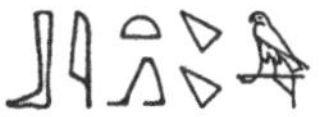 Bln 189

1) im Zauber: L 10; Bln 189
2) als Droge siehe im Drogen-W.B. (dort auch die Schreibungen)

bj3j.t Wunder

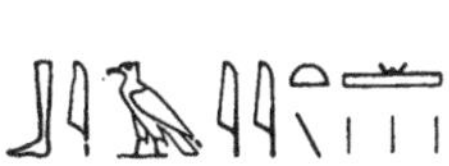 L 25b

ein medizinisches Buch wird zum König gebracht *m bj3j.t* „als Wunder“

bjbj [Krankheit]

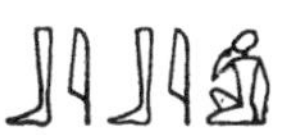 Eb 1 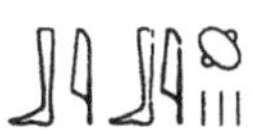 H 78

[1] Siehe auch das ungelesene Wort für Metall am Ende des Med.W.B.

im Zauber: Eb 1 (1,16) (*ẖnn m iwf-j pn bjbj m ʿ.t-j iptn*) = H 78 (6,8) (*ẖnn bjbj m ʿ.t-j iptn*)

§ 1: Die Übersetzung „Dumpfheit“ in Bd. IV beruht auf Sethe, Erläuterungen Lesestücke zu 47,9, der kopt. ⲃⲁⲗⲃⲉ vergleicht; siehe auch Spiegelberg, Koptisches Handwörterbuch S. 15 „dumm, taub, fade sein (auch von Salz)“, dort allerdings mit der Ableitung von *ʿbʿb* (?).

bjn böse; schlecht

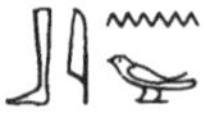 Eb; H; Ram III; Ram IV

1) von Krankheiten und krankhaften Erscheinungen
   a) *iḫ.t nb.t bjn.t ḏw.t*
      Eb 247 = H 75; ---- im Zauber: Eb 2 (zweimal); Ram IV C 22 und 23
   b) *bʿʿ bjn*: Ram III B 26
2) im Untersuchungstest (Gegensatz *nfr* ‘gut’)
   a) Muttermilch-Probe: Eb 788 (*m33 irṯ.t bjn.t*)[1]
   b) Lebensfähigkeit eines Neugeborenen
      Ram IV C 24 (Statue des Kindes: *k3p s.t ḥr-f ir nfr-f mss.t nfr ir bjn-f ms[s.t bjn]*)

bjk Falke

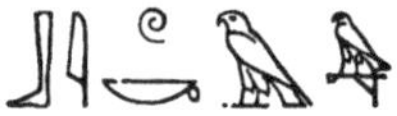 Bln 189 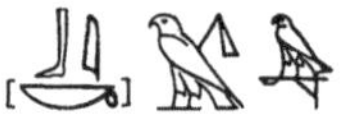 L 9[2]

im Zauber zur Bezeichnung des Horus als Falken

bjdj [Augenkrankheit]

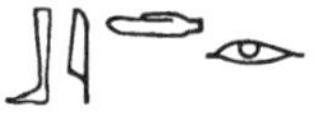 Eb 368 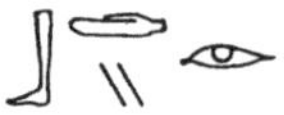 Eb 385

Eb 368 (*k.t nt dr bjdj m ir.tj*) (*sdm ir.tj im n ntj ir.tj-fj ḥr bjdj*)
Eb 385 (Zauberspruch gegen *ʿḫ.t nt mw m ir.tj: dr.n-f mw rj.t snf ḥ3rw bjdj šp.t ḥ3tj s.t-ʿ nṯr mt mt.t wḫdw wḫd.t iḫ.t nb.t ḏw.t imj.t ir.tj iptn*)

bʿʿ [Kinderkrankheit]

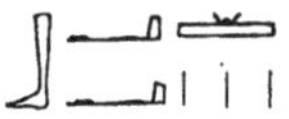 Mutt u Kind H 7,2 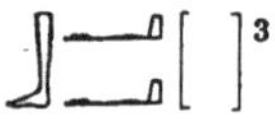[3] Ram III B

[1] Gegensatz Eb 796 (*m33 irṯ.t nfr.t*).

[2] Die Umschrift *bj* bei Wreszinski ist nicht korrekt: es sind deutliche Spuren des *k* sichtbar.

[3] Das Determinativ ist in keinem Falle sicher lesbar.

1) in Rezept-Überschriften bzw. Nachschriften
Ram III B 20 (*dr bʿʿ*); Mutt u Kind H 7,2 (*ḫsf bʿʿ*); ---- Nachschrift: Ram III B 23 (*dr bʿʿ pw*); ---- Ram III B 33 (nach der Zauber-Behandlung: *iw bʿʿ-f n mn.t*)
2) in Zaubersprüchen: Ram III B 21; 25; 26; ---- Ram III B 26

§ 1: Es muß sich um eine Krankheit handeln, die nach Ansicht der Ägypter vom Kinde aus der Mutterbrust eingesogen wird: Ram III B 25 heißt es: *snk.n-f bʿʿ imj šnʿ-j*; vielleicht hängt der Name *bʿʿ* mit dem Wort für „trinken" *bʿʿ* Äg.W.B. I 446,13 zusammen. Die Herkunft der Krankheit aus der Mutterbrust erklärt auch, daß Mutt u Kind H 7,2 das Mittel von der Frau getrunken werden soll (vgl. dazu jedoch auch Eb 272 bis); die Verbindung zur Muttermilch liegt auch Mutt u Kind 0 Rs 1,4 vor: in einem Schutzmittel für die Milch der Frau sind die Brust *mnḏ* und die Krankheit *bʿʿ* genannt. – Als Symptome der Krankheit nennt Ram III B 26: *iṯḥ ib sgnn m3s.tj nt wdf.n-f im-f*, d. h. die Krankheit holt heraus (= schwächt?) das Herz und macht weich die Knie dessen, in den sie langsam eingedrungen ist.

bʿbʿ begießen

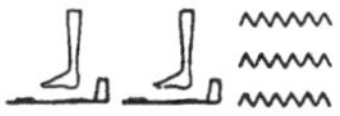 Eb 808

als Verbum der Applikation: die Brüste der Frau: *bʿbʿ st m snf*

bʿḥj überfließen; überschwemmt sein

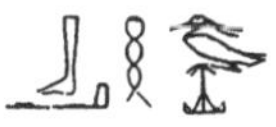 Eb 855h 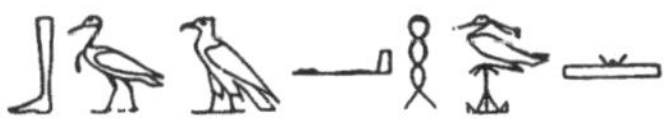 Eb 855b

als krankhafter Zustand
1) vom *ib*-Herzen: Eb 855b (*ir bʿḥj ib: mwj.t r3 pw ʿmd ʿ.t-f tm*)
2) von den Gefäßen des *ḥ3.tj*-Herzens: Eb 855h (*mt.w nw ḥ3.tj: ir r-f k3 dḥr.t-f: bʿḥj-sn pw*)

bw Ort

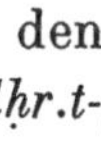 Eb; H; Sm; Ram III; Kah 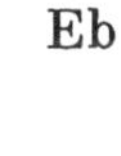 Bln

a) *bw . . . im* 'Ort, wo . . .'[1]
1) Ort, wo Körperstelle an Körperstelle stößt: Gelenk
Eb 711; H 32; 151

[1] *im* fehlt Ram III B 27; in H 32 steht fälschlich *ʿ.t im ʿ.t* statt *ʿ.t r ʿ.t im*.

2) Patient liegt an einem bestimmten Ort
Ram III fragm 3,2
3) im Zauber
Sm 18,10; Kah 30 (3,21); Ram III B 27 (ohne *im*)

b) zur Nominal-Bildung[1]
in der Verbindung *m bw wr* als Adverb „sehr“: Bln 84 (*gs s im m bw wr*)

bw.t Abscheu; Ekel

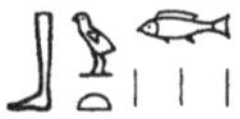 Sm 18,19 (Zaub); 20,9 (Zaub) 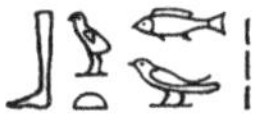 Sm 18,17 (Zaub)

bwꜣ hoch sein

masc. Pseudopart: 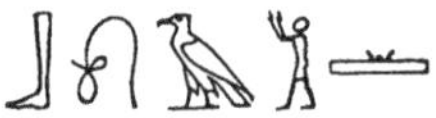 Eb 859a 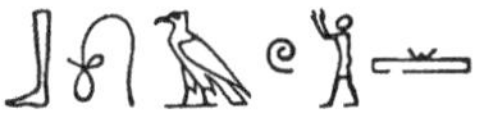 Eb 869a

vom Kopf einer Geschwulst:
Eb 859a (*gmm-k tp-s spd bwꜣ mj mnḏ*); Eb 869a (*gmm-k sj tp-s bwꜣ.w*)

bb.wj[2] Schlüsselbein

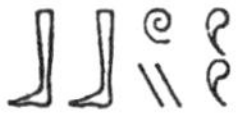 Sm 34 (ab 11,19); Sm 35 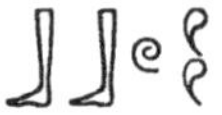 Sm 34 (11,17 und 18)

I) pathologische Fälle
a) Verletzungen
1) *wnḫ*-Verschiebung (*wnḫ m bb.wj*):
Sm 34 (11,17; 11,17; 11,19; 11,22)
2) *ḥsb*-Bruch (*ḥsb m bb.wj*): Sm 35 (12,3; 12,3; 12,4)
b) krankhafte Zustände
Sm 34 (11,18) (*gmm-k ... tp n bb.wj-f ḫsf r ḥr-f*); Sm 35 (12,3) (*gmm-k bb.wj-fj ḫwꜥ sꜣt r sn.nw-f*); Sm 34 (11,21) (*gmm-k bb.wj-f sḏ* [*wbnw*] *ẖr-s isdb n ẖnw*); ---- Sm 34 (11,22–23) (*nft tp.w pw nw ẖꜣb ....*) (siehe bei II a)
c) Behandlung (bei einem *ḥsb*-Bruch)
Sm 35 (12,6) (die Schultern werden ausgebreitet: *r dwn bb.wj-fj r ḫr ḥsb pf r s.t-f*)

[1] Vgl. *s.t* ‘Stelle’.
[2] Siehe auch *bbj.t* ‘Schlüsselbeinregion’.

II) anatomische Angaben

a) *bb.wj* durch *ẖ3b* 'Sichelbein' erklärt

Sm 34 (11,22) (*ỉr wnẖ m bb.wj-fj: nft tp.w pw nw ẖ3b-f ṁn tp.w-sn m ḳs ḥrj n ḳ3b.t-f*)

b) „Köpfe" der Schlüsselbeine

Sm 34 (11,18) (siehe unter Ib); Sm 34 (11,23) (siehe unter IIa)

§ 1: Trotz der Dual-Schreibung ist sicher jeweils nur ein Schlüsselbein als verletzt anzusehen, was aus Fall 35 (12,3) deutlich wird: „sein *bb.wj* hängt herab und ist in veränderter Lage gegenüber seinem Zweiten". – Beachtenswert ist auch Ebbells Bemerkung zu Fall 34 (Chirurgie S. 54): „sehr selten, daß beide Schlüsselbeine gleichzeitig luxiert sind". – Wahrscheinlich liegt eine ähnliche Dualform vor wie z. B. in *pḥwj* 'After', *ˁr.tj* 'Unterkiefer' oder *ˁ.tj* 'Gelenk', d. h. eine aus zwei Teilen bestehende Einheit, die dann singularisch gebraucht wird.

§ 2: Möglicherweise ist *bb.wj* von dem Wort *bb.t* 'Kehle' (Äg.W.B. I 455,5) abgeleitet, also eigentlich „Kehlen-Bein" bedeutend?

bbj.t Schlüsselbeinregion

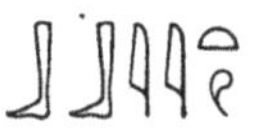 Sm 34 (12,1)

in der Erklärung einer *wnẖ*-Verschiebung im Schlüsselbein (*bb.wj*)
ỉr wnẖ m bb.wj: nft tp.w pw nw ẖ3b-f mn tp.w-sn m ḳs ḥrj n ḳ3b.t-f ˁr n ḥtj.t wnn ḥˁw n bbj.t-f ḥr-s ḥˁw pw wnn ḥr š3š3j.t-f

§ 1: Vgl. *bb.wj* 'Schlüsselbein', wovon *bbj.t* wahrscheinlich abgeleitet ist. – In der obigen Glosse ist *bbj.t* durch *š3š3j.t* 'Vorderhals-Gegend' erklärt.

bn [Negation]

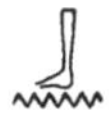 Bln 190

in einem Zauberspruch zweimal (vor *sḏm-f*)

bn.tj Brust(warzen); Brüste

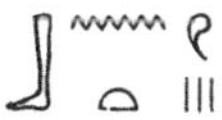 Eb 877c 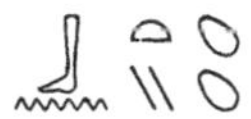 Eb 808

1) allgemein: Brustwarzen (des Menschen)

Eb 877c (*ˁnw.t*-Geschwulst: *ỉr swt gmj-k st mj šfw.t nb.t nt wbnw nt sḥm m mnḏ.w m bn.t m ˁ.t nb.t*)

2) als weibliche Brüste

Eb 808 (*ḥ3.t-ʿ m pẖr.t nt tm rdj h3j bn.tj*)

§ 1 (zu 2): Ebbell (Altägyptische Krankheitsbezeichnungen S. 57 ff.) deutet *bn.tj* als „Abort = nicht ausgetragenes Ei"; ebenso sieht er in dem hier und in dem folgenden Rezept auftretenden *gs.w* ein Wort für „Abortieren", während es wohl eher ein 'Überquellen' der Mutterbrust bezeichnet (siehe das Einzelne bei *gs.w*). – Für die hier vertretene Übersetzung von *bn.tj* sprechen folgende Gründe: das gut gesicherte Wort *bn.tj* (Äg.W.B. I 457,11–14); die hier allerdings ungewöhnliche Determinierung stammt vielleicht von *bnn* (Äg.W.B. I 460,7–13) mit der Grundbedeutung 'Ball, Kugel'; mit der „Kapitel-Überschrift" *ḥ3.t-ʿ m* 'Anfang von . . .' beginnt Eb 808 die Gruppe der Rezepte für die Mutterbrust, die bis 811 reicht: es beginnt Eb 808 mit *bn.tj* in der Überschrift und der Erwähnung von *gs.w* am Rezeptende, das folgende Rezept Eb 809 nennt *gs.w* in der Überschrift und *mnḏ* 'Brust' als Ort der Applikation, die beiden nächsten Rezepte Eb 810 und 811 behandeln nur noch die *mnḏ*-Brust: es führt demnach eine gedankliche Kette vom ersten bis zum letzten Rezept dieser Gruppe; die Geschlossenheit der Gruppe Eb 808–811 „Mutterbrust" wird auch rein äußerlich dadurch gekennzeichnet, daß in der Handschrift vor Eb 808 und nach Eb 811 Cäsuren durch den Schreiber gemacht sind; schließlich sei auf das Urteil von Lefebvre S. 101 Anm. 1 verwiesen, der Ebbells Übersetzung „audace excessive" nennt. – Demgegenüber deuten wir, gestützt auf die Übersetzung von *gs.w* 'Überquellen (der Brust)', die Stelle als ein Rezept zur Verhinderung bzw. Rückbildung allzu starker Milch-Produktion, die zum Herabhängen der Brüste führt. – Auch die Applikationsstellen stützen die Deutung 'Brüste': in beiden Fällen Eb 808 und 809 stehen sie an erster Stelle der Behandlung (Eb 808 *bʿbʿ st*; Eb 809 *dj n s.t r mnḏ.w-s*), danach wird in beiden Fällen der Bauch erwähnt und schließlich werden die Oberschenkel (Eb 808) bzw. alle Glieder (Eb 809) genannt (ob mit der Behandlung von Bauch und Oberschenkeln auch gleichzeitig der Ausfluß aus der Vulva beseitigt werden soll, bleibt zweifelhaft).

bnw.t Geschwür

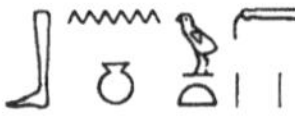 Eb; Sm 39 (13,7; 13,10) 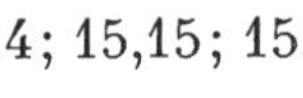 Eb 527 (70,24) 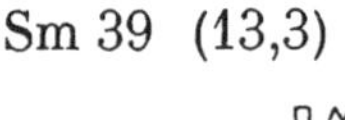 Sm 45 (15,10; 15,11; 15,14; 15,15; 15,16) 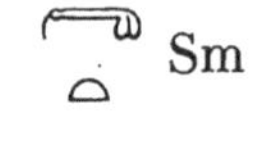 Sm 39 (13,3) 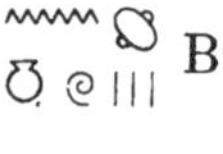 Sm 39 (13,5–6) 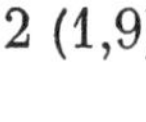 Sm 45 (15,9)[1] 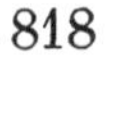 Sm 39 (13,3) 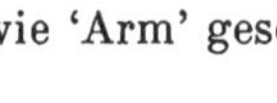 Bt 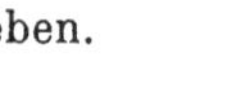 Bt 2 (1,9) Eb 818

[1] Pluralstriche wie 'Arm' geschrieben.

I) Lokalisation

a) im Fleisch[1] an allen Körperstellen
Eb 551 (*ḥ3.t-ʿ m pẖr.t nt dr bnw.t m ḥʿw n s m ʿ.t nb.t*) [*k.t*-Rezept Eb 552]

b) an den Zähnen
Eb 553 (*k.t nt dr sḥm.w nw bnw.t m ibḥ.w*)
Eb 554 (*dr bnw.t m ibḥ.w srd.t ḥʿw*) [*k.t*-Rezept Eb 555]
Eb 746 (*k.t nt dr bnw.t m ibḥ.w srd.t ḥʿw*) [*k.t*-Rezept Eb 747]

c) am weiblichen Geschlechtsteil
Eb 813 (*k.t nt wnm.t m ḥm.t-s ḫpr.t bnw.t m šd-s*) [*k.t*-Rezept Eb 814]
Eb 818 (*k.t nt ḳmj.t m ḥm.t ḫpr bnw.t m šd-s*) [*k.t*-Rezept Eb 819]

d) an bzw. auf der Brust
Sm 39 (13,3; 13,3; 13,5–6; 13,10) (*bnw.t tp sḳr m ḳ3b.t-f*)
Sm 39 (13,7) (*š3w.ḥr-k n-f ḥr ḳ3b.t-f ḥr bnw.t iptf ntj ḥr ḳ3b.t-f*)
Sm 45 (15,9; 15,10; 15,16; – 15,14) (*bnw.t ḥm3.tj ḥr ḳ3b.t-f*)
Sm 45 (15,11) (*ir dj-k ḏr.t-k ḥr ḳ3b.t-f ḥr bnw.t iptf*)

e) auf dem After
Bt 2 (1,9–10) ([*dr* ?] *šfw.t n bnw.t sḥm n bnw.t ḥr pḥwj.t*); – – – – Bt 5 (4,2) (*kjj sp irr.t n sḥm n bnw.t*); Bt 10 (*k.t pẖr.t nt sḥm n bnw.t*)

f) auf der Blase
Bt 13a (6,3) (*ir bsj-f mj sẖr n s.t-ʿ bnw.t ḥr šptj.t st.t m r3-ʿ.t-f*)

g) an allen Körperteilen
Sm 45 (15,15) (*ir gmj-k bnw.t ḥm3.tj m ʿ.t nb.t nt s*); Eb 551 (*ḥ3.t-ʿ m pẖr.t nt dr bnw.t m ḥʿw n s m ʿ.t nb.t*)

h) an einer *wbnw*-Wunde
Eb 527 (*k.t pẖr.t nt bnw.t m wbnw . . . dr bnw.t pw*)

II) in besonderen Verbindungen

a) *bnw.t tp sḳr*	Sm 38 (siehe I d)
b) *bnw.t ḥm3.tj*	Sm 45 (siehe I d und g)
c) *sḥm.w nw bnw.t*	Eb 553 (siehe I b); Bt 2; 5; 10 (siehe I e)
d) *šfw.t n bnw.t*	Bt 2 (siehe I e)

§ 1: Ebbells Übersetzung „gangränes Geschwür" (ZÄS 63, 1928, 71) scheint im Grundsätzlichen das Richtige zu treffen, wenn auch einige Angaben über *bnw.t* – und zwar besonders die Glossen zu Sm 39 und 45 – besser zu der Bezeichnung „Geschwulst" passen würden (Breasted S. 367: „tumors"). Offenbar ist im Ägyptischen der Unterschied zwischen Geschwülsten (als krankhafter Zunahme bzw. Ansammlung) und Geschwüren (als krankhaftem Verlust von Substanz) nicht so scharf gezogen.

[1] Vgl. *srd.t ḥʿw* unter b.

§ 2: Im einzelnen gewinnt man aus den Texten folgende Angaben über *bnw.t*:

1. Daß mit *bnw.t* ein Verlust an Gewebe verbunden ist, kann man aus dem Zusatz zu *dr bnw.t* ersehen: *srd.t ḥʿw* 'das Fleisch wachsen lassen' (Eb 554 und 746); auch bei offenen Wunden wird *srd.t ḥʿw* als Behandlung erwähnt (Eb 533). Möglicherweise ist der Gebrauch von *wnm* 'fressen' (Eb 813) auf ein fressendes Geschwür angewendet (vgl. *wnm-snf*, z. B. Eb 749). – Die enge Beziehung zu offenen Wunden wird durch Eb 527 (*bnw.t m wbnw*) deutlich; ferner durch den Anschluß der Gruppe Eb 551 ff. (*ḥꜣ.t-ʿ m pḫr.t nt dr bnw.t m ḥʿw n s m ʿ.t nb.t*) an die allgemeinen Rezepte der Wundbehandlung; und schließlich durch das Auftreten der Fälle 39 und 45 im „Wundenbuch".
2. Im Pap. Ebers folgt auf die *bnw.t*-Rezepte die Gruppe der Mittel gegen *šfw.t*-Schwellungen, zu denen *bnw.t* ebenfalls enge Beziehungen hat: in der Glosse von Sm 45 wird *bnw.t* durch *šfw.t* erklärt (in Fall 39 durch *iḫ.t šfw*); Bt 2 nennt *šfw.t n bnw.t*. – Die Erwähnung von *twꜣ.w* Sm 39 (13,4) begegnet in den Geschwulst-Diagnosen des Pap. Ebers.
3. Eiter (*rj.t*) wird Sm 39 (13,4; 13,6; 13,11) erwähnt; Mutt u Kind E 3,4–5 nennt *bnw.t*: „Bruder des Blutes, Freund des Eiters, Vater der *ḥnḥn.t*-Geschwulst".
4. In Verbindung mit Hitze wird *bnw.t* Sm 39 (13,5), Bt 10 und 13a genannt; dagegen wird Sm 45 (15,12) ausdrücklich betont, daß keine Hitze darin ist.

§ 3: Die Behandlung von *bnw.t* erfolgt auf verschiedene Weisen, die in den meisten Fällen durch den betroffenen Körperteil bedingt sind: so wird bei *bnw.t* an den Zähnen *ḫpʿ* '(Mund) spülen' verordnet; bei den weiblichen Geschlechtsteilen und der Blase werden die Drogen 'eingegossen' (*wdḥ*); Bt 5 wird 'eine Pille an den After gegeben'; eine besondere Art der Behandlung ist Sm 39 angegeben: ausbrennen mit dem Feuerbohrer und anschließend normale Wundbehandlung; *wt* 'verbinden' ist auch Eb 553 und Bt 10 vorgeschrieben; Eb 527 nennt 'werde an die Wunde gegeben'; bemerkenswert ist Eb 551: *gs* 'salben' mit dem *k.t*-Rezept Eb 552, das als Trankmittel getrunken werden soll.

§ 4: Die Rezepte Eb 551–555 scheinen die eigentliche *bnw.t*-Gruppe zu sein; die übrigen Rezepte des Ebers sind an den entsprechenden Stellen eingestreut: Wunden (Eb 527); Zähne (Eb 746); Frauenleiden (Eb 813; 818).

§ 5: Die scharfe Trennung von *bnw.t* und den *bnw* geschriebenen Wörtern des Pap. Beatty, wie sie Jonckheere S. 16 Anm. 8 fordert, ist nicht einzusehen. Die Schreibung gibt keinen Grund dafür (vgl. die Schreibungen von *mrḥ.t*, *irṯ.t* oder *ḥmꜣ.t* im Pap. Beatty); sachlich wird durch die Verbindung *sḫm.w nw bnw.t*, die Eb und Bt belegt ist, die Einheitlichkeit besonders deutlich.

bnw.t Mahlstein

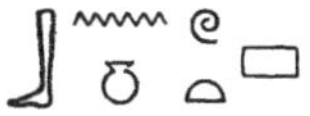 Eb 740 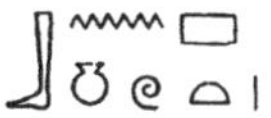 Sm 22,2

1) Drogen werden auf dem Mahlstein zerrieben
Sm 22,2 (*nḏ.ḫr.tw ḥr bnw.t*)
2) in der Verbindung *ḥwj.t nt bnw.t* 'Abgeriebenes des Mahlsteines' als Droge siehe im Drogen-W.B. bei *ḥwj.t*

bnn Kügelchen

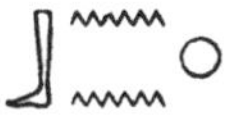 Eb 357 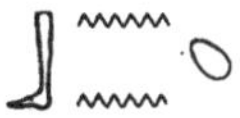 Eb 368

Bezeichnung einer Drogenform
Eb 357 (*k.t nt dr šp.t m ỉr.tj m bnn*)[1]
Eb 368 (Drogen *rdj bnn n ʿntjw ḥr-s*)

§ 1: Der Gebrauch von *bnn* ist nur auf Kügelchen von *ʿntjw*-Harz in Augenrezepten beschränkt; die Anwendung erfolgt durch Auflegen auf die Außenseite der Augen (Eb 357) oder durch Schminken (Eb 368).

bnr dattelsüß

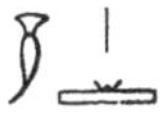 Eb 28

von *ỉrp*-Wein siehe im Drogen W.B. unter *ỉrp*

bnd [...?...]

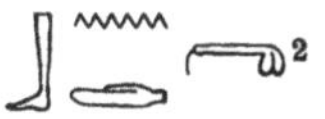[2] Bln 196

Bln 196 (die Gefäße der Brust: *gmj-k st hrp.w mj ỉnm ns ḥʿw-s bnd pw*)

§ 1: Da *bnd* als Gegensatz zu „glückliche Geburt" in einer Prognose gebraucht ist, möchte man an ein Wort für „schwierige Geburt" oder gar „Fehlgeburt" denken; vgl. *bnd* Äg.W.B. I 464,14–16 'übel daran sein'. – Oder ist gemeint, daß ein Coitus ohne Befruchtung erfolgt ist (dasselbe Determinativ bei *nk* 'Beischlaf').

brtrt (?) [...?...]

 Eb 866a (Pseudopart. 3. fem. sg.)

[1] Es folgt *ʿntjw šw* als erste Droge.
[2] Wreszinski liest das Determinativ 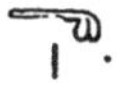.

Eb 866a (*ʿ3.t*-Geschwulst: *iw-s brtrt.t*)

§ **1:** Die Lesung der Gruppen ist unsicher; Wreszinski umschreibt 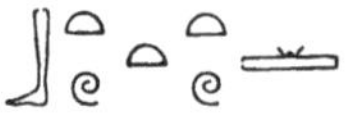; *brtrt.t(j)* muß ein Zustand der Geschwulst sein.

bḥs Kalb

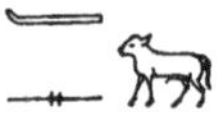 Sm; Kah

1) im Zauber: Kah 30 (3,20); Sm 19,15
2) in Drogen-Verbindungen siehe im Drogen-W.B.

bsj A. hervorquellen

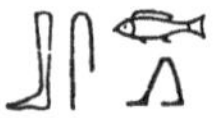 H; Bt

von Krankheiten, die aus dem Körper herauskommen
Bt 13a (*ir bsj-f mj sẖr n s.t-ʿ*)
H 160 (Zauberspruch gegen *mšpn.t*: *šp-ṯ bsj.t nn pr.t-s*)

(bsj.w) B. Hervorquellung

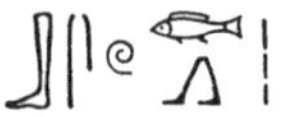 Eb 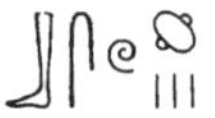 Bln 52 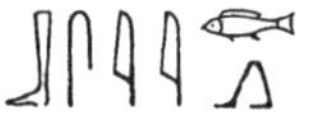 Bln 53 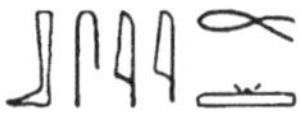
Bln 14[1]

1) als Krankheit: Schwellung (vgl. kopt. **ОΥІСІ**)
Bln 52 (*pẖr.t nt sḏ ʿ3.t ḫnsw r3-pw bsj.w nb ḫpr r s*); Bln 53 (*pẖr.t nt ḥm bsj.w*); Bln 14 (*pẖr.t nt dr bsj.w ḥr mnḏ ḥr ʿ.t nb.t*)
2) in der Verbindung *bsj.w n wrḏ.t*
Eb 189a (Magenkranker: *iw ʿ.t-f nb.t dns.tj r-f mj bsj.w n wrḏ.t*)

§ **1** (zu B 2): Entweder liegt der übertragene Gebrauch von *bsj* vor (Äg.W.B. I 474 C I: sich ereignen, geschehen), dann hieße es: 'Auftreten von Müdigkeit'; oder es handelt sich um eine Form der B 1 genannten Krankheit: *bsj.w* infolge von Müdigkeit. – Ebbell, Altägyptischen Krankheiten S. 19: „Ausbruch, Fall o. ä." (zu Eb 189a).

bsbs [Gans/Ente]

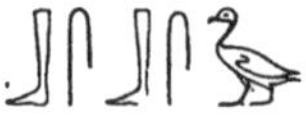 Sm 19,12

im Zauberspruch neben der *w3ḏ-ḥ3.t*-Gans

[1] Zur Lesung von vgl. Anm. 1 bei *nḏ* 'fragen'.

bšj erbrechen

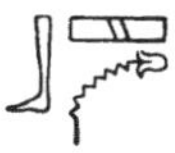 Eb; Bln 163f 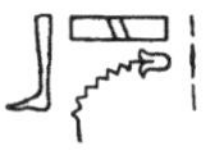 Bln 108

a) als Begleiterscheinung bei Frauenleiden
   Eb 833a (*iw-s bšj-s iḫ.t mj ḥbb.t . . . . grḥ-s m-ḫt bšj-s*)
b) als Teil der Behandlung
   Bln 108 (*swr in s bšj.w*)
   Bln 163f (vgl. Eb 856f mit *sbšj* 'erbrechen lassen')
c) im Zauber: Eb 131 (neben *ḳ3ʿ*)

§ 1: Offensichtlich übt Erbrechen eine positive Wirkung auf den Krankheitsverlauf aus und wird daher z. T. künstlich herbeigeführt: Eb 833a hört Hitze auf, nachdem Erbrechen erfolgt ist; Bln 108 wird die Hitzekrankheit *srf.t* durch Erbrechen beendet; vgl. auch *sbšj* als Verbum der Behandlung.

§ 2: Eb 131 wird *bšj* neben *ḳ3ʿ* 'speien, erbrechen' gebraucht; Bln 108 (*bšj*) folgt auf *ḳ3ʿ* in Bln 107.

bḳn (?) [. . . ? . . .]

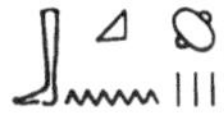[1] Eb 131

in einem Zauberspruch in unklarem Zusammenhange (folgt eine Textauslassung)

bḳsw Wirbelsäule

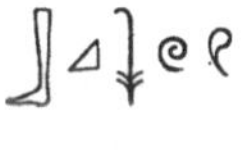 Sm 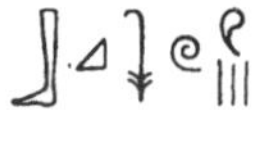 Eb 452; 457

1) vom Menschen (bei einer Verschiebung eines Nacken-Wirbels)
   Sm 31 (10,15) (*wnḫ m ṯs n nḥb.t-f ʿr n bḳsw-f*)
2) vom Tier (als Droge): siehe Drogen-W.B.

bk3.t die Schwangere

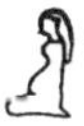[2] Kah

Kah 19 (3,2) (*sj3 msj.tj-sj m ḥm.t nt bk3.t*)

[1] Wreszinski umschreibt *bḳt*; ob das folgende *sp 2* zu *bḳn* gehört, also *bḳnbḳn* oder *bḳnḳn*, bleibt zweifelhaft. - Vgl. auch L 13 (4,13) *prj m bḳn* (?).
[2] Bei Möller, Palaeographie I S. 5 unter Nr. 61 „sitzende Frau" aufgenommen.

bkn Exkremente (vom Kleinvieh)

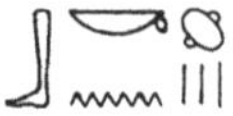 Sm 7 (3,11) 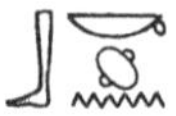 Sm 7 (3,21)[1]

Geruch einer Schädel-Verletzung wird mit der Ausscheidung von Kleinvieh verglichen:
Sm 7 (3,11) (*sṯj ḥn n tp-f mj bkn n ʿw.t*); Sm 7 (3,21) (*ỉr sṯj ḥn n tp-f mj bk(n) n ʿw.t: wnn sṯj wp.t-f pw mj wsš.t nt ʿw.t*)

§ 1: Die Bedeutung ist durch die Glossenerklärung *wsš.t* 'Ausscheidung' gesichert.

bṯ A. meiden

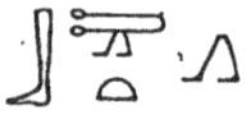 Eb 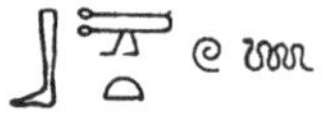 Sm (neg. Komplement)

in der Verdikt-Formel *ʿḳ r-f m bṯ sw*
Eb 200a; 205c; 206a
– – – – Sm 7 (4,4) (der Kranke ist ein Fall von: *ʿḳ [r-f] m bṯ [sw]*)

(bṯ.w) B. Gift-Schlange[2]

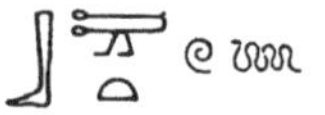 Eb 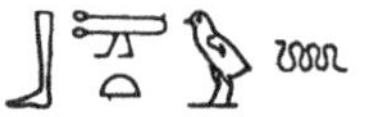 Kah

als Bezeichnung für eine unheilbare dämonische Krankheit, in der Umkehrung der obigen Verdikt-Formel:
I) *m ʿḳ r-f bṯ.w pw*: Eb 205a
II) *bṯ.w pw*: Kah 5; 13

§ 1: Die Pronomina in der Formel *ʿḳ r-f m bṯ sw* beziehen sich auf die Krankheit (in Eb 200a als *mr ỉrj-j* genannt, in Eb 206a als *šnʿ n st.t* erkannt): 'gehe gegen sie vor, laufe nicht vor ihr fort'. – Die Grundbedeutung des Substantivs *bṯ.w* ist wahrscheinlich 'einer, vor dem man davonläuft' oder 'einer, dem man aus dem Wege gehen soll', z. B. als Bezeichnung der Giftschlange (Äg.W.B. I 485,11) oder eines Bösewichtes (Äg.W.B. I 485,14). Von der Bezeichnung der Giftschlange stammt das Determinativ  bei *bṯ.w* in der Verdikt-Formel 'gehe nicht gegen sie [sc. die Krankheit] vor, es handelt sich um einen Krankheitsdämonen, vor dem man fortlaufen sollte' (in Eb 205a wird aber versucht: *ʿḥ3-k ḥnʿ-f m sp.w šsm.w* 'kämpfe mit ihm

[1] Das *n* wohl der Genetiv-Exponent, vor dem das auslautende *n* von *bkn* ausgefallen ist.

[2] Vgl. auch Ptahh (Sethe Lesest 39, 13—14: *ḫ3j.t pw mr.t nt bṯw* 'es ist ein schmerzhaftes Leiden, dem man aus dem Wege gehen sollte'.

(sc. dem *bṯ.w*-Dämonen) mit radikalen Mitteln'). Daß eine Krankheit bzw. ein Krankheitsdämon schlangengestaltet vorgestellt ist, begegnet mehrfach in der Medizin (vgl. bei *fnṯ* § 1), und daß sich die Bezeichnung für eine unheilbare Krankheit mit der Bezeichnung für die Giftschlange deckt, ist durchaus plausibel.

§ 2: Daß der Bezug von *ꜥḳ* und *bṯ* auf die Krankheit, nicht aber als „nimm dich seiner an, gibt ihn nicht auf" auf den Kranken zu erfolgen hat, erhellt auch aus dem Gebrauch des nominalen *bṯ.w*, das in den beiden Kahun-Fällen *bṯ.t* heißen müßte, wenn es sich um „einen Aufzugebenden" bzw. „eine Aufzugebende" handeln würde.

§ 3 (zu B): Ebbell, Altägyptische Krankheitsbezeichnungen S. 19, deutet *bṯ.w* auf Grund der Eb-Stelle als „Anchylostomum duodenale", aber er berücksichtigt nicht die beiden Kahun-Fälle.

bdš schlaff; ermattet

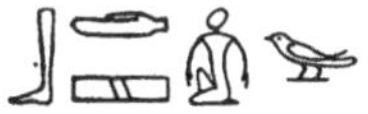 Bln 163d

ꜥ.t-f bdš[1]

bḏꜣ [Topf]

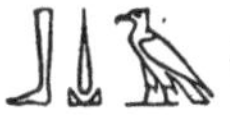 Eb 95; 116 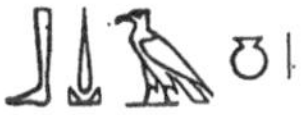 Eb 322

1) als Gerät der Drogenbereitung: Eb 322
2) in der Verbindung *ḫns.t nt bḏꜣ*: als Droge siehe im Drogen-W.B.

bḏꜣ Polster; Kissen

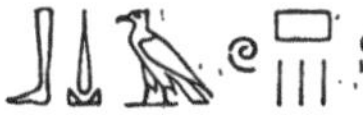 Sm 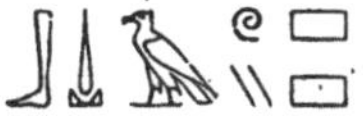 Sm 12 (5,20)

in der Verbindung 'Polster aus Stoff'

1) bei Nasenbrüchen
   Sm 11 (5,13) (*wdj.ḥr-k n-f bḏꜣ.w n ḥbsw gwꜣ n-sn fnḏ-f*)
   Sm 12 (5,20) (*wdj.ḥr-k n-f bḏꜣ.wj n ḥbsw wt ḥr-s*)
2) bei einer Ohrverletzung
   Sm 23 (8,21) (*irj.ḥr-k n-f bḏꜣ.w n ḥbsw ḏbꜣ ḥꜣ n msḏr-f im*)
3) bei einer Schlüsselbein-Verschiebung
   Sm 34 (11,20) (*wt.ḥr-k sw ḥr bḏꜣ.w nw ḥbsw*)

[1] Geschrieben *ꜥ.wj-fj bdš*; die Parallele Eb 856 d hat *dꜣ rd.wj-fj* 'seine beiden Beine zittern'.

§ 1: Das Stoffpolster dient als Schiene für den Bruch bzw. die Verletzung; darüber wird ein Verband gelegt (Sm 12 und 34). – Möglicherweise hängt *bḏ3* mit dem Wort für Ball *bḏ* Äg.W.B. I 488,8 zusammen: ein zu einem Ballen geformtes Stoffknäuel?

p [Stadt]

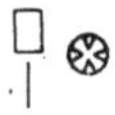 H; Sm; L; Ram IV

im Zauber belegt:
1) neben der Stadt *dp*: H 216; L 22
2) sonst: Sm 19,5; Ram IV D II 4
3) in dem Titel *r3 p* [*nb*]: Ram IV D V 3

p Unterlage; Sitz

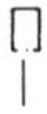 Sm 19,5

im Zauber, im Wortspiel mit der Stadt *p*

p.t Himmel

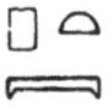 Eb; H; L; Sm; Ram III; Ram IV 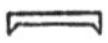 Bln 88; Bt

1) in Drogen-Verbindungen
   a) *mw nw i3d.t nt p.t* 'Wasser vom Tau des Himmels' siehe im Drogen-W.B. bei *mw*
   b) *bj3 n p.t* 'Metall des Himmels' siehe im Drogen-W.B. bei *bj3*
   c) *ir.t-p.t* siehe im Drogen-W.B.
2) im Zauber
   Eb 131; 360 (*p.t rsj.t* neben *p.t mḥ.t.t*); H 215 (zweimal); Sm 18,3; L 6; 44; Bt Rs 1,6; Rs 2,3; Ram III B 15; Ram IV B 5; ---- L3 (1,10)

p3 der; dieser

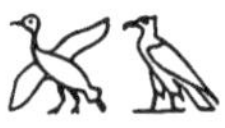 Eb; H; Bln; Sm; L; Bt; Carlsb; Pap. Beatty VIII; Pharaobuch 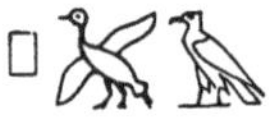 Sm 4 (2,10)

1) als Demonstrativ-Pronomen[1]
   Eb 856d (*p3 pw mt štw n mn.t-f*) = Bln 163d (*p3 mt štw n mn.tj-fj*);

[1] Zum Gebrauch (Wiederaufnahme eines vorher erwähnten Wortes) siehe Hilde von Deines, Die Demonstrativa im Wundenbuch des Pap. E. Smith; MIO 2,1–29, 1954.

Sm 4 (2,10) (die Schwellung: *ntj ḥr p3 pšn*); Sm 9 (5,5) (*ssd pw wnn ẖr ʿ p3 wt*); Sm 9 (5,5) (*pẖr.t nt.t ḥr p3 wbnw ntj m ḥ3.t-ḥr-f*); Sm 21,21 (*mw ntj m p3 ʿnḏw*)

2) als Artikel
H 170 (11,13 zweimal); Bln 46; 112; 151; 189; 190; L 1 (1,1 dreimal); 2 (1,5 und 1,8; ---- 1,9 ?); 3 (1,13; 2,1); 25c (8,13)[1]; Carlsb III; Bt Rs 2,5; Rs 2,6; Rs 2,9; Pap. Beatty VIII 5,1; Pharaobuch IV 1

p3 [Verbum zur Bildung der Vergangenheit]

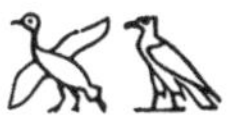 Eb 831; Sm 7 (4,4) 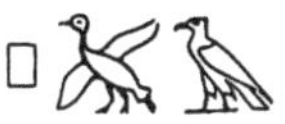 Sm 7 (3,13); Ram IV

 Carlsb I

1) *sḏm-f* + Infinitiv
Eb 831a (*ir ẖ3j-k s.t p3 n-s h3j.t iẖ.t mj mw*); Ram IV E I 4 ([...] *p3 n-s ḫpr* [...]) (?); ---- Carlsb I (*iw p3 n-s* [...])

2) *sḏm.n-f* + Infinitiv
Sm 7 (3,13) (Patient: *sḥḏ.n-f p3.n-f wdj.t nhd*); Sm 7 (4,4) (Patient: *sḥḏ.n-f p3.n-f wdj.t 3ht*)

p3j‹ [masc. Possessiv-Artikel]

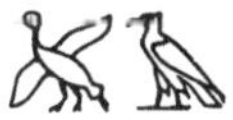 Sm 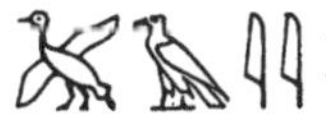 L

Sm 3 (2,1) (*ṯs.t pw m p3j-f iḥ*); ---- im Zauber: L 1 (*mj p3 swr irj.n-k mw n p3j-n m[wj.t ?]*); L 2 (*im dj.tw n-n psš.t m p3j-k iḥ š3bw* [*m*] *p3j-k s3ṯw*)

p3j.t die Vögel[2]

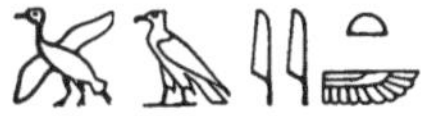 Eb 848 (Zaub)

p3js.t [Erscheinung an einer *wbnw*-Wunde]

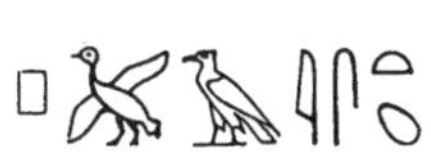 Sm 41 (13,21–22)

eine Wunde, die nicht heilt: *iw p3js.t nt.t m r3 n wbnw pf mwj*

[1] Kein Demonstrativpronomen *p3nn*, wie Wreszinski annimmt, sondern *p3 8* (*nṯr.w ipw*) zu lesen; vgl. Bt Rs 2,5: *p3 4 3ḫ.w ipw*.
[2] Wörtlich: ‘das, was fliegt’.

§ 1: Vgl. 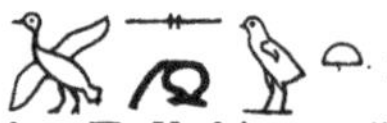 in Pyr 1485, wo von Feuer und Hitze die Rede ist (so auch im Fall 41: *swš n srf nš-f m r3 n wbnw pf*; von den *p3js.t* wird gesagt: *š3m irtjw-sn* „heiß ist ihre Beschaffenheit"); ob der Ausfluß des Determinativs  bei *p3sw.t* mit der Angabe *mwj* 'flüssig sein' im Smith zu vergleichen ist, bleibt zweifelhaft, da  auch zu einem allgemeinen Wort für 'leiden' gehören kann; vgl. das mit einem Determinativ für „sterben" geschriebene Verbum 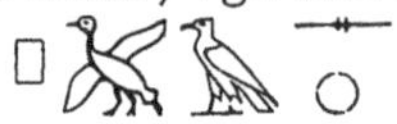 (Äg.W.B. I 499,2).

§ 2: Breasted und Ebbell (Chirurgie S. 62) übersetzen zweifelnd mit "Granulation".

p3w.t Last

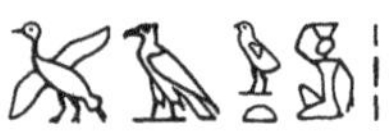 Eb 61 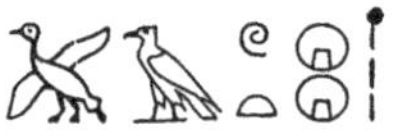 Bln 189

als bildliche Bezeichnung einer Krankheit, im Zauber

p3ḫd herabhängen

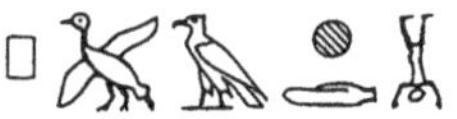 Sm 8 (4,14) 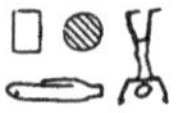 Sm 34 (11,18)

1) von der Sohle
   Sm 8 (4,14) (Patient mit Schädelbruch geht auf unsicherer Sohle: *n nḏm.n-s n-f r šm.t gnn.tj p3ḫd.tj*)
2) von den Schultern
   Sm 34 (11,18) (Verrenkung am Schlüsselbein: *kʿḥ.wj-f pḫd.wj*)

p3ḳ.t Schale (des Schädels)[1]

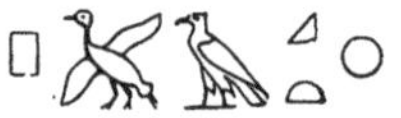 Sm 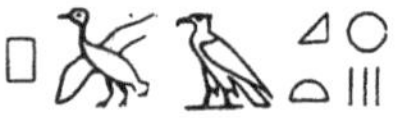 Sm 8 (4,13)[2] 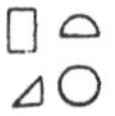 Sm 9 (5,1)

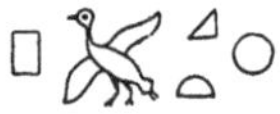 Sm 9 (4,19–20)

1) anatomische Angaben
   a) *p3ḳ.t nt ḏnn.t* 'Schale des Schädels': Sm 4 (2,9); 7 (3,16); 9 (4,19)
   b) *p3ḳ.t nt ḏ3ḏ3* 'Schale des Kopfes': Sm 9 (4,19–20)
   c) *imj.t p3ḳ.t r p3ḳ.t nt ḏnn.t* 'was zwischen Schale und Schale des Schädels ist' (als Erklärung der *tp3w*-Teile): Sm 7 (3,16)

[1] *p3ḳ.t* als Droge (Scherbe eines Topfes bzw. Schale der Schildkröte) siehe im Drogen-W.B.

[2] Lies 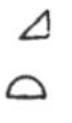 (Breasted umschreibt 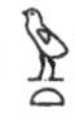).

2) pathologische Angaben
   a) *sḏ* 'gebrochen'
      Sm 8 (4,13) (*sḏ p3ḳ.t pw nt ḏnn.t-f* als Erklärung eines *sḏ*-Bruches an seinem Schädel); Sm 9 (4,19) (*sḏ p3ḳ.t nt ḏnn.t-f*); Sm 9 (4,19–20) (*sḏ p3ḳ.t nt ḏ3ḏ3-f*)
   b) *ἰwd* 'getrennt hat sich (Schale von Schale)'
      Sm 4 (2,9) (*ἰwd p3ḳ.t pw r p3ḳ.t nt ḏnn.t-f* als Erklärung eines gespaltenen Schädels)
3) Behandlung: Schale wird geknüpft, vom Heilen eines Schädelbruches
   Sm 9 (5,1) (ein Streupulver: *ṯs-f p3ḳ.t*)

p3ḳ.t feinstes Leinen

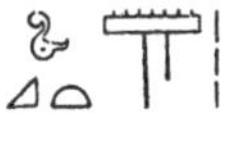 Eb 130 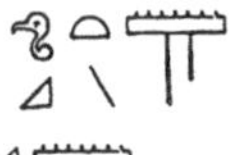 Eb 831 c 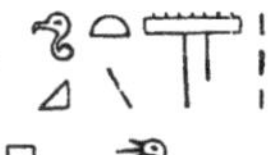 Eb 507 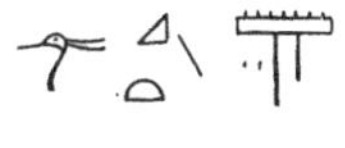

Sm 19,11 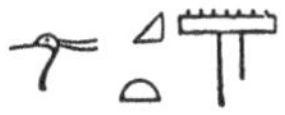 Sm 22,13 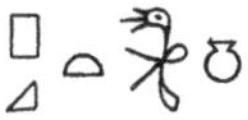 Pap. Beatty V Rs 4,7

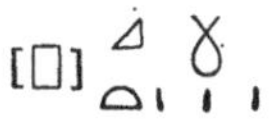 Pap. Beatty V Rs 6,4[1]

1) ohne Zusatz
   Pap. Beatty V Rs 6,4 (Götterbilder: *sš ḥr p3ḳ.t*)
2) in Verbindungen
   a) *sšd n p3ḳ.t*: Sm 19,11
   b) *stp n p3ḳ.t*: Sm 22,13; Pap. Beatty V Rs 4,7
   c) *k3p n p3ḳ.t* bzw. *k3p.w nw p3ḳ.t*: Eb 130; 507; 831 c
      siehe diese Verbindung auch als Droge im Drogen-W.B.

p3d Knie(scheibe)

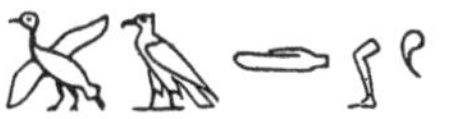 Eb 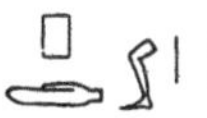 H

mr 'schmerzen; krank sein'
Eb 612 (*ἰrr.t r p3d mr-f*) [Applikation: *wt*]
H 252 ([. . .] *p3d mr-f*) [Applikation nicht erhalten]

§ 1: Auf Eb 612 folgen Rezepte für den *sst*-Teil des Beines; ebenso folgt *sst* in der Aufzählung der Körperteile in Mutt u Kind E 5,1 (*m h3j.w ḥr p3d-f s3w gbgb*). – Zum Verhältnis von *p3d* 'Knie(scheibe)' zu *m3s.t* 'Knie(stück)' siehe bei *m3s.t* § 2.

[1] Gardiner gibt —— statt ı ı ı.

pj.t [. . . ? . . .][1]

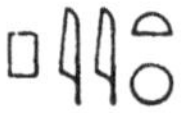 Eb 197 a

nur einmal in einem Vergleich belegt:
ir. ẖ3j-k sw n gmj.n-k ẖ3j.t m ẖ.t wpw-ḥr ḥnw.t nt ḥ'w mj pj.t ḏd.ḫr-k nḥ3 pw n pr-k

pjw [. . . ? . . .][2]

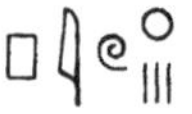 Sm 6 (3,1)

nur einmal in einem Vergleich belegt: von der Oberfläche geschmolzenen, aber noch nicht erstarrten Kupfers wird gesagt: *nḥ3 mj pjw*

pjw Floh

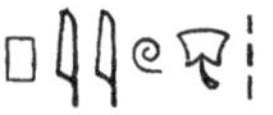 Eb 840

Rezept zur Schädlingsbeseitigung: *ḥ3.t-' m pḫr.t irr.t r dr pjw m pr*

p'.t [Gebäck]

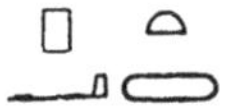 Eb 267

Bezeichnung einer Drogenform: Drogen *irj m p'.t*

§ 1: P Kah 26 a, 16 ist *p'.t*-Gebäck mit der Angabe *psj* 'gekocht bzw. gebacken' verbunden, es handelt sich also nicht nur um Teig, sondern um tatsächliches Gebäck.

p'p'j.t [. . . ? . . .]

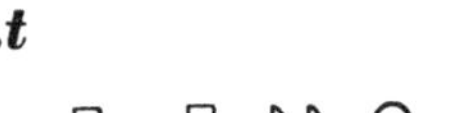 Eb 857 a

ḥnḥn.t-Geschwulst: *iw iḫ.t ḥr-s mj p'p'j.t*

§ 1: Ebbell, Altägyptische Krankheiten S. 20, denkt an ,,Vesiculae .ä. ?" (Blasen, kleine Bläschen) und vergleicht hebr. אבעבעת (= griech. τα ἑλκη); lautlich ist diese Gleichung möglich. – Der *mj*-Vergleich läßt es jedoch offen, ob es sich überhaupt um eine krankhafte Erscheinung handelt; es kann auch etwas aus dem täglichen Leben sein, das hier zum Vergleich herangezogen ist.

[1] Vgl. *pjw* in Sm 6 (3,1); in beiden Fällen ist von Furchen oder Wellen bzw. Schrumpelungen die Rede (*ḫm33*, *wrm.w*; *nḥ3* in beiden Stellen).
[2] Vgl. *pj.t* (Eb 197 a).

pw [Demonstrativpronomen]

𓊪𓏲 Eb; H; Bln; Sm; L; Kah; Bt; Pap. Tur PuR; Ram III; Ram IV C 18; Kairo Ostr. (ODM 1062,4) 𓊪𓅱 Kah 1 (1,2); 5 (1,20); KV; Ram IV C 19; 20; D II 2 + + + + 𓊪𓇋 Sm 8 (4,18) 𓊪𓏲𓇋𓇋 L 38

A) als pronominales Subjekt bzw. Kopula

I) in Glossen, nach *ỉr* 'was anbetrifft'

a) Schema: *ỉr* . . . . . *pw* 'was anbetrifft: . . . ., das ist bzw. bedeutet'

1) Verbal[1]-Sätze
Eb 854e[2]; 855d; 855e; 855f; 855g; 855i (101,3 und 4); 855k (101,5); 855k (101,7)[2]; 855l; 855l bis; 855n (101,12); 855n (101,14)[2]; 855o; 855r; 855s[2]; 855t; 855v (102,6); 855v (102,7)[3]; 855w; 855x; 855y; 855z; Sm 4 (2,9); 4 (2,10); 5 (2,16); 7 (3,19); 7 (3,20); 7 (3,21); 7 (4,1); 7 (4,3); 8 (4,13); 12 (5,22); 12 (6,2); 14 (6,13); 19 (7,20); 22 (8,16); 22 (8,17); 26 (9,12); 31 (10,22); 33 (11,16); 34 (11,22); 39 (13,10); 41 (14,9); 41 (14,12); 41 (14,13); 41 (14,14); 43 (15,4); 43 (15,5); 45 (15,17); 46 (16,13); 46 (16,15); 46 (16,16); L 25c (Zaub)

2) Nominal-Sätze
Eb 782; 854e; 855b; 855h; 855m; 855p; 855q; 855s; 855v (102,7)[2]; H 212 (Zaub); 213 (Zaub); Bln 118; Sm 3 (2,1 und 2); 6 (2,25); 7 (3,16[4]; 3,17; 3,18; 4,1; 4,2[2]; 4,4); 8 (4,16 zweimal); 9 (5,5); 10 (5,9); 11 (5,14); 12 (5,21); 18 (7,12 und 14); 22 (8,14); 32 (11,8)[2]; 34 (12,1)[2]; 42 (14,21); 43 (15,6); ---- ohne Einleitung durch *ỉr*: Eb 854d; Sm 7 (3,17)

b) mit *ḏd* 'sagen' gebildete Glossen

1) *ḏd pw* 'das bedeutet, daß man sagt'
Verbal-Sätze: Sm 1 (1,10); 1 (1,11); 4 (2,11)
Nominal-Sätze: Sm 6 (3,1); 31 (10,20)[2]; 39 (13,11)[2]

2) *ḏd-f*: . . . . *pw* 'er sagt, das bedeutet, daß . . . .'
Sm 8 (4,18) (*ḏd-f*: *tm nft tp pj* [!] *n ꜣmꜥ.t*)

[1] D. h. es wird ein *sḏm-f* verwendet; da es sich aber wahrscheinlich um das „emphatische" handeln wird (im Sinne Polotsky's), läge auch hier im Grunde eine „nominale" Form vor.

[2] Als zweite Glossenerklärung.

[3] Als dritte Glossenerklärung. Oder *'m* besser Infinitiv statt pass. *sḏm-f*?

[4] Ob hier ein Verbum fehlt?

3) *iw dd.n t3w* . . . . : . . . . *pw* 'es hat das Buch . . . . gesagt: das bedeutet, daß . . . .'
Sm 5 (2,17) (*sd pw in dnn.t-f*); Sm 41 (14,11) (*wnn-f pw šf.w*)

4) *iw dd.tw r-f*: . . . *pw* 'man sagt dazu: das ist . . . .'
Eb 191 a = 194 a (*w3dw pw*)

II) in Aussagen der Prognosen und Diagnosen
Schema: *ir* + Verbum, ... *pw* 'wenn . . . ., dann bedeutet es, ...'

a) Nominal-Sätze
Eb 876d; Bln 199 (zweimal); Sm 31 (10,16 und 20); Ram IV C 18; C 19; Kah 12 (2,9); – – – – Kah 12 (2,9) (*snb pw*) [*ir* verderbt]; Bln 196 (nach *gmj-k* ohne *ir*)

b) Verbal-Sätze
Eb 855h (101,2)(zweimal); 190c; 838 (zweimal); 839 (zweimal); Bln 194; – – – – Ram III fragm 3,2 ([. . .] *snb-f pw*)

III) in den Diagnosen

a) Schema: 'dann sollst du sagen: das ist . . . .'[1]
Eb 188a; 188c; 189a; 191a = 194a (je zweimal); 192a = 195a; 193a; 196; 197a; 198a; 200a; 201a; 202a; 206a; 831b; 832b[1]; 833b; 856d; 856e; 856f; 863b; 864b; 866b; 867b; 868b; 869b; 871b; 872b; 873b; 874b; 876b; Bln 163f (15,11); Sm 20,14; Kah 1; 2; 3; 5; 6; 7; 8; 9; 11; 16; 26[2]; Bt 13a; KV 51; – – – – ohne *dd.hr-k*: Eb 190a; 207a

b) sonst

1) *bt.w pw* 'es ist eine Giftschlange' zur Bezeichnung einer unheilbaren Krankheit
Eb 205a; Kah 5; 13

2) Eb 873b (*nw pw i3t n mt*)

3) Eb 876d (*tp r t3 pw*)

4) Eb 877a (*'h3 tw: r3 pw*)

IV) in Nachschriften von Rezepten[3]
Eb 24; 80; 84; 242; 251b; 255; 527; 584 (= H 41); 731; 796; 815; 820; 821; 822; 848; 849; H 41 (= Eb 584); Sm 18,11 (zweimal) (Zaub); 22,8; L 37; 40; Kah 23 + 24; Ram III A 21; 29 (zweimal); III B 23; fragm. 11; fragm. 36; Pap. Tur PuR Schluß; – – – – Eb 589 (*phr.t pw nt dr . . . .*); Eb 766f (*srwh msdr pw*); Sm 9 (4,21) (*swšr wbnw pw*)

[1] Nur in Nominal-Sätzen; Eb 832 liegt wahrscheinlich der Infinitiv vor.
[2] Eine Prognose.
[3] Nur Nominal-Sätze (Infinitive), z. B. *dr pw* 'das ist ein Beseitigen'.

V) in Behandlungsanweisungen
   a) zur Lagerung des Patienten[1]
      1) *srwḫ-f pw ḥms.t* 'seine Behandlung sei Sitzen'
         Sm 4 (2,7); 7 (3,15)
      2) *srj-f pw ḥms.t* 'seine Lagerung sei Sitzen'
         Sm 20 (8,5); 32 (11,6)
   b) zum Erbrechenlassen
      Bln 163f (15,12) (*bšj pw*)[2]

VI) Verschiedenes
   a) *mj.t.t pw* 'es ist ebenso (zu verfahren)'[3]
      Eb 489
   b) mit *wn-mꜣ*ᶜ gebildete Anpreisungen des Heilmittels
      1) *wn-mꜣ*ᶜ *pw*: Eb 418; Bln 116
      2) Eb 589 (*pẖr.t pw nt wn-mꜣ*ᶜ)
   c) *sm pw sm wḥ*ᶜ*.t* 'es gibt ein Kraut, Skorpions-Kraut'
      Pap. Tur PuR Schluß
   d) *n iḫ.t pw* 'es ist nichts vorhanden'[4]
      Sm 45 (15,15)
   e) *iw-f pw m ḥtp* 'es ist nun (das Buch) glücklich (zu Ende) gekommen' (als Schlußformel von Büchern)
      H 260; + + + + Bln 191 (?)
   f) *nt-pw* 'denn es ist der Fall'
      Eb 854a = Sm 1 (1,7) (zweimal)
   g) in der Verbindung *rꜣ-pw* 'oder' siehe bei *rꜣ-pw*

VII) im Zauber
   a) Verbal-Sätze: L 25a (*ḫpr pw sꜣ-f*)
   b) Nominal-Sätze
      Eb 1 (1,8); 1 (1,10); 811; H 78 (6,9); 78 (6,10); L 10 (4,3) (zweimal); 25a (8,10); 38 (geschrieben: *pwj*)[5] Ram III B 23; Kairo Ostr. (ODM 1062,4)

VIII) Unklar und verderbt
   L 4 (2,2 und 3); 10 (4,2); 11 (4,6 zweimal); Ram III fragm. 41 (*snb pw*); Ram IV D II 2

B) als Demonstrativ-Pronomen: dieser[6]
   Ram III B 26 (Zaub); Ram IV C 20 (Zaub)

[1] Auch ohne *pw* gebraucht (siehe bei *ḥmsj* I a).
[2] Die Parallele Eb 856 f ohne *pw*; vgl. Anm. 1.
[3] Wie das sonst übliche *mj.t.t* 'ebenso' gebraucht.
[4] Als Lückenangabe des Schreibers.
[5] Zur Konstruktion vgl. Eb 811 (*mnḏ pw nn*).
[6] Vgl. auch das Demonstrativpronomen *pwj*.

pwj[1] [Demonstrativpronomen]

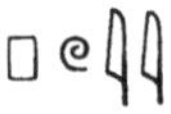 H; L 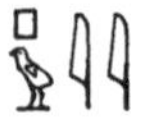 Kah

im Zauber: Kah 30 (3,20); H 214 (zweimal); L 34 (11,11 und 13)

pf jener

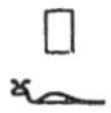 Sm; L

Demonstrativpronomen masc. sg. dient zur Rückbeziehung auf ein bereits erwähntes Wort[2]

1) auf den Patienten
   Sm 4 (2,6); 7 (3,7; 3,8; 3,9; 3,13); 20 (8,4); 41 (13,20); 42 (14,18); 43 (15,1); 47 (17,12)
2) auf Krankheiten, Wunden, Verletzungen
   a) *sḏ*-Bruch
      Sm 5 (2,12; 2,16); 6 (2,20); 8 (4,6; 4,10); 13 (6,4; 6,5); 17 (7,2); 22 (8,11)
   b) *sḳr* 'Schlagverletzung'
      Sm 8 (4,7 zweimal); 17 (7,3); 19 (7,17); 21 (8,8)
   c) *pšn* 'Spalt'
      Sm 16 (6,19); 21 (8,7 zweimal); 38 (13,1)
   d) *ḥsb*-Bruch
      Sm 24 (8,23); 35 (12,6); 36 (12,12); 37 (12,16)
   e) *wbnw* 'Wunde'
      Sm 6 (2,23); 7 (3,9 zweimal); 14 (6,8 zweimal); 18 (7,8); 20 (8,1); 23 (8,20); 26 (9,8); 28 (9,21; 10,2); 29 (10,5); 37 (12,19); 41 (13,19 zweimal; 13,20; 13,21; 13,22); 47 (17,3; 17,7 zweimal; 17,8; 17,12)
   f) *sḥr*-Geschwulst
      Sm 46 (16,3)
   g) Augenkrankheiten *ḫpw* und *š3rw*
      L 36 (12,6 zweimal)
   h) *ḫftj* 'Feind' (Bezeichnung eines Krankheitsdämonen)
      L 38 (13,6)

pf3 jener

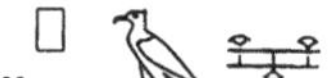 Kah 32 (3,25)

Demonstrativpronomen masc. sg.
in der Verbindung *pf3 ḏbʿ* 'jener Finger'; zurückweisend auf Kah 29?

[1] Siehe auch die Schreibung *pwj* bei *pw*.
[2] Siehe im Einzelnen dazu: Hilde von Deines, Die Demonstrativa im Wundenbuch des Pap. E. Smith, MIO 2, 1954, 1–29.

pn dieser

𓊪 𓈖 Eb; H; Bln; Sm; L; Bt; KV; Ram IV; Ram III; Mutt u Kind; Pap Leid

Demonstrativpronomen masc. sg.

I) attributiv
  a) an Körperteilen
    1) Körperteil + Suffix + *pn* (im Zauber)
      Eb 1 (1,4) (*tp*); 1 (1,5 und 6 und 7) (*iwf*); 1 (1,7) (*tp*); 3 (*ib*); 131 (30,12 und 15) (*ḥʿw* und *iwf*); H 78 (6,7) (*tp* und *ḳʿḥ*); 78 (6,8) (*ḥʿw*); 85 (7,5 und 6) (*iwf*); L 26 (*ḥʿw*); 14 (*ḥʿw*); Sm 19,3 (*ib* und *ḥ3.tj*); Ram III B 13 (*ib* und *ḥ3.tj*); ---- Suffix ausgelassen: L 24 (*ḥʿw*); L 26 (*iwf*)
    2) ohne Suffixe
      Eb 425; 426; 428; 429 (in allen Fällen: *šnj*); Sm 9 (5,3) (*m3ʿ*) (Zaub)
  b) Krankheiten
    Eb 191 c (*iḥ*)[1]; 198 c (39,17) (*sp*); 201 b (*sp pn n hj.t*); 207 c (*ḏ3f*); Bln 160 (*mr*); Sm 8 (4,16) (*iḥ* zweimal); 10 (5,8) (*wbnw*)
  c) Patient
    1) *s pn* 'dieser Mann': Sm 19,14
    2) *ḫrd pn* 'dieses Kind'
      Ram III B 33; Mutt u Kind B 1,9;
      ---- Ram IV C 27 (*ṯ3j*); Mutt u Kind B 1,6 (*sḏ.tj* ?)
  d) Heilmittel (Drogenbereitung und Behandlung)
    1) *sp* 'Mittel'[2]: Eb 198 c (39,19)
    2) *hnw*-Topf: Sm 22,7; KV 27
    3) *dbḥ*-Maß: H 212 (14,1 und 2)
    4) *šbb* 'Röhre': Eb 325
    5) *whb* 'Durchbohrung (eines Topfes)': Eb 325
    6) *stp*-Binde: Ram III A 24[3]
    7) *ẖ3d*-Fladen: Eb 308
  e) *r3 pn* 'dieser Zauberspruch'
    1) *ḏd r3 pn* 'diesen Spruch sagen'
      aa) *ḏd.tw r3 pn* 'man sagt diesen Spruch'
        H 170; L 1; 11; 12; 22; 25; 26; 29; 30; 31; 32; 36; 37; 39; 40 (13,12 und 14); 41; 44; 47; 48; 54; Pap Leid Recto II 13[4];

[1] Die Parallele Eb 194 c ohne *pn*.
[2] Oder ob *sp* 'Krankheitsfall'?
[3] *pn* geschrieben 𓈖 𓈖 (so nach Barns).
[4] Ergänze *ḏd.tw r3*.

VIII 8; XXVIII 4; Ram III B 33; Ram IV C 30; D III 5; D IV 1

bb) *ḏd s rꜣ pn* ‘der Mann sage diesen Spruch’
Sm 20,5; 20,11; Ram III B 17

2) *sš rꜣ pn* ‘werde dieser Spruch geschrieben (auf eine Binde)’
L 39 (13,9)

f) Verschiedenes

1) *hrw pn* ‘dieser Tag’: Bt 29; Eb 2 (Zaub)

2) *mj sšm pn* ‘entsprechend dieser Anweisung’: Eb 853

g) Zauber

L 25 (8,12) (*tꜣ pn* ‘dies Land’ = Ägypten); L 25 (8,12) (*rꜣ-pr pn* ‘dieser Tempel’); L 25 (8,11) (*wḏꜣw pn* ‘dieser Schutzzauber’); L 39 (13,7) (*inpw pn* ‘dieser Anubis’)[1]; L 36 (12,7) (*nbd pn* ‘diese Haarflechte’); H 170 (*nṯr pn* ‘dieser Gott’); Sm 19,16 (*ꜥff pn* ‘diese Fliege’)

II) vor dem Substantiv
Bln 100 (*ẖrj-ḥb ikr rḫ pn gsw*)

pnw Maus

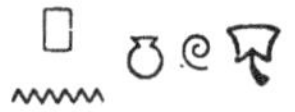 Eb

1) als Schädling
Eb 847 (*k.t nt tm rdj tkn pnw m iḫ.t*)[2]

2) *mnḏr n pnw* ‘*mnḏr*-Körperteil der Maus’, im Vergleich zur Beschreibung des Inhalts einer ‘*ꜣ.t*-Geschwulst
Eb 875c (*ꜥꜣ.t*-Geschwulst: *wnn iḫ.t im-s mj mnḏr n pnw*)

3) in dem Pflanzennamen *sd-pnw* ‘Mause-Schwanz’ siehe im Drogen-W.B.

4) als Droge siehe im Drogen-W.B.

pnn streuen

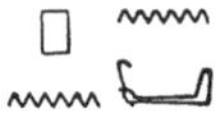 Eb 382

Verbum der Applikation: *mꜣṯ nḏ snꜥꜥ nkr m ḥbs.w ḥnꜥ pnn-st r ir.tj*

pns ausziehen

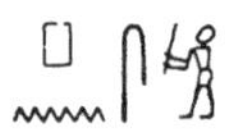 Eb 424

[1] *pn* hier wohl versehentlich zweimal geschrieben.

[2] Bemerkenswert das „Antipathie-Mittel“: Katzen-Fett.

Verbum der Behandlung: vom Ausziehen eines nach innen gewachsenen Wimpernhaares (*pns šnj*)[1]

pns.t[2] Kloß

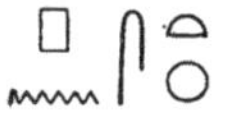 Eb 681 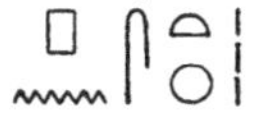 Sm 22,4 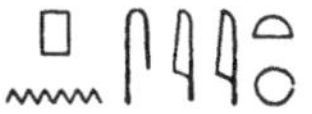 Eb 597[3]

Bezeichnung einer Drogenform

Eb 597 (Drogen *psj ỉrj m ỉḫ.t wʿ.t ỉrj m pnsj.t 2 prr ḥ33*[4]); Eb 681 (Drogen *ỉrj m pns.t sšmm*); Sm 22,4 (Drogen-Masse: *rḫ.tw pss ḥr prr pns.t nt mrḥ.t ỉm*)

§ 1: In allen Fällen ist die Herstellung der Klöße mit Erhitzung verbunden (*psj* oder *sšmm*). – Die Angabe *prr ḥ33* könnte das Auf- und Absteigen der Klöße in der Flüssigkeit sein (wohl kaum die Herstellungsart: hin- und herrollen); ebenso gibt Sm 22,4 das Aufsteigen von Fett-Kügelchen beim Kochen an.

pnḳ schöpfen

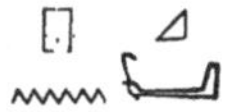 Sm

eine Droge schöpfen: Sm 22,4; 22,6

pnd [Eingeweidewurm]

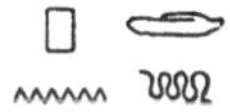 Eb

1) Rezept-Überschriften
   Eb 66 (*k.t nt dr mr.t ḫpr.t m-ʿ ḥf3.t m-ʿ pnd*)
   Eb 67 (*dr mr.t ḫpr.t m-ʿ pnd*)
   Eb 69 (*k.t dr mr.t ḫpr.t m-ʿ pnd*)
   Eb 72 (*k.t pẖr.t nt sm3 pnd*) [*k.t*-Rezepte: Eb 73–81]
   Eb 82 (*k.t srwḫ pnd*) [*k.t*-Rezepte: Eb 83–85]
2) Rezept-Nachschrift
   Eb 84 (*k.t*-Rezept zu Eb 82: *sm3 pnd pw*)

§ 1: Bemerkenswert ist die Unterscheidung von Beseitigung (*dr*) der Krankheit, die durch den *pnd*-Wurm entstanden ist, und der direkten Behandlung (*srwḫ*) bzw. Tötung (*sm3*) des *pnd*-Wurmes selbst.

[1] Vgl. Till S. 14 D 1 und 2.
[2] Siehe auch *pds.t*.
[3] Vor Zahlwort 2.
[4] Zu *prr ḥ33* siehe § 1.

§ 2: Die Behandlung erfolgt durch Einnehmemittel, d. h. Abführmittel, wie die Nachschrift von Eb 80 deutlich zeigt: *wḫ3 ẖ.t pw* 'das ist ein Entleeren des Bauches' (vgl. auch Eb 64 bei *ḥf3.t*). – Nur Eb 67 verwendet einen Bauch-Verband.

§ 3: Die Lokalisation des *pnd*-Wurmes ist nicht angegeben, es wird aber wie bei *ḥf3.t* sich um *m ẖ.t* 'im Bauche' handeln: vgl. Eb 67 (*wt ẖ.t ḥr-s*) und Eb 84 (*wḫ3 ẖ.t pw*).

§ 4: Im Gegensatz zu *ḥf3.t*, der auch sonst in den medizinischen Texten belegt ist, kommt *pnd* nur in Pap. Ebers vor.

§ 5: Ebbell, Altägyptische Krankheiten S. 34, identifiziert *pnd* mit dem „Bandwurm (Taenia)".

pr(j) Haus

𓉐𓏤 Eb; Sm; L; Ram IV; Pharaob 𓉐 Sm 18,2; Pharaob IV 1

1) Haus des Patienten
   a) Fenster des Hauses werden gesalbt (gegen dämonische Krankheiten) Pharaobuch IV B 2; C 2
   b) Geruch des Hauses wird angenehm gemacht
      Eb 852 (*k3p.t ỉrr.t r snḏm stj pr ḥbs.w r3-pw*)
   c) Flöhe im Haus werden beseitigt
      Eb 840 (*ḥ3.t-ʿ m pẖr.t ỉrr.t r dr pjw m pr*); Eb 841 (Drogen: *sḫr pr ỉm r mnḫ*)
   d) Seuche wird vom Hause abgewehrt
      Sm 19,14 (Nachschrift eines Zauberspruches gegen Seuchen): *nj b3s.t.t r pr s*
   e) das Haus wird umschritten (als Zauber gegen Dämonen)
      Sm 18,16 (der Mann: *pẖr-f pr-f*)
   f) in einem unklarem Diagnosen-Befund[1]
      Eb 197a (*nḫ3 pw n pr-k*)

2) in verschiedenen Verbindungen
   a) *pr ʿnḫ* 'Haus des Lebens': Pharaobuch IV 1
   b) *pr bjbj* 'Haus (= Nest?) des *bjbj*-Insekts/Vogels' als Droge siehe im Drogen-W.B.
   c) *r3-pr* 'Tempel' siehe als eigenes Wort

3) in Zaubersprüchen: Sm 18,2; L 4; Ram IV C 26; E I 6; E II 2; E IV

[1] Ob Krankwerden des Herzens durch Aufregung; vgl. die Erläuterungen zur Übersetzung.

pr.t Früchte

Sm 7 (3,21) H 160

1) als Droge siehe im Drogen-W.B.
2) von den Früchten der *ṯms*-Pflanze, in einem Vergleich zur Beschreibung der Rotfärbung des Gesichtes
Sm 7 (3,21) (*dšr ỉrtjw ḥr-f pw mj ỉrtjw pr.t ṯms.t*)
3) im Zauber: H 160

prj A. herauskommen; emporsteigen

sḏm-f: Eb 25 (nach r); 842; 855i; 865a; 869c; H 214; Sm 37 (12,19); 41 (14,15); 18,15; 19,15; L 39; 41; Mutt u Kind B 1,7

imperf. *sḏm-f*: Eb 206b (adverb. Bestimmung); 597 (?); 598 (nach *m-ḫt*; adv. Bestimmung)[1]; 854 zu c (Hilfsverb); 855d (Hilfsverb); 855h (100,19) (adv. Bestimmung); 855h (100,20) (Hilfsverb); 855k (Hilfsverb); 855u (Hilfsverb); Sm 28 (9,20); Sm 22,4 (nach *ḥr*); Sm 22,8 (Hilfsverb); Ram III A 19 (nach *r*)[1] (?)
Eb 732

prosp. *sḏm-f*: Eb 131 + + + + Eb 102 (25,5) = 296

sḏm.n-f: Eb 1; 2; 102 (25,5) = 296; 842; 843; 844; 855p; H 78; Sm 19,16; 19,17; Ram IV D II 4

sḏm.t-f: Eb 730 (nach *r*); Sm 12 (5,18) (nach *r*)

Infinitiv: Eb 102 (25,5) = 296; Sm 41 (14,9–10); Kah 27

Imperativ: Eb 763; L 48; Pap Beatty V Rs 6,5 + + + +
L 38[2]

Pseudopartizip: L 6; Ram III B 23; Ram IV C 13; Mutt u Kind B 1,7

Part. perf.: Eb 2 (1,18 und 19); 131; 385; 861a; 864a; 871c; Sm 41 (14,16); Sm 18,17; 18,18; 19,2; 22,4; L 9; 10; 13; 36; 37; 38; 40

Part. imperf.: Ram IV D II 3 L 25c

[1] Ob *pr.t* (*sḏm.t-f*) zu lesen?
[2] Vgl. Edel, Altägyptische Grammatik § 602.

unklar: 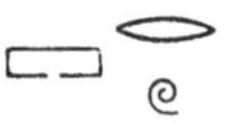 L 44 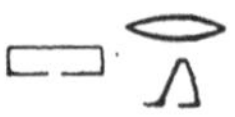 L 48 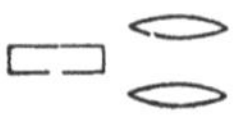 Ram IV D II 2 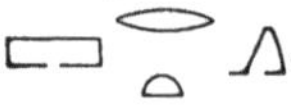 L 46 (14,10)

I) Krankhaftes kommt aus dem Körper

a) *prj m*

Eb 102 (25,5) = 296 (*n gr.t w3.t prr.j-s im-f*); Eb 732 (*pḫr.t nt šnḏ.t šʿd.tw-s prr snf im-s*); Eb 855h (100,19) (*dḫr.t nb.t: ʿk-s m ir.t i3b.t prr-s m ḫp3*); Eb 861a (*ḥnḥn.t*-Geschwulst: *iw irtjw pr.t im-s mj . . .*); Eb 871c (*ʿ3.t*-Geschwulst: *iw iḫ.t pr im-s mj . . .*); Sm 37 (12,19) (Wunde: *prj snf im-f*); Sm 41 (14,9–10) (Wunde: *šmm.t ḳ3.t ḥr prj.t im-f*); Sm 41 (14,15) (*prj srf m r3 n wbnw*); Kah 27 (3,16) (*ḳjs nb ntj r prj.t m r3-s*); Pap Beatty V Rs 6,5 (Zauber gegen die *hḳ*-Krankheit: *šp-k prj m m3ʿ*); ---- Sm 28 (9,20) (Wunde an der Kehle; getrunkenes Wasser: *prr m r3 n wbnw*)

b) *prj ḥr t3*

Eb 763 (Zauberspruch gegen den Schnupfen: *prj ḥr t3*); Sm 41 (14,16) (Hitze strömt aus der Wundöffnung: *mj ḏd nšw [r] iḫ.t pr.t ḥr t3*)

c) sonst

Eb 25 (*r prj nt.t nb.t m ḫ.t-f*); Eb 102 (25,5) = 296 (*st.t*-Schleimstoffe: *n gmm.t-s w3.t nt prj.t . . . . n prj.n-s*); Eb 730 (Dorn im Fleisch: *dj r-s r pr.t-s*); Eb 864a (*ir ḫ3j-k s[. . .]-f pr.t ḫpr.t m srj.t-f*); Eb 869c (*ʿ3.t*-Geschwulst: *prj iḫ.t m-s3 nf3 mj mnḥ*); Sm 12 (5,18) (Naseninneres wird ausgewischt: *r pr.t ʿnʿr.t nb.t nt snf*)

II) bei der Drogenbereitung

a) Drogen kommen vom Feuer (*prj m ḫ.t*)

Eb 206b (Droge: *prr-f m ḫ.t r 3mj-f ḥr* Droge); Eb 598 (Droge: *m-ḫt prr-s*[1] *m ḫ.t*)

b) Öl-Kugeln steigen auf beim Kochen

Sm 22,4 (*rḫ.tw pss ḥr prr pns.t nt mrḥ.t im*); Sm 22,4 (es soll abgeschöpft werden: *mrḥ.t pr.t im*)

c) Kugeln steigen auf und ab (?)[2]

Eb 597 (Drogen *irj m pnsj.t 2 prr h33*)

d) Rauch steigt auf

Ram III A 19 (*rdj ḥr ḫ.t r prr*[1] *ḥtj* [. . .])

III) Verschiedenes

a) Schlange kommt aus der Höhle (*prj m b3b3w*)

Eb 842 (*k.t nt tm rdj prj ḥf3w m b3b3w* Drogen werden angewendet: *n prj.n-f im*); Eb 843 (*n prj.n-f*); Eb 844 (*n prj.n-f*)

[1] Oder ob *pr.t* (*sḏm.t-f*) zu lesen?

[2] Wohl kaum Hin- und Herrollen bei der Herstellung gemeint.

b) nach außen kommen (d. h. das Haus verlassen)
Sm 18,15 (der Mann: *prj-f r rwtj pḫr-f pr-f*)

IV) als Hilfsverb: „und es kommt dabei heraus, daß ..."

a) *prr* Nomen + Pseudopartizip
Eb 854 zu c (*prr ʿ.t-f nb.t nnj*); Eb 855h (*m-ʿ nt.t prr-f psj*); Eb 855u (*prr ib-f thj ḫr-s*)

b) *prr* + *sḏm-f* bzw. Infinitiv
Eb 855d (*prr idj n-f mt.w-f*); Eb 855k (*prr kt ḫr-s*); Sm 22,8 (*prr snfr n inm*)

V) in Korrelat-Verbindungen

a) *prj h3j* 'auf- und absteigen'
Eb 597 (Drogen *irj m pnsj.t 2 prr h33*); Eb 855p (das Herz ist an seiner Stelle: *n prj.n-f r ḥrw n h3j.n-f r ḫrw*); Eb 855i (das Herz: *prj h3j-f pḥ.n-f š3.t-f*); Eb 865a (*ʿ3.t*-Geschwulst auf dem Unterleib: *prj h3j mw nw ḫ.t-f*); Mutt u Kind B 1,7 (*h3j prj-s*)

b) *ʿḳ prj* 'eintreten und herauskommen'
Eb 855h (*dḥr.t*-Krankheit: *ʿḳ-s m ir.t i3b.t prr-s m ḫp3*); Eb 2 (1,17) (*ʿḳ.n-j m ḫ.t prj.n-j m mw*) (Zaub); Sm 19,16 (eine Fliege: *ʿḳ prj.n-f ʿnḫ*) (Zaub)

VI) Zauber

a) *prj m* 'aus einem Ort kommen'
Eb 1 (1,1 und 2) [= H 78 (6,6 zweimal)]; 2 (1,17 und 18 und 19); 131; 385; H 78 (6,6 zweimal) [= Eb 1 (1,1 und 2)]; Sm 18,17; 18,18; 19,2; 19,15; L 6 (dreimal); 9; 13; 25c; 36; 37 (13,1); 40; 46 (14,10); Ram III B 23; Ram IV D II 4

b) *prj r p.t* 'zum Himmel emporsteigen'
Eb 131; L 44

c) vom Feuer: „ausbrechen" o. ä.
L 48 (15,3); Ram IV C 13; Mutt u Kind B 1,7

d) sonst
1) *prj r* 'gegen jemanden auftreten': L 38 (13,5)
2) *prj m* 'herauskommen als': Sm 19,17
3) *prj m wnw.t* 'zur Stunde herauskommen'[1]: L 37 (13,2)
4) H 214; L 10 (4,3) (*prj.t pw n r3*)[2]; 38 (13,4); 39; 41

VII) in der Drogenbezeichnung *prj-ḥr-ḫ3s.t-f*
Eb 380 (siehe dazu im Drogen-W.B.)

VIII) unklar Ram IV D II 2 (Zaub); D II 3 (Zaub)

[1] Im Wortspiel mit *prj m wnw* 'herauskommen aus Hermopolis'.
[2] Vgl. B II.

(pr.t/pr.w) B. I. Aufgang

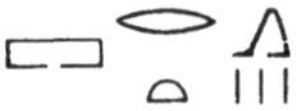 Eb 786 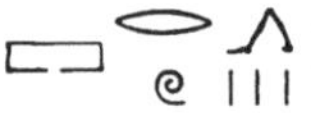 L 24

a) vom Sonnen-Gott: L 24 (8,3) (*m pr.w-f nw 3ḫ.t*)
b) vom Morgen-Stern: Eb 786 (*m pr.t nṯr dw3j*)

(pr.w) B. II. Ausspruch

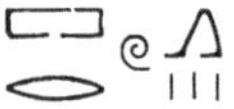 L 10 (Zaub)

in der Verbindung *pr.w n r3* 'was aus dem Munde gekommen ist'
ḏd.t pw ḏd.t pr.t pw n r3-j pr.w n r3-j

(pr.t) B. III. Winter

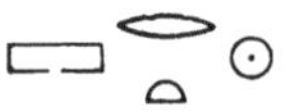 Eb; Bln 139; KV 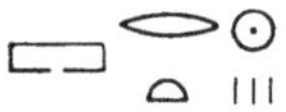 Bln 140

wörtlich: „(die Zeit vom) Hervorkommen (des Ackers aus dem Überschwemmungswasser)"
in Zeitangaben:
a) wann eine Krankheit auftritt
Bln 139 (*dr st.t mn.tw-s m šmw m pr.t m ʿ.t nb.t*); Bln 140 (*dr st.t mn.tw-s m ʿ.t nb.t m pr.t*); KV 57 (*šs3w m33 iḫ ḫr wšʿw m pr.t*); KV 59 (*ir m33-j iḫ ḫr* [*wšʿw*] *m pr.t*); KV 62 (*ir m33-j iḫ ḫr wšʿw m pr.t m ḳb ḏr iw r-f m šmw*)
b) wann ein Augenmittel anzuwenden ist
Eb 388 (*irr.t m ḫmt.nw n pr.t nfrj.t r fdw.nw n pr.t*); Eb 389 (*k.t sdm irr.t m šmw pr.t 3ḫ.t*); Eb 393 (*irr.t m tpj n pr.t nfrj.t r sn.nw n pr.t*)

pḥ A. erreichen; enden

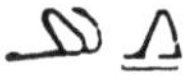 Eb; H; Sm 18,13; 20,1; L 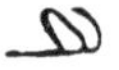 Sm 22 (8,14)

1) etwas erreichen, reichen bis
a) die Gefäße reichen bis zur Sohle
Eb 854h (*iw mt.w 6 sšm n rd.wj 3 n wnmj 3 n i3bj r pḥ ṯb.t*)
b) das Herz reicht bis zum Hals
Eb 855i (*ir ndḥdḥ ib: . . . ḥ3ḥ3 ib pw m ḥ3.tj prj h3j-f pḥ.n-f š3.t-f*)
c) schädlicher Hauch erreicht den Menschen (Zaub): Sm 18,13; 20,1
2) enden, zu Ende sein
a) Krallenknochen endet im Joch-Schläfenbein
Sm 22 (8,14) (*3mʿ.t pḥ sj m gm3*)

b) fertig sein mit etwas
Eb 712b = H 17 (*ir-m-ḫt pḥ whnn-f m wrḥ*)
3) unklar: L 9 (4,1)

(pḥwj) B. Ende

Sm; Eb; Mutt u Kind Bt 13a ---- [ ] Ram III fragm 3,1 (?)

1) Ende von Körperteilen
   a) *ꜣmꜥ.t* 'Krallenknochen' Sm 7 (3,17); 22 (8,10; 8,14); 25 (9,3)
   b) *wgj.t* 'Kau-Knochen' Sm 7 (3,17; 3,18); 18 (7,14); ---- Sm 22 (8,14)[1]
   c) *fnḏ* 'Nase' Sm 11 (5,15); ---- Sm 12 (5,21)
   d) *ḥnn* 'Phallus' Sm 31 (10,20)
   e) *ꜣhd* 'schwache Stelle (des Auges)' Sm 19 (7,21)
2) Ende = Boden (eines Topfes): Eb 574 (*pḥwj nwj hnw mꜣ*)
3) Ende = Endstadium (vom Regelausfluß)
   Eb 831a (*pḥwj irj mj snf ḳfn*)
4) Ende = Aufhören (negiert: nicht gibt es ein Ende ...)
   Bt 13a (*nn pḥwj n nšm-f*)
5) Ende der Nachbehandlung (neben *ḥꜣ.t-sꜣ* 'Anfang der Nachbehandlung' und *km n sꜣ* 'Vollendung der Nachbehandlung' als Einteilungsbegriff der Nachbehandlung): Eb 336d (*pḥwj sꜣ*)
6) im Zauber
   Mutt u Kind B 1,5 (*šm r šꜣ r sḫ.t r pḥwj ꜥꜣb.w*)
7) in der zusammengesetzten Präposition *ḫr pḥwj* 'zuletzt'
   Ram III fragm 3,1 (?)

(pḥwj/pḥwj.t)[2] After; Anus

Schreibung *pḥwj*[3]: Eb; H 4; L 37; Bt \\ Ram III A 29 Eb 26; 144; 784; 785 Bt 6 (5,1) L 40; Ram III fragm. 36 Eb 198c; 207c; 856h; Bln 154; Sm 22,11; L 39; Kah 3 Bln 159 ---- Bt 13a

[1] Mischschreibung aus *wgj.t* und *ꜥr.t*.
[2] Da kein sachlicher Unterschied zwischen *pḥwj* und *pḥwj.t* besteht, werden beide Wörter gemeinsam behandelt (siehe dazu § 1).
[3] Die Stellen mit dieser *pḥwj*-Schreibung sind durch * kenntlich gemacht.

Schreibung *pḥwj* für *pḥwj.t*: 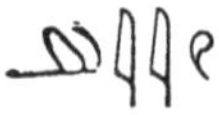 Bln 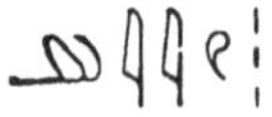 Bln 163c

Schreibung *pḥwj.t*: 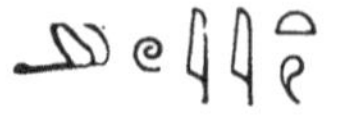 Eb; H 93; L 45; Bt 16; 24 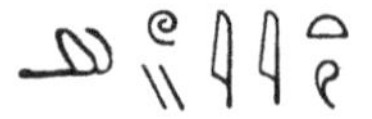 Eb 156; H 7; Bt 7; 9; 10; 11 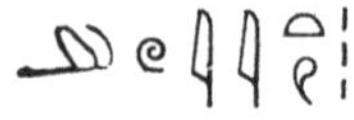 Eb 155 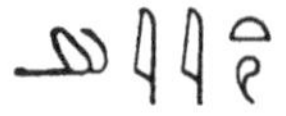 Eb 139; Sm 22,13; Bt 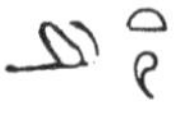 Eb 188a; Carlsb V 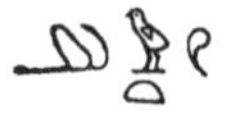 Eb 207d 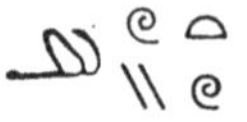 Bln 163h 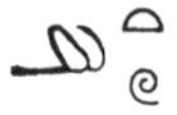 Bln 1

A) in Rezept-Überschriften

I) in Rezept-Gruppen

a) Ebers

Eb 132 (*pḫr.t nt srwḫ ḫ.t srwḫ pḥwj.t*) (= Eb 147)
[*k.t*-Rezepte: Eb 133 (= Eb 148); Eb 134 (= Eb 149); Eb 135 (= Eb 150); Eb 136 (= Eb 151); Eb 137 (= Eb 152)]
Eb 138* (. . . *srwḫ pḥwj sḳbb st*)
Eb 139 (*k.t pḫr.t nt dr t3w ḥr pḥwj.t ḥr šptj.t*)
Eb 140 (*kjj mt n sḳbb pḥwj.t*)
Eb 141 (*k.t nt dr wḫdw ḥr pḥwj.t*)
Eb 142 (*k.t nt šdj.t t3w m pḥwj.t*)
Eb 143 (*pḫr.t nt sḳbb pḥwj.t*) (= Eb 785)
Eb 144* (*k.t pḫr.t nt snḏm pḥwj*)
Eb 145* (*k.t nt wnḫ m pḥwj*)
[Eb 146 (*k.t*-Rezept)]
Eb 147 (*k.t nt srwḫ pḥwj.t*) (= Eb 132)
[*k.t*-Rezepte: Eb 148 (= Eb 133); Eb 149 (= Eb 134); Eb 150 (= Eb 135); Eb 151 (= Eb 136); Eb 152 (= Eb 137)]
Eb 153 (*ỉrr.t n šnꜥ n t3w m pḥwj.t mn-f ḥnꜥ.w m rd.wj*)
Eb 154 (*k.t nt dr t3w m pḥwj.t*)
Eb 155 (*k.t nt dr t3w ḥr pḥwj.t*)
[Eb 156 (*pḫr.t nt sḳbb ḥmw.t swnw*)]
[*k.t*-Rezepte: Eb 157; Eb 158; Eb 159]
Eb 160 (*k.t* [*nt*] *sḳbb pḥwj.t*)
Eb 161* (*k.t* [*nt*] *snḏm mt n pḥwj*)
Eb 162 (*k.t nt ssnb pḥwj.t mr-s*)
Eb 163 (*kjj mt ḳbb n pḥwj.t*)
Eb 164 (*snḏm pḥwj.t snḏm kns*)

b) Beatty

Bt 1 ([. . . .] *pḥwj.t mr*[. . .])
Bt 2 (. . . *sḫm n bnw.t ḥr pḥwj.t sḥtp mt.w* [*nw*] *pḥwj.t*)
[Bt 3 (Nachrezept)]

Bt 4 ([...] *pḥwj.t*)
[Bt 5 (*kjj sp*); Bt 6 (Nachrezept)]
Bt 7 (*pẖr.t [nt] iẖ.t nb.t m pḥwj.t*)
[Bt 8 (*kjj*-Mittel)]
Bt 9 (*pẖr.t [nt] dr ꜥn m pḥwj.t*)
Bt 10 (*k.t pẖr.t nt ... dr tꜣw ḥr pḥwj.t-f ḥr šptj.t*)
Bt 11* (*k.t pẖr.t ... dr mr nb ḥr pḥwj n s s.t rꜣ-pw*)
[Bt 12 (Nachrezept); Bt 13a und 13b (Diagnose und Nachrezept)]
Bt 14 (*pẖr.t ... sḳb pḥwj.t*)
[Bt 15 (Nachrezept)]
Bt 16 (*k.t pẖr.t ... sḳb pḥwj.t*)
[Bt 17 (Nachrezept)]
Bt 18 (*pẖr.t ... sḳb pḥwj.t*)
[Bt 19 (Nachrezept)][1]
Bt 22 (*k.t pẖr.t ... dr kꜣpw ḥr pḥwj.t*)
Bt 23 (*k.t pẖr.t [nt] dr kꜣpw m pḥwj.t*)
Bt 24 (Nachrezept: *dr kꜣpw m pḥwj.t*)
Bt 25 (*pẖr.t ... sḳb pḥwj.t*)
[Bt 26 (Nachrezept)][2]

II) als Einleitung zu einer geschlossenen Gruppe von Rezepten mit der Applikation *wdḥ m pḥwj*

Bln 163h (die Gefäße: *dmḏ-sn r pḥwj.t-f ḫpr mr m pḥwj m-ꜥ-sn*)[3]
es folgen ein Trankmittel und 5 Nachrezepte (*wdḥ m pḥwj*)
Bln 164a (*pẖr.t nt dr wḥdw m ẖ.t ḥdbw n wḥdw šnꜥ n pḥwj*)
es folgen bis Bln 183 Rezepte mit der Applikation *wdḥ m pḥwj*

III) vereinzelte Rezepte[4]

Eb 785 (*k.t nt sḳbb pḥwj.t*) (= Eb 143); H 4* (*pẖr.t nt dr rhn.w nw wḥdw m pḥwj*)[5]; H 7 (*pẖr.t nt pḥwj.t mr-s*); H 93 (*pẖr.t nt sḳbb pḥwj.t*); Sm 22,11* (*ir mꜣꜣ-k s ḥr mn pḥwj-fj*); Ram III A 29* (*irr.t r sp n wsš ksn m pḥwj n s*)

[1] Bt 20 und 21 sind Rezept und Nachrezept zum Beseitigen der *kꜣpw*-Hitze auf dem *ḥꜣ.tj*-Herzen.

[2] Die weiteren Rezepte nennen den After nicht mehr in den Überschriften; nur noch in der Applikation (Bt 28; 30* und 38*) werden Eingüsse in den After erwähnt.

[3] In der Parallele Eb 856h fehlen die anschließenden Rezepte.

[4] Eb 785 unter Rezepten für die Frau; Ram III A 29 unter Rezepten mit allgemeinen Abführmitteln; H 4 folgt auf Abführmittel.

[5] Möglicherweise bilden H 4–7 eine geschlossene kleine Gruppe mit After-Rezepten: der zerstörte Raum bietet eigentlich nur Platz für *k.t pẖr.t* (oder *k.t*) und eine Droge, nicht aber für eine neue Überschrift; an H 5 schließt sich das *k.t*-Rezept H 6 an.

B) Krankheiten und krankhafte Zustände

I) Krankheiten

a) Hitze-Erscheinungen[1]

1) *t3w*
Eb 139 (*ḥr*); 142 (*m*); 154 (*m*); 155 (*ḥr*); 188a (*nw*); 856c (*m*) = Bln 163c (*ḥr*); Bt 10 (*ḥr*); 16; ---- *šnʿ n t3w*: Eb 153 (*m*)

2) *k3pw*: Bt 22 (*ḥr*); 23 (*m*); 24 (*m*)

3) *hh*: Eb 855f (*n*)

b) Krankheit und Schmerzen allgemein

1) *mr/mr.t*[2]
Bln 163h (*mr m pḥwj*) = Eb 856h* (*mr.t pḥwj*); Bt 11* (*mr nb ḥr pḥwj*)

2) *wḫdw*[3]
Eb 141 (*ḥr*); ---- *rhn.w nw wḫdw*: H 4* (*m*)

3) *iḫ.t nb.t*: Bt 7 (*m*)

c) Prolapsus (?)

1) *wnḫ*: Eb 145* (*m*)

2) *ʿn*: Bt 9 (*m*)

d) Verschiedenes

1) *šnʿ*: Bln 164a (*nw*)
---- *šnʿ n t3w* siehe bei B I a 1

2) *sp n wsš ḳsn*: Ram III A 29* (*m*)

3) *dns*: Bt 13a (*n*)[4]

4) *sḥm n bnw.t*: Bt 2 (*ḥr*)[5]

II) krankhafte Zustände

a) *mr* 'schmerzen'[6]: Eb 162; H 7; Bt 1

b) *dns* 'belastet sein'[7]: Bln 154*; Bt 13a*

III) *mn* '(am After) leiden': Sm 22,11*; Kah 3 (1,9)*

IV) Krankhaftes geht aus dem After ab
Eb 191c (*iw ih pn h3j r ḳ3b m3ʿ r pḥwj.t*) = Eb 194c (*iw ih h3j r ḳ3b m3ʿ n pḥwj.t*); Eb 207d (*iw iḫ.t h33 m pḥwj.t mj šš.t nt iwrj.t*); Eb 198c* (*h3j sp pn m r3-f r3-pw m pḥwj-fj r3-pw*); Eb 207c* (*d3w-k ḥr ntf rʿ nb ḥr m33 h3j.t m pḥwj-fj*); Bln 1 (*ḥf3.t*-Wurm: *h3j.t* [?] *m pḥwj.t-f ḥr ʿ.wj*)

[1] Vgl. auch das entsprechende Verbum der Behandlung *sḳbb* 'kühlen' unter C I b.
[2] Siehe auch das Verbum *mr* unter B II a.
[3] Siehe auch Bln 164 a unter A II.
[4] Siehe auch das Verbum *dns* unter B II b.
[5] Vgl. auch Bt 5 und 10 (ohne Nennung von *pḥwj.t*).
[6] Siehe auch das Substantiv *mr/mr.t* unter B I b 1.
[7] Siehe auch das Substantiv unter B I d 3.

C) Behandlung und Applikation

I) Verben der Behandlung

a) *srwḫ* Eb 132 = 147; 138*

b) *sḳb(b)*[1] Eb 140; 143 = 785; 160; H 93; Bt 14; 16; 18;25; ---- Eb 163 (*mt ḳbb n pḥwj.t*); [Eb 138 (*sḳbb st*); Eb 156 und Bln 179 (*pẖr.t nt sḳbb*)]

c) *ssnb* Eb 162

d) *snḏm* Eb 144*; 164; ---- Eb 161* (*mt.w n pḥwj*)

e) *sḥtp* Bt 2 (*mt.w n pḥwj.t*)

f) *sʿnḫ* [Bt 18 (*mt.w*)][2]

II) Applikation

a) Verben der Applikation

1) *wdḥ m pḥwj/pḥwj.t*
Eb 143*; 156; 157*; 158; 159*; 265; 705*; 784*; 785*; Bln 163h (16,10; 16,11; 16,12; 17,1); 164a; 164b; 164c; 165; 167; 168; 169; 170; 171; 172; 173; 174 (zweimal); 175; 176; 177; 178; 179; 180; 181; 182; 183; Bt 11; 13a; 13b; 17;19; 20; 21; 24*; 26; 28; 30*; 38*; ---- Bln 163h (16,9)[3]; 159*[4]

2) *rdj*

aa) *rdj m pḥwj/pḥwj.t*
Eb 26*; 139*; 140*; 141*; 144*; 145*; 146*; 155*; 163; 164*; 684*; Sm 22,13; Bt 6* (5,1 und 5,5)

bb) *rdj r pḥwj*
L 37*; Bt 5*; 9*; ---- L 40* (*rdj n s.t r pḥwj-sj*); L 39* (*rdj n s.t [r] pḥwj-sj*)

b) Formen der in den After eingeführten Drogen[5]

1) *mt* 'Zäpfchen'
Eb 163 (*mt ḳbb n pḥwj.t*)

2) *s3* 'Kügelchen'
Bt 1* (*irj.w m s3 n pḥwj*)

D) Anatomische Angaben

I) Teile des Afters

a) *mt.w* 'Gefäße'[6]

[1] Vgl. auch die entsprechenden Krankheitserscheinungen („Hitze u. ä.") unter B I a.

[2] Wahrscheinlich die Gefäße des Afters und des *ḥ3.tj*-Herzens gemeint, die beide vorher erwähnt sind.

[3] Hier mit Suffix *-f* an *pḥwj*.

[4] Ergänze *wdḥ [m] pḥwj*.

[5] Siehe § 8.

[6] Eb 856 c = Bln 163 c werden zwei zu der Brust führende Gefäße für die *t3w*-Hitze im After verantwortlich gemacht.

1) vereinigen sich (*dmḏ*) zum After
Eb 856h* (*dmḏ r ȝw n pḥwj-fj*) = Bln 163h (*dmḏ-sn r pḥwj.t-f*)

2) öffnen sich (*wbȝ*) zum After[1]
Eb 854o (4 Gefäße: *wbȝ n pḥwj.t*)

3) in Rezeptüberschriften nach Verben der Behandlung erwähnt
Eb 161* (*snḏm mt.w n pḥwj*); Bt 2 (*sḥtp mt.w* [*nw*] *pḥwj.t*); ---- [Bt 18 (*sʿnḫ mt.w*)]

b) *mḫtw* 'Eingeweide' (?)
L 45 (14,7) (*mḫtw n pḥwj.t ẖ.t*) (Zaub)

II) After ist offen zu allen Gefäßen[2]
Eb 854o (*iw gr.t pḥwj.t wbȝ-s n mt nb n gs wnmj gs iȝbj m ʿ.wj m rd.wj*)

E) Blähungen kommen aus dem After (in einer Geburts-Prognose)
Carlsb V (*ir irj-s ḳjs m rȝ-s . . . . ir irj-s ḏʿw m pḥwj.t-s . . . .*)[3]

F) Gebrauch im Zauber
L 45 (*mḫtw* [?] *n pḥwj.t ẖ.t*)

G) verderbter Zusammenhang
Bt 3[4]; Ram III fragm 36* ([. . .] *pw m pḥwj-s*)

§ 1: Das ältere Wort ist *pḥwj*, der Form nach ein Dual, also wohl ursprünglich „die beiden Hinterbacken o. ä.". Von diesem ursprünglichen Dual ist jedoch – außer dem Suffix *-fj* – im Gebrauch des Wortes nichts mehr übrig: es wirkt wie ein Singular, eine aus zwei Teilen bestehende Einheit (vgl. *ʿ.tj* 'Gelenk' oder *ʿr.tj* 'Kiefer' oder *bb.wj* 'Schlüsselbein'). Eine jüngere Nebenform ist das Femininum *pḥwj.t*, das bis auf wenige Ausnahmen (vgl. hierzu Grundriß I S. 81–82) nur in der Medizin belegt ist.

§ 2: Daß zwischen *pḥwj* und *pḥwj.t* kein sachlicher Unterschied besteht, zeigt z. B. die Parallele: Bln 163h (*pḥwj.t*) = Eb 856h* (*pḥwj*); vgl. auch *mt.w n pḥwj* (Eb 161*) und *mt.w* [*nw*] *pḥwj.t* (Bt 2); *hȝj m pḥwj.t* (Eb 207d) und *hȝj m pḥwj* (Eb 207c*); *wdḥ m pḥwj.t* (Eb 156 und 158) und *wdḥ m pḥwj* (Eb 157* und 159*). Auch das Überwiegen von *pḥwj* in den Angaben der Applikation im Ebers (C II), dem ein Bevorzugen von *pḥwj.t* in den Rezeptüberschriften gegenübersteht (A I), läßt keine Schlüsse zu, zumal es offenbar ohne Regel erfolgt und jede Möglichkeit des Gebrauchs gegeben ist: *pḥwj.t* in Überschrift und Applikation (Eb 163); *pḥwj.t* in der Überschrift, *pḥwj* in der Applikation (oft; z. B. Eb 139); *pḥwj* in Überschrift und

[1] Siehe die Fortsetzung des Textes unter D II.
[2] Siehe den Anfang des Textes unter D I a 2.
[3] Siehe dazu § 10.
[4] Nur *pḥwj* erhalten; ob zu *pḥwj*[*.t*] zu ergänzen?

Applikation (Eb 144); *pḥwj* in der Überschrift, *pḥwj.t* in der Applikation (Sm 22,11–14).

§ 3: In Verbindung mit der Behandlung des Afters treten folgende Körperteile auf: *ẖ.t* 'Bauch' (Eb 132–137; Bln 164a; L 45[?]); *šptj.t* 'Blase' (Eb 139; Bt 10; 11); *kns* 'Schamgegend' (Eb 164); *mš3w.t* (Bt 10); *šnb.t* 'Brustraum' (Bt 14; 16); *ḏrww* 'Seiten' (Bt 14; 32); *ḥ3.tj* 'Herz' (Bt 16; 18; 22; 25; – – 20). Bemerkenswert ist auch die Erwähnung der Beine (*rd.wj*) in Eb 153 und Sm 22,11, denn aus den Gefäßbüchern Eb 856h = Bln 163h ersieht man, daß Krankheiten des Afters mit dem Absterben der Gefäße der Beine zusammengebracht werden; die Gefäße, die nach Eb 854o den After mit dem Körper verbinden, sind unter D I a 3 aufgenommen.

Vier der oben neben *pḥwj/pḥwj.t* auftretend genannten Körperteile werden an anderer Stelle ohne Erwähnung des Afters in Rezeptüberschriften genannt; die Behandlung erfolgt jedoch durch Eingüsse in den After: *ẖ.t* (Bln 170); *šptj.t* (Eb 265); *rd.wj* (Bln 169); *mt* (Bln 174).

§ 4: (zu B): Neben den unter B aufgeführten Krankheitserscheinungen sind folgende Krankheiten und Nebenerscheinungen zu nennen: *ʿ3ʿ* Eb 138; *ʿẖw m šnb.t* Bt 14; *nḏrw.t m rd.wj* Sm 22,11; *ḥnʿ.w m rd.wj* Eb 153; *ḥdb.w n wḥdw* Bln 164a; *snf* Bt 6; *šfw.t* (und *wšʿw*) Bt 2; *šnf.t* Bt 11; *k3pw ḥr ḥ3.tj* Bt 20; *t3w ḥr ḥ3.tj* Bt 25; *t3w ḥr šptj.t* Eb 139; Bt 10; *ḏʿw ʿš3* Eb 139.

Andererseits treten unter B I genannte Krankheiten ohne Erwähnung des Afters bzw. in Verbindung mit anderen inneren Organen auf, jedoch mit der Applikation *wdḥ/rdj m pḥwj/pḥwj.t*: *šnʿ n t3w* (B I a 1) ist Eb 265 (*šnʿ n t3w ḥr šptj.t*) erwähnt; *wḥdw* (B I b 2) tritt Bln 168; 170 und 174 auf, davon Bln 170 im Bauch (*ẖ.t*) befindlich; *sp n wsš ḳsn* (B I d 2) ließe sich mit *sp.w nw wsš* (Eb 26) in Verbindung bringen.

§ 5 (zu C II): Die Einführung von Drogen in den After dient zur Behandlung folgender Krankheiten:

1) der unter A und B I–III aufgeführten Fälle (sofern die Behandlung nicht durch andere Weise erfolgt: siehe dazu § 7)
2) darüber hinaus werden Krankheitserscheinungen behandelt, die mit dem After nicht unmittelbar in Zusammenhang stehen:
   a) Harn- und Blasenerkrankungen: Eb 265 (*šnʿ n t3w ḥr šptj.t* und *ḥdb.w nw mwj.t*); Eb 784, Bln 166 und 171 (*mwj.t*); Bln 183 (*špn m mwj.t*; vgl. *špn* Eb 705)
   b) Erkrankungen der Gefäße: Eb 684 (*šp.t nt mt*); Bln 174 (*mt nrj.w-f*)
   c) Blutungen: Bln 165 (*wsš m snf*); L 37,40 und 39 (*snf*)
   d) „Leibschmerzen": Bln 172 (*ẖ3j.t mr.t*); Bln 170 (*wḥdw m ẖ.t*); Bln 168 und 174 (*wḥdw*); Bln 167 und 173 (*mr.t ḳsn.t*)

e) Hitze-Erscheinungen: Bt 20 und 21 (*k3pw ḥr ḥ3.tj*); Bt 28 (*t3w* [*ḥr ḥ3.tj* ?])

f) Verschiedenes: Eb 705 (*špn*; vgl. Bln 183 *špn m mwj.t*); Eb 26 (*sp.w nw wsš*); Bln 169 (*ḥnḥn m rd.wj*)

§ 6: Die in § 3 erwähnte Reihe von erkrankten Körperteilen, die mit dem After in Verbindung stehen, reicht vom „Brustraum" bis hinab zu den „Beinen"; daraus ist zu ersehen, daß es sich bei den „After-Krankheiten" in den meisten Fällen weniger um Erkrankungen des Afters selbst handelt, als um Krankheiten der inneren Organe allgemein. Bei diesen Erkrankungen des Leibesinneren ist der After eventuell in Mitleidenschaft gezogen, vorwiegend jedoch vielleicht nur als Ort der Behandlung anzusehen. Da nach Eb 854o der After durch die Gefäße zu den inneren Organen offen ist, läßt sich leicht verstehen, daß durch die „After-Behandlung" nicht nur Krankheitserscheinungen im Bereich des Afters selbst behandelt werden, sondern über den After auch der Zugang zu anderen inneren Organen gewonnen wird: zum Bauch, zur Blase, zu den Seiten, zu den Beinen (siehe dazu § 3 Ende und § 5,2). Zum umgekehrten Weg der Behandlung über Einnehmemittel siehe § 7.

Gegenüber diesen als innerlich zu bezeichnenden Krankheiten, bei denen der After nur als Teil des Leibesinneren gilt, sind als äußerliche Krankheiten des Afters *wnḫ* und *ʿn* (B I c) und wahrscheinlich auch *sḫm n bnw.t* (Bt 2; -- 3; 5; 6; 10) anzusehen; vgl. auch die Fälle in § 7, in denen die Behandlung durch *wt* 'verbinden' erfolgt.

§ 7 (zu C II): Außer durch Eingießen bzw. Einführen der Drogen in den After wird in den unter A aufgeführten Rezepten vorwiegend mit Einnehmemitteln gearbeitet: Eb 132–138; 147–154; 160; Bt 14; 18; 22; 23; 25; Bln 163h (16,7); H 93; Ram III A 29. Hierin kommt ebenfalls zum Ausdruck, daß es sich in erster Linie um die Behandlung des Leibesinneren handelt, nicht um äußere Aftererkrankungen. – Die Applikation *wt* 'verbinden' wird Eb 161; Bt 8; 10; 12; H 4 verordnet. – Einmal (H 7) erfolgt eine Räucherung (*k3p*).

§ 8 (zu C II b): Die Stellen, an denen die Drogen zu einem Zäpfchen gemacht und in den After eingeführt werden, siehe bei *mt* a; ebenso ist auch *swj.t* 'Pille' zu vergleichen. Bt 1 werden die Drogen ebenfalls als Kugel (*s3*) eingeführt. Ein Faserbausch (*ftt*) wird Eb 145 und ein Stoffbausch (*stp n p3ḳ.t*) Sm 22,13 verwendet. Ähnlich wird wohl auch L 39 verfahren, nur daß hier noch ein Zauberspruch auf den Stoff (*stp n ḥ3tjw*) geschrieben ist. L 40 werden Drogen zu Amulett-Knoten gedreht, mit einer weiteren Droge bestrichen und eingeführt. Zu einer „einheitlichen Masse" werden die Drogen Bt 9 verarbeitet: wahrscheinlich also auch eine Art Zäpfchen oder Kugel. Unbestimmt bleiben die Fälle Eb 146 und 684: hier wird keine bestimmte

Form angegeben, so daß man annehmen muß, daß die in beiden Rezepten genannte *sḫt*-Droge bereits selbst die Form eines Zäpfchens oder einer Pille besitzt, so daß sie ohne weitere Bearbeitung in den After gesteckt werden kann.

§ 9: Eb 156, Bln 163h und 164b erwähnen in Zusammenhang mit Einguß-Rezepten die „Kunst des *swnw*-Arztes" (*ḥmw.t swnw*). Offenbar handelt es sich um einen „Facharzt für Inneres", der es versteht, innere Erkrankungen (d. h. vorwiegend Verdauungs-Störungen) über den Weg durch den After zu behandeln; vgl. dazu Band III S. 88.

§ 10: Wie der Zugang von Drogen zum Leibesinneren entweder durch den Mund oder den After erfolgt (vgl. § 7), ist auch umgekehrt das Ausscheiden von Stoffen über diese beiden wichtigsten Öffnungen des Körpers feststellbar: Eb 198c geht die Krankheit „entweder aus seinem Munde oder aus seinem After" ab; Carlsb V wird „Erbrechen aus ihrem Munde" das Abgehen von „Winden aus ihrem After" gegenüber gestellt.

§ 11: Eine spezielle Untersuchung der Erkrankungen des Afters findet sich bei Jonckheere, Pap. médical Chester Beatty.

pḥr laufen

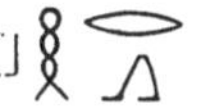 Eb

nur vom Eiter gebraucht, der zusammengelaufen ist, bei der Bildung von Geschwülsten

a) Eiter ist von seiner Stelle gelaufen[1] (und hat eine *ḥnḥn.t*-Geschwulst gebildet)
   Eb 859a und b (*rj.t pḥr.tj m s.t-s*)
b) Eiter ist vom Körper des Mannes her zusammengelaufen (und hat eine *ꜥꜣ.t*-Geschwulst gebildet)
   Eb 869b (*ꜥꜣ.t pw nt rj.t pḥr.tj m ḥꜥw-f*)

pḥḏ spalten

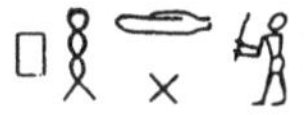 Eb 875c; Ram III B 2 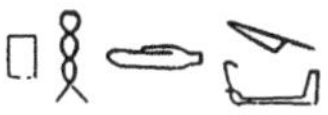 Bln 26 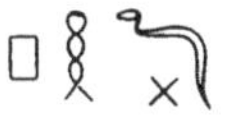 Sm 31 (10,19); Ram III A 15; B 8; Ram IV E I 5 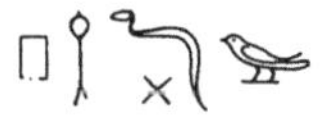 Eb 766f und g 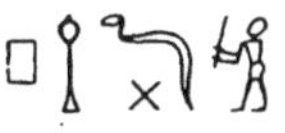 Eb 596

[1] Gemeint wohl: von der Stelle, an der sich der Eiter üblicherweise aufhält, wenn er nicht in Erscheinung tritt.

I) Behandlung von Geschwülsten: 'aufschneiden'
Eb 875c (*ꜥ3.t*-Geschwulst: *irj.ḫr-k n-s dw-ꜥ pḥd.tj m ds*)

II) krankhafter Zustand

a) vom Ohr: 'abgespalten; eingeschnitten'
Eb 766f (*srwḫ msdr pw pḥd-f ḥr st.t šw*); Eb 766g (*dd-k r-f mj.t.t st3 nb pḥd-f*)

b) von einer *wnḫ*-Verschiebung des Knochens: 'getrennt'
Sm 31 (10,19) (*mj dd iw wnḫ r iḫ.t wnn dmj ḫft pḥd.t(w) wꜥ.t r sn.nw-f*)

c) Auge (?)
Ram III A 15 ([...] *pḥd-s*)

III) Drogenbereitung: als Drogen verwendete Tiere 'aufschneiden'
Eb 596 (*drgj.t pḥd.tj*); Bln 26 (*ḫnt3sw pḥd*); Ram III B 2 und 8 (*ꜥpnn.t pḥd.tj*); Ram IV E I 5 ([...] *pḥd.tj*)

§ 1: Das Wesentliche (siehe besonders II b) ist, daß keine völlige Trennung erfolgt, sondern die beiden getrennten Teile an einer gewissen Stelle noch zusammenhaften. – 'In zwei Hälften gespalten' sind die Drogen Ram III B 2 und IV E I 5 (*pḥd m gs.wj*).

pḫ [... ? ...]

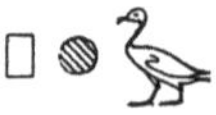 Ram III B 15 (Zauber, in unklarem Zusammenhang)

pḫ3 öffnen[1]

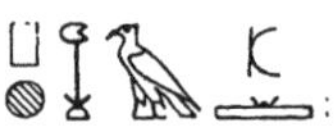 Eb; H 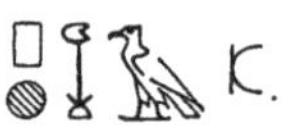 Eb 7 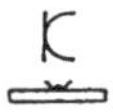 Eb 210[2]

I) Verbum der Behandlung

mjs.t 'Leber'	Eb 188d
ḥꜥw 'Körper'	H 152 [= Eb 713 *spḫ3*][3]
ḫ.t 'Bauch'	Eb 7 = H 58[4]; H 213 (Zaub)
ḳ3b 'Darm'	Eb 207b

---- den Patienten: Eb 189b (*irj.ḫr-k n-f pḫ3-f nb*)

II) vom Terebinthenharz in der Verbindung *sntr pḫ3* siehe Drogen-W.B.

[1] Vgl. *spḫ3* und *wḫ3*.
[2] Nur in der Verbindung *sntr pḫ3*.
[3] Siehe auch die Parallele Eb 18 mit *wḫ3*.
[4] Hier eventuell als Hautmittel, siehe dazu *spḫ3* § 1.

§ 1 (zu I): *pẖꜣ* ist ein typischer Terminus für das „Abführen" von schädlichen Stoffen aus den zu öffnenden Körperteilen: H 213 erklärt *pẖꜣ ḫ.t* durch *rdj hꜣj ḏw.t* 'das Schlechte abgehen lassen'.

pẖꜣ [Teil des Schiffes]

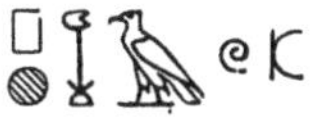 Bln 190 (Zaub)[1]

pẖr umdrehen; umherziehen

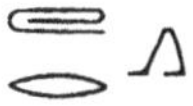 Eb; H; Sm; L; Kah 13 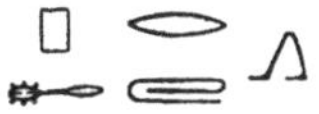 Sm 32. (11,3); Ram IV  in *ṯs-pẖr*: Eb; L; Kah

I) von Krankheitserscheinungen, die in kreisender Bewegung sind
   a) Wasser in kranken Fingern bzw. Zehen
      Eb 617 = H 174 (*pẖr mw ḥꜣ-sn*)
   b) Hitze-Ballung, die das Innere einer Wunde durchzieht
      Sm 41 (14,12) (*swš srf pw pẖr ḫnw wbnw r-ḏr-f*)

II) vom Wiederkehren einer Geschwulst
   Eb 869c (*ʿꜣ.t*-Geschwulst: *ỉr spj ỉẖ.t m tmꜣw.t-s ỉw-s pẖr-s*)[2]

III) Drehen von Körperteilen (ist bei Verletzungen behindert)
   a) Nacken
      Sm 19 (7,16) (*šr pẖr n-f nḥb.t-f*); Sm 32 (11,2) (*n pẖr.n n-f nḥb.t-f*)
   b) Gesicht
      Sm 32 (11,3) (*n gmj.n-f pẖr-f ḥr-f*)

IV) in der Verbindung *ṯs-pẖr* 'werde umgekehrt angeordnet' als Rezitationsvermerk[3]
   Eb 3; 48 (zweimal); 763; L 24; 43b; 46; 54; Kah 30 (3,21)

V) im Zauber
   Sm 18,16 (*pẖr pr* 'das Haus umkreisen'); L 14 (*pẖr tꜣ* 'das Land durchziehen'); ---- *pẖr r*: Ram IV B 3; IV D II 2

VI) unklar: Kah 13 (2,14)

[1] Vgl. Äg.W.B. I 543,10 *pẖꜣ* 'vom Deck des Schiffes'; ob „Planke" gemeint ist?
[2] Vgl. *wḏb* in derselben Bedeutung Eb 871 c.
[3] Siehe dazu W. Westendorf, Der Rezitationsvermerk *ṯs-pẖr*, in: Grapow-Festschrift, S. 383-402.

pḫr.t Heilmittel

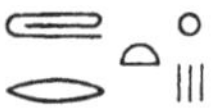 Eb; H; Bln; Sm; L; Kah; Bt; Pap Beatty VIII; Pap Beatty XV; Pap Leid Recto XXVI 9 und 11; Pap Louvre E 4864 Rs 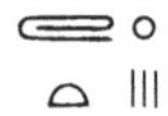 Ram III; Ram V Nr. II; Nr. XIII; fragm. 8,4 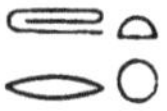 Bln 55 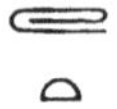 Ram V Nr. XVI[1] 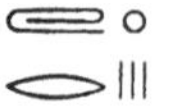 Bln 51; Ostr. Kairo (ODM 1091) 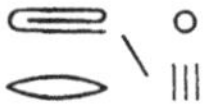 Pharaob IV 1

A) *k.t pḫr.t* 'ein anderes Heilmittel'

als Rezept-Überschrift, ohne Zusatz[2]

Eb 71; 74; 146; 151; 224 (≐ H 82); 299; H 40; 49; 77; 82 (= Eb 224); 84; 85; 86; 87; 141; 146; 176; 178; 183; 186; 187; 189; 190; 192; 198; 201; 202; 203; 207; 208; 209; 220; 221; 222; 223; 224; 225; 227; 229; 231; 234; 240; 242; 250; L 35; Kah 22; Ram III A 17; A 21; A 22; A 25 (zweimal); A 26; Ram V Nr. XIII; fragm. 8,4; Pap. Leid Recto XXVI 9 und 11; ---- Bln 194 (*ḏd.t m k.tj pḫr.t*)

B) *pḫr.t* mit verschiedenen Zusätzen

I) *pḫr.t nt* + Verb [+ Objekt][3]

a) *k.t* 'ein anderes' vor *pḫr.t*

Eb 16; 72; 127; 139; 144; 208; 274; 301; 383; 430; 468; 501; 504; 749; H 81; 140; 230; 233; 235; 236; 237; 238; 251; Bln 44; 51; Bt 10; 11; 16; 18; 20; 22[4]; 23[4]; 25; 27

b) *ḥ3.t-ᶜ m* 'Anfang von' vor *pḫr.t*

Eb 221; 261; 284; 294 [= H 35 unter c]; 305; 326; 437; 451; 464; 477; 515; 543; 551; 592[5]; 603; 697; 705; 739; 750; 757; 808

c) ohne Zusatz vor *pḫr.t*

Eb 34; 44; 55; 68; 86; 113; 132; 143; 156; 175; 183; 219; 248

[1] Lesung nach Barns.

[2] Die adjektivischen Zusätze *3ḫ.t* und *nfr.t* siehe bei B IX a 1 und 2.

[3] Im allgemeinen folgt auf *pḫr.t nt* ein Verbum der Krankheitsbeseitigung mit Objekt der Krankheit (z. B. *pḫr.t nt sm3 wḫdw*) oder ein Verbum der Behandlung mit Objekt des Körperteils (z. B. *pḫr.t nt srwḫ šnb.t*); es können auch zwei oder mehrere Infinitive von *pḫr.t nt* abhängen (z. B. Eb 113; 132; Bt 11; 14; 16; 18; 22); ohne Objekt nach *sḳbb* 'kühlen' bleiben Eb 156 und Bln 179; *pḫr.t nt rdj.t* + *sḏm-f* (bzw. *pḫr.t nt tm rdj* + *sḏm-f*) liegt vor bei Eb 284; 789; H 35; 50; 59; Bln 138; bzw. Eb 784; 808. – Siehe auch die Fälle Eb 616 = H 173; Eb 877 e; Pap Beatty VIII Vs. 5,1 bei B VI b 1 und Kah 8 bei B VI b 3 und Kah 20 bei B VIII.

[4] *nt* nach *pḫr.t* ausgelassen.

[5] *pḫr.t nt wnm-snf sgr.t wšᶜw*; vgl. Bt 10 (*k.t pḫr.t nt* Krankheit + Verbum der Krankheitsbeseitigung).

(= H 76); 282 (= H 68); 483; 510; 589[1]; 627 (= H 96); 708; 712; 713 (= H 152); 733; 771; 778; 782; 784; 789; 812; 828; H 4; 18; 20; 25; 26; 27; 28; 29; 35 [= Eb 294 unter b]; 41; 42; 47; 48; 50; 51; 53; 54; 59; 61; 68 (= Eb 282); 76 (= Eb 248); 80; 93; 94; 96 (= Eb 627); 102; 125; 127; 129; 131; 132; 143; 144; 147; 152 (= Eb 713); 155; 157[2]; 168; 171, 173[3]; 179; 182; 199; 205; 217; 226; 228; 232; Bln 14; 29; 48; 51; 52; 53; 55; 58; 77; 114; 117; 118; 119; 122; 125; 136; 138; 139; 140; 142; 148[4]; 157; 164a; 168; 170; 179; 183; 200; Sm 21,3[4]; L 43; Bt 9[4]; 14[4]; Rs 1,5; Rs 1,7; Ram V Nr. II; Nr. XVI; Pap. Beatty XV 5; Pap. Leid Recto XXVI 7; Pap. Louvre E 4864 Rs 1,4[4]; 2,4

II) *p̱ẖr.t nt* + Körperteil bzw. Patient

a) *p̱ẖr.t nt* + Körperteil

1) *k.t* 'ein anderes' vor *p̱ẖr.t*
Eb 24; 128; 212; 214; 253; 392; 422; 621; 632; 810 [= Bln 17]

2) *ḥ3.t-ʿ m* 'Anfang von' vor *p̱ẖr.t*
Eb 616[5]; 764

3) ohne Zusatz vor *p̱ẖr.t*
Eb 768; H 7; 15; 55; 88; 177 = 188; 194; 197; Bln 17 [= Eb 810]; Ostr. Kairo (ODM 1091 Vs 1)

b) *p̱ẖr.t nt* + Patient
Bln 165; 167

III) *p̱ẖr.t nt* + Krankheit

a) *k.t* 'ein anderes' vor *p̱ẖr.t*
Eb 527; 734; 780; 834; Bln 201; 203; L 15; Bt 10[6]

b) *ḥ3.t-ʿ m* 'Anfang von' vor *p̱ẖr.t*
Eb 482; 592[6]; 761

c) ohne Zusatz vor *p̱ẖr.t*
Eb 26; 484; 522; 732; H 19; 38; 89; 206; 239; Bln 169; 172; L 49; Bt 7[4]

d) *p̱ẖr.t* + Suffix statt des Genetivs
H 161 (*p̱ẖr.t-s*)

IV) zerstörte Überschriften

H 3 (*p̱ẖr.t* [...]); H 245 (*p̱ẖr.t nt* [...] *wbnw m ʿ.t nb.t*);

[1] Als Nachschrift.
[2] *p̱ẖr.t nt wš šnj*; vgl. Eb 474 (*kjj n rdj.t wš šnj*).
[3] Vgl. Eb 621 und 616.
[4] *nt* nach *p̱ẖr.t* ausgelassen.
[5] Vgl. H 173 bei B I c.
[6] Vgl. Eb 592 auf S. 284 mit Anm. 5.

H 246 (*k.t pḫr.t nt* [...]); H 258 (*pḫr.t* [...]); Ram III fragm 3,2 (*k.t pḫr.t* [...])

V) *pḫr.t* mit Ordinalzahl[1]

a) in Rezepten

Eb 433 = H 22 (*sn.nw*); Eb 434 = H 23 (*ḫmt.nw*); H 11 (*sn.nw*); 12 (*ḫmt.nw*); 218 (*sn.nw*); 219 (*ḫmt.nw*)

b) in den „Göttermitteln"

Eb 243 = H 71 (*sn.nw*); Eb 244 = H 72 (*ḫmt.nw*); Eb 245 = H 73 (*fdw.nw*); Eb 246 = H 74 (*dj.nw*); H 75 (*sjs.nw*)[2]

VI) in Verbindung mit *irj* 'machen'

a) in Rezept-Überschriften

1) *pḫr.t irr.t* 'Heilmittel, was gemacht wird ...'[3]

aa) *k.t* 'ein anderes' vor *pḫr.t*

Eb 267; 349; 681; L 61; Bln 20[4]; Bt 13b; 19; 21; 24; 25; 28; 30

bb) *ḥ3.t-ʿ m* 'Anfang von' vor *pḫr.t*

Eb 783; 840

cc) ohne Zusatz vor *pḫr.t*

H 21; 181; Bln 18; 163f (15,12); 184; 187; L 21

2) *irr.t m pḫr.t*[5]

Bln 163c; e; f; h (16,5); 164c

3) Heilmittel, was gemacht ist für NN

aa) *ḥr* Gott NN (in den „Göttermitteln")

Eb 242 (*ḥ3.t-ʿ m*); Eb 243 (*k.t*) = H 71; Eb 244 (*k.t*) = H 72; Eb 245 = H 73; Eb 246 = H 74; H 75[2]

bb) *n* Königinmutter *šš*

Eb 468 (*k.t pḫr.t nt srd.t šnj irj.t n šš*)

b) finite Formen innerhalb der Rezepte

1) *irj pḫr.t*

Eb 247 (*ir irr.w n-f nb pḫr.t tn ... iw-f nḏm-f*) = H 75; Eb 616 = H 173 (*ir-m-ḫt irr-k*[6] *n-f pḫr.t nt sḳbb*); Eb 877e (*irj.ḫr-k n-f pḫr.t nt dr*); H 175 (*ir-m-ḫt irj-k nn pḫr.t*

[1] Bei den „Göttermitteln" (B V b) scheint es sich um eine bloße Aufreihung von 6 Rezepten zu handeln; dagegen ist es bei den unter B V a genannten Fällen denkbar, daß mit dem „zweiten bzw. dritten" Rezept gleichzeitig auch der „zweite bzw. dritte" Tag bezeichnet werden soll, da H 11 und H 218 als „zweite Rezepte" an H 10 bzw. H 217 (*hrw tpj* 'erster Tag') anschließen.

[2] Dem *pḫr.t sjs.nw.t* des H 75 entspricht die Parallele Eb 247 (*k.t sjs.nw.t*).

[3] Siehe dazu im einzelnen bei *irj* A IV.

[4] *k.t pḫr.t* [*irr.t*] *ḥr-s3* [*šdj fnt*].

[5] Im einzelnen ausgeführt bei *irj* A IV a.

[6] H 173 *irj.ḫr-k* statt *irr-k*.

irj.ḫr-k n-f Drogen); Bln 192 (*[irj].ḫr-k n-s pẖr.t r wḥ῾-f*); Sm 3 (2,2) (*nn irj.t n-f pẖr.t*); Pap. Beatty VIII Vs. 5,1 (*mtw-k irj.t pẖr.t nt ẖdẖd . . .*)

2) *irj m pẖr.t* 'als Heilmittel machen'
Bt 6 (*irj.ḫr-k n-f m pẖr.t*); Bt 13a (*irj.ḫr-k m pẖr.t*)

3) *irj mj.t.t tf3 pẖr.t* 'entsprechend jenem Heilmittel verfahren'
Kah 8 (*irj.ḫr-k r-s mj.t.t tf3 pẖr.t nt dr . . .*)

c) *pẖr.t*-Trankmittel neben *pẖr.t*-Nachmittel
Bln 184 (*pẖr.t [nt] swr irr.t iw.tw ḥr irj.t pẖr.t*)
Bln 163h (16,5) (*irr.t [r]-sn m pẖr.t m pẖr.t*)

VII) *pẖr.t* als Objekt sonstiger Verben

a) *rdj* 'geben'
Eb 200b (*irj.ḫr-k r-f* Mittel *ḥn῾ rdj.t n-f pẖr.t ḥr s3*); Eb 712 = H 17 (*nn rdj.t pẖr.t nb.t ḥr-f*); Eb 877e (*rdj pẖr.t r snb.t*); Eb 853a (*rdj.tw nn pẖr.t mj ššm pn ḥr bj.t*); Sm 22,12 (*rdj.ḫr-k n-f pẖr.t*; folgen Drogen); L 22 (7,1) (*r3 n rdj.t pẖr.t r ir.tj*); L 22 (7,6) (*ḏd.tw r3 pn sp 4 ḫft rdj.tw pẖr.t r ir.tj*); Ram III A 7 (*[rdj].ḫr-k n-s pẖr.t [tn . . .]*); Ram III A 24 (*rdj-k pẖr.t tn m gs ḥrj ir.tj ḥr stp pn*); ---- Eb 325 (*rdj.ḫr-k m nn pẖr.t ḥr-f*)

b) *w3ḥ* 'auflegen'
Eb 1 (1,1) = H 78 (6,5) (*r3 n w3ḥ pẖr.t ḥr ῾.t nb.t*); Eb 1 (1,11) = H 78 (6,11) (*ḏd mdw ḫft w3ḥ pẖr.t ḥr ῾.t nb.t*)

c) *swr* 'trinken'
Eb 3 (2,1) (*r3 n swr pẖr.t*); Eb 3 (2,6) (*ḏd mdw ḫft swr pẖr.t*); Bln 189 (*r3 n swr pẖr.t*)

d) *inj* 'bringen'
Eb 763 (*m-k inj.n-j pẖr.t-k r-k nh.t-k r-k*) (Zaub)

e) *ḫ3j* 'abmessen'
H 212 (13,17) (*r3 n dbḥ ḫft t3j.t-f r ḫ3j.t pẖr.t*); H 212 (14,1) (*dbḥ*-Maß: *ḫ3j-j pẖr.t tn im-f*); H 212 (14,2) (*ḫ3j.tw pẖr.t tn m dbḥ pn*)

f) *šsp* 'aufnehmen'
Eb 642 = H 111 (*rdj.t šsp mt.w pẖr.t*); Sm 41 (14,14) (*ir n šsp.n iwf-f wt: tm šsp iwf-f pẖr.t pw*)

g) *rdj sḏr* 'nachts stehen lassen'
Bln 138 (*rdj sḏr t3 pẖr.t r-ḏr-s [n] i3d.t*)

h) *s3w* 'behutsam umgehen'
Sm 46 (16,6) (*s3w.in-k nf3 pẖr.t r h33 mw nb . . .*)

VIII) etwas geschieht durch (*m*) ein Heilmittel

Eb 196 (*sp.w nw ngj.t-st m pẖr.t*); Eb 198a (*rdj.ḫr-k h3j m pẖr.t*); Eb 859c (*irj.ḫr-k n-s sp.w nw sẖnn-s m pẖr.t*); Ram III B 3 (*sm3 fnṯ m pẖr.t*); ---- Kah 20 (3,3) ([...] *ḥwj.t m pẖr.t nt sjwr*)

IX) sonstige Zusätze zu *pẖr.t*

a) Adjektiva

1) *pẖr.t 3ḫ.t* 'nützliches Heilmittel'

Eb 62 (*k.t pẖr.t 3ḫ.t m irr.t n ḫ.t*)

2) *pẖr.t nfr.t* 'gutes Heilmittel'[1]

Bln 51 (*k.t pẖr.t nfr.t nt sndm mt.w*); Bln 172 (*pẖr.t nfr.t nt ḫ3j.t mr.t*); Bln 179 (*pẖr.t nfr.t nt skb*); Eb 463 (*k.t pẖr.t nfr.t*); ---- [Bln 180 (Nachschrift: *iw-s nfr sj*); L 14 und 44 und 51 (Nachschrift: *iw-s nfr.tj m h3w* NN)]

3) *pẖr.t nb.t*

aa) 'ein anderes Heilmittel' (als dieses)

Eb 49 = H 18 (*pẖr.t nb.t mj sn.nw.t-s*)[2]; Eb 62 (Würmer: *n mt.n n pẖr.t nb.t*); Eb 712 = H 17 (*nn rdj.t pẖr.t nb.t ḥr-f*)

bb) 'jedes beliebe Heilmittel'

H 214 (*r3 n mrḥ.t n pẖr.t nb.t*)

b) genetivischer Zusatz

Eb 589 (*m-k pẖr.t pw nt wn-m3ʿ*)

c) Demonstrativa

1) *tn* 'dieses'

Eb 247 (*ir irr.w n-f nb pẖr.t tn... iw-f ndm-f*) = H 75; H 212 (*ḫ3j pẖr.t tn*) (zweimal); Bln 121 (*k.t irr.t ḥr-s3 pẖr.t tn*); Bln 189 (*i pẖr.t tn*) (Zaub); Sm 9 (5,2) (*ḏd.t m ḥk3.w ḥr pẖr.t tn*); Ram III A 24 (*rdj-k pẖr.t tn m gs ḥrj ir.tj ḥr stp pn*); ++++ Ram III A 7 ([*rdj*].*ḫr-k n-s pẖr.t* [*tn* . . .])

2) *tf3* 'jenes'

Kah 8 (*irj.ḫr-k r-s mj.t.t tf3 pẖr.t nt dr* . . . .)

3) *t3* 'dieses'

Bln 138 (11,9) (*rdj sḏr t3 pẖr.t r-ḏr-s* [*n*] *i3d.t*); Sm 9 (5,5) (Binde: *dd-f ḥr t3 pẖr.t nt.t ḥr p3 wbnw*)

4) *nn* 'dieses'

Eb 325 (*rdj.ḫr-k m nn pẖr.t ḥr-f*); Eb 712b = H 17 (*pḥ m wrḥ m*[*-ḫt*] *nn pẖr.t*); Eb 853a (*rdj.tw nn pẖr.t*

[1] Siehe auch *k.t nfr.t* Bln 37 und 47.

[2] „Jedes andere Heilmittel (gegenüber dem hier empfohlenen) ist zweitrangig".

mj sšm pn ḥr bj.t); H 175 (*ỉr-m-ḫt ỉrj-k nn pẖr.t ỉrj.ḫr-k ....*)

5) *nf3* 'jenes'
Sm 46 (16,6) (*ỉr ḫsf r-s nn sp.w ḳb.w s3w.ỉn-k nf3 pẖr.t r h33 mw nb ...*)

X) Verschiedenes

Eb 4 (*dmḏ.t nt pẖr.t*); Eb 422 (Zusatzdroge: *rdj ḥr pẖr.t*); Bln 194 (*ḏd.t r-f m k.tj pẖr.t*); Sm 9 (5,5) (Binde: *dd-f ḥr t3 pẖr.t nt.t ḥr p3 wbnw*); Pharaob IV 1 (Salbmittel: *ỉrj n n3j-f pẖr.t wp-r3*; folgen Drogen)

XI) Gebrauch in Zaubersprüchen

Sm 9 (5,2) (*ḏd.t m ḥk3w ḥr pẖr.t tn*); Bln 189 (*ỉ pẖr.t tn*); Eb 3 (2,2) (*ỉj pẖr.t ỉj dr.t ....*); Eb 3 (2,3) (*nḫt ḥk3 ḥr pẖr.t ṯs-pẖr*); siehe auch B VII b; c; d; e

§ 1: Im allgemeinen bezeichnet *pẖr.t* das fertig verarbeitete Drogengemisch, das in verschiedener Weise eingenommen bzw. appliziert werden kann (siehe dazu § 2). Gleichzeitig entspricht *pẖr.t* unserem „Rezept", das nicht nur das eigentliche Medikament, sondern auch die einzelnen Bestandteile, die Bereitungs- und Anwendungsanweisungen bezeichnet. In diesem letztgenannten Sinne steht es besonders in den „Rezept-Überschriften" der Gruppen A, B I–V und B VI a. Deutlich wird das Drogengemisch bezeichnet: Eb 712b (*wrḥ m nn pẖr.t*); Eb 853a (*rdj.tw nn pẖr.t ... ḥr bj.t*); Bln 138 (*rdj sḏr t3 pẖr.t r-ḏr-s [n] ỉ3d.t*); Eb 325 (*rdj.ḫr-k m nn pẖr.t ḥr-f*); Sm 9 (5,5) (Binde wird gelegt *ḥr t3 pẖr.t nt.t ḥr p3 wbnw*) und in den weiteren Fällen der Gruppen B VI b und B VII. Daß *pẖr.t* nicht nur die Drogen, sondern auch deren Anwendung mit umfaßt, zeigen gut Bln 193 und 194: in beiden Fällen handelt es sich um dieselben Drogen, jedoch wird in dem *k.t*-Rezept Bln 194 eine andere Anwendung angeordnet. Einmal sind mit *pẖr.t* nur die „Grundlagendrogen" gemeint, die zur Aufnahme der „Wirkdrogen" dienen: Eb 422 wird durch *rdj ḥr pẖr.t* angeordnet, daß die quantitierten Einzeldrogen zu den unquantitierten Grundlagendrogen getan werden (vgl. dazu die ähnlichen Fälle Eb 833c und Eb 190b). Schließlich muß es sich um die Einzeldrogen (vor ihrer Verarbeitung) handeln in den Fällen H 212 (Abmessen der Drogen) und Pharaob IV 1 (Salbmittel und „seine Drogen (*pẖr.t*)", die durch *wp-r3* dann im einzelnen spezifiziert werden). Ein Sonderfall liegt in der Überschrift von Bln 184, die zweimal *pẖr.t* nennt, und zwar in zwei verschiedenen Beziehungen: das erste betrifft das Trankmittel selbst, das zweite die Nachmittel Bln 164–183; vgl. auch Bln 163h (16,5).

§ 2: Ein *pḫr.t*-Heilmittel muß in der Regel eine Applikationsangabe haben, da es auf die verschiedenste Art verwendet werden kann; nur wenn die Applikationsart schon aus der Überschrift ersichtlich ist, kann die Angabe fehlen (z. B. Eb 391; 419).

Im einzelnen zeigen die folgenden Applikationsarten die Breite der Verwendungsmöglichkeit eines *pḫr.t*-Heilmittels: sehr häufig erfolgt die Applikation durch *wt* 'verbinden' und durch *swr* 'trinken'; häufig durch *rdj r* 'geben an (die Körperstelle)' und *wdḥ* bzw. *rdj m pḥwj* 'in den After gießen bzw. geben'; mehrfach durch *wrḥ* 'salben' oder *gs* 'salben' sowie durch *wnm* 'einnehmen'; vereinzelte Fälle sind: *sjn* 'reiben' (Eb 294; 808; H 35); *sdm* 'schminken' (Eb 430; 392); *wš3* '(den Zahn) ausstopfen' (Eb 739); *stj* 'einträufeln (in das Ohr)' (Eb 768); *d3r* 'verbinden (?)' (H 89); *k3p* 'beräuchern' (z. B. Bln 58; 77); *iʿf* 'ausdrücken (in das Auge)' (L 35); *iwḥ* 'eingießen (in die Vulva)' (Kah 22); *ḫpʿ* 'im Munde hin- und herbewegen' (Eb 697; 749); *mḥ r3* 'den Mund füllen' (Eb 761); *ḥms ḥr* 'sich darüber setzen' (Eb 789). – Die hier gegebenen Beispiele würden sich noch beträchtlich erweitern, wenn man auch die Rezepte hinzuzöge, die statt *pḫr.t* nur die Abkürzung *k.t* 'ein anderes' in der Überschrift verwenden.

Einige Fälle zeigen, daß dem an sich farblosen *pḫr.t* mitunter eine bestimmte Nuancierung in Richtung auf eine der oben aufgezählten Applikationsarten beigegeben ist: *pḫr.t* als Trankmittel liegt vor nach *swr* 'trinken' (Gruppe B VII c; vgl. auch Bln 121 *ḥr-s3 pḫr.t tn*, das sich auf das vorhergehende Trankmittel Bln 120 bezieht); *wt* 'Verband' wird in der Glosse D von Sm 41 (14,14) durch *pḫr.t* 'Heilmittel' erklärt; H 175b = Eb 620b wechseln *pḫr.t* 'Heilmittel' und *tmt.w* 'Streupuder'.

§ 3: Zum Verhältnis von *pḫr.t* zu *sp* 'Mittel' siehe bei *sp* § 2. Neben *sp.w* wird *pḫr.t* Sm 46 (16,6) genannt; statt *sp.w nw dr* (H 63) verwendet die Parallele Eb 277: *k.t nt dr* (also *pḫr.t*, das nach *k.t* ja häufig ausgelassen ist); vgl. auch H 157 (*pḫr.t*) mit Eb 474 (*kjj*).

§ 4: Häufig wird *pḫr.t* (*nt* . . . . .) durch ein einzelnes oder mehrere *k.t*-Rezepte fortgesetzt; oder die Rezeptüberschrift läßt *pḫr.t* aus und schreibt nur: *k.t nt* . . . Die in diesem Artikel über *pḫr.t* gemachten Angaben und Paragraphen schöpfen naturgemäß nur aus den Stellen, die *pḫr.t* tatsächlich schreiben. Eine Abrundung oder Erweiterung des Bildes über *pḫr.t* erhält man durch Einbeziehung der nur *k.t* geschriebenen Stellen (siehe dazu bei *k.t*). Siehe auch § 8.

§ 5: Die *pḫr.t*-Rezepte in den Gruppen A, B I–V und B VI a (Verwendung von *pḫr.t* in der Überschrift) sind als Extrakte aus ehemals vollständigen *šs3w*-Diagnosen anzusehen: und zwar handelt es sich um den auf die Untersuchung und die Diagnose folgenden Abschnitt der *šs3w*-Heilkunde, der mit *irj.ḫr-k* beginnt (Eb 877e und Bln 192 bei B VI b 1); die finite Form wird für die Zwecke der Überschrift zur nominalen Form *ỉrr.t* (entweder *ỉrr.t m pḫr.t* oder *pḫr.t ỉrr.t*; siehe B VI a und § 6) oder wird vollständig fortgelassen, bis sich das typische Bild der Rezeptüberschrift entwickelt, wie es unter B I–V erscheint[1].

§ 6: Zum Verhältnis von *pḫr.t* bzw. *k.t* zu *ỉrr.t* bzw. *pḫr.t ỉrr.t* (vgl. § 5) siehe die folgenden Parallelfälle: Eb 492 (*k.t ỉrr.t r wbd.t*) = L 49 (*pḫr.t nt wbd.t*); Eb 436 (*ỉrr.t r tp-r3 n msḥ*) = H 239 (*k.t pḫr.t nt psḥ n msḥ*); Eb 432 (*k.t nt psḥ n rmṯ*) = H 21 (*pḫr.t ỉrr.t r psḥ n rmṯ*); Eb 491 (*k.t nt sḏ.t ḥw3-s*) vgl. L 61 (*k.t pḫr.t ỉrr.t r wbd.t ḥw3.tj*).

§ 7: Die Form *pḫr.t nt* Krankheit (B III) könnte eine Verkürzung aus *pḫr.t nt* Verbum + Krankheit sein; man vergleiche die folgenden Parallelfälle: H 206 (*pḫr.t nt nsj.t*) = Eb 752 (*k.t nt dr nsj.t*); Eb 724 (*k.t nt wnm-snf*) = H 129 (*pḫr.t nt dr wnmw n snf*); L 15 (*k.t pḫr.t nt wbd.t*) = Eb 494 (*k.t nt srwḫ wbnw n wbd.t*); daß aber die Verbindung *pḫr.t nt* Krankheit durchaus eine „legale" Form darstellt, zeigt der Ersatz des indirekten Genetivs durch das Suffix in H 161 (*pḫr.t-s*, wobei *-s* auf die Krankheit *mšpn.t* bezogen ist); vgl. auch Eb 763 *pḫr.t-k* d. h.: das gegen dich bestimmte Heilmittel. – Ähnlich ist die Form *pḫr.t nt* Körperteil (B II a) als Verkürzung von *pḫr.t nt* Verbum + Körperteil vorstellbar: Eb 616 (*pḫr.t nt ḏbʿ*) = H 173 (*pḫr.t nt srwḫ ḏbʿ*); Eb 632 (*k.t pḫr.t nt gs ỉ3bj*) = H 28 (*pḫr.t nt srwḫ gs ỉ3bj*).

§ 8: Daß die Abkürzung *k.t nt* . . . an Stelle von *k.t pḫr.t nt* . . . steht, bedarf eigentlich keines Beweises. Eine Reihe von Parallelen (*k.t pḫr.t nt* bzw. *pḫr.t nt* = *k.t nt*) seien hier angeführt: Eb 113 = Eb 117; Eb 132 = Eb 147; Eb 143 = Eb 785; Eb 430 = Eb 423; Eb 451 = Eb 459; Eb 484 = Eb 497; H 18 = Eb 49; H 41 = Eb 584; H 48 = Eb 217; H 55 = Eb 5; H 75 = Eb 247; H 94 = Eb 657; H 125 = Eb 563; H 131 = Eb 302; H 140 = Eb 557; H 143 = Eb 593; H 177 (= H 188) = Eb 618; H 179 = Eb 622; H 206 = Eb 752; Bln 136 = Eb 297; Sm 21,3 = Eb 714; Ram V Nr. II = Eb 656. – Siehe auch Eb 55 = Bln 2.

§ 9: Eine weitere Verkürzung besteht darin, daß schließlich nur noch der auf *pḫr.t nt* folgende Infinitiv + Objekt als Rezept-Überschrift übrig bleibt, so vor allem im Pap. Hearst. Man vergleiche die Parallelen (*pḫr.t nt* Infinitiv = Infinitiv): Eb 221 = H 79; Eb 301 = H 33; Eb 437 = H 24; Eb 504 = L 52 (vgl. aber L 56); Eb 708 = H 31 und 150; Eb 712 = H 17; Eb 733 = H 159; Eb 749 = H 9; H 238 = H 95; Sm 21,3 = H 153. – Siehe auch H 53 = Eb 4.

[1] Siehe auch Band II S. 44—47.

psj kochen

Eb; Ram IV C 5; C 7 Eb 314 (Infinitiv) Eb 855h (Komplements-Infinitiv) Eb 207e (Part. pass.?) Kah; Bln 138; 153; 185 Sm 21,17; 22,3 (imperf. pass. *sḏm-f*) H 160 (pass. *sḏm-f*); L 46 (Pseudopart.) L 2 (1,7) (prosp. *sḏm-f*?) Bln 138 (11,10) (Infinitiv?); ---- Bln 185 (20,3 zweimal) (*r ps.t-f*); Bln 184

ideographische Schreibungen[1]: Eb; H; Bln; L; Sm; Bt; Pap. Beatty XV 9; Pap. Leiden; Ostr. Kairo (ODM 1062); Pap. Louvre E 4864 Rs H 195 (pass. *sḏm-f*) Eb 474; 496; 727; Bln 18 (Pseudopart.) Bln 164c (Pseudpoart.)[2] Ram III A; fragm. 1; 67; Ram IV C 4 Ram V KV 16

A) Verbum der Drogenbereitung bzw. des Drogenzustandes

I) Drogenzustand (Pseudopartizip)[3]

a) Droge, gekocht (geordnet nach den Drogen)[4]

irṯ.t: Eb 157; Bt 26; *irṯ.t-iḫ* Eb 815; *it* Eb 497; 532; 736; L 18; *it šḫm*: Eb 240 (*nw*) *it*: H 70; (*ḳs.w nw*) *ʿḥ3*: Eb 248 = H 76; *ʿpnn.t*: Eb 727; *ʿnʿr.t*: Eb 474; *wʿḥ*: Eb 261; 483; 497; L 46; ( ) *wʿḥ*: Eb 103; (*ḏnn.t nt*) *wḥʿ*: Eb 248 = H 76; *wḏʿj.t*: Eb 496; *mw*: Bln 164c; ( ) *nḏḥʿḏḥʿ.t*: Eb 565; *ḥm3r.t*: H 45; *ẖʿḳ.w nw hf3w*: Eb 727; *sw.t*: Eb 175; H 69; (*nw*) *sw.t* H 70; *š3w*: L 46; *š3š3*: Eb 381; *šw.t*: Eb 497; (*imj n*) *šwb*: L 57; *gjw*: Eb 497; *dbj.t*: Eb 497; *dḥr*: Eb 497[5]; *dšr.w*: Eb 248 = H 76; *ḏ3r.t*: L 46; *ḏḥʿ*: Eb 484[5]

[1] Siehe § 1.

[2] In der Droge ; ob Determinativ für den ganzen Ausdruck?

[3] D. h. die „gekochte Droge" als fertiger Bestandteil des Rezepts; siehe dagegen Gruppe II: Droge, werde gekocht. – Siehe aber auch § 5.

[4] Siehe auch bei den einzelnen Drogen im Drogen-W.B.

[5] *dḥr* Eb 497 = *ḏḥʿ* Eb 484.

b) Droge, gekocht *ḥr* Droge: Bln 18

II) Drogenbereitung (pass. *sḏm-f*)[1]

a) *psj* ohne präpositionalen Zusatz

1) Droge(n) *psj* 'werde gekocht' (folgt kein Verbum der Drogenbereitung)

aa) folgt Verbum der Applikation

Eb 11; 18; 44; 58; 79; 84; 94; 109; 183; 214; 216; 233; 236; 239; 253; 254; 317; 318; 323; 331; 337; 510; 526; 535; 563 (= H 125); 564 (= H 126); 579; 581; 605; 613; 615; 626; 647; 649; 652 (= H 101); 656; 670; 674; 675; 679; 680; 682; 683; 691; 692; 766g; 799; 858c; 861c; H 19; 61; 85; 101 (= Eb 652); 105; 123; 125 (= Eb 563); 126 (= Eb 564); 145; 168; 184; 191; 230; 231; 232; 242; Bln 2 (= Eb 55 *psj ʿṯḫ*); 33; 44; 48; 58; 120; 150; 160; 192; Sm 20,16; Kah 10; 16; Ram III A 20; Ram V Nr. V; Nr. VII; Nr. IX; Nr. XIV; Nr. XVI; Nr. XX; Ostr. Kairo (ODM 1062,7); Pap. Louvre E 4864 Rs 1,7; 2,1; Pap. Leid Recto XXVI 11; Verso VII 4[2]; ---- Bln 148

bb) folgt neuer Abschnitt der Drogenbereitung

Eb 310; 312

2) Droge(n) *psj* 'werde gekocht und . . .' (d. h. mit folgenden Verben der Drogenbereitung)

aa) Droge(n) *psj ʿṯḫ*

Eb 5; 7 (= H 58); 24; 55 (= Bln 2 ohne *ʿṯḫ*); 72; 80; 82; 83; 87 (*ʿṯḫ psj*); 92; 98; 186; 217 (= H 48); 218 (= H 49); 240; 268; 276; 278 (= H 64); 281; 285; 286; 288; 291; 292; 293; 326; 329; 330; 587; 695 (= H 142); 713 (= H 152); 754 (= H 207); 777; H 42; 43; 44; 48 (= Eb 217); 49 (= Eb 218); 51; 58 (= Eb 7); 60; 64 (= Eb 278); 65; 83; 142 (= Eb 695); 152 (= Eb 713); 207 (= Eb 754); Bln 5; 114

bb) Droge(n) *psj ỉrj m ỉḫ.t wʿ.t*[3]

Eb 246; 517; 597 (*ỉḫ.t nb.t!*); 623

cc) Droge(n) *psj sḏr n ỉ3d.t*

Eb 100; Bln 42

dd) Droge(n) *psj sḏr n ỉ3d.t ʿṯḫ*

Eb 237; H 25 (*ʿṯḫ.ḫr-k*); 29; 46; ---- Eb 240 (*psj ʿṯḫ sḏr n ỉ3d.t*)

[1] Siehe dazu § 5.

[2] Droge A + B *nḏ psj* = Recto IV 8 Droge A *nḏ psj ḥr* Droge B.

[3] Vgl. *psj m ỉḫ.t wʿ.t* (Gruppe A II b 2 aa).

ee) Droge(n) *psj sḳbb*
Sm 9 (5,4); Kah 3; 17 (?)

ff) Droge(n) *psj* (folgen verschiedene sonstige Verben der Drogenbereitung)
Eb 136 = 151; 434[1]; 482b; 620; 853a; H 149; 160; ---- Bln 153; L 3 (?)

b) *psj* mit präpositionalem Zusatz

1) *psj ḥr* Droge[2]

aa) Droge(n) *psj ḥr* Droge[3]
Eb 20 (= Ram III A 26–27 = A 10–11); 40; 61; 62; 174; 190b; 191b; 194b; 197b; 198b; 199b; 200b; 201b; 203d; 203e; 205b; 206b; 306; 451; 452; 461; 468; 469; 494 (= L 15); 536; 537 (= H 39); 548; 569; 576; 577[4]; 593 (= H 143); 753 (= H 210); H 39 (= Eb 537); 143 (= Eb 593); 181; 183; 195; 210 (= Eb 753); Bln 26; 48; 108; 109; 115; 152; L 15 (= Eb 494); 16; Kah 15; Ram IV C 4; 5; 7; Ram III A 26–27 = A 10–11 (= Eb 20); Pap. Leid Recto IV 8[5]; ---- Eb 193b

bb) *psj* Droge A *ḥr* Droge B[6]
Eb 482d; 497; ---- Eb 482c

2) *psj m* Drogenform

aa) Droge(n) *psj m iḫ.t wʿ.t*[7]
Eb 13; 127; 145; 170; 190b; 493; 518; 559; 562; 592; 602; 609; 624; 648; 688; 856d; H 37 (fehlt *wʿ.t*); 74[8]; 94; 180; 218; 222; 224; 228; 229; 237; Bln 49; Sm 22,13; Ram V Nr. II; III; VIII; XI; XV; Ram III fragm. 1; L 18

bb) Drogen *psj m iḫ.t wʿ.t ḥr* Drogen: Eb 204b

cc) Droge(n) *psj m nwd.t*[9]: H 23; 109

3) sonstige präpositionale Ausdrücke

aa) *psj r thbw* + Zahl Eb 23[10]

[1] *psj irj m nwd.t* = H 23 (*psj m nwd.t*); vgl. H 109.
[2] Siehe dazu *snwḫ* § 2.
[3] Siehe auch Bln 18 (A I b) und *psj m iḫ.t wʿ.t ḥr* Droge (Gruppe A II b 2 bb) und Bln 184 (Gruppe A III a 2).
[4] *psj ḥr swšr ḥr* Droge 'werde gekocht und getrocknet in Droge'.
[5] Droge A *nḏ psj ḥr* Droge B = Verso VII 4 Droge A + B *nḏ psj*.
[6] Siehe dazu die Erläuterungen Band IV 2 zu Eb 482 (Note 2 und 3).
[7] Vgl. *psj irj m iḫ.t wʿ.t* (Gruppe A II a 2 bb).
[8] Vgl. die Parallele Eb 246: *psj irj m iḫ.t wʿ.t*.
[9] Vgl. *psj irj m nwd.t*: Eb 434.
[10] Sonst: *thbw r* + Zahl.

	psj r sp n mw + Zahl	Eb 93
	psj m spp n hnw + Zahl	Eb 750
bb)	*psj m srf n ḏbꜥ*	Eb 23; 27; 29;
		– – – – Eb 592
	psj m hꜣ n ss(f)	Bln 204
	psj m ḏꜣḏꜣw	Eb 468
cc)	*psj ḥr ḳd*	Eb 204 d
	psj ḥr ḳd r mnḫ	Sm 21,17
	psj r mnḫ	Sm 22,3; – – – – – Eb 468
dd)	*psj m tr n mšrw*	Ram III A 28

III) Drogenbereitung (außerhalb des gewöhnlichen Gebrauchs unter II)

a) nach Präpositionen bzw. Konjunktionen

1) 'nachdem es gekocht ist'

ir m-ḫt psj Eb 314; Bln 138 (Infinitiv ?)

ir r-sꜣ psj Eb 215; 312 (*psj ꜥtḫ*)

2) *r ps.t-f* 'so daß es kocht': Bln 184[1]; 185

3) *mj psj.t iwrj.t* 'wie man Bohnen kocht': Eb 314

b) Sonstiges

1) feststellen (*rḫ*), daß etwas kocht: Sm 21,17; 22,3

2) *irṯ.t ntj psj*[2]: Eb 310

3) *psj-f m hnw*: Ram III fragm. 67

IV) Unklar und verderbt (Drogenbereitung)

H 245; Bln 100 (in der Überschrift)[3]; Pap. Beatty XV 9[4]

B) Bildlicher Gebrauch zur Bezeichnung eines Krankheitszustandes

Eb 855h (100,20) (*psj-s psj.t m iwf-f tm*); Eb 855h (100,21) (*ḥꜣ.tj: prr-f psj*)

C) Gebrauch im Zauber: Eb 848; L 2 (1,7)

D) Komplements-Infinitiv *psj.t*[5]

in der Verbindung *psj-s psj.t* (siehe unter B)

E) Unklar: Eb 207e (*rdj mḏd-f ps.t ḥr ḳd*)

F) Verderbte Stellen

L 3; 5; Kah 17; KV 16

§ 1: Die Lesung *psj* für die abgekürzte Schreibung 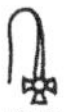 wird durch folgende Parallelen bestätigt: Eb 7 (= Eb 18 = H 58); Eb 55 (= Bln 2);

[1] *r ps.t-f ḥr-f* 'so daß es darin kocht'; ob *ḥr-f* zu streichen?

[2] Diese Milch als *irṯ.t-iḥ psj* schon vorher in diesem Rezept genannt.

[3] Ob *wt šm* „heißer Verband" (vgl. Eb 595).

[4] *psj* [. . .] *swr*; ob *ꜥtḫ* zu ergänzen?

[5] Zur Schreibung mit *jj* vgl. Gardiner, Grammar § 298 Obs. und § 299.

Eb 61 (= Eb 62); Eb 136 (= Eb 151); Eb 191b (= Eb 194b); Eb 198b (= Eb 593 = H 143); Eb 239 (= Bln 115); Eb 537 (= H 39). Zur Lesung und Deutung des ungewöhnlichen Zeichens im Ram III, IV und V siehe den Kommentar von Barns S. 17 (zu Ram III A 10). Für die Lesung *psj* sprechen folgende Parallelen: Ram V Nr. II = Eb 656; Ram V Nr. V = H 94 = H 237; Ram III A 10–11 = Ram III A 26–27 = Eb 20. – – – – – 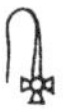 (*psj*) neben *snwḫ* findet sich Eb 474 und 517.

§ 2: In einer Reihe von Rezepten ist *psj* als offenbar selbstverständlich (oder fehlerhaft?) fortgelassen: Siehe dazu die Parallelen Eb 654 (= H 123); Eb 484 (= Eb 497). Der Vermerk *psj m iḫ.t wʿ.t* fehlt Eb 657 (= H 94) und Eb 659 (= Bln 49). H 134 schreibt nur Droge *ḥr* Droge, während die Parallele Eb 536 Droge *psj ḥr* Droge hat (vgl. auch *srf* § 1); noch kürzer ist Eb 495 mit *ins.t ibw* statt *ibw psj ḥr ins.t* in L 16.

§ 3: Die Gruppe *psj m iḫ.t wʿ.t* (A II b 2 aa) ist die Verkürzung aus der vollen Fassung *psj irj m iḫ.t wʿ.t* (A II a 2 bb); vgl. H 74 mit der Parallele Eb 246. – Ebenso ist *psj m nwd.t* (A II b 2 cc) die Kurzform zu *psj irj m nwd.t*; vgl. H 23 mit der Parallele Eb 434.

§ 4: Eine Umstellung der Reihenfolge der Tätigkeiten liegt an folgenden Stellen vor: Eb 87 (*ʿtḫ psj*) statt des gewöhnlichen *psj ʿtḫ* (Gruppe A II a 2 aa); vgl. auch Ram III A 20 (*ʿtḫ m ḥbs.w psj*). – – – – Ähnlich heißt es Eb 24; 214; 326 und H 232 *irj m iḫ.t wʿ.t psj* statt des gewöhnlichen *psj irj m iḫ.t wʿ.t* (A II a 2 bb). – Falls es nicht fehlerhafte Umstellungen sind, müßte man hier 'nachdem es gekocht ist' übersetzen; siehe dazu *ꜣmj* § 3.

§ 5: Der Unterschied zwischen der Drogenherstellung (Droge *psj* = 'Droge, werde gekocht') und dem Drogenzustand (Droge *psj* = 'gekochte Droge') ist nicht immer sicher zu erkennen. Abgesehen von den Fällen, in denen das Pseudopartizip auf eine feminine Droge folgt, liegt es sicher stets dann vor, wenn auf Droge *psj* eine Quantenangabe folgt; auch innerhalb der Drogenaufzählung einzelnen Drogen ohne Quanten beigefügtes *psj* ist sehr wahrscheinlich das Pseudopartizip. Dagegen handelt es sich offenbar um das *pass. sḏm-f*, wenn nach der Aufzählung der Drogen die Drogenbereitung beginnt; siehe auch *snwḫ* § 1.

psḥ A. Biß; Stich

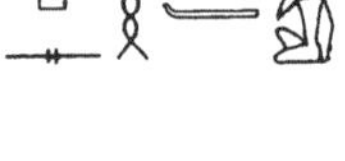 Eb; H; Bln

I) von Menschen

Eb 432 (*k.t nt psḥ n rmṯ*) (= H 21)

[Eb 433 (*k.t pẖr.t sn.nw.t*) (= H 22); Eb 434 (*k.t pẖr.t ḫmt.nw.t*) (= H 23); Eb 435 (*k.t*)]

H 21 (*pẖr.t ỉrr.t r psḥ n rmṯ*) (= Eb 432)

[H 22 (*pẖr.t sn.nw.t*) (= Eb 433); H 23 (*pẖr.t ḫmt.nw.t*) (= Eb 434)]

II) von Tieren

a) Löwe

H 244 ([*k.t pẖr.t nt*] *psḥ m3j*)

b) Krokodil

H 239 ([*k.t*] *pẖr.t nt psḥ n msḥ m ʿ.t nb.t nt s͗*) (= Eb 436)[1]

[*k.t*-Rezept H 240]

c) Schwein

H 241 ([*k.t pẖr.t nt psḥ n*] *š3j*) [*k.t*-Rezept H 242]

d) Nilpferd

H 243 ([*k.t pẖr.t nt*] *psḥ db*)

e) Skorpion

Bln 78 (*k.t nt dr psḥ ḏnr*)[2]

(psḥ) B. beißen; stechen

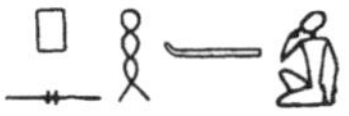 Eb 845; Sm 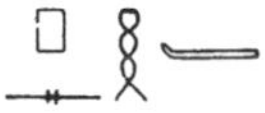 Eb 846 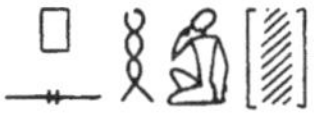 L

I) von Insekten

Eb 845 (*k.t nt tm rdj psḥ ʿff*); Eb 846 (*k.t nt tm rdj psḥ ḫnws*)

II) von der Schlange

Sm 19,7 (*psḥ.n ḥf3w* 'einer, den eine Schlange gebissen hat')

III) verderbt: L 54 (15,7)

§ 1: Die Behandlung der Bißwunden erfolgt durch *wt* 'verbinden' (z. T. erfolgt die reguläre *wbnw*-Wundbehandlung: *ỉwf w3ḏ hrw tpj* 'frisches Fleisch am ersten Tage' H 239; Eb 435; Nachbehandlung mit *mrḥ.t bj.t* 'Öl und Honig' Eb 435); nur der Skorpionstich wird durch *k3p* 'räuchern' behandelt. Bei den Vorbeugungsmitteln gegen Insektenstiche werden die Drogen durch 'salben' (*gs* bzw. *wrḥ*) appliziert.

pss.t kleine Kugel

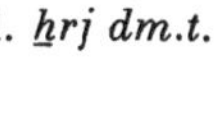 Eb 423

[1] Eb 436: *tp-r3 n msḥ.*

[2] Vgl. *ẖrj dm.t.*

nur einmal belegt als Parallele zu Eb 430, wo *pds.t* statt des wahrscheinlich fehlerhaften *pss.t* steht
Eb 423 (*k.t dr pss.t m ir.t*)
siehe dazu bei *pds.t* II und § 1

psš (sich) teilen

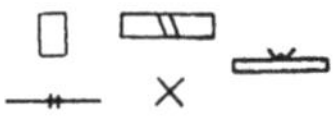 Eb 392; 856h 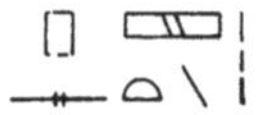 Bln 163h 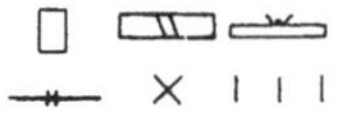 Kah 13 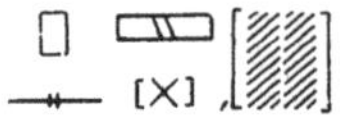 Ram IV C 10 ---- 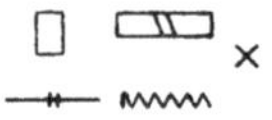 Eb 854d[1]

a) von den Gefäßen, die sich zu Körperteilen hin verteilen
1) zur Nase: Eb 856h (*psš n šr.t-f*) = Bln 163h (*psš r šr.t-f*)
2) zum Kopf: Eb 854d (*psš* [oder *pšn* ?][1] *n tp*)
b) als Verbum der Drogenbereitung: Galle in zwei Hälften teilen
Eb 392 (*wdd n rr psš m gs.wj*)
c) verderbter Zusammenhang: Ram IV C 10 (*tm rdj psš* [. . .]); Kah 13

psg speien

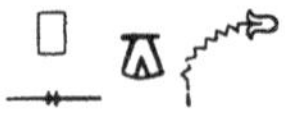 Eb 131 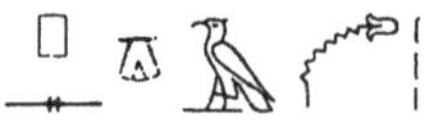 Bln 46 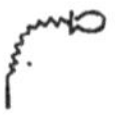 Eb; L (in den Stellen unter II)[2]

I) 'auf die kranke Stelle speien' (als Behandlung im Zauber)
Eb 131 (*ḏd mdw sp 4 psg ḥr mn.t s*)
II) Drogen im Munde bewegen (*ẖpʿ*) und wieder ausspeien[2]
Eb 700; 702; 746; L 11
III) unklar: Bln 46 (*ḥnʿ sʿm m ḥḳ.t psg in s*)

§ 1 (zu III): Nach Wreszinski (Kommentar) handelt es sich um „Speibier", ein Getränk, das auch Pap. Leid 348 Rs 13,5 vorkommen soll. – Vielleicht sind *ḥḳ.t* und *psg* zu trennen: 'werde mit Bier geschluckt; werde (aus)gespien vom Manne'.

§ 2 (zu II): Das hieratische Zeichen im Eb weicht von der üblichen Form ab und sieht aus wie das Zeichen für das Zahlwort 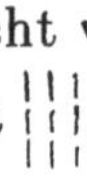, von Wreszinski fälschlich 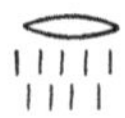 umschrieben und bisher „bis zu neun (Tagen)" übersetzt.

[1] Wohl Schreibung von *pšn*; vgl. Äg.W.B. I 560 die näg. Schreibung.
[2] Oder ob die abgekürzte Schreibung *ḳ3ʿ* zu lesen ist; siehe dort. – Zu der ungewöhnlichen Form der Ebers-Schreibung siehe § 2.

psḏ/psd Rücken

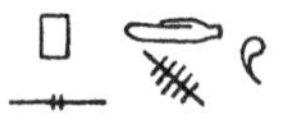 Eb; Sm 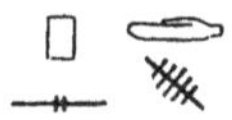 Sm 7 (3,11) 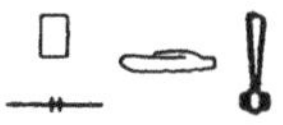 KV 26

I) Erkrankungen des Rückens

a) bei einer Magenkrankheit: „Rücken-Schmerzen“
Eb 210a (*gmm-k st ḥr psḏ-f mj ꜣṯp.w n ẖrj dm.t ḏd.ḥr-k r-s wḫdw pw thj ḥr psḏ-f*)

b) bei einer Klaff-Wunde am Kopf
Sm 7 (3,11) (Zusammenhang durch Auslassung unklar)

II) Teile des Rückens

a) *ṯs* ‘Wirbel’

1) Sm 48 (17,15; 17,16; 17,18) (*nrw.t m ṯs n psḏ-f*)

2) Sm 48 (17,17) (der Patient kann nicht die gekrümmten Beine ausstrecken: *n ḳsn ỉrj.t-f m ṯs n psḏ-f mn.j-f*)

b) *ỉꜣ.t* ‘Rückgrat’
KV 26 (Rind/Hund: *ỉw ḏr.t nt s ḥr sẖr ỉꜣ.t nt psḏ-f*)

§ 1: Das sonst häufig belegte Wort *sꜣ* ‘Rücken’ ist als medizinischer Terminus nicht belegt (nur in übertragenem Gebrauch als Teil von Körperteilen). – Der Begriff *psḏ* umfaßt *ỉꜣ.t* ‘Rückgrat’ (und wohl auch *bḳsw* ‘Wirbelsäule’), das als Teil von *psḏ* auftritt, ist also wahrscheinlich die Bezeichnung für die gesamte Rückenfläche.

psḏ A. neun

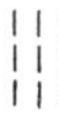 Eb + + + + 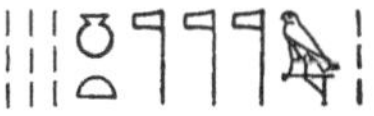 H 214[1]

1) *hrw 9* ‘neun Tage’: Eb 111; 368

2) *9* (?) Götter (?)[2]: H 214 (Zaub)

(psḏ.t) B. Neunheit (der Götter)

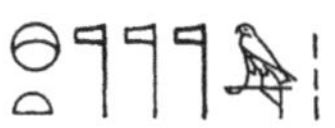 L 25a (zweimal); 26 (Zaub) 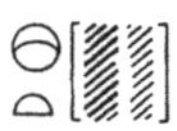 L 10 (Zaub)[3]

[1] Das von Wreszinski gelesene *t* unter dem *nw*-Topf hat Reisner (Glossar) nicht umschrieben.

[2] Wreszinski übersetzt „neun Götter” (ohne Kommentar). – Die ungewöhnliche Stellung des Zahlwortes vor dem Substantiv und die unerklärliche Schreibung mit *nw* (und *t*?) lassen starke Zweifel aufkommen; ob *psḏ.t* ‘Neunheit’ gemeint ist?

[3] In *nṯr.w nw psḏ.t ỉmn.t*.

pšn A. Spalt (als Verletzung)

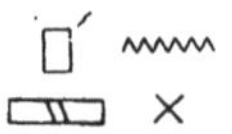 Sm

1) Lokalisation
   a) Wange (*m mnd.t*)
      Sm 16 (6,18; 6,18; 6,19)
   b) Joch-Schläfenbein (*m gmꜣ*)
      Sm 21 (8,6; 8,6; 8,8; – – – – 8,7)
   c) Schulter (*m gꜣb*)
      Sm 38 (12,21; 12,22; 13,1)
   d) Schädel (*ḏnn.t*)
      Sm 4 (2,10) siehe unter 2 sowie beim Verbum unter B
2) krankhafte Erscheinungen auf dem Spalt
   Sm 4 (2,10) (*wr šfw.t pw ntj ḥr pꜣ pšn*)[1]; Sm 16 (6,19) (*ṯẖb ỉšwj ṯms ḥr sꜣ n pšn pf*); Sm 21 (8,7) (*ṯẖb ỉšwj ḥr sꜣ n pšn pf*); Sm 38 (13,1) (*ṯẖb ỉšwj ḥr sꜣ n pšn pf.ntj m gꜣb-f*)
3) neben anderen Verletzungen, in der negativen Verbindung *n wnt* . . . 'nicht gibt es . . . . .'
   Sm 2 (1,14 und 17) (*n wnt pšn thm [sḏ ỉm-s]*); Sm 18 (7,9) (*n wnt pšn thm sḏ ỉm-f*); Sm 27 (9,15) (*n wnt pšn thm ỉm-f*)

(pšn) B. (sich) spalten

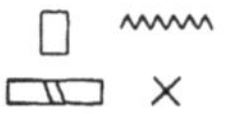 Sm 4 – – – – 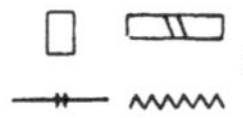 Eb 854 d

1) *pšn ḏnn.t-f* 'gespalten ist sein Schädel'
   Sm 4 (2,2; 2,3; 2,5; 2,6; 2,8; 2,8)
2) Eb 854 d (*ỉw mt.w 4 pšn n tp*)
   vgl. bei *psš* a 2

§ 1: Siehe den Kommentar bei Breasted S. 140.

pgꜣ [Schale]

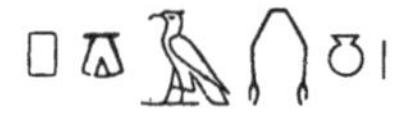 Eb 313[2]

Gerät zur Drogenbereitung (Backen von Fladen)
Eb 313 (*ỉw rdj.n-k pgꜣ 2 ḥr ẖ.t r šmm-sn rdj šd.t tn r-s ỉrj m ẖꜣḏ*)

[1] Als Glossen-Erklärung von: *šwj ṯẖb ntj ḥr-f.*
[2] Wreszinski  anstatt .

pgj [Zustand einer Wunde]

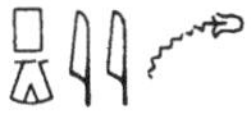 Sm (Pseudopart.)

als krankhafter Zustand einer klaffenden Wunde:
Sm 47 (17,3) (*wbnw pf pgj*); 47 (17,8) (*wbnw pf nsrj pgj*)

§ 1: Breasted S. 421 übersetzt „open" und vergleicht *pg3*; ebenso übersetzt Ebbell, Chirurgie S. 70 „sich öffnen". – Vgl. aber auch *pꜥg* (Äg. W.B. I 504,15 und Coffin Texts Spell 98) und *pḳ* (Äg.W.B. I 561,4), wo stets das Determinativ 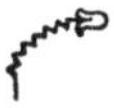 auftritt wie bei *pgj*; ob also weniger Gewicht auf das „offen sein" zu legen ist als vielmehr auf das Absondern von Flüssigkeit?

ptr sehen

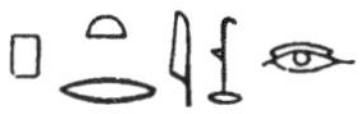 L 34 (Zaub) 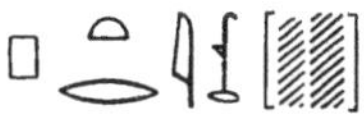 Carlsb VI[1]

ptr [Fragewort]

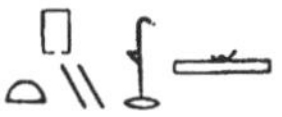 H 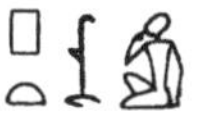 Kah 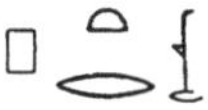 Ram IV

kontrahiert aus *pw tr* 'wer ist es?', bzw. 'was ist es?'
Kah 2 (1,6) (*ḏd.ḫr-k r-s: ptr ssn.t-ṯ*); H 170 (*ptr rḫ mj Rꜥ ptr rḫ mj.t.t nṯr pn*); Ram IV C 29 (*ptr m33.t-f m wp.t wr.t*)

ptḥ Ptah (Gott)

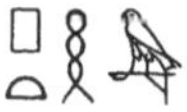 Bln 189 (Zaub); L 2 (Zaub); 8 (Zaub)

ptḫ sich niederwerfen

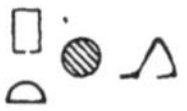 KV 21

in der Verbindung *ptḫ r t3* 'sich zu Boden strecken' vom Tier
ir-m-ḫt ptḫ-f itn r t3 ḫr.ḫr-f r-f

pds breitdrücken

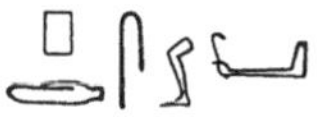 Eb 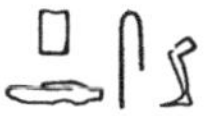 Sm 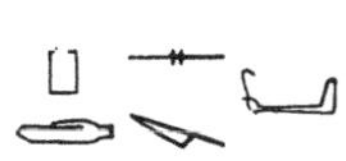 Sm 6 (3,1)

[1] *ir ptr* [...]; vgl. die Parallele Bln 198 (*ir gmj-k*).

1) von verletzten Körperteilen
  a) vom Gesicht[1]
    Sm 12 (5,17; 5,21–22; 5,22; 6,1)
  b) von der Nase
    Sm 11 (5,10)
2) vom Breitschlagen erstarrten Metalls[2]
  Sm 6 (3,1)
3) von einer Stadt (im Zauber)
  Eb 131 (neben *whn* 'zum Einsturz bringen')

pds.t kleine Kugel[3]

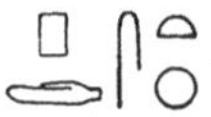 Eb 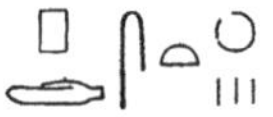 Eb 463 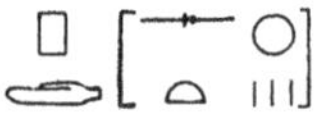 Ram III A 23

I) zur Bezeichnung einer Drogen- bzw. Medikamenten-Form
  Eb 463 (Drogen *rdj sj m ḥnw(?) r ḫpr.t m pds.t*); Eb 711 (Drogen *ꜣmj.w m iḫ.t wꜥ.t irj m pds.t*)[4]; Ram III A 23 (Drogen *irj m pds.t*)
II) als krankhafte Erscheinung im Auge: (Gersten-)Korn
  Eb 355 (*k.t nt dr pds.t m ir.t*); Eb 430 (*k.t pẖr.t nt dr pds.t m ir.t*)[5]

§ 1 (zu II): Ebbell, Altägyptische Krankheiten S. 21, denkt an Hordeolum, Chalazion (?). – Die Behandlung erfolgt durch Auflegen von Drogen auf die Außenseite der Augen und durch Schminken.

§ 2 (zu I): Ob es sich bei Eb 463 um einen Verfaulungsvorgang handelt? Vgl. H 148 (*r ḥwꜣ-s*) und Eb 35 = 185 (*r mt*) (*ḥwꜣ* neben *mt* ist Eb 102 = 296 belegt).

pḏ/pd sich spannen

 Eb 717

vom Gesicht, als Verbum der Behandlung (Schönheitsmittel)
Eb 717 (*k.t nt rdj.t pd ḥr*)
  [*k.t*-Rezepte Eb 718–720] (Applikation: *iꜥj* 'waschen' und *gs* 'salben')

[1] Aufschlußreich ist die Glossenerklärung 5,22–6,1: *nn sw m ḳd-f mtr m-ꜥ nt.t ḳr(r).t nb.t ḏbꜣ m šfw.t* „es ist nicht in seiner richtigen Gestalt, denn alle Vertiefungen sind mit Schwellungen ausgestopft".

[2] Vgl. Klebs, Die Reliefs des alten Reiches S. 85,4.

[3] Siehe auch *pss.t*.

[4] Die Parallelen H 32 = 151 benutzen *ipp.t* statt *pds.t*.

[5] Die Parallele Eb 423 hat *pss.t* statt *pds.t*.

fꜣj A. heben; lasten

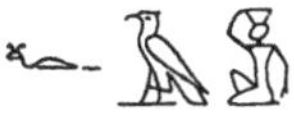 Sm 4 (2,10); 47 (16,19–20) 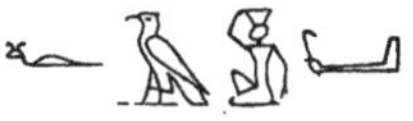 Sm 7 (3,3)

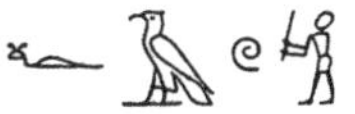 L 23 (*sḏm.n-f*)

I) heben
  a) Körperteile
    1) Gesicht
      Sm 7 (3,3) (*rdj.in-k fꜣj-f ḥr-f*)
    2) Arm
      Sm 47 (16,19–20) (*iw ḳsn fꜣj-f ʿ-f ẖr-s*)
  b) eine *šfw.t*-Schwellung ist nach oben erhoben
    Sm 4 (2,10) (*wr šfw.t pw ntj ḥr pꜣ pšn fꜣj r ḥrw*)

II) lasten[1] (von einer Augen-Binde, die nicht lasten soll)
  L 23 (*n fꜣw.n-s n wdn(.n)-s*)

(fꜣj.t) B. Hebung

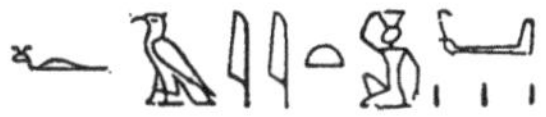 Eb 190a 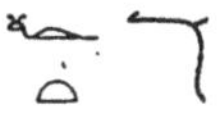 Bln 36 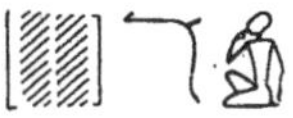 Bln 38

nur in der Verbindung *fꜣj.t nt srj.t* ‘Hebung des Hustens’ = Hustenanfall (mit Auswurf)
Eb 190a (*ir ḫꜣj-k ḥrj šnʿ irj-f fꜣj.t nt srj.t*); Bln 36 (*sgr.t fꜣj.t* [*nt*] *srj.t*); Bln 38 ([. . .] *fꜣj.t nt srj.t*)

fnṯ/fnt [Wurm]

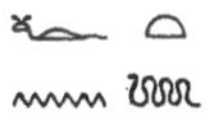 H; L 30 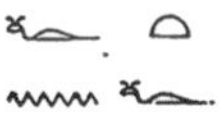 Ram III 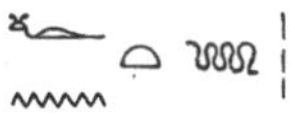 Bln 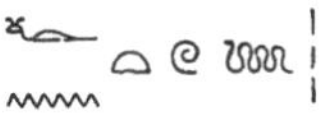

L 55; 14 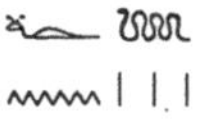 Carlsb

I) in Rezeptüberschriften[2]
  H 196 (*šdj.t fnt m ḏbʿ sꜣḥ*) [Applikation *wt*]; Bln 19 (*šdj.t fnt m* [. . .] *nb.t*) [Applikation *wt*]; Bln 20 (*k.t pḫr.t* [*irr.t*] *ḥr-sꜣ šdj.t fnt*) [Applikation *gs*]; Ram III B 3 (*smꜣ fnt m pḫr.t*) [Applikation *rdj m* [. . .]]

II) Bildung von Würmern, in einem Prognosentext
  Carlsb II 1,4 (mit Frauen-Urin getränkte Drogen: *ir ḳmꜣ-sn fnt.w* [. . . . . . .] *nn iw-s* [*r*] *msj.t* [*ir tm-sn ḳmꜣ*] *fnt.w iw msj.t-s r ʿnḫ*)

[1] Vgl. *fꜣj.t* ‘Last’ Äg. W.B. I 574,9 und 10.
[2] Siehe dazu § 1.

III) im Zauber

L 30 (*k.t šn.t fnt*)[1]; L 55 (*m irj dm.t m irj sḥḏ.t m irj fnt.w*)[2]; L 14 (*m ḫpr r-j m k3w.t m srf.t m fnt.w m spj.w ij ẖr mw ir irj-sn mw .... ir irj-sn fnt.w .....*)[3]

§ 1: Bei den unter I und III genannten „Würmern" handelt es sich wahrscheinlich in keinem Fall um einen lebenden Wurm (Eingeweidewurm u. ä.); vielmehr ist an ein wurmähnliches Gebilde zu denken, das offenbar aus geronnener Flüssigkeit (Eiter o. ä.) besteht[4]; L 14 hat nach *spj.w* den Zusatz *ij ẖr mw* 'die mit Wasser kommen'. Der *sp*-Wurm ist auch Eb 617 (= H 174 *spd*) als Krankheitserscheinung der Finger und der Zehen genannt (vgl. H 196 unter I), auch dort ist *mw* 'Wasser' genannt; auch L 14 nennt außer *ij ẖr mw* und *irj-sn mw* noch zweimal *mw* 'Wasser' in verderbtem und unverständlichem Zusammenhang. An die wäßrige Absonderung einer Wunde läßt auch eventuell L 30 denken, dem in L 29 *sṯ3* 'Ausscheidung' vorausgeht (vielleicht gehört das L 14 parallel zu *fnt* genannte *k3w.t* mit dem *k3 n sṯ3* von Eb 767 zusammen?). – Die Behandlung ist in allen Fällen äußerlich, was die obige Vermutung bestätigen würde. Nur Ram III B 3 (*rdj m* [...] *n s ntj ḥr mn* [...]) bleibt unklar: Das Rezept – von Barns übrigens als Mittel gegen einen Eingeweidewurm aufgefaßt – steht zwischen einem äußerlich angewendeten Mittel gegen ein Leiden der Kniee und einer Behandlung einer Verbrennung (vgl. L 55 unter III); falls das am Beginn der Zeile 5 stehende *r iw mw-f* 'bis sein Wasser kommt' noch zu der Überschrift *sm3 fnt* gehört, wäre auch hier wieder die oben erwähnte Verbindung von *fnt* und *mw* gegeben.

fnḏ/fnd[5] Nase

Sm 11 (5,14); 12 (5,21) Ram IV C 22 Eb; Sm; H; L; KV Eb 195a; Sm 13 (6,6)[6] Eb 192a[6] Eb 418

I) vom Menschen

a) anatomische Angaben

1) Teile der Nase

iwn 'Pfeiler' Sm 11 (5,10 zweimal; 5,11; 5,14); 26 (9,8)

[1] Ob Wundbehandlung? In L 29 *sṯ3* erwähnt.

[2] Besprechung einer Verbrennung; Applikation *wt*.

[3] Überschrift: *sgnn ḥ3.tj*, Applikation: *wt*; – wahrscheinlich handelt es sich um eine Gefäß-Behandlung.

[4] Vgl. *ʿnʿr.t* 'Gewürm' (von Blut).

[5] Siehe auch *šr.t* 'Nase; Nasenloch'.

[6] Siehe dazu § 1.

pḥwj 'Ende'	Sm 11 (5,15)
ḥrj-ib 'Mitte'	Sm 12 (5,21)
ḥrw 'Oberseite'	Sm 11 (5,14; 5,15)
ẖnw 'Inneres'	Sm 11 (5,14); 14 (6,14)
štj.t 'Kammer'	Sm 12 (5,16 zweimal; 5,17; 5,21)
tp ḥrj 'obere Spitze'	Sm 11 (5,14)
ḏrw 'Seite'	Sm 11 (5,15)

2) in einer Glosse des Gefäßbuches
Eb 855a (*ir ṯ3w ꜥḳ m fnd: ꜥḳ-f n ḥ3.tj ḥnꜥ sm3*)

b) pathologische Fälle

1) Krankheiten in/an der Nase

nj3-Krankheit	Eb 762 (*k.t nt dr nj3 m fnd*)
ẖnt-Krankheit	Eb 418 (*k.t nt dr ẖnt m fnd*)[1]
sḏ-Bruch	Sm 13 (6,3; 6,4; 6,6[2])

2) krankhafte Zustände

pds 'breitgedrückt'	Sm 11 (5,10)
ẖ3b 'krummgezogen'	Sm 12 (5,16; 5,21)
ḏnb 'gekrümmt'	Sm 12 (5,22) [als Glossen-Erklärung von *ẖ3b*]
tḫb 'laufen'	Eb 192a = 195a[3]

c) Behandlung und Untersuchung

1) Behandlung von Krankheiten der Nase
Eb 762 (*dj r fnd*) [bei *rš* 'Schnupfen']; Eb 763 (*dj m fnd*) [bei *rš* 'Schnupfen']; Sm 11 (5,13) (*gw3 fnd*) [bei einem *ḥsb*-Bruch des Nasenpfeilers]

2) als Untersuchungsmethode: die Hand auf die Nase legen
Sm 13 (6,4) (*wdj.ẖr-k ꜥ-k ḥr fnd-f*)

3) unklar
Eb 68 (*sjn sw.t r fnd-f*) [gegen *ḥf3.t*-Würmer]; H 172 (*wrḥ m fnd-f*) [gegen die *sšpn*-Krankheit]

d) Zauber: Ram IV C 22

II) vom Tier

a) vom Rind
KV 50 (*g3p.ẖr-k n-f ḥr fnd-f ḥnꜥ sd-f*)

b) vom Ibis (= Schnabel)
L 44 (Zaub)

[1] Krankhafte Erscheinung an der Nase in Verbindung mit der *ẖnt*-Krankheit auch Eb 192 = 195.

[2] Zu der Schreibung mit *t* in 6,6 vgl. § 1.

[3] In Verbindung mit der *ẖnt*-Krankheit, vgl. Eb 418 unter I b 1.

§ 1 (zur Lesung): Die Lesung *fnd* der ideographischen Schreibung  wird durch Sm 12 (5,21) gegeben: hier ist bei *fnd-f ẖ3b* statt des Ideogramms (vgl. 5,16) die ausgeschriebene Form. Daß die Schreibung mit auslautendem *t* nicht *šr.t* gelesen werden kann, ergibt sich aus dem maskulinen *tẖb-f* in Eb 192 = 195. Die Form Sm 13 (6,6) hat die beiden Entsprechungen *sḏ m fnd-f* in 6,3 und 6,4 mit der normalen ideographischen Schreibung. Falls diese Sm-Schreibung nicht nur ein Versehen des Schreibers ist (durch das ebenso geschriebene Wort für ‚Nasenloch' (*šr.t* oder *msd.t* ?) in der vorhergehenden Zeile 6,5 bewirkt ?), wäre sie eine Bestätigung für die Lesung der beiden Ebers-Formen Eb 192 = 195, die wohl kaum *ḫnt* zu lesen sind. Ob das *t* bereits den Lautübergang *fnd* > *fnt* anzeigt ?

§ 2 (zu I a 1): Die zahlreichen Teile von *fnd* zeigen deutlich, daß es sich um die Nase als Ganzes handelt; vgl. dagegen *šr.t* 'Nase', das vorwiegend das Nasenloch bezeichnet.

fḫ ablösen; aufhören

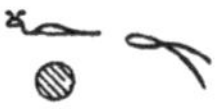 Sm 11 (5,15)

ir msd.tj-fj: ḏrw [pw] n fnḏ-f ʿr n mnd.t-f nfrj.t r pḥwj fnḏ-f fḫ [ḥr] ḥr.w fnḏ-f

§ 1: Breasted (S. 243) übersetzt „the top of his nose is loosened" und erklärt, „that it is the top of the nose which is broken, or *fḫ* 'loosened'" (S. 244). – Wir haben es in dieser Glosse jedoch nicht mit einer pathologischen Angabe zu tun, sondern *fḫ* dient hier zu der anatomischen Beschreibung des Endes der Nase, das an der Oberseite der Nase aufhört (siehe auch Ebbell, Chirurgie S. 33); ganz ähnlich gebaut ist auch die Glosse A (5,14–15): *ir iwn n fnḏ-f: tp pw ḥrj n fnḏ-f nfrj.t r gs-f ḥr ḥrw fnḏ-f.*

fḳ3 Kuchen

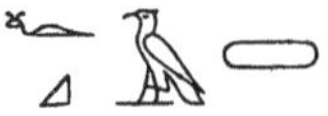 Eb 75; 77; 514; H 1  Eb 317; 848

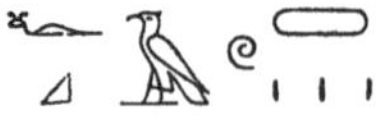 Eb 32; 37; 53; 81; 90 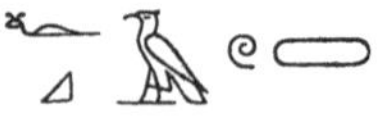 Eb 215; 316[1]

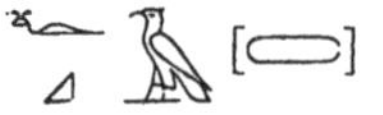 Ram IV C 1

Bezeichnung einer Medikamenten-Form

I) „Kuchen" als Form, zu der Drogen gemacht werden (*irj m fḳ3*): Eb 37; 75; 77; 81; 90; 215

[1] Mit Zahlzeichen 4 unter dem Determinativ (ohne Pluralstriche wie Eb 32; 53; 90).

II) „Kuchen“ als Träger bzw. Umschließungs-Mittel von Drogen
  a) *rdj m fḳ3*
    1) Eb 32; 53
    2) Eb 316 (*rdj m ẖnw fḳ3.w 4*)
    3) Eb 514 = H 1 (*rdj m fḳ3 kjj ḥr-f* bzw. *ḥr-s*)
  b) *rdj ḥr fḳ3* Ram IV C 1

III) Drogen, werde auf bzw. zusammen mit Kuchen gegessen[1]
  Eb 317 (Drogen *psj wnm ḥr fḳ3.w*)

IV) Kuchen als Lockspeise für einen Raubvogel
  Eb 848 (*ḏʿʿ n šnd.t rdj fḳ3 ḥr-f*)

§ 1: Das Einnehmen der Kuchen erfolgt in den meisten Fällen durch *wnm* 'essen', teilweise durch *ʿm* 'schlucken'; dreimal wird offenbar eine Schluckerleichterung durch Flüssigkeit erwähnt: Eb 37 (*rdj ḥr mrḥ.t*) und Eb 32; 514 = H 1 (*tḫb m bj.t*).

§ 2: Die tägliche Dosis betrug 1 Kuchen: einen Kuchen für einen Tag nennen Eb 81; 77; 75; – vier Kuchen für vier Tage Eb 316 und 215; zu Eb 32 (4 Kuchen) gehört die Parallele H 3 (4 Tage). Daraus ergibt sich, daß zu Eb 53 (4 Kuchen) die Angabe „4 Tage“ zu ergänzen ist.

fgn abführen[2]

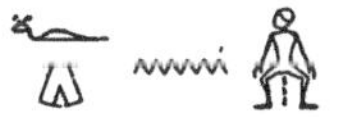 Eb 27; 28; 36; Ram IV C 5 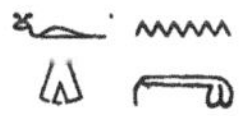 Eb 37

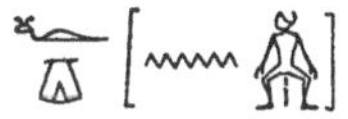 Ram III fragm. 11

I) in Rezeptüberschriften zum Fördern des Stuhlganges
  Eb 28 (*k.t nt rdj.t fgn.tw*) [Eb 29 (*k.t*-Rezept)]
  Eb 36 (*k.t nt rdj.t fgn.tw*)
  Eb 37 (*k.t*-Rezept mit der Applikation: *wnm in s ntj n fgn.n-f*)
  Ram III fragm. 11 (*rdj.t fg[n...]*)
  – – – – neben Harnbeschwerden
    Eb 27 (*k.t nt sm3ʿ mwj.t rdj.t fgn.tw*)

II) von einem Tier, dessen Kot als Droge verwendet wird
  Ram IV C 5 ([...] *km3 m-ḫt fgn-f*)[3]

[1] Möglicherweise eine Verkürzung der unter II genannten Fälle. – Die Parallele Bln 34 läßt *fḳ3* fort (*irj m iḫ.t wʿ.t wnm*).

[2] Im Sinne von: den Darm entleeren. – Siehe dazu Lefebvre, Grapow-Festschrift S. 206 § 3; vgl. auch Med.W.B. bei *wsš*.

[3] Vgl. dazu Kah 5: 'Harn eines falben Esels an seinem zweiten Tage, da er ihn ausgeschieden hat (*wsš*)'.

ft sich abwenden oä

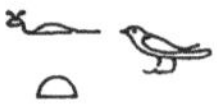 Eb 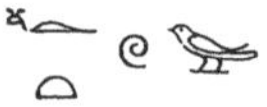 Sm

a) von den Seiten einer klaffenden Wunde, die sich von einander entfernen
Sm 47 (16,19) (*gmm-k kf.t-f s3tj ft.w šw.t-f*)
b) vom Herzen, als Krankheitserscheinung: überdrüssig sein
Eb 855f (*ir ft ib*: *wgg ḫ3.tj pw m-ʿ hh n pḫwj.t*)

§ **1** (zu a): Breasted S. 419 liest *s3tj r fw*, weil *s3t* in den übrigen Fällen mit *r* gebraucht ist (*r sn.nw-f* 'gegenüber seinem zweiten' bzw. *r-sn*[*j*] 'gegen einander'; ein solcher dualischer Ausdruck folgt jedoch hier nicht). Zweifellos ist aber *f* vor dem vermeintlichen *r* zu lesen (so auch Breasted's Transkription S. 417); da jedoch ein Wort *fr* oder *frw* nicht belegt ist (überhaupt die Kombination *f* + *r* im Anlaut!), ist wahrscheinlich *ft* zu lesen, zumal ein so determiniertes Wort bekannt ist (Äg.W.B. I 580,12 und 581,7) und mit der oben vorgeschlagenen Bedeutung sich gut in den Sinn fügt (vgl. 17,6 *wḏʿ šw.t-f* in ähnlicher Bedeutung).

ftft springen

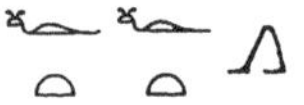 Eb 873d

im Zauberspruch vom *mt štw*: *šp-k mt štw štw wj ftft m-imj.tw-n ʿ.t iptn*

ftt Faserbausch

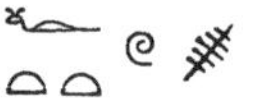 Eb 145 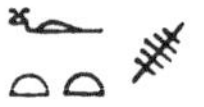 Eb 783 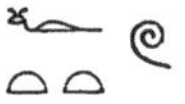 Ram IV C 3 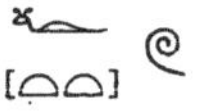 Kah 25

1) als Zäpfchen für den After: Eb 145
als Zäpfchen für das weibliche Genital: Eb 783; Ram IV C 3; Kah 25
2) als Droge siehe im Drogen-W.B.

fd A. schwitzen

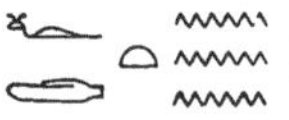 Bln[1] 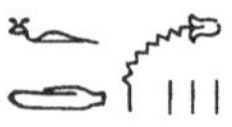 Sm 7 (3,19) (Pseudopart.)

I) als Teil der Behandlung (durch Beräuchern)
Bln 76 (*k3p s ḥr-s . . . r fd.t-f ḏs-f ḥwj*)
Bln 118 (*k3p r fd.t-f*)

[1] Wahrscheinlich *sḏm.t-f* nach *r*; oder Schreibung des zu *-t* gewordenen Auslauts?

II) als krankhafte Nebenerscheinung (bei einer Schädelwunde)
Sm 7 (3,19) (*wnn tp-f pw fd nḏs mj b3j iḫ.t*)
als Erklärung von *mḫnt-f b3j m fd.t* (siehe unter B)

(fd.t) B. Schweiß

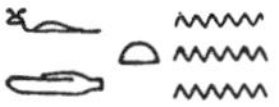 Sm 7

vom Gesicht, das feucht ist vom Schweiß (als Nebenerscheinung bei einer Schädelwunde)
Sm 7 (3,10 und 19) (*mḫnt-f b3j m fd.t*)
siehe die Glossen-Erklärung dazu oben A II

fdj ausziehen

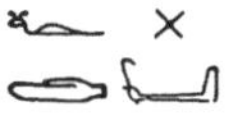 Eb 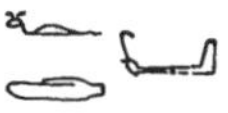 Ram III A 16

vom Ausziehen des Haares im Auge
a) *k.t nt tm rdj rd šnj m ir.t m-ḫt fdj.t-f* (Überschrift)
Eb 425; 429
b) *rdj m s.t šnj pn m-ḫt fdj.t-f* (Applikation)
Eb 425[1]; 426; 428; 429
c) *tm rdj [rd] šnj m ir.t fdj.t* [. . .] (Überschrift)
Ram III A 16

fdw A. I. vier

|||| Eb; H; Bln; L; Sm; Bt Rs 2,5 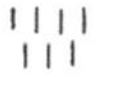 H 2; Bt Rs 2,9[2]; + + + +
||| Pap. Louvre E 4864 Rs 1,10

a) Zeitangaben
1) *hrw 4* 'vier Tage' siehe bei *hrw* I a 4
2) *dw3w 4* bzw. *dw3j.t 4* 'vier Morgende'
Eb 188b; 197b; 199b; Bln 192; Kah 3; 10; 25
b) *sp 4* 'vier Mal' siehe bei *sp* C I b 3
c) *mt*-Gefäße
Eb 854b; 854c; 854d; 854f; 854l; 854m; 854o
d) Kuchen (*fk3w*)[3]
Eb 32; 53; 90; 215; 316

[1] Folgt noch der Zusatz: *n rd.n-f* 'es kann nicht (mehr) wachsen'.
[2] Geschrieben wie 7, aber wohl in 4 + Pluralstriche aufzulösen.
[3] 4 Kuchen für 4 Tage.

e) Pillen (*swj.t*): Eb 73; H 2; Bt 5; Bt 6 (zweimal)
f) Morgenmittel (?)[1]: Eb 205b
g) Amulett-Knoten: L 40
h) Göttinnen und Götter: L 2[2]; Bt Rs 2,5 und 2,9[3]

(fdw.nw) A. II. vierter

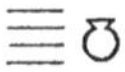 Eb; H |||| Eb 388 (im Monatsdatum)

a) Zeitangaben
 1) vierter Tag (*fdw.nw hrw*) Eb 482d; 712b
 2) vierter (Monat) Eb 388
b) viertes Heilmittel (*pḫr.t fdw.nw.t*): Eb 245 = H 73

(?) B. Vierheit[4]

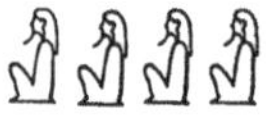 Bt Rs 2,8 (Zaub)

fdḳ abreißen

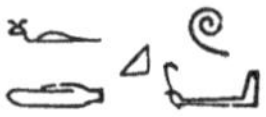 Kah 20 (3,3)

in zerstörtem Zusammenhang; vorher „Heilmittel des Schwangermachens" erwähnt

m [Präposition][5]

Schreibung 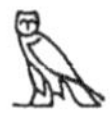 in allen Texten[6]

Gliederung

A) Ort (Seite 313)
 I) *m* + Körperstelle
  a) Krankheit *m* Körperstelle b) Verben der Drogen-Anwendung + *m* + Körperstelle c) Körperstelle *m* Körperstelle (anatomische Angaben) d) Sonstiges *m* Körperstelle e) *m* + Körperstelle (Gebrauch im Zauber) f) zerstörte Stellen

[1] An vier Morgen einzunehmen?
[2] Hier das Zahlwort mit Artikel vor dem Substantiv: *tꜣ 4 rnn.t*.
[3] Hier substantiviert: *pꜣ fdw.w* 'die Vier'.
[4] Vgl. die Bildung *psḏ.t* „Neunheit" von *psḏ* „neun".
[5] Zur Bedeutung siehe § 1.
[6] Die Schreibung von *im* (vor Suffixen und adverbiell) siehe im Anhang, S. 335.

II) Gebrauch in der Drogenbereitung

a) *m* + Droge b) *m* + Topf bzw. Gefäß c) *m* + Feuer d) Drogenbeschreibung (Angabe der Herkunft)

III) *m* + verschiedene Ortsangaben

a) Ortsnamen b) mythologische Bezirke c) Landschaft und Teile d) Gebäude und Teile e) allgemeine Ortsangaben f) Personen g) Verschiedenes h) Unklares

B) Zeit (Seite 322)

I) *m* + konkrete Zeitbestimmungen

II) *m* + relative Zeitausdrücke

a) mit *sp* 'Mal' gebildet b) mit *tp* 'Anfang' gebildet c) mit *prj.t* 'Herauskommen' gebildet d) *m sjp.tj* 'bei einerRevision' e) *m wḥm* 'beim Wiederholen' f) *m ḏd* 'beim Sagen' (Einleitung der direkten Rede) g) *m* + Infinitiv (Verben der Bewegung)

III) *m* + finite Verbformen (Konjunktion)

a) 'als', 'wenn' (temporal) b) 'wenn (auch)' (konzessiv)

C) Mittel (Seite 323)

I) *m* + Mittel nach Verben der Drogenbereitung II) *m* + Mittel nach Verben der Drogenbereitung bzw Behandlung III) *m* + Mittel nach Verben der Behandlung (Subjekt: Arzt) IV) *m* + Mittel nach Verben der Behandlung (Subjekt: Patient) V) Beschreibung von Krankheitszuständen VI) Verschiedenes VII) Zauber VIII) Unklares

D) Form und Zustand (Seite 326)

I) 'als', 'in Form von'

a) *irj m* 'machen als' (zur Angabe der Behandlungsweise) b) Ausscheidungen in Form von c) sein als: 1) *wnn* 'sein' 2) *ḫpr* 'gestaltet sein' 3) adverbieller Zusatz d) verschiedene Verbindungen mit Verben e) *m ḏd n* 'in der Sprache von' f) Gebrauch im Zauber

II) zu etwas werden bzw. gemacht werden

a) Drogenbereitung: 1) *irj m* + Drogenform 2) *irj m iḫ.t wꜥ.t* 3) Verschiedenes b) Gebrauch außerhalb der Drogenbereitung

III) in einem Zustande sein

a) krankhafte Zustände b) Zustand von Drogen
c) verschiedene adverbielle Ausdrücke d) Zauber

E) Verbindung (Seite 330)

I) Verben der Verbindung II) voll bzw. gefüllt sein III) Beschreibung von Krankheitserscheinungen: 'mit' IV) Verschiedenes V) Zauber

Anhang: *im*

M) idiomatischer Gebrauch (Seite 338)

O) Unklare und verderbte Stellen (Seite 338)

I) Formen vor Suffix II) adverbieller Gebrauch

Präposition: *m*

A) Ort

I) *m* + Körperstelle

a) Krankheit *m* Körperstelle[1]

1) ohne Verbum bei der Krankheit[2]

Eb 145; 188a (36,8); 247 (47,9); 250; 251b (47,19); 295 (51,22); 298 (52,11); 351; 376; 527; 724; 818 (96,2); 857 (103,19); 860 (105,1); 861 (105,8); 863 (106,3); 871b[3]; 873b; 875 (109,2); 876 (109,11); 876a (109,13); H 74 (5,14–15); 75 (6,1–2) (fünfmal); 133; 160 (11,5); 239; Bln 27; 153 (13,1)[4]; 158; 161 (14,7) (zweimal), (14,8); 163f (15,11); 169; 201; 203; Sm 3 (1,18); 4 (2,2); 4 (2,3); 5 (2,11); 5 (2,12); 6 (2,18); 6 (2,19); 7 (3,2); 8 (4,5); 8 (4,12); 9 (4,19) (zweimal); 10 (5,5); 10 (5,6); 11 (5,10) (zweimal); 12 (5,16) (zweimal); 12 (5,20–21); 13 (6,3); 13 (6,4); 14 (6,7) (zweimal); 14 (6,13); 15 (6,14); 15 (6,15); 16 (6,18) (zweimal); 17 (7,1) (zweimal); 18 (7,7) (zweimal); 19 (7,14–15); 20 (7,22); 20 (7,23); 21 (8,6) (zweimal); 22 (8,9); 22 (8,10); 23 (8,18) (zweimal); 24 (8,22); 24 (8,23); 25 (9,2) (zweimal); 26 (9,6); 26 (9,7); 26 (9,11); 27 (9,13); 27 (9,14); 28 (9,18); 28 (9,19); 29 (10,3); 29 (10,4); 30 (10,8); 30 (10,9); 31 (10,12); 31 (10,13); 31 (10,18); 31 (10,20); 32 (11,1) (zweimal); 32 (11,7); 33 (11,9) (zweimal); 33 (11,13); 34 (11,17) (zweimal); 34 (11,22); 35 (12,3) (zweimal); 36 (12,9) (zweimal); 37 (12,15) (zweimal); 38 (12,21); 38 (12,22); 39 (13,3); 39 (13,4); 39 (13,10); 40 (13,12); 40 (13,13); 41 (13,18) (zweimal); 41 (14,8); 41 (14,12); 42 (14,17); 43

[1] Die Begriffe „Krankheit“ und „Körperstelle“ hier im weitesten Sinne verstanden: so werden z. B. Dämonen und Zauber hier als Krankheiten angesehen, ebenso ein kranker Körperteil (z. B. *mt nhp-f*); umgekehrt treten *wbnw* ‘Wunde’, *mwj.t* ‘Harn’, *ḥs* ‘Kot’ hier als Körperstellen auf, wenn sie der Ort einer Krankheitserscheinung sind (z. B. *bnw.t m wnbw* oder *whj m ḥs*); auch „der Mann“ bzw. „das Kind“ als Ersatz für spezielle Körperstellen sind hier aufgenommen.

[2] Vor allem in folgendem Gebrauch: als adverbialer Nominalsatz in Diagnosen; in Glossenüberschriften nach *ir*; als direkter Genitiv nach *šsȝ.w* (als Überschrift der Diagnosen); als indirekter Genitiv nach *pḫr.t nt* bzw. *k.t nt* (in Rezeptüberschiften) oder nach *ir ḫȝj-k s n* (in der Einleitungsformel der Untersuchung).

[3] Vgl. Bln 119 und 161.

[4] *sp.w nw* + Krankheit vielleicht auch Bln 154 (13,7); ob ein Verbum nach *nw* ergänzt werden muß? Vgl. aber auch S. 318 Anm. 3.

(15,3)[1]; 44 (15,6) (zweimal); 46 (15,20); 46 (15,21); 46 (16,8); 46 (16,10)[2]; 46 (16,13); 47 (16,16); 47 (16,17); 48 (17,16)[3]; Bt 7 (5,5); 13a (6,3)

2) Krankheit als Subjekt eines Verbums[4]

ʿḳ: siehe bei *ʿḳ* I a und III a

wnn: Eb 102 (25,4) = 296 (52,3)

prj siehe bei *prj* I a

nš: Sm 41 (13,19); 41 (14,15); 47 (17,9)

h3j: siehe bei *h3j* I a

ḫpr: Eb 813; 817; 818; 855d; H 160 (11,5)[5]; Bln 163h (16,4); Sm 39 (13,9); 41 (14,7); Ram IV E İ 4

ẖnn: Eb 858a

ṯs: Eb 201a (40,12); 349

verschiedene Verben: Eb 102 (25,5) = 296 (52,4) (*ḥw3*); 763 (Zaub) (*ʿḏ*); 767 (*šf*); 813 (*wnm*); 855f (*sẖp*); 855h (*psj*); 856a (*hbhb*); 865b (*3h*); 868a (*dḥr*); 869b (*pḥr*); H 85b (Zaub) (*rwj*) (zweimal); Bln 138 (*ẖtẖt*); 153 (*ht*)[6]; Sm 3 (2,1) (*nnm*); 43 (15,5) (*stj*)[7]; 47 (17,14) (*stj*); L 46 (*ẖr*)

3) krankhafte Vorgänge im Körper[8]

aa) krankhafte Erscheinungen am Herzen

Eb 855l (*dm3 snf pw m ḥ3.tj*); Eb 855l bis (*ktt ib-f pw m ẖnw ẖ.t-f*); Eb 855n (*wnn ʿḏ.t-f pw m šw.t-f i3b.t*); Eb 855w (*wnn ib-f pw g3w kkw m ẖ.t-f*)

bb) Ausscheidungen aus dem Körper

Carlsb V (die Frau: *irj-s ḳjs m r3-s irj-s wḏʿ m pḥwj.t-s*)

rdj snf "bluten aus einer Körperstelle": siehe bei *rdj* D I a 1

cc) Verschiedene Verben

ʿḳ 'eindringen' Sm 33 (11,14)

mn 'bleiben' Sm 4 (2,9); 7 (3,17); 23 (8,19); 34 (11,23); 43 (15,4); ---- Sm 23 (8,21)

[1] Danach 14,22 (in der Untersuchung) zu ergänzen und 14,22 (in der Überschrift) *nw* in *m* zu verbessern.

[2] Lies: *sšr.w wbnw*.

[3] Danach 17,15 zu ergänzen.

[4] Siehe auch A I a 3.

[5] Durch *nn* negiert.

[6] Relativform wie Eb 813 und 817? Oder Krankheitsname (vgl. Bd. IV die Übersetzung).

[7] 'Er leidet an den Verlagerungen (*wd.t*) des Leidens, das sich in seine beiden Seiten ergossen hat'; vgl. Eb 858 a und 859 a unter dd.

[8] Zum Teil entsteht der Begriff ,,krankhaft" dadurch, daß ein im Grunde gesunder Körperteil eine schädliche Tätigkeit ausübt (so die Gruppe aa oder *rd* 'wachsen' in cc).

nhp 'springen'	Eb 644; 681; H 99
rd 'wachsen'	Eb 425; 429; Ram III A 16
ḫr 'fallen'	Sm 8 (4,8 und 18 zweimal); 33 (11,10 und 14)
s3ḫ 'einkeilen?'	Sm 33 (11,16)
sḥm 'stauchen'	Sm 33 (11,11 und 16)

dd) nominale Ausdrücke[1]

Eb 858a (*wd.t nt wḫdw m ᶜ.t nb.t*); Eb 859a (*wd.t nt ᶜrw.t nt rj.t m ᶜ.t nb.t*); Kah 1 (*ḫ3ᶜ.w pw n ḥm.t m ir.tj-sj*)

4) Krankheit als Objekt eines Verbums[2]

aa) Verben der Untersuchung

wpj	Eb 857a; 859a; 860a; 861a; 863a; 867a; 868a; 869a; 871a[3]; 872a; 874a; 875a; 876a; 877a
ḫ3j[4]	Eb 198a
gmj	Eb 197a; 877b[5] (viermal); 877c (dreimal); Sm 45 (15,15); 47 (16,19); 47 (17,6)

bb) Verben der Behandlung bzw. Krankheitsbeseitigung[6]

inj	Eb 565; H 133
irj[7]	Eb 153; 336a; 337; H 37; Ram III A 29; ---- Eb 644 = H 99 (*mt nhp-f*)
itḥ	Eb 517; 861c; Sm 41 (14,3); 46 (16,8)
wḥᶜ	Eb 635; 664
rdj r	H 37
rdj h3j[8]	H 35[9]
ḫsf	Eb 87; 122; 187; 341; 386; L 43

[1] Zu *wd.t* vgl. Anm. 7 S. 314; zu *ḫ3ᶜ.w* vgl. Äg.W.B. III 228,24 (Tropfen fallen lassen) und III 229,1 (Harn lassen); auch hier offenbar die Vorstellung, daß sich die Krankheit in einen anderen Körperteil ergossen hat.

[2] Siehe auch A I a 5 aa.

[3] Vgl. Bln 119 und 161.

[4] Die häufige Formel des Pap. Smith *ir ḫ3j-k s n* Krankheit *m* Körperstelle siehe bei A I a 1.

[5] Das Objekt *st* nach *gmj* zu ergänzen; vgl. Eb 877 c.

[6] Als Verben der Behandlung z. B. *srwḫ* oder *rdj r* '(Drogen) legen an ...'; Verben der Krankheitsbeseitigung z. B. *dr* 'beseitigen' oder *sm3* 'töten'; der Übergang ist fließend.

[7] 'tun für' (*n*): Eb 153; H 99; 'tun gegen' (*r*): Eb 336a; 337; 644; Ram III A 29; H 37.

[8] Vgl. Eb 22 (*sh3j*) bei A I a 5 aa.

[9] = Eb 294 (*sh3j*).

ẖdẖd	Pap. Beatty VIII Vs 5,1 und 2
sfḫ	Eb 800
smꜣ	Eb 91; 100; 103 (zweimal); H 42; 46; 47; Bln 5; 121; Pap. Louvre E 4864 Rs 1,4[1]; ---- Pap. Louvre E 4864 Rs 2,4
snʿʿ	H 13 (*ḳs sḏ-f*)
snḏm	Eb 651 (*mt.w*); 873c (*mt.w*); H 228 (*mt.w*); 230 (*mt.w*)
srwj	Eb 301; H 33; 138
srwḫ	Eb 209; 359 (*mꜣꜣ*); 487; 494; 609; 631 (*mt*); 749; 767 (*sṯꜣ hb-f*); 866c; 868c; 871c; H 9[2]; ---- L 51
shꜣj	Eb 294[3]
sḥrj	Bln 171
ssnb	Eb 636 (*ḳs*)
sḳbb	H 226 (*ḳs r-sꜣ ṯs-f*); 233 (*ḳs r-sꜣ ṯs-f*); 238 (*mt.w*)
sgnn	Eb 654 (*rꜣ-ʿ.tj*); 656; 670; 675; H 114[4]; 123 (*rꜣ-ʿ.tj*); 232 (*mt.w*)
sgr	Eb 556; 563; 591; H 125
str (?)	H 199
sḏ	Eb 86; 97; H 26; 29; Bln 56; 154 (13,7); 157; 170
šdj	Eb 92; 142; 726 (*sr.t iw-s m ḥʿw*); H 196; Bln 19; 158
ṯsj	Ram III A 13 (*šnj m ir.t*)
dr	Eb 3 (2,2) (zweimal); 4; 20; 25; 30; 35; 39; 40; 41; 53; 64; 90; 95; 99; 114; 116; 118; 138[5]; 154; 165; 167; 168; 175; 182; 185; 186; 208; 210; 213; 221 (zweimal); 225; 231; 238 (zweimal); 242 (46,15); 248; 251b; 252; 297; 300; 321; 339; 346; 348; 350; 353; 354; 355; 357; 360; 361; 365; 367; 368; 369; 378; 381; 382; 383; 385; 387; 391; 402 (*sḫḏ.w ḫpr m ir.tj*); 408; 409; 415 (Krankheiten *ḫpr m ir.tj*); 418; 420; 421; 423; 424; 430; 431; 437; 546; 551 (zweimal); 553; 554;

[1] Ergänze *ḥfꜣ.t*?; vgl. Rs 2,4.
[2] Körperstelle ('Zahn') nach der Parallele Eb 749 zu ergänzen.
[3] = H 35 (*rdj hꜣj*); siehe auch *shꜣj* bei A I a 5 aa.
[4] Variante Eb 659 hat Genitiv statt *m*; siehe dazu § 3.
[5] Hier *m s* 'im Manne' (statt *m* Körperstelle); vgl. S. 313 Anm. 1.

565; 584; 585; 589; 598 (*mr.t wnn.t m ḫnw ḥ'w*); 601; 605; 615; 623; 625; 696; 709; 712; 722 (*snf wnm.w m ḫnw ḥ'w*); 741; 746; 751; 752[1]; 762; 777; 812; H 4; 17; 24; 30; 32; 34; 36; 41 (*wḫdw nhp*); 53; 54; 72 (5,10); 73 (5,12); 76 (zweimal); 79 (zweimal); 80 (zweimal); 81 (zweimal); 83; 127; 129; 134; 138; 139 (9,17); 150; 151; 155 (*šnj*); 182; 200[2]; 204; 205; 211; 235; Bln 30[3]; 48; 69; 115; 119[4]; 120; 123; 125; 136 (zweimal); 139 (*st.t mn.tw-s*); 140 (*st.t mn.tw-s*); 148 (*iḫ.t nb.t ḏw.t wnn m ḥ.t*); 149; 150; 164a; 183; 200; Sm 22,8; 22,10 (Krankheiten *wnn.t m ḥ'w*); Bt 9; 14; 23; 24; Rs 1,5; Rs 2,1; Ram III A 9[3]; A 10; A 15; Ostr. Kairo (ODM 1091 Rs 4); Ostr. Kairo (ODM 1062,7); Pap. Leid Recto XXVI 7 (zweimal); Pap. Beatty XV 5

Verbum verderbt[5]: H 245; 260

cc) Verben der Krankheitserzeugung[6]

irj	Eb 61 (19,10); 856c
wdj	Eb 61 (19,6)
rdj	Eb 854e (99,16)[1]; Bln 161
s'ḳ	Eb 1 (1,6) (zweimal) = H 78 (6,8) (Zaub); Bln 99

5) Krankheit *ntj m* Körperstelle[7]

aa) als Objekt von Verben[8]

gmj	Sm 5 (2,13); 6 (2,20); 8 (4,10)
dr	Eb 1 (1,4–5) (fünfmal); 131 (30,12) (dreimal); H 78 (6,7–8) (viermal); Bln 189 (20,10 und 21,1); L 22 (*ntj d3j-sn st m ir.tj*); – – – – Eb 131 (30,15) (dreimal) (*ir swt dr sw* NN *ntj m . . .*)

[1] Hier *m s* 'im Manne' (statt *m* Körperteil); vgl. Anm. 1 auf S. 313.
[2] Wahrscheinlich *m* statt *nt* zu lesen; siehe aber § 3.
[3] Hier *m ḫrd* 'im Kinde' (statt *m* Körperteil); vgl. Anm. 1 auf S. 313.
[4] Lies *m tp '.wj* statt *m tp m '.t nb.t*; vgl. Bln 161.
[5] Wahrscheinlich *srwḫ* zu ergänzen.
[6] Eine Krankheitserscheinung oder ein Gott 'schafft' oder 'legt' eine Krankheit *m* Körperstelle.
[7] Bemerkenswert ist, daß in den meisten Fällen das Beziehungswort von *ntj* bereits vorher im Text erwähnt ist und dann vor *ntj* mit dem Demonstrativpronomen versehen wird.
[8] Vgl. A I 4.

wsš Eb 20; 24; 64; 262

sh3j Eb 22[1]; H 212

bb) sonstiger Gebrauch[2]:
Eb 207d; H 85b (zweimal); L 5 (2,8); 24 (8,5) (zweimal); Sm 7 (3,9); 8 (4,6); 8 (4,7) (zweimal); 9 (5,5); 38 (13,1); 41 (13,22); 46 (16,3)[3]; 46 (16,7); 46 (16,13); 47 (17,7); Bt Rs 2,8

cc) *nt.t nb.t m* Körperstelle
Eb 25 (*r prj nt.t nb.t m ẖ.t-f*); Eb 798 (*rdj.t h3j nt.t nb.t m ẖ.t-f*)[4]

6) Krankheit *m* Körperstelle (in Bezug auf den Patienten)[5]

aa) *mn* 'leiden an'
Eb 153; 199a; 267; 298; Sm 3 (1,20); 3 (1,21); 3 (2,1); 4 (2,4); 4 (2,6); 5 (2,13); 5 (2,15); 6 (2,22); 7 (3,4); 7 (3,6); 7 (3,13); 8 (4,9; 4,12); 19 (7,18); 20 (8,4); 22 (8,13); 29 (10,7); 43 (15,1); 43 (15,5) (zweimal); 47 (16,18 und 17,2)[6]; 22,11

bb) *ntj* 'einer, in dessen Körperstelle eine Krankheit ist'
Eb 41; 42; 62

cc) *ẖrj* 'einer, der unter einer Krankheit (leidet) an . . .'[7]
Eb 295; 857b; 859b; 860b; Bln 154 (13,6); 161 (14,8); Sm 1 (1,1)[8]; 2 (1,14)[9]; 4 (2,5); 5 (2,14); 7 (3,5); 7 (3,12); 10 (5,7)[10]; 11 (5,11); 12 (5,17); 13 (6,6); 14 (6,9); 15 (6,16); 16 (6,19); 17 (7,4); 18 (7,10); 19 (7,17); 20 (8,3); 21 (8,8); 22 (8,13); 23 (8,20); 24 (9,1); 25 (9,5); 26 (9,9); 27 (9,16); 28 (9,22); 29 (10,6)[10]; 30 (10,10); 31 (10,17); 32 (11,4); 33 (11,12); 34 (11,19); 35 (12,4); 36 (12,10); 37 (12,16); 37 (12,20); 38 (13,1); 39 (13,6); 40 (13,14); 41 (14,1); 42 (14,19); 43 (15,2); 44 (15,8); 46 (16,2); 47 (17,1); 47 (17, 11); 48 (17,18); ---- Eb 204a (*ir ẖ3j-k s ẖrj . . .*)

[1] Vgl. *rdj h3j* (Eb 798 bei A I a 5 cc) und A I a 4 bb.

[2] Z. B. Subjekt eines Verbums; nach einer Präposition.

[3] *sp.w r* Krankheit (Ergänzung eines Verbums nach *r* ist nicht erforderlich; siehe dazu bei *sp* A IV b).

[4] Vgl. *sh3j* bei A I a 5 aa.

[5] Der Bezug auf den Patienten liegt darüber hinaus auch in den Suffixen an den Körperteilen, die jedoch in den meisten der hier unter A I genannten Fälle auftreten.

[6] *m mšꜥḳ.t* (*m* nur einmal geschrieben).

[7] Außer Eb 204a stehen alle Fälle nach der Diagnosen-Formel *ḏd.in-k r-f* bzw. *ḏd.ḫr-k r-f*.

[8] [*ẖrj wbnw*] *m tp-f*.

[9] *ẖrj* [*wbnw n kf.t*] *m tp-f*.

[10] *ẖrj* ist ergänzt.

b) Verben der Applikation + *m* + Körperstelle

iwḥ 'sprengen in'	siehe bei *iwḥ* A II
w3ḥ 'auflegen'	Sm 28 (10,2) (*m r3 n wbnw-f*)
wrḥ 'schmieren'	H 172 (*m fnḏ*)
wdj 'legen'	Sm 11 (5,12) (*m-ẖnw msd.tj-fj*); Sm 35 (12,7) und 36 (12,13) (*m ẖnw g3b-f* und *m ẖrj g3b-f*)
wdḥ 'eingießen'	siehe bei *wdḥ* A I und Bt 30
ntš 'sprengen'	L 6 (3,4) (*m ḥ'w*) (Zaub)
rdj 'geben'	siehe bei *rdj* A I c und A II c 1
ẖnj 'streichen'	Bln 197 (*m ḏ.t-s*)
stj 'gießen'	Eb 768 (*m msḏr*)

c) *m* + Körperstelle (anatomische Angaben)[1]

1) *mt.w*-Gefäße

Eb 854b (*iw mt.w 4 m msd.tj-fj*); Eb 854c (*iw mt.w 4 m ẖnw gmḥ.tj-fj*); Bln 163d (*iw mt 2 m mn.tj-fj*); Bln 163f (*iw mt 2 m g3b-f*); Bln 163g (*iw mt 2 m ir.tj-fj*); (*iw mt 2 m inḥ.wj-fj*); (*iw mt 2 m šr.t-f*); (*iw mt 2 m msḏr-f wnmj*); (*iw mt 2 m msḏr-f i3bj*)[2]; Sm 1 (1,7) (*nt-pw mt.w-f m-ḫ3 m s.t-ib*); ---- Eb 854d (*mt.w 4: st.t-sn m mkḥ3*)

2) Atemluft tritt ein (*'ḳ*)

Eb 854f; 855a; 856g = Bln 163g

3) Verschiedenes

Eb 855p (*wnn pw in 'ḏ.t nt ḥ3.tj m gs-f i3bj*)[3]; Sm 8 (4,8) *sfḫ tp n 3m'.t m ḳ'ḥ-f*)[4]; Sm 22 (8,14) (*3m'.t pḥ sj m gm3-f*); Sm 11 (5,14) (*m ḥrj-ib msd.tj-fj*)

d) Sonstiges *m* Körperstelle

Eb 188c (*ir gmj-k mr.wj m ẖ.t-f*); Eb 854c (*ḳdd.w m ir.tj*)[5]; Eb 855f (*mj-s m ir.t*)[6]; Eb 869c (*ir spj iḫ.t m tm3.wt-s*); Sm 39 (13,9) (*mnḫjw m wbnw*); Carlsb IV (*sṯj m r3-s*); Bln 46 (Rohr: *iw gs-f m r3 n s*)

e) *m* + Körperstelle (Gebrauch im Zauber)

Eb 499 = L 47 (*mw m r3-j*); 763 (Dämon läßt krankwerden *b3b3.w 7 m ḏ3ḏ3*); H 170 (Dämonin soll nicht gehen *m ḥ'w*);

[1] Pathologische Fälle siehe bei A I a 3 aa; siehe auch A I a 4 bb die Fälle mit *mt.w* (kranken Gefäßen) oder *ḳs* (gebrochenen Knochen).

[2] Entsprechend ist in *iw mt 2 nw mkḥ3-f* und *iw mt 2 nw dhn.t-f* das *nw* in *m* zu verbessern.

[3] Als Erklärung für: 'das *ḥ3.tj*-Herz ist auf seiner Stelle'.

[4] 'Der Krallenknochen in seiner Schulter' (nicht: 'gelöst aus seiner Schulter'); die Variante 4,17 hat *3m'.t nt ḳ'ḥ-f*.

[5] Als Variante von *ḏfd n ir.tj*.

[6] 'Wie sie im Auge', d. h. die Iris mit Pupille; siehe Bd. IV die Übersetzung.

L 11 (4,6) (Dämon soll nicht fressen *m ḥꜥw*); 25c (Freude ist *m ḥr.w*); Sm 19,15 (herauskommen *m ẖ.t nt mw.t-f*); 20,12 (einem Mann wird eine Droge gegeben *m ḏr.t-f*); Ram IV C 29 (*m wp.t*); Ram III B 13 (*m ḥr-f*); III B 15 (*m ẖfꜥ-j*; *m ꜣmm-j*); III B 16 (*m rꜣ-k*); III B 34 (*m rꜣ-s*)

f) zerstörter Zusammenhang
L 14 (5,10) (*ḥꜥw*; *ꜥ.t*); 14 (5,11) (*ꜥ.t*); 26 (10,3) (*iwf*; *ḥꜥw*; *ꜥ.t*); 36 (12,13) (*ir.tj*); Bt 37 (*ḏrww*)[1]; Ram III A 29 (*ꜥ.t nb.t*); B 12 (*m ẖrd m s rꜣ-pw*); Pap. Leid Recto XXII 1 + x + 2 (*ḏꜣḏꜣ*)

II) Gebrauch in der Drogenbereitung

a) *m* + Droge[2]
1) Droge(n) *ṯḫb* 'tauchen' *m* Droge(n): siehe bei *ṯḫb* unter a 1–3
2) Droge(n) *rdj* 'legen' *m* Drogenform (z. B. 'in einen Kuchen legen'): siehe bei *rdj* B II
3) Drogen auf (*m gs ḥrj*) Drogen: Eb 516

b) *m* + Topf (Gefäß u. ä.)
1) *rdj m* Topf
aa) Droge(n) oder Geräte in einen Topf legen: siehe bei *rdj* B III c; – – – – Ram III fragm. 6,2; Carlsb III; H 147 (*rdj* ausgelassen)
bb) Drogen in einem Topf verabfolgen: Eb 272 bis; Ram IV C 18[3]; Ram III A 1; III B 20; fragm. 9,2
cc) Verbum verderbt: Carlsb II
2) mit speziellen Verben der Drogenbereitung[4]
Eb 57; 63; 68; 273; 307[5]; 458; 468; 606; 642; H 111; 145; Bln 6; 10; Ram III B 7; fragm. 67; Bt 1 (1,4) (?)[6]; Mutt u Kind K 7,5; L 21
3) Verschiedenes
Bln 199; Sm 21,21; Kah 5 (1,17)

c) *m* + Feuer
1) *rdj m* Feuer: siehe bei *rdj* B IV a 2 und B IV c
2) *prj m ẖ.t*: Eb 206b; 598

[1] [Beseitigen von . . .-Krankheit] in der Seite.
[2] Vgl. auch die Verben *sꜣw*; *sꜣr*; *sjꜣrr*; *sjp*; *sšmm*; *stꜣ* unter C I (*m* zur Bezeichnung des Mittels), deren Gebrauch von *m* sich mit dem *m* der Ortsangabe überschneidet.
[3] *m mhr.w* (*m* nur einmal geschrieben).
[4] *ꜣr*(?) (Ram III B 7); *psj* (Eb 468; Ram III fragm. 67); *hbḳ* (Eb 68; Bln 6; 10); *snwḫ* (Eb 273; 458); *shꜣj* (L 21); *sḥm* (Eb 606; H 145; Bt 1 [?]); *sẖꜣk* (Eb 57); *sḏr* (Eb 63; 642; H 111); *ḳnḳn* (Mutt u Kind K 7,5).
[5] *stf* 'ausgießen' *m* Topf.
[6] Der Schreibung nach eher 'werde zerstampft zu einer Masse (*šd.t*)'; siehe D II a 3.

d) Drogenbeschreibung (Angabe der Herkunft)
Eb 272 bis (*3gg.t wnn.t m nbj.t*); Eb 461 (*wꜥwj.t gmm.t m ḥs*); Eb 775 (*t3 wnn m ꜥn.t nt s*); Eb 791 (*ḥꜥ.t nt inj wnn.t m ẖt n* Schiff); Bln 94 (*iẖ.t šd.t m r3 n sk3*-Tier); H 21 (*ẖꜥꜥ.w nw šd.t ntj m ꜥndw*)[1]

III) *m* + verschiedene Ortsangaben[2]

a) Ortsnamen
Eb 1 (1,1–2) (zweimal) (*prj*); 131 (30,9); 811; 856a; H 78 (6,6) (zweimal) (*prj*); 216 (zweimal); Bln 163a; 190 (zweimal); L 6 (3,2) (zweimal) (*prj*); 9 (3,8) (*prj*); 22 (7,2); 25 (8,11); 25 (9,3); 36 (12,9) (zweimal); 36 (12,10); 36 (12,11); 37 (13,1) (*prj*); Sm 18,17 (*prj*); 18,18 (*prj*); Ram IV D II 4 (*prj*)

b) mythologische Bezirke (Himmel, Erde, Unterwelt, Urgewässer, Flut, Wasser, Feuer)
Eb 2 (1,17) (zweimal) (*ꜥk* und *prj*); 360 (58,7–10) (viermal); L 6 (3,3); 13 (4,9) (*prj*); 14 (5,6); 25c (*prj*); Sm 18,7; 19,2 (*prj*); Bt Rs 2,3 (viermal)

c) Landschaft und ihre Teile (Stadt, Ortschaft, Wald, Land; Weg; Acker; Schwemme)
Eb 848 (zweimal); Sm 32 (11,8); 18,19; Ram III A 33; B 23 (*prj*); KV 47 (*šdj*)

d) Gebäude und Teile (Haus, Tempel, Halle, Kammer, Speicher, Stall, Türlaibung, Höhle)
Eb 589; 840; 842 (*prj*); 849 (zweimal); Bln 198; L 2 (1,5); 13 (4,11) (*ꜥk*); 22 (7,2); 25 (8,10; 8,11); 38 (13,3); Carlsb VI

e) allgemeine Ortsangaben

1) *s.t* 'Stelle'
Eb 356b; 855n (*rwj*); 855o; 855p; 859a und b (zweimal) (*pḫr*); L 14 (5,4); Sm 12 (5,18); 25 (9,5); 30 (10,12); 34 (11,19); 35 (12,6); 36 (12,12); Ram IV D I 2; Ram III A 13

2) *gs* 'Seite'
Sm 8 (4,6); 8 (4,7); 8 (4,15); 8 (4,16); 17 (7,3); 19 (7,17)

3) *h3w* 'Nähe'[3]
Sm 13 (6,4); 17 (7,2)

4) *rw.tj* 'Außen'[4]
Eb 855y (zweimal); Bln 70; 112; Sm 8 (4,8); 8 (4,15); 8 (4,16) (zweimal); 22 (8,17)

[1] Variante Eb 432: *ẖꜥꜥ.w nw ꜥndw.*
[2] Dieser Gebrauch vor allem im Zauber.
[3] Vgl. *h3w* 'Zeit' bei B I g.
[4] Nur in der Verbindung *ꜥk m rw.tj* 'von außen eintreten'.

5) *ḥrj* 'Oberseite'
Eb 864 a

f) Personen[1]
Eb 385; L 36 (12,5)

g) Verschiedenes[2]
Eb 251 (47,16); 847; 856 a; Bln 163 a (zweimal); 190 (21,6); L 14 (5,7); 24 (8,3) (zweimal); Sm 6 (2,20)[3]; 6 (3,1); 18,7; Pap. Beatty V Rs 4,6; KV 27; ---- Sm 9 (5,3)

h) Unklar
Eb 131 (*prj*); L 44 (14,4)

B) Zeit

I) *m* + absolute Zeitbestimmungen

a) *3.t* 'Augenblick': Bln 195 (*m t3 3.t*)

b) *wnw.t* 'Stunde': Eb 196; L 37 (13,2)

c) *pr.t* 'Ackerzeit bzw. Winter'
Bln 139; 140; KV 57; 59; 62; ---- Eb 388 (*m ḫmt.nw n pr.t*); 393 (*m tpj n pr.t*)

d) *mšrw* 'Abend'
Eb 392; ---- *tr n mšrw*: Ram III A 28

e) *nhp* 'Sonnenaufgang': Eb 283; 873 d

f) *rnp.t* 'Jahr'
Eb 783 (+ Zahl); Sm 18,11 (*m rnp.t i3d.t*)

g) *h3w* 'Zeit'[4]
Bln 163 a; L 14 (6,1); 44 (14,5); 51 (15,6)

h) *hrw* 'Tag'
L 25 (9,4); 49 (*m hrw tpj*); Bt 2 (+ Zahl); 29 (*m hrw pn*)

i) *ẖ3wj* 'Abend': Eb 786

k) *šmw* 'Erntezeit bzw. Sommer'
Eb 57; 389; 708; H 31; 150; Bln 139; KV 63; ---- *tr n šmw* 'Zeit des Sommers': Bt 18

l) *grḥ* 'Nacht': Eb 389; L 25 (8,9; 8,11; 9,4)

m) *tr* 'Zeit': siehe unter *mšrw* und *šmw*

n) *dw3* / *dw3.t* 'Morgen'
Eb 57; 389; 392; H 25; L 18 (?); Kah 3 (1,12) (+ Zahl)

o) *dnj.t* 'Neumondstag': L 14 (5,14)

[1] Nur in der Verbindung *prj m* 'herauskommen aus'.
[2] Z. B. Schiffe, Kasten, Gußform, Metall, Schrift, Dinge; - siehe auch A II d.
[3] Variante 2,25 hat *r* statt *m*.
[4] Vgl. *h3w* 'Nähe' A III e 3.

II) *m* + relative Zeitbestimmungen

a) mit *sp* 'Mal' gebildet

1) *m sp tpj* 'beim ersten Mal': Eb 499
2) *m sp.w* '*š3.w* 'zu vielen Malen': Eb 766b
3) *m ḥḥ sp* 'zu Millionen Malen': Pap. Tur PuR 31 + 77 Schluß
4) *m sp w*' 'mit einem Mal': Carlsb I (1,2)

b) mit *tp* 'Anfang' gebildet: Eb 808[1]; Carlsb V; VII

c) mit *pr.t* 'Herauskommen, Erscheinen' gebildet: Eb 786; L 24 (8,3)

d) *m sjp.tj* 'bei einer Revision': Eb 589

e) *m wḥm* 'beim Wiederholen' = 'noch ein Mal': Eb 787; Bln 185 (zweimal)

f) *m ḏd* 'beim Sagen' (Einleitung der direkten Rede)[2]: L 25 (8,10); ---- Ram III B 21

g) *m* + Infinitiv (Verben der Bewegung): Kah 2 (1,6); ---- Ram III A 32 (*m ỉrj.t šm.t*)

III) *m* + finiten Verbformen (Konjunktion)

a) 'als, wenn' (temporal)
Eb 2 (1,13) (*m sm3-f ỉt-f Ws-ỉr*) (Zaub); Eb 3 (2,4) (*m nḏ.tw ḫr.wj Stḫ ḥn*' *Ḥr*) (Zaub); Eb 811 (95,8) (*m ms.t-s Šw ḥn*' *Tfn.t*) (Zaub); L 14 (5,3) (*m pḫr-f t3*) (Zaub); Bt 13a (6,3) (*m wdj-f mw*); ---- Bln 142 (*m mn.tw-s*)[3]

b) 'wenn (auch)' (konzessiv): Eb 526 (*rdj sḫp-f st m msdd-f*)

C) Mittel

I) *m* + Mittel nach Verben der Drogenbereitung

3d 'ausschmieren (?)'	Sm 22,5 (*m sjn*)
ỉ'*f* 'auspressen'	H 145 (*m ḥbs.w*)
ỉwḥ 'befeuchten'	siehe bei *ỉwḥ* I ('mit einer Droge besprengen')
ỉrj 'bereiten'	Eb 837 (*ỉrj* ' *n ḫ.t-s m ḫs3w*)
'*ḫm* 'löschen'	Bln 60; 76 (*m* Droge)
'*tḫ* 'durchpressen'	Ram IV A 2 (*m ḥbs.w*); Ram III A 20 (*m ḥbs.w*)
pnḳ 'abschöpfen'	Sm 22,5 (*m b3d.t*)
nḳr 'sieben'	Eb 382 (*m ḥbs.w*); Bln 164c (*m ḥbs.w*); Sm 21,13 (*m nḳr*)

[1] *m tp* fälschlich zweimal geschrieben.
[2] Vgl. auch L 27 und 32 bei D I e.
[3] Bln 139 und 140 mit einfachem *sḏm-f* (ohne *m*).

ḫ3p 'bedecken'	Eb 325 (*m* Topf)
ḥbs 'bedecken'	H 15 (*m stp*); 147 (*m stp.w*)
s3w 'bewahren'	Eb 381; 516; 559; 560 (*m ḥbs.w*)[1]
s3r	Ram III B 3 (*m ḥbs.w*)[1]
sj3rr	Eb 192b = 195b (*m ḥk.t*)[1]
sjp	Eb 48 (*m mw*)[1]
sẖ3k 'durchseihen'	siehe bei *sẖ3k* a ('durch Tücher seihen')
sẖr 'bestreichen'	Kah 27 (*m* Droge)
sšmm 'erhitzen'	Eb 325 (*m ḫ.t*); 872c (*m sḏ.t*)[1]
sk3p 'bedecken'	Eb 68 und 822 (*m ḥbs.w*)
st3 'erhitzen'	KV 56 (*m ḫ.t*)[1]
ḳ3ḥd 'räuchern'	L 35 (12,3) (*m ḥtj*)[1]
tštš 'zerstoßen'	Eb 504 (*m sr.t*); L 56 (*m sr.t*)
ḏb3 'versehen'	Sm 7 (3,14) (*m ḥbs.w*)

II) *m* + Mittel nach Verben der Drogenbereitung (a) bzw. Behandlung (b)

iʿj 'waschen'
a) Eb 368 (*m* Droge)
b) Eb 384 (*m* Droge); L 3 (2,1) (*m* Droge); ---- Ram III fragm. 3,1 (*m* Droge)

wrḥ 'salben'
a) siehe bei *wrḥ* A II
b) Eb 712b (86,19–21) (fünfmal) = H 17 (dreimal)[2]

mḥ 'füllen'
a) siehe E II a 1
b) Eb 384 (*m* Droge)

ntš 'besprengen'
a) Eb 786 (*m* Droge); Bln 75 (*m* Droge)
b) Eb 840 (*m* Droge); KV 40 (*m* Droge)

gs 'salben'
a) Eb 597 (*m* Droge); Eb 504 (?)
b) siehe bei *gs* A I b 4

tmtm 'bestreuen'
a) Bln 27 (*m* Droge); H 197 (*m* Droge)
b) Bln 52 (*m* Droge)

III) *m* + Mittel nach Verben der Behandlung

a) *m* + Droge bzw. Gerät
3mm 'ergreifen' Bln 197 (*m ḏbʿ.w*)

[1] Mittel und Ort sind hier kaum voneinander zu trennen; siehe dazu § 1.
[2] H 17 (2,3) *m-ḫt* statt *m*; vgl. dazu die Verwendung von *srwḫ* im Pap. Smith (siehe *srwḫ* B I a).

ỉnk ‘umschließen’	Eb 205 a (*m mw*)
ʿmʿ ‘reiben’	Kah 7 (*m ʿmʿ.t*)
wt ‘verbinden’	Eb 522 c (*m ftt*)[1]
wdḥ ‘eingießen’	Eb 339 (*m šw.t nt nr.t*)
bʿbʿ ‘übergießen (?)’	Eb 808 (*m snf*)
pḫd ‘zerschneiden’	Eb 875 c (*m ds*)
mn ‘festhalten’	Sm 40 (13,14) (*m ḏbʿ.w*)
nsr ‘(behandeln)’	Sm 6 (2,23) (*m* Droge)
nḏrj ‘zusammenfassen’	siehe bei *nḏrj* I und II
sjn ‘einreiben’	H 205 (*m* Droge); siehe bei *sjn* II c
s(w)tn ‘fassen’	Bln 197 (*m ḏr.t*)
srwḫ ‘behandeln’	siehe bei *srwḫ* B I a
srd ‘wachsen’ lassen	Eb 251 c (*m* Droge)
sgnn ‘salben’	Eb 649 (*m* Droge); Sm 20 (8,5) (*m* Droge)
sk ‘auswischen’	Sm 12 (5,18) (*m sš.wj n ḥbs.w*); 22 (8,11) (*m sšm n ḥbs*)
sdm ‘schminken’	Ram III B 32 (*m* Droge)
šnj ‘umgeben’	KV 55 (*m pꜣḳ.t*)
šdj ‘herausholen’	Eb 875 c (zweimal) (*m ds*; *m šꜣs*)
kꜣp ‘räuchern’	H 7 (dreimal) (*m* Droge); Bln 103 (*m* Droge)
tmt ‘bestreuen’	Eb 522 b (*m* Droge)
ṯḥn ‘aufstoßen (?)’	Eb 865 c (*m ḥmm*)
dbn ‘umkreisen’	Eb 767 (*m ḥpꜣ.t* [?])
– – – – [. . .]	Ram IV C 11 (*m* Droge)

b) *m* + Heilverfahren[2] bzw. Behandlungsart

ỉrj ‘behandeln’[3]	Eb 200 a (*m sp.w nw sꜣ*); 860 b (*m ḏw-ʿ*); 863 c (*m sḏ.t*); 866 b (*m ḏw-ʿ*); 869 c (*m ḏw-ʿ*); 870 b (*m ḏw-ʿ*); Bln 161 (*m sp*); Sm 39 (13,6) (*m ḏꜣ*); 46 (16,3) (*m sp.w ḳb.w*); – – – – Eb 876 c (*ỉrj.ḫr-k n-s ḏw m sw.t nt ỉrj.t ḏw-ʿ*)
ʿḥꜣ ‘kämpfen’	Eb 205 a (*m sp.w šsm.w*)
wbꜣ mꜣꜣ ‘das Sehen öffnen’	Eb 342 (*m dd.t ḥr sꜣ n ỉr.tj*)

[1] Verbunden wird mit Fasern auf (*ḥr*) den Drogen; siehe bei *wt* § 4.

[2] Siehe dazu § 6.

[3] Bis auf Eb 876 c in der Verdiktformel: *mr ỉrj-j m* . . .

rdj h3j 'abgehen lassen'	Eb 198a (*m pẖr.t*); ---- Eb 199a (*m* Droge)
ẖnm 'behandeln'	Eb 123 = 251d (*m wrḥ*)
sm3 'töten'	Ram III B 3 (*m pẖr.t*)
srwḫ 'behandeln'	Eb 745 (*m ḥpʿ.w*); 766a (*m sp.w kb.w*); Sm 46 (16,7) (*m sp.w* [*nw*] *itḥ srf*)
dr 'beseitigen'	Eb 391 (*m sdm*)
----	Bln 143 (*šdj st.t m wsš*)

IV) *m* + Mittel nach Verben der Behandlung

(Subjekt hier nicht der Arzt, sondern der Patient)

ʿm 'schlucken'	Eb 320 (*m sbj.t*)
sʿm 'schlucken lassen'	siehe bei *sʿm* A I
sbšj 'erbrechen lassen'	Eb 856f (*m* Droge)
sdb 'einnehmen'	H 3 (*m ḏbʿ n bj.t*)

V) Beschreibung von Krankheitszuständen

Eb 873a und 876d (*špt.j m t̠3w*); Sm 12 (6,1) (*ḏb3 m šfw.t*); Sm 20 (8,2) (*sjn ir.tj m s3 n ḏr.t*)

VI) Verschiedenes[1]

Sm 1 (1,4) (*ip m ip.t*); Sm 1 (1,4 und 5) (*ḫ3j m ip.t*); Sm 1 (1,4) (*ip m ḏbʿ.w*); H 212 (*ḫ3j m dbḥ*) (Zaub); Ram IV D III 5 und D IV 3 (*msn m ḫsf*) (Zaub); Ram III B 31 und 33 (*msn m ḫsf*) (Zaub)

VII) Zauber

H 170 (11,13); 170 (11,15)[2]; Bln 189 (20,10); 189 (20,11); L 2 (1,5); 5 (3,1)[2]; 25b; 46 (14,11) (zweimal); 55 (15,8); Sm 19,10; 20,6; Bt Rs 1,4; Ram III B 31[2]; Ram IV C 15; Mutt u Kind B 1,6 (zweimal); 1,7 (zweimal)

VIII) verderbt und unklar: KV 68; L 34 (11,13)[3]; 36 (12,5 und 8)

D) Form und Zustand

I) „als", „in Form von"

a) *irj m* 'machen als' zur Angabe der Behandlungsweise[4]

1) *m wt* 'als Verband'

Eb 860c; Bln 121; Bt 12

[1] Vgl. auch *mḥ m* 'gefüllt mit' unter E II a 1.

[2] *ḫtm m* eine Krankheit bannen durch Zauberdrogen.

[3] 'Geschrieben auf' oder 'geschrieben mit' (so Sm 19,10 und wahrscheinlich Ram IV C 15).

[4] Siehe dazu § 6.

2) *m wdḥ* 'als Einguß'
Bt 15; 17; 19; 21; 24; 26; 28; 30; 32; 41
3) *m pẖr.t* 'als Heilmittel'
Eb 196; 859c; Bln 163c; 163e; 163f; 163h (16,5); 164c; Bt 6 (5,3); 13a (6,5)
4) *m ḥrw-ʿ* 'als sofort wirkendes Mittel': Eb 203b
5) *m ḥr.t-ib* 'als Herzens-Erfreuung': Bln 185
6) *m sp.w* (*šsm.w*) 'als (starkwirkende) Mittel': Eb 857c
7) *m swr.t* 'als Trankmittel': Eb 207b; Bt 31
8) *m gs.w* 'als Salbmittel': Bln 101; 121
9) *m dr sp.w* 'als Beseitigung des Krankheitsfalles (?)' Eb 862c
10) *m ḏsf.w* 'als *ḏsf.w*-Mittel': Eb 205b
11) *m ḥmw.t-swnw* 'als Kunst des Arztes': Bln 163h (16,5)

b) Ausscheidungen „in Form von . . ."
1) *h3j* 'abgehen'
Eb 192a = 195a (*h3j r npḥ.w m st.t-f*); Eb 192b = 195b (*h3j m st.t*)
2) *wsš* 'ausscheiden': Eb 102 (25,7) = 296 (52,6) (*wsš m ḥsb.t*)

c) „sein als"
1) *wnn* 'sein'
Eb 273 (*wnn m ẖrd*); Eb 867a (*wnn m wḏʿ.w*); Eb 875c (*wnn m mj.t.t*); Kah 34
2) *ḫpr* 'gestaltet sein'
Sm 40 (13,17) (*wnn-f mj ḫpr.t m ḥnt3*); Sm 42 (14,21) (*wnn sw.t mj ḫpr.t m ḥwn n sw.t*)
3) adverbieller Zusatz
Eb 251 (47,16) (*m gmj.t*); 251 (47,16) (*m 3ḫ.t*); 856a (*m gmj.t*); 856c (*mt . . . m štw*)[1]; Sm 7 (3,18) (*iḫ.t m sš*); 33 (11,11 und 15) (*m isḫdḫd*); 18,8 (*m nf.t.n ṯ3w nb ḏw*)

d) verschiedene Verbindungen mit Verben

1) *gmj m* 'finden als'[2]	Eb 868a; 876a; Bln 198[3]
2) *ptr m* 'sehen als'	Carlsb VI[4]
3) *ʿm m ʿm* 'schlucken als Schluckmittel'	Eb 273
4) *ḏd m* 'sagen als'[5]	Bln 194 (*ḏd m k.tj pẖr.t*)[6]

[1] Sonst *mt štw* (siehe bei *štw*).
[2] Vgl. *gmj mj* bei *mj* A I b.
[3] Parallele Carlsb VI *ptr* ergänzt.
[4] Als Parallele von Bln 198 (*gmj*); *ptr* ergänzt nach 2,2.
[5] Siehe *ḏd m ḥk3.w* bei f 1.
[6] Umschreibung von *kjj ḏd*.

5) *ʿḳ m sp.w* 'eintreten als Krankheitsfall' Eb 855u
6) *ij m* 'kommen als' Bln 99
7) *ssn m 3šr* '(etwas) als Braten riechen' Kah 2 (1,8)

e) *m ḏd n* 'in der Sprache von'
L 27 (10,6) (*m ḏd n ẖ3s.tj*); 32 (11,4) (*m ḏd n kftjw*)

f) Gebrauch im Zauber
1) *ḏd m ḥk3.w* 'als Zauber sagen'
Eb 356b; 873d; H 85b; L 43b; Sm 9 (5,1); Ram III A 13; B 20; ---- Sm 19,14 (*ḏd m ʿnḫw rnp.t* 'als Lebenszauber?')
2) *rdj m s3* 'als Schutz geben': Sm 18,10
3) „sein als"
aa) *iwtj m*: Bt Rs 2,3 und 2,4
bb) adverbieller Zusatz: Eb 1 (1,6); L 25 (8,13) (*m bj3j.t*); Ram IV C 14; ---- L 25 (8,11) (*m sšt3*)[1]
4) verschiedene Verben
L 13 (4,12) (*msj m Stẖ*); 14 (5,3) (*pẖr t3 m s3b*); Sm 19,17 (*s3w r t3 m t3 m rdw*); (*prj m rdw*)

II) „zu" (etwas werden bzw. gemacht werden)
a) Drogenbereitung
1) *irj m* 'Drogen zu bestimmten Formen verarbeiten'
folgende Formen sind nach *irj m* belegt:
3mʿ.t – iwšš – ipp.t – ʿmj – bj – bj.t – pʿ.t – pnsj.t – pds.t – fḳ3.w – ftt – mt – nwd.t – nḫn – ḥnb – ẖ3ḏ – s3 – sʿm – swj.t – swš – šʿj.t – šns – št – šd – šd.t – tmtw – ṯs.t
Form ungelesen: Eb 168 und Bln 8
Form verderbt: Bln 21; Ram III B 17
im einzelnen siehe bei *irj* B I b und c bzw. den Formen
2) Drogen „zu einer Masse" verarbeiten
folgende Verben vor *m iḫ.t wʿ.t* sind belegt:
3bḫ – 3mj – irj – ʿṯḫ – psj – nḏ – nḏ snʿʿ – hbḳ – ḫtm – sjn – šbn – ḳnḳn – dmḏ
im einzelnen siehe bei diesen Verben
Verbum zerstört: Pap. Leid Recto XXVI 9
3) Verschiedenes[2]
aa) *psj m nwd.t* ('zu einer *nwd.t*-Salbe kochen'): H 23; 109
bb) *psj m spp n* ('zu einem Rückstand von ...')[3]: Eb 750

[1] Ob partitiv? vgl. F II c.
[2] Bei den unter aa und cc aufgeführten Fällen tritt die sonst seltene Verbindung 'spezielles Verb + spezielle Form' auf; siehe dagegen D II a 1 (allgemeines Verb + spezielle Form) und D II a 2 (spezielles Verb + allgemeine Form).
[3] Vgl. Eb 93 (*psj r sp n*).

cc) *sḥm m šd.t* ('zu einer Masse zerstoßen')[1]: Bt 1 (1,4)

dd) *pḥḏ m gs.wj* ('zu zwei Hälften spalten'): Ram IV E I 5; Ram III B 2

psš m gs.wj ('zu zwei Hälften teilen'): Eb 392; ---- Kah 13 (*psš m* [...])

ee) *ʿtḫ m ḥs3* ('durchpressen zu Pflanzenschleim'): Eb 199b

ff) *ḫpr m pds.t* ('zu einer Kugel werden'): Eb 463

gg) [...] *m sšw* ('... zu einer Scheibe'): Ram III A 30

b) außerhalb der Drogenbereitung

1) *ḫpr m* 'werden zu'
Eb 102 (25,6) = 296 (52,4–5) (je dreimal); Bln 154 (13,6); L 14 (5,5) (viermal); ---- L 14 (5,12) (*nn ḫpr m* [...])

2) *sḏ m sp.w ʿš3.w* 'in viele Stücke zerbrechen'
Sm 5 (2,17)

III) „in" einem Zustand sein

a) krankhafte Zustände

1) des Kranken bzw. am Kranken
Eb 190c (*gmm-k sw m ḫ3j.t-f nt sp tpj*); Sm 12 (5,22) (Gesicht: *nn sw m ḳd-f mtr*); Sm 22 (8,17) (*wnn-f pw gr m gm.w nn md.t*); Kah 31 (3,23) (*ḥr-s w3ḏ m w3ḏ swt gmj-k iḫ.t ḥr-s mj* [...]); Kah 34 (3,27) (*mwj.t m s.t ḳsn.t*)
---- bestimmte Körperhaltung: Eb 837 (*m njnj*)

2) einer *sḫn*-Geschwulst
Eb 207a (*sḫn pw m mḏ*)

3) ein verletztes Ohr
Eb 766h (*ir sw3-f m ḏ3j.t*)

b) Zustand von Drogen

1) *m srf* 'in warmem Zustand' belegt in folgenden Verbindungen: *psj m srf n ḏbʿ* – *wnm* bzw. *swr m srf n ḏbʿ* (bzw. *m srf nḏm* oder nur *srf*) – *wt m srf n ḏbʿ* (bzw. *srf nḏm*) – *gs m srf n ḏbʿ* – *rdj n s ... m srf nḏm* – *dj r-f m srf n ḏbʿ*
im einzelnen siehe bei *srf* B I b; c; d

2) *m b3g* 'in geronnenem Zustand'
Eb 272 bis (*ḥḳ.t nḏm.t ḫ3w m b3g*)

3) *m ʿw3* 'in fauligem Zustand'
Eb 205c

[1] Ob: *sḥm m šd* 'im Mörser zerstoßen'?

c) verschiedene adverbielle Ausdrücke

1) die Wirksamkeit eines Heilmittels anpreisend

aa) *m m3ʿ.t*: Bln 117

bb) *m wn-m3ʿ*: siehe bei *m3ʿ* A I d 1 aa

cc) *m šs m3ʿ*: siehe bei *m3ʿ* A I d 2 bb

dd) *m šs*: Bln 98

2) *iw m ḥtp* (als Formel des Buchschlusses): H 260; Bln 191

3) *m bw wr* 'sehr viel (salben)': Bln 84

4) *wnn m mj.t.t* 'ebenso sein' Kah 34

d) Zauber

L 25 (8,12) (*m kkw*); Ram IV D III 2 (*m mtr-j*); ---- L 45 (14,6) (*m db r db* 'im Zustand des Horn an Horn' ?)

E) Verbindung

I) Verben der Verbindung

a) *sm3 m* '(sich) vereinigen mit': Eb 873d (Zaub)

b) *dmḏ m* 'sich verbinden mit': Eb 855n

II) voll bzw. gefüllt sein mit

a) Verben

1) *mḥ m* 'füllen mit'[1]

Eb 195b[2]; 271; 786; 787; 855v (*ḥ3.tj-f m snf*); H 85a; Bln 27; L 14 (5,13); 44 (14,5)

---- *mḥ m* 'nach etwas greifen'[3]: H 170; Sm 22 (8,15)

2) *ibḥ* 'überflutet sein'

Eb 854o (*m ḥs*)

b) Töpfe u. ä. sind (voll) mit . . . (ohne Verbum)[4]

Eb 192b[5]; 307 (zweimal); 324 (zweimal)

III) Beschreibung von Krankheitserscheinungen: „mit"

a) ohne Verben

Eb 102 = 296 (*st.t m nkʿw.t*); Eb 336a (*wḫdw m snf*); Eb 757 (*gs wnmj m rwj.t*); Eb 876d (Geschwulst: *m ḥf3.w ʿš3.w*); Eb 855k (*ḥ3.tj-f ḥr s.t-f m snf.w nw sm3*); Bln 167 (*pḫr.t nt s m mr ḳsn*); Bt 31 (*dr 3mw m wḫdw*)

b) mit Verben

Eb 858a (Geschwulst: *ḫnn m rj.t*); H 184 (*ʿn.t s3ḥ wn m*

[1] Vgl. *mḥ* bei C II; vgl. auch E II b.
[2] Parallele Eb 192 b ohne *mḥ* (bei E II b).
[3] Eigentlich: '(die Hand) füllen mit . . .'.
[4] D. h. nur: Topf *m* Inhalt.
[5] Parallele Eb 195 b: *mḥ m* (siehe unter E II a 1).

wbnw); Bln 165 (*wsš-f m snf*); Sm 39 (13,4) (Geschwulst: *sḳdj m rj.t*); ---- Bln 187 ([...] *m snf*)

IV) Verschiedenes

Eb 854 o (*gs wnmj gs i3bj m ʿ.wj m rd.wj*) ('die rechte und die linke Seite mit den Armen und mit den Beinen')

Bln 46 (*sʿm m ḥḳt.t psg in s*) ('werde geschluckt mit Speibier vom Manne')

Bln 163 h (16,5) (*irr.t m pẖr.t m pẖr.t*) ('was man macht als Heilmittel zusammen mit Nachmitteln')

V) Zauber

H 216 (*ʿḥʿ sm m irj.t-f*); L 48 (15,3) (*r3-j m mw sp.tj-j m nwj.t*); L 38 (13,6) (Zauber-Droge *irj m rn n* ...) ('versehen mit (?) den Namen ...'); Ram IV C 25 (*sjwr m s3.t*)

F) Teile

I) Ganzes in Teile zerlegend[1]

a) distributiv[2]

Eb 246 (*mn.t nb.t: m wḫdw m wḫd.t m s.t-ʿ m iḫ.t nb.t*); Eb 245 (*mn.t nb.t m s.t-ʿ-nṯr iḫ.t nb.t ḏw.t*); Eb 247 (. *m mr.t nb.t* ... *m iḫ.t nb.t bjn.t ḏw.t*); H 74 (*m šn.t s.t-ʿ mt mt.t*); H 75 (... *m mr.t nb.t mn.t m mr n tp* .... *m ḥ3w-snf s.t-ʿ* ... *m iḫ.t nb.t bjn.t ḏw.t* ...); ---- Eb 325 (*nkt ḳn* ... *m iwf ḏd3 mrḥ.t r3-pw*)[3]

b) bestehend aus

Eb 198 c (*nwd.t m* Drogen); 204 b (*sp.w nw* ... *m* Drogen); 325 (?)[4]; 620 b[5] (*wrḥ.t m* Drogen); 811 (*šn.t m* Drogen) (viermal); Bln 48[6]; Sm 21,14 und 15 (2 Haufen: *wʿ m n3 n pr.t kjj m sḫr.w*); L 38 (13,6) (*ḥnn rwḏ m dp.tj*); 42 (14,2) (*ṯs.t 2 m ʿ3.t nt r3-i33.t*); ---- L 10 (4,2) (*ḥʿw-k m bj3*) (Zaub); Pap. Beatty V Rs 4,6 (*ir.t-f m ṯhn.t*) (Zaub)

II) Teil vom Ganzen bezeichnend (partitiv)

a) Gewinnung von Drogen aus Früchten

[1] Siehe auch *psš* (*pḫd*) *m gs.wj* unter D II a 3 dd.

[2] Beachtenswert ist, daß *m* vor den einzelnen Gliedern wiederholt oder nur einmal vor dem ersten Glied gesetzt werden kann. Vgl. die Abweichungen der Parallelen Eb 246 = H 74; Eb 247 = H 75.

[3] „Etwas Fettes, sei es fettes Fleisch oder Öl" oder „etwas Fettes, bestehend aus ..."; siehe den folgenden Abschnitt.

[4] Distributiv? Siehe Anm. 3.

[5] Die Parallele H 175 ohne *m*.

[6] *ḥnʿ irj.t m* Drogen 'und bereiten [ein Mittel] bestehend aus ...'

1) *irj m* 'herstellen aus'
Eb 123; 251; 251 d
2) *ḫpr m* 'entstehen aus'
Sm 21,14 (*ḫpr.t nb.t m n3 n pr.t*)[1]

b) *ḥ3.t-ʿ m* 'Anfang von . . .' siehe bei *ḥ3.t-ʿ*

c) Verschiedenes
1) *iḫ.t m* 'etwas von . . .'
Eb 204 e (*mj iḫ.t m w3ḥj.t*); Sm 23 (8,18) (*iḫ.t m ẖrj n msḏr-f*)
2) *nhj m* 'einiges von . . .'
Eb 251 b (*nhj m t3j-f pr.t*)
3) sonst
Eb 62 (*pẖr.t 3ḫ.t m irr.t n ḫ.t*)
– – – – partitives Objekt: Eb 325 (*rdj.ḫr-k m nn pẖr.t ḥr-f*)[2]

d) Zauber
Bln 190 (21,8) (*hd.t m t3 šnḏ.t wʿb.t*); 190 (21,7) (*ḫt m trj.t*)[3]; L 2 (1,6) (*psš.t m p3j-k iḥ*)

G) Grund und Folge

I) Krankheitserscheinungen entstehen auf Grund oder infolge von . . .

a) *ḫpr* 'entstehen'
Eb 854 l (*ḫpr ḫ3j.t nb.t r-s m ibḥ ẖr snf*); Eb 864 a (Auswurf: *ḫpr.t m srj.t*); Eb 872 b (Geschwulst: *iw-s gr.t ḫpr-s m i3ṯ.w ḥr mt*); Sm 5 (2,16) (*ḳs.w ḫpr m sḏ pf*)

b) Verschiedenes
Eb 855 h (101,1) (*m iḫ.t*); Sm 3 (2,1) (*m p3j-f iḥ*); 7 (3,10 und 19) (*m fd.t*); 48 (17,17) (*m ṯs n psḏ-f*); Kah 6 (1,22) (*m msj.t w3ḏ.t*); KV 62 (*m ḳb.w*)

II) etwas erkennen auf Grund von . . .
Kah 19 (3,2) (*sj3 msj.tj-sj m ḥm.t nt bk3.t*)

H) Identität

Sm 4 (2,11) (*sw m mr ʿḥ3-j ḥnʿ*); Sm 7 (4,4) (*sw m ʿḳ [r-f] m bṯ [sw]*); – – – – Sm 8 (4,8) (*m iwtj*); 8 (4,17) (*ḥnʿ m iwtj*)
im Zauber: H 160 (*ḥk3w n mw.t-j m s3w ʿ.t-j*); L 24 (8,5) (*iw-ṯn m s3w Ḥr*)

J) Vergleich[4]

Sm 39 (13,7) und Sm 46 (16,7) (*srwḫ-k sw m srwḫ wbnw*); Eb 876 c (*srwḫ-k sw m srwḫ s3-ḥmm*); – – – – Ram III B 26 (*m rn-k pw n . . .*)

[1] Die Variante 21,12 hat *ḫpr.t nb.t im* (siehe Anhang F II).
[2] Vgl. Eb 852: *rdj im ḥr ḫ.t* (Anhang F I).
[3] Nicht *ḫt mtr* (wie Wreszinski).
[4] Siehe dazu § 11.

K) Apposition

Eb 530 und 536 (*iḫ.t nb.t mn.t s m sṯ3 nb*); Eb 855i (*ḥṯ3 ib pw m ḥ3.tj*); (*ḥ3ḥ3 ib pw m ḥ3.tj*)[1]

L) Trennung

a) *šw m* 'frei von'
Eb 191c = 194c (*šw m iḫ*)

b) *wḥ*ʿ *m* 'lösen von'
Eb 61 (19,9–10) (*wḥ*ʿ *nṯr irj.t.n-f m ḫ.t-j tn*)[2] (Zaub); Eb 2 (1,12) (*wḥ*ʿ *Ḥr in 'Is.t m ḏw.t*) (Zaub)

c) *sw*ʿ*b m* 'reinigen von'
Sm 19,19 (*sw*ʿ*b iḫ.t m i3d.t*)

M) idiomatischer Gebrauch

a) *wḥm-*ʿ *m* 'wiederholen'
Eb 368 (*wḥm-*ʿ *m rdj.t-st ḥr* Droge)

b) *pḥ m* 'fertig sein mit'
Eb 712b = H 17 (*pḥ m wrḥ*)

c) ʿ*ḳ3 m* 'in Ordnung sein mit'
Bln 154 (13,6) (*n* ʿ*ḳ3.n-f m wsš ḥs*)

d) *ḥmj m* 'zurücktreten von = fertig sein mit'
Ram III B 32 und 34 (*ḥmj.t m msj.t*)

e) *sš m* 'eine Ausbreitung vornehmen an'
Sm 35 (12,5) und 36 (12,11) (*sš.ḫr-k m ḳ*ʿ*ḥ.wj-fj*)

f) *irj m sš* 'aufzeichnen'
Pap. Beatty V Rs 4,7

N) mit *m* zusammengesetzte Präpositionen

siehe im einzelnen beim zweiten Bestandteil der folgenden Verbindungen:
m-b3ḥ – m-mj.t.t – m-ḥ3 – m-ḥ3.t – m-ḥr – m-ḫnt – m-ḫt (*ir-m-ḫt*) – *m-ẖnw – m-s3 – m-gs-ḥrj – m-tp*
m-imj.tw-nj: Eb 873d
– – – – *r-mn-m . . . m* siehe bei *mn* A IV
– – – – *ḫnt m*: Eb 864c
– – – – *m-*ʿ siehe als eigenes Wort
– – – – *m-m* siehe als eigenes Wort

O) Unklare und verderbte Stellen

I) *m* scheinbar überflüssig

[1] Siehe dazu bei *ib* 'Herz' § 8.

[2] „es möge der Gott aus meinem Leibe lösen, was er getan hat", oder: „. . . lösen, was er in meinem Leibe getan hat"; siehe dazu die abweichende Parallele Bln 189.

Sm 39 (13,3) (*bnw.t m tp sḳr*)[1]; Sm 20,13 (*n ỉj.n n-s m ḥsmn*)[2]; Bln 119 (*tp m ᶜ.t*)[3]; Bln 163f (*wt.ḫr-k m ḏbᶜ.w-f*)[4]; Bt 6 (*rdj.w m wᶜ ỉm-sn*)[5]

II) unklar bzw. mehrdeutig

a) in Drogen-Bezeichnungen

1) *ḫnt.t m snṯr*[6]
Eb 256; 336d; 653; 654 = H 123; Ram V Nr. XI

2) *bnr m ḥḏ:t-f*[7]
Bln 154

3) *t m . . .*[8]
Eb 205c (*t m ꜣpd.w*)

4) *ỉḫ.t m ᶜb*[9]
Eb 205c

b) sonst

Eb 877d (*ỉw m ḏr.t*); H 17 (*ḫr m*)[10]; Bln 163f (*m ḫr-f nḏm*); Bln 204[11]; Sm 8 (4,7 und 13) (*sj m ṯb.t-f*)[12]; L 2 (1,5)[13]; 2 (1,7–8) (dreimal)[14]; 14 (5,2); 14 (5,4) (zweimal); 34 (11,13) (zweimal); 36 (12,4); 40 (13,11); Kah 20 (3,3)[15]; 20 (3,6)[16]; Ram III A 14[17]; KV 54[18]; Ostr. Kairo (ODM 1062,5)[17]

III) verderbt

Bln 195 (Rs 1,7); L 1 (1,1); 4 (2,2); 5 (2,6); 5 (2,10); 14 (5,7); 14 (5,12); 23 (7,8); 55[17]; 58; Kah 18 (3,1); Ram IV C 26; C 29;

[1] Es heißt sonst *bnw.t tp sḳr*; ob hier zusammengesetzte Präposition *m-tp* statt des einfachen *tp* vorliegt?

[2] Vgl. Eb 833 a (*n ỉj.n n-s ḥsmn-s*); ob *m* hier partitiv 'nichts von der Regel' (vgl. F II) oder 'nichts in Form der Regel' (vgl. D I b)?

[3] Wohl fehlerhaft für *tp ᶜ.wj* (vgl. Bln 161).

[4] Vgl. die Parallele Eb 856f (*ḫnᶜ wt ḏbᶜ.w-f*).

[5] *m* vor log. Objekt auch Bln 163f; ob Vorläufer des koptischen *n* vor Objekt (vgl. Edel, ZÄS 84, 1959, 26; siehe aber dagegen Erman Näg Gr § 691 Anm.).

[6] Ob partitiv? - Eb 242 im Zeilenbruch nur *ḫnt.t-snṯr*; siehe Drogen-W.B.

[7] Siehe dazu im Drogen-W.B.

[8] Siehe Bd. IV die Übersetzung; ob: 'Brot bestehend aus . . .'?

[9] Siehe Bd. IV die Übersetzung; ob: 'etwas bestehend aus . . .'?

[10] Als Hervorhebung? Oder liegt ein Substantiv *ḫrm* vor?

[11] Mittel? Ort? Form?

[12] 'Er lahmt an bzw. infolge seiner Sohle'.

[13] 'Als Gekleidete'? 'mit Kleidern'?

[14] Zwei (bzw. drei) Bildungen mit *m wn*.

[15] „Als Heilmittel"? vgl. D I a 3, oder: „durch ein Heilmittel"? vgl. C III b.

[16] „Als Räuchermittel" oder „durch ein Räuchermittel"?

[17] Ob negierter Imperativ?

[18] *tmtm ỉr.tj* 'die Augen sind verdunkelt' oder *tmtm m ỉr.tj* 'Dunkelheit ist in den Augen'?

Ram III A 14; A 32; Carlsb I (1,1); VI (2,2); Pap. Louvre E 4864 Rs 2,3; KV 1[1]; 6; 13; 20; 33; Pap. Leid Recto X 8; ---- Carlsb III[2]; Kah 33 (?)

Anhang: die Form *im* (vor Suffixen und adverbiell)[3]

Schreibung 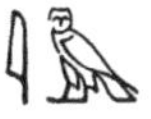 in der Regel in allen Texten ---- 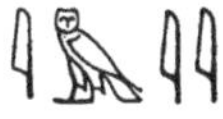 Eb 606

Ausnahmen:[4] 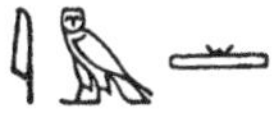 Bln 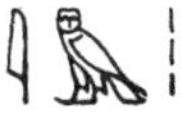 Bln 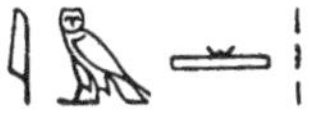 Bln 102 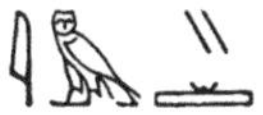 Pharaob IV A 11

A) Ort

I) Formen vor Suffix

a) Krankheit *m* Körperteil

1) ohne Verbum bei der Krankheit

Eb 869c (*im-s*); Pap. Leid Verso IX 12 (*im-f*)[5]

2) mit Verbum bei der Krankheit

aa) Krankheit als Subjekt des Verbums

ʿḳ 'eintreten'	Eb 856g = Bln 163g (*im-sn*)[6]
wnn[7] 'sein'	Eb 875c (*im-s*); Sm 18 (7,9) (*im-f*); 27 (9,15) (*im-f*); 45 (15,12) (*im-s*); KV 7 (*im-sn*); ---- Sm 2 (1,14) (*im-s*)
wdf 'langsam sein'	Ram III B 26 (*im-f*)[8]
prj 'herauskommen'	Eb 102 = 296 (*im-f*)[8]; 732 (*im-s*); 861a (*im-s*); 871c (*im-s*); Sm 37 (12,19) (*im-f*); 41 (14,10) (*im-f*)
h3j 'herabsteigen'	Eb 337 (*im-s*); Sm 47 (17,10) (*im-f*)[9]; ---- Eb 854c (*im-sn*)
ḫpr 'entstehen'	Eb 862a (*im-s*); 862b (*im-s*); 863a (*im-s*); 874a (*im-f*); H 130 (*im-s*); Bln 163b (*im-f*)[8]; Sm 18 (7,13) (*im-f*)
ẖnn 'verwesen'	Eb 767 (*im-f*)
spj 'übrig bleiben'	Eb 871c (*im-s*)
ṯs 'sich befestigen'	Bln 154 (13,6) (*im-f*)[8]

[1] 'Eine Gans sehen *m*' ob: 'im Zustand von ...'? [2] Ob *m p3 2* 'beide zusammen'?
[3] Die Gruppeneinteilung (A–O) deckt sich mit der bei *m* vorgenommenen.
[4] Nur in adverbiellem Gebrauch (*gs.w im*). [5] *f* = *g3b* oder Patient.
[6] Je zweimal; ergänze *n mt* 'des Todes' in Bln 163g. [7] Auch negiert *n wnt*.
[8] *f* = Patient. [9] Sm 41 (14,1) hat nur *im*.

bb) Krankheit als Objekt eines Verbums

irj 'erzeugen': L 34 (11,9) (*im-j*)[1]

b) anatomische Angaben[2]

Eb 854a; 856b; c; d; f; g (siebenmal); Bln 163b; Sm 1 (1,6)

c) Verschiedenes

1) *rdj sd* (Drain) *m* kranken Körperteil: Eb 571 (*im-f*)

2) Eb 857a (*mj nt.t ḥbs im-s*)

d) Zauber

Eb 2 (1,18 und 1,19) (*prj im-k* bzw. *im-f*); L 36 (12,7) (*wdj im-f*); 38 (13,4) (zweimal); 40 (13,11) (*prj im-f*); 47 (*nn mw im-s*); 48 (*nn mw im-j*); ---- L 14 (5,6) (*irj im-f*)[3]

II) adverbieller Gebrauch

a) Krankhaftes *m* Körperteil

Eb 874a (*iḫ.t im*); 877b (*rj.t im*); Sm 4 (2,3) (*iḫ.t im*); 6 (2,20) (*iḫ.t im*); 8 (4,10) (*iḫ.t im*); 9 (5,3) (*n npw mt im*) (Zaub); 39 (13,5) (*srf im*); 41 (14,1) (*ʿḥʿ.w h33 im*); KV 29 (*šdj snf ḳfn im*)

b) Verschiedene Vorgänge *m* Körper(teil)

Eb 711 = H 151 (*bw dmj ʿ.t r ʿ.t im*)[4]; Bln 197 (*ẖnj.in-k im*); Sm 1 (1,9) (*rḫ šs3w ḫpr im*); 1 (1,9) (*rḫ ḫprj.t im*)

c) Verschiedenes

Eb 842 (*prj im*)[5]; 874a (*mj nt.t ṯ3w im*); Sm 22,4 (*ḥr prr pns.t nt mrḥ.t im*); 22,4 (*mrḥ.t prj.t im*); ---- KV 30 (*iḫ.t im*)

d) Zauber

Eb 3 (2,6) (*nṯr.w ntj im*); 131 (30,9) (*p.t: m33-j irr.t im*); 499 (*mw im? nn mw im!*); 500 (*nn mw im*); 500 (*nn wj im*); L 5 (2,5) (*sp3.t: wn.t-f im*); 14 (5,9) (*šm.t-sn im*); 34 (11,9) (*gmj.n-f im mt mt.t*); 46 (14,9) (*nn mw.t-f im*); Sm 18,11 (*bw nb šm-f im*); Kah 30 (*bw* [...]-*k im*); Ram III fragm. 3,2 (*bw m3ʿ* [...] *im*)

C) Mittel

I) Formen vor Suffix

a) Verben der Behandlung

ʿrf 'umschließen'	Eb 766f (*im-s*)
wrḥ 'salben'	H 167 (*im-f*)
sjn 'einreiben'	Eb 794 (*im-sn*)
sh3j 'abgehen lassen'	H 212 (*im-f*)

[1] Vgl. Eb 856 c unter A I a 4 cc (S. 317).

[2] Nur in der Verbindung: *mt.w im-f* 'Gefäße sind in ihm (dem Manne)'.

[3] Ob: 'herstellen aus (dem Getreide)' oder: 'in (dem Lande)'?

[4] Vgl. dazu H 32 (*bw dmj ʿ.t im* (!) *ʿ.t*).

[5] *im* bezogen auf *b3b3.w*.

k3p 'räuchern'	Eb 853a (*im-sn*)
gs 'salben'	H 154 (*im-f*); Bln 81 (*im-f*); 65 (*im-sn*); L 3 (2,1) (*im-sn*); Pharaob IV C 2 (*im-sn*)
tmt 'pudern'	Eb 766d (*im-f*)
---- [...]	Ram IV C 11 (*im-f*)

b) Verbum der Drogenbereitung

ḫ3j 'messen': H 212 (*im-f*) (zweimal)

II) adverbieller Gebrauch

a) Verben der Behandlung

iʿj im 'damit waschen'	Eb 718; 719; Ram III A 26
wrḥ im 'damit salben'	siehe bei *wrḥ* I a 1–4 und Eb 845
wš3 im 'damit ausstopfen'	Eb 739; 740
wt im 'damit verbinden'[1]	Eb 175; 176; L 24
sjn im 'damit abreiben'	Eb 119; 808; H 256
sḫr im 'damit bestreichen'	Eb 841; ---- Sm 18,10 (Zaub)
sk im 'damit abwischen'	Sm 22,8
sgnn im 'damit salben'	Sm 4 (2,8); L 21 (6,9)
sdm im 'damit schminken'	siehe bei *sdm* A I
tmt im 'damit pudern'	siehe bei *tmt* A I b
g3j im 'damit befeuchten'	Eb 428
gs im 'damit salben'	siehe bei *gs* A I a und b 1–3
ḏb3 im 'damit umwickeln'	Sm 23 (8,21)
---- [...] *im*	Bln 139[2]

b) Verbum der Untersuchung

ip 'zählen': Sm 1 (1,5) (*ip mn.t im*)

c) Verben der Drogenbereitung

iwḥ im 'damit besprengen'	Eb 783; Ram IV C 3
gs im 'damit salben'	Eb 831c

d) Zauber

šnj im 'damit besprechen'	H 170; L 26

E) Verbindung

mḥ 'füllen (mit)'

Eb 761 (Droge: *mḥ r3-f im*); Eb 855e (Pulsschlag der Gefäße: *ḫpr m-ʿ ṯ3w mḥ im-sn*)

---- *mḥ* 'packen': Bt Rs 1,4 (*mḥ im-st*)

[1] Statt des gewöhnlichen *wt ḥr-s.*

[2] Ob: *gs šw.tj im?*

F) Teile

I) partitiv

Eb 343 (*ḫ3w im-f*); Bt 6 (5,1) (*rdj wʿ im-sn m pḥwj*); Mutt u Kind J 7,4 (*rdj hnw im n ẖrd*); H 151 = 32 (*rdj wʿ.t im r bw . . .*); Eb 852 (*rdj im ḥr ẖ.t*); Eb 325 (7 Steine: *inj.ḫr-k wʿ im*); Eb 875c (*wn wʿ im*); Ram III B 9 (*nhj im*); Eb 606 (*iẖ.t nb.t n-s imj*)

swr im 'davon trinken': Eb 84; 166; 185; 306; 324; 833c

šsp im 'davon empfangen': Eb 854 zu c

II) entstehen bzw. herstellen aus

Eb 308 (*sḫpr ḫ3ḏ pn im*); Eb 853b (*irj dp.t-r3 im-sn*); L 41 (*irj ṯs.t im-s*); Sm 21,12 (*ḫpr.t nb.t im*)[1]; Ram III B 14 und B 34 (*irj ṯs.t im-f*)

G) Grund und Folge

Sm 39 (13,8) (Behandlung einer *wbnw*-Wunde: *wb3-f ḏs-f im*)

M) idiomatischer Gebrauch (nur: Zauber)

Eb 2 (1,6) (*ḏ3j.tj-fj sw im-j*)
L 39 (13,8) (Isis: *stj-s im-ṯn*)
Sm 19,2 (*m wdj im-j*)
Sm 20,4 (*m tkn im-j*)
Bt Rs 2,5 (*nn irj-k n.t-ʿ-k im-f*)

O) Unklare und verderbte Stellen

I) Formen vor Suffix

a) unklar

Eb 35 = 185[2]; 463; L 36 (12,5 und 6)[3]; Bt 6 (5,3)[4]; Kah 28 (3,18)

b) verderbt

Kah 28 (3,17); Ram III B 10[5]

II) adverbieller Gebrauch (verderbte Stellen)

L 12 (4,7); 14 (5,13)[6]; 26 (10,2); 34 (11,13); 44 (14,4); Ram III fragm. 3,1; ---- H 32 (*bw dmj ʿ.t im ʿ.t*)[7]

[1] Die Variante Sm 21,14 siehe bei *m* (F II a 2).

[2] Ob: du sollst [es] machen, indem die Wärme der jeweiligen (Tages- bzw. Jahres-) Zeit in ihm (dem Medikament) ist'.

[3] Zu *m ʿ.t-f im-f* vgl. Pyr. Komm. zu 371a (S. 93): *nḥm Wnjs pn pʿ.t m ʿ.t-f im-f*.

[4] 'Werde [auf] jedes Glied davon gelegt' oder 'werde jedes Glied damit belegt'?

[5] Ob partitiv?

[6] Vgl. L 14 (5,6): *nn irj.t ḥtp-nṯr im-f*.

[7] Vgl. H 151 und Eb 711: *dmj ʿ.t r ʿ.t im*.

§ 1: Die überwiegende Funktion der Präposition *m* ist die Angabe des Ortes (räumlich und zeitlich) (Gruppen A und B); sehr häufig ist ferner die Bezeichnung des Mittels (Gruppe C); weitere Funktionen sind die Angabe von „Form und Zustand" (Gruppe D); „Verbindung" (Gruppe E); „Teile" (Gruppe F); „Grund und Folge" (Gruppe G); „Identität" (Gruppe H); „Vergleich" (Gruppe J); „Apposition" (Gruppe K). – Die hier vorgenommene Einteilung in die obigen Gruppen bietet sich zunächst durch den Stoff selbst an, schafft aber bei einer Reihe von Fällen künstliche Trennungen, die weder sachlich noch formal berechtigt sind, da es sich ja stets um dieselbe Präposition *m* handelt. Solche Überschneidungsfälle sind z. B. unter A II (S. 320 Anm. 2) aufgeführt (erhitzen *m* Feuer: Ort und Mittel); ähnlich ist in dem unter G II (Grund und Folge) aufgenommenen Fall Kah 19 (*sj3 m ḥm.t*) neben der Bedeutung 'auf Grund von' auch die Angabe des Ortes durch *m* gegeben.

§ 2 (zu A): Die Bedeutung von *m* bei Ortsangaben ist 'in'; die Verbindung mit gewissen Verben ergibt die scheinbare Bedeutung 'aus', die aber vom Ägyptischen her nicht gerechtfertigt ist: so heißt „*dr* Krankheit *m* Körperteil" stets 'beseitigen von Krankheit im Körperteil', was durch die volleren Formen (Krankheit *ntj m* oder Krankheit *wnn m* bzw. *ḫpr m*) erwiesen wird; vgl. auch Eb 347 (*dr sḥḏ.w nw ir.tj*) statt Eb 360 (*dr sḥḏ.w m ir.tj*); dasselbe gilt für die ähnlichen Verben *inj* 'holen', *itḥ* 'ziehen', *šdj* 'herausnehmen' und *sfḫ* 'lösen'; daß z. B. Sm 8 (4, 8) *sfḫ tp n 3mʿ.t m ḳʿḥ-f* nicht durch 'gelöst ist der Kopf des Krallenknochens aus seiner Schulter' zu übersetzen ist, sondern es heißen muß 'gelöst ist der Kopf des Krallenknochens (der ist) in seiner Schulter', zeigt die Variante 4, 17, die den Genitiv *3mʿ.t nt ḳʿḥ-f* verwendet. Ebenso sollte man nicht sagen: das Blut kommt aus der Wunde, sondern: 'es kommt das Blut heraus (das ist) in der Wunde'. Die Präposition steht also dem Nisbencharakter noch sehr nahe und gehört enger zu ihrem Nomen als zum Verbum.

§ 3 (zu A): In einer Reihe von Parallelfällen wird die Ortsangabe mit *m* durch eine Genitiv-Verbindung ersetzt: a) direkter Genitiv: Eb 856h (*mr.t pḥwj*) = Bln 163h (*mr m pḥwj*). b) indirekter Genitiv: Eb 659 (*šw.t nt mt*) = H 114 (*šw.t m mt*); Eb 347 (*sḥḏ.w nw ir.tj*) = Eb 360 (*sḥḏ.w m ir.tj*); Eb 201a (*šnʿ n r3-ib*) vgl. Eb 198a (*šnʿ m r3-ib*); Eb 651 (*snḏm mt m ʿ.t nb.t*) vgl. Eb 647–650 (*snḏm mt n* Körperstelle); Sm 8 (4,5) (*sḏ n ḏnn.t-f*) = 4,5 (*sḏ m ḏnn.t-f*); Sm 8 (4,17) (*3mʿ.t nt ḳʿḥ-f*) = 4,8 (*3mʿ.t m ḳʿḥ-f*); – vgl. schließlich Eb 432 (*ḫʿʿ.w nw ʿnḏw*) mit H 21 (*ḫʿʿ.w nw šd.t ntj m ʿnḏw*). – Möglich ist auch, daß in dem einen oder anderen Falle ein Schreibfehler vorliegt (durch die ähnliche Aussprache bedingt ?); um einen solchen Fehler handelt es sich z. B. Sm 43 (14,22) (*wnḫ nw ḥnw*) statt *wnḫ m ḥnw* (15,2 und 3); auch 14,22 (*wnḫ ḥnw*) ist eher als Fehler (nicht als direkter Genitiv) anzusehen; vgl. auch Bln 163g (*iw mt 2 nw* + Körperstelle neben *iw mt 2 m* + Körperstelle).

§ 4 (zu A): Als Varianten zu *m* bei Ortsangaben treten außer dem Genitiv (siehe § 3) die Präpositionen *ḥr* und *r* auf; z. B. Sm 39 (13,9) und Sm 40 (*wbnw m ḳ3b.t*), aber Eb 528 (*wbnw ḥr ḳ3b.t*); vgl. auch Sm 45 (15,15) (*bnw.t ḥm3.tj m ʿ.t nb.t*) mit Sm 45 (15,9 und 10 und 16) (*bnw.t ḥm3.tj ḥr ḳ3b.t*); Eb 348 (*dr snf m ir.tj*), aber Eb 352 und 384 (*dr snf ḥr ir.tj*); beachtenswert ist der Wechsel von *ḥr* und *m* vor *ḥ3.tj* (siehe dazu *ʿ3ʿ* § 1 Ende). -- Als Variante von *m* tritt *r* Sm 6 (2,25) auf (vgl. dazu 2,20) und Eb 35 (*r ds*) (vgl. Eb 185 *m ds*).

§ 5 (zu B): Zu einer Reihe von Zeitangaben mit *m* sind abweichende Varianten belegt: L 49 (*m hrw tpj*) = Eb 492 (*hrw tpj*); die gewöhnliche Form ist *hrw tpj* ohne *m* (siehe *hrw*); – Eb 499 (*m sp tpj*) = L 47 (*hrw tpj*); – zu Eb 766b (*m sp,w ʿš3.w*) vgl. H 138 (*r sp.w ʿš3.w*) und Eb 431 (*sp.w ʿš3.w*); – Pap. Tur PuR 31 + 77 (*m ḥḥ sp*) ist eine Ausnahme; gewöhnlich heißt es: *ḥḥ n sp*; – neben *swr m dw3.t 4* ist *swr dw3.t 4* belegt (Kah 10).

§ 6 (zu C III b und D I a): Bei der Einführung der Behandlungsweise durch *m* nach *irj* gibt es in einigen Fällen die Möglichkeit einer zweifachen Übersetzung. Eindeutig das Mittel wird in den unter C III b aufgeführten Fällen genannt, wobei es sich bis auf Eb 876c um die Verdikt-Formel handelt: 'eine Krankheit, die ich behandele mit dem und dem Mittel'; ebenso eindeutig sind die Fälle mit der Diagnosen-Formel *irj.ḫr-k m* bzw. der entsprechenden Rezept-Formel *irr.t m* (siehe dazu *irj* § 2), wo das *m* die spezielle Form angibt, in der die Drogen verabfolgt werden sollen ('als Verband', 'als Trankmittel', 'als Einreibemittel'); denkbar wäre sogar, daß *irj m* hier 'verarbeiten zu' bedeutet (vgl. D II a). Zweifelhaft bleibt eine Gruppe von Fällen, die nach dem Typ *irj.ḫr-k* (*n-f* bzw. *n-s*) *sp.w nw* + Infinitiv + Objekt *m* Behandlungsweise gebaut sind. Hier wäre es denkbar, daß die Angabe *m* + Behandlungsweise nicht auf *irj.ḫr-k*, sondern auf den jeweiligen Infinitiv zu beziehen ist, dann also das Mittel angebend, z. B. *irj.ḫr-k n-f sp.w nw ngj.t-st m pḫr.t* 'du sollst ihm Mittel bereiten, um sie zu zerbrechen durch ein Heilmittel'. Solche Fälle sind Eb 196; 207b; 857c; 859c; 860c; 862c. – Da die Angabe des Mittels in der Regel jedoch in der Verdiktformel *mr irj-j* erfolgt, während nach *irj.ḫr-k* die Heilmittelform genannt ist, sind die obigen zweideutigen Fälle zu D I a genommen, was um so berechtigter ist, als zwischen dem einfachen Typ *irj.ḫr-k m pḫr.t* (Bt 6 und 13a) und den erweiterten Typen (mit *sp.w nw* + Infinitiv) ein Übergangs-Fall belegt ist: Eb 203b schreibt *irj.ḫr-k n-f sp.w r-s m ḥrw-ʿ* 'du sollst ihm Mittel dagegen bereiten in Form eines Sofort-wirkenden-Mittels'.

§ 7 (zu D II a 3): H 23 (*psj m nwd.t*) ist durch die Parallele Eb 434 (*psj irj m nwd.t*) als Verkürzung erwiesen.

§ 8 (zu D III c 1): Statt *m šs mꜣꜥ* ist auch einfaches *sš mꜣꜥ* belegt, z. B. Bln 84; 150.

§ 9 (zu E): Im Gegensatz zu *ḥnꜥ*, das gleichwertige Begriffe verbindet (siehe auch bei *ḥr*), ist bei der durch *m* ausgedrückten Verbindung vorwiegend ein übergeordneter Ganzheitsbegriff und ein untergeordneter Teilbegriff zusammengefaßt, z. B. „ein Topf mit Inhalt"; „der Rumpf mit den Gliedmaßen" (Eb 854o); „Krankheit mit Nebensymptom".

§ **10** (zu J): Enge Berührungspunkte zwischen *m* und *mj* ergeben sich an mehreren Stellen: siehe dazu *mj* § 3.

§ **11**: Die „Figura etymologica" tritt mehrfach auf: Sm 39 = Sm 46 (*srwḫ m srwḫ*); Eb 876c (*srwḫ m srwḫ*); Eb 273 (*ꜥm m ꜥm*); Kah 31 (*wꜣḏ m wꜣḏ*); L 2 (*sfṯ m wn sfṯ*).

§ **12**: Auslassungen von *m* liegen z. B. Bln 159 (*wdḥ [m] pḥwj*) oder Sm 43 (14,22) (*wnḫ [m] ḥn.w*) vor. Es bleibt offen, ob bereits der im Neuägyptischen vielfach auftretende Wegfall einer Präposition vorliegt (vgl. Näg Gr §§ 598 und 607).

m [Negation des Imperativs][1]

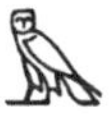 Eb; Sm; L; Kah; Ram III; Ostr. Kairo (ODM 1062)

I) in Anweisungen an den Arzt
  a) *ꜥḳ r-f m bṯ sw* 'tritt gegen sie (die Krankheit) auf; gehe ihr nicht aus dem Wege': Eb 200a; 205c; 206a; ---- Sm 7 (4,4)
  b) *m ꜥḳ r-f* 'tritt nicht gegen sie auf': Eb 205a
  c) *m ỉrj n-s ỉḫ.t nb.t* 'unternimm nichts für sie': Kah 12; 13
  d) Ram III B 9 (*ỉr .... m ỉrj [st] r-f*)

II) in Aufforderungen an die Krankheit bzw. den Krankheitsdämonen (in Zaubersprüchen)
Eb 811 (dreimal); L 11; 14; 25 (9,4); 38 (13,4); 55 (15,9) (dreimal); Sm 19,1; 20,3; 20,4 (zweimal); Ram III B 13; Ostr. Kairo (ODM 1062,3)

III) sonst im Zauber: L 38 (13,6); Ram III B 21[2]

IV) unklar: Ram III A 12[3]; A 14[4]; Ostr. Kairo (ODM 1062,5)[4]

[1] Imperativ des Negationsverbs *ỉm*; siehe auch dort.
[2] Verstärkt durch die Partikel *ꜣ*.
[3] Ob zu I gehörend? Vgl. Eb 710.
[4] Ob es sich um die Präposition *m* handelt?

m [Fragewort]

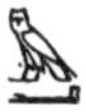 Eb; Mutt u Kind B

wer? was? (nur in Zaubersprüchen)
1) *ỉn-m* ‘wer?’: Eb 360
2) *m-m* ‘mit was?’: Mutt u Kind B 1,6 und 1,7

§ 1: In allen drei Fällen durch die Partikel *ỉr-f* verstärkt.

m(j) [Partikel]

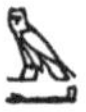 Eb; H; L; Sm; Ram IV C 13; Mutt u Kind B 1,7

a) enklitisch nach dem Imperativ: Sm 48 (17,16); H 160
b) mit Suffix verbunden, als Satzeinleitung: ‘siehe, seht o. ä.’[1]
 1) *m-k*: Eb 418; 589; 763 (Zaub); H 85 (Zaub); L 55 (Zaub)
 2) *m-ṯn*: Ram IV C 13 (Zaub); Mutt u Kind B 1,7 (Zaub)

m-ꜥ [Präposition]

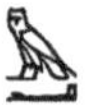 Eb; H; Bln; Sm; L; Ram III

I) durch, infolge
 a) Begründung für Krankheiten und krankhafte Zustände
  1) Krankheitszustände sind infolge ...
   Eb 855f; 855h (100,21); 855v (102,7); 855w; 855y; 876a; Sm 7 (3,18); 7 (3,20); 39 (13,11); 41 (14,14)
  2) Krankheiten entstehen infolge ...
   Eb 66 (zweimal); 67; 69; 854c (zweimal); 855e; 855v (102,8); 856h = Bln 163h (16,4)
 b) *ḫpr m-ꜥ* etwas geschieht infolge ...
  1) vom Arzt, in der Formel *ḫpr m-ꜥ-j* ‘es ist durch mich geschehen’ H 25; Eb 509
  2) vom Patienten: Sm 30 (10,10)
  3) von Krankheit: siehe oben Ia 2
 c) sonst: Eb 855p; H 160 (Zaub)
II) aus der Hand von (nur in Zaubersprüchen)
 a) in Verbindung mit Verben: retten vor, lösen von

[1] Siehe Gardiner, Grammar § 250 ex. 12.

1) *nḥm*:
Eb 2 (1,19; 1,20 zweimal); H 214; L 46; Sm 18,8
2) *sfḫ*:
Eb 2 (1,14–15) (viermal); 2 (1,16); L 39 (13,8)
3) *nḏ* (bzw. *nḫ*):
Eb 1 (1,8) = H 78
b) *ḥ3 m-ᶜ* 'zurück vor . . .':
L 37[1]

III) zusammen mit
L 46 (Zaub)

IV) *m-ᶜ nt.t* 'wegen der Tatsache, daß . . .'
Eb 855h; Bln 195; Sm 12 (5,22); Ram III A 4; A 5

V) unklar und verderbt: L 23; Sm 19,18[2]; + + + + L 45 (14,7)[3]

m-m [Präposition]

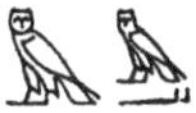 Sm 12 (6,3)

gebraucht wie *m* 'befindlich in': *ᶜnᶜr.t wnn.t m-m mw*

m3 neu

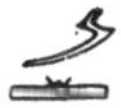 Eb 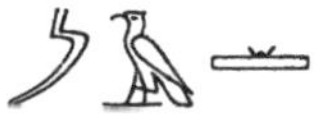 Eb 305; 574; H; Sm; Kah 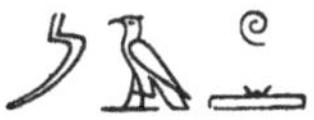 Bln

a) von Töpfen und Gefäßen
1) *hnw*: Eb 642; im übrigen siehe im Drogen-W.B.
2) *ḥnw*: Eb 305
3) *sbḫ*: Sm 21,16
4) *mḥ.t*: Eb 787
5) *ᶜnḏj.t*: Eb 786
6) . . ? . .: Eb 325 (*hnw* ?); 786
b) in der Verbindung *mrḥ.t m3.t* 'neues Öl' als Droge
siehe im Drogen-W.B. bei *mrḥ.t*

m33 A. sehen

sḏm-f:  Eb; L; Sm; Kah; KV; Ram III A 7 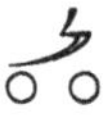 Bln

[1] Ob Fehler für *imj-ᶜ* 'Gehilfe'; vgl. L 13,1.
[2] Breasted übersetzt *prj m-ᶜ-f* "coming forth from him", ob *m-ᶜ-f* hier 'von sich aus', 'durch ihn'? Vgl. H 160.
[3] Wohl Anlaut von *mḫtw* 'Eingeweide'.

46 ○ Eb 417 𓌳𓁹𓄿 Sm 12 (6,1) (*ḫr sḏm-f*); Eb 786 (nach *rdj*[1]); Ram IV D IV 2 (nach *r*)

sḏm.n-f: 𓌳𓁹𓄿 Eb 509; H 25; Sm 19,1

sḏm.ḫr-f: 𓌳𓁹𓄿𓄿 Eb; Sm

Infinitiv: 𓌳𓁹𓄿𓄿 Eb; Sm 30 (10,10); Ram IV E 𓌳○○ Bln ○○ KV[2]

neg. Komplement: 𓌳𓁹𓄿𓄿 L 40 (nach *tm*)[3]

besondere Formen: 𓌳𓁹𓄿𓈖 Eb 188d (Infinitiv)[4]; L 34 (*sḏm-f* nach *ʿḥʿ-f*); Kah 31 (*sḏm-f* nach *ir gr.t*)[5]

verderbt bzw. unklar: [Hieroglyphen] L 34 (11,13) [Hieroglyphen] Kah 1 (nach [Hieroglyphen]) [Hieroglyphen] Ram IV C 29[6] [Hieroglyphen] Carlsb VI (lies *m33.ḫr-k*)

I) sehen (als physiologischer Vorgang)

a) *m33* ‘das Sehen’ (d. h. Sehfähigkeit) als Objekt von Verben der Behandlung

1) *wb3 m33* ‘das Sehen öffnen’
Eb 342; 377; 396; 397; 398; 399; 414

2) *srwḫ m33* ‘das Sehen behandeln’: Eb 359

3) *srwḏ m33* ‘das Sehen stärken: Eb 393

b) Patient kann sehen bzw. nicht sehen
L 34 (nach der Augenbehandlung: *ʿḥʿ-f m3n-f ḥr-ʿ*); Kah 1 (eine Frau, deren Augen krank sind: *n m3.t.n-s*)

c) Drogen sollen nicht „die Sonne sehen“ (d. h. dunkel gehalten werden)
Eb 212; 786

d) passivisch: „gesehen werden“ = „aussehen“[7]
Sm 12 (6,1) (*ḫr m3.tw ḥr-f pds*)
– – – – Infinitiv: „das Aussehen“: Eb 870c (*wnn m33-s mj . . .*); Eb 873a (*iw rwḏ m33-s*)

[1] L 38 und Eb 212 gebrauchen *m33* nach *rdj*.

[2] KV 34 ○○.

[3] Wahrscheinlich der als neg. Kompl. gebrauchte Infinitiv.

[4] *wḥm.ḫr-k m3n-f* ‘du sollst wiederum ihn besehen’; wohl nicht *wḥm.ḫr-k m3 n-f* ‘du sollst wiederum nach ihm sehen’.

[5] In derselben Prognose auch *ir m33-k*.

[6] Ob Relativform.

[7] Zur Beschreibung von Körperteilen bzw. Geschwülsten in Diagnosen und Prognosen.

II) besehen, betrachten (als gedanklicher Vorgang)

a) im Sinne von „untersuchen"[1]

1) den Patienten

Eb 102 = 296 (*ir m33-k*); 188a (*m33.ḫr-k*); 188d (*wḥm.ḫr-k m3n-f*); 295 (*ir m33-k*); Sm 22,11 (*ir m33-k*); Ram III A 7 (*ir m33-k*)

2) Körperteile

Bln 196 (*dw3-k r m33-st*); Bln 196 (*w3ḏ kkw m33-st*); Sm 19 (7,15) (*m33.ḫr-k wbnw-f*); Carlsb VI (*m33.ḫr-k r ir.tj-sj*); - - - - Eb 207c (*dw3-k ḥr ntf rʿ nb ḥr m33 h3j.t m pḥwj-fj*)

3) Tiere

m33 (in der *šs3w*-Überschrift): KV 1; 2; 34; 57

ir m33-j (als Diagnosen-Einleitung): KV 35; 58; 61

b) im Sinne von „feststellen"[2] (Prognosen)

1) in Überschriften

m33: Eb 788 und 796[3]

kjj m33: Bln 195; 196; 197; 198; 199

2) sonst im Text

Eb 788 (*m33.ḫr-k*); Kah 31 (3,23) (*ir m33-k*); (3,24) (*ir gr.t m3n-k*)

c) im Sinne von „bemerken"

Sm 22 (8,12; 8,15) (*m33-k wš.t-f m ḫnw msḏr.wj-fj*); Sm 30 (10,10) (*ksn m33 ḫpr m-ʿ-f*)

d) im Sinne von „bestätigt finden"[4] (am Ende von Rezepten zur Bestätigung ihrer Wirksamkeit)

1) *irj m33-k* 'tue [es] und du wirst sehen'

aa) mit Zusätzen

Eb 589 (75,12) (*m-k pḫr.t pw nt wn-m3ʿ*); Eb 418 (*m-k wn-m3ʿ pw*); Eb 356a (*šs m3ʿ*)

bb) verkürzt (ohne Zusatz)

Eb 417; 589 (75,14); 716; Bln 46

2) *iw m3.n-j iw ḫpr m-ʿ-j* 'ich habe [den Erfolg] gesehen, es ist durch mich erfolgt'

Eb 509[5]; H 25; - - - - L 12; 26

[1] Vgl. *h3j* 'untersuchen'.
[2] Vgl. bei *sj3* 'erkennen' und *rḫ* 'erfahren'.
[3] Hier vom Erkennen der Mutter-Milch.
[4] Vgl. damit den koptischen Ausdruck ⲉⲣϣⲡⲏⲣⲉ 'sich wundern': Till, Arzneikunde der Kopten S. 124 (zu CH 151).
[5] Vorher: *šs m3ʿ*, vgl. Eb 356 unter 1 aa.

III) Gebrauch im Zauber
Eb 131; Bln 191; Sm 19,1; Ram IV E I 6 (zweimal); IV E IV; L 2 (1,2); 10 (4,4 dreimal); 38 (13,6); 40 (13,14); 48 (15,4)
IV) unklare und verderbte Stellen
KV 9[1]; Ram IV C 29; IV E VI; IV D IV 2; L 34 (11,13) (Zaub)

(m33) B. Seher

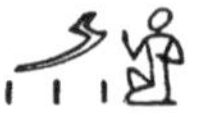 Eb 401

wr-m3.w 'Oberster der Seher' in einer Rezept-Überschrift

m3j Löwe

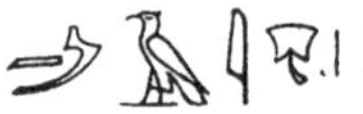 H 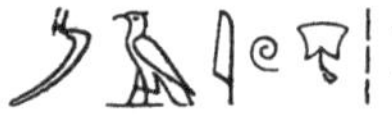 Bln 68

1) Biß(wunde) eines Löwen
H 244 (*k.t pḫr.t nt psḥ m3j*)
2) Kot des Löwen als Droge siehe im Drogen-W.B.

m3ʿ A. richtig sein; richtig machen

Schreibungen zu I: 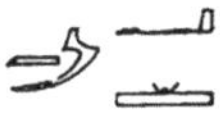 Eb; H 16; 75; Bln 84; 116; 150; L; Kah 33; Ostr. Kairo (ODM 1062,7) 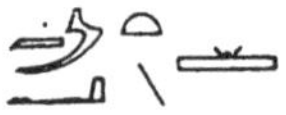 Eb 198c 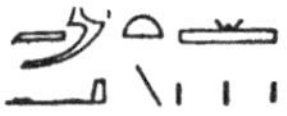 Eb 356a; 368 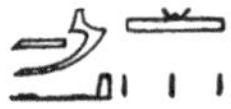 H 78; Bln 91; 99; 164c 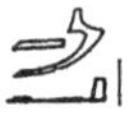 Bln 45 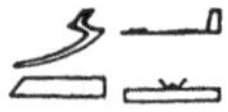 Ram III B 19; fragm. 11 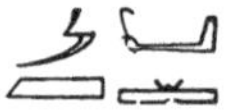 Ram III fragm. 3,2 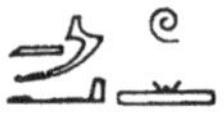 Eb 266 (neg. Komplement) 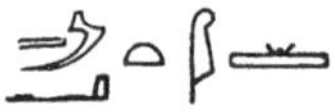 Pap. Tur PuR 31+77 (Schluß) 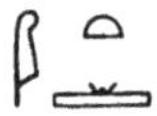 Ostr. Berl 5570,5 ---- in der Verbindung *m3ʿ-ḫrw*: 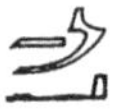 Eb 468; 856a 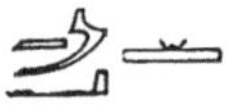 Bln 163a 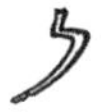 Bln 163a (15,2 Ende) 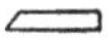 L 25b  Ram III B 1

Schreibung zu II: 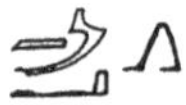 Sm 48 (17,16 und 17)

I) Adjektiv (und intransitives Adjektivverb): richtig, richtig sein
a) von Körperausscheidungen

[1] Ob: *iw m33[-f]* 'sein Aussehen'?, vgl. I d.

Eb 262 (*gs ẖ.t-f r m3ʿ wsš.t-f*)
Eb 266 (*k.t [nt] sm3ʿ mwj.t tm-s m3ʿ.w*)

b) von Drogen, im Sinne von 'echt'
 1) *nwd.t m3ʿ.t*
  Eb 198c
 2) siehe im Drogen-W.B. bei *ỉbr*, *msdm.t* und *ḫsbd*

c) 'gerade' vom Mastdarm (rectum)
 Eb 191c = 194c (*ḳ3b m3ʿ*)

d) 'gerade = eben' von der Basis (?) einer *ʿnw.t*-Schwellung
 Eb 877a (*gmm-k tp-s spd kf3-s m3ʿ*)

e) 'wirklich' gut bzw. ausgezeichnet (von Heilmitteln)
 1) *wn m3ʿ*
  aa) *m wn m3ʿ*[1]
   Eb 91; 120; 230; 238; 459; 470; 873d; H 16
  bb) sonst
   Eb 418 (*m-k wn m3ʿ pw*); Eb 589 (*m-k pẖr.t pw nt wn m3ʿ*); Bln 116 (*wn m3ʿ pw dr wḫdw*); ---- Ram III B 19 ([...] *wn m3ʿ*)
 2) *šs m3ʿ*
  aa) *šs m3ʿ*
   Eb 1; 2; 3; 91; 123; 131; 251d; 351; 356a; 385; 386; 509; 636; 648; H 75; 78; Bln 84; 150; L 12; Kah 33; Ram III fragm. 11
  bb) *m šs m3ʿ*
   Bln 45; 99; 164c; Ostr. Kairo (ODM 1062,7); Ostr. Berl 5570,5; Pap. Tur PuR 31+77 (Schluß)

f) Zauber
 1) *m3ʿ-ḫrw* 'wahr an Stimme' = gerechtfertigt, selig
  aa) nach Königsnamen
   Eb 468; 856a; Bln 163a (15,2) (zweimal); L 25b
  bb) unter einer Aufzählung von inneren Körperteilen
   Ram III B 1
 2) *rn m3ʿ* 'der wirkliche Name': L 25c
 3) in unklarem Zusammenhang: Eb 873d

g) unklar
 Ram III fragm. 3,2 (*sḏr.n-f m3ʿ r bw m3ʿ.w ỉm*)[2]

II) transitives Verbum: richtig machen
 die Beine ausstrecken, gerade machen [Gegensatz: *ḳrf* 'krümmen']
 Sm 48 (17,16 und 17)

[1] Siehe auch *m m3ʿ.t* bei B I a.

[2] Ob zu übersetzen: 'er lag ausgestreckt an dem Orte, an dem ... ist'? Zu *m3ʿ* 'austrecken' vgl. A II.

(m3ꜥ.t) B. I. Wahrheit

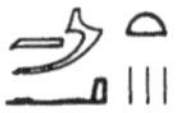 Bln 117 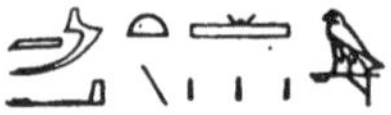 Eb 873d 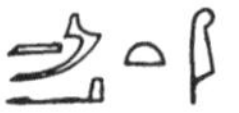 L 51 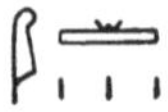
L 14; 44

a) *m m3ꜥ.t* ‘in Wahrheit’[1]
Bln 117 (*pḫr.t nt srwḫ ḥ3.tj m m3ꜥ.t*)
b) *ms m3ꜥ.t* ‘die Maat darbringen’
Eb 873d (Zaub)
c) im Königsnamen *nb-m3ꜥ.t-Rꜥ*
L 14; 44; 51

(m3ꜥ.w) B. II. Richtigkeit; Regelmäßigkeit

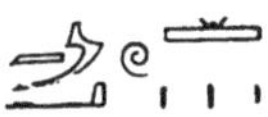 Eb 832b 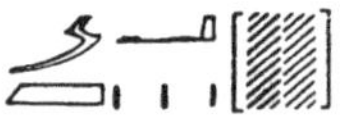 Ram III fragm. 3,2

Eb 832b (*ḏd.ḫr-k r-s: tm m3ꜥ.w-s pw in ḥsmn-s*)[2]
– – – – Ram III fragm. 3,2 (siehe bei A I g mit Anm. 2)

m3ꜥ Schläfe

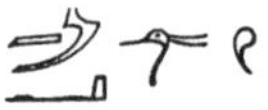 Eb; Sm 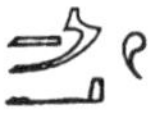 Pap. Beatty V
Dual: 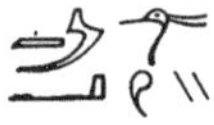 Eb 854e 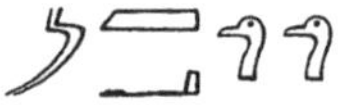 KV 63–64 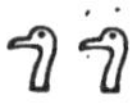 KV 37

I) in Verbindung mit Augenleiden
  a) bei Menschen[3]
    1) Rezept-Überschrift: Eb 363 (*k.t nt m3ꜥ*)
    2) Applikation
      rdj n s r m3ꜥ-f: Eb 362; 363; 364
  b) beim Rind
    KV 63–64 (*wn m3ꜥ.wj-fj wdn ir.tj-fj sṯp*); KV 37 (*wnn ir.tj-fj sṯp m3ꜥ.wj-fj wdn*)
II) in Verbindung mit Taubheit der Ohren
  Eb 854e (*ir nw idd.w msḏr.wj ḫr-s n3 pw wnn tp m3ꜥ.wj n s ḥr nššw*)
III) in dem Krankheitsnamen *gs-m3ꜥ* ‘halbe Schläfe’ = Migräne[4]
  a) Rezept-Überschrift
    Pap. Beatty V Rs 4,10 (*k.t md3.t nt dr gs-m3ꜥ*)

[1] Vgl. *m wn m3ꜥ* unter A I e 1 aa.
[2] Siehe dazu die Anm. bei *ḥsmn* ‘Menstruation’.
[3] Diese Rezepte stehen im Pap. Ebers unter den Augenmitteln.
[4] Vgl. *gs-tp* ‘Migräne’ (wörtlich: halber Kopf).

b) Applikation
Pap. Beatty V Rs 6,4 (*dj r m3ᶜ n s*)

IV) in Zaubersprüchen
a) gegen eine Stirnwunde: Sm 9 (5,3)
b) gegen die Kopfkrankheit *hk*[1]
Pap. Beatty V Rs 6,5 (*šp-k prj m m3ᶜ i3bj*)

m3wd [Stock]

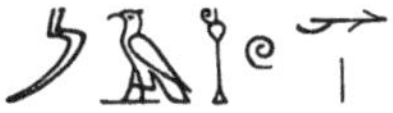 L 4 (2,2) (Zaub)

m3fd.t [Raubkatze]

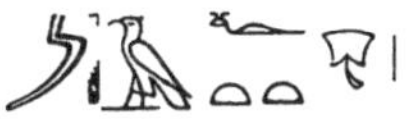 L 38 (13,5) 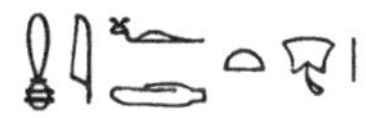 L 38 (13,3)

in einem Zauberspruch: bei der Anwendung der Zauberdrogen wird durch 'werde der Katze (*mj.t*) gegeben' auf *m3fd.t* offenbar angespielt

m3r der Schwache

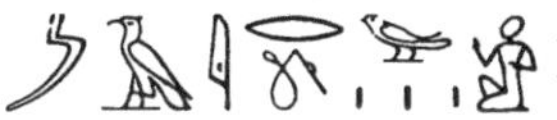 L 43b 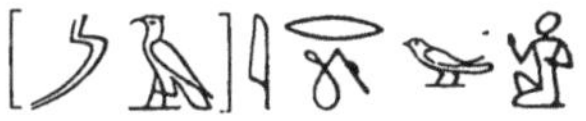 L 43b

in einem Zauberspruch (Gegensatz *nht* 'der Starke')

m3s.t A. Knie(gelenk)

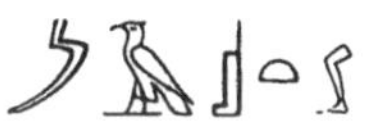 Eb 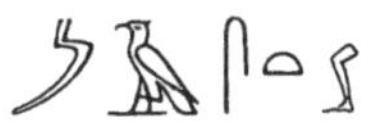 Eb 609 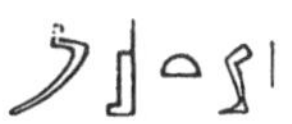 Ram III
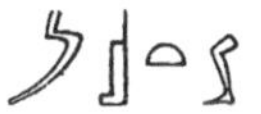 Ram V Nr. I 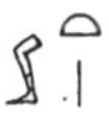 Eb 591 (75,18) 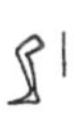 Eb 603 (76,21); 604; 605

Dual: 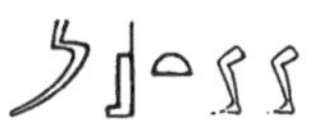 Ram III 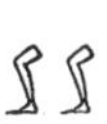 Eb 607[2]

I) in Rezepten
a) Rezept-Gruppen
Eb 603 (*h3.t-ᶜ m phr.t nt sgnn m3s.t*)
Eb 604 (*k.t nt m3s.t hmj-s*) (= Ram III A 3)

[1] Wahrscheinlich auch eine Art Migräne wegen der Erwähnung der 'linken Schläfe'.

[2] Zur wahrscheinlichen Lesung *m3s.tj* siehe § 1 Ende; vgl. auch Sm 48 (17,16) bei *wᶜr.t*.

Eb 605 (*k.t nt dr mr.t m m3s.t*)
[Eb 606 (*k.t*); Eb 607 (*k.t* [*nt*] *dr gbgb*)[1]]
Eb 608 (*k.t nt sgnn m3s.t*)
Eb 609 (*k.t nt srwḫ mr.t m m3s.t*)
Eb 610 (*k.t nt sgnn m3s.t*)[2]

b) vereinzelte Rezepte

1) unter *šfw.t*-Schwellung
Eb 591 (*k.t nt dr šfw.t sgr.t wšʿ.w m m3s.t*); Eb 562 (*k.t nt m3s.t*)

2) unter *mt.w*-Strängen
Eb 634 (*k.t nt sgnn mt n m3s.t*)

3) sonst
Ram III B 1 (*dr ḫkr m3s.tj*); Ram III A 3 ([... *m3s.t*])[3] (= Eb 604); Ram V Nr. I ([...] *m3s.t*)

II) besondere Angaben

a) pathologisch

1) Krankheiten

mr.t 'Schmerzen'	Eb 605; 609
wšʿ.w 'Fressen'	Eb 591; ---- Eb 562[4]
ḫkr 'Hunger'[5]	Ram III B 1
gbgb 'Lahmheit'	Eb 607[6]

2) krankhafte Zustände

ḥmj 'zurückweichen'	Eb 604
gnn 'schwach sein'	Ram III B 25; 30; ---- Ram III B 26[7]

b) anatomisch: *mt n m3s.t* Eb 634

c) Behandlung und Applikation

1) *sgnn m3s.t*: Eb 603; 608; 610; ---- Eb 634

2) *wt m3s.t ḥr-s*: Eb 603; 591; Ram III A 4; ---- Eb 607[6]

[1] Zur Lokalisation von *gbgb* 'Lahmheit' siehe § 1 Ende.

[2] Es folgen bis Eb 615 Rezepte für weitere Bein-Teile.

[3] Die Ergänzung erfolgt auf Grund der Parallele Eb 604.

[4] Steht unter Rezepten zum „Stillen des Fressens".

[5] Ob ein anderer Ausdurck für *wšʿ.w* 'Fressen' (= fressendes Geschwür)? Vgl. Äg.W.B. III 175,9 (*ḫkr* Name eines Gottes, der von Blut und Fleisch der Feinde lebt).

[6] Siehe dazu § 1 Ende.

[7] Die Kniee sind schwach infolge der *bʿʿ*-Krankheit (Ram III B 25 und 30); Ram III B 26 wird die *bʿʿ*-Krankheit genannt: *sgnn m3s.tj* 'die die Kniee schwach macht'.

(*mꜣs*) B. knien

Eb 855l bis (101,9) Eb 855l bis (101,10); Ram III A 14 Eb 855k (Infinitiv ?)[1]

I) vom Herzen, als bildlicher Ausdruck für einen krankhaften Zustand Eb 855k (*ỉr mꜣs.t ỉb: gwꜣ ỉb-f pw ḥꜣ.tj-f ḥr s.t-f m snf.w nw smꜣ*); Eb 855l bis (*ỉr mꜣs ỉb n wḫdw: ktt ỉb-f pw m ẖnw ẖ.t-f ḫr wḫdw ḥr ḥꜣ.tj-f ỉꜣr.ḫr-f mꜣs.ḫr-f*)

II) im Zauber, in unklarem Zusammenhang: Ram III A 14

§ 1 (zu A Schreibung): Die Lesung der abgekürzten Formen und als *mꜣs.t* ergibt sich aus folgendem: Eb 591 schreibt in der Überschrift die volle Form, in der Applikation die Abkürzung; ebenso verfährt Eb 603. In Eb 604 spricht gegen die Lesung eines masculinen Wortes das feminine Suffix des folgenden *ḥmj-s*, zudem ist die volle Form in der Parallele Ram III A 3 in Spuren vorhanden. Für die Lesung der Dual-Form in Eb 607 als *mꜣs.tj* sprechen das Vorhandensein des ausgeschriebenen Duals in Ram III, die Geschlossenheit der *mꜣs.t*-Gruppe Eb 603–610, schließlich die Lokalisation von *gbgb* ‘Lahmheit’, die Mutt u Kind E 5,1 mit *pꜣḏ* ‘Knie(scheibe)’ zusammengebracht ist.

§ 2 (zu A): *mꜣs.t* bezeichnet das Knie-Gelenk mit dem Ansatz von Ober- und Unterschenkel, also die gesamte Knieregion („das Kniestück“), dagegen ist *pꜣḏ* die eigentliche Kniescheibe, also ein Teil von *mꜣs.t*. – Andere Auffassungen siehe bei Gardiner, Onomastica II 242* und Lefebvre S. 157.

§ 3 (zu A II c 2): Die Behandlung erfolgt in allen Fällen durch *wt* ‘verbinden’ (*wt ḥr-s* bzw. *wt mꜣs.t ḥr-s*).

mj komme! kommt!

sg: Sm 18,3 (Zaub) L 46[2] (Zaub) Ram III B 20; 26 (Zaub)

pl: L 24 (8,4) (Zaub)

mj wie

Eb; Sm; H; Bln; Kah; Bt; Ram IV; KV; L Eb 854m[3]

[1] Vgl. Sethe, Verbum I § 410: *mꜣsj* IV-inf.?

[2] Statt auch Lesung möglich.

[3] Adverbiell gebraucht (siehe unten F).

A) in der Diagnose[1]

I) Untersuchung

a) *iḫ.t mj* 'etwas wie'
Eb 207d; 831a (96,17); 833a; 857a; 869c (zweimal); 871c; 874a; 875c; Sm 6 (2,21); 8 (4,11)[2]; Kah 31

b) *gmj . . . mj* 'etwas finden wie'
1) der Vergleich als wesentlicher Bestandteil[3]
Eb 200a; 857a (104,1); 858a; 860a; 863a; 877c; Sm 8 (4,10)[4]; Bln 198 (zweimal)[5]; L 13 (4,9) (Zaub); Kah 26
---- *m33* (statt *gmj*): Eb 788
2) der Vergleich als verdeutlichender Zusatz[6]
Eb 199a; 203c; 204e; 206a; 859a; Bln 196; Sm 46 (16,1); 47 (16,19); ---- Eb 197a

c) *ptr . . . mj* 'etwas erblicken wie'[5]
Carlsb VI

d) 'sein wie'[7]
1) *wnn*
Eb 866a; 868a; 873a; 875c; Sm 7 (4,1)[8]; ---- Eb 870c
2) *iw*
aa) verbal (*iw* + Suffix): Eb 201a
bb) Nominalsätze mit einleitendem *iw*[9]
Eb 796; 833a; 861a; Sm 7 (3,12)[10]; KV 8
3) Nominalsätze ohne einleitendes *iw*[11]
Eb 831a; Bln 161 (*isk* als Einleitung); Sm 7 (3,11) = Glossenüberschrift (3,21)[12]; 7 (4,2)[13]; 9 (5,1)
4) negiert: Eb 874a (*nn sj mj . . . .*)

e) verdeutlichender Zusatz bei sonstigen Aussagen
1) Nominalsätze bzw. Pseudo-Verbal-Konstruktionen
Eb 188a; 189a; 190a; 196; 207d; 767 (zweimal); Sm 47

[1] Hier auch Prognosen.
[2] Vgl. Sm 46 (16, 14) bei den Glossen (B III).
[3] Siehe dazu § 1.
[4] Sm 6 (2,20) *mj* ausgelassen.
[5] Bln 198 *gmj* = Carlsb VI *ptr*.
[6] Siehe dazu § 1.
[7] Der Vergleich ist hier stets wesentlich; siehe dagegen Gruppe e.
[8] Glossenformulierung durch den Text bedingt, der bereits den Vergleich enthält (siehe unter 3). Vgl. Anm. 1 S. 353.
[9] Oder Verbalsätze mit *iw* als Verbum (vgl. 2 aa und 3); solche Fälle auch unter A I a.
[10] Die dazu gehörende Glossenüberschrift Sm 7 (4,2) ohne *iw*.
[11] Vgl. 2 bb.
[12] Die Glossenformulierung mit *wnn . . . pw* gebildet (siehe unter 1).
[13] Glossenüberschrift; der entsprechende Text (3, 12) mit einleitendem *iw*.

(17,10); Bln 154 (13,4) = Glossenüberschrift Eb 855t (= Glossenformulierung Eb 855t)[1]; Bln 154 (13,5) = Glossenüberschrift Eb 855x (= Glossenformulierung Eb 855x)[1]

2) Verbalsätze
Eb 198c; 205c; 207c; 855t[1]; 855x[1]; Sm 20 (8,2); Bt 12;
– – – – Eb 855f[2]
– – – – *mn* . . . *mj* 'an etwas leiden wie': Eb 196; 202a; Kah 10

II) Behandlung

a) *srwḫ mj* 'behandeln wie'

1) *mj srwḫ wbnw* 'wie das Behandeln einer Wunde'
Eb 866c; 867c; 868c; 871c

2) *mj srwḫ s3 ḫmm* 'wie das Behandeln eines, der mit heißem Eisen gefoltert worden ist': Eb 863c; 864c; 865c; 872c

b) KV 60 (*g3p.ḫr-k mj nf imj-ḥ3.t*)

c) KV 68 (*hbhb.in-k ʿ.t-f nb.t m* [. . .] *mj irr.t r ḫrj-sk.t*)

III) Bereitung von Testdrogen in einer Prognose
Bln 199 (zweimal); Carlsb II

B) Glossen

I) mit *ḏd* 'sagen'

a) *ḏd pw*
Sm 6 (3,1) (*ḏd pw iw mj wrm.w nw rj.t*); Sm 39 (13,11) (*ḏd pw iw mj iḫ.t ḫkr*)

b) *mj ḏd*
Sm 7 (3,18) (*mj ḏd w3.t* [*r*] *iḫ.t m sš*); Sm 14 (6,14) (*mj ḏd sdb r iḫ.t gnn*); Sm 31 (10,19) (*mj ḏd iw wnḫ r iḫ.t wnn dmj* . . .); Sm 41 (14,16) (*mj ḏd nšw* [*r*] *iḫ.t prj.t ḥr t3*)

c) verschiedene Formen von *ḏd*
Sm 32 (11,8) (*ḏd-f r* . . . . *mj ns rd m 3ḫ.t*); Sm 19 (7,21) (*iw ḏd.n ṯ3w n irj n wt r-f: wnn ir.tj-fj dšr ḏ3w mj ir.t ḥr pḥwj 3hd-s*)

II) in Glossen, die wie die Fälle mit *mj ḏd* (B I b) gebildet sind[3]
Sm 7 (3,19); 7 (3,21)[4]; 22 (8,15); 40 (13,17); 41 (14,13); 42 (14,21)[5]; 45 (15,17–18); 45 (15,19)[6]

[1] Hier kein eigentliches *mj* der Glosse, da der Vergleich aus der Überschrift genommen ist (vgl. Anm. 8 S. 352).

[2] *gmm-k sw wr shp iḫ.t m r3-ib-f mj s(j?) m ir.t*; eigentlich in die Diagnose gehörend, wegen des Vergleichs wahrscheinlich in die Glosse übernommen.

[3] Siehe dazu § 2.

[4] Vgl. Sm 19 (7,20) unter III.

[5] *ḥn.w* durch *ḥwn* aufgenommen.

[6] Zweiter Vergleich, auf die Glossen-Aussage (nicht die Überschrift) bezogen.

III) sonstige Vergleiche

Eb 855 s; 855 z; Sm 3 (1,24); 6 (3,1); 7 (4,3); 19 (7,20); 22 (8,17); 46 (16,14)

C) in Rezepten

I) Drogen-Beschreibung

Eb 28 (*gngn.t wnn-s mj iwrj.t kftjw*); Eb 294 (*rd-s ḥr ẖ.t-s mj ḳ3d.t; iw irj-s ḥr.t mj ssn*) = H 35; Eb 294 (*gmj.tw g3b.t-f mj ḫt ḥd*) = H 35 (*dg3-s* [?] *mj ḫt ḥd*)

II) Drogen-Bereitung

Eb 311 (*ʿtḫ mj irr.t r ḥḳ.t*); Eb 314 (*dj.tj m ẖ.t mj psj.t iwrj.t*); Eb 469 (*ẖ3w mj bj3 k3.t mtrḫ.t*); Sm 21,11 (*ḫr.tw ḏn.tw mj ḏn it*); Sm 21,18 (*r wnn mj sḫr.w šw*); ---- Sm 21,15 (*irj wʿ mj wʿ*)[1]; Sm 22,2 (*irj mj šd.t gn.t*)[2]

D) Verschiedenes

I) in festen Verbindungen

a) *mj ḳd* 'ganz und gar': Eb 734[3]; L 39

b) *mj sšm pn* 'in derselben Weise': Eb 853 a[4]

c) *mj ḫpr* 'folgendermaßen': Eb 476

II) in Anpreisungen der Güte bzw. Wirkung von Heilmitteln

Eb 49 = H 18 (*pḫr.t nb.t mj sn.nw.t-s*); Eb 251 a (er wird gesund *mj ntj n mr-f*); Eb 251 d = 123 (er wird gesund *mj ntj n ḫpr iḫ.t nb.t r-f*)

E) im Zauber

Eb 2 (1,16) (zweimal); 3 (2,5) (zweimal); 131 (30,16); H 170 (zweimal); Bln 189 (21,2) (dreimal); 190 (21,3; 21,8); L 1 (zweimal); 3; 13 (4,9; 4,11); 14 (5,2); 23; 34; 45 (14,6; 14,7 [zweimal]; 14,8); Ram IV D V 1

F) adverbiell 'ebenso; gleichermaßen'

Eb 854 m (2 Gefäße: *ntsn dd mw t3w n-f mj*); Sm 4 (2,8) (*irr-k mj n s nb gmm-k pšn ḏnn.t-f*)

§ 1: In den weitaus meisten Fällen steht *mj* in den Diagnosen bzw. den Glossen, wo es zur Verdeutlichung der Untersuchungsbefunde oder zur Erklärung medizinischer Termini dient; und zwar ist der Vergleich ent-

[1] Zu gleichen Teilen machen.

[2] Die Parallele Sm 21,16 hat *m* statt *mj* (vgl. § 3).

[3] Oder ob: ebenfalls zerkleinern auf derselben Flüssigkeit statt 'ganz und gar' (siehe *ḥr ḳd*).

[4] Beachte die gespaltenen Kolumnen, wodurch Eb 853 auch äußerlich zu Eb 852 gezogen ist.

weder ein wesentlicher Bestandteil des Aussagesatzes ('sein Bauch ist wie...') oder er steht als verdeutlichender Zusatz bei einer Beschreibung ('sein Bauch ist heiß wie . . .'); der Übergang von der einen Form zur anderen ist jedoch fließend. Zur Beschreibung von Tatbeständen, für die keine festen Termini zur Verfügung stehen, werden Umschreibungen durch *iḫ.t mj* 'Dinge wie' (siehe A I a) benützt, seltener auch *mj iḫ.t* 'wie Dinge, die . . .' z. B. Sm 39 (13,11).

§ 2: Die unter B I genannten Fälle sind Glossen, die aus drei Teilen bestehen: der Glossenüberschrift (identisch mit dem Text der Diagnose), der eigentlichen Glosse, die mit anderen Worten den Inhalt erklärt, und schließlich wird in einem Vergleich mit bekannten Dingen noch einmal auf das betreffende Wort der Glossenüberschrift zurückgegriffen. Ebenso aufgebaut sind auch die B II aufgeführten Glossen, die jedoch kein *ḏd* enthalten. Die Vergleiche der B III genannten Glossen führen neue Wörter zur Verdeutlichung auf (nicht solche aus der Glossenüberschrift).

§ 3: *m* im Wechsel mit *mj* tritt Eb 876c und Sm statt der A II a (*srwḫ mj*) genannten Fälle auf; Sm 21,16 hat *m* statt *mj* in 22,2.

§ 4: Zum Gebrauch von *mj* als Präposition bzw. als Konjunktion siehe die Med. Grammatik.

mj.t Katze

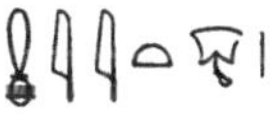 L 38 (13,7)

1) Katze[1] soll Zauberdrogen fressen: L 38 (13,7)
2) in Drogen-Verbindungen siehe im Drogen-W.B. bei *mjw* und *mj.t*

mj.t.t[2] Gleiches; ebenso

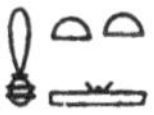 Eb; H.; Bln; L; Sm; Bt; Ostr. Louvre 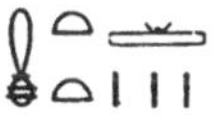 Kah
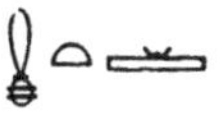 Bln 71; 96 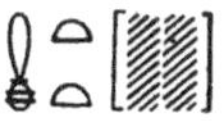 Ostr. Berl 5570

I) verkürzte Rezeptur- bzw. Applikationsangaben durch Bezugnahme auf ein vorhergehendes Rezept
   a) am Ende des Rezeptes
      1) *mj.t.t*
         Eb 6; 33; 46; 51; 88; 89; 97; 101; 142; 227; 228; 229; 230; 231;

[1] Wahrscheinlich als Realisation der im Spruch genannten *m3fd.t*-Katze gedacht.
[2] Vgl. die Präposition *mj* 'wie', von der *mj.t.t* als fem.-neutr. Nisbe abgeleitet ist.

232; 234; 235; 279; 398; 404; 405; 406; 410; 411; 413; 478; 555; 586; 619[1]; 667; 668; 703; 704; 706; 707; 744; 747; 769; 770; 816; H 47; 50; 52; 55; 56; 63; 66; 90; 91; 92; 97; 112; 115; 117; 118; 119; 120; 121; 141; 149; 162; 165; 166; 169; 176; 190; 198; 202; 258; Bln 15; 16; 32; 37; 50; 62; 71; 72; 82; 96; Ostr. Berl 5570,7

2) *mj.t.t pw*: Eb 489
3) *mj.t.t nn*: H 30
4) *m mj.t.t*: H 178[1]; 186; 187

b) im Innern des Rezeptes: nach Drogen, auf die Bereitung bezogen
Eb 618; Bln 163h (16,8); ---- Eb 41 (zweimal)[2]; 42 (zweimal)[2]

c) in der Überschrift
1) *mj.t.t-st*: Bln 9; Ostr Louvre Zeile 3
2) *r mj.t.t-f*: Bt 8
3) *mj.t.t kjj*: Sm 19,2

d) Besonderes
Eb 325 (*mj.t.t n inr nb*); Eb 766e (*irr-k m mj.t.t n ḏbꜥ sḏ-f*); Eb 436 (*wt.ḫr-k sw . . . mj.t.t wbnw nb n s*); Eb 123 = 251d (*ḫnm(.tw)-f swt m wrḥ mj.t.t hrw 10*); Eb 766g (*dd-k r-f mj.t.t stꜣ nb*); Kah 8 (*irj.ḫr-k r-s mj.t.t tfꜣ pḫr.t*); ---- Kah 32 (*mj.t.t pfꜣ ḏbꜥ*)

II) außerhalb des Gebrauches unter I

a) adverbiell: ebenso
1) *m mj.t.t*
Eb 875c (*wnn-s m mj.t.t*); Kah 34 (*wnn-s m mj.t.t*); H 170 (Zaub); Bt Rs 2,7 (Zaub); siehe auch I a 4 und Eb 766e unter I d
2) *r mj.t.t*: Eb 864c (*iw wḏb r mj.t.t*); siehe auch I c 2
3) *mj.t.t*: Sm 21,14

b) koordinierend: 'und ebenso'
1) *m mj.t.t* Bln 27; Sm 12 (5,22)
2) *mj.t.t*: Sm 1 (1,5); Sm 20,8

c) *mj.t.t* wie *mj* 'wie' gebraucht
1) Kah 9; H 170 (Zaub)
2) in der Verbindung *r ꜥꜣ.t wr.t mj.t.t* 'so viel wie': Sm 21,10

d) verderbt: L 3 (*m mj.t.t*)

III) substantivisch: 'eben dieses', 'etwas derartiges'

a) von Krankheitserscheinungen

[1] Eb 619 *mj.t.t* = H 178 *m mj.t.t.*
[2] Siehe dazu § 1 Ende.

Eb 876d (*imj-k wdj ʿ r mj.t.t nb.t*); Eb 873b (*imj-k wdj ʿ r mj.t.t*); Sm 41 (14,7) (*ir ḫpr mj.t.t m ʿ.t nb.t*)

b) eben dieses (Mittel): Kah 10 (*mj.t.t-irj*)

§ 1: Der bei weitem häufigste Gebrauch von *mj.t.t* ist der unter I a 1 angegebene: Ersparung von gleichbleibenden Bereitungs- und Applikationsangaben durch einen *mj.t.t*-Verweis auf ein vorhergehendes Rezept; z. B. schreibt H 47 nach der Drogenaufzählung *mj.t.t* mit der Bedeutung 'werde gekocht, werde nachts dem Tau ausgesetzt, werde durchgepreßt, werde getrunken an 4 Tagen' (so H 46 ausgeschrieben). Folgen mehrere *mj.t.t*-Fälle hintereinander, so ist natürlich das letzte ausführliche Rezept gemeint; bei einer solchen Aufreihung von *mj.t.t*-Rezepten kann durch Einschub eines Rezeptes unter Umständen für die auf das eingeschobene folgenden Rezepte ein falscher Bezug entstehen (z. B. H 55, siehe dazu die Note zur Übersetzung). Eine Bestätigung, daß *mj.t.t* sowohl die Drogenbereitung als auch die Applikation erfaßt, bietet der Parallelfall Eb 558 = H 141 (*irj m iḫ.t wʿ.t wt ḥr-s* bzw. *mj.t.t*) als Folgepaar auf Eb 557 = H 140 (beide: *irj m iḫ.t wʿ.t wt ḥr-s*). Wie weit die Verkürzung des Rezeptes durch den *mj.t.t*-Verweis gehen kann, zeigt deutlich Eb 33 (siehe die Note zur Übersetzung). In einigen Rezepten stehen neben *mj.t.t* noch zusätzliche Bereitungsangaben, z. B. Eb 46 (*sḏr n i3d.t*) oder H 30 (*thbw r 10 ro* . . .). – Nicht auf ein vorhergehendes Rezept, sondern auf die Drogenbereitung desselben Rezeptes sich beziehend ist *mj.t.t* in Eb 41 und 42.

mjs.t Leber

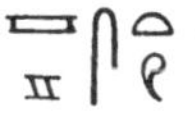 Eb; H; Sm; L 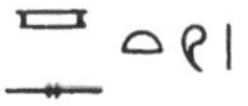 Ram III B 1

I) pathologische Fälle
  a) in Rezept-Gruppen
    Eb 477 (*ḥ3.t-ʿ m pḫr.t nt srwḫ mjs.t*)
      [*k.t*-Rezepte: Eb 478–481]
  b) in den Magen-Diagnosen
    Eb 188a (*ḏd.ḫr-k r-f: sp.w pw n mjs.t*); Eb 188d (*ḏd.ḫr-k: iw mjs.t-f pḫ3.tj iw-s nḏ3ḏ3.tj n-s*)[1]

II) anatomische Angaben
  Eb 854l (*iw mt.w 4 n mjs.t-f ntsn dd n-s mw t3w*); Eb 855d (*ir 3d ḫpr m ḥ3.tj: ḥ3s-f pw r ḏrw sm3 ḥnʿ mjs.t*)

III) in Zaubersprüchen
  a) neben *ib*-Herz und *ḥ3.tj*-Herz: Sm 19,4

[1] Es liegt offenbar ein Zustand der Gesundung vor.

b) neben *wf3* ‘Lunge’, *nnšm* ‘Milz’ und *mẖtjw* ‘Eingeweide’ Ram III B 1

IV) Leber von Tieren (als Droge) siehe im Drogen-W.B.

§ 1 (zu I): Die Behandlung erfolgt in allen Fällen durch Trankmittel (außer in Eb 188d, wo gar keine Behandlung mehr erfolgt; siehe S. 357 Anm 1).

***(m)ʿnd.t*[1]** Morgen-Barke[2]

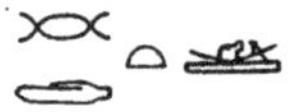 Sm 18,7 (Zaub) 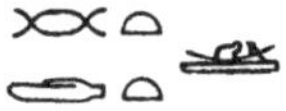 L 24 (8,3–4) (Zaub)

mw A. Wasser

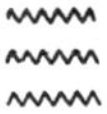 Eb; H; Bln; Bt; Sm; L; KV; Ram III

außer der obigen Normalschreibung treten bei der Verwendung von *mw* ‘Wasser’ als Droge noch folgende Schreibungen auf: 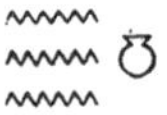 H; Bt 14 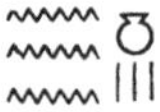 H 27; Bt 18; 33; 35

I) im menschlichen Körper

a) als Krankheitsstoff[3]

1) in Körperteilen

Auge[4]	Eb 336b (*srwḫ mw-s*); Eb 337 (*ir gr.t h3j mw im-s ʿš3*); Eb 385 (*dr.n-f mw rj.t snf . . .*); – – – – in der Verbindung *ʿḫ.t nt mw*[5]: Eb 378; 385
Finger und Zehe	Eb 617 = H 174 (*pẖr mw ḥ3-sn*)
Ohr	Eb 767 (*nʿrʿ.t-f ẖr mw mj mw nw mst3*); Eb 765 (*k.t nt msḏr dj-f mw ḥw3*); Eb 770 (*k.t nt sšr.t msḏr dj-f mw*)
Fleisch	Eb 731 (*sr.t*-Dorn im *ḥʿw*-Fleisch: *inj.t mw-s pw*)

[1] In beiden Fällen geht die Präposition *m* voraus.

[2] Vgl. auch *(m)sk.t.t* ‘Abend-Barke’.

[3] Kah 17 erwähnt als Ausscheidung des kranken Uterus Blut, das ungewöhnlich außer mit dem speienden Mund noch mit dem Wasserzeichen determiniert ist. Ob *snf* und *mw* zu lesen ist? – Siehe auch die Stellen unter IV a (Zauber).

[4] Eb 854 c (Tränen = Wasser) siehe unter I b.

[5] ‘Stauung von Wasser’ als Augenkrankheit „Katarakt“ siehe bei *ʿḫ.t*.

Bauch — Eb 865a (*mw nw h̲.t*) siehe unter 2 bei *ꜥꜣ.t*

2) in Krankheitserscheinungen

šfw.t 'Schwellung' — H 128 = Eb 567 (*rdj.t hꜣj mw-irj*); Eb 565 (*sp.w nw inj.t mw m šfw.t*)

ꜥꜣ.t 'Geschwulst' — Eb 871a (*gmm-k sj ḳmꜣ.n-s mw*); Eb 865a (*prj hꜣj mw nw h̲.t-f*)

bnw.t 'Geschwür' — Sm 45 (15,13) (*n irj.n-sn mw n ḳmꜣ.n ꜥḥꜥ.w nw mw*); Bt 6 (*ir wbn-sn* [*mj* ?] *mw*); Bt 13a (*wdj-f mw r-iwd ḫpd-f*)

sḫr 'Geschwulst' — Sm 46 (16,7) (*r hꜣꜣ mw nb ntj m sḫr* [*pf*])

ḫsd 'Geschwulst' — H 133 (*inj.t mw m ḫsd* ... Drogen *wt ḥr-f r iw mw-f*); ---- L 1(?) (siehe unter IV a Zauber)

ꜥnw.t 'Schwellung' — Eb 877c (*irj mw n rwtj*)

stꜣ 'Ausscheidung' — Eb 767 (siehe bei 'Ohr' unter I a 1)

verderbte Stelle — Ram III B 5 (*r iw mw-f*)[1]

b) als Inhalt des Gefäß-Systems[2]

Eb 854l (4 Gefäße für die Leber: *ntsn dd n-s mw ṯꜣw*)

Eb 854m (4 Gefäße für Lunge und Milz: *ntsn dd mw ṯꜣw n-f mj*)

Eb 854o (4 Gefäße, offen zum After: *ntsn dd ḳmꜣ n-s mw ṯꜣw*)

Eb 855c (Ein Gefäß namens „Empfänger": *ntf dd mw n ḥꜣ.tj*)

---- Eb 854c (die Augen: *ir mw hꜣꜣ im-sn in d̲fd.wj n ir.tj dd st kjj d̲d: in ḳdd.w m ir.tj irr st*)[2]

II) Beschreibung von Krankheitserscheinungen, die „wie Wasser" sind

a) Wasser (ohne Zusatz)

Eb 831a (Ausscheidung aus dem Uterus: *iḫ.t mj mw*)

Sm 46 (16,1) (*tḫb* 'Aufschwemmung': *bꜣḳ mj mw ḫr d̲r.t-k*)

Sm 46 (16,14) (*iḫ.t šfw* (als Erklärung von der *sḫr*-Geschwulst): *gn mj mw ḫr d̲r.t-k*)

b) Wasser besonderer Art

Eb 767 (geschwollenes Ohr: *nꜥrꜥ.t-f ḥr mw mj mw nw mstꜣ*)

Eb 871c (*ꜥꜣ.t*-Geschwulst: *iw iḫ.t prj im-s mj mw nw ḳmj.t*)

Sm 47 (17,10) (Wundöffnung: *ꜥḥꜥ.w hꜣꜣ im-f ḳb mj mw nw wnšj*)

III) Wasser allgemein

a) Trinken

Sm 28 (9,19) (Wunde an der Kehle: *ir swr-f mw prr m rꜣ n*

[1] Ob zu *ḫsd* (I a 2) gehörig?

[2] Bis auf Eb 854 c handelt es sich um normales (anatomisches) Auftreten von Wasser in den Gefäßen. Bei dem Wasser, das aus den Augen kommt als Träne, ist möglicherweise an einen pathologischen Vorgang zu denken.

wbnw-f); Eb 855 v (ein krankhafter Herz-Zustand: *ḫpr m-ʿ swr mw; wnm sbj.t tꜣ dd ḫpr*)[1]; L 1 (Zaub) (*mj pꜣ swr ỉrj.n-k mw nw pꜣj-n m[wj.t]*)

b) Waschen: KV 25; 27

c) Wasser = Gewässer[2]

Sm 12 (6,3) (*ʿnʿr.t wnn.t m-m mw*); KV 48

– – – – Ufer eines Gewässers[3]

ỉnr n rꜣ mw: Eb 490; 495; L 16

ỉnr n sp.tj mw: Eb 246 = H 74

mḳr.t nt sp.t mw: Bln 45

d) *ỉṯj-mw* 'Wasserholer' siehe im Drogen-W.B.

IV) Gebrauch im Zauber

a) als Krankheitsstoff: L 14 (5,5; 5,9); – – – – L 1 (?)

b) im Gegensatz „Feuer-Wasser"[4]

Eb 2 (1,17); 499 (dreimal); 500 (zweimal); L 46; 47 (zweimal); 48 (zweimal)

c) Wasser = Gewässer: Eb 360 (zweimal)

V) als Droge siehe Drogen-W.B.

VI) unklar und verderbt: KV 47[5]

(mwj) B. feucht sein; nässen

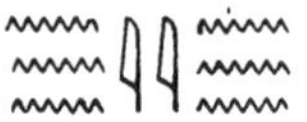 Eb 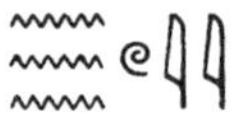 Sm

I) von der Öffnung eines kranken Ohres

Eb 766 c (*ỉr mwj rꜣ-f ỉrj.ḫr-k n-f tmt.w n sšwj.t wbnw*)

II) von der Wundöffnung

Sm 14 (13,22) (*ỉw pꜣjs.t nt.t m rꜣ n wbnw pf mwj*)

(mwj.t) C. Flüssigkeit[6]

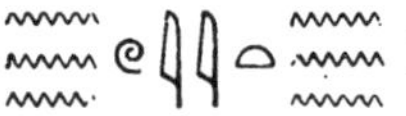 Eb 855 b

Eb 855 b (*ỉr bʿḥj ỉb: mwj.t rꜣ pw ʿmd ʿ.t-f tm*)[7]

[1] Ob schlechtes Wasser gemeint ist, das im Körperinnern sich schädlich auswirkt? Oder ergibt erst die Kombination von „Wasser-Trinken" und „*sbj.t*-Essen" den Krankheitszustand? [2] Siehe auch die Stellen unter IV c beim Zauber.

[3] Siehe im Einzelnen bei *ỉnr* und *mḳr.t* im Drogen-W. B.

[4] Besonders in Sprüchen gegen Verbrennungen.

[5] Vielleicht nur Determinativ eines verderbten Wortes.

[6] Ob Infinitiv des unter B genannten Verbs?

[7] Wahrscheinlich der Mund des Kranken; wohl kaum der Mund (= die Öffnung) des *ỉb*-Herzens.

(mwj.t) D. Harn

Eb; Kah Eb 27; 261; 262; 263; 282; 854n; H 62; 63; 67; Sm; Ram III H 39; Bt 13a H 68 Eb 562; Bln 171; 195; L 3 (2,1); 21; 28 L 32 Bln 199 Bln 183 Bln 60; 64 Bln 109 Bln 166 ---- [...] Ram III A 8 [...] L 1 (1,1)

I) in Rezept-Gruppen gegen Harn-Erkrankungen

a) Ebers

Eb 261 (*ḥꜣ.t-ʿ m pẖr.t nt dr ṯs.t nt mwj.t mr kns*)
Eb 262 (*k.t nt rdj.t wsš ẖrd ṯsw n mwj.t ntj m ẖ.t-f*)
Eb 263 (*k.t nt smꜣʿ mwj.t*)
Eb 264 (*k.t nt ʿḳꜣ mwj.t nt ḥꜣw*)
Eb 265 (*k.t nt dr šnʿ n tꜣw ḥr šptj.t mn-f ḥdb.w nw mwj.t*)
Eb 266 (*k.t* [*nt*] *smꜣʿ mwj.t tm-s mꜣʿ.w*)
Eb 267 (*k.t pẖr.t ỉrr.t n mn ḥnʿ.w m mwj.t-f*)
[Eb 268 (*k.t*-Rezept)]
Eb 269 (*k.t nt smꜣʿ mwj.t*)
[*k.t*-Rezepte: Eb 270; Eb 271; Eb 272]
Eb 272 bis (*k.t nt smꜣʿ mwj.t nt ẖrd*) (= Ram III A 30)
[Eb 273 (*ỉrr.t n ẖrd mn-f ḏꜣḏj.t*)]
Eb 274 (*k.t pẖr.t nt dr mwj.t ʿšꜣ-s*)
[Eb 275 (*k.t*-Rezept)]
Eb 276 (*k.t nt dr ꜣs mwj.t*) (= Eb 281)
Eb 277 (*k.t nt dr mwj.t ʿšꜣ-s*) (= H 63)
[*k.t*-Rezepte: Eb 278 (= H 64); Eb 279 (= H 66); Eb 280 (= H 65)]
Eb 281 (*k.t nt dr ꜣs mwj.t*) (= Eb 276)
Eb 282 (*pẖr.t nt sꜣḳ mwj.t*) (= H 68)
Eb 283 ([*pẖr.t*] *nt smꜣʿ mwj.t mr kns sp tpj n mn-s*)

b) Hearst

H 62 (*ḥrw-ꜥ [n] srwḫ šptj.t smꜣꜥ mwj.t*)

H 63 (*sp.w nw dr mwj.t ꜥšꜣ-s*) (= Eb 277)

[*k.t*-Rezepte: H 64 (= Eb 278); H 65 (= Eb 280); H 66 (= Eb 279)]

H 67 (*smꜣꜥ mwj.t*)

H 68 (*pẖr.t nt sꜣk mwj.t*)[1] (= Eb 282)

II) vereinzelte Rezepte[2]

Eb 27 (*k.t nt smꜣꜥ mwj.t rdj.t fgn.tw*); Eb 784 (*pẖr.t nt tm rdj mn s.t mwj.t-s*); Bln 166 (*irr.t n s ḥr mn mwj.t*); Bln 171 (*irr.t [n] mwj.t mr-s*); Bln 183 (*pẖr.t nt dr špn m mwj.t*); Ram III A 8 (*rdj.t wsš s.t mw*[. . .]); Ram III A 30 (*smꜣꜥ mwj.t*) (= Eb 272 bis)

III) Krankheiten und krankhafte Zustände

a) Krankheiten

ꜣs 'Fortlaufen'	Eb 276 = 281
ḥnꜥw 'Zusammenziehung'	Eb 267
ḥdbw 'Verhaltung'	Eb 265
špn-Krankheit	Bln 183
ṯsw 'Stauung'	Eb 262
ṯs.t 'Stauung'	Eb 261
---- *ḥꜣw* 'Überfluß'	Eb 264

b) krankhafte Zustände

ꜥšꜣ 'viel sein'	Eb 274; 277; H 63
mr 'schmerzen'	Bln 171
nnj 'schwach sein'	Sm 31 (10,17; 10,22)
hꜣj 'herabfallen' (*n rḫ-f*)	Sm 31 (10,14; 10,22)
swꜣ 'fortlaufen'	Bt 13a (6,4)
ḏꜣḏj.t[3] 'nässend'	Kah 10 (2,1)
tm mꜣꜥ.w 'nicht in Ordnung sein'	Eb 266

c) allgemeine Ausdrücke für Harnstörungen

mn mwj.t	Eb 784; Bln 166; Kah 10 (2,1)
mwj.t m s.t ksn.t	Kah 34 (3,27)

IV) Verben der Behandlung

a) *smꜣꜥ* Eb 27; 263; 266; 269; 272 bis; 283; H 62; 67; Ram III A 30

[1] Es folgen Mittel für die Blase.

[2] Eb 784 und Ram III A 8 als spezielle Frauen-Mittel; Eb 27 unter Abführmitteln für den After; die Bln-Rezepte und Ram III A 30 neben allgemeinen Abführmitteln.

[3] Eb 273 als Krankheit genannt; siehe unter D I a.

b) *ʿḳꜣ* Eb 264
c) *sꜣḳ* Eb 282; H 68
d) *rdj wsš* Ram III A 8

V) anatomische Angaben
Eb 854n (Die Gefäße der Blase: *ntsn dd mwj.t*)

VI) in Geburts-Prognosen
Bln 195 (*ir wsš-s mwj.t ḥr ḥs*); Bln 199 (*it bd.t: iwḥ s.t m mwj.t-s rʿ nb*)

VII) als Droge (von Mensch und Tier) siehe im Drogen-W.B.

VIII) unklar und zerstört: Kah 34 (3,27); Ram III fragm. 31; L 1 (1,1)

§ 1 (zu A I): Bei der Erwähnung von „Wasser" im Körper ist an Flüssigkeit im weiteren Sinne zu denken. Dabei kann es sich um einen schädlichen Stoff handeln (so unter I a), wobei besonders an Eiter oder sonstige Sekrete zu denken ist (z. B. *mw ḥwꜣ* 'fauliges Wasser' aus dem Ohr in Eb 765), bei Augenkrankheiten an Tränen (I a 1). Dagegen ist bei dem „Wasser" in den Gefäßen an einen normalen (also unschädlichen) Stoff im Körper zu denken, der bestimmte Funktionen ausübt (diese 'gesunde' Eigenschaft besonders in *mw snb* „gesundes Wasser" in L 46 zur Bezeichnung der Muttermilch). Zur zweifelhaften Auffassung von Eb 854c (Wasser aus den Augen = Träne) vgl. Anm. 2 S. 359.

§ 2 (zu A IV b): Bemerkenswert ist die Polarität „Feuer-Wasser", die in einer Art „Feuer- und Wasserprobe" Eb 2 erwähnt ist und besonders in den Sprüchen gegen Verbrennungen gern verwendet wird.

§ 3 (zu D): In enger Verbindung mit *mwj.t* 'Harn' steht *šptj.t* 'Blase': Eb 854n; Eb 265; H 62. Daneben wird noch die Schamgegend (*kns*) Eb 261 und 283 sowie der After Bt 13a genannt; zum After als Ort der Applikation von Mitteln gegen Harnerkrankungen siehe § 4; ein Mittel für After und Blase gemeinsam liegt in Eb 27 vor.

§ 4 (zu D): Die meisten Rezepte gegen Harnstörungen werden als Trankmittel verabfolgt; Mittel zum Schlucken werden Eb 27 und 273 verordnet; das Mittel von Eb 267 wird gegessen. Eine andere Form der „inneren Behandlung" ist in den Eingüssen in den After zu sehen: Eb 265; 784; Bln 166; 171; 183. – Äußerliche Behandlung erfolgt Eb 270 und 272 durch Salben (*gs*) des Gliedes bzw. Eb 269 durch einfaches Applizieren (*rdj*) der Drogen an das Glied. Salben (*gs*) des Bauches ist die Behandlung eines Kindes (Eb 262).

mw.t Mutter

 Eb 468; H 160; Sm; L 46; Ram III; Ram IV; Mutt u

Kind 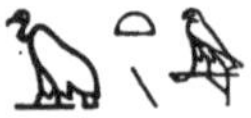 Eb 1; H 78 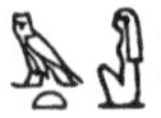 L 38 (13,5) 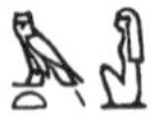 L 38 (13,7)

I) Mutter und Kind[1]

a) in Rezepten für erkrankte Kinder
Ram III B 33 (*ḫrd pn ḥnʿ mw.t-f*); Mutt u Kind B 1,9 (*ḫrd pn msj n mw.t-f*)

b) im Schutzzauber für das Neugeborene
Ram IV C 16 (Kind: *m-ḫt h33-f m k3.t nt mw.t-f*)

c) in Rezepten für die gebärende Mutter
Ram IV C 28 (*sfḫ n mw.t-f*)

II) in besonderen Verbindungen

a) *mw.t-rmṯ* 'Plazenta' siehe bei *mw.t-rmṯ*

b) als Teil von Drogen-Verbindungen siehe im Drogen-W.B.

III) sonst: Eb 468

IV) Zauber
Eb 1 = H 78; H 160; Sm 19,16; L 38 (13,5; 13,7); 46 (14,9); Ram IV C 13; C 14; C 25; C 28; Ram III B 27 (zweimal); III N III

mw.t-rmṯ Plazenta

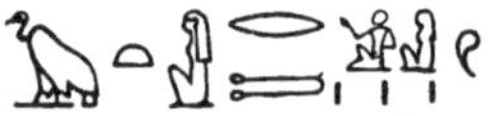 Eb; Kah 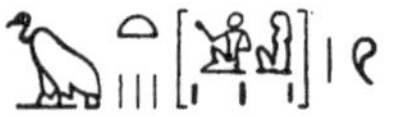 L 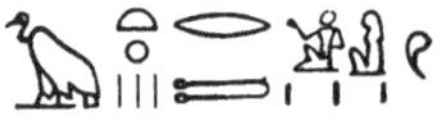 Eb 453 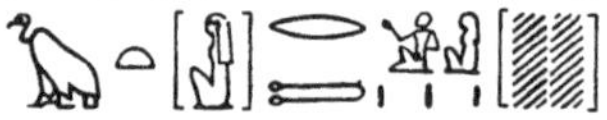 Ram IV

I) noch im Körper befindlich (wie *ḥm.t* Uterus gebraucht) pathologische Fälle

a) Eb 789 (*pḫr.t nt rdj.t h3j mw.t-rmṯ nt s.t r s.t-s*)
[*k.t*-Rezepte: Eb 790–794][2]

b) Kah 17 (*šs3w s.t snf* [. . .] *mw.t-rmṯ*)

c) L 13 (*šn.t nt mw.t-rmṯ*)

II) außerhalb des Körpers, als Droge siehe im Drogen-W.B.

§ 1: Siehe im einzelnen Hilde von Deines, *mw.t-rmṯ* 'Mutter der Menschen', MIO IV 1956, 27.

mbj [Laut eines neugeborenen Kindes]

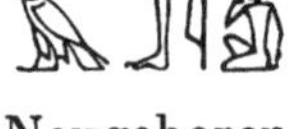 Eb 838

das Neugeborene: *ir ḏd-f mbj mt-f pw*

[1] Vgl. auch Sm 19,16 (Kälbchen: *prj m ḫ.t nt mw.t-f*).

[2] Es folgt ein Rezept mit derselben Überschrift wie Eb 789, aber mit *ḥm.t* 'Uterus' statt *mw.t-rmṯ*.

§ 1: Vgl. die Negation 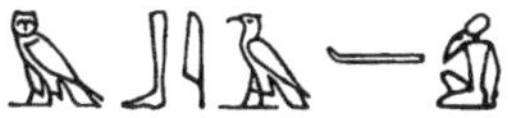 (*m bj3.t*) (Äg.W.B. I 442,2), mit der dieser Laut, der hier den Tod anzeigt, vielleicht zusammenhängt. – Das Gegenteil, der Leben bedeutende Laut, ist *njj*.

mn A. leiden an; schmerzen

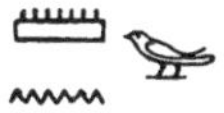 Eb; Bln; Sm; Ram III; Ram IV; Mutt u Kind B 1,6; 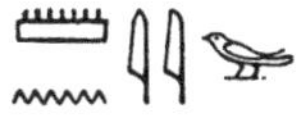 Sm 48 (17,18) (prosp. Relativform) 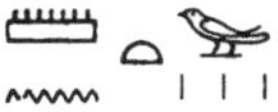 Eb 530 und 536 (Relativform); H 75 (Part.) 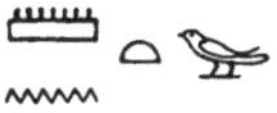 Kah 13 (2,14) (Relativform)[1] 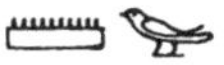 Sm 47 (16,18)

I) der Kranke leidet an etwas

a) an Krankheiten leiden

1) *iḫ.t nb.t m sṯ3 nb* 'irgendetwas in Form irgendeines *sṯ3*-Sekretes' Eb 530; 536
2) *mwj.t* 'Harn'[2] Eb 784; Bln 166; Kah 10
3) *mrt. nb.t* 'irgendwelche Krankheit' H 75
4) *nḏrw.t m rd.wj* 'Zusammenziehungen in den Beinen' Sm 22,11
5) *ḫnꜥw* 'Zusammenballungen'
m mwj.t 'im Harn' Eb 267
m rd.wj 'in den Beinen' Eb 153
6) *ḥdb.w nw mwj.t* 'Verhaltungen des Harns' Eb 265
7) *ḫnt m tp* '. . . -Krankheit am Kopf' Eb 298
8) *st.t* 'Schleimstoffe'
m ꜥ.t nb.t 'an allen Körperstellen' Bln 139; 140
ḥr ḫrj-mnḏ 'an der Unterseite der Brust' Bln 142
m šw.tj 'in den beiden Seiten' Sm 43 (15,1 und 4)
m [m]šꜥḳ.t 'am Schulterblatt' Sm 47 (16,18 und 17,1)
mn wd.t-irj 'an der Verlagerung davon leiden'[3] Sm 43 (15,5)
9) *šnꜥ m r3-ib* 'Verstopfung im Magen' Eb 199
10) *t3.w* 'Hitze' Eb 154; ---- *t3.w nw pḥwj.t* 'Hitze des Afters' Eb 188a (in einem Vergleich)

[1] *w3.t mn.t-s st ḥr-s* 'die Seite, auf der sie es leidet'. Oder ist *ḥr-s* an ein zu ergänzendes *wt* 'verbinden' zu ziehen?

[2] Siehe auch bei *ḥdb.w nw mwj.t* (A I a 6) und *ḫnꜥw m mwj.t* (A I a 5) sowie *d3dj.t* (A I a 12); vgl. auch Anm. 2 S. 367.

[3] D. h. die Schleimstoffe haben sich verlagert.

11) *ṯsw m nḥb.t* 'Versteifungen im Nacken'
Sm 3 (1,20; 1,21; 1,26); 4 (2,4; 2,6); 5 (2,13; 2,15); 6 (2,22); 7 (3,4; 3,6; 3,13); 8 (4,9; 4,12); 19 (7,18); 20 (8,4); 22 (8,13); 29 (10,6–7)

12) *ḏ3ḏj.t* 'Nässen'[1] Eb 273

b) an Körperteilen leiden

1) *ibḥ.w* 'Zähne' Kah 5
2) *ʿ.t nb.t* 'irgendwelche Körperstellen' Kah 9; 16; ---- Eb 794[2]
3) *ʿ.tj n nḥb.t* 'Gelenk des Nackens' Eb 295
4) *wʿr.tj* 'die beiden Beine' Eb 206a; Kah 7; 12[3]
---- *wʿr.t* 'Bein' Ram III A 7
5) *b3b3.w nw ir.tj* 'Höhlen der Augen' Kah 6; 16
6) *pḥwj* 'After' Sm 22,11; Kah 3
7) *mn.t* 'Oberschenkel' Eb 856d = Bln 163d
---- *w3b.w n mn.tj* 'Wurzeln der Oberschenkel' Kah 3
8) *mnḏ* 'Brust' Eb 191a = 194a; 811 (Zaub)
9) *msḏr.wj* 'Ohren' Kah 8
10) *nḥb.t* 'Nacken' Eb 856e; Kah 1; 8
11) *nḥḏ.t* 'Zähne' Kah 5
12) *r3* 'Mund' (?) Kah 17
13) *r3-ib* 'Magen' Eb 102 (= 296); 188; 189a; 191a = 194a; 192a = 195a; 197a; 200a; 203a; 205a; 296 (= 102); Sm 20,13
14) *rd* 'Fuß; Bein' Ram III A 7
---- *rd.wj* 'die beiden Beine' Kah 7
15) *ḥn.w nw ḳ3b.t* 'Rippen der Brust' Sm 42 (14,17)
16) *šw.tj* 'die beiden Seiten' Eb 205a
17) *ḳʿḥ* 'Schulter' Eb 856f[4]
18) *k3.t* 'Vulva' Kah 9[5]
19) *kns* 'Schamgegend' Kah 3; 5 (1,19); 8[6]; Ram IV A 3
---- *w3.t wʿ.t nt kns* 'eine Seite der Schamgegend': Eb 832a
20) *g3b* 'Oberarm' Eb 191a; Bln 163f[7]
21) *tp.t* 'Kopf' Eb 295
22) *ṯs n psḏ* 'Wirbel des Rückens' Sm 48 (17,18)

[1] Vgl. auch A I a 2 mit Anm. 2.
[2] Das *r* vor *mn.t-s* ist wohl zu streichen (überflüssiges *r* am Zeilenanfang auch Eb 51,17 und 70,18).
[3] So auch Kah 13 zu ergänzen.
[4] = Bln 163f *g3b* 'Oberarm'.
[5] Siehe auch Kah 4 (*ḏ3ḏ3.t nt k3.t*).
[6] So wohl auch Kah 4 zu ergänzen.
[7] = Eb 856 f *ḳʿḥ* 'Schulter'.

23) *ḏ3ḏ3* 'Kopf' Kah 17
24) . . ? . . *nt ḏr.t* '. . . der Hand' Kah 17

c) am Coitus leiden (d. h. Schmerzen dabei empfinden?)
Ram IV A 3 ([eine Frau] *ḥr mn kns-s ḥr mn nk-s*)

d) verderbt Ram III B 3 (*s ntj ḥr mn* [. . .])

e) Objektspronomen an Stelle der Krankheit bzw. der Körperstelle
1) *st* Eb 196; 202a; Kah 13 (2,14)
2) *sw* Sm 42 (14,18)[1]
3) *-s* (Suffix) Eb 283

II) ein Körperteil schmerzt
Sm 3 (2,1) (*mn.ḫr nḥb.t-f ẖr-s*); Mutt u Kind B 1,6 (*ḥr mn r3-ib* [*sḏ.tj*?] *pn*)

III) verderbt Sm 1 (1,9) (*ir isṯ mn* [. . .])

(*mn.t*) B. Leiden; schmerzende Stelle

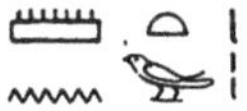 Eb; H; Bln 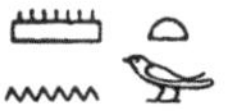 Sm; Ram IV; Bt 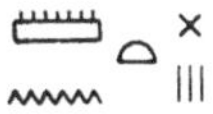 KV 7

I) als Ort der Applikation

a) *wt* 'verbinden'
Eb 242; 243; 244; 245; 246; 598; 599; 600; 635; H 71; 72; 73; 74; Bln 22; 25; 26; Ram IV C 4

b) *gs* 'salben'
Eb 642; H 99; 111; Bln 103

c) *psg ḥr* 'speien auf' Eb 131

II) Untersuchung und Behandlung

a) *nḏ mn.t* 'nach dem Leiden fragen' Sm 20 (8,1)

b) *ip* bzw. *ḫ3j mn.t* 'das Leiden untersuchen' Sm 1 (1,5)

c) *snḏm mn.t* 'ein Leiden lindern' H 94 (*ḥ3.t-ʿ m dmḏ.t nt snḏm mn.t nb.t*)

d) es ist keine schmerzende Stelle vorhanden KV 7 (*n wnt mn.t im-sn*)

III) Verschiedenes Bt 13a (*ʿ.t-f ẖr srf ḥr mn.t*)[2]

§ 1 (zu A): Auf *mn* 'leiden an' kann entweder die Krankheit (bzw. die kranke Körperstelle) als Hauptererscheinung folgen, z. B. Eb 199 (*mn šnʿ m r3-ib-f*) bzw. Eb 188 (*mn r3-ib*); oder die Krankheit wird durch Angabe von Körperteilen näher lokalisiert, z. B. Eb 295 (*st.t m nḥb.t-f iw-f mn-f*

[1] Ob *sw* Fehler für *sw.t* 'Rippengegend'?
[2] Oder *mn.t* hier eine Verbalform, zu der das folgende *mwj.t* 'Harn' gehört (vgl. A I a 2 mit Anm. 2).

ʿ.tj n nḥb.t-f ỉw-f mn-f tp.t-f); schließlich kann auch eine Nebenerscheinung bzw. Auswirkung einer Krankheit beschrieben werden, z. B. das häufige *mn-f ṯsw m nḥb.t-f* im Pap. Smith (siehe A I a 11)

§ 2 (zu B): Wie *s.t-ʿ* 'Einwirkung' bzw. 'Einwirkungsstelle', neben dem *mn.t* in den „Göttermitteln" (Eb 242–246 = H 71–74) vorkommt und mit dem es in den Mitteln der Rezeptgruppe Bln 21–28 wechselt, wird auch *mn.t* sowohl als Krankheit wie auch als Krankheitsort gebraucht.

mn bleiben; festhalten

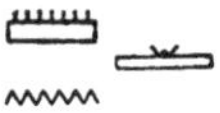 Eb; Sm 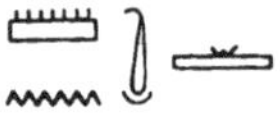 Bln 189 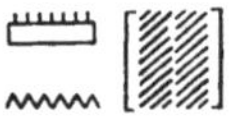 Pap. Leiden Recto XXII 1+x+2

A) intransitiv: bleiben

I) von Krankheitserscheinungen
Eb 867a (*ʿȝ.t*-Geschwulst: *wnn-s m wḏʿ.w ỉn ḏr.t-k mn*); Eb 871a (*ʿȝ.t*-Geschwulst: *ỉw-s rwḏ.tj ẖr ḏbʿ.w-k mn.tj*); Eb 203c (Magenleiden: *gmm-k ẖȝj.t-f ỉptn mn.tj mj ỉmj.t-ẖȝ.t*)

II) von Körperteilen

a) pathologische Zustände: unbeweglich sein
Sm 32 (11,2) (vom Gesicht bei einer Nackenwirbelverletzung: *ỉw ḥr-f mn*); Sm 31 (10,21) (vom krankhaft versteiften Glied bei einer Nackenwirbelverletzung: *ỉw-f mn sȝw*)

b) anatomische Angaben:

1) fest sein an einer bestimmten Stelle
Sm 7 (3,17) (*ȝmʿ.t*-Knochen: *mn m gmȝ-f*)[1]; Eb 855p (das Herz: *mn m s.t-f*)

2) noch verblieben sein (von verletzten Körperteilen)
Sm 4 (2,9) (Stücke des gespaltenen Schädels: *mn m ḥʿw n tp-f*); Sm 23 (8,19) (Ohr ist angeschnitten: *ỉsṯ ỉḫ.t m ẖrj n msḏr-f mn m ḥʿw*); Sm 34 (11,23) (Verschiebung an den Schlüsselbeinen: *mn tp.w-sn m ḳs ḥrj n ḳȝb.t-f*); Sm 43 (15,4) (Verschiebung an den Rippen: *tp.w . . . wnn mn m ḳȝb.t-f*)

III) von der verschobenen *ỉdr*-Naht
Sm 23 (8,20) (*mn m sp.tj wbnw-f*)

IV) in der Verbindung *r-mn-m* 'bis zu '(nur in Verbindung mit Körperteilen)
Sm 26 (9,8) (*ḫȝj.ḥr-k wbnw-f r-mn-m ỉwn n fnḏ-f*)

[1] Oder zu A II a gehörend: der Krallenknochen sitzt unbeweglich im Joch-Schläfenbein?

– – – – mit 2 Gliedern nach *r-mn-m*

1) Wiederholung von *r-mn-m*
Kah 5 (1,19) (*ỉr mn-s kns-s r-mn-m ẖ3bw-s r-mn-m ḫpd.w-s*); Pap. Leid Recto XXII 1+x+2 (*m ḏ3ḏ3-f r ḥr-f r-mn* [. . .] *n3 n ṯs.t nt ỉ3.t-f r-mn* [. . .])

2) zweites Glied nur durch *m* angeschlossen
Eb 781 (*wt ḥr-s grḥ wʿ r-mn-m g3b.w-f m ʿ.t-f*)

V) Zauber: Bln 189

B) transitiv: festhalten
Sm 40 (13,13) (*mn.ỉn-k ḫnt3 n ḳ3b.t-f m ḏbʿ.w-k*)

mn/mn.t gewisse Person; beliebige Sache

Schreibung zu I:

masc.: 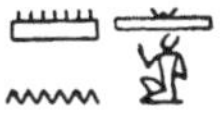 H 170; L; Bt Rs 2,4 und 5; Pap Leid; Ram IV D II 3 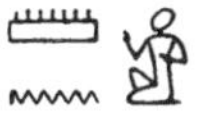 Sm 1 (1,3) 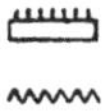 Bt Rs 2,7 und 8 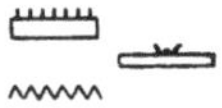 Ostr. Kairo (ODM 1062,5) 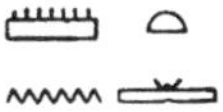 Bln 189

fem.: 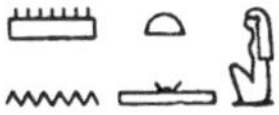 H 170; Bln 189; L 6 (3,4); Bt Rs; Ostr. Kairo (ODM 1062,5) 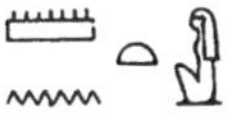 L 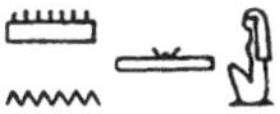 Pap. Leid

Schreibung zu II:

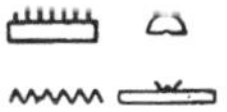 Sm; Ram III B 28 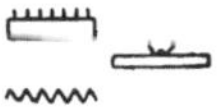 Bt 6

I) *mn/mn.t*: NN, als Bezeichnung einer gewissen Person

a) *mn* 'ein gewisser Mann'
Sm 1 (1,3) (das Untersuchen eines Mannes: *ỉp mn* [*pw*]); Ram IV D II 3 (Zaub); – – – – L 31 (Zaub)[1]

b) *mn msj n mn.t* 'ein gewisser Mann, geboren von einer gewissen Frau'[2]
H 170; Bln 189; L 1; 2; 5; 6 (3,3 und 4); 9; 25c; Bt Rs 2,4; 2,5; 2,7; 2,8; Pap. Leid Verso IX 12; Ostr. Kairo (ODM 1062,5)

II) *mn.t* 'beliebige Sache'

a) *ỉp mn.t* 'irgendetwas zählen': Sm 1 (1,4)

b) *ỉp ỉḫ.t mn.t* 'eine beliebige Sache zählen': Sm 1 (1,4)

c) *mn.t-ỉrj.t* 'etwas Derartiges': Ram III B 28

d) *ḥr-s3 mn* 'nach etwas Derartigem' (?): Bt 6[3]

[1] Ob Femininum gemeint? Vgl. das folgende *šrj.t*.

[2] Siehe dazu § 1.

[3] Gebraucht wie sonst *ḥr-s3 nn* 'nach diesem' bzw. *ḥr-s3-st* 'danach'.

§ 1 (zu I b): Die Verbindung *mn msj n mn.t* wird in Zaubersprüchen als Ersatz für den, Namen des jeweiligen Kranken gebraucht.

mn.t Oberschenkel

Singular: 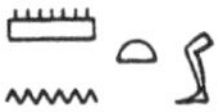 Eb 856d

Dual: 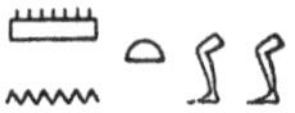 Eb; Bln 163d (15,8); Sm; Kah 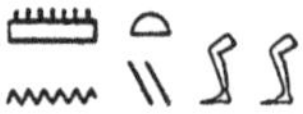 Bln 163d (15,8) 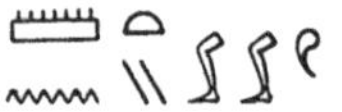 Bln 163d (15,9); L 47 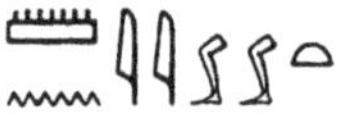 Eb 499 ---- 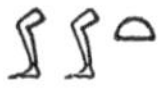 Kah 7 (1,23)[1]

Plural (?): 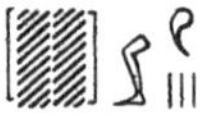 L 14 (5,1)[2]

I) anatomische Angaben

a) Gefäße zum Oberschenkel
Eb 856d (*iw mt 2 im-f n mn.t-f*) = Bln 163d (*iw mt 2 m mn.tj-fj*)

b) Teile des Oberschenkels
1) *mt štw* „*štw*-Gefäß"
Eb 856d (*p3 mt štw n mn.t-f*) = Bln 163d (*p3 mt štw n mn.tj-fj*)
2) *w3bw* 'Wurzel': Kah 3 (1,9) (*w3b.w n mn.tj-sj*)

II) pathologische Fälle

a) *mn mn.t* 'am Oberschenkel leiden'[3]
Eb 856d (*ir mn-f mn.t-f*) = Bln 163d (*ir mn-f mn.tj-fj*); Kah 3 (1,9) (*šs3w s.t ḥr mn pḥwj-sj kns-s w3b.w n mn.tj-sj*); ---- Eb 206a (*iw mn-f wʿr.tj-fj dbb.w nn mn.tj-fj*)

b) Eb 856d (*p3 pw mt štw n mn.t-f šsp.n-f mr.t*) = Bln 163d (*p3 mt štw n mn.tj-fj šsp.n-f mr*); Eb 877b (*ʿnw.t*-Geschwulst: *ir ḫm gmj-k m ḫtt.tj-fj m g3b.wj-fj m npḥ.wj-fj m mn.tj-fj rj.t im*); ---- L 14 (*ḥnḥn* [...*mn.t*?] *sd3 rd.wj*)[4]

III) Behandlung

Eb 808 (Behandlung der weiblichen Brust: *sjn ḫ.t-s mn.tj-sj im*); Sm 21,2 (Gebärmutter-Erkrankung: *rdj* Drogen *imj.tw mn.tj-sj*); ---- Kah 24 (bei einer Gebärmutter-Erkrankung setzt sich die Frau über Drogen: *wpj mn.tj-sj*)

[1] Wahrscheinlich eine fehlerhafte Schreibung für *rd.wj*: in der Behandlung (1,24) steht ausgeschrieben *rd.wj-sj wʿr.tj-sj* statt *mn.tj-sj* (?) *wʿr.tj-sj*.

[2] Zur Schreibung vgl. Lefebvre Tableau S. 48 (Tur 30 und 31).

[3] Kah 7 (1,23) ist bei *rd.wj* aufgenommen; siehe dazu Anm. 1.

[4] *mn.t* neben *rd.wj* auch Eb 856 d; zu *ḥnḥn* als Krankheitserscheinung in den Beinen (*rd.wj*) vgl. Bln 169, in Verbindung mit *mn.tj* siehe Mutt u Kind E 4,10.

IV) Zauber

Eb 499 = L 47 (Isis löscht eine Verbrennung: *ḥ'pj imj.tw mn.tj-j*)

§ 1: Neben *rd.wj* ‘Füße’ ist *mn.t* Eb 856d (eventuell auch L 14; vgl. Anm. 4 S. 370) genannt: siehe dazu Pap. Leid Recto VII 11 ‘die beiden Füße gehen (*šm*), die beiden Oberschenkel laufen (*sḫsḫ*)’; bemerkenswert für die Lokalisation von *mn.t* ist die Erwähnung neben *pḥwj* und *kns* (Kah 3) und neben *npḥ.wj* (Eb 877b).

§ 2: Daß *mn.tj* nicht mit *w'r.tj* identisch ist, zeigt Eb 206a: ‘er leidet an seinen beiden Beinen, . . . nicht an seinen beiden Oberschenkeln’.

mn.t Schwalbe

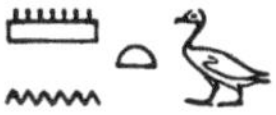 Eb 457; Ram III B

I) als „Sündenbock“, auf den Krankheiten übertragen werden[1]

a) *skm*-Haarkrankheit

Eb 457 (der Kranke: *stj.in-f '-f ḥr s3 n drj.t 'nḫ.t dd-f tp-f r mn.t 'nḫ.t*)

b) *b''*-Kinderkrankheit

Ram III B 33 (*iw b''-f n mn.t*); Ram III B 32 und 34 (*inj.ḫr.tw mn.t imj.t sš-s*)

II) in Drogen-Bezeichnungen siehe im Drogen-W.B.

mnj.t Wurzel

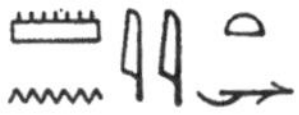 Eb 103

1) bildlich gebraucht: Wurzel = Ursprung (einer Krankheit)

k.t nt sm3 wḫdw m ḫ.t sm3 mnj.t nt wḫ3 m ḫ.t nt s s.t r3-pw

2) als Pflanzenteil (von Drogen) siehe im Drogen-W.B.

mnj.t Landepflock

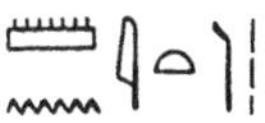 Eb 360 (Zaub)

mnj3 [Körperteil]

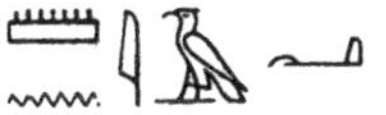 Kah 32; Bln 197 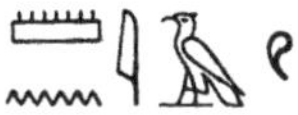 Kah 29

[1] Vgl. den Hinweis auf Frazer, The Golden Bough IX 35 bei Barns S. 23 Anm. 2

in Schwangerschaftsprognosen
Bln 197 (*ỉsṯ ꜣm.n-k mnjꜣ-s m ḏbꜥ.w-k . . . ḥr wꜣ.t nb.t nt ꜥ-s; ỉr njꜣ mt m ẖnw ꜥ-s r ḏr.t-k ḏd.ḫr-k ỉw-s r ỉwr*); Kah 29 (. . . *ḏbꜥ-k ḥr ḥrw mnjꜣ-s*); Kah 32 ([. . .] *mj.t.t pfꜣ ḏbꜥ ḥr mnjꜣ*)

§ 1: Es bleibt unklar, ob es sich um einen speziell weiblichen Körperteil handelt oder um einen Teil des Unterarmes: nach Berlin 197 möchte man vermuten, daß *mnjꜣ* die Stelle ist, an der „das Gefäß im Innern ihres Unterarmes *njꜣ*-macht", also eine *m*-Bildung des Ortes von *njꜣ*. Schon Wreszinski, der allerdings statt *mnjꜣ* noch *rwj.t* las, übersetzt: „Wenn die Ader in ihrem Arme gegen deine Hand pocht" und kommentiert: „Worauf es bei der ganzen Sache ankommt, ist aber deutlich: die Pulsader (*mt m ẖnw ꜥ-s*) muß fühlbar sein". Nach Eb 855e wird der Pulsschlag in den Gefäßen durch die Luft hervorgerufen, mit der sie gefüllt sind. Dieser Vorgang wurde wahrscheinlich mit *njꜣ* '(zurück)stoßen' oä (vgl. lat. pellere) bezeichnet; dann wäre *mnjꜣ* „der Puls (am Unterarm)". Bemerkenswert ist, daß in jedem Fall von den Fingern des Arztes die Rede ist; ob damit der Puls gefühlt werden soll?

mnjw Ruhebett

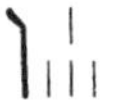 Sm 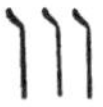 Sm 29 (10,8)

in der Verbindung *wdj/rdj* (*r tꜣ*) *ḥr mnjw-f* vom Schwerverletzten: '(zu Boden) auf sein Ruhebett legen' als Behandlungsweise bei Verletzungen des Kopfes, der Kehle, des Nackens und der Achsel

a) *wdj.ḫr-k sw ḥr mnjw-f*
Sm 19 (7,18); 21 (8,9); 11 (5,12)

b) *wdj/rdj r tꜣ ḥr mnjw-f*
Sm 3 (2,2); 4 (2,7); 5 (2,15); 28 (10,3); 29 (10,8); 47 (17,13); – – – – [Sm 3 (1,23)]

§ 1: Ableitung von *mn* 'bleiben; dauern'; vgl. *mn* 'Ruhebett' (Äg.W.B. II 63,3 und 4 sowie Brugsch W.B. S. 644); zur Schreibung mit den drei Pfählen siehe *mnjw* (Äg.W.B. II 75, 15 und 16). – Der Kranke soll in Ruhestellung (Sitzen oder Liegen) gehalten werden, „bis die Zeit seines Leidens vorbeigegangen ist". Die Glosse D in Fall 3 erklärt *mnjw* durch *ỉmj.t*, das eventuell „Lager, Bettzeug" bedeutet (siehe bei *ỉmj.t*).

mnjw Hirt

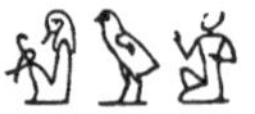 KV 45

in verderbtem Zusammenhang (in Verbindung mit einem kranken Rind)

mnʿ.t Amme

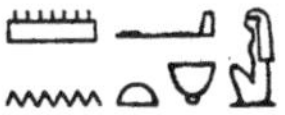 Eb; Ram III

1) Rezept zum Holen der Milch einer Amme
Eb 836 (*inj.t irṯ.t n mnʿ.t šdj.t ẖrd*)
2) Kind lutscht zusammen mit der Milch ein Medikament von der Brust der Amme
Eb 273 (Droge: *sjn.tw n-f ḥr irṯ.t in mnʿ.t-f kff r-s r hrw 4*)
3) im Zauber gegen die *bʿʿ*-Krankheit
Ram III B 27 (neben *3tj.t*)

mnḥ Wachs

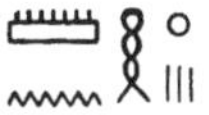 Eb 869c

I) in einem Vergleich zur Beschreibung des Inhalts einer Geschwulst
II) als Droge siehe im Drogen-W.B.

mnḫ A. tüchtig; gut

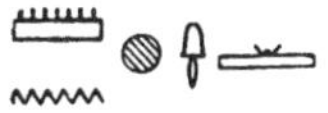 Eb; Sm; Ram III

in der Verbindung *r mnḫ* 'tüchtig' (als Adverb)

I) Drogenbereitung
a) *psj* Eb 468; 753; Sm 21,17; 22,3
b) *knkn* Eb 65
c) *iʿj* Sm 21,20
d) *nḏ snʿʿ* Ram III A 18

II) vom Bestreichen eines Hauses gegen Ungeziefer: Eb 841

(mnḫjw) B. I. Gutartigkeit

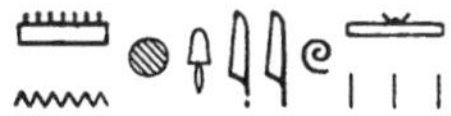 Sm 39 (13,8)

als Charakterisierung einer Wunde
Sm 39 (13,8) (*bnw.t*-Geschwüre: *imj-k s3w n wb3-f ḏs-f im n mnḫjw m wbnw-f*)

(mnḫ.t) B. II. Vortrefflichkeit; Güte

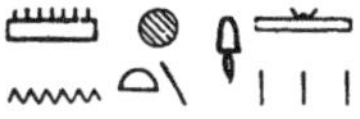 Bln 163a

von einer aufgefundenen medizinischen Schrift

§ 1 (zu B I): Breasted S. 366 faßt das Adverb *im* und das folgende *n* (das er 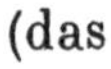 liest) zu 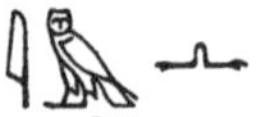 zusammen und übersetzt: „that there may be no *mnḫyw* in his wound", was aber für *mnḫjw* etwas Schädliches voraussetzen würde und nicht der Schreibung entspräche. – Ebenso ist wohl auch die Übersetzung von Ebbell, Chirurgie S. 59, abzulehnen: „und lasse keine Kleider (?) auf seinem Geschwür anbringen".

mnḫ.t[1] Kleid; Gewand

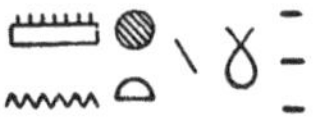 L 25 c (Zaub)

mns3 Samenerguß[2]

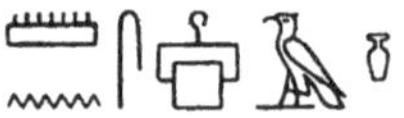 Sm 31 (10,16) 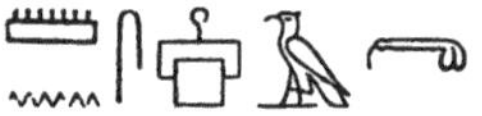 Sm 31 (10,19)

Sm 31 (10,16) (*ir swt wnḫ ṯs ḥrj-ib n nḫb.t-f mns3 pw ḫpr r b3ḥ-f*); Sm 31 (10,19) (*ir mns3 pw ḫpr r b3ḥ-f: wnn ḥnn-f nḫt ḫr nšw m pḥwj ḥnn-f ḏd pw iw-f mn s3w*[3] *n gs3.n-f n ḫrw n gr.t ṯsj.n-f n ḫrw*)

mnd.t Wange[4]

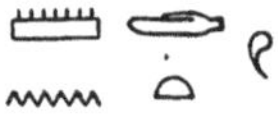 Sm 16 (6,18 und 19); 17 (7,1; 7,2; 7,4) 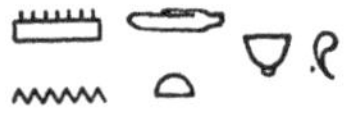
Sm 15; 16 (6,18); 17 (7,1) ---- Sm 11 (5,15)[5]; 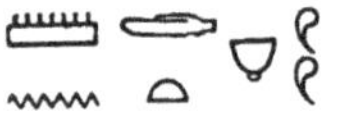
Sm 12 (5,22)

nur im Pap. Smith belegt

I) Verletzungen an/in (*m*) der Wange

a) *thm* 'Loch'	Sm 15 (6,14; 6,15; 6,16)
b) *pšn* 'Spalt'	Sm 16 (6,18; 6,18; 6,19)
c) *sd*-Bruch	Sm 17 (7,1; 7,1; 7,4)

[1] Vgl. *wnḫ* 'kleiden'.

[2] Der zweite Teil der Glosse legt es nahe, daß *mns3* gleichzeitig die bei dem Samenerguß selbstverständliche Erektion mit enthält, doch ist die Übersetzung „Erektion des Phallus" (so Äg.W.B. II 88,16) zu eng.

[3] *mn s3w* wohl Wortspiel mit *mns3*.

[4] Siehe dazu Dawson, ZÄS 62, 1927, 20.

[5] Ob unter 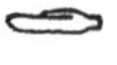 noch \ zu lesen ist? Breasted gibt nur 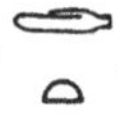, vgl. aber die Faksimile-Ausgabe.

II) sonstige krankhafte Zustände
Sm 12 (5,22) (*ḏnb fnḏ-f pw šfw r-ḏr-f wr mnḏ.tj-fj m mj.t.t*)
Sm 15 (6,16) (*gmm-k tḫb išwj km šm3j ḥr mnḏ.t-f*)

III) Verschiedenes
a) in einer Glosse als anatomische Angabe
Sm 11 (5,15) (*ir msd.tj-fj: ḏr.wj n fnḏ-f ʿr n mnḏ.t-f*)
b) Untersuchung
Sm 17 (7,2) (*rdj.ḫr-k ʿ-k ḥr mnḏ.t-f m h3w sḏ pf*)

mnḏ Brust; Brüste

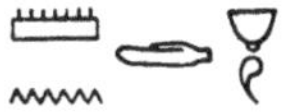 Eb; Bln 142[1] 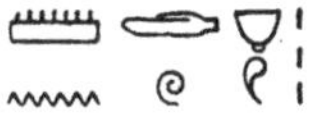 Eb 809 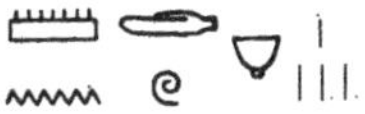 Eb 877 c 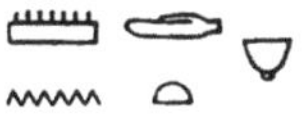 Bln[2] 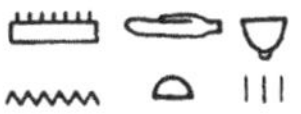 Bln 17[2] 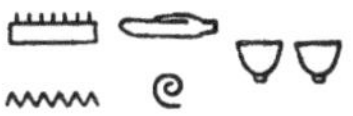 L 46 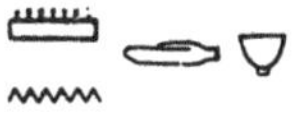 Ram IV 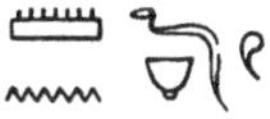 Ram III B 16 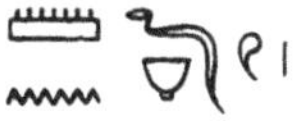 Ram III B 25; 31

I) a) pathologische Fälle
1) Bln 13 ([. . .] *mnḏ mr-f*)[3]
Bln 14 (*pḫr.t nt dr bsj ḥr mnḏ ḥr ʿ.t nb.t*)
[*k.t*-Rezepte: Bln 15 und 16]
Bln 17 (*pḫr.t nt mnḏ mr-f*)[4]
Bln 18 (*pḫr.t irr.t* [*n*] *mnḏ mr-f*)
2) (Eb 809: siehe I b)
Eb 810 (*k.t pḫr.t nt mnḏ mr-f*)[4]
Eb 811 (*šn.t nt mnḏ*) (Zaub)
3) Eb 877 c (*ʿnw.t*-Schwellung: *m mnḏ.w m bn.t m ʿ.t nb.t*)
4) Eb 191 a = 194 a (Magenkranker: *iw-f mn-f g3b-f mnḏ-f gs n r3-ib-f*)
5) Bln 142 (*pḫr.t nt dr st.t m mn.tw-s ḥr ḫrj-mnḏ wnmj i3bj r3-pw*)
6) Ram IV D II 4 (*šn.t mnḏ*)
b) Behandlung der Brust
Eb 809 (*gs.w*-Krankheit: Drogen *dj n s.t r mnḏ.w-s r ḥ.t-s r ʿ.t-s nb.t ḫpr.t gs.w r-s*); Eb 810 (*gs mnḏ im r hrw 4*)[4]; Bln 17 (*gs mnḏ.w im*)[4]; Bln 18 (*gs mnḏ im*)

II) anatomische Fälle
Eb 856 c (*iw mt 2 im-f m štw n mnḏ-f*) = Bln 163 c (*iw mt 2 n mnḏ.wj-fj*);

[1] Diese Schreibung nur in der Verbindung *ḫrj-mnḏ*.
[2] Phonetische Wiedergabe des koptischen ⲙⲛⲟⲧ 'Brust(warze)'.
[3] Der schlagende Mann hinter *mnḏ* ist zu streichen.
[4] Eb 810 = Bln 17.

Eb 855n (*ir rwj.t nt ḥꜣ.tj: rww-f sw pw ḥr mnḏ-f iꜣbj*); Eb 855q (*ir ḥꜣ.tj-f npꜣ-f ꜥꜣ ꜥḏ.t ḥr mnḏ-f iꜣbj: irj.t nhj pw n hꜣj.t r ẖrw in ḥꜣ.tj-f*); – – – – Eb 859a (*ḥnḥn.t*-Geschwulst: *gmm-k tp-s spd bwꜣ mj mnḏ*)

III) Zauber

Eb 811 (*mnḏ pw nn mn.n is.t m ꜣḫ-bj.t m ms.t-s šw ḥnꜥ tfn.t*); L 46 (Isis löscht Feuer *m irṯ.t-j m mw snb imj.tw mnḏ.wj-j*)[1]; Ram III B 25 ≟ 31 (*bꜥꜥ imj šnꜥ-j ḏḥꜥw.t imj.t mnḏ-j*); Ram IV D II 2; 3; Ram III B 16

§ 1: Im Gegensatz zu *šnb.t*, dem Brustinnenraum, bezeichnet *mnḏ* die äußere Brust, und zwar die weibliche und die männliche Brust. (Sichere Fälle der weiblichen Brust: Eb 809–811; L 46 – sichere Fälle der männlichen Brust: Eb 191a = 194a; 855n; 855q; Eb 856c = Bln 163c; – die Gruppe Bln 13–18 läßt sich trotz der Parallele Bln 17 = Eb 810 nicht sicher als für die weibliche Brust bestimmt erweisen.)

§ 2: Die Behandlung der *mnḏ*-Brust erfolgt durch äußere Mittel (*wt* ‘verbinden’; *gs* ‘salben’; *rdj r* ‘geben an’).

§ 3: Zum Verhältnis von *mnḏ* zu *šn.bt* und *ḳꜣb.t* siehe bei *ḳꜣb.t* § 1.

§ 4: Als besondere Körperstelle wird Bln 142 *ẖrj-mnḏ* ‘das was sich unter der Brust befindet’ genannt (vgl. die Bildung *ẖrj-ẖ.t* ‘Unterleib’). – Ram III B 25 und 31 nennt *šnꜥ* ‘Brust’ neben *mnḏ*.

mnḏr [inneres Organ]

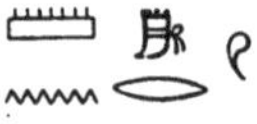 Eb 875c

I) in der Verbindung *mnḏr n pnw* in einem Vergleich zur Beschreibung des Inhalts einer Geschwulst

II) als Droge siehe im Drogen-W.B.

§ 1: Die Vermutung Dawsons, daß es sich um die Gallenblase handelt (bei Gardiner, Onomastica I p. 18 erwähnt), ist nicht gesichert.

mr A. schmerzen, krank sein

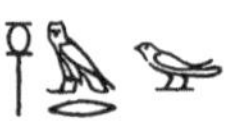 Eb; H; Bln; L 36; Bt 1; Kah; Ram III; Ram IV; Ostr. Kairo (ODM 1216); Pap Leid 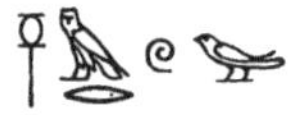 H 174 (Pseudopartizip)  Ram IV D IV 3

[1] Die Variante L 47 = Eb 499 hat: *ḥꜥpj imj.tw mn.tj-j* ‘ein Nil zwischen meinen Oberschenkeln’.

I) von Körperteilen und Körperausscheidungen, die schmerzen[1]

ỉr.t	Ram III A 16 (*mr-s*) (*mḥ ỉr.t ỉm*)
– – – – *ỉr.tj* (?)	Kah 1 (*mr*) (*k3p*)
ʿ.t nb.t	Eb 1 (1,11) (*nt.t mr.tj*) = H 78 (6,11) (*ntj mr sj*) (*w3ḥ pẖr.t*); H 78 (*ntj mr.tj*) (*w3ḥ pẖr.t*); Kah 6 (*mr.n ʿ.t-s nb.t*) (*swr*)
b3b3.w 7 m ḏ3ḏ3	Eb 763 (*mr b3b3.w*) (Zaub)
p3ḏ	Eb 612 = H 247 (*mr-f*) (*wt*); H 252 (*mr-f*)
pḥwj.t	Eb 162 (*mr-s*) (Zäpfchen); H 7 (*mr-s*) (*k3p*); Bt 1 (*mr* [. . .]) (Pille)
mwj.t[2]	Bln 171 (*mr-s*) (*wdḥ*)
mnḏ	Eb 810 (*mr-f*) = Bln 17 (*mr-f*) (*gs*); Bln 13 (*mr-f*); Bln 18 (*mr-f*) (*gs*); Ram IV D II 3 (*mr mnḏ*) (Zaub)
ns	Eb 698 (*mr-f*) [*k.t*-Rezept Eb 699] (*ẖpʿ*); Eb 700 (*mr-f*) [*k.t*-Rezepte Eb 701–704] (*ẖpʿ*)
r3-ỉb	Bln 154 (*mr-f*); – – – – Eb 202a (*mr wr.t*)[3]
rd.wj	Eb 561 (*mr*) (*wt*); Pap. Leid Verso XXIII 1 (*mr-sn*)
ḥm.t	Kah 2 (*mr.n ḥm.t-s*) (*k3p*)
ḥs	Eb 30 (*mr*) [*k.t*-Rezept Eb 31] (einnehmen); Ram IV C 14 (*mr*) (Zaub)
ẖ.t[4]	Eb 5 (*mr-s*) = H 55 (*mr-s*) [*k.t*-Rezept Eb 6 = H 56] (einnehmen); Bln 191 (*mr-s*) (*swr*); Ostr. Kairo (ODM 1216,1) (*mr.tj*) (Zaub)
ẖrj-ẖ.t	Eb 179 (*ntj mr*) (*rdj r ẖrj-ẖ.t nt s ntj mr*)[3]
s3ḥ[5]	Eb 620 (*mr-f*) (*tmt*) = H 175 (*mr-f*) (*wt*)
sst	Eb 613 (*mr*) [*k.t*-Rezept Eb 614] (*wt*)
kns[6]	Eb 261 (*mr kns*) (einnehmen); Eb 283 (*mr kns*) (einnehmen); H 88 (*mr-f*) (einnehmen)
tp	Eb 253 (*mr-f*) (*wrḥ*); Eb 254 (*mr-f*) (*wrḥ*); Eb 257 (*mr-f*) [*k.t*-Rezept Eb 258] (*dj r*); Eb 259 (*mr-f*) (*dj r*); Eb 251a (*rdj r tp ntj mr snb.ẖr-f ḥr ʿ.wj mj ntj n mr-f*)[3]
ḏ3ḏ3	Ram III A 19 (*ḏ3ḏ3 n s ntj mr*)[3] (Räucherung)

[1] Die Applikationsvorschriften sind in runden Klammern beigefügt.

[2] Vgl. Eb 261 und 283, die Harn-Fälle sind und daneben die Angabe *mr kns* haben.

[3] Ob *mr* hier auf den Patienten zu beziehen? Vgl. A II.

[4] Vgl. auch Eb 30 (*ḥs mr m ẖ.t*).

[5] Siehe auch unter *ḏbʿ* und *s3ḥ*.

[6] Siehe auch *mwj.t*.

ḏbʿ und *s3ḥ*	Eb 616 (*mr-f*) (*wt*); Eb 617 (*mr-sn*) = H 174 (*mr*) (*wt*)
ḏrww	Eb 602 (*mr-f*) (*wt*)

II) von Personen, die krank sind[1]: L 36 (Zaub)

III) in der Verbindung *ḫ3j.t mr.t*
Bln 172 (*pẖr.t nfr.t nt ḫ3j.t mr.t*) (*wdḥ m pḥwj*)

IV) unklar
Ram IV D II 3; D IV 3 (Zaub)

***(mr.t/mr)*[2]** B. Krankheit[3]

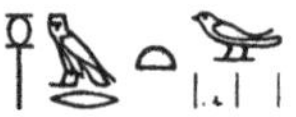 Eb; H 33; 75 (6,1); 134; 139; 212 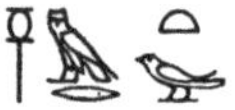 Eb 217 und 697[4] ---- L 14 (5,4 und 7) 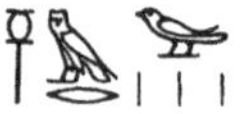 H 75 (5,15); Bln 154 (Verdikt); 163d 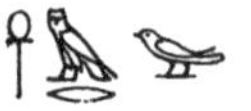 Eb (Verdikt); Eb 43; H (Verdikt); H 48 (*mr-ib*); 53; 75 (6,1); Bln (Verdikt); Bln[5]; Sm (Verdikt); Bt (Verdikt); Bt 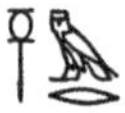 Sm 7 (3,13 Verdikt) 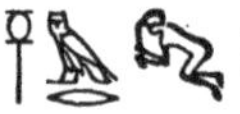 Pap Beatty VIII 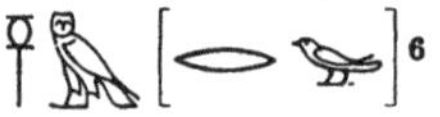[6] Ram IV C 4

I) Krankheit in verschiedenen Körperteilen

ib	Eb 217 (*mr.t-ib*) [*k.t*-Rezept Eb 218] = H 48* (*mr-ib*) [*k.t*-Rezept H 49] (einnehmen)
ins.t	Bln 123* (*mr m ins.t*) [*k.t*-Rezept Bln 124] (*wt*)
ʿ.t (nb.t)	Eb 301 (*mr.t m ʿ.t nb.t*) (*wt*) = H 33 (*mr.t m ʿ.t*) (*rdj ḥr*); Eb 601 (*mr.t m ʿ.t nb.t*) (*wt*); H 134 (*mr.t m ʿ.t nb.t*) (*wt*); H 139 (*mr.t snf m ʿ.t nb.t*) (*wt*)
pḥwj	Eb 856h (*ḫpr mr.t pḥwj m-ʿ-sn*) = Bln 163h* (*ḫpr mr m pḥwj-f m-ʿ-sn*); Bt 11* (*mr nb ḥr pḥwj*) (*wdḥ*)

[1] Möglicherweise sind auch die Fälle Eb 202 a (bei *r3-ib*); Eb 251 a (bei *tp*) und Eb 179 (bei *ẖrj-ẖ.t*) unter I als hierher gehörend zu betrachten. Da aber bis auf die Zauber-Stelle L 36 *mr* nur von Körperteilen verwendet wird, ist diese (grammatisch denkbare) Auffassung unwahrscheinlich.

[2] Die *mr*-Stellen sind durch * gekennzeichnet.

[3] Wohl stets mit demBegriff „schmerzend" verbunden zu denken; vgl. unter A beim Verbum und § 1.

[4] Beide Stellen im direkten Genetiv.

[5] Zu dieser Schreibung in Pap. Bln siehe § 3.

[6] Ergänzung nach Barns.

m3s.t Eb 605 (*mr.t m m3s.t*) [*k.t*-Rezept Eb 606] (*wt*); Eb 609 (*mr.t m m3s.t*) (*wt*)

ns Eb 697 (*mr.t ns*) (*ḫpꜥ*)

ḥꜥw Eb 598 (*mr.t wnn.t m ḫnw ḥꜥw*) [*k.t*-Rezepte Eb 599 und 600] (*wt*)

ẖ.t Eb 4 (*mr.t m ẖ.t*) = H 53* (*mr m ẖ.t*) (*swr*); Eb 35 = 185 (*mr.t nb.t m ẖ.t*) (*swr*); Eb 41 (*mr.t nb.t m ẖ.t* und *mr.t m ẖ.t*) (einnehmen); Eb 42 (*mr.t m ẖ.t*) (*swr*); Eb 43* (*mr ẖ.t*) (einnehmen); H 212 (*mr.t nb.t ntj m ẖ.t tn*) (Zaub); – – – – Pap Beatty VIII Vs 5,2* (*swr*)

– – – – *gs n ẖ.t* Eb 40 (*mr.t m gs n ẖ.t*) (*wt*)

– – – – *ẖ.t* nicht erwähnt: Eb 67 (*wt*); Eb 66 (einnehmen); Eb 69 (einnehmen)

šd Eb 817 (*ḫpr.t mr.t m sp.tj šd-s*) (*wdḥ*)

tp Eb 247 (47,9) (*mr.t nb.t m tp*) = H 75 (6,1)*[1] (*mr.t nb.t mn.t m mr n tp m ḫnt m tp*) (*wt*); Eb 247 (47,6) (*mr.t imj.t tp.t-f*) = H 75 (5,15)* (*mr imj.t tp-f*) (*wt*)

– – – – *gs-tp* Eb 250 (*mr.t m gs-tp*) (*gs*)

+ + + + *ḥr* (?)[2] Bln 189* (*mr nb nt.t m ḥr-k*) (Zaub) (*swr*)

II) Krankheit im Patienten

Bln 160* (*swr in s ntj ẖr mr pn*); Bln 167* (*s m mr ksn*)

III) Krankheit mit besonderen Zusätzen

a) *mr.t ksn.t* „schlimme Krankheit"[3]

Eb 815 (*k.t irr.t r mr.t ksn.t*); Bln 167* (*pẖr.t n s m mr ksn*); Bln 173* (*k.t nt mr nb ksn*)

b) *mr.t snf*[4]

H 139 (Nachschrift: *dr mr.t snf m ꜥ.t nb.t nt s s.t r3-pw*) (*wt*)

c) *mr-t3*

Bln 101* (*dr mr-t3*) (*gs*)

IV) Krankheit entsteht (*ḫpr*)

Eb 69 (*mr.t ḫpr.t m-ꜥ pnd*); 67 (*mr.t ḫpr.t m-ꜥ pnd*); 66 (*mr.t ḫpr.t*

[1] Hier *mr.t* neben *mr*!

[2] Ob Krankheit im Gesicht? Oder ist „Gesicht" hier die Eintrittsstelle der Krankheit (vgl. *ir.t* „Auge")? Denkbar ist auch, daß eine zusammengesetzte Präposition *m-ḥr* vorliegt.

[3] Die Applikation ist in allen drei Fällen *wdḥ*. – Bln 182 (als Parallele zu Bln 173) ist ein Kühlmittel; auch Eb 815 hat als Nachsatz: *skb.w pw*.

[4] Ob zusammengesetzter Ausdruck „Blut-Krankheit"? Oder Apposition „Krankheit, nämlich Blut" (vgl. *dr snf*)? Oder zwei gleichwertige Krankheitsnamen nebeneinander?

m-ʿ ḫf3.t m-ʿ pnd); 817 (*ḫpr.t mr.t m sp.tj šd-s*); Eb 856h (Gefäße: *ḫpr mr.t pḫwj m-ʿ-sn*) = Bln 163h* (*ḫpr mr m pḫwj-f m-ʿ-sn*); Bln 163b* (*sšmw rmṯ mr nb ḫpr im-f*); L 14 (5,4) (*mr.t ḫpr.t r 3fd*) (Zaub)

V) Krankheit wird empfangen (*šsp*)

Eb 856d (*p3 pw mt štw n mn.t-f šsp.n-f mr.t*) = Bln 163d* (*p3 mt štw n mn.tj-fj šsp.n-f mr*); Eb 856e (*n3 pw n mt.w n nḥb.t-f šsp.n-sn mr.t*)

VI) in den Verdikt-Formeln[1]

a) *mr irj-j*

Eb 200a; 617 (= H 174); 857b; 858b; 859b; 860b; 863b; 864b; 865b; 866b; 867b; 868b; 869c; 870b; 871b; 872b; H 174 (= Eb 617); Bln 154; 161; Sm 1 (1,2); 2 (1,14); 3 (1,21); 10 (5,7); 11 (5,11); 12 (5,17); 14 (6,9) 15 (6,16); 16 (6,20); 18 (7,10); 19 (7,18); 23 (8,20); 25 (9,5); 26 (9,9); 27 (9,16); 30 (10,10); 32 (11,4); 34 (11,19); 34 (11,22); 35 (12,4); 36 (12,10); 38 (13,1); 39 (13,6); 40 (13,15); 41 (14,2); 42 (14,19); 43 (15,2); 46 (16,3); 47 (17,2); 48 (17,18); Bt 13a

b) *mr ʿḥ3-j ḥnʿ*

Eb 861b; 862b; Sm 4 (2,6); 4 (2,11); 7 (3,6); 21 (8,8–9); 28 (9,22); 29 (10,7); 37 (12,17); 45 (15,14); 47 (17,11)

c) *mr n irj.w-nj*

Sm 5 (2,15); 6 (2,22); 7 (3,13); 8 (4,9); 8 (4,12); 13 (6,6); 17 (7,5); 20 (8,4); 22 (8,14); 24 (9,2); 31 (10,17); 33 (11,13); 37 (12,21); 44 (15,9)

VII) unklare Stellen: Bln 74* (*k3p.t nt dr wḫdw mr nb*)[2]

VIII) verderbte Stellen: L 14 (5,7) (Zaub); Ram IV C 4

§ 1: Das Verbum *mr* gibt in den meisten Fällen nur an, daß ein bestimmter Körperteil „schmerzt" bzw. „krank ist". In einigen Fällen erfolgt jedoch noch eine nähere Angabe über die Natur der Krankheit, z. B. Eb 179 (als *k.t*-Rezept zu Eb 175): *t3w*; Eb 202: *šnʿ*; Eb 261: *ṯs.t nt mwj.t*; Eb 561: *šfw.t*; Eb 617 = H 174: *pḫr mw ḥ3-sn ḏw stj-sn ḳm3-sn s3*; Eb 253 und 254: *wḫdw*; Eb 259: Hitze (*sḳbb*); Eb 283: *mwj.t*; Bln 154: *wḫdw*, *šnʿ*, *t3w*. – Für die inhaltlich gleiche Aussage der verbalen und der nominalen Fälle sind zu vergleichen: *mr.t ns* (Eb 697) mit *ns mr-f* (Eb 698) und *mr.t m ẖ.t* (Eb 4 = H 53) mit *ẖ.t mr-s* (Eb 5 = H 55).

§ 2: Das Substantiv dient als allgemeine Bezeichnung für jede (schmerzhafte) Krankheit; es tritt für die jeweils in Frage stehende spe-

[1] In allen Fällen nur in der Form *mr*: siehe dazu § 3.

[2] 'Schmerzen aller Krankheiten' oder 'Schmerzen und alle Krankheiten'.

zielle Krankheit ein; diese Rolle wird besonders in den Verdiktformeln deutlich, wo *mr* für die verschiedenen Verletzungen, die Magen-Erkrankungen und die Geschwülste steht; Bln 160 wird *mr pn* „diese Krankheit" statt *wẖdw m ẖ.t* (Bln 158) verwendet; im Gefäßbuch reicht die Skala der Krankheiten von den Augen bis zu den Füßen. Die umfassende Funktion spiegelt sich auch darin wieder, daß alle nur denkbaren Verben der Applikation (*swr*, *wnm*, *ꜥm*, *ẖpꜥ*, *wdḥ*, *kꜣp*, *wt*, *gs*, *wrḥ*, *rdj*, *tmt*, *rdj mt m pḥwj*) auftreten; als Objekt von Verben steht *mr.t* bzw. *mr* vorwiegend nach *dr*, vereinzelt nach *srwj* (Eb 301 = H 33), *shꜣj* (H 212), *srwḫ* (Eb 609).

§ 3: Die besonders in den jüngeren Handschriften neben oder statt *mr.t* auftretende Form *mr* ist wohl nicht als neuägyptische Schreibung für *mr.t* anzusehen (wie z. B. *mrḥ* statt *mrḥ.t*). Vielmehr scheint ein maskulines Wort vorzuliegen (Bln 160 hat *mr pn* 'diese Krankheit')[1], das aber gegenüber *mr.t* keinen wesentlichen Unterschied in der Bedeutung aufweist, wie die folgenden Parallelstellen zeigen: Eb 4 (*mr.t*) = H 53 (*mr*); Eb 217 (*mr.t*) = H 48 (*mr*); Eb 247 (*mr.t*) = H 75 (*mr*); Eb 856d (*mr.t*) = Bln 163d (*mr*); Eb 856h (*mr.t*) = Bln 163h (*mr*); *mr.t ḳsn.t* (Eb 815) erscheint Bln 167 und 173 als *mr ḳsn*. Dieses maskuline Wort *mr* tritt grundsätzlich in den Verdiktformeln auf (auch Smith und Eb, kann daher nicht als spätere Schreibung für *mr.t* angesehen werden). Außerhalb der Verdikt-Formeln tritt es Ebers nur in Eb 43 (*mr ẖ.t*) auf; Hearst verwendet es viermal (davon sind drei Fälle Parallelen zu Ebers-Rezepten mit *mr.t*; nur H 75 (6,1) *mr n tp* bleibt ohne Entsprechung); die übrigen Papyri (außer London, wo offenbar *mr.t* gebraucht wird) schreiben nur *mr*. – Wenn überhaupt ein Unterschied zwischen *mr* und *mr.t* besteht, so könnte die Verdikt-Formel *mr ꜥḥꜣ-j ḥnꜥ* die Vermutung aufkommen lassen, daß es sich hier weniger um die Krankheit als um den Krankheits-Dämonen handelt[2]; ähnlich liegen die Verhältnisse z. B. bei *ḫꜣj.t* und *ḫꜣj* oder *nsj.t* und *nsj*, wo jeweils die maskuline Form mehr den Krankheits-Dämonen, die feminine Form mehr die Krankheitserscheinung bezeichnen. Auf Dämonen deuten eventuell auch das Determinativ 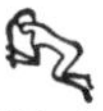 von Beatty VIII sowie das Auftreten von *mt* 'Totengeist' in Bln 101 (*mr tꜣ* „Erd-Dämon" ?) und Beatty VIII. Als Dämon ließe sich auch die einzige Ausnahme im Pap. Ebers (Eb 43 *mr ẖ.t*) erklären, da *mt m ẖ.t* 'Totengeist im Bauche' Eb 182 = H 16 belegt ist.

§ 4: Neben *mr* bzw. *mr.t* treten mehrere teils ebenfalls allgemeine, teils speziellere Krankheitsbezeichnungen auf: z. B. *mn.t* 'Leiden' (H 75 neben *mr.t*; Eb 536 *iḫ.t nb.t mn.t s m stꜣ* als Parallele zu H 134 *mr.t*) oder *iḫ.t nb.t bjn.t dw.t* in Eb 247 = H 75. – Als Krankheit neben *mr*(*.t*) sind

[1] H 75 *mr imj.t tp.t-f* ist kein überzeugender Gegenbeweis.

[2] Vgl. bei *bṯ* § 1 und Grundriß III S. 73 (Bentreschstele).

die *wḫdw*-Schmerzen Bln 74; 160 (bezogen auf Bln 158) genannt (vgl. Eb 253; 254 und Bln 154 in § 1); Hitze ist Eb 815 und wahrscheinlich Bln 173[1] vorhanden (vgl. Eb 179; Eb 259 und Bln 154 in § 1); *šfw.t* (verbunden mit *snf*) liegt H 139 vor (vgl. Eb 561 in § 1); die *mt*-Dämonen werden Bln 101 und Beatty VIII erwähnt (vgl. dazu § 3 Ende).

mr Kanal

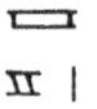 Eb 198a; 205a 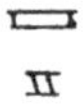 Kah 25[4] 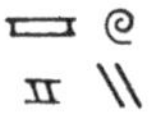 Eb 188c

1) als bildlicher Ausdruck für den Verdauungskanal[2] in Magen-Diagnosen
   a) in der Verbindung *ḏ3j mr* 'den Kanal kreuzen' d. h. sich im Verdauungskanal querlegen, von einer Magen-Verstopfung[3]
   Eb 198a; 205a
   b) „die beiden Kanäle" zur Bezeichnung der beiden Hälften des Bauches
   Eb 188c (*ir gmj-k mr.wj m ẖ.t-f gs wnmj šm gs i3bj ḳb*)
2) [. . .] *mw* (?) *n mr* 'Wasser (?) des Kanals' als Droge
   Kah 25[4]

mr binden

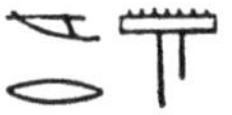 Sm 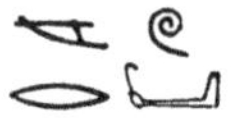 Eb; Sm 7 (3,18)[5]

1) als anatomischer Terminus: vom Kiefergelenk
   Sm 7 (3,18) (Das Band seines Kiefers: *mt.w pw mr pḥwj wgj.tj-fj*)
2) als pathologischer Terminus
   a) vom Mund, der gebunden ist, d. h. sich nicht öffnen läßt
   Sm 7 (3,11) (*r3-f mr*); Sm 7 (3,13) (*mr r3-f*); Sm 7 (4,2) (*ir r3-f mr . . . . .: tm-f wn r3-f pw mdw-f*)
   b) von der *špn*-Krankheit, die den Körper bindet (ob: verkrampft o. ä. ?)
   Eb 705 (*ḥ3.t-ꜥ m pẖr.t nt dr špn mr ḥꜥw n s s.t r3-pw*)

mrj wollen; lieben

sḏm-f: 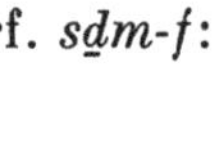 Eb 733b[6]

imperf. *sḏm-f*: 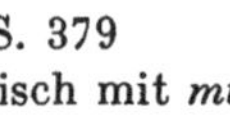 H 159b[6]

[1] Siehe dazu Anm. 3 S. 379
[2] Wohl sachlich identisch mit *mt* 'Gefäß'.
[3] Vgl. auch *ḏ3j t3* 'das Land kreuzen' in derselben Verwendung.
[4] Griffith liest 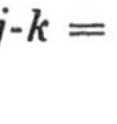.
[5] Diese Schreibung in der Glosse.
[6] Eb 733 b *mrj-k* = H 159 b *mrr-k*.

prosp. Relativform: 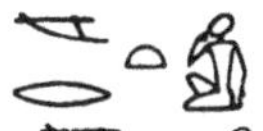 Eb 3; 604

imperf. Relativform: 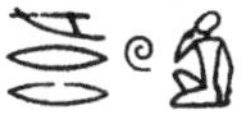 Eb 1; H 78 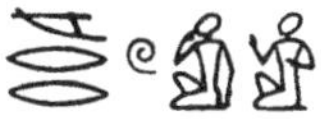 H 78

Infinitiv: 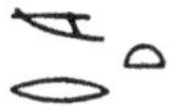 Kah 11 (2,5)

unklar: 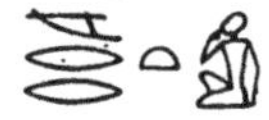 Ram III A 10[1]

1) vom Arzt
   a) der Arzt will eine Krankheit beseitigen: Eb 733b = H 159b
   b) jede Körperstelle, die er will = jede beliebige Körperstelle: Eb 604
2) vom Patienten
   eine Frau will liegen und nicht aufstehen: Kah 11 (2,5)
3) im Zauber
   a) ein Gott will jemanden am Leben erhalten: Eb 1 (1,10) (zweimal) = H 78 (6,10) (zweimal)
   b) alles tun, was man will: Eb 3
4) unklar: Ram III A 10[1]

mrḫ.t Öl; Salbmittel

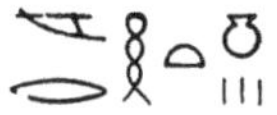 Eb; H 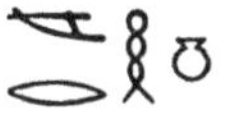 Bln

I) Öl
   a) in einem Vergleich zur Beschreibung der Bewegung einer Magenverstopfung unter den Fingern des Arztes
      *šm-f iw-f ḫr db*ʿ*.w-k mj mrḫ.t m-ẖnw ẖn.t*: Eb 199a
   b) als Bezeichnung eines Trankmittels[2]
      1) *mrḫ(.t) dšr(.t)*: Bln 185
      2) *mrḫ(.t) w3d(.t)*: Bln 186
   c) Überschrift eines Einnehmemittels
      sp.w šsm.w n mrḫ.t Eb 203e[3]
II) Salbmittel
   irj.ḫr-k n-f mrḫ.t: H 175b (= Eb 620b *wrḫ.t*)

mh.t (?) [Krankheit]

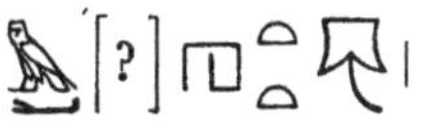 Bln 72[4]

k3p.t nt dr mh.t

[1] Ob *mrr.t-k nb.t* 'alles, was du willst'?
[2] Vgl. hierzu § 6 von *mrḫ.t* im Drogen-W. B.
[3] Unter den Drogen wird *mrḫ.t* genannt.
[4] Für die unleserliche Gruppe zwischen *m* und *h* vgl. die Schreibung von *mhw.t* in Bln 38 (4,1). Vgl. auch *htw* und *ht.t* Eb 48; auch mit Fell determiniert.

mhj A. vergeßlich sein (vom *ib*-Herzen)

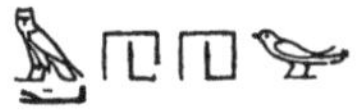 Eb 855 z (imperf. *sḏm-f*)

ir ib-f mḥj: mhh ib-f pw mj ntj ḥr sḫꜣ.t k.t md.t
siehe auch unter B

(mh.t) B. Vergeßlichkeit; vergeßlich sein

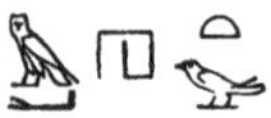 Eb  Bln

Es ist nicht festzustellen, ob ein eigenes Substantiv oder der Infinitiv des obigen Verbums vorliegt

I) Rezept-Überschrift (neben *ꜥꜣꜥ*)
Eb 227 (*k.t nt dr ꜥꜣꜥ ḥr ḥꜣ.tj dr mh.t-ib wꜥr-ib dmw.t-ib*); Bln 58 (*pẖr.t nt dr ꜥꜣꜥ n nṯr nṯr.t mtw.t mt mt.t dr wꜥr-ib*[1] [. . . . .] *ḥꜣ.tj ḥnꜥ dr mh.t-ib*)

II) Herz-Glosse
Eb 855 u (*ir ꜣḳ ib mh.t-ib: in ṯꜣw n rꜣ-ꜥ ẖrj-ḥb irr st . . . prr ib thj ẖr-s*)

§ 1: Wahrscheinlich liegt ein bildlicher Ausdruck für eine Art Herzschwäche vor (vgl. *wꜥr*). Die Varianten zu Ptahhotep 16 ersetzen bei der Beschreibung der Alterserscheinungen *tm* 'vergehen' durch *mhj* (vgl. *ꜣḳ* neben *mhj*). – Jonckheere, Une Maladie S. 19 Anm. 3: „la perte de mémoire".

mhr (?) Milchgefäß[2]

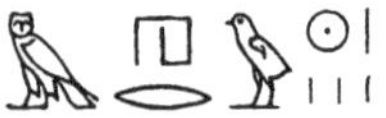 Ram IV C 18

Droge *rdj n-f* [*m*] *mhr.w*

mḥ füllen

 Eb; H; Bln; L; Bt; Carlsb; Ram III; Ostr. Louvre 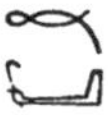 Sm 22 (8,15); H 170

A) füllen

I) Verbum der Drogenbereitung

a) Topf, Gefäß o. ä. *mḥ m* Droge
Eb 195 b[3]; 271; 786; 787; Carlsb II

[1] Lies *wꜥr* statt *wrḏ*, das sicher fehlerhaft ist.

[2] Ob statt zu lesen ist? Vgl. *rdj n-f m hnw* bei *rdj* A III a. Andernfalls heißt es: 'werde ihm gegeben an drei (?) Tagen'.

[3] Eb 192 b ohne *mḥ*.

b) Tierkörperteil *mḥ m* Droge
Maul bzw. Schnabel H 85; L 44
Bauch Bln 27

II) Verbum der Behandlung
mḥ Körperteil(e) des Patienten *m* Droge(n)
a) Augen Eb 384; Ram III A 16
b) Öffnung der Nase Eb 761
c) Bauch Eb 204d

III) krankhafte Zustände
ḥȝ.tj-Herz: *mḥ m* Blut Eb 855v

IV) Gefäße mit Luft gefüllt
Eb 855e

V) Zauber: L 14 (5,13)

B) in der Verbindung *r mḥ* + Zahl zur Bildung von Ordinalzahlen (wörtlich: „um vollzumachen die Zahl . . .“
Ostr. Louvre 1 (*r mḥ 2*)

C) ergreifen (mit *m* des Objekts)
I) Bt Rs 1,4 (*mḥ im-st m tȝj-k ḏr.t iȝb.t*)
II) Sm 22 (8,15) (*ȝmʿ.t pḥ sj m gmȝ-f mj mḥ ʿn.t ȝmʿ m iḫ.t*)
III) H 170 (Zaub)

mḥ.t [Schale]

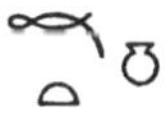 Eb 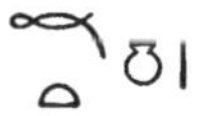 Eb 13

in der Drogenbereitung: Eb 13; 57; 308; 787

mḥ.tj[1] nördlich

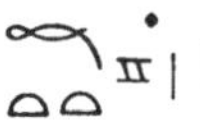 Eb 360 (fem.)

in *p.t mḥ.t.t* 'der nördliche Himmel' neben *p.t rsj.t* 'der südliche Himmel' (Zaub)

mḥȝ[2] Hinterkopf

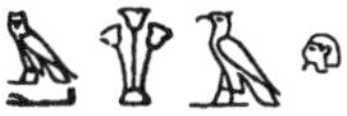 Eb 766h 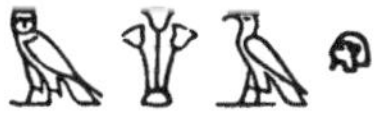 Sm 1 (1,8)

[1] Vgl. *mḥw* 'unterägyptisch'.
[2] Vgl. das jüngere Wort *mkḥȝ*.

1) Sm 1 (1,8) (*mt.w n tp-f n mḥ3-f*)
2) Eb 766h (Ohrverletzung: *irj.in-k n-f sšn.t nt ḥbsw ṯs.tj ḥr mḥ3-f*)

mḥ3 [Krankheit]

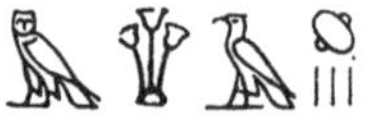 Bt Rs 1,5

in der Rezept-Überschrift: *pẖr.t nt dr mḥ3 m ꜥ.t* [*nb.t*]

§ 1: Der Zusammenhang des Rezeptes ist derartig zerstört, daß Symptome oder die Art der Behandlung nicht feststellbar sind. – Möglicherweise liegt eine *m*-Bildung der Krankheit *ḥ3w* oder *wḥ3w* vor (vgl. *nḥ3* und *wḥ3.t*).

mḥj überflutet sein

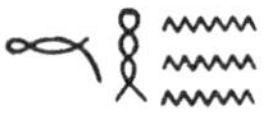 Eb 855z

als krankhafter Zustand des *ib*-Herzens: *ir ib-f mḥj: mhh ib-f pw mj ntj ḥr sḫ3.t k.t md.t*

§ 1: Es bleibt fraglich, ob *mḥj* hier als bildlicher Ausdruck zur Beschreibung eines krankhaften Zustandes des Herzens dient, oder ob eine wirkliche pathologische Angabe beabsichtigt ist (wobei es dann weiter offen bleibt, ob das Herz sich in Flüssigkeit oder Flüssigkeit sich im Herzen befindet; vgl. *bꜥḥj* Eb 855b und *mḥ m snf* Eb 855v).

mḥj.t die Fische

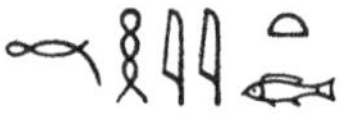 Eb 788

vom Geruch der Fische, in einem Vergleich zur Beschreibung des Geruchs schlechter Milch

mḥw[1] A. unterägyptisch

masc.:  Ram IV C 6  Eb 282; 336c; 617; H 68; 174

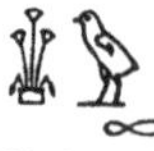 Ram V Nr. V 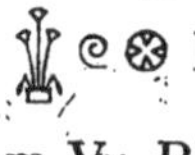 Eb 419; 758  Eb 669

fem.: 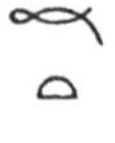 Eb; Sm; Ram V; Bln 98; H 68 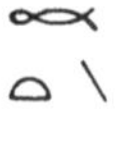 Eb 339; H; Bln;

[1] Vgl. *mḥ.tj* 'nördlich'.

L 7; Bt 15; 21; 38; Pap. Leid Recto XXVI 12 Bln 64 Bt 11 Bt 7; 9 Bln 16 Pap. Louvre E 4864 Rs. 2 Pap. Louvre E 4864 Rs. 1,11 Ram V Nr. VIII Eb. 231; 502; ---- Eb 663 (*ỉbw mḥj.t*!) Bln 157 (*mꜣt.t mḥw*!)

als Herkunftsangabe von Drogen siehe im einzelnen im Drogen-W.B. bei 1) *ỉbw* 2) *mꜣt.t* 3) *nšꜣ* 4) *ḥmꜣ.t*; ---- verderbt: Ram V fragm. 9 5) *sjꜣ* 6) *gꜣj.t* 7) Droge verderbt: Pap. Louvre E 4864 Rs 2,2

(*mḥw/mḥj.t*) B. Unterägypten

L 45 (14,8) (Zaub) L 5 (2,5) (Zaub)

mḥs [Krankheit] (am Kopf)

Eb 778

pẖr.t nt dr mḥs; Droge *wrḥ mḥs ỉm*

§ 1: Der Gebrauch des Verbums *wrḥ* '(den Kopf) salben' hat zu der Lokalisation von *mḥs* am Kopf geführt. Zusätzlich wird Eb 779 ein *wt*-Verband mit zwei weiteren Drogen angelegt.

§ 2: Ebbell, Altägyptische Krankheiten S. 22–23 denkt an: „Mumps, Ziegenpeter" und verbindet damit die Krankheit *sr*, die (auch als „Doppelrezept") anschließt. – Der von Ebbell vermutete Zusammenhang zwischen *mḥs* und *mḥ* 'voll sein' ist höchst fraglich.

mẖj (?)

siehe bei *mẖr*

mẖnt[1] Stirn

Sm 7 (3,10)

gmm-k mẖnt-f bꜣj m fd.t

[1] Die entsprechende Glossen-Überschrift hat *ẖnt* statt *mẖnt*; siehe dort § 1.

mḫr [. . . . ? . . . .]

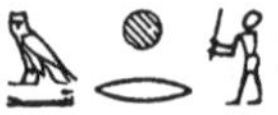 Eb 188c[1]

in einer Magendiagnose: *ḏd.ḫr-k r-s: ḫ3j.t pw ḥr mḫr wnm-s*

§ 1: Dem Zusammenhange nach befindet sich der Patient auf dem Wege der Besserung, es kann also wohl kaum die vom Äg.W.B. II 129,13 (unter *mḫ*) angenommene Bedeutung ‘sich ausbreiten o. ä.’ vorliegen, die auch Lefebvre S. 24 angenommen hat („C’est que la maladie s’étend et qu’elle dévore“). – Dagegen übersetzt Ebbell S. 47: „it shows that the disease *mḫt*, it is consumed (i.e. decreases ?)“. – Vielleicht ist *mḫr* eine Nebenform von *mḫ3* ‘fesseln’ ? Die Übersetzung ‘die Krankheit bändigt (oder: stellt ein) ihr Fressen’ würde einen befriedigenden Sinn ergeben.

mḫt (?)

siehe bei *mḫr*

mẖr Speicher

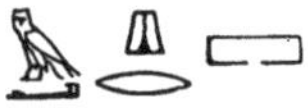 Eb 849

kjj n tm rdj wnm kk.t ỉt m mẖr; Droge *rdj ḥr ẖ.t m mẖr*

mẖr.w Bodensatz

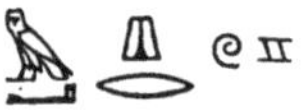 Eb 264

Drogen werden in Bier angesetzt: *swr ỉw mẖr.w r-s* ‘werde getrunken, indem der Bodensatz dabei ist’

mẖtw Eingeweide

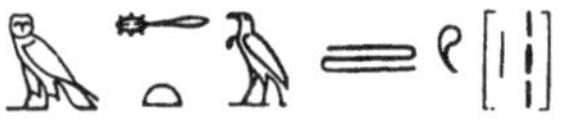 Ram III B 1 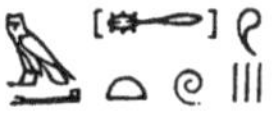 L 45 (14,7)[2]

1) im Zauber
   a) neben Leber, Lunge und Milz: Ram III B 1
   b) neben After und Bauch: L 45[2]
2) als Droge siehe im Drogen-W.B.

[1] Die Lesung *mḫr* (so Wreszinski) wird hier gegenüber der Lesung *mḫt* (so Äg.W.B. und Ebbell) bevorzugt, weil sie den Vergleich mit *mḫ3* ‘fesseln’ erlaubt, siehe dazu § 1.

[2] Von Wreszinski (Glossar) als *mt.w* ‘Gefäße’ angeführt, was jedoch paläographisch unmöglich ist.

ms herbeibringen

Eb 873d (Zaub)

msj A. gebären

sḏm-f: Bln 194 Bln 194 Bln 193; 198 Kah 27; 31 ---- Kah 29 Ram IV C 17[1] Carlsb VI

prosp. *sḏm-f:* Bln 199 Bln 199 ---- Bln 193 Bln 199

imperf. *sḏm-f:* Eb 838[2]

sḏm.t-f: Eb 811

Infinitiv: Kah 26 Kah 26; 27; 28; 30 Bln 199; Kah 30; Ram III B 32; Carlsb III Carlsb VII ---- Carlsb V Carlsb II; VI Carlsb V Ram IV C 30 Carlsb VII Bln 195; 196 Bln 198 Carlsb IV Ram III B 34

Part. perf. pass. masc.: Bln 189; Ostr. Kairo (ODM 1062,5) Mutt u Kind B (?) Ram IV C 27 H 170; L; Bt Rs.[3] L 13

Part. perf. akt. fem.: Eb; H; L L 47 Bln 193 Bln 194 Mutt u Kind J 7,4

Part. prosp. akt. fem.: Carlsb V Bln 193

Part. imperf. akt. fem.: Ram IV C 24

sḏm.tj-sj: Kah 19

[1] *hrw msj.t(w)-f* (vgl. Eb 838); oder Infinitiv (*hrw msj.t-f*)? – Zum Determinativ (auch für Ram IV C 30 und C 24) siehe die Form bei Barns.

[2] Vgl. Ram IV C 17 (*hrw msj.tw-f*) mit Anm. 1.

[3] Diese Abkürzung nur in der unter A II b 2 angegebenen Verbindung: NN geboren von der NN.

Relativform prosp.: 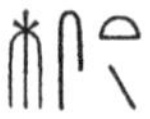 Carlsb II

unklar und verderbt: 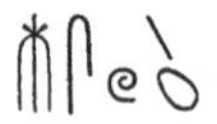 Bln 195 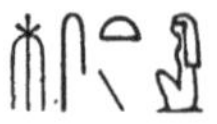 Carlsb VII (*nn msj-s* ?)

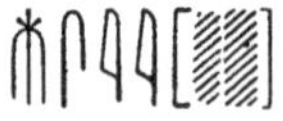 L 25 c 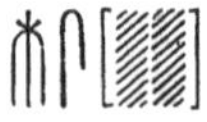 Carlsb V (*nn msj-s* ?); Carlsb VI (prosp. Part. ?); Ram IV D III 2 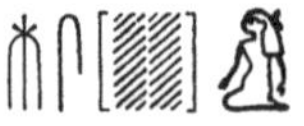 Kah 33 (*hrw n ms*[*s*]*-s* ?)

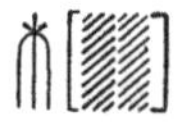 Ram IV C 15 (*hrw msj.t-f* ?)[1]; Carlsb III 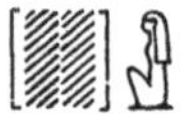 Carlsb IV

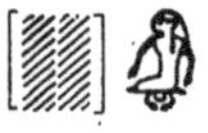 Carlsb VI

I) in Geburtsprognosen

a) in Überschriften

Bln 193 ([*sj3*] *s.t msj* [. . .] *r s.t* [*nn*] *msj-s*); Bln 195 (*kjj m33 s.t nn msj.t*); Bln 199 (*kjj m33 msj s.t nn msj-s*); Kah 19 (*sj3 msj.tj-sj ẖrd m ḥm.t nt bk3.t*); Carlsb V (*kjj rḫ msj.t r tm.t msj.t*); – – – – Carlsb IV ([. . .] *msj.t r tm.t msj.t*); Carlsb VI (*kjj rḫ msj.t* [*r tm.t msj.t*]); Carlsb VII ([*kjj rḫ msj.t r*] *tm.t msj.t*)

b) in Prognosen-Aussagen

1) positiv

aa) *iw-s r msj.t*

Bln 195; 198; 199; Kah 27; 28; 30 (zweimal); Carlsb IV; V; VI; VII; – – – – Carlsb III; Bln 196; Kah 26

bb) *msj-s*: Bln 193; 194

cc) *msj.t pw*: Kah 26

dd) *iw msj.t-s r ꜥnḫ*: Carlsb II

ee) *mss.t nfr*: Ram IV C 24

ff) *iw msj* [. . .]: Carlsb III

2) negativ

aa) *n msj-s*: Bln 193

bb) *nn msj-s*: Bln 198; 199; Kah 27; 29; 31; Carlsb V; VI; VII

cc) *n msj-s pw*: Bln 194

dd) *nn iw-s r msj.t*: Bln 195; – – – – Carlsb II (ohne *r*)

ee) *ms*[*s.t bjn*][2]: Ram IV C 24

II) Verschiedenes

a) Tag der Geburt

1) vom Kinde

[1] Wohl so nach Ram IV C 17 herzustellen

[2] Vgl. die positive Entsprechung unter A I b 1 ee.

Eb 838 (*hrw mss.tw-f*); Ram IV C 17 (*hrw msj.t-f*); Ram IV C 15 (*hrw msj* [. . .])

2) von der Frau
Kah 33 (*hrw n ms*[*s*]-*s*)

b) geboren von . . .

1) Kind, geboren von . . .
Ram IV C 27 (*ṯꜣj pn msj n s.t-ḥm.t tn*); Mutt u Kind B 1,9 (*ẖrd pn msj n mw.t-f*); Mutt u Kind B 1,6 ([*sḏ.tj*] *pn msj n ỉs.t*)

2) NN, geboren von der NN
H 170; Bln 189; L 1; 2; 5; 6 (3,3 und 4); 9; 25c; Bt Rs 2,4; 2,5; 2,7; 2,8; Pap. Leid Verso IX 12; Ostr. Kairo (ODM 1062,5)

c) Schutzzauber für Mutter und Kind
Ram IV C 30 (*rdj m wp.t nt s.t nt.t ḥr msj.t*); Ram III B 32 und 34 (Amulett: *sš msn m ẖsf ỉn ḥmj.t m msj.t*)

d) als Drogenverbindung „Milch einer (Frau), die einen Knaben geboren hat“ siehe bei *ỉrṯ.t* im Drogen-W.B.

III) Zauber: L 13 (4,12); Eb 811

IV) unklar: Ram IV D III 2 (Zaub); L 25c (Zaub)

(msj.t) B. Geburt

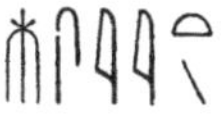 Bln 196 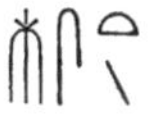 Kah 4; 6 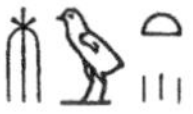 Ram IV B 3 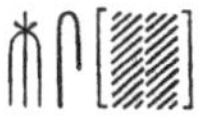
Kah 27

I) in Prognosen-Aussagen
Bln 196 (*msj.t ḥtp.t*); Kah 27 (Anzahl des Erbrechens entspricht der Anzahl der Geburten)

II) Krankheiten infolge einer Geburt
Kah 4 (*sꜥꜣ wr* [*pw*] *n msj.t*); Kah 6 (. . . . *m msj.t wꜣḏ.t*)

III) unklar: Ram IV B 3 (Zaub)

§ 1: Die Erwähnung des Geburtsvorganges (als normaler Vorgang) erfolgt in den meisten Fällen in den Geburtsprognosen. – Nur in wenigen Fällen wird die Geburt in Verbindung mit krankhaften Nebenerscheinungen erwähnt: Kah 4 und 6 (bei B II); Kah 33 (Zähne) und Eb 811 (Brust); – vgl. auch bei *bnd* (Fehlgeburt ?).

msjn.t [inneres Organ] (im Unterleib)

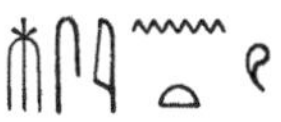 Eb 865c

ʿ3.t-Geschwulst auf dem Unterleib: *in t3.w ḥr šptj.t irr st ṯḥn.in-k sj m ḥmm imj-f h3j r msjn.t-f*

§ 1: Der Bezug von *imj-f h3j* ist unsicher: entweder soll das *ḥmm*-Gerät nicht bis zum *msjn.t*-Körperteil dringen (d. h. es soll vorsichtig verfahren werden beim Aufstechen der Geschwulst), oder die Behandlung erfolgt, „damit sie (die *t3.w*-Hitze) nicht zu bis seinem *msjn.t*-Körperteil dringt“. – Ebbell, Der Chirurgische Teil des Papyrus Ebers (Acta Orientalia VII, 10), denkt an den Nabel; dem Zusammenhange nach muß *msjn.t* jedoch tiefer liegen, etwa in der Blasengegend. Ebbells Ableitung von *msj* ‘gebären’ bleibt überdies sehr bedenklich.

msn spinnen

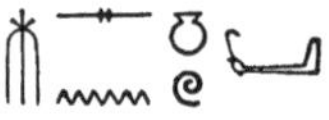 Ram III; IV

in der Verbindung *sšn msn m ḫsf* „gedreht und gesponnen durch Spinnen“ bei der Bereitung von Amuletten: Ram III B 31; 33; Ram IV D III 5

msḥ Krokodil

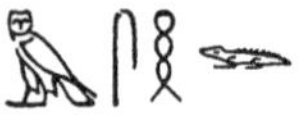 H; Sm 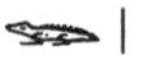 Eb 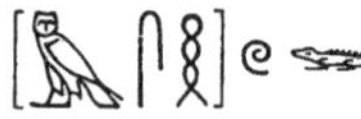 Pap. Beatty V

1) Biß des Krokodils, als Wunde
   a) *psḥ*
      H 239 ([*k.t*] *pẖr.t nt psḥ n msḥ m ʿ.t nb.t nt s*)
   b) *tp-r3*
      Eb 436 (*irr.t r tp-r3 n msḥ*: *ir ẖ3j-k tp-r3 n msḥ*)
2) in Drogen-Verbindungen siehe im Drogen-W.B.
3) Krokodil aus Ton als Zauberdroge
   Pap. Beatty V Rs 4,5 (*ḏd mdw ḥr msḥ n sjn*)
4) im Zauberspruch: Sm 19,7

msḫn.t [Göttin der Geburt][1]

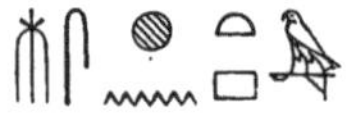 Sm 18,18 (Zaub)

msš [Verbum] (zur Bezeichnung eines Drogenzustandes)

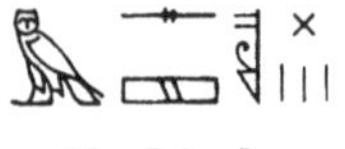 Kah 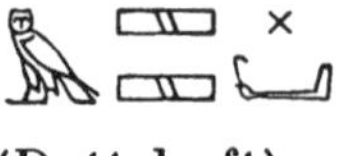 Eb; Bln

in der Verbindung: *bnjw* (Dattelsaft) *msš*: Eb 799; Bln 25; Kah 17

[1] Wörtlich: „die Geburtsstätte“.

(m)sk.t.t [1] Abendbarke

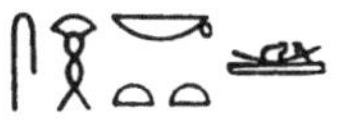 L 14 (Zaub); 24 (Zaub)[2]

mstꜣ [Flüssigkeit]

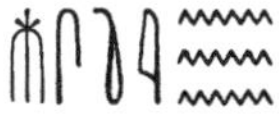 Eb 767

1) in der Verbindung *mw nw mstꜣ* in einem Vergleich zur Beschreibung eines erkrankten Ohres:
   Eb 767 (*nʿrʿ.t-f ẖr mw mj mw nw mstꜣ*)
2) in Drogen-Bezeichnungen siehe im Drogen-W.B.

msd.tj [3] die beiden Nasenmuscheln; die beiden Nasenlöcher

Dual: 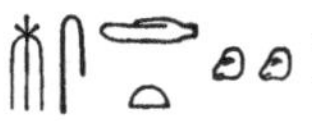 Eb 854b; Sm 11 (5,14–15; 5,15) 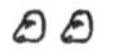 Sm

Singular (?)[4]: 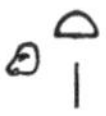 Sm

A) Gebrauch im Dual
 I) die ausgeschriebenen Formen
  a) anatomische Angabe
   Eb 854b (*ỉw mt.w 4 m msd.tj-fj: ỉn 2 dd nšw.t ỉn 2 dd snf*)
  b) in Glossen
   Sm 11 (5,14–15) (der Pfeiler der Nase: *m ḥrj ỉb msd.tj-fj*); Sm 11 (5,15) (*ỉr msd.tj-fj: ḏrwj [pw] n fnḏ-f ʿr n mnd.t-f nfrj.t r pḥwj fnḏ-f fḫ [ḥr] ḥrw fnḏ-f*)
 II) die abgekürzt geschriebenen Formen
  a) aus beiden Nasenlöchern bluten[5]
   1) *dj-f snf m msd.tj-fj* [6]
    Sm 4 (2,4; 2,6); 5 (2,13); 6 (2,22); 7 (3,4; 3,6); 8 (4,9; 4,12); 11 (5,11); 20 (7,24; 8,4); 22 (8,13)
   2) *hꜣj snf m msd.tj-fj* [7]: Sm 22 (8,11)
   3) Blutgerinnsel im Innern der Nasenmuscheln: Sm 12 (5,19; 6,2; 6,3)

[1] Vgl. *(m)ʿnd.t* 'Morgenbarke'.
[2] L 14 und 24 jeweils nach Präposition *m*.
[3] Siehe auch *šr.t*.
[4] Siehe dazu § 3.
[5] Vgl. Eb 854b (*dd snf*) unter A I a.
[6] Z. T. neben 'Ohren' (Sm 4; 7; 8; 22) oder 'Augen' (Sm 20).
[7] Neben 'Ohren'.

b) Behandlung
  1) zwei ölgetränkte Tupfer werden in das Innere der beiden Nasenmuscheln gelegt: Sm 11 (5,12); 12 (5,19)
  2) der Innenraum der beiden Nasenmuscheln wird mit zwei Tupfern ausgewischt: Sm 12 (5,18)

B) Gebrauch im Singular[1]
  I) aus einem Nasenloch bluten[2]
    a) *dj-f snf m msd.t-f*[3]: Sm 13 (6,5); 17 (7,3; 7,4); 21 (8,7; 8,8)
    b) Blutgerinnsel im Innern des einen Nasenloches: Sm 14 (6,11)
  II) *wbnw*-Wunde: Sm 14 (6,7; 6,7; 6,9; 6,13)

§ 1: Zur Etymologie „Frischmacher“ siehe Edel, ZÄS 79, 1954, 88.

§ 2 (zu A II): Die ausführliche Begründung, weshalb die abgekürzte Schreibung nicht *šr.tj*, sondern *msd.tj* gelesen wird, ist bei *šr.t* § 1b gegeben. Über das dort Dargelegte hinaus ist noch auf einen weiteren Punkt hinzuweisen, der für diese Annahme spricht: die meisten unter A II aufgeführten Fälle betreffen das Bluten der Nase (A II a); und Eb 854b (unter A I a) werden die Gefäße in den *msd.tj* (ausgeschrieben!) für die Absonderung von Blut verantwortlich gemacht (von *šr.t* bzw. *šr.tj* ist eine solche Angabe nicht vorhanden).

§ 3 (zu B): Der entsprechende Gebrauch von *msd.tj* bei doppelseitigem Nasenbluten (siehe A II a und A I a) legt es nahe, bei nur einseitigem Nasenbluten den Singular *msd.t* (nicht *šr.t*) anzunehmen. – Bei B II ist nicht zu entscheiden, ob *šr.t* oder *msd.t* zu lesen ist. – Die unter B aufgeführten Fälle sind auch bei *šr.t* III aufgenommen.

msdj A. hassen; nicht wollen

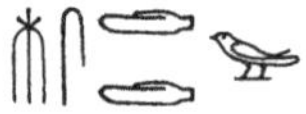 Eb 526 (imperf. *sḏm-f* nach Konjunktion *m*)

in der Verbindung *m msdd-f* ‘auch wenn er nicht will’, d. h. gegen seinen Willen

(msdd.t) B. die Verhaßte

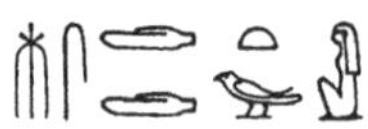 Eb; H 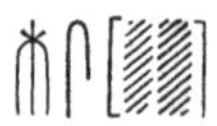 L

I) als Bezeichnung der Nebenbuhlerin: Eb 474; 475; H 157
II) im Zauber (neben *ḫft.t* ‘Feindin’): L 8 (3,7)

[1] Siehe dazu Edel, ZÄS 79, 1954, 88 und bei *šr.t* § 1 c.
[2] Vgl. A II a.
[3] In allen Fällen neben einseitigem Ohrenbluten.

msḏr Ohr

Singular:  Eb; Sm (Wundenbuch) 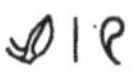 Bln 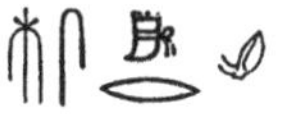 Eb; Sm 20,18 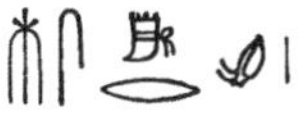 Eb 764; 765; 767 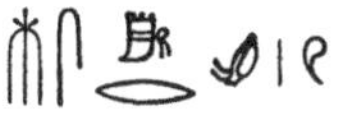 Bln 71 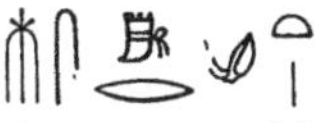 Bln 163g (16,3) 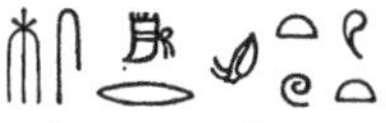 Bln 163g (16,2)[1] 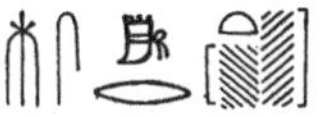 Ostr. Louvre Zeile 4 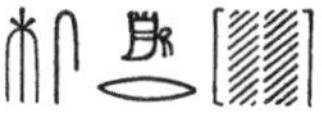 Ostr. Louvre Zeile 5

Dual: 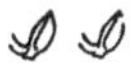 Eb 854e; Sm; Kah 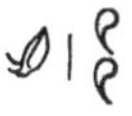 Bln 201

I) in Rezept-Überschriften

a) Rezept-Gruppen

1) Pap. Ebers

Eb 764 (*ḥ3.t-ʿ m pḫr.t nt msḏr nḏs sḏm-f*)
Eb 765 (*k.t nt msḏr dj-f mw ḥw3*)
Eb 766 (*k.t nt srwḫ msḏr*)
Eb 766 f (*srwḫ msḏr pw*)
Eb 767 (*ỉrr.t r srwḫ st3 hb-f m msḏr*)
Eb 768 (*pḫr.t nt msḏr šm3j wʿf.n-f rj.t*)
[Eb 769 (*k.t*-Rezept)]
Eb 770 (*k.t nt sšr.t msḏr dj-f mw*)

2) Pap. Berlin

Bln 200 (*pḫr.t nt dr dns m msḏr*)
Bln 201 (*k.t pḫr.t nt st.t m msḏr.wj*)
[Bln 202 (*k.t*-Rezept)]
Bln 203 (*k.t pḫr.t nt st.t m msḏr*)

b) vereinzelte Rezepte

1) Sm 23 (8,18) (*šs3w wbnw m msḏr-f*)
2) Bln 71 (*k.t nt sḫrj mt m msḏr*)
3) Ostr. Louvre (nur die Applikation erhalten; siehe bei III b 4)

II) Krankheiten und krankhafte Zustände

a) Krankheiten

st3 hb-f m msḏr 'Sekret, das in das Ohr eindringt'	Eb 767
dns 'Druck'	Bln 200
st.t 'Schleimstoffe'	Bln 201; 203
wbnw m msḏr 'Wunde im/am Ohr'	Sm 23 (8,18; 8,18; 8,20)
mt 'Toter'	Bln 71

[1] Schreibung vor Suffix. Das *t* am Ende ist unsicher.

---- *wš.t m ḫnw msḏr.wj* 'Splitter im Innern der beiden Ohren': Sm 22 (8,12; 8,15)

---- *nkt.w n wš.t nt ḳs . . . m ḫnw msḏr.wj* 'Stücke von Knochensplittern . . . im Innern der beiden Ohren': Sm 22 (8,16)

b) krankhafte Zustände

nḏs sḏm-f 'gering an Hörfähigkeit': Eb 764

dj-f mw 'sondert Wasser ab': Eb 770; ---- Eb 765 (*mw ḥw3* 'fauliges Wasser')

šm3j wˁf.n-f rj.t 'anormale Eiteransammlung': Eb 768

šfw 'geschwollen': Eb 767

rdj snf m msḏr(.wj) 'aus dem Ohr/den Ohren bluten'[1]: Sm 4 (2,4; 2,6); 5 (2,13); 7 (3,4; 3,6); 8 (4,9; 4,12); 13 (6,5); 17 (7,3; 7,5); 21 (8,7; 8,8); 22 (8,13)

h3j snf m msd.tj m imj.w msḏr.wj 'Blut fällt aus den beiden Nasenlöchern, aus dem Innern der beiden Ohren'[1]: Sm 22 (8,11)

mn msḏr.wj n sḏm.t.n-s md.t 'an den beiden Ohren leiden, so daß sie (die Frau) Gesprochenes nicht hören kann'[2]: Kah 8 (1,26)

III) Behandlung und Applikation

a) Verben der Behandlung

srwḫ 'behandeln'	Eb 766; 766f
sšr 'trocknen'	Eb 770

b) Applikation

1) *rdj r msḏr*	Eb 764; 765; Bln 201; 202; 203
2) *wdḥ* 'eingießen'	Eb 356a (*m msḏr*)[3]; Sm 20 (8,5) (*r msḏr.wj*)[4]
3) *stj* 'einträufeln'	Eb 768
4) *k3p* 'räuchern'	Ostr. Louvre Zeile 4 und 5; ---- Bln 71[5]

IV) anatomische Angaben

a) Teile des Ohres

1) *gnj.t* (*grj.t*?)	Sm 18 (7,14)
2) *ḫntj*	Sm 23 (8,19)
3) *ḫnw* 'Inneres'	Sm 22 (8,12; 8,15; 8,16); Eb 767
4) *imj.w* 'Inneres'	Sm 22 (8,11)
5) *ḥ3* 'Hinterseite'	Sm 23 (8,21); ---- Sm 23 (8,19)
6) *ẖrj* 'Unterseite'	Sm 23 (8,19)

[1] Als Nebenerscheinungen bei Verletzungen des Kopfes.

[2] Als Nebenerscheinung einer Gebärmutter-Erkrankung.

[3] Behandlung einer Augenkrankheit; siehe dazu Eb 854e bei IV b (Gefäße, die Taubheit bewirken, führen zum Auge).

[4] Behandlung einer Wunde am Joch-Schläfenbein.

[5] Applikationsangabe: 'ebenso'; bezogen auf Bln 70 (*hhj.t* 'Gehörstörung) mit der Applikation *k3p s ḥr-s*.

b) Gefäße

Eb 854f (*ỉw mt.w 4 n msḏr-f 2 . . . . ꜥḳ ṯ3w n ꜥnḫ m msḏr wnmj ꜥḳ ṯ3w n mt m msḏr ỉ3bj*); Eb 856g (*ỉw mt 2 ỉm-f n msḏr-f wnmj ꜥḳ ṯ3w n ꜥnḫ ỉm-sn*) = Bln 163g (*ỉw mt 2 m msḏr-f wnmj ꜥḳ ṯ3w n ꜥnḫ ỉm-sn*); Eb 856g (*ỉw mt 2 ỉm-f n msḏr-f ỉ3bj ꜥḳ ṯ3w n mt ỉm-sn*) = Bln 163g (*ỉw mt 2 m msḏr-f ỉ3bj ꜥḳ ṯ3w [n mt] ỉm-sn*); Eb 854e (*ỉr ỉdd.t msḏr.wj ẖr-s: ỉn mt 2 ỉrr st sšm n w3b n ỉr.t kjj ḏd: ỉr nw ỉdd.w msḏr.wj ẖr-s: n3 pw wnn tp m3ꜥ.wj n s ḥr nššw*)

V) in Drogen-Verbindungen, als bildlicher Ausdruck

a) *msḏr-ꜥ3* „Esels-Ohr“ Eb 770[1]

b) *msḏr-ḥḏr.t* Sm 20,18

siehe dazu im Drogen-W.B.

§ 1: Etymologisch ist *msḏr* die *m*-Bildung von *sḏr*, also wörtlich: ‘der Ort, an dem man schläft’, vgl. deutsch „Schläfe“.

§ 2: Die Ohren gelten als Eintrittsort für den Hauch des Todes bzw. des Lebens, und zwar das rechte für das Leben, das linke für den Tod; ähnlich ist wohl auch Bln 71 (Toter im Ohr) aufzufassen. Vgl. die ähnliche Funktion der Augen (bei *ỉr.t* § 3).

mš3.t [Körperteil]

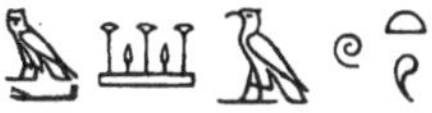 Bt 10 (5,9), dazu am Rande die Verbesserung:

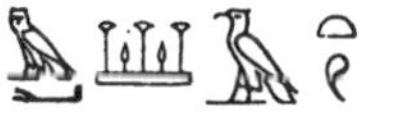

k.t pẖr.t nt sḫm n bnw.t dr t3w ḥr pḥwj.t-f ḥr šptj.t ḥr sꜥḳ mš3.t n s s.t r3-pw

§ 1: Die Parallelität *ḥr pḥwj.t – ḥr šptj.t – ḥr sꜥḳ mš3.t* legt nahe, an einen zusammengesetzten Ausdruck *sꜥḳ-mš3.t* zu denken; vgl. *sꜥḳ-šptj.t* in Bt 11 und das unklare *ꜥḳ.t njḏw* in Eb 835. Neben *pḥwj.t* ‘After’ und *šptj.t* ‘Blase’ genannt, ist *mš3.t* wahrscheinlich ebenfalls in der Unterleibsgegend zu lokalisieren; ob das Wort mit *š3w* ‘Kot’ zusammenhängt: „Ort, wo der Kot ist“?

mšꜥ [Vogel]

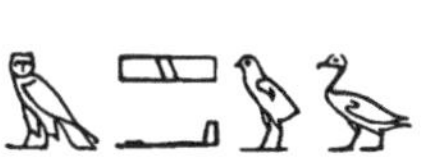 Ram IV

1) in einem Zauberspruch: Ram IV D V 2

2) Herz des *mšꜥ*-Vogels als Droge siehe im Drogen-W.B.

[1] Sympathie-Mittel bei der Behandlung eines kranken Ohres.

mšʿḳ.t Schulterblatt

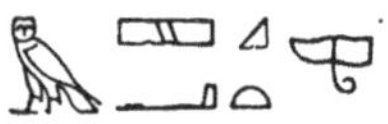 Sm 36; 47 (16,18)[1] 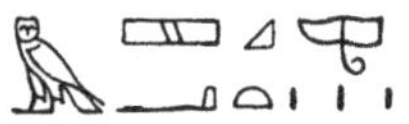 Sm 47 (17,2)[1]

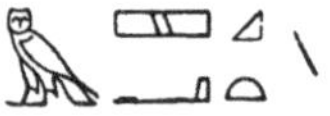 Sm 35 (12,5)[2]

1) Schleimstoffe (*st.t*) in den Schulterblättern, als Nebenerscheinung einer Verletzung an der Achsel
Sm 47 (16,18 und 17,2) (*mn-f st.t m*[1] *mšʿḳ.t-f*)
2) Polster werden zwischen die beiden[3] Schulterblätter gelegt, als Behandlung eines *ḥsb*-Bruches an den Schlüsselbeinen bzw. am Oberarm
Sm 35 (12,5) und Sm 36 (12,11) (*iḫ.t ḳ3b imj.tw mšʿḳ.t-fj*)

§ 1: *mšʿḳ.t* bedeutet wörtlich: „Rasiermesser"

mšpn.t [Krankheit]

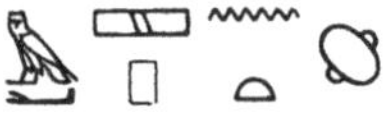 H

H 160 (*šn.t nt mšpn.t*) (*nn ḫpr dw.t m ḥʿw-j nn mšpn.t m ʿ.t-j*)
[*k.t*-Rezepte H 161–166]

§ 1: Als Lokalisation ist nur einmal „in allen Körperteilen" angegeben. Die Behandlung erfolgt äußerlich: *wt* 'verbinden', *rdj* 'geben', *gs* 'salben'. Danach wäre der Gedanke an eine „Hautflechte o. ä." (koptisch ⲙⲉϣⲡⲱⲛⲉ) durchaus zu rechtfertigen (so Ebbell, Altägyptische Krankheiten S. 65; vgl. auch Till, Koptische Arzneikunde Q 7–9).

§ 2: Die Verbindung zu der Krankheit *špn* ist nicht gesichert. Falls es sich bei *špn* um eine durch innerliche Mittel behandelte äußerliche Hauterkrankung handelt (*špn* leitet Eb 705 die Gruppe der „Kosmetik-Mittel" ein!), läge in *mšpn.t* eine Weiterbildung von *špn* vor.

mšrw Abend

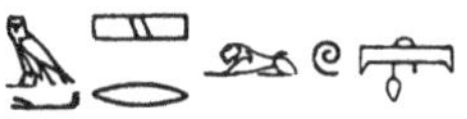 Eb 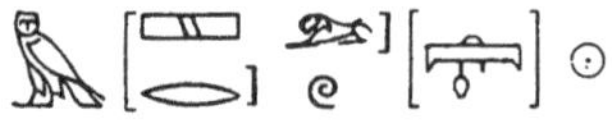 Ram III A 28

als Zeitangabe
1) Behandlung: Eb 392 (*m mšrw* neben *m dw3* 'am Morgen')
2) Drogenbereitung: Ram III A 28 (*psj m tr n mšrw*)

[1] *m mšʿḳ.t*; *m* nur einmal geschrieben.
[2] Das anlautende *m* wie *w* geschrieben; vgl. dazu die umgekehrten Fälle Sm 13,6 und 14,15 (*š3m* statt *š3w* bzw. *nšm* statt *nšw*) sowie Breasteds Kommentar S. 366.
[3] Beide Fälle mit dualischem Suffix *-fj*.

mšš

siehe *msš*

mšš.wt [Krankheit] (am Kopf)

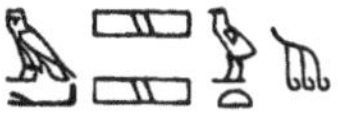 H 167

dr mšš.wt

§ 1: Die Annahme der Lokalisation „am Kopf“ ist aus der Verwendung des Applikationsverbs *wrḥ* ‘salben’ sowie aus dem Determinativ  (Kopf- oder Barthaar ?) erschlossen.

mk Kleid; Stoff

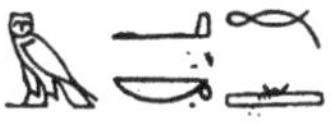 L 2 (1,5) (Zaub)

mk3.t A. Unterlage; Stütze

 Sm 4 (2,7) 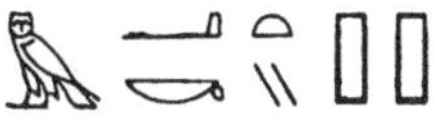 Sm 7 (3,15)
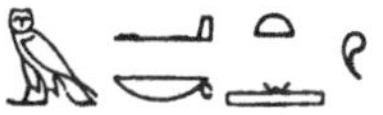 Eb 855n

I) Unterlage, auf der das Herz sich abstößt
Eb 855n (*twn.ḥr-f ḥr mk3.t-f rwj.ḥr-f m s.t-f*)[1]

II) zwei Stützen aus Ziegeln für einen Schädelverletzten, dessen Behandlung durch Sitzen erfolgt
Sm 4 (2,7) (*irj n-f mk3.tj ntj db.t*); Sm 7 (3,15) (*djj imj.tw mk3.tj ntj db.t*)

(mk3) B. einebnen; planieren

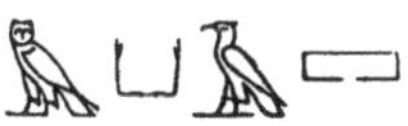 Sm 11 (5,10)

Bruch am Pfeiler der Nase: *iw fnd-f pds mk3 ḥr-f*

§ 1 (zu B): Zur Konstruktion vgl. Sm 12 (5,16): *fnd-f ḫ3b pds ḥr-f.* Zum Sachlichen vgl. auch *mk3.t* ‘Unterlage; Stütze’ (unter A): weil bei der Herstellung des Unterbaues ein Planieren der Baufläche erfolgt, wäre der obige Gebrauch von *mk3* denkbar, zumal das Bild für die breitgetretene Nase sich gut eignen würde. – Breasted übersetzt zweifelnd: and a „depression“ being in it.

[1] Zum Wechsel von *s.t* ‘Stelle’ und *mk3.t* vgl. Äg.W.B. Belegstellen zu II 161,9.

mkj A. schützen

Eb 189d

mkj r '(etwas) schützen = hüten vor . . .'
Magenkranker: *rdj.ḫr-k mkj-f r3-f r ḏ3f nb*

(mk.t) B. Schutz

Eb 1 (1,2); Sm 9 (5,3) Eb 1 (1,3); H 78 (6,6 und 7)

nur im Zauber belegt

mkḥ3[1] Hinterkopf; Genick

Eb; Bln

in den Gefäß-Büchern
Eb 854a (überall ist das Herz zu messen: *ḥr tp ḥr mkḥ3 ḥr ḏrw.t ḥr s.t-ib ḥr ʿ.wj ḥr rd.wj*); Eb 854d (*iw mt.w 4 psš n tp st.t-sn m mkḥ3*); Eb 856g (*iw mt 2 im-f n mkḥ3-f*) = Bln 163g (*iw mt 2 m mkḥ3-f*)

mt Gefäß; Strang

Singular: [2] Eb; H; Sm Bln[3] Bln 163c Bln 197; Ram III fragm 34,1[4] Bln 163d (15,9); 163g Bln 163g (16,3); Bln 122

Plural: Eb; H; Sm; Mutt u Kind B 1,5 Bt 18 H 94; 95; L 46 Bln 51; 196; Bt 2 Kah 26[5] Ram V Nr. XII[6]; Nr. XVII[7]; Nr. XIX[7]

[1] Vgl. das ältere Wort *mḥ3* und kopt. ⲙⲁⲕϩ 'Nacken'.
[2] Vgl. für die Schreibung des Pap. Bln die Anm. 3
[3] Möglicherweise ist z. T. \ statt ⲉ zu lesen (so Wreszinski).
[4] Nach Barns mit | (statt \).
[5] Griffith liest statt .
[6] Barns liest statt .
[7] Barns liest statt .

Ram V Nr. XVIII 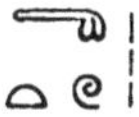 Sm 7 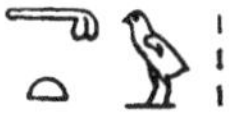 Ram V Nr. XIV[1]

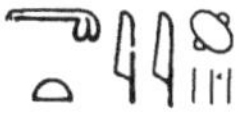 Pap. Louvre E 4864 Rs

I) in Rezept-Überschriften

a) in Rezept-Gruppen

1) Pap. Ebers

Eb 627 (*ḥ3.t-ᶜ m nwd.t nt smn mt.w pẖr.t nt snḏm mt.w*) (= H 96)
[*k.t*-Rezepte: Eb 628 (= H 97); Eb 629][2]
Eb 631 (*k.t nt srwḫ mt m gs i3bj*)
[*k.t*-Rezepte: Eb 632 (vgl. H 28); Eb 633]
Eb 634 (*k.t nt sgnn mt n m3s.t*)[3]
Eb 642 (*k.t nt rdj.t šsp mt.w pẖr.t*) (= H 111)
[Eb 643 (*k.t*-Rezept) (= H 112)]
Eb 644 (*irr.t r mt nhp-f m ᶜ.t nb.t*) (= H 99)
[*k.t*-Rezepte: Eb 645 (vgl. H 114); Eb 646]
Eb 647 (*k.t* [*nt*] *snḏm mt.w n s3ḥ*) (= H 116)
Eb 648 (*k.t nt sgnn mt.w nw s3ḥ*)
Eb 649 (*k.t nt sgnn mt.w*) (= H 228 = H 107)
Eb 650 (*k.t nt snḏm mt.w n ḳᶜḥ*)
Eb 651 (*k.t* [*nt*] *snḏm mt.w m ᶜ.t nb.t*)
Eb 652 (*k.t nt sᶜnḫ mt.w sw3ḏ mt.w*) (= H 101)
Eb 653 (*k.t wrḥ.t nt snḏm mt.w*)[4]
Eb 657 (*k.t nt sgnn mt.w*)[5] (= Ram V Nr. V = H 94)
Eb 659 (*k.t nt sgnn šw.t nt mt*) (= Bln 49)
[*k.t*-Rezepte: Eb 660 (= H 117 + 118); Eb 661 (= H 119)]
Eb 662 (*k.t nt sgr.t wšᶜ.w n mt*) (vgl. H 120)
Eb 663 (*k.t nt gnn mt*)[6]
Eb 681 (*k.t pẖr.t irr.t r mt nhp-f m ᶜ.t nb.t*)
[*k.t*-Rezepte: Eb 682; Eb 683]
Eb 684 (*k.t nt dr šp.t nt mt*)
[Eb 685 (*k.t*-Rezept)]
Eb 686 (*k.t nt smn mt.w*)

[1] So nach Barns; ob noch das Determinativ  vor den Pluralstrichen fehlt?

[2] Es folgt Eb 630 (*k.t nt snhp iḫ.t nb.t*).

[3] Es folgen Eb 635 (*wḥᶜ snḫt.w*), Eb 636 (*ssnb ḳs*) und Eb 637 (*sgnn iḫ.t nb.t*) mit *k.t*-Rezepten Eb 638–641.

[4] Es folgen Eb 654 (*sgnn r3-ᶜ.tj*) mit *k.t*-Rezept Eb 655 sowie Eb 656 (*sgnn nḫt.t*).

[5] Es folgt Eb 658 (*sgnn snḫt.w*).

[6] Es folgen Eb 664 (*wḥᶜ snḫt.w*) mit *k.t*-Rezepten Eb 665–669; Eb 670 (*sgnn nḫt.t*) mit *k.t*-Rezepten Eb 671–674; Eb 675 (*sgnn nḫt.t*) mit *k.t*-Rezepten 676–680.

Eb 687 (*ḳ.t nwd.t nt sḥtp mt.w*)
Eb 688 (*ḳ.t nt sgnn mt.w*)[1]
Eb 693 (*ḳ.t nt sḳbb mt.w*) (= H 121)
Eb 694 (*ỉrr.t r mt nḫt-f*)[2] (= H 110)

2) Pap. Hearst (erste Gruppe)

H 94 (*pẖr.t nt sgnn mt.w*) (= Eb 657 = Ram V Nr. V; vgl. H 237)
H 95 (*sḳbb mt.w*) (= H 238)
H 96 (*pẖr.t nt snḏm mt.w*) (= Eb 627)
[*ḳ.t*-Rezepte: H 97 (= Eb 628); H 98]
H 99 (*ỉrr.t n mt nhp-f m ʿ.t nb.t*) (= Eb 644)
H 100 (*snḏm ỉb n mt*)
H 101 (*sʿnḫ mt swꜣḏ mt*) (= Eb 652)
H 102 (*pẖr.t nt snḏm mt*)
[H 103 (*ḳ.t*-Rezept)]
H 104 (*sḥtp mt.w*)
[*ḳ.t*-Rezepte: H 105; H 106; H 107 (= H 228 = Eb 649); H 108; H 109 (= H 231)]
H 110 (*ỉrr.t r mt nḫt-f*) (= Eb 694)
H 111 (*rdj.t šsp mt pẖr.t*) (= Eb 642)
[H 112 (*ḳ.t*-Rezept) (= Eb 643)]
H 113 (*dr šfw.t n mt*)
H 114 (*sgnn šw.t nt*[3] *mt*) (vgl. Eb 645)
[H 115 (*ḳ.t*-Rezept)]
H 116 (*snḏm mt.w n sꜣḥ*) (= Eb 647)
[*ḳ.t*-Rezepte: H 117 (= Bln 50; vgl. Eb 660)[4]; H 118 (vgl. Eb 660)[4]; H 119 (= Eb 661)]
H 120 (*sgr.t wšʿ.w n mt*) (vgl. Eb 662)
H 121 (*sḳbb mt*) (= Eb 693)
H 122 (*sʿnḫ mt.w*)[5]

3) Pap. Hearst (zweite Gruppe)

H 228 (*pẖr.t nt snḏm mt.w m ʿ.t nb.t nt s*) (= H 107 = Eb 649)

[1] Es folgen Eb 689 (*dwn ḳrf.t sgnn nḫt.t*) und Eb 690 (*sgnn*) mit *ḳ.t*-Rezepten Eb 691–692.

[2] Es folgen noch Eb 695 (*snhp ỉḫ.t nb.t*) und Eb 696 (*dr rhn.w nw wḥdw*); dann beginnt mit einer neuen Gruppenüberschrift eine andere Rezeptgruppe.

[3] Geschrieben wie *m*.

[4] H 117 + 118 ergeben zusammen die Pararallele Eb 660.

[5] Es folgt noch H 123 (*sgnn rꜣ-ʿ.tj*) mit *ḳ.t*-Rezept H 124; daran schließen Rezepte gegen Schwellungen und Geschwülste.

[H 229 (*k.t*-Rezept)]
H 230 (*k.t pḫr.t nt snḏm mt.w m ꜥ.t nb.t nt s*)
[H 231 (*k.t*-Rezept) (= H 109)]
H 232 (*pḫr.t nt sgnn mt.w m ꜥ.t nb.t nt s s.t rꜣ-pw*)[1]
H 237 (*k.t pḫr.t nt [snḏ]m mt.w*) (vgl. H 94 = Eb 657)
H 238 (*k.t pḫr.t nt sḳbb mt.w m ꜥ.t nb.t*)[2] (= H 95)

4) Pap. Ramesseum V
Ram V Nr. XII (*sḳbb mt.w snḫt gnn*)[3]
[Ram V Nr. XIII (*k.t*-Rezept)]
Ram V Nr. XIV (*sgnn šw.t nt mt.w*)[4]
Ram V Nr. XVII (*sgnn mt.w štw*)
Ram V Nr. XVIII (*sgnn mt.w*)
Ram V Nr. XIX (*sgnn šw.t nt mt.w*)[5]

5) Pap. Berlin (erste Gruppe)
Bln 174 (*k.t nt mt nrj.w-f ḏs-f ḳsn šm.t sḏ wḫdw*)
[*k.t*-Rezepte: Bln 175–178]

6) Pap. Berlin (zweite Gruppe)
[Bln 49 (*k.t nt sgnn šw.t*)] (= Eb 659)
[Bln 50 (*k.t*-Rezept) (= H 117)]
Bln 51 (*k.t pḫr.t nfr.t nt snḏm mt.w*)

7) Pap. Louvre E 4864 Rs
Pap. Louvre E 4864 Rs 1,7 (*k.t nt sḳbb mt.w*)
[*k.t*-Rezepte: Pap. Louvre E 4864 Rs 1,8; 1,9; 1,10]

b) vereinzelte Rezepte

Eb 161 (*k.t [nt] snḏm mt.w n pḥwj*); H 249 (*k.t pḫr.t nt sḳbb mt.w*) [H 250 (*k.t*-Rezept)]; Bln 122 (*pḫr.t nt snḏm mt ỉns.t dr šfw.t*); Bt 2 (*sḥtp mt.w [nw] pḥwj.t*); Bt 18 (*sꜥnḫ mt.w*) [Bt 19 (Nachrezept)]; ---- Eb 387 (*k.t nt dr mt.w n snf m ỉr.tj*)

II) *mt.w* von bestimmten Körperteilen

a) in gesundem Zustand (anatomische Angaben)

1) *ꜥ.t nb.t* ‘alle Körperstellen’: Eb 854a (99,5) = Sm 1 (1,8); ---- Eb 854a (99,2) = Sm 1 (1,6); Eb 854a (99,4); Eb 856b = Bln 163b

[1] Es folgen H 233 (*sḳbb ḳs*) mit *k.t*-Rezept H 234 sowie zwei Rezepte gegen *šfw.t*-Schwellungen (H 235 und 236: *dr šfw.t*).

[2] Es folgen Rezepte gegen Bißwunden.

[3] Die Überschriften der Rezepte I–XI sind entweder zerstört (Nr. I; IV; V; VI; VII; VIII; IX; X; XI) oder betreffen Versteifungen und Verkrümmungen (Nr. II: *pḫr.t nt sgnn nḫt.t nb.t*; Nr. III: *sgnn nḫt.t dwn ḳrf.t*). Ram V Nr. V ist eine Parallele zu Eb 657 = H 94 (*sgnn mt.w*).

[4] Es folgen Ram V Nr. XV (*sgnn ḳrf.t*) und Nr. XVI (*pḫr.t nt sgnn nḫt.t*).

[5] Die Überschrift des folgenden Rezeptes Nr. XX ist zerstört.

2) *ib* 'Herz': Sm 1 (1,7) (*s.t-ib*)
3) *inḥ* 'Augenbraue': Eb 856g = Bln 163g
4) *ir.t* 'Auge': Eb 854e (*w3b n ir.t*); Eb 856g = Bln 163g
5) *ʿ.wj* 'Arme': Eb 854g; 854o
6) *wgj.t* 'Kauknochen': Sm 7 (3,18) (*pḥwj wgj.t*)
7) *pḥwj(.t)* 'After': Eb 854o (zweimal); ---- Eb 856h = Bln 163h
8) *mjs.t* 'Leber': Eb 854l
9) *mn.t* 'Oberschenkel': Eb 856d = Bln 163d
10) *mnḏ* 'Brust': Eb 856c = Bln 163c
11) *mḥ3* 'Hinterkopf': Sm 1 (1,8)
12) *msd.tj* 'Nasenlöcher': Eb 854b
13) *msḏr* 'Ohr': Eb 854f; Eb 856g (zweimal) = Bln 163g (zweimal)
14) *mkḥ3* 'Hinterkopf': Eb 856g = Bln 163g
15) *nnšm* 'Milz': Eb 854m
16) *rd.wj* 'Füße': Eb 854h; 854o; Sm 1 (1,8)
17) *ḥ3.tj* 'Herz': Eb 854a (1,4) = Sm 1 (1,7) (*mt.w-f*); ---- Eb 856b = Bln 163b; Eb 854a (1,2) = Sm 1 (1,6); ---- Eb 856h = Bln 163h
18) *ḥtj.t* 'Kehle': Sm 34 (12,1)
19) *ḫpd* 'Hinterbacke': Eb 854k
20) *ẖr.wj* 'Hoden': Eb 854i
21) *sm3* 'Lunge': Eb 854m; Sm 34 (12,1)
22) *š3š3j.t* 'Halsgegend': Sm 34 (12,1)
23) *šptj.t* 'Blase': Eb 854n
24) *šr.t* 'Nase': Eb 856g = Bln 163g; ---- [Eb 856h = Bln 163h]
25) *ḳ3b.t* 'Brust': Kah 26 (3,13); Bln 196 (1,9)
26) *ḳʿḥ* 'Schulter': Eb 854f
27) *g3b* 'Oberarm': Eb 856f = Bln 163f
28) *gmḥ.tj* 'Schläfen': Eb 854c
29) *gs i3bj*; *gs wnmj* 'rechte bzw. linke Seite': Eb 854o
30) *tp* 'Kopf': Eb 854d; Bln 163b; Sm 1 (1,8)
31) *ṯb.t* 'Sohle' Eb 854h
32) *dhn.t* 'Stirn': Eb 856g = Bln 163g
33) *ḏbʿ.w* 'Finger': Eb 854g

b) in krankem Zustand (pathologische Angaben)

1) *ʿ.t nb.t* 'alle Körperstellen': Eb 644; 651; 681; 873c[1]; H 99; 228; 230; 232; 238
2) *3mʿ.t* 'Krallenknochen': Sm 7 (3,17) (*pḥwj 3mʿ.t*)

[1] Vgl. auch Eb 872 a; 873 a; 876 a.

3) *ins.t* 'Unterschenkel': Bln 122
4) *ir.t* 'Auge': Eb 387
5) *pḥwj(.t)* 'After': Eb 161; Bt 2
6) *m3ꜥ* 'Schläfe': Sm 9 (5,3) (Zaub)
7) *m3s.t* 'Knie': Eb 634
8) *mn.t* 'Oberschenkel': Eb 856d (103,7) = Bln 163d (15,9)
9) *msḏr* 'Ohr': Eb 766b
10) *nḥb.t* 'Nacken': Eb 856e; Sm 7 (3,10; 3,19; 3,20)
11) *rd.wj* 'Füße': Eb 856h = Bln 163h
12) *ḥ3.tj* 'Herz': Eb 855e; 855g; 855h (100,20–101,1); ---- *mt.w-f*: Eb 855d; 855h (100,20)
13) *s3ḥ* 'Zehe': Eb 647; 648; H 116
14) *ḳ3b.t* 'Brust': [Kah 26 (3,14); Bln 196 (1,10)]
15) *ḳꜥḥ* 'Schulter': Eb 650
16) *gs i3bj* 'linke Seite': Eb 631

III) Krankheiten und krankhafte Zustände

a) Krankheiten

1) Geschwülste, Geschwüre, Schwellung

ꜥ3.t nt mt(.w)	Eb 866b; 872; 872a; 872b; 873; 873a; 873b; ---- Eb 872b (108,7)
ꜥ3.t nt sfṯ n mt	Eb 866; 866a
sfṯ n mt	Eb 876a; 876b
šfw.t	H 113; Bln 122; ---- Bt 2
wšꜥ.w	Eb 662; H 120; ---- Bt 2

2) *gnn* 'Weichheit': Eb 663; Ram V Nr. XII

3) Schlagverletzung

sḳr n mt	Eb 876b
i3ṯ ḥr mt	Eb 872b

4) *mt.w n snf* 'Gefäße mit Blut (?)': Eb 387[1]

5) *ḫftj*-Dämon: Eb 876d

6) unbekannte Krankheiten

šp.t	Eb 684
šw.t	Eb 659; H 114; Ram V Nr. XIV; Nr. XIX

b) krankhafte Zustände

1) *nḫt* 'steif sein': Eb 694; H 110; Sm 7 (3,17 und 20)
2) *dwn* 'gestreckt sein': Sm 7 (3,10; 3,19; 3,20)
3) *ḫr* 'gefallen sein': Eb 855d
4) *nhp* 'springen', 'sich bewegen': Eb 644; 681; H 99
5) *sd3* 'zittern': Eb 766b

[1] Als Krankheitserscheinung im Auge; ob eine Art Blutgeäder?

6) *nrj* 'zittern': Bln 174
7) *nhd* 'zittern': Eb 855h
8) *ftft* 'hüpfen'; Eb 873d (Zaub)

c) Verben der Behandlung (Behebung krankhafter Zustände)[1]
1) *sꜥnḫ* 'beleben': Eb 652; H 101; 122; Bt 18
2) *swꜣḏ* 'erfrischen': Eb 652; H 101
3) *smn* 'stärken': Eb 522d; 627; 686
4) *snḏm* 'lindern': Eb 161; 627; 647; 650; 651; 653; 871c; 873c; H 96; 102; 116; 228; 230; 237; Bln 51; 122; ---- H 100
5) *srwḫ* 'behandeln': Eb 631
6) *sḥtp* 'beruhigen': Eb 687; H 104; Bt 2
7) *sḳbb* 'kühlen': Eb 693; H 95; 121; 238; 249; Ram V Nr. XII; Pap. Louvre E 4864 Rs 1,7
8) *sgnn* 'erweichen': Eb 634; 648; 649; 657; 688; H 94; 232; Ram V Nr. XVII; Nr. XVIII; ---- Eb 659; H 114; Ram V Nr. XIV; Nr. XIX; [Bln 49]

IV) Besonderheiten

a) *mt štw* '*štw*-Gefäß'[2]
Eb 856c; 856d; 873d; Bln 163d; Ram V Nr. XVII

b) *mt šsp.w rn-f* 'ein Gefäß namens Empfänger': Eb 855c

c) *mt.w n snf* 'Gefäße mit Blut (?)'
Eb 387 (als Krankheitserscheinung im Auge)

d) *ib n mt* 'Herz(schlag?) des Gefäßes'[3] H 100

V) Verschiedenes

a) Gefäß empfängt (*šsp*)[4] Krankheiten bzw. Heilmittel
1) Krankheit: Eb 856d = Bln 163d; Eb 856e
2) Heilmittel: Eb 642; H 111

b) Gefäße als Urheber bzw. Verteiler von Krankheiten
1) *in mt irr st* 'das Gefäß ist es, das es macht'
Eb 854e; 855c; 872b; ---- Eb 856c
2) Krankheit tritt ein in die Gefäße
Eb 855h (100,20); Mutt u Kind B 1,5

c) in der Operationsanweisung an den Arzt, sich beim Schneiden vor den Gefäßen zu hüten
Eb 860b (*sꜣꜣ mt.w*); Eb 871c (*sꜣ.tj r mt*)

[1] Der jeweils vorliegende krankhafte Zustand läßt sich aus dem Behandlungsverbum ableiten, z. B. *sgnn* 'erweichen' gegen versteifte Gefäße usw.

[2] Vielleicht 'Aderngeflecht' o. ä.; siehe bei *štw*.

[3] Ob der Puls des Herzens gemeint, das ja nach Eb 854 a „vorn in den Gefäßen spricht"?

[4] Vgl. dazu IV b (*šsp.w*).

d) in Applikationsanweisungen[1]
H 113 (*gs mt im*); - - - - Eb 637 (*mt.w šm*)[2]

VI) unklar und verderbt: Bln 197[3]; Ram III fragm 34,1

VII) Zauber: L 46 (*snb mt.w-k*)

§ 1: Eine sichere Trennung zwischen Hohlgefäßen und Strängen (Muskeln und Sehnen) läßt sich nicht durchführen und entspricht auch gewiß nicht den ägyptischen Vorstellungen. Im Koptischen hat sich zwar nur noch die Bedeutung 'Band, Muskel (auch Nacken, Hals)' erhalten, eine solche ausschließliche Beschränkung auf die Bedeutung 'Muskel', wie sie Barns (S. 31 im Anschluß an Dawson Anm. 2) für Ram V annimmt, würde jedoch wahrscheinlich ein zu einseitiges Bild ergeben: das Ram V Nr. XVII erwähnte *štw*-Gefäß kennen wir aus Eb und Bln (siehe IV a), und dort handelt es sich um Gefäße. — Sicher in der Bedeutung 'Band, Sehne, Muskel' wird *mt* Sm 7 (3,16–18) verwendet, wo *w3.t* 'Band' durch *mt* erklärt wird zur Beschreibung einer Versteifung des Kieferngelenkes. Ebenso wird es sich bei *sgnn mt* (III c 8) vorwiegend um das Erweichen der Versteifung von Bändern bzw. Sehnen handeln (siehe aber L 14 *sgnn ḥ3.tjw*, dort wohl die vom Herzen ausgehenden Hohlgefäße gemeint). Das Muskelfleisch wird übrigens nicht in dem Begriff *mt* eingeschlossen sein, sondern durch *iwf* (bzw. *ḥʿw*) bezeichnet. – Als Hohlgefäß (d. h. einen Stoff enthaltend, siehe § 3) begegnet uns *mt* in den „Gefäßbüchern" (Eb 854; Eb 856; Bln 163) sowie den Glossen A zu Sm Fall 1 und 34; ferner ist anzunehmen, daß es sich bei der *mt.w*-Behandlung in Bt 2 und 18 um Hohlgefäße handelt, da eine Behandlung von Herz und After vorliegt; dasselbe gilt für 'die Gefäße des Afters' in Eb 161; auch bei dem 'Gefäß der linken Bauch-Hälfte' (Eb 631) ist ein Hohlgefäß gemeint; schließlich liegen sicher Hohlgefäße vor, wenn es sich um das Auftreten von Blut handelt: Eb 387 nennt *mt.w n snf* im Auge; um Adern wird es sich bei den Warnungen an den Operateur handeln, der Geschwüre bzw. Geschwülste durch Schneiden beseitigt (Eb 860b und 871c); ob bei *snm mt.w* bzw. *snḏm mt.w* als Teil der Wundbehandlung (Eb 522d und 871c) an eine Behandlung der Adern (Blutstillen ?) zu denken ist, bleibt zweifelhaft.

§ 2: Das Gefäß-System wird als Verbreiter bzw. Urheber von Krankheiten (Krankheitsstoffen) angesehen. Eine besondere Beziehung be-

[1] Siehe dazu § 4.

[2] Ob gemeint ist: 'nachdem die Gefäße erwärmt sind', d. h. vor der eigentlichen Behandlung erfolgt ein Erwärmen wie auch Eb 657 = Ram V Nr. V durch Sonnenbestrahlung.

[3] 'Wenn das Gefäß *nj3*-macht' bei einem Schwangerschaftstest; ob an pulsieren zu denken ist, vgl. *mnj3*.

steht zu den *wḫdw*-Schmerzstoffen: das Gefäßbuch (Eb 856 = Bln 163) behandelt das Umherziehen der *wḫdw*-Schmerzstoffe im Menschen auf dem Wege über die einzelnen Gefäße; auch in den Glossen in dem Gefäßbuch Eb 854 treten die *wḫdw* vereinzelt auf (Eb 855l bis und m); die Glossen Eb 855s, t, w, x gehören zu Bln 154, einer Art Diagnose gegen *wḫdw*; Bln 174 nennt *sḏ wḫdw* in der Überschrift eines Rezeptes gegen ein zuckendes Gefäß; die große Gruppe der *mt*-Rezepte im Pap. Ebers schließt mit einem *wḫdw*-Rezept (siehe S. 402 Anm. 2). – Zum Auftreten anderer Krankheiten siehe die Fälle unter V a 1 (Gefäß empfängt eine Krankheit), V b 1 (Gefäß macht eine Krankheit) und V b 2 (Krankheit tritt ein in die Gefäße). Siehe auch Eb 854d (Gefäße schaffen eine Krankheit: *km3*), Eb 854l (Gefäße lassen eine Krankheit entstehen: *rdj ḫpr*) und Eb 854c (Krankheit entsteht wegen der Gefäße: *ḫpr m-ʿ*). Bemerkenswert ist schließlich Eb 856h = Bln 163h (die Gefäße der Beine sind es, die zu sterben anfangen).

§ 3: Als Inhalt der Gefäße werden folgende Stoffe genannt: Luft (Eb 854l; 854m; 855e); Wasser (Eb 854l; 854m; 855c); Kot (Eb 855g; 854o); Blut (Eb 854b; 854c; 854l; Eb 387); Harn (Eb 854n: *šptj.t* 'Blase'); Same (Eb 854i: *ḫr.wj* 'Hoden'); Schleim (Eb 854b: *msd.tj* 'Nasenlöcher'). – Zum Teil erhält man den Eindruck, als ob Krankheit dadurch entsteht, daß ein bestimmter Stoff nicht an der richtigen Stelle im Gefäß-System sich befindet: Eb 854o befindet sich Kot in den Gefäßen des Afters (normal), dagegen ist Eb 855g durch das Auftreten von Kot in den Gefäßen des Herzens ein krankhafter Zustand eingetreten; ebenso verhält es sich mit Eb 854l: die Leber enthält Wasser und Luft (normal), aber Blut (krankhaft).

§ 4: Die Behandlung der Gefäße erfolgt vorwiegend durch äußerliche Mittel, aber auch durch Einnehmen bzw. Einguß: diese Teilung deckt sich jedoch nicht völlig mit der Teilung von *mt* in 'Muskel, Sehne, Band' und 'Hohlgefäß'. – Die am meisten genannte Applikation ist *wt* 'verbinden', weniger oft *gs* 'salben' (*wt* neben *gs*: H 107 und 101), einmal *dj r-f* 'daran geben' (H 100), einmal *rdj m pḥwj* 'in den After geben' (Eb 684). – Als innerliche Applikation erscheint *swr* 'trinken' (Eb 631; 632; 633; Bt 18), einmal *wgj* 'kauen' (Eb 684); *wdḥ m pḥwj* 'in den After gießen' steht Bln 174–178 und Bt 19.

mt A. sterben

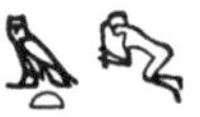 Eb; Bln; Sm; KV; Ram IV 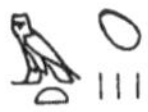 Eb 102 = 296

(Pseudopart.)

I) im Gegensatz zu *ʿnḫ* 'leben'

a) in Prognosen über die Lebensfähigkeit Neugeborener
Eb 838; 839 (zweimal); Ram IV C 19
b) vom Patienten
Sm 4 (2,11); ---- vom Rinde: KV 51–52

II) Verschiedenes
a) schädliche Tiere werden vertilgt: „so daß sie sterben̩“
Eb 850; 851
b) von Drogen, im Sinne von 'abgestorben'[1]
Eb 35 = 185; 519
c) von Krankheitserscheinungen
Eb 62 (Würmer); 102 = 296 (Schleimstoffe)
d) *mt*-Gefäße fangen an zu sterben̩
Eb 856h = Bln 163h
e) vom Menschen (Zaub)
Sm 18,15; 18,16; 20,2

(mt) B. I. der Tod

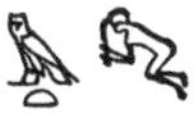 Eb

vom Tod, der in den Menschen eintritt
Eb 854f (100,3) (*ʿḳ ṯ3w n mt m msḏr i3bj*); Eb 854f (100,4) (*ʿḳ ṯ3w n mt m ḳʿḥ i3bj*); Eb 856g (die Gefäße des linken Ohres: *ʿḳ ṯ3w n mt im-sn*)[2]; Eb 191a = 194a (Magenerkrankung: *ʿḳ.t m r3 pw mt pw ẖns n-f*)

(mt/mt.t) B. II. Toter/Tote

masc.: 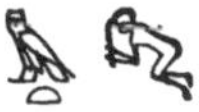 Eb; H; Bln; Sm; L; Bt Rs; Pap. Beatty VIII; Ostr. Kairo (ODM 1062); Ram IV 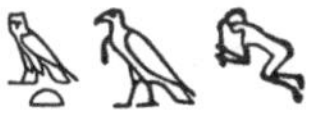 Sm 18,18
fem.: 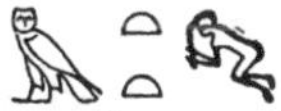 Eb; H; Bln 89; Sm 19,6; L; Bt Rs; Pap. Beatty VIII 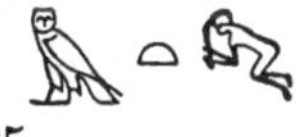 Bln; Ostr. Kairo (ODM 1062) ++++ 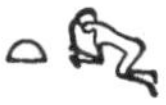 Eb 385

a) als Urheber von Krankheiten und krankhaften Erscheinungen
1) in genetivischen Verbindungen
aa) *ʿ3ʿ* 'Giftstoff': Eb 99; ohne *mt.t*: Eb 168, 225, 229, 231; H 83 (ohne *mt.t*); Bln 189; ---- H 85[3]; L 38 (13,5 und 13,6)[4]

[1] Vgl. den Gegensatz *ʿnḫ* 'frisch' von Drogen (bei *ʿnḫ* II).
[2] = Bln 163 g (*ʿḳ ṯ3w* [*n mt*] *im-sn*).
[3] Hier keine genetivische Verbindung (in einem *k.t*-Rezept zu: *dr ʿ3ʿ*).
[4] Hier keine genetivische Verbindung (in einer Beschwörung von *ʿ3ʿ*).

bb) *s.t-ᶜ* 'Einwirkung': Eb 1 (1,4); 131 (*s.t-ᶜ mt s.t-ᶜ mt.t* neben *s.t-ᶜ mt mt.t*); 242; 360; 385; 811 (zweimal); H 72; 73; 74; 75; 78 (6,7); 216; Bln 66; L 10; 22; ---- Eb 2 (*m-ᶜ s.t-ᶜ nṯr s.t-ᶜ nṯr.t m-ᶜ mt mt.t*) (zweimal); Bln 67 (*sḥrj mt mt.t*)[1]

cc) *šw.t/ḫ3jb.t* 'Schatten': H 214; Bln 89; 101 (ohne *mt.t*)

dd) *mtw.t* 'Gift': Bln 58

ee) *sḳr* 'Schlag': Ostr. Kairo (ODM 1062,2)

ff) *ṯ3w* 'Hauch'[2]: Sm 8 (4,16) (ohne *mt.t*)

gg) *sḫn* 'Schwellung': Bln 116

2) sonst

aa) *i3d.t* 'Seuche': Sm 18,18 (ohne *mt.t*); 19,6

bb) *š3rw*-Augenkrankheit: L 34 (dreimal)

cc) *nsj.t*-Dämon und *tmj.t*-Dämon: Bt Rs 2,8; L 9 (zweimal ohne *mt.t*)

b) als Krankheit[3]

1) *ẖ.t* 'Bauch'
Eb 182 = H 16 (*dr mt m ẖ.t*); Eb 231 (*dr mt m ẖ.t*); ---- Pap. Beatty VIII 5,2 (*mt mt.t*)

2) *ḥᶜw* 'Körper'
Bln 99 (*n ḫpr sᶜḳ n mt mt.t m ḥᶜw-f*); Ostr. Kairo (ODM 1062,7) (*dr mt m ḥᶜw*)

3) *tp* 'Kopf'
Ostr. Kairo (ODM 1062,8) (*mt mt.t ᶜḳ r tp*)

4) *msḏr* 'Ohr'
Bln 71 (*sḥrj mt m msḏr*)

c) unklar (*mt*)
L 14 (5,4); 25 (9,2–3); 42 (14,1)[4]; Ram IV C 21[5]

§ 1 (zu B): Bei *mt* und *mt.t* handelt es sich in fast allen Fällen um „die spukenden Toten beiderlei Geschlechts" (Erman, Mutt u Kind S. 13), also um Krankheit bringende Dämonen, die nicht unbedingt zum Tode des Kranken zu führen brauchen. Nur Eb 854f und 856g tritt der Tod (als Gegensatz zu 'Leben') auf.

§ 2 (zu B II): Oft werden *mt mt.t* 'Toter, Tote' in Verbindung mit anderen Dämonen (z. T. auch paarweise auftretend) genannt: *nṯr* 'Gott' (Eb 168; 225; 229; 231; 242; 360; 385; H 83; 216; Bln 66; 89; L 10; 42;

[1] Folgt auf Bln 66 (*s.t-ᶜ nṯr mt mt.t*).

[2] Vgl. aber Eb 854 f und 856 g unter B I.

[3] Außer den hier erwähnten Lokalisierungen von *mt* und *mt.t* siehe auch die Aufstellung der Körperteile in § 3.

[4] Wreszinski liest *t3r n mt*; danach zu B II a 1 gehörend.

[5] Ob Verbum?

Pap. Beatty VIII 5,2); *nṯr nṯr.t* ‘Gott, Göttin’ (Eb 1; 2; 131; H 75; 78; Bln 58; L 22); *nṯr.w* ‘Götter’ (Sm 18,18); *wḫdw* ‘Schmerzstoff-Dämon’ (Eb 231; Bln 116); *wḫdw wḫd.t* ‘Schmerzstoff-Dämon, Schmerzstoff-Dämonin’ (Eb 131; 242; 385); *ḏ3j ḏ3j.t* ‘Widersacher, Widersacherin’ (Eb 2; L 22; Bt Rs 2,8); *ḫftj* ‘Feind’ (L 38); *ḫftj ḫft.t* ‘Feind’ und ‘Feindin’ (L 22); *k3pw* und *imnw* ‘Verborgener’ und ‘Versteckter’ (H 85); *3ḫ 3ḫ.t* ‘männlicher und weiblicher Geist’ (Sm 19,6); *3ḫ.w* ‘Geister’ (Sm 18,18); ---- *rmṯ* ‘Menschen’ (Sm 18,18).

§ **3** (zu B): Als Lokalisation der *mt*- und *mt.t*-Dämonen werden folgende Körperstellen genannt: *ẖ.t* ‘Bauch’ (Eb 99; 168; 182; 225; 231; H 83; 216; Pap. Beatty VIII 5,2); *r3-ib* ‘Magen’ (Eb 191a = 194a); *ḥʿw* ‘Körper’ (Eb 131; H 72; 73; 74; Bln 99; 189; Bt Rs 2,8; Ostr. Kairo ODM 1062,7); *ʿ.t* (*nb.t*) ‘(alle) Körperteile’ (Eb 1; 131; H 78; 85); *iwf* ‘Fleisch’ (Eb 1; 131; H 85); *iwf* ‘Vulva’ (L 42); *mnḏ* ‘weibliche Brust’ (Eb 811); *nḥb.t* ‘Nacken’ (Eb 1); *ḳʿḥ* ‘Schulter’ (Eb 1; H 78; Eb 854f); *tp* ‘Kopf’ (Eb 1; H 75; 78; Ostr. Kairo ODM 1062,8); *ir.tj* ‘Augen’ (Eb 385; L 22; 34; Ostr. Kairo ODM 1062,2); *msḏr* ‘Ohr’ (Bln 71; Eb 854f; Eb 856g).

mt Zäpfchen (als Drogenform)[1]

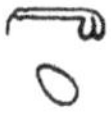 Eb 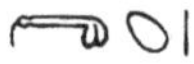 Eb 8 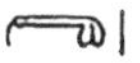 Eb 139

a) für den After
   1) in Überschriften[2]
      Eb 140 (*kjj mt n sḳbb pḥwj.t*); Eb 163 (*kjj mt ḳbb n pḥwj.t*)
   2) in der Applikation
      Drogen *irj m mt rdj m pḥwj*(*.t*): Eb 26; 139; 140[3]; 141; 155; 163[3]
      ---- Applikationsangabe *rdj m pḥwj* fehlt: Eb 8; 162 (*irj m mt n s s.t r3-pw*)
b) für den weiblichen Geschlechtsteil
   Eb 802 (Drogen *irj m mt rdj m k3.t-s*); Eb 806 (Drogen *irj m mt rdj m iwf-s*)

mtw [Konjunktiv-Präfix]

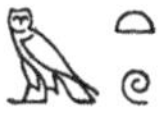 Bt; Pap. Beatty VIII Vs 5,1

nur in der 2. Pers. sg. masc. belegt

[1] Vgl. *swj.t* ‘Pille’.
[2] Die Applikation *rdj m pḥwj*(*.t*) siehe unter 2.
[3] Die Überschriften hierzu siehe unter 1.

1) in Rezept-Anweisungen
   Bt Rs 1,6 (zweimal); ---- Pap. Beatty VIII Vs 5,1
2) unklar und verderbt: Bt Rs 1,4

mtw.t[1] Same; Gift

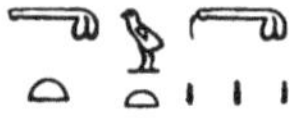 Eb 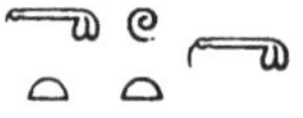 Bln 58; Pap. Tur PuR (Schluß)

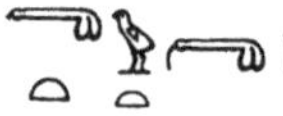 Pap. Beatty VIII 5,1[2] + + + + 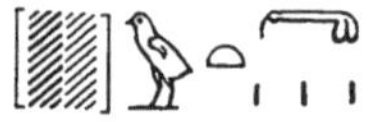 Ram IV C 23

I) Same
   a) Eb 854i (*iw mt 2 n ḫr.wj-fj ntsn dd mtw.t*)
   b) Ram IV C 23 (*mtw.t-k i3rr.tj*) (Zaub)
   c) als Droge siehe im Drogen-W.B.
II) Gift
   a) vom Skorpion
      Pap. Tur PuR (Schluß) (*sm3 t3 mtw.t pw*)
   b) von Krankheitsdämonen
      1) *nṯr* 'Gott' Pap. Beatty VIII 5,1
      2) *mt mt.t* 'Toter, Tote' Bln 58 (neben *'3' n nṯr nṯr.t*)

mtr/mtj A. richtig

masc.: 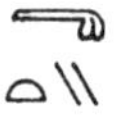 Sm 12 (5,22)

fem.: 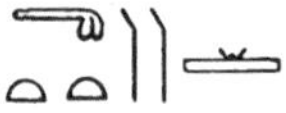 Sm 3 (2,2)

I) vom Gesicht, das nicht in seiner gewohnten Form ist
   Sm 12 (5,22) (*nn sw m ḳd-f mtj*)
II) vom gewohnten Bett des Schwerverletzten, auf das der Kranke gelegt wird
   Sm 3 (2,2) (*rdj.t-f pw ḥr imj.t-f mt.t*)

(mtr.w) B. Richtigkeit (?)

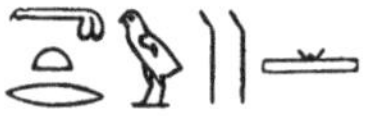 Ram IV D III 2 (Zaub)

[1] Vgl. *'3'* mit derselben zweifachen Bedeutung 'Same' und 'Giftstoff' (in Bln 58 beide vereinigt).

[2] Zur Schreibung des Determinativs vgl. Möller, Palaeographie II Nr. 96. Gardiner umschreibt noch 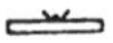 unter dem Phallus; da jedoch die näg. Form des Phallus stets so geschrieben wird, transkribieren wir ohne „Buchrolle" (wie es auch Wreszinski in der Ausgabe des Pap. Berlin tut).

mtrḫ.t [Gefäß]

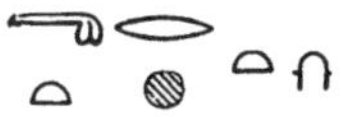 Eb 469

in der Verbindung *bj3/ḥmt k3.t-mtrḫ.t* 'ein . . .-Gefäß aus Metall'

§ 1: Ob es sich um eine Art Sieb handelt? Vgl. *k3.t-mrḫ.t* (Äg.W.B. II 112,11) und *mrḫ* (Äg.W.B. II 112,12). Die betreffende Stelle könnte dann besagen, daß eine als Droge verwendete Eidechse durchlöchert werden soll (*ẖ3w*) wie ein Sieb aus Metall.

mṯ3 umwickeln

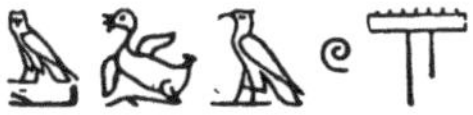 H 147

Verbum der Drogenbereitung

Drogen . . . *ḥbs m stp mṯ3 [rdj] ḥr ḫ.t m ḥnw r nwḫ*

§ 1: Zu *mṯ3* vgl. Brugsch-W.B. Suppl. 594 und *ṯ3m* Äg.W.B. V 354. Wahrscheinlich schließt es an *ḥbs m stp* an 'bedecken mit Tuch und umwickeln', während vor *ḥr ḫ.t* . . . wohl *rdj* zu ergänzen ist, das sonst immer bei Ausdrücken mit *nwḫ* steht: siehe bei *nwḫ*.

mdw A. sprechen

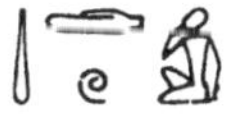 Eb; H; Sm

Infinitiv: 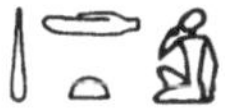 Eb 855e; Sm 7 (3,3); 22 (8,17) 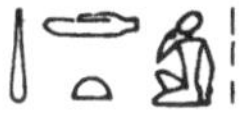 L 25a

I) vom benommenen Patienten, der nicht sprechen kann

a) *n mdw.n-f* Sm 20 (8,1); 22 (8,12); 33 (11,10–11)

b) *nn md.t* Sm 22 (8,17)

c) *tm-f wn r3-f pw mdw-f* Sm 7 (4,3)

II) vom Herzen, das spricht = sich durch den Pulsschlag äußert

a) *ḥ3.tj:* Eb 854a (das Herz ist überall zu fühlen: *nt-pw mdw-f ḥnt mt.w nw ʿ.t nb.t*)[1]; Eb 855e (*tm md.t ḥ3.tj pw mt.w r3-pw n ḥ3.tj ỉnb3*)

b) *ỉb:* Sm 7 (3,3) (*wrḏ ỉb-f r md.t*)

III) im Zauber

a) von Göttern: Eb 2 (1,18 und 19); L 25a (8,10)

b) von der Schrift, die zum Reden gebracht wird durch Thot
Eb 1 (1,8) = H 78 (6,9)

[1] Die Parallele Sm 1 (1,8) ist an dieser Stelle verderbt.

(mdw) B. I. Wort; Rede

Eb; H; Sm; L; Bln 189; Pap. Leid; Pap. Beatty V; Ostr. Kairo (ODM 1062,6) Eb 873d; Bln 191 Ram IV C 23

nur in der Verbindung *ḏd mdw* 'Worte sprechen' von der Rezitation der Zaubersprüche siehe bei *ḏd* VI a

(md.t) B. II. Wort; Sache

Eb; Sm; Kah Bln 163a

a) Gesprochenes nicht hören können
Sm 21 (8,8); Kah 8 (1,26)
b) an eine andere Sache denken (als Erklärung von *mhj* 'vergeßlich')
Eb 855z
c) in der Verbindung *md.t-nṯr* 'Gottes-Worte'
Bln 163a (in dem Titel *sš md.t-nṯr* 'Schreiber der Gottes-Worte')

mdw Stab

Ram IV C 26 (Zaub)

mḏ zehn

Eb

in der Verbindung *hrw 10* 'zehn Tage': Eb 112; 123; 251d

mḏ tief sein

Eb; Sm

1) von einem *sḏ*-Bruch: Sm 5 (2,13)
2) von der krankhaften Erscheinung *sẖn*: Eb 207a (*sẖn pw m mḏ*)

§ 1: Eb 207a liegt wohl kaum ein Substantiv 'Tiefe' vor (*mḏ* so nicht belegt, sondern nur *mḏw.t*): ein *sẖn* ist es in der Tiefe bzw. von Tiefe (= von tiefer Dimension). Wahrscheinlich ist zu übersetzen 'im Zustand des Tiefseins', vgl. Eb 272 bis (Bier, 1 Schale, *m b3g* 'im Zustand des Geronnenseins').

md3.t Buchrolle; Buch

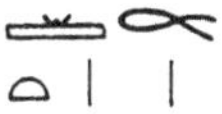 Eb; Bln 163a (15,3–4); L 25b; Bt Rs; Pap. Beatty V 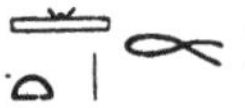 L 25c; Sm 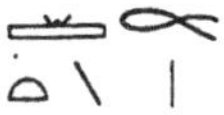 Ostr. Kairo (ODM 1062,2) 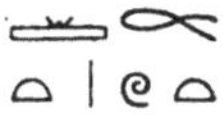 Bln 163a (15,3)[1]

zur Bezeichnung von medizinischen Büchern

I) in Überschriften mit Angabe des Zweckes bzw. Inhalts

a) *ḥ3.t-ʿ m md3.t nt*

Eb 856a (*ḥ3.t-ʿ m md3.t nt hbhb wḫdw m ʿ.t nb.t nt s*)[2]; Sm 21,9 (*ḥ3.t-ʿ m md3.t nt irj.t i3w m rnpj*); Ostr. Kairo (ODM 1062,2) (*ḥ3.t-ʿ m md3.t nt dr sḳr n mt mt.t*)

b) *md3.t nt*

Pap. Beatty V Rs 4,1 (*md3.t nt šn.t gs-tp*); Pap. Beatty V Rs 4,10 (*k.t md3.t nt dr gs-m3ʿ*); Bt Rs 2,2 (*md3.t nt dr nsj nsj.t*)

II) Verschiedenes

a) von der Wirkung eines medizinischen Buches

Bln 163a (15,3) (*ist md3.t tn ḥr wḥʿ rd.wj ḫtm*)

b) von der Prozession, in der ein aufgefundenes medizinisches Buch zum König geleitet wird

Bln 163a (15,3–4) (*ist irr.t [n] md3.t šms itn dj-f sw*); L 25b (*in iʿḥ wbn-f ḥr md3.t tn ḥr w3.t-s nb.t*)

c) ein Zauberspruch wird gesprochen aus (?) einem Buche

L 25c (*dd.tw r3 pn sš md3.t tn*)[3]

d) „ein Buch, das ohne seine Schrift ist" als Angabe des Schreibers, daß die Vorlage eine Lücke enthielt

Eb 131 (*md3.t iwt.t sš-s*)

md3.t Meißel

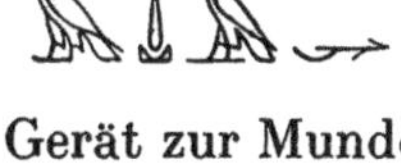 Sm 7 (3,14) 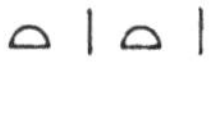 Bln 189[4]

als Gerät zur Mundöffnung

1) Meißel aus Holz, bei einer Kieferngelenksperre

Sm 7 (3,14) (*rdj.ḫr-k irj.tw n-f md3.t nt ḫt db3.tj m ḥbsw rdj tp r3-f*)

2) aus Metall (Zaub): Bln 189

[1] Das auslautende *t* vor anlautendem *t* des Demonstrativs *tn* wiederholt.

[2] Die Parallele Bln 163 a hat *dmd.t* ‘Sammelhandschrift’.

[3] Entweder *sš [m] md3.t tn* ‘der in diesem Buch geschrieben ist’ oder sogar *[mj] sš [m] md3.t tn* ‘wie in diesem Buch geschrieben ist’.

[4] Das Suffix *-f* steht zwischen den beiden Gruppen.

mḏḥ Kopfbinde

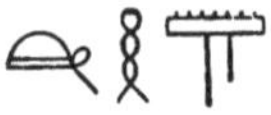 Eb 767

Behandlung eines Ohr-Sekretes: Drogen *rdj m ḫnw-f ftt dj m mḏḥ.n ḥbsw wt ḥr-s*

mḏd treffen; pressen

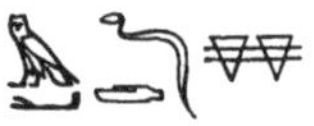 Eb 207e 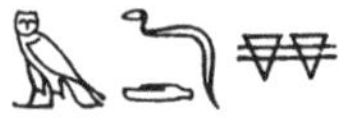 Sm 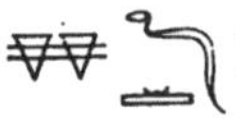 Eb 196

a) von der Krankheit, die den Kranken trifft
   1) Eb 196 (Magenerkrankung: *iw mḏd.n ḫ3j.t*)
   2) Sm 8 (4,16) (*sḳr.n ʿḳ.t m rwtj* wird erklärt als *mḏd ʿḳ.t m rwtj*)
b) pressen: Eb 207e (Magenkranker: *rdj mḏd-f psj.t ḥr ḳd*)

§ 1: Zu *mḏd* in der Bedeutung 'pressen' vgl. Brugsch-W.B. S. 628 und Breasted S. 212.

n [Präposition]

 Eb; H; Sm; Bln; Bt; Kah; KV; Ram III B 21; 27; 33; Ram IV; Ram V; Carlsb I; Pap. Leiden Recto XXVIII 5; Pap. Beatty VIII
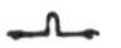 Eb; H 78 (zweimal); Sm 31 (10,21); 32 (11,3); 34 (12,2); 39 (13,8); 18,2; 18,3; 18,9; 18,16; 19,3; 19,4; 19,7; 19,18; L 24 (8,2)[1]; 25a (8,8); Ram III A 5; III B 14; 23; 28; 34; Mutt u Kind J 7,4
+ + + + 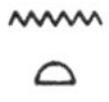 Bt 25

A) Präposition zur Angabe der Richtung bzw. des Zieles
  I) Dativ (im eigentlichen Sinne)
    a) *rdj* 'geben'
      1) dem Patienten
        aa) Drogen an eine Körperstelle applizieren
            siehe bei *rdj* A I a 3
        bb) Heilmittel verabfolgen
            siehe bei *rdj* A III a und Sm 9 (4,21)
        cc) Sm 20,12 (*iw rdj n-f š3ms m ḏr.t-f*)
      2) Gefäße führen zu Körperteilen
         Eb 854l; m; o; 855a; c; 856b; Sm 34 (12,2); Bln 163b
      3) Droge zu Droge geben siehe bei *rdj* B I b
      4) Drogen dem Tau aussetzen: Bt 6 (*rdj n i3d.t*)[2]

[1] Hier vor verderbtem Suffix *-ṯn*; sonst in allen Fällen vor einem Substantiv.
[2] Siehe auch das sonst übliche *sḏr n i3d.t* bei A III d 1.

5) in Zaubersprüchen
Eb 1 (1,3; 1,9 zweimal); H 78 (6,7; 6,9; 6,10); 214 (zweimal); L 2 (dreimal); 36 (12,9–10) (fünfmal); 46 (14,11) (*im*)

b) *inj* 'bringen': Eb 787; 856a; Bln 163a; L 25b (8,13); 40 (13,10)

c) *ms* 'darbringen': Eb 873d (Zaub)

d) *sjp* 'überweisen': Sm 19,18 (Zaub)

e) *ḳm3* 'schaffen' (neben *rdj*): Eb 854o

II) Richtungsangaben nach sonstigen Verben der Bewegung

iw 'kommen'	Eb 856h
mj 'komme!'	L 24 (8,4)
ʿr 'reichen'	siehe bei *iʿr* I a 1 und I b; L 24 (8,4) (zweimal)
ʿḳ 'eintreten'	Eb 206a; 855a; - - - - Eb 835 (?)[1]
wʿf 'krümmen'	Sm 8 (4,15)
wb3 'sich öffnen'	Eb 854c; o (zweimal); Sm 6 (2,24); 14 (6,13); 26 (9,12)
psš 'sich aufteilen'	Eb 856h
pšn 'sich aufteilen'	Eb 854d
h3j 'herabgehen'	Eb 194c
hrp 'einsinken'	Sm 5 (2,16 und 17)
ḫpj 'treten'	L 25c (9,3)
ḫns 'nahen'	Eb 191a = 194a
spr 'sich wenden'	L 31
sšm 'führen'	Eb 854e; g (zweimal); h
dwn 'sich erstrecken'	L 45 (14,6)
dmj 'anfassen'	Eb 875c; Sm 45 (15,17 und 18)
dmḏ 'sich vereinigen'	Eb 856h; L 24 (8,4)
ḏ3j 'überfahren'	H 215
- - - *isdb* 'aufweichen'	siehe bei *sdb* I b

III) Verschiedenes

a) Gefäße (führen) zu Körperteilen (ohne Verbum)
Eb 854a (zweimal); 854 zu c; 854 f (zweimal)[2]; g (zweimal); h (zweimal); i; k (dreimal); l; m (zweimal); n; 856 b; c; d; f; g (siebenmal); Sm 1 (1,6); 34 (12,2) (zweimal); Bln 163c

b) sagen zu

1) *ḏd* 'sagen'

[1] *ʿḳ.t n idw* (?), oder ob besser: *ʿḳ.t njdw*?
[2] Neben *n* in derselben Wendung hier auch *ḥr*.

siehe bei *ḏd* III; L 2 (1,6) (zweimal); 36 (12,5); 40 (13,11); Ram III B 21; 27; Ram IV D II 3; D IV 3

2) *mdw* 'reden': Sm 20 (8,1)

3) *njs* 'rufen': Sm 22 (8,12)

4) *sns* 'anbeten': Eb 763

c) blicken auf: siehe bei *dgj*

d) Drogen werden der Sonne, dem Tau ausgesetzt

1) *sḏr n i3d.t* 'nachts dem Tau aussetzen': siehe bei *sḏr* I a und b

2) *rdj n i3d.t* 'dem Tau aussetzen': Bt 6

3) *rdj n šw* 'dem Sonnenlicht aussetzen': Eb 734; Sm 21,10; 22,1

4) *wrš n šw* 'tagsüber dem Sonnenlicht aussetzen': Eb 307

e) kranke Körperteile der Sonne aussetzen

Eb 657 (*gs ḥʿw rdj n šw*) = Ram V Nr. V (*gs im n šw*)

f) prägnante Richtungsangaben

1) *n ḥrw* 'nach oben': Sm 7 (4,3); 31 (10,21)

2) *n ḫrw* 'nach unten': Sm 7 (4,3); 31 (10,21); 32 (11,8)

3) *n rw.tj* 'nach draußen': Eb 854 d; 877 c

g) Eb 848 (*ib.t-f n š3*); L 24 (8,2) (*i3w n-ṯn*); Sm 18,9 und 19,9 und 20,11 (*iwf-j tm n ʿnḫ*)

h) Eb 385 (*ḫ3w n-sn gjw*)

B) Präposition zur Bildung des Dativus commodi (bzw. incommodi)

I) etwas geschieht im Interesse des Patienten (des Körperteils, der Krankheit)

a) *irj* 'machen'

1) *irj.ḫr-k n-f* bzw. *n-s*: siehe bei *irj* A I; Bln 192 ([. . .].*ḫr-k n-s*)

2) *irj.in-k n-f* bzw. *n-s*: siehe bei *irj* A II

3) *irr.t n* 'was man macht für . . .': siehe bei *irj* A IV b 1 aa; 2 bb; 3 bb; c 2

4) sonst: Eb 162; 247 (= H 75); 766 e; 811; Sm 3 (2,2); 4 (2,7); 4 (2,8); 7 (3,7; 3,14 zweimal); 20,16; H 75 (= Eb 247); 171; Bln 42; L 25 a (zweimal); Bt 1; Kah 12; 13; Pap. Beatty VIII Vs 5,2; Ram III B 28; Ram IV C 15[1]

b) sonstige Verben der Behandlung

1) *nḏrj* 'zusammenfassen': Sm 10 (5,6 und 8); 14 (6,8); 23 (8,19); 47 (16,20; 17,4)

2) *sk* 'abwischen': Sm 11 (5,11); 12 (5,18); 22 (8,11)

3) *wdj* 'legen': Sm 11 (5,13); 12 (5,20); 27 (9,16); 36 (12,13)

[1] Oder Pluralstriche statt *n* zu lesen (Barns).

4) *w3ḥ* 'auflegen': Sm 28 (10,2)
5) *š3w* 'brennen': Sm 39 (13,7)
6) *g3p* 'schneiden (?)': KV 50; 61
7) *šdj* '(Zauberspruch) vorlesen': KV 23; 39
8) *sjn* 'verreiben': Eb 273
9) *ḳbb* 'kühlen': Sm 9 (5,4)
10) *šsp* '(Verband) abnehmen': Sm 14 (6,12)
11) *s ẖr* '(Fußboden) bestreichen': Kah 17
12) *rdj* 'bereiten': Sm 22,12

c) in Rezept-Überschriften

Eb 139 (*pẖr.t nt dr ... n wnn ḥr dʿ.w ʿš3.w*); Eb 828 (*itḥ snf n s.t*); Eb 836 (*inj.t irṯ.t n mnʿ.t*); Ram IV C 28 (*sfẖ n mw.t-f*); ---- Eb 163 (*kjj mt ḳbb n pḥwj.t*)

d) Vorgänge im Körper (z. T. krankhaft)

1) *h3j* 'abgehen': Eb 203e; 207c; Kah 17 (zweimal); ---- Eb 831a
2) *ij* 'kommen': Eb 833a; Sm 20,13
3) *šm* 'gehen': Eb 857c[1]
4) *ḫpr* 'geschehen': Eb 295; Kah 6
5) *pẖr* 'sich drehen': Sm 19 (7,16); 32 (11,2)
6) *ḫtm* 'sich schließen': Sm 25 (9,3)
7) *ṯs* 'sich versteifen (?)': Ram III A 6
8) *idj* 'taub werden': Eb 855d

e) nützlich sein, angenehm sein

nḏm Sm 3 (1,26); 7 (3,17); 8 (4,14)
3ḫ Eb 251; 707; Bln 189

II) reflexiver Dativ: Eb 188d (*iw mjs.t-f ... nḏ3ḏ3.tj n-s*); Eb 854e (*šsp.ẖr-f n-f ṯ3w-f*)

III) im Zauber

Eb 61; Bln 190 (21,3; 21,8); L 14 (5,6); 36 (12,4); 46 (14,11); Sm 18,3; 19,3; 19,4; Ram III B 24 (zweimal); Ram IV C 27; Pap. Beatty VIII Vs 5,1

C) Präposition zur Angabe der Ursache: wegen, infolge

I) Krankhafter Zustand besteht infolge ...

Eb 855l bis (*m3s ib n wḫdw*); Eb 855m (*wgg n wj3wj.t*); Eb 855y (*nb3 n ʿḳ.t m rw.tj*); Sm 22 (8,17) (*dgj n ʿḳ.t m rw.tj*); Eb 466 (*srd.t šnj n nssḳ*); Eb 472 (*srd.t šnj n wbnw*)

[1] Hier nicht der Patient, sondern die Krankheitserscheinung im Dativ.

II) sterben infolge; sterben durch
Eb 62 (Würmer: *n mt.n n pḫr.t nb.t*); Sm 18,15; 18,16; 20,2; ---- 19,7

III) Wunde öffnet sich von selbst wegen ...
Sm 39 (13,8)

IV) gebrochene Nase wird durch Polster zusammengeschnürt: Sm 11 (5,13) (*gwꜣ n-sn fnḏ-f*)

V) in der zusammengesetzten Konjunktion *n-ib-n* 'wegen des Wunsches nach ...' = 'damit': Eb 766f

D) Präposition zur Angabe der Zugehörigkeit und des Besitzes
Eb 1 (1,3) (*iw ṯs.w n-j*); Sm 18,5 (*iw-j m-ḫt n-ṯ*); Eb 606 (*iḫ.t nb.t n-s imj*); Ram III B 33 (*iw bʿʿ-f n mn.t*); Sm 7 (3,16) (*wnn tpꜣ.w n dḥr*)

E) Präposition in Zeitangaben

n hrw wʿ	Eb 10; 11; 12
n hrw 4	Bln 35
n hrw	Ram IV C 21
n grḥ	Ram IV C 21
n itn dj-f sw	Bln 163a

F) Verschiedenes

I) Besonderer Gebrauch
a) *twt n* bzw. *stwt n* 'ähnlich': Sm 12 (6,3); 45 (15,18); Sm 7 (4,2)
b) *ḫsf n* 'bestrafen': Ram III A 5
c) *ḫꜣj n ḥꜣ.tj* 'den Puls messen': Eb 854a
d) im Sinne von 'mit' oder 'bei'
H 214 (*n pḫr.t nb.t*); Eb 325 (*n inr nb*)

II) wie andere Präpositionen gebraucht
a) wie *m*
L 25c (9,3) (*iw-f n nj-sw.t*); L 5 (2,4) (zweimal) (*ij n* 'kommen von')
b) wie *r*[1]
Bln 163f (*ḏd.ḫr-k n-f* 'dann sollst du dazu sagen')

III) mehrdeutig: Sm 31 (10,22) (Harn: *sꜣḳ.n-s n-f*)[2]

G) Konjunktion: 'weil'
Sm 3 (1,24) (*n ʿpr-f*); 39 (13,8) (*n wbꜣ-f ḏs-f*); 48 (17,17) (*n ḳsn*); KV 15 (*n wn* [...])[3]

[1] Siehe dazu § 3.
[2] Entweder Dat. comm. (B I d) oder 'deswegen' (C I).
[3] Vgl. KV 63: [*n*] *wn*.

H) unklar und verderbt

Bln 195 (1,8) (*m-ꜥ nt.t sj ꜥḥꜥ n-s ỉẖ.t nb.t*)[1]; Bln 204 (*psj m hꜣ n ssf*)[2]; L 2 (1,3 dreimal; 1,10); 5 (3,1); Bt Rs 1,1[3]; Sm 19,12 (*ꜥḳ n* 'eintreten zu'?); Ram IV C 14; IV D IV 3[3]

§ 1 (zur Schreibung): Die Form 𓂜 statt 𓈖 tritt nur vor dem Nomen auf (scheinbare Ausnahme L 24 (8,2) vor Suffix-Pronomen *-ṯn*). – Zum Wechsel beider Schreibungen (ohne erkennbaren Unterschied) vgl. z. B. Eb 854c (*wbꜣ* 𓂜) mit Eb 854o (*wbꜣ* 𓈖); Eb 854g (*sšm* 𓂜) mit Eb 854h (*sšm* 𓈖) oder Eb 856g (*ỉw mt 2 ỉm-f* 𓂜 Körperteil) mit Eb 856d (*ỉw mt 2 ỉm-f* 𓈖 Körperteil); Sm 31 (10,21) *n ẖrw* (𓈖) mit *n ḥrw* (𓂜); Sm 19,9 und 20,11 (𓈖) mit 18,9 (𓂜).

§ 2 (zu A): Daß die Bezeichnung der Richtung nicht allein von dem entsprechenden Verbum abhängt, sondern dem *n* innewohnt, zeigen die Fälle der Gruppen A III a und g (adverbiale Nominalsätze); hierzu gehören auch die Beispiele, in denen *n* nach einem Verbum steht, das nicht unbedingt als „Verbum der Bewegung" anzusprechen ist, z. B. *ỉsdb* 'weich sein (bis hin ....)' oder *wbꜣ* 'offen sein (bis ...)' oder *wrš* 'den Tag verbringen' bzw. *sḏr* 'die Nacht verbringen' (mit folgendem *n šw* bzw. *n ỉꜣd.t*).

§ 3: Häufig tritt *n* im Wechsel mit *r* auf, besonders zur Angabe der Richtung, z. B. *ỉꜥr n* neben *ỉꜥr r* 'reichen bis'; *ỉsdb n* neben *ỉsdb r* 'aufgeweicht bis'; *psš n* 'verteilt zu' und *dmḏ n* 'vereinigt zu' (Eb 856h) erscheint in der Parallele Bln 163h als *psš r* und *dmḏ r*; *r ḥrw* bzw. *r ẖrw* (Eb) neben *n ḥrw* bzw. *n ẖrw* (Sm) 'nach oben' bzw. 'nach unten'; *hꜣj r ḳꜣb mꜣꜥ r pḥwj.t* (Eb 191c) = *hꜣj r ḳꜣb mꜣꜥ n pḥwj.t* (Eb 194c) 'abgegangen zum Mastdarm, zum After'; nach *ỉrr.t* 'was man macht' folgt der Infinitiv des Zweckes im allgemeinen mit *r*, in zwei Fällen jedoch auch mit *n* (Bt 25 und 31), vgl. dazu Ram III B 27 (*ỉrj r*) mit Ram III B 28 (*ỉrj n*); – die häufige Zeitangabe *r hrw 1* ist in einigen Fällen durch *n hrw wꜥ* ersetzt; einmal wechselt auch *n hrw 4* (Bln 35) mit *r hrw 4* (Eb 122); – zur Angabe des Besitzes ist z. B. Sm 20,9 (*šꜣms r-j*) mit Eb 1 (*ỉw ṯs.w n-j*) zu vergleichen; – statt *ḏd r* 'sagen betreffs' schreibt Bln 163f *ḏd n* und statt *ḏd n* 'sagen zu' schreibt Kah 2 (1,6) *ḏd r*.

Im Wechsel mit *ḥr* begegnet *n* einmal Eb 854f (*ḥnꜥ mt 2 ḥr ḳꜥḥ-f wnmj 2 n ḳꜥḥ-f ỉꜣbj*); weitere Berührungspunkte mit *ḥr* ergeben sich aus der Bedeutung 'für' (B) und 'wegen' (C).

[1] 'Denn es hat sich ihr etwas aufgerichtet'?

[2] Ob Röstung durch Asche? Oder Genetiv der Spezifikation: glühende Asche?

[3] *ḏd n*, ob: 'sagen zu'?

n [Negation][1]

𓂜 Eb; H 143; Bln; Sm; L; Bt Rs; Kah 1; 5; 11; KV; Ram IV; Ram III; Ostr. Kairo (ODM 1062) 𓈖 Eb 195a; 863a; Sm 8 (4,11 und 17); 20 (8,4); 46 (16,1 und 14); Kah 6; 8; ---- Kah 11 (?).

I) Negation einer Verbform

a) *n sḏm-f*

Eb 123; 139; 191c[2]; 195a[3]; 251a; 251d; 252; 455; 863a; 872c; 873d; Bln 99; 193; Sm 9 (5,3); 18 (7,12); 20 (8,2); 31 (10,14); 46 (16,1)[4]; 18,15; 19,20; 20,2; L 23 (7,10); 23 (7,11)[5]; 40 (13,10) (?)[6]; 46 (14,9); Bt Rs 2,4 (zweimal)[7]; Kah 11; Ram IV D II 3; Ram III A 33; B 16 (zweimal); 17; 21; ---- Bln 194 (*pw*)

b) *n sḏm.n-f*

Eb 37; 62; 102 (25,5); 192a; 197a; 204a; 295; 296 (52,3); 296 (52,4); 425; 593; 766f; 808; 833a; 842; 843; 844; 854 zu c; 855p (zweimal); 872a (zweimal); 873a; Bln 154 (zweimal); Sm 3 (1,25); 3 (1,26); 4 (2,4); 4 (2,9); 5 (2,14); 6 (2,21); 7 (3,4) (zweimal); 7 (3,17); 8 (4,14); 20 (8,1); 22 (8,12); 25 (9,3); 29 (10,5); 31 (10,21) (zweimal); 31 (10,22); 32 (11,2); 32 (11,3)[8]; 33 (11,10); 41 (13,20); 41 (13,21); 41 (14,13); 45 (15,12); 45 (15,13) (zweimal); 46 (16,2); 46 (16,14); 18,16; 20,13; L 23 (7,10); Kah 6; Ram IV A 3; Ostr. Kairo (ODM 1062,5)

n sḏm.n.tw-f: Eb 196
n irj.w.nj: siehe bei *mr* B VI c

c) *n sḏm.t-f*[9]

Eb 193a; 198a; 198c; 202a; H 143[10]; Bln 149; Sm 6 (3,1); 8 (4,11)

d) *n* + pass. *sḏm-f*

Eb 194c[2]; 196; 766f; 766g; ---- Sm 42 (14,18) (*n ḥsb-f*)[11]

[1] Zum einzelnen und zum Verhältnis von *n* zu *nn* siehe die Med. Grammatik.
[2] Eb 191c *n sḏm-f* = Eb 194c *n* + pass. *sḏm-f*.
[3] Aus *h3j.n* korrigiert in *h3j r*; vgl. Eb 192a die Parallele.
[4] Die Parallele 16,14 hat *sḏm.n-f*.
[5] *n wdn-s*; ob statt *n wdn.n-s* entsprechend dem parallelen *n f3w.n-s*.
[6] Wahrscheinlich in futurischem Sinne: 'nicht soll sich der Knabe fürchten', schwerlich der negierte Imperativ („fürchte dich nicht, Knabe"), wie Wreszinski übersetzt.
[7] Hier im Wechsel mit *nn sḏm-f*.
[8] Verbessere *gmj.n n-f* in *gmj.n-f*.
[9] Nicht immer sicher von *n sḏm.tw-f* zu trennen. Zum Wechsel von *n sḏm.t-f* und *n sḏm.n-f* vgl. Eb 593 (*n ṯs.n-f*) = H 143 (*n ṯs.t-f*).
[10] Geschrieben mit *tw* statt *t*.
[11] Ob intransitives *sḏm-f*?

e) besondere Formen

1) *sdm.t.n-f* (?)

Kah 1 (*n m3.t.n-s*); 5 (*n rḫ[.t].n-s*); 8 (*n sdm.t.n-s*)

2) imperfektisches *sdm.t-f* (?)

Eb 102 (*n gmm.t-s w3.t*)[1]

3) *iw-f ḥr* + Infinitiv[2]

Kah 11 (*n iw-s ḥr* + Infinitiv) (?)

II) Negation eines Nomens

a) *n gr w3.t*	Eb 102 = 296
b) *n iḫ.t pw*	Sm 45 (15,15)
c) *n ḳm3.t ḥʿw-f*	Sm 8 (4,17)
d) *n is wr.t*	Eb 858a; 868a; 871a
e) *n tw* (?)	Bt Rs 2,3–4 (viermal)[3]

III) *n wnt* + Nomen

Eb 855e; Sm 1 (1,2); 2 (1,17); 8 (4,5); 8 (4,13); 18 (7,8; 7,9; 7,12; 7,13); 27 (9,15); 42 (14,18); 45 (15,12); KV 7

IV) unklar und verderbt: KV 65; Ostr. Kairo (ODM 1062,4)

n.t　　Neith (Göttin)

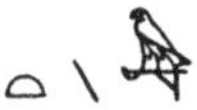 Sm 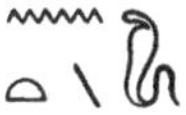 H

im Zauber: Sm 18,6; 19,13; H 214

n.t　　Wasserflut; Urwasser

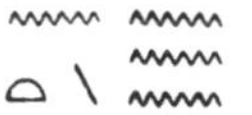 L 6 (Zaub) 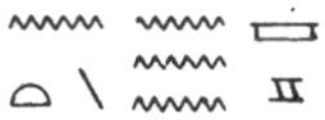 Bt Rs 2,3 (Zaub) 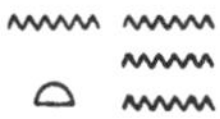
L 12 (Zaub)

n.t-ʿ　　Gewohnheit

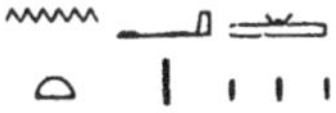 Bt Rs 2,5

nn irj-k n.t-ʿ-k im-f (Zaub)

n3　　diese

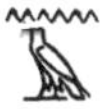 Eb; Sm; L; Pap. Leid; Pap. Beatty VIII

[1] Die Parallele Eb 296 hat *n gmj.n-s*.
[2] Vgl. *nn iw-f r* + Infinitiv bei *nn* III b.
[3] Oder ist *iwtw* = *iwtj* zu lesen?

Demonstrativ-Pronomen Pluralis

1) *nꜣ n* 'diese (von)': Eb 314; 786; 856e; Sm 45 (15,19); 21,14 (zweimal); 21,21; Pap. LeidRecto XXII 1 + x + 2

2) *nꜣ* 'diejenigen': Eb 854e (*nꜣ pw wnn tp mꜣꜥ.wj n s*)

3) als Artikel: 'die': Pap. Beatty VIII Vs. 5,1 (*nꜣ nṯr.w*)

nꜣj= [Possessiv-Artikel]

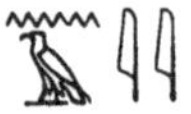 Pharaob IV 1[1]

ein *gsw*-Salbmittel: *ỉrr n nꜣj=f pẖr.t*

nꜣj.t [Haus]

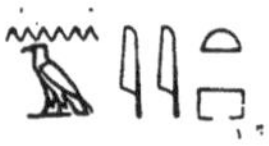 L 46 (14,10) (Zaub)

nj zugehörig

masc.: 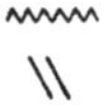 Eb; Sm; Kah Eb 1[2]; H 78 – – – – 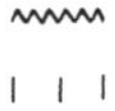 Eb 861a[3]

fem.: 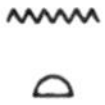 Eb 854a; Sm 1 (1,7); Bt Rs 2,5

Nisbe der Präposition *n*

A) Nisbe + Nomen

I) *nj*

a) in der Verbindung *nj-sw.t* 'der zur Binse Gehörige' als Bezeichnung des Königs von Oberägypten siehe bei *nj-sw.t*

b) *nj-wj* 'gehörig bin ich zu': Eb 1 (1,7) = H 78 (6,9)

II) *n.t*

a) in der Verbindung *n.t-ꜥ* 'Gewohnheit' Bt Rs 2,5 (Zaub)

b) in der satzeinleitenden Partikel *n.t-pw* 'denn es ist der Fall' Eb 854a; Sm 1 (1,7) (zweimal)

B) *nj* als Adverb

I) 'deswegen': Sm 7 (3,17)

II) in der Präposition *ỉmj.tw-nj* 'zwischen' siehe dort

[1] Hinter *nꜣj* noch ein wie ein Punkt aussehendes Zeichen.

[2] So auch in der Schreibung *nj-sw.t*; siehe dort.

[3] Vgl. dazu Gardiner, Grammar § 486 Obs. 2.

III) in der Verdiktformel *mr n irj.w.nj* 'eine Krankheit, die man nicht behandeln kann' siehe bei *irj* C II mit § 5

IV) unklar: Eb 861 a (*ḥnḥn.t nt rj.t: dj.n-s nj ḥrj*)[1]

(*nj/n.t/nw*) zugehörig (als Genetiv-Partikel)

reguläre Schreibung:

masc. sg.: 𓈖 fem. sg.: 𓈖𓏏

masc. pl.: 𓏌𓏤 oder 𓈖 fem. pl.: 𓈖𓏏

masc. dual.: 𓏌𓏤 oder 𓈖 fem. dual.: 𓈖𓏏

besondere Schreibung:

masc. dual.: 𓈖𓎛𓏭 Eb 574 (74,12)

fem. dual.: 𓈖𓏏𓏭 Sm 4 (2,7); 7 (3,15); 25 (9,4); 18,10

masc. sg.: 𓈖 Eb 750; 854 o; Sm 19,5

fehlerhafte Schreibung:

fem. sg. und pl.: 𓈖 Eb 858 a; 866; H 113; 125; Bln 38; 42; 47; 90; 113; 119; 167; L 10 (4,3); 31; 35; Bt 2; 18; Pap. Beatty VIII Vs. 5,1; Ostr. Kairo (ODM 1091 Vs.) 𓏌𓏤 Bln 118; 163c; 190 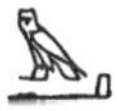 Pap. Beatty VIII Vs. 5,1

masc. sg.: 𓈖𓏏 Eb 238; 684; 876b; Bln 109[2]; 116; 121; 162; 198; L 34; 40; 41 (zweimal) 𓏌𓏤 Bln 163d; Carlsb II; III

fem. dual.: 𓈖 Eb 295; 368; 426; 756; Ostr. Kairo (ODM 1062,4); Ram III A 25; 26

masc. pl.: 𓏌 Eb 584; ---- Bln 55 (Zeilenbruch)

A. Teile[3]

I) Teile des Menschen

a) Körperteile

ib n s 'Herz des Mannes' siehe bei *s* A I e 4

ib n ḫrj-dm.t Bln 77

[1] 'Sie hat dabei (?) eine Erhöhung gebildet'; oder ist *-sn* zu lesen (Suffix der 3. pl), bezogen auf *rj.t* 'Eiter'?

[2] Ungewöhnlich geschriebenes *n* in der Ligatur.

[3] Gegenüber den folgenden Gruppen B–M ist hier der erste Bestandteil der Genetiv-Verbindung zur Klassifizierung benutzt (A ist ein Teil von B); vom zweiten Bestandteil aus betrachtet, ergibt sich ein Besitz-Verhältnis (vgl. Gruppe C).

iwf n s 'Fleisch des Mannes'	siehe bei *s* A I e 4
ir.tj n s 'Augen des Mannes'	siehe bei *s* A I e 4
ir.tj n ntj . . .	Eb 368
ir.t nt Ḥr	L 22 (zweimal)
ir.tj n Ḥr	Ostr. Kairo (ODM 1062,4)
ʿ.t (nb.t) nt s 'jede Körperstelle des Mannes'	siehe bei *s* A I e 1
ʿ.t nb.t nt ẖrd	Mutt u Kind E 3,1
ʿn.t nt s 'Zehe des Mannes'	Eb 775
wḥnn n ẖrd 'Scheitel des Kindes'	Sm 6 (2,21); 8 (4,11)
pḥwj n s 'After des Mannes'	siehe bei *s* A I e 4
mꜣʿ n s 'Schläfe des Mannes'	siehe bei *s* A I e 4
mꜣʿ.wj n s	siehe bei *s* A I e 4
mꜣs.tj nt wdf.n-f im-f 'Kniestücke eines, in dem . . . .'	Ram III B 26
mw.t-rmṯ nt s.t 'Uterus der Frau'	Eb 789
msḏr n s 'Ohr des Mannes'	Eb 356a
rꜣ n s 'Mund des Mannes'	siehe bei *s* A I e 4
rꜣ n ꜣẖ.t	Sm 9 (5,2)
ḥʿw n s 'Körper des Mannes'	siehe bei *s* A I e 2
ḥʿw n rmṯ	H 150
ḥʿw n mn msj n mn.t	H 170; Bln 189; L 6; Bt Rs 2,8
ḥm.t nt bkꜣ.t 'Uterus der Schwangeren'	Kah 19
ḥnn n s 'Glied des Mannes'	Ram IV E I 2
ḥr n s 'Gesicht des Mannes'	siehe bei *s* A I e 4
ḥr n Ḥr	L 4
ḥr n sꜣ-j Ḥr	L 36 (12,7)
ḥtj.t nt s 'Kehle des Mannes'	siehe bei *s* A I e 4
ẖt. nt s 'Bauch des Mannes'	siehe bei *s* A I e 3
ẖ.t nt ḥm.t ṯꜣj rꜣ-pw	Eb 67
ẖ.t nt ẖrd	Ram IV C 15
ẖrj-ẖ.t nt s 'Unterleib des Mannes'	siehe bei *s* A I e 4
ẖr.wj-f[1] *n Stẖ* 'die Hoden des Seth'	Pap. Louvre E 4864 Rs 2,3
sʿḳ-mšꜣ.t n s '. . . . des Mannes'	Bt 10
šꜣšꜣj.t nt s 'Halsgegend des Mannes'	Eb 859a
šnj n s.t 'Haar der Frau'	Eb 251c
šnj n iꜣs	Eb 465

[1] Vgl. die im Koptischen gebräuchliche Konstruktion ⲕⲟⲩⲛϥ ⲙ̄ⲁⲃⲣⲁϩⲁⲙ.

k3.t nt mw.t-f 'Vulva seiner Mutter'	Ram IV C 16
kns n s.t 'Schamgegend der Frau'	Eb 790
g3b n mn msj n mn.t 'Arm des NN . . .'	Pap. Leid Verso IX 12
tp n s 'Kopf des Mannes'	siehe bei *s* A I e 4
tp n msdd.t	Eb 474; 475; H 157
d3d3 n i3s 'Kopf des Kahlen'	Eb 465
*db*ʿ*.w n s.t* 'Finger der Frau'	Eb 794
dr.t nt s 'Hand des Mannes'	KV 25

b) Ausscheidungen

mwj.t nt hrd	Eb 272 bis
mwj.t nt rmt	siehe im Drogen-W. B.
mwj.t nt ʿ*m*ʿ*.t*	siehe im Drogen-W. B.
mtwt.t nt ʿ*m*ʿ*m nt* ʿ*m*ʿ*.t*	siehe im Drogen-W. B.
wsš.t nt rmt	siehe im Drogen-W. B.
irt.t nt msj.t t3j	siehe im Drogen-W. B.
snf n iw-hsmn-s	siehe im Drogen-W. B.
š3w n rmt	siehe im Drogen-W. B.
rwj.t nt Wsjr	Ram III B 16

II) Teile des Tieres

a) Körperteile

mndr n pnw	Eb 875 c
r3 n bhs	Sm 19,15
r3 n h3bs	Ram III B 16
r3 n sk3	Bln 94
s3 n dr.t	Eb 457
š3 n hwtj	Ram III A 28
šw.t nt nr.t	Eb 339
šw.tj ntj nr.t	Sm 18,10

Außerdem siehe im Drogen-W. B. bei folgenden Wörtern:
3js – 3fd – 3s – i3.t – iwf – ibh – if.t – im3h – inm – ins.t – ʿ*3gj.t –* ʿ*mm –* ʿ*d – wg3j.t – wdd – bnf – bksw – p3kj.t – mjs.t – mw.t-rmt – mndr – mrh.t – njs – nnšm – nhd.t – h3.tj – hnsk.t nt wh*ʿ*.t – hpš n htr – h*ʿ*k.t nt hf3w – h*ʿ*k.w nw hf3w – hn.t – swh.t – sm3.tj – snf – sr.t – srj – shw – šnj – ksw – tbn – ts n wd*ʿ*j.t – db – d3d3 – dnn.t*

b) Ausscheidungen

*i3r.t nt wh*ʿ *srw wr*	Eb 861 a
wsš.t nt ʿ*w.t*	Sm 7 (4,1)
bkn n ʿ*w.t*	Sm 7 (3,11 und 21)

Außerdem siehe im Drogen-W. B. bei:
hs – smj – š3w – k3j.t

III) a) Teile von Körperteilen (Mensch und Tier)

ꜣjs n ḏnn.t	siehe bei *ꜣjs*
ꜣmʿ.t nt ḳʿḥ	Sm 8 (4,17 und 18)
ꜣmʿ.tj ntj ʿr.tj	Sm 25 (9,4)
ỉꜣ.t nt psḏ	KV 26
ỉwn n fnḏ	siehe bei *ỉwn*
ỉmj n ẖ.t	H 216
ỉnm n ḥʿw	Eb 863a
ỉnm n tp	Sm 8 (4,5 zweimal; 4,13)
ʿ.tj n nḫb.t	Eb 295
ʿn.t nt sꜣḥ	siehe bei *ʿn.t*
ʿḏ.t nt ḥꜣ.tj	Eb 855p
wꜣ.t nt ʿr.tj	Sm 7 (3,6 und 7; 3,16; 3,18)
wꜣ.t wʿ.t nt kns	Eb 832a
wꜣb n ỉr.t	Eb 854e
wꜣb.w nw ỉbḥ.w	KV 38
wꜣb.w n mn.tj	Kah 3
wp.t nt ẖ.t	Eb 864; 864a
bꜣbꜣ.w nw ỉr.tj	Kah 16
pꜣḳ.t nt ḏnn.t	siehe bei *pꜣḳ.t*
pꜣḳ.t nt ḏꜣḏꜣ	Sm 9 (4,20)
mw nw ẖ.t	Eb 865a
mw nw wdd	siehe im Drogen-W.B.
mrḥ.t nt ỉns.t	siehe im Drogen-W.B.
mẖtw n pḥwj.t	L 45
mt(.w) n(w) + Körperteil	siehe bei *mt* II
rꜣ n ḥm.t	siehe bei *ḥm.t*
rꜣ n ẖnw ỉwf	L 42
hn n tp	Sm 7 (3,11; 3,21; 4,1)
ḥꜣ n msḏr	Sm 23 (8,21)
ḥʿw n bbj.t	Sm 34 (12,1)
ḥʿw n tp	Sm 4 (2,9)
ḥwn n sw.t	Sm 42 (14,21)
ḥbs.w nw ẖ.t	Eb 864b
ḥn.w nw ḳꜣb.t	siehe bei *ḥn.w*
ḥntꜣ n ḳꜣb.t	siehe bei *ḥntꜣ*
ḥrj n ẖpꜣ	Eb 864a
ḥrj-ỉb n fnḏ	Sm 12 (5,21)
ḥrj-ỉb n wp.t	Sm 7 (4,1)
ḥrj-ỉb n ḏr.t	Sm 8 (4,18 zweimal)
ẖ.t nt ṯb.t	Sm 8 (4,15)

ẖnw n nḥb.t	Sm 32 (11,8)
ẖntj n msḏr	Sm 23 (8,19)
ẖntjw nw ꜥ.t nb.t	Eb 873a
ẖrj n msḏr	Sm 23 (8,19)
ẖrj n ẖ.t	Eb 865; 865a; 865b
sꜣ n ỉr.tj	siehe bei *sꜣ* B I
sꜣ n ḏr.t	Sm 20 (8,2)
sꜥnd n ỉr.t	Sm 18 (7,14)
snf n db	siehe im Drogen-W. B.
snf n bḳsw	siehe im Drogen-W. B.
snf n kꜣ.t	siehe im Drogen-W. B.
snf.w nw smꜣ	Eb 855k
štj.t nt fnḏ	siehe bei *štj.t*
ḳꜥḥw n ỉr.tj	Eb 412
ḳn n dḥr	siehe im Drogen-W. B.
ḳs n ḏnn.t	Sm 1 (1,11)
ḳs ḥrj n ḳꜣb.t	Sm 34 (11,23)
ḳs.w nw ḳꜣb.t	Sm 42 (14,21)
grj.t nt msḏr	Sm 18 (7,14)
gs n ḥr	Bln 76
gs n ẖ.t	Eb 40
twt.w nw ỉr.tj	Bln 198
tp(.w) n(w) + Körperteil	siehe bei *tp* C I
tpꜣ.w nw ḏnn.t	siehe bei *tpꜣ.w*
ṯs n nḥb.t	siehe bei *ṯs* B IIa
ṯs n psḏ	siehe bei *ṯs* B IIb
ṯs.t nt ỉꜣ.t	Pap. Leid Recto XXII 1 + x + 2
ḏꜣḏꜣ.t nt kꜣ.t	Kah 4
ḏrww n fnḏ	Sm 11 (5,15)
ḏfd n ỉr.t/ỉr.tj	Eb 345; 854c
[. . .] *nw ỉbḥ.w*	KV 12
[. . .] *nt ḏr.t*	Kah 17

b) Teile von Ausscheidungen des Menschen

ỉnfw n ỉr.t-Ḥr	Eb 385
sḥꜣw n ḥm.t	Kah 8
ḳꜣꜥw n ỉr.t-ʾItm	Eb 385

IV) Teile von Pflanzen

siehe im Drogen-W. B. bei folgenden Wörtern:

ỉ n nbj.t – ỉmj – ỉnj.t – ỉrṯ.t nt nh.t – ỉšd.t – ꜥꜣgj.t – ꜥmꜥꜥ – ꜥr – ꜥẖmw – wꜣb – wtj.t – wḏꜥ n bnr – bnn.t nt kfꜣ.w nw mḥ – bkꜣ.t – pꜣḏt.t nt nh.t –

psḏ – ftt.w nw dbj.t – m3.t – mw[1] *– mw.t – mnj.t – nstj – nḳʿw.t nt nh.t – r3-ʿ – rd – ḥmw – ẖ3w – ẖnš – ḫs*[2] *– ḫt – ḫp3 – ḫr – s3w n bnr – sm3.w – sr – sd.w – špnn.w nw špn – šm3.w – šnj – šsp.t – ḳ33 – ḳ3ḳ3 n ʿrw – ḳmj.t – k3w n nh.t – kf3.w – g3b.t – gs.wj – tp – tp3w – tp3w.t – tmm n bnr – t3 – ṯhw n b3ḳ – ṯḥftj n bd.t – ṯs – ṯs.t nt sw.t – dšr.w – dḏ.w – ḏrḏ ḏʿʿ n.šnḏ.t* Eb 848

ungelesen:	. . . . *n bnr*	Eb 333
ausgelassen:	[ ] *nt tj-šps*	H 228
verderbt:	[. . .] *nw šnḏ.t*	Pap. Louvre E 4864 Rs 1,8
	[. . .] *nt š3b.t*	Pap. Leid Recto VIII 9

V) Verschiedenes

a) Gefäße

p3ḳ.t nt + Topf	siehe im Drogen-W. B.
pḥwj nwj hnw m3	siehe im Drogen-W. B. bei *ḥnw*
ḥns.t nt bḏ3	siehe im Drogen-W. B.
sp.tj n hnw	siehe im Drogen-W. B. bei *hnw*

b) Flüssigkeiten

siehe im Drogen-W. B. bei folgenden Wörtern:

3b n mst3 – iʿf n ḥḳ.t – pẖẖ n srm.t – mhwj n mrḥ.t – ḥrw.t nt ḥḳ.t – ḫpr (ḏs-f) – swg n mrḥ.t – šfw – g3š n ḥḳ.t – gw n bj.t – t3ḥ.t – dbj nw srm.t

c) Örtlichkeiten

r3 n in.t	L 45
r3 n b3b3w	siehe bei *b3b3w*
r3 n š	Ram IV B 3
gs i3b.tj n wtn.t	Ram III A 33

d) Baulichkeiten

wmt n sb3	Bln 198; Carlsb VI
wsj n pr	Pharaob IV B 2; C 2
wsḫ.t nt ḥw.t-nṯr	L 25 b

e) sonst

wš.t nt ḳs	Sm 22 (8,16)
ḫt n dp.t	Eb 791
tp n t3 (n iḳdw)	Ram III B 7
imj.t nt sš	siehe im Drogen-W. B.
ḫp3 n + Mineral	siehe im Drogen-W. B.
nḏ n r3-i33.t	L 41
šntj n mnw km	siehe im Drogen-W. B.

[1] In der Regel heißt es *mw nw*; *mw n*: H 217; Sm 7 (3,15); Eb 366; 498; siehe auch L 1 (*mw n p3j-n . . . .*) in einem Zauberspruch.

[2] *ḫs n*; Ausnahme H 82 (*ḫs3.w nw*).

VI) Teil von Krankheitserscheinungen[1]

mnj.t nt wḥ3	Eb 103
r3 n wbnw	siehe bei *r3* A III b 1
r3 n st3	siehe bei *st3*
r3 n ḫsd	siehe bei *ḫsd*
s3 n sd	Sm 8 (4,6)
š3 n pšn	Sm 16 (6,19); 21 (8,7); 38 (12,22)

VII) partitiv[2]

a) in Verbindung mit Demonstrativpronomen

n3 n	siehe bei *n3*
nw n	Eb 3
nn n	siehe bei *nn*
nf3 n	Eb 874a
nf n	Sm 6 (2,21); 8 (4,11)

b) in Maß-Angaben

nhj n wrḥ	Ram IV C 30
20 ro *n mw*	Eb 166

c) verschiedene Verbindungen mit Zahlwörtern

wꜥ n tp3	Ram III B 9
tpj n pr.t	Eb 393
sn.nw n pr.t	Eb 393
ḫmt.nw n pr.t	Eb 388
fdw.nw n pr.t	Eb 388
sn.nw n hrw[3]	Eb 712; H 17
$^1/_4$ *n 5* ro	Eb 307
ḥḥ n sp	siehe bei *ḥḥ*
– – – – *nhj n h3j.t*	Eb 855q
– – – – *gs n b3d.t*	Kah 18

d) Bildung des Superlativs

3ḫw n 3ḫ.w	Ram IV D III 2

e) sonst

nkt n 'Stücke von'	Sm 22 (8,16); 20,5
tp n 'Anfang von'	siehe bei *tp* C VII
km n 'Vollendung von'	Eb 336d

B. Zugehörigkeit (Besitz)[4]

I) zu Personen gehörig

a) zu Handwerkern gehörig, in Drogenbezeichnungen

[1] Siehe auch die Fälle unter O I (Teil bzw. Ursache).
[2] Siehe auch S. 441 Anm. 3 zu I VI.
[3] Vgl. Sethe, Zahlwörter S. 122 Anm. 2; sonst *sn.nw* + Substantiv, siehe bei *sn.nw*.
[4] Bei den unter A (Teile) genannten Fällen ist jeweils der erste Teil der Genetiv-

1) *ỉḳdw* 'Maurer'

bsn n ỉḳdw	siehe im Drogen-W. B.
dbn n ỉḳdw	siehe im Drogen-W. B.
tꜣ n ỉḳdw	Ram III B 7; siehe ferner im Drogen-W. B.

2) *ỉṯj-mw* 'Wasserholer'

ḳꜣḥ n ỉṯj-mw	siehe im Drogen-W. B.

3) *ḥmtj* 'Metallarbeiter'

[Topf] *n ḥmtj*	H 164

4) *rḫtj* 'Wäscher'

mrḥ.t nt rḫtj	siehe im Drogen-W. B.
ḥm.t nt rḫtj	siehe im Drogen-W. B.
šꜣmj.t nt rḫtj	siehe im Drogen-W. B.
tꜣ n rḫtj	siehe im Drogen-W. B.

5) *rtḥtj* 'Bäcker'

ỉšf n rtḥtj	siehe im Drogen-W. B.

6) *sš* 'Schreiber'

rj.t nt sš	siehe im Drogen-W. B.

7) *ṯbw* 'Sandalenmacher'

msḳ n ṯbw	siehe im Drogen-W. B.

b) Besitzer von Namen (*rn n*)
Götter (Bln 163a) – *ỉtj* (L 9; 38 zweimal) – *pꜣ 4* (Bt Rs 2,9) – *mw.t* (L 38 zweimal) – *ḫftj* (L 38 zweimal) – – – – *rn-k pw n bꜥꜥ* (Ram III B 26)

c) im Besitz des Arztes befindlich

sp.w nw swnw	Bt 14
sštꜣ n swnw	Eb 854
– – – – *ḥꜣj.t nt ḫn swnw*	Sm 9 (4,21; 5,4)

d) Verwandtschaftsangaben

mw.t nt ḥm . . .	Eb 468
šrj.t nt spr.t n-s	L 31
wꜣḏw n Sḫm.t	Sm 18,9; 18,14; 19,9; 20,11

e) Majestät des Königs (*ḥm n*)
Eb 468; 856a; L 14; 25b

f) Göttern gehörig

njw.t nt Rꜥ	L 5
ḥmw.t nt Rꜥ	Bln 190
ỉšd n Wsjr	Ram IV C 20

Verbindung im weitesten Sinne auch als „zugehörig" oder „im Besitz befindlich" gegenüber dem zweiten Bestandteil anzusehen; umgekehrt stellen die unter B aufgeführten Fälle jedoch keine Teilbegriffe dar.

ḥw.t-nṯr nt Wnn-nfr	Eb 589
bḥs n Ḥr	Kah 30
ꜣtj.t nt Nw.t	Ram III B 27
sštꜣ n nṯr.t tn	L 25 b
ḥkꜣw n mw.t-j	H 160

II) Verschiedenes

a) *ẖprj n ꜥw.t nb.t*	Sm 19,6
šnj n mḥj.t	Eb 788
b) *šmꜣj n wbnw*	Sm 41 (13,18 zweimal; 14,1; 14,8)
c) *nṯr.w nw psḏ.t*	L 10
wr.w nw ḥw.t ꜥꜣ.t	Eb 1 (1,1) = H 78 (6,6)
ḥrj-ḥb n rꜣ-pr	L 25 b
ẖꜣjtjw n imj.w-ḫt rnp.t	Sm 19,8
d) *m ḏd n* 'in der Sprache von'	L 27; 32
e) *ꜥ n ẖ.t*	Eb 837
sẖrw n s.t-ꜥ	Bt 13 a
f) *irj n* 'was zugehört zu'	Sm 5 (2,17); 19 (7,21); 41 (14,10)
g) *dḥr.t nb.t ḥmw.t-rꜣ nt rnp.t tn*	Sm 18,8

C. lokal

I) Lokalisation von Krankheiten

a) am Körper

ꜥꜣ.t nt mt/mt.w	Eb 866 b; 872; 872 a; 872 b; 873; 873 a; 873 b
ꜥꜣ.t nt ḥbs.w	Eb 864; 864 a; 864 b
ꜥꜣ.t nt ẖrj-n-ẖ.t	Eb 865
ꜥꜣ.t nt šnj	Eb 870; 870 a
wšꜥw n mt	Eb 662; H 120
mr n tp	H 75 (6,1)
hh n pḥwj.t	Eb 855 f
ḥnꜥ.w nw rd.wj	H 27
ḥnw.t nt ḥꜥw	Eb 197 a
ḥtꜣ.w nw ḥr	Eb 721
ẖꜣj.t nt ir.tj	Eb 854 c
ẖftj n mt	Eb 876 d
sfṯ n mt	Eb 866; 866 a; 876 a; 876 b
sḥḏ.w nw ir.tj	Eb 347
sḳr n mt	Eb 876 b
sḏ n[1] *ḏnn.t*	Sm 8 (4,5)
šp.t nt mt	Eb 684

[1] In der Überschrift *sḏ m ḏnn.t*.

šfw.t nt mt	H 113
šnʿ n r3-ib	Eb 188a; 193a; 201a; 202a; 206a
šnʿ.w nw pḥwj	Bln 164a
ḳrf.w nw ḥr	Eb 716
t3.w nw pḥwj.t	Eb 188a
dns n pḥwj.t	Bt 13a
b) am Menschen	
ib.t nt ẖrd	Ram III B 14
ib.t [nt] s ẖrd	Ram III B 19
wbnw n s	Eb 436
nšw n ẖrd	Ram IV C 6
tẖb n s	Eb 611

II) Verschiedenes

a) *ib n mt*	H 100
b) *p3 gs ʿ3 št3 n pr-ʿnḫ*	Pharaob IV 1
is.t ʿ3.t nt iwnw	Eb 3
c) *prw n r3*	L 10
pr.t nt r3	L 10
prj.w-f nw 3ḫ.t	L 24

III) Herkunft

a) von Drogen

1) von Pflanzen und pflanzlichen Stoffen
siehe im Drogen-W. B. bei folgenden Wörtern:
ibs3 n sḫ.t – *w3dw n sḫ.t* – *pr.t-šnj n kpnj* – *mrḥ.t nt tp ds* – *nbj.t nt d3hj* – *ḫt n* (Schiff) – *ḫs3j.t nt md3w* – *skj n psdn* – *k3.t-šw.t nt inb* – *gjw n wḫ3.t*; *gjw n wdb*; *gjw n r3-pn.t*; *gjw n ḥsp*; *gjw n sḫ.t* – *tp.t nt iḫ.t-nṯr* – *d3r.t nt wḫ3.t*

2) mineralische Stoffe
siehe im Drogen-W. B. bei folgenden Wörtern:
i3d.t nt p.t – *iwtn n ḫrj db.tj* (L 8); *iwtn n db.tj* (L 8) – *inr n r3-mw*; *inr n sp.t-mw* – *w3dw n* (Schiff) – *bj3 n p.t* – *bsn n t3f* – *mw nw i3d.t*; *mw nw p3w-ʿ*; *mw nw p3dw*; *mw nw ḥwj*; *mw nw sš* – *mkr.t nt sp.t-mw* – *mkj n h* – *ḥbb.t nt itrw* – *ḥm3.t nt ḥ3s.t* – *ḥsmn n sḫ.t* – *ḫnnw nw h* – *šʿj n wdb* (Carlsb II) – *šfšf.t nt š* – *t3 n rd.wj* – *djdj n 3bw* – *dʿb.t nt inb*; *dʿb.t nt t3f*

3) unbekannte Stoffe

ssk3 n ḫnw	siehe im Drogen-W. B.
mḥ.t.t nt wdb	siehe im Drogen-W. B.
itnw n h	Mutt u Kind B 1,6; 1,7; 1,8

4) Tiere

ḥfn.w nw šdj.t	siehe im Drogen-W. B.

b) von Personen

ꜥ3m n kpnj	Eb 422
nṯr n rw.tj	Sm 8 (4,16)

D. Stoff; Inhalt (bestehend aus)

I) Krankheitserscheinungen

ꜥ3.t nt ꜥḏ	Eb 867; 867 a; 867 b
ꜥ3.t nt wḫdw	Eb 871; 871 a; 871 b
ꜥ3.t nt rj.t	Eb 869; 869 a; 869 b
ꜥ3.t nt rj.t nt ꜥrw.t	Eb 870 c
ꜥ3.t nt ḥꜥw	Eb 863; 863 a; 863 b
ꜥnꜥr.t nt snf	Sm 12 (5,18; 6,2); 14 (6,10)
ꜥḥꜥ.w nw rj.t	Eb 862 b
ꜥḥꜥ.w nw mw	Sm 45 (15,13)
wrm.w nw rj.t	Sm 6 (3,1)
wḏꜥ.w nw rj.t	Sm 39 (13,6)
rd.t nt wḫdw	Eb 336 a
ḥnḥn.t nt ꜥrw.t	Eb 862; 862 a; 862 b
ḥnḥn.t nt ꜥḏ	Eb 857 b; 860; 860 a; 860 b
ḥnḥn.t nt wḫdw	Eb 858 b
ḥnḥn.t nt rj.t	Eb 861; 861 a; 861 b
swš n srf	Sm 41 (13,19; 14,11)
swš n t3.w	Eb 855 v; 219; 353
srdd nw wḫdw	Eb 741
sḫn n ḥs	Eb 193 a
sḫn n ḥꜥw	Eb 860 a
sš n wḫdw	Bln 154
sš n hb-t3.w	Bln 154
sš n snf	Eb 593; H 143
sš n [Wurm]	KV 17; 18
šnꜥ n snf	Sm 20,14
šnꜥ n st.t	Eb 206 a
šnꜥ n t3.w	Eb 153; 265
ṯ3w n ḥs	Eb 202 a

II) Mittel bestehend aus

sp n smj.t	Eb 188 b
sp.w n smj.t	Eb 191 b = 194 b
sp.w nw smj.t	Eb 193 b
sp.w šsm.w n mrḥ.t	Eb 203 e

III) Drogen

a) Brote, Brei, Fladen
siehe im Med.W.B. bzw. im Drogen-W.B. bei folgenden Wörtern:
bj – bj.t (ỉwb.t) – ḫnm.t nt ỉt – šꜥ.t – šns n sw.t – t – ḏdm.t nt ỉt

b) Mehl, Zerkleinertes, Zerstampftes, Stücke o. ä.
siehe im Drogen-W.B. bei folgenden Wörtern:
ꜣs.t nt ds – ws.t – nꜥg.w nw wꜥḥ (Eb 796) – *ḥwj.t nt bnw.t – ẖꜣw – spj.t nt ḳꜣḥ – sḫm n ḏꜣr.t – skj – šs.t nt wꜣḏw – ḳꜣw – dḳw –* 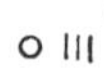 [1]

c) Verschiedenes
siehe im Drogen-W.B. bzw. im Med.W.B. bei folgenden Wörtern:
ỉsw.t nt šnj – bnn n ꜥntjw – hbj n mnḥ (Eb 795); *hbj n sjn* (L 44) – *ḥsꜣ n ỉt – ḫmt.nj – swj.t nt ḏꜣr.t – kꜣp.w nw pꜣḳ.t – gnn – tp.t nt ꜥntjw – ṯꜣ (ỉṯꜣ) – ḏb.t nt ḏꜣr.t – ḏdꜣ n ỉbw*

IV) Verbandsmittel und Geräte aus Stoff

a) aus Stoff (*n ḥbsw*)
siehe bei:
ꜣj.wj – ꜥnḏ – ꜥrf – bḏꜣ.w (bḏꜣ.wj) – mḏḥ – sš.wj – sšm (sšm.wj) – sšn.t – sšd.wj – ḳrf.t – gw

b) aus *pꜣḳ.t*-Leinen
siehe bei:
. *stp – kꜣp*

c) sonst
siehe bei: *ỉꜣd.t nt ꜥꜣ.t – ꜥꜣ.t nt rꜣ-ỉꜣꜣ.t – ꜥꜣ.t nt* [. . .] (Ram III B 17) – *stp n ḥꜣtjw – ḏb.t nt dꜣjw*

V) Geräte aus Holz, Metall, Stein usw.
siehe bei folgenden Wörtern:
ỉpp.t nt sjn – mkꜣ.tj ntj ḏb.t – mḏꜣ.t nt bjꜣ; mḏꜣ.t nt ḫt – rwj n bd.t (L 35) – *hnwj.t nt ḏꜣr.t* (Eb 874 c) – *ḥnw n ꜥꜣ.t – š n sjn – šbb n nbj.t – šd n ỉnr*

VI) Verschiedenes

ỉdb n ỉnm	Sm 41 (13,21)
pns.t nt mrḥ.t	Sm 22,4
nšꜣ n šꜥj	Eb 205 c
ḥmꜣ n [?]	Sm 45 (15,18)
sp n mw 30 ro	Eb 93[2]
spp n hnw 2	Eb 750
sẖt n ỉꜣd.t	Sm 20,10

[1] In der Regel wird der Stoff durch *n* angeschlossen; *nw* heißt es: Eb 779; H 6; 38; 71 (viermal); 73 (dreimal); 184; 219; Bln 14 (zweimal); 15; 54; 122; 146; 164 c; L 60; Bt 7; 9; – – zweimal steht ausnahmsweise der direkte Genetiv: Eb 8 und 565.

[2] *psj r sp n mw*; ob *sḏm.n-f* (*psj r spj.n mw*) ?

šš.t nt iwrj.t	Eb 207 d
ḏrw.t nt ḥs	Eb 190 a
---- *3.t nt šm.t ij.t*	Bln 120

E. Bestimmung; Zweck

I) Heilmittel sind bestimmt für . . .

pẖr.t nt	siehe bei *pẖr.t* B I–IV; Eb 616 = H 173; Eb 877 e; Kah 8; 20; Pap. Beatty VIII Vs. 5,1
[*pẖr.t*] *nt dr šfw.t*	Pap. Leid Recto XXVI 7
k.t nt	siehe bei *kjj/k.t(j)* B I e
[. . .] *nt sḳb ḏrw*	Bt 32
[. . .] *nt sḳbb mt.w*	H 249
[ ] *nt sm3ᶜ mwj.t*	Eb 283
sp.w nw	siehe bei *sp* A IV a und b
sp n	Eb 207 b (zweimal)
kjj n	siehe bei *kjj/k.t(j)* A I b 3
gsw n	Eb 104; Bln 89; 109 (?); Pharaob IV B 3
ḥrw-ᶜ n[1]	siehe bei *ḥrw-ᶜ* a
sdm n	Eb 397
k3p.t nt	siehe bei *k3p* B I
nwd.t nt	siehe bei *nwd.t* 1 und 2
wrḥ.t nt	Eb 653; 658
tmtw n	Eb 766 c
mt n	Eb 140

II) Zaubersprüche, Beschwörungen sind bestimmt für . . . .

r3 n	siehe bei *r3* B I
kjj n ẖsf	Sm 18,11
šn.t nt	siehe bei *šn.t* B I
[*šn.t*] *nt tmj.t*	L 6
kjj s3 n i3d.t	Sm 18,17

III) von Drogen

siehe im Drogen-W. B. bei:
ḥs3 n šᶜj.t – bsn n ṯḥn.t – ḏᶜb.t nt bj3/ḥmt

IV) von Geräten

sw.t nt irj.t ḏw-ᶜ	Eb 876 c

V) Verschiedenes

w3.t nt prj.t	Eb 102 = 296
ḥs n wnm	H 85

[1] H 57: *nw* statt *n*.

swnw n ir.t-Ḥr	H 214
stnw n gmj.t-s	Eb 796

F. Bezug (betreffend)

I) von Büchern und Heilkunden

šs3.w n/nw	siehe bei *šs3.w* I a 1 bb und 2 bb
md3.t nt	siehe bei *md3.t* I
dmd.t nt	siehe bei *dmd.t* B I
t3w n	Sm 5 (2,17); 19 (7,21); 41 (14,10)
– – – – *imj-dr.t n*	Bt 14

II) von Krankheitsfällen

sp.w n mjs.t	Eb 188 a
sp.w nw wsš	Eb 26
sp.w nw ʿm-ib	Eb 855 w
sp n wsš ḳsn	Ram III A 29
sp n hj.t	Eb 201 b
sp n sfr.t . . . sp n kp	Sm 7 (4,3)

III) *nnj n̥ wnm* Eb 189 a

G. Bezeichnung des logischen Subjektes

I) in Krankheitsbezeichnungen

a) Krankheitserscheinungen, bewirkt von . . .

ʿ3.t nt Ḫnsw	Eb 873 d; 874; 874 a; 874 b
ʿ3ʿ n mt mt.t	Eb 99; Bln 189
ʿ3ʿ n nṯr n mt	Eb 168; 225; 229; 231; H 83
ʿ3ʿ n nṯr nṯr.t	Bln 58
ʿ3ʿ n Ḥr n imj-nhd-f	L 38
ʿnw.t nt šʿ.t-Ḫnsw	Eb 877; 877 a
psḥ n msḥ	H 239
psḥ n rmṯ	Eb 432; H 21
s.t-ʿ n nṯr	Eb 242
s.t-ʿ n mt mt.t	Eb 811 (95,11)
sḫn n mt mt.t	Bln 116
sḳr n mt mt.t	Ostr. Kairo (ODM 1062,2)
sḳr n iḫ.t nb.t	Eb 876 a
sḳr n ʿḳ.t m rwtj	Sm 8 (4,8)
t3r (?) n mt n nṯr	L 42
tp-r3 n msḥ	Eb 436 (zweimal)

b) Tätigkeiten, ausgeführt von . . .

ʿḫ.t nt mw	Eb 378; 385
ʿḫ.t nt snf	Eb 833 b

wnm n snf	H 129
wd.t nt ʿrw.t	Eb 857 a und b
wd.t nt wḫdw	Eb 858; 858 a
wd.t nt ʿrw.t nt rj.t	Eb 859; 859 a
bsj.w n wrḏ.t	Eb 189 a
rwj.t nt ḥ3.tj	Eb 855 n
hb n t3.w	H 69; 70
ht.w nw wḫdw	Bln 153
sw3 n ḫ3jtjw	Sm 20,7
sfṯ.w nw t3.w	Eb 834

II) Verschiedenes

a) *ṯ3w* 'Hauch (von Dämonen bzw. Personen bewirkt)'

ṯ3w n nṯr	Sm 8 (4,16)
ṯ3w n mt	Eb 854 f (zweimal); 856 g
ṯ3w n dḥr.t	Sm 18,12
ṯ3w n i3d.t rnp.t	Sm 18,1
ṯ3w n r3-ʿ wʿb	Eb 855 h
ṯ3w n r3-ʿ ḫrj-ḥb	Eb 855 u
– – – – *ṯ3w n ʿnḫ*[1]	Eb 854 f; 856 g = Bln 163 g
– – – – *ṯ3w n ḫndw*	L 25 c

b) *sfṯ.w n swnw*	Eb 501
msj n 'geboren von'	siehe bei *msj* A II b
c) *w3.t nb.t nt ʿ-s*	Bln 197
ḫrj dm.t nt dnr	Pap. Tur PuR 31 + 77 Schluß
sḫ n ḫt	Eb 876 a

H. Bezeichnung des logischen Objektes

I) in Krankheitsbezeichnungen

wnm.w nw ḥs	Eb 196
f3j.t nt srj.t	Eb 190 a; Bln 38
ḥnw.t nt ṯsw	Eb 196
ḥdb.w nw mwj.t	Eb 265
ḥdb.w n wḫdw	Bln 164 a
s3ḳ n ḥm.t	Eb 820
sʿḳ n mt mt.t	Bln 99
sḥw3.w nw st.t	Eb 192 a = 195 a
ṯsw n mwj.t	Eb 262
ṯs.t nt mwj.t	Eb 261
– – – – *3ṯpw n ḫrj-dm.t*	Eb 200 a

[1] Ob besser zu E (Bestimmung; Zweck)?

II) Verschiedenes

wtḫw n 3pdw	Sm 20,10
snfr n inm	Sm 22,8
twt n nṯr.w	Pap. Beatty V Rs 4,7

I. Spezifikation (wie ein Adjektiv)

I) in Drogenbezeichnungen

siehe im Drogen-W.B. bei folgenden Wörtern:

iḫ.t nt ḥ3w-iḫ.t (H 143) – *bj.t nt ḫpr* – *ḥs3 n ʿw3j.t*; *ḥs3 n šbb* – *ḥk.t nt 3ḳ*; *ḥk.t nt ḥ3w-iḫ.t*; *ḥk.t nt ḫmt.nj*; *ḥk.t nt dbḥw* – *ḳmj.t nt sṯj* – *g3š n ʿw3j.t* – *t3* (Flüssigkeit) *n šb.t*

II) in Zeitbegriffen

nw n wḥʿ-s nḏ-s	L 46
nw n s3 iʿw r3	Kah 10
nw n sṯj-r3	Eb 283
rnp.t nt [. . .]	L 44
hrw n ms[.]-*s*	Kah 33
sn.nw-f hrw n wsš-f	Kah 5
ḥḏ-t3 n ip ir.t-Ḥr	Sm 19,5
sp tpj n	Eb 283; Bln 163h (16,6); 185 (20,1)
grḥ pwj n [. . .]	L 34
tr n mšrw	Ram III A 28
tr n šmw	Bt 18
tr n dw3	Bln 138

III) von Heilmitteln

sp n sšt3	Eb 188b
sp.w nw sšt3	Eb 206b
sp.w nw s3	Eb 200a
sp.w nw [ ] *imj-f ḥ3.t*	Eb 204b
pḫr.t nt wn-m3ʿ	Eb 589

IV) Krankheitserscheinungen

ʿ3.t nt s3[1]	Eb 868; 868a; 868b
ʿ3.t nt hrw wʿ	Bln 118
wbnw n kf.t	siehe bei *wbnw* IV a 1
mwj.t nt ḥ3w	Eb 264
ḥʿ.w nw rj.t	Eb 861a
ḫ3j.t nt sp tpj	Eb 190c

V) Verschiedenes

i3bt.t nt hrw pn	Eb 2 (1,17)
inm n wʿ	Bln 198

[1] Ob *s3* hier den Inhalt der Geschwulst angibt: 'Eitergerinnsel' o. ä.? Dann zu D I gehörig.

bj3/ḥmt n ʿḏn.t	Sm 6 (2,20 und 25); 8 (4,10)
mj.t.t nb.t nt nw	Eb 876d
srf n ḏbʿ	siehe bei *srf* B I b
srf n tr nb	Eb 35 = 185
gs n r3-ib	Eb 191a = 194a
gs n ḥrj[1]	Sm 22,6
– – – – *ḫrw-f n ʿš*[2]	Eb 839

VI) mit Voranstellung der Spezifikation[3]

ḫpr n bj.t 'entstandener Honig' siehe im Drogen-W.B. bei *bj.t*
srf n sḏr 'heißes Getränk': Eb 463
tp.t nt nḏ 'feinster Faden': L 9; 40 (zweimal)
ṯ3j n msdm.t 'männlicher Bleiglanz' siehe im Drogen-W.B. bei *msdm.t*
ḏd3 n iwf 'fettes Fleisch': L 38

K. Ursache (infolge)

I) Krankheitserscheinungen infolge ...[4]

3mmw n ḥm.t	Kah 11
i3ṯw n wbnw	Eb 526
ʿ3.t nt sfṯ	Eb 866; 866a
ʿrḳw n ḥwj.t	Eb 510
nmsw n ḥm.t	Kah 2
nrjw n ḥm.t	Kah 8
ḫ3ʿw n ḥm.t	Kah 3; 7
sʿ3 wr n msj.t	Kah 4
kmt.w n ḥm.t	Kah 16
g3.t nt ḥm.t	Kah 6
tj3 n wḫdw	Bln 75
tj3 n ḥm.t	Kah 5; 24
[..] *n ḥm.t*	Kah 1; 9; – – – – Kah 12

II) Drogenzustand wird erreicht infolge ...

t šw n w3m	Eb 289

[1] Sonst *gs ḥrj* 'Oberseite'.
[2] Oder zu lesen: *ḫrw-f nʿš* 'indem seine Stimme laut ist'?
[3] Im Grunde handelt es sich wohl um Partitiv-Verhältnisse (siehe A VII). – Vgl. auch die Ausdrücke *nʿgw* 'Zerkleinertes'; *ḫ3w* 'Zerschlagenes'; *sḥm* 'Zerstampftes' unter D III b, denen die Droge mit *n* angeschlossen folgt anstelle der sonst üblichen Form Droge + Verbform (z. B. *wʿḥ nʿgw* statt *nʿgw n wʿḥ*). – Es scheint sich hier um den Vorgänger der koptischen Konstruktion zu handeln.
[4] Siehe auch die Fälle in O I.

L. Verbindung

I) Krankheitsangaben

a) *s n* + Verletzung in der Formel *ir ḫ3j-k s n* + Verletzung
siehe bei *ḫ3j* III a 1 aa die Stellen aus Pap. Smith

b) *mt.w n snf*	Eb 387
c) Geschwüre/Geschwülste mit krankhaftem Inhalt	siehe bei D I (*ʿ3.t* und *ḥnḥn.t*)

II) Maßangaben

b3d.t nt irṯ.t	Kah 18
hnw n + Droge	siehe bei *hnw* I a 2 und I c 1
ḏbʿ n bj.t	H 3
ḏbʿ n mrḥ.t	H 147

III) Drogenbezeichnungen

siehe im Drogen-W. B. bei:
mw nw mst3; *mw nw ḥsmn*; *mw nw srm.t*; *mw nw ḳmj.t* – *sḥm n ḥsmn*

M. Mittel

ḫ.t nt rjw 'Feuer mittels Stroh'	L 35[1]
k3p.t nt nḥp 12 'Räuchermittel mit 12 Scheiben'	Bln 75

N. in zusammengesetzten Präpositionen

ḥr-s3-n 'nach'	Kah 20
n-ib-n 'damit'	Eb 766f

O. mehrdeutige Fälle

I) Teil (A) oder Ursache (K)

in folgenden Krankheitsbezeichnungen:

wbnw n wbd.t	Eb 487; 494
ḫsd n šfw.t	Eb 576
sḥm n bnw.t	Bt 2; 5; 10
sḥm.w nw bnw.t	Eb 553
sḏw n wbd.t	Eb 504
šfw.t nt wbnw nt sḥm	Eb 877c
šfw.t nt bnw.t	Bt 2
k3k3.w nw wbd.t	L 19

II) Teil (A) oder lokal (C)

šw.t nt mt	siehe bei *šw.t* C
ḫnf.t nt rhd.t[2]	siehe im Drogen-W. B.

[1] Vgl. Eb 837: *ʿ n ḫ.t-s m ḫs3w* und Äg. W. B. III 218,9: *ḫ.t nt ḫs3w*.
[2] *ḫnf.t*-Gebäck in einem *rhd.t*-Gefäß oder *ḫnf.t*-Teil des *rhd.t*-Gefäßes.

III) Teil (A) oder Stoff; Inhalt (D)

t n nbs	siehe im Drogen-W. B.
nšw n tp3w.t	Eb 207 d

IV) Teil (A) oder Bestimmung; Zweck (E)

ỉm n twt	siehe im Drogen-W. B.
ỉʿj.t nt ḥk.t	siehe im Drogen-W. B.

V) Teil (A) oder Verbindung (L)

ʿ3.t nt ʿ3w.t	Eb 875 a

VI) Teil (A) oder logisches Subjekt (G)

ỉnw.t nt wḫdw	siehe bei *ỉnw.t* a
rhn.w nw wḫdw	Eb 696; H 4
k3 n sṯ3	Eb 767

VII) logisches Subjekt (G) oder logisches Objekt (H)

ḫsfw n ḥʿw	Eb 421

VIII) logisches Subjekt (G) oder Ursache (K)

ḳ3d.w nw wḫdw	Eb 186

P. Fehlerhaft statt *m*

Sm 43 (14,22) (*wnḫ nw ḥn.w*) statt *wnḫ m ḥn.w* wie sonst in Sm 43.
Bln 163 g (*mt 2 nw mkḥ3* und *mt 2 nw dhn.t*) statt *mt 2 m mkḥ3* und *mt 2 m dhn.t* wie *m* sonst in Bln 163 g gebraucht wird

Q. unklar

I) in Drogenbezeichnungen

mst3 n ḫdw	H 10
nḥbw.t nt s3w	Eb 241
ḥʿ.t nt ỉnj	Eb 791
ḫtmw n šttw.t	H 170; L 5
ḫʿʿ.w nw ʿnḏ.t bzw. *šd.t*	siehe im Drogen-W. B.
ḫrj n pddw	H 168
sḫt n	siehe im Drogen-W. B.
[?] *n šb.t*	Eb 378
[?] *n gj.t*	Eb 663

II) im Zauber

ḥʿw n nfr ỉnm	L 14 (5,2)
šnj n ḥn-f (?)	L 10 (4,2)
twt snṯ n sḫtj	H 216[1]
ḏ3.t nt Wsjr	L 34 (11,10)

[1] Ob wohl besser Relativform *sḏm.n*: *twt snṯ.n sḫtj*.

III) sonst

ʿnn n ꜣbd ꜣbd (?)	Kah 19
nḥꜣ n pr-k	Eb 197a[1]
ẖmt.w nw ḏsfw	Eb 200b
ẖrm n tp	H 17[2]

R. verderbte Stellen[3]

H 243 (16,8); 250 (16,15); Bln 10 (1,8); 204 (Rs. 3,8); L 1 (1,1); 2 (1,10); 9 (3,10); 13 (4,9); 14 (5,10); 34 (11,13); 36 (12,9); 36 (12,12); Bt Rs 1,1; Kah 19 (3,3); Ram III B 17; 25; Carlsb III; Pap. Louvre E 4864 Rs 2,1

§ 1: Die Aufteilung der einzelnen Fälle in die verschiedenen Gruppen war nicht immer ohne Zwang möglich, da sich zum Teil die einzelnen Funktionen berühren bzw. überschneiden. Außer den unter O aufgenommenen mehrdeutigen Fällen sei noch auf folgende Möglichkeiten verschiedener Auffassung hingewiesen: Besitz (B) / Herkunft (C III) in Fällen wie 'Leder des Schusters'; Teil (A) / Herkunft (C III) in Fällen wie 'Wasser vom Teich'; Bestimmung (E) / Bezug (F) in Fällen wie *pẖr.t nt* + Körperteil (Heilmittel, bestimmt für ... oder: Heilmittel, den ... -Körperteil betreffend); Verbindung (L) / Stoff (D) in Fällen wie *ʿꜣ.t nt rj.t* 'Geschwulst mit Eiter' oder: 'Geschwulst aus Eiter'.

§ 2: Beispiele für elliptisches Anschließen eines zweiten indirekten Genetivs sind: *ws.t nt tj-šps nt wʿn* (H 101); *šfw.t nt wbnw nt sḥm* (Eb 877c); *ʿꜣ.t nt rj.t nt ʿrw.t* (Eb 870c); *wd.t nt ʿrw.t nt rj.t* (Eb 859). – Vgl. auch *rꜣ-pw* 'oder' § 2.

§ 3: Die Hinweise auf das Drogen-W. B. sollen nur besagen, daß diese Verbindungen bestehen; es darf jedoch nicht in jedem Falle erwartet werden, die gesuchte Verbindung als eigene Rubrik im Drogen-W. B. zu finden, da dieses naturgemäß nicht nach grammatischen Gesichtspunkten aufgeteilt ist.

nj-sw.t König (von Oberägypten)

Schreibung zu 1: 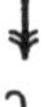 Eb; Bln; L

Schreibung zu 2: 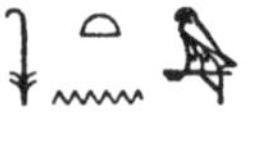 Sm 20,4; L 25c

1) in der Verbindung *ḥm (n) nj-sw.t-bj.t* + Königsname bei Zeitangaben für altüberlieferte Rezepte

[1] Ob: 'Unruhe wegen deines Hauses'?
[2] Ob Teil des Kopfes?
[3] Z. T. ist einfaches *n* möglicherweise die Konjunktion bzw. Präposition.

Eb 468; 856a; Bln 163a (zweimal); L 14; 25b
2) *nj-sw.t* im Zauber: Sm 20,4; L 25c

nj(3) abweisen

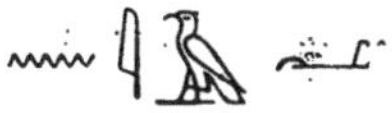 Bln 197  Šm 19,13[1]

1) vom Gefäß des Unterarmes, das der Hand des untersuchenden Arztes Widerstand leistet, in einer Geburts-Prognose:
Bln 197 (*ir nj3 mt m ḫnw ʿ-s r ḏr.t-k*)[2]
2) Zauber: Sm 19,13

nj3 [Krankheit in der Nase]

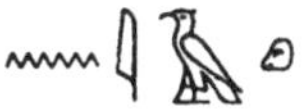 Eb 762

k.t nt dr nj3 m fnḏ

§ 1: Das Rezept gegen *nj3* steht zwischen zwei Mitteln gegen Schnupfen (*rš*); die Applikation besteht in *rdj r fnḏ*; die verwendete Droge *nj3j3* könnte ein Sympathie-Mittel sein.

§ 2: Ebbell, Altägyptische Krankheiten S. 23: „Niesen?“, ebenso Lefebvre S. 54 (éternuement). – Zweifelhaft bleibt Ebbells etymologische Verbindung zu *nj3* ‘abweisen’ („energische Abwehr gegen eine Reizung“). – Falls wirklich ‘Niesen’ gemeint ist, wäre eher an einen Zusammenhang mit *n3w* bzw. *njw* ‘Lufthauch, Atemluft’ zu denken.

njj [. . . ? . . .]

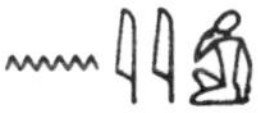 Eb 838

in einer Prognose als Laut eines neugeborenen Kindes zum Zeichen, daß es lebensfähig ist (Gegenteil: *mbj*): das Kind: *ir ḏd-f njj ʿnḫ-f pw*

njw [Topf]

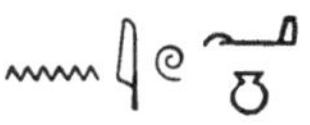 Eb 68

Droge *rdj ḥr mw m njw*

[1] Von Breasted *dr* gelesen.
[2] Vgl. *mnj3*, das vielleicht eine *m*-Bildung zu *nj3* ist und den ‘Ort, an dem das Gefäß *nj3*-macht’ bezeichnet; danach könnte *nj3* soviel wie ‘pulsieren o. ä.’ bedeuten.

njw Strauß

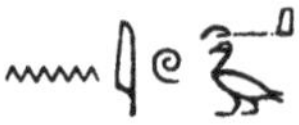 Sm 9 (5,1)

in der Verbindung *swḥ.t nt njw* ‘Ei vom Straußen’

1) in einem Vergleich zur Beschreibung eines geheilten Schädelbruches Sm 9 (5,1) (Streupuder aus zerriebener Schale eines Straußeneies: *ṯs-f p3ḳ.t irtjw mj swḥ.t nt njw*)

2) als Droge siehe im Drogen-W. B.

njw (?) [Körperteil]

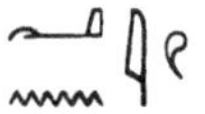 Bln 197

in einer Schwangerschaftsuntersuchung parallel zu den Fingern des Arztes genannt: *isṯ 3m.n-k mnj3-s m ḏbꜥ.w-k ḥnꜥ njw-k*

njw (?) [. . . ? . . .]

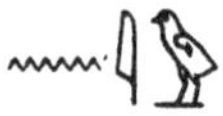 Kah 11 (2,5)

šs3w s.t ḥr mrj.t sḏr n dwn-s njw-s ḥr sd3-f

§ 1: Der Zusammenhang ist unklar; die Worttrennung ist unsicher; ob vielleicht zu trennen: *n* (Negation) *iw-s ḥr sd3-f*; vgl. *nn iw-s r* + Infinitiv bei Bln 195 und Carlsb II sowie Gunn, Studies S. 172 Ex. 3.

njw.t Stadt

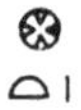 Eb 848 (Zaub); L 5 (Zaub)

njnj [. . . ? . . .]

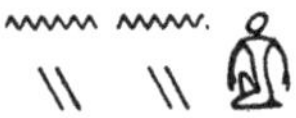 Eb 837

Drogen *wnm.tw in s.t rd.wj-sj m njnj*

§ 1: Es wird eine bestimmte Haltung der Beine einer Frau bezeichnet, die bei einer Räucherung eingenommen werden soll; vgl. Äg.W. B. II 203,13: „von der Haltung gedemütigter Feinde“.

njs anrufen[1]

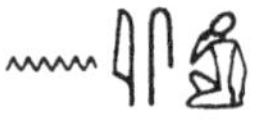 Sm 22 (8,12)

[1] Vgl. *nḏ* ‘fragen’ Sm 20 (8,1), dort eine ähnliche Reaktion.

als Untersuchungsmethode des Arztes zur Feststellung, ob der Patient bei Bewußtsein ist: *ỉr njs.n-k n-f ỉw-f dgmj n mdw.n-f*

njḏw [...?...]

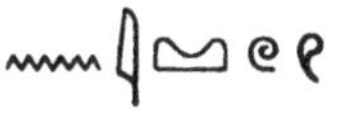 Eb 835

in einer Rezept-Überschrift in unklarem Zusammenhang: *k.t ỉrr.t r ʿḳ.t njḏw*

§ 1: Möglicherweise hängt *njḏw* mit dem Mutt u Kind E 4,9 genannten *njd* zusammen, das dort offenbar eine Erkrankung des Afters bezeichnet. Ebbell (Altäg. Krankheiten S. 24) und Jonckheere (Beatty VI S. 49) denken an Hämorrhoiden. Die Determinierung mit dem Fleischstück läßt an einen Körperteil denken, der auch Ram IV C 7 als Droge *njḏw* [...] auftritt. Vielleicht ist *ʿḳ.t njḏw* eine Verbindung wie *sʿḳ mšꜣw.t* in Bt 10 und *sʿḳ šptj.t* in Bt 11. – Denkbar, aber unwahrscheinlich, ist die Lesung: *ʿḳ.t n ỉḏw* 'etwas, das zum *ỉḏw*-Körperteil eintritt'.

nʿꜣḏ.t [Exkremente eines Magenkranken]

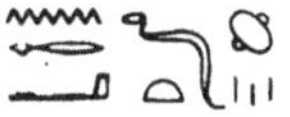 Eb 207c

ỉr hꜣj n-f nʿꜣḏ.t mj ʿrw.t km.t ḏd.ḫr-k r-f: ỉw ḏꜣf pn hꜣj

nʿʿ glatt sein; glätten

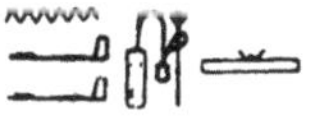 Eb; Sm; Ram III 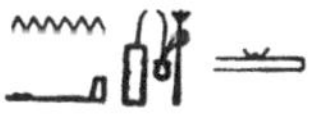 Bt 38 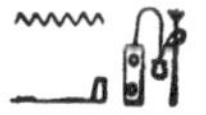 Ostr. Louvre Zeile 2 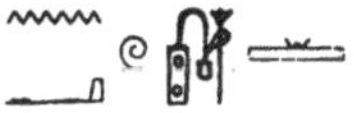 H 73

I) glätten
  a) Verbum der Drogenbereitung (in der Verbindung *nḏ nʿʿ*)[1]
     H 73; Bt 38; Ostr. Louvre Zeile 2
  b) Topf[2]: Ram III A 31[3]

II) glatt sein
  a) *sḏ*-Bruch[4]
     Sm 8 (4,9) (*srwḫ-f ḥmsj.t r nʿʿ-f r rḫ-k spr-f r ỉḫ.t*)

[1] Siehe auch *snʿʿ* § 1.

[2] Vgl. Sm 22,5 (Ausstreichen und Glätten eines Topfes) bei *snʿʿ*.

[3] Der Vergleich mit Eb 272 bis läßt auch den Bezug von *nʿʿ* auf die Drogen zu; vgl. I a.

[4] Vgl. *snʿʿ* als Verbum der Behandlung bei einem Knochenbruch in der Verbindung *snʿʿ ḳs sḏ-f*. – Abweichende Auffassung bei Breasted S. 207: „until he gains color (of the patient's facial color)"; Ebbell, Chirurgie S. 29, denkt an „Dekoloration (des Bruches) als Vorgang beim Heilprozeß". — Siehe dazu MDIK 15, 1957, 297.

b) *ʿ3.t*-Geschwulst
Eb 874a (*iw-s nʿʿ-s*)

nʿr Wels

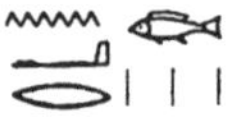 Ram IV E I 6

1) im Zauber: Ram IV E I 6
2) als Droge siehe im Drogen-W. B.

nʿr.t [Ortsbezeichnung][1]

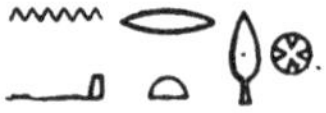 L 36 (12,9) (Zaub)

nʿrʿ.t[2] [Krankheitserscheinung am Ohr]

 Eb 767

Ohr: *iw-f šfw m ḫnw-f mj k3 n sṯ3 nʿrʿ.t-f ḫr mw mj mw nw mst3*

§ 1: Die Lesung ist unsicher; möglich ist auch 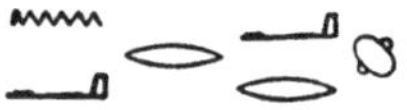; so liest Ebbell offenbar, der S. 107 übersetzt: „because it flows over" also *n ʿrʿr* (Äg.W.B. I 210) trennt.

nʿš Durchlöcherung (eines Topfes)

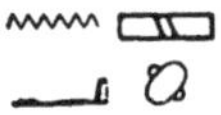 Sm 3 (1,24)

in einem Vergleich zur Beschreibung eines Loches im Schädel: *sḏ nḏs n ʿpr-f sḏ mj nʿš ḥnw*

nʿš [von der Stimme eines Neugeborenen]

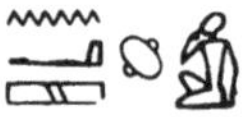 Eb 839

siehe bei *ʿš/ʿšj*

[1] *nʿr.t* als Bezeichnung für Herakleopolis; vgl. Äg.W.B. II 208, 14–16 und ZÄS 50, 1912, 78.
[2] Ob vielleicht mit *ʿnʿr.t* 'Gerinnsel' ein Zusammenhang besteht?

nꜥg A. zerkleinern

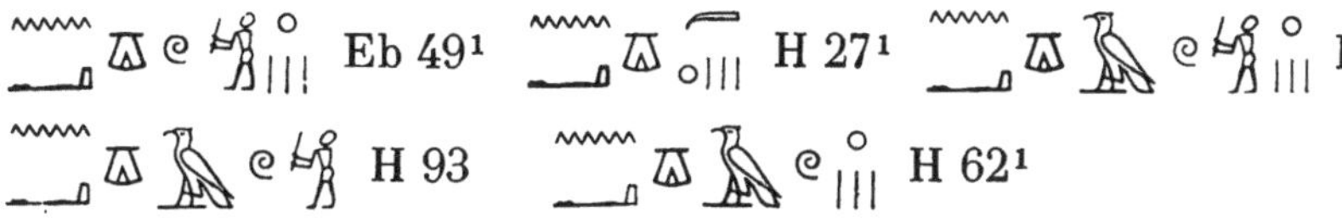

Eb 49[1] H 27[1] H 18[1]
H 93 H 62[1]

Verbum zur Bezeichnung eines Drogenzustandes in der Verbindung: *wꜥḥ nꜥg.w* 'zerkleinerte *wꜥḥ*-Früchte'.

(nꜥg.w) B. Zerkleinertes

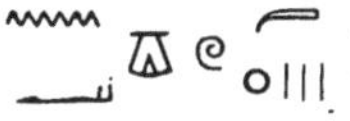

Eb 796

in der Verbindung *nꜥg.w nw wꜥḥ* 'Zerkleinertes der *wꜥḥ*-Hülsenfrucht'

nw diese; dies (Demonstrativ-Pronomen)

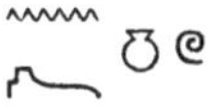

Eb; Sm

1) alleinstehend: dies
   a) Bezeichnung von Krankheitserscheinungen
      Sm 3 (2,1); Eb 207d; 854e; 875c (109,6); 876d; ---- Eb 873b (*nw pw i3t ꜥ.t m ꜥ-f*)
   b) *ir nw* 'was dies anbetrifft, ...': Eb 854a = Sm 1 (1,6)
2) *nw n* 'diese (von)': Eb 3 (2,5)
3) *nw* + Nomen 'diese': Eb 875c (109,9)
4) unklar: Eb 873a (108,11)

nw Zeit; Zeitpunkt

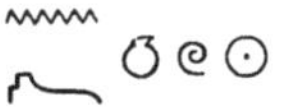

Eb; L; Kah

1) bestimmte Zeit (durch *n* + Zusatz spezifiziert)
   Eb 283 (*nw n stj-r3*); Kah 10 (2,5) (*nw n s3 iꜥw-r3*); L 46 ([*r*] *nw n wḥꜥ-s nḏ-s*) (Zaub)
2) *r nw nb* 'zu jeder Zeit'
   L 25c (*m grḥ m hrw r nw nb*) (Zaub)

[1] Die Gruppe (Hieroglyphen) gehört wahrscheinlich nicht zu *nꜥg*, sondern als Gesamt-Determinativ zu dem ganzen Ausdruck *wꜥḥ nꜥg.w*.

nw.t Nut (Göttin)

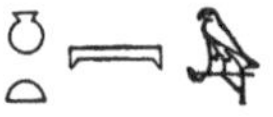 Eb 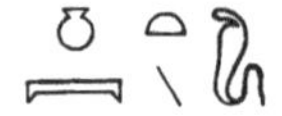 H 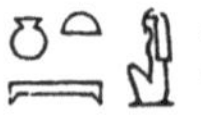 Ram III B 27 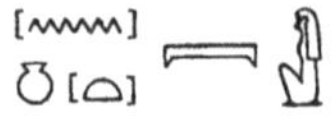
Ram III B 20[1]

im Zauber: Eb 246 = H 74 (*pẖr.t dj.nw.t ỉrj.n nw.t ḥr rʿ ḏs-f*); Ram III B 20; 27

nwj Flut; Wasser

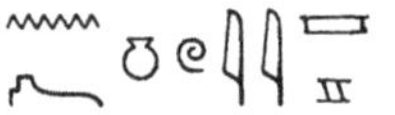 Eb 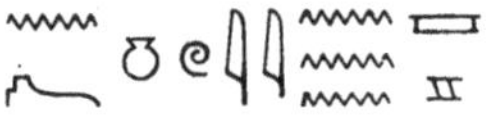 L

in Zaubersprüchen gegen Verbrennungen
Eb 500 (*mw ḥr sp.tj nwj r ʿẖm ẖ.t*); L 48 (Isis: *r3-j m mw sp.tj-j m nwj ỉj.n-j r ʿẖm ẖ.t*)

nwj [. . . ? . . .]

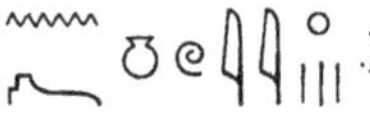 L 10 (im Zauber in unklarem Zusammenhang)

nwḥ Strick; Seil

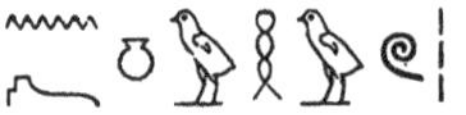 Ram III B 13
(im Zauber in unklarem Zusammenhang)

nwẖ zerkochen[2]

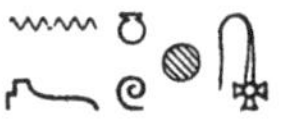 Eb; H

Verbum der Drogenbereitung: Droge(n) *rdj ḥr ẖ.t.*
a) *r nwẖ*: Eb 463[3]; H 147
b) *m-ḫt nwẖ-s*: H 144

§ 1: Bemerkenswert ist das Auftreten von *mrḥ.t* in allen drei Fällen: Eb 463 *ẖtb ḥr mrḥ.t*; H 147 *3mj.w ḥr mrḥ.t*; H 144 *ẖr.tw dj.tw-s ḥr mrḥ.t.* – Vgl. dieselbe Erscheinung bei *snwẖ* § 2.

nwd weichen

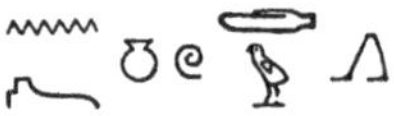 Eb 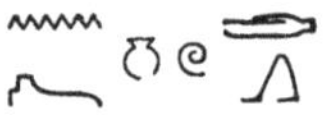 Bln

Eb 61 = Bln 189 (*wḥʿ p3w.t nwd b3gj*) (Zaub)

[1] So nach Barns; vgl. aber Ram III B 27.
[2] Vgl. *snwẖ*.
[3] Ob *grg r nwẖ* zusammengehörig: 'sich anschicken zu . . .'?

nwd.t Salbe

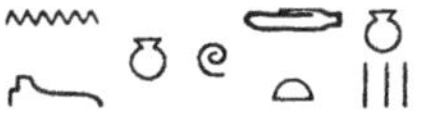 Eb 522d; H 109 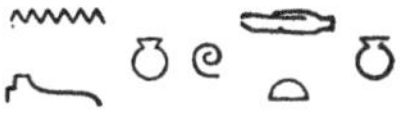 Eb; H 183

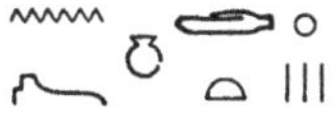 Eb 434 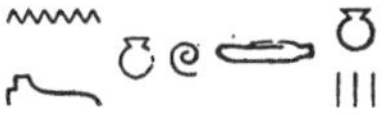 H 23 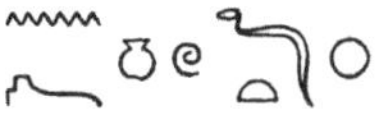 Eb 198c

1) Gebrauch in Überschriften von Rezepten (stets in der Verbindung *nwd.t nt* + Verbum der Krankheitsbeseitigung bzw. Behandlung)
Eb 627 (*ḥ3.t-ᶜ m nwd.t nt smn mt.w*); Eb 636 (*k.t nwd.t nt ssnb ḳs m ᶜ.t nb.t nt s*); Eb 637 (*nwd.t nt sgnn iẖ.t nb.t*); Eb 687 (*k.t nwd.t nt sḥtp mt.w*)

2) Gebrauch im Rezept-Teil von Diagnosen (nach *irj.ẖr-k*)
Eb 198c (*irj.ẖr-k n-f nwd.t tp.t m3ᶜ.t*)[1]; Eb 522d ([*irj.*]*ẖr-k nwd.t nt smn mt.w*)[2]

3) Gebrauch in der Drogenbereitung
a) Drogen *psj m nwd.t*: H 23 (= Eb 434 unter b); 109
b) Drogen *psj irj m nwd.t*: Eb 434 (= H 23 unter a)
c) Droge *psj ḥr* Droge *irj m nwd.t*: H 183

§ 1: Die Applikation der *nwd.t*-Salbe erfolgt durch *wt* 'verbinden', nur Eb 627 hat *gs* 'salben'. – Die Anwendung erfolgt in 5 Fällen bei Erkrankungen der *mt.w*-Gefäße (siehe auch § 2): Eb 522d; 627; 637; 687; H 109; zweimal handelt es sich um Wunden (Eb 434 = H 23); zweimal um Blut (Eb 198c; H 183); unklar bleibt Eb 636, wo eine Knochenbehandlung unter *mt.w*-Rezepten steht: möglicherweise liegt ein komplizierter Bruch vor, d. h. die *nwd.t*-Salbe dient hier mehr der Heilung des verletzten Gewebes als dem Knochen selbst; vgl. dazu H 226–233, wo Rezepte der Knochenbehandlung mit solchen der *mt.w*-Behandlung sich ablösen.

§ 2: Unter der Voraussetzung, daß es sich bei den fünf in § 1 genannten *mt.w*-Fällen um Adern handelt, scheint die *nwd.t*-Salbe vornehmlich gegen Blutungen angewendet zu werden. Möglicherweise liegt bei den Rezepten der *mt.w*-Behandlung selbst dann eine *nwd.t*-Salbe vor, wenn diese auch nicht ausdrücklich genannt ist, vgl. die Parallelen H 231 (*psj wt*) = H 109 (*psj m nwd.t . . . wt*). Bemerkenswert ist daher auch die *mt.w*-Behandlung bei Wundfällen (Eb 522d; 871c).

nwd.t Windel

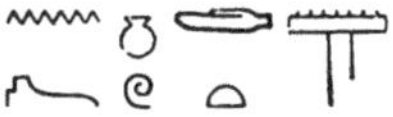 Eb 273

[1] Vgl. Eb 594 (als *k.t*-Rezept zu Eb 593 = Eb 198 b): *nwd.w šps.w*.
[2] Vgl. die Verbindung *nwd.t nt* . . . unter 1.

Einem großen Kind wird ein Wickelkind (*ir wnn-f ḥr nwd.t*) gegenübergestellt

nb [Verbum]

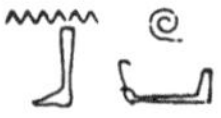 Sm 20,6

als Verbum der Applikation (Zaubertätigkeit): *ḏd s r3 pn ḥr ḥ3.t-nfr.t ṯs nkt n ḫt-ds nb m stp n ḥ3tjw*

§ 1: Breasted (S. 485) übersetzt: „... bound to a piece of *des*-wood, and tied with a strip of linen", ergänzt also wohl *n* vor *nkt.* Ob *nb* als Pseudopartizip an *nkt n ḫt-ds* anzuschließen ist (oder nur an *ḫt-ds*)? – Das Determinativ von *nb* (wie bei *ṯs*) würde zu der von Breasted vorgeschlagenen Bedeutung gut passen.

nb irgendein; jeder

masc.: 𓎟 Eb; H; Sm; L; Kah; Bt; Ram IV C 2; Bln; + + + + 𓎟𓏏 in *rꜥ nb*: Eb 207c; 255; 324; 384; 437; 462; 516; 716; Sm 11 (5,13); 34 (11,20); – in *mr nb*: Bln 74; 163b; 173; 189; Pap. Beatty VIII 5,2; – sonst: Eb 247; 325; Bln 52; 65; 116; L 5 (2,9)

fem. sg. und pl.: 𓎟𓏏 Eb; H; Sm; L; Bln 163b; Kah; Ram III; Ram IV; Ram V; KV; Pap. Leid Recto XXVI 7; Ostr. Kairo (ODM 1091); Mutt. u Kind B 1,8; E 3,1 + + + + 𓎟 in *iḫ.t nb.t*: Bln 115; 139; 148; 195; Bt 7; — sonst: Bln 22; L 24 (8,5); 40 (13,13 und 14); Sm 19,6; Bt 6 (5,3); Bt Rs. 2,8 + + + + 𓎟𓏏𓏏 L 5 (2,9)

I) Krankheiten und Dämonen

a) Krankheiten

1) *iwḥ.t* 'feuchte Stelle (?)': Ram IV C 11
2) *imš.t*-Alterserscheinung: Sm 22,9
3) *iḫ.t* 'Dinge': siehe bei *iḫ.t* I b
4) *ꜥnꜥr.t nt snf* 'Blutgerinnsel': Sm 12 (5,18; 6,2); 14 (6,10)
5) *wbnw* 'Wunde': Eb 436; Sm 8 (4,13); 39 (13,9)
6) *wšꜥw* 'fressende Stelle': Bln 24
7) *bsj* 'Schwellung': Bln 52
8) *mw* 'Flüssigkeit': Sm 46 (16,7)
9) *mn.t* 'schmerzende Stelle': Eb 244; 245; 246; 599; 600; 642; H 72; 73; 74; 94; 99; 111; Bln 22; 25; 26; 103; Ram IV C 4
10) *mr.t/mr* 'Krankheit': Eb 35; 41; 185; 247; H 75; 212; Bln 74; 163b; 173; 189; Bt 11; Pap. Beatty VIII Vs. 5,2

11) *nḫt.t* 'Steifheit': Ram V Nr. II
12) *ḫ3j.t* 'Leiden': Eb 854c; l; L 24
13) *s.t-ʿ* 'Einwirkung': Eb 244; Bln 24; 26; 27; 28; L 40
14) *snf* 'Blut': L 40
15) *srf* 'Hitze': Sm 45 (15,12)
16) *srf.t* 'Entzündung': Sm 22,9
17) *st.t* 'Schleimstoffe': Bln 138
18) *sṯ3* 'Sekret': Eb 530; 531; 536; 540; 766g; L 29
19) *sḏb* (?) 'Schaden': L 24
20) *šfw.t* 'Schwellung': Eb 877c
21) *t3w* 'Hitze': Bt 16
22) *tnj*-Alterserscheinung: Sm 22,9
23) *ṯsw* 'Ansammlung': Eb 24
24) *dḥr.t* 'Bitternis': Eb 855h; Sm 18,8
25) *ḏw.t* 'Schlechtes': L 24 (8,7)
26) *ḏdf.t* 'Gewürm': Eb 64
27) *nt.t nb.t* 'alles, was ist ...': Eb 25 (*nt.t nb.t m ẖ.t-f*); 767 (*nt.t nb.t ḫn*); 798 (*nt.t nb.t m ẖ.t nt s.t*)

b) Dämonen

1) *3ḫ*/*3ḫ.t* 'Geist': Sm 19,6
2) *mt mt.t* 'Toter; Tote': Sm 19,6; Bt Rs. 2,8; Pap. Beatty VIII Vs. 5,2
3) *nsj*-Dämon/*nsj.t*-Dämonin: L 5 (2,9)
4) *ḫprj n ʿw.t nb.t* 'Erscheinungsform von jeder Art Kleinvieh': Sm 19,6
5) *ṯ3w* 'Hauch': Sm 18,8
6) *ḏ3j ḏ3j.t* 'Widersacher; Widersacherin': Bt Rs. 2,8

II) Körperteile

a) *ʿ.t nb.t* 'alle Körperstellen'[1] siehe bei *ʿ.t* A I a; A I b 1; A I c 1; A II a; A III a–c; A III e; B
b) *mt nb* 'jedes Gefäß': Eb 854o; Sm 1 (1,8)
c) *ḥʿw nb* 'jede Körperstelle (?)': Bt Rs. 2,8
d) *ḳrr.t* 'Vertiefungen (des Gesichts)': Sm 12 (6,1)

III) Heilmittel; Geräte; Verbände

a) *pḫr.t nb.t*: Eb 712a = H 17; H 214
b) *wt nb*: Eb 2
c) *pḫ3-f nb*: Eb 189b
d) *ṯs.t nb(.t)*: L 40

[1] Siehe auch Bln 119 (*ʿ.t nb.t* als Fehlschreibung für *ʿ.wj*); – in Sm 1 (1,6) ist das *nb.t* von *ʿ.t nb.t* verderbt.

e) *ḏ3r.t nb.t*: Eb 874c
f) *nb* im Sinne von 'irgend ein anderer'; 'jeder andere'
Eb 49 = H 18 (*pẖr.t nb.t mj sn.nw.t-s*); Eb 62 (Eingeweidewürmer: *n mt.n n pẖr.t nb.t*); Eb 325 (*mj.t.t n ỉnr nb*)

IV) Zeitbegriffe
a) *rʿ nb* 'jeder Tag' siehe bei *rʿ* B
b) *tr nb* 'jede Zeit': Eb 35 = 185
c) *nw nb* 'jede Zeit': L 25c (9,4)
d) *dw3 nb* 'jeder Morgen': Bln 65; 116

V) *ỉḫ.t nb.t* 'alle Dinge' (außerhalb von I a 3)
a) wie *ỉḫ.t wʿ.t* gebraucht (Drogenbereitung): Eb 244; 597
b) 'tue nicht irgendetwas' (in einer Warnung an den Arzt)
Eb 874c (*ỉmj-k ỉrj ỉḫ.t nb.t r-s*); Kah 12 und 13 (*m ỉrj n-s ỉḫ.t nb.t*)
c) mit spezifizierendem Zusatz
Sm 20,8 (*ỉḫ.t nb.t wnm.t*); Bln 161 (*ỉḫ.t nb.t šm*).
d) sonst: Eb 606; 847; Bln 195; Carlsb I; Sm 19,18

VI) Verschiedenes
a) Personen
Eb 854a (dreimal) = Sm 1 (1,6); Sm 4 (2,8)
b) nach Partizipien und Relativformen
Eb 3; 247[1]; Bln 118 (zweimal); Sm 21,12; 21,14; Kah 2
c) sonst
Eb 189d; 206a; 876d; Bln 65; 197; Sm 18,10; 22,1; Kah 27; L 25b; Pharaob IV B 2; C 2;

VII) unklar und verderbt
Bln 27 (*s.t-ʿ nb.t ḳsn.t nb*)[2]; Bln 19; Ram III A 10 (?)[3]; Ram IV C 2

VIII) überflüssig
Eb 854a (99,4 nach *rd.wj*); 137 (nach *r hrw 1*)

nb A. Herr

Singular: 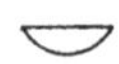 Eb 776[4]; L

[1] Lies *irr.w n-f nb*.
[2] 'Jede schlimme Einwirkung' mit Streichung von *nb*; oder: 'jede Einwirkung, jede Schwierigkeit (?)'.
[3] Ob *r mrr.t-k rt* in *r mrr.t-k nb.t* zu verbessern ist?
[4] *nb-wp.t* mit als Gesamt-Determinativ.

Plural: 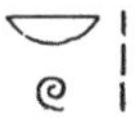 Eb 1 (1,2) = H 78 (6,6)

I) im Königsnamen *nb-m3ʿ.t-rʿ* ‘Re ist der Herr der Maat’
L 14; 44; 51

II) im Zauber
nb.w mk.t ‘die Herren des Schutzes’ Eb 1 (1,2) = H 78 (6,6)
nb wp.t ‘der Herr des Scheitels’ Eb 776
siehe auch *nb-r-ḏr* ‘Allherr’ als eigenes Wort

(nb.t) B. Herrin

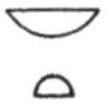 Sm 18,6 (Zaub) 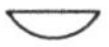 H 214 (Zaub)

siehe auch *nb.t-ḥw.t* ‘Nephthys’ als eigenes Wort

nb-r-ḏr Allherr[1]

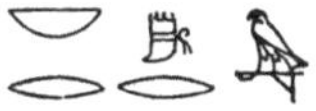 Eb 1 (1,3) = H 78 (6,7) (Zaub)

nb.t-ḥw.t Nephthys (Göttin)

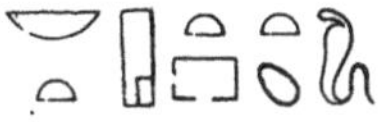 Bln 189 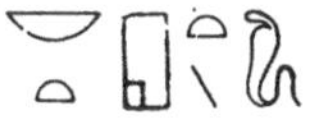 Sm 18,5 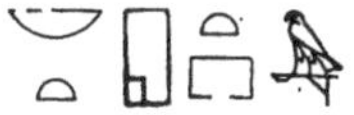 L 46 (14,10) 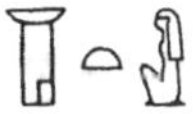 Ram IV C 29 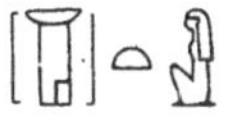 Ram IV C 25 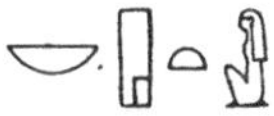 Ram III B 27; 30

nur im Zauber belegt

nb3 [krankhafter Zustand]

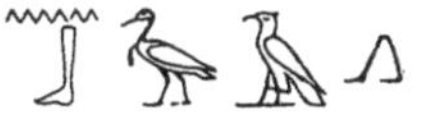 Eb 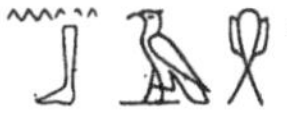 Eb

in der Herzglosse Eb 855y belegt: *ỉr nb3 n ʿḳ.t m rwtj: nb3 ỉb-f pw m-ʿ ʿḳ.t m rwtj*

§ 1: Der krankhafte Zustand des Patienten wird auf einen krankhaften Zustand des Herzens zurückgeführt, in beiden Fällen ist als Grund „etwas, das von außen eintritt‘ angegeben, also eine dämonische Wirkung. Ebbels Deutung (Altäg. Krankheiten S. 25) „in einer manischen Geistesverfassung sein“ ist also durchaus glaubwürdig, zumal die Verwandtschaft mit den semitischen Stämmen נבא und نبى möglich ist.

[1] Wörtlich: ‘Herr bis zum Ende’.

nbj brennen, heiß sein[1]

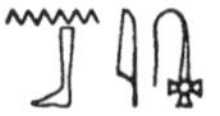 Eb 205c

von den Gliedern, die heiß sind infolge der *dḥr.t*-Krankheit[2]: *ʿ.t-f nb.t nbj.tj ẖr dḥr.t*

nbj-m-ḥr-f „Flammen-Gesicht" (Dämon)

 Sm 18,1 (Zaub)[3]

nbj.t Schilfrohr

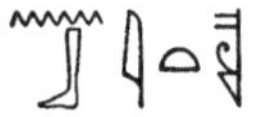 Eb 325

1) Röhre von Schilf (*šbb n nbj.t*) zum Inhalieren: Eb 325
2) als Droge siehe im Drogen-W.B.

nbjbj glühen[4]

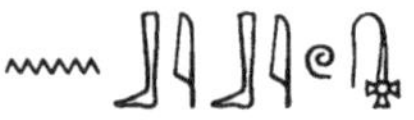 Sm 46 (16,15) (neg. Komplement)

nur einmal in einer Glosse zur Erklärung von *ʿbꜣ*: *ir n ʿbꜣ.n irtjw-sn: tm nbjbj.w inm-sn pw*

§ 1: Hier Beschreibung einer Farb-Beschaffenheit (da Hitze in der Geschwulst vorhanden ist).

nbd Haarflechte; Frisur

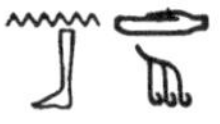 L 36 (12,7) (Zaub)

npꜣ [Tätigkeit oder Zustand des Herzens]

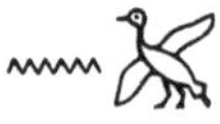 Eb 855q

in der Herzglosse: *ir ḥꜣ.tj-f npꜣ-f ʿꜣ ʿḏ.t ẖr mnḏ-f iꜣbj: irj.t nhj pw n hꜣj.t r ẖrw in ḥꜣ.tj-f sš.ḫr ḥꜣj.t-f*

§ 1: Ob *npꜣ* mit *npꜣpꜣ* ‘zittern o. ä.’ zusammenzubringen ist?

[1] Vgl. *nbjbj.*

[2] Vgl. Eb 855h die Glosse über die *dḥr.t*-Krankheit: *psj-s psj.t m iwf-f tm* ‘sein ganzes Fleisch ist in kochendem Zustand’.

[3] Wörtlich: „Flamme in seinem Gesicht".

[4] Vgl. *nbj.*

np3.w [Körperteil?][1]

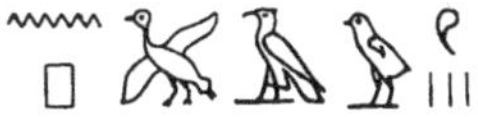 Ram IV B 4[2]

in verderbtem und unklarem Zusammenhang

np3p3 flattern[3]

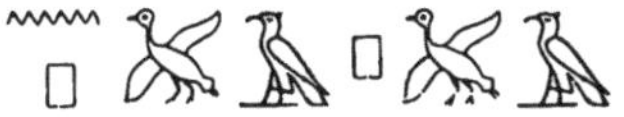 Sm

bildlicher Ausdruck zur Beschreibung des durch einen Bruch im Schädel bloßgelegten Gehirns:

iḫ.t im nhdhd np3p3 ḥr db'.w-k mj hd whnn n ḫrd Sm 6 (2,20) = Sm 8 (4,10–11)

ḫpr nf n nhdhd np3p3 ḥr db'.w-k dr ngg 3js n dnn.t-f Sm 6 (2,21) = Sm 8 (4,11)

npw [krankhafter Zustand oder Tätigkeit eines Gefäßes]

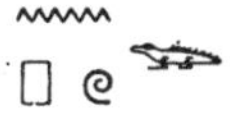 Sm 9 (5,3)

in einem Zauberspruch für eine Stirnwunde: *nn sbn m3' pn n npw mt im*

§ 1: Breasted S. 220 übersetzt: „This temple does not fall down; there is no enemy of the vessel therein". – Dem parallelen *sbn* entsprechend möchte man jedoch eher ein Verbum vermuten.

npḥ.w Beckenraum

Plural: 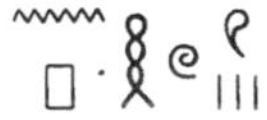 Eb; H

Dual: 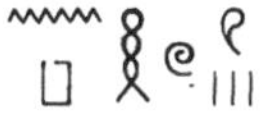 Eb 877b (Suffix *-fj*) 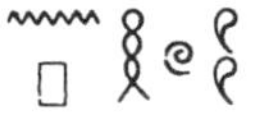 Sm

a) Krankheitsstoffe im Beckenraum (Auftreten und Behandlung)

1) *st.t* 'Schleimstoffe'

Eb 294 (*ḥ3.t-' m pḫr.t nt sh3j.t st.t m npḥ.w*) = H 35 (*pḫr.t nt rdj.t h3j st.t m npḥ.w*); Eb 294 (. . . *r rdj.t h33 m npḥ.w*); Eb 294 = H 35 (Droge *sjn ḥr npḥ.w*); Eb 192a = 195a (*sḥw3.w pw nw st.t-f n h3j r npḥ.w-f m st.t-f*); Eb 812 (gegen *st.t m ḥm.t*: Droge *rdj ḥr npḥ.w-s kns-s*)

[1] Vgl. Äg.W.B. II 247, 11 und 12: „Darm".

[2] Statt  ist auch die Lesung  möglich.

[3] Vgl. *np3*.

2) *rj.t* 'Eiter'
Eb 877 b (*ʿnw.t*-Schwellung: *ir ḥm gmj-k m ẖtt.tj-fj m gꜣb.wj-fj m npḥ.wj-fj m mn.tj-fj rj.t im*)

3) *šnʿ n snf* 'Blut-Stauung'
Sm 21,1 (gegen *šnʿ n snf ḥr ḥm.t*: Droge *gs npḥ.wj-sj im*)

b) *npḥ.w* in Beziehung zu anderen Körperteilen auftretend

1) *kns* 'Schamgegend': Eb 812; Sm 21,1 (bei 20,17)
2) *mn.tj* 'Oberschenkel': Eb 877 b (neben *ẖtt.tj* und *gꜣb.wj*)[1]
3) *iwf* 'Vulva': Sm 21,1 (bei 21,3)
4) *rꜣ-ib* 'Magen': Eb 192 = 195; Sm 21,1 (bei 20,13)
5) *ḥm.t* 'Uterus': Eb 812; Sm 21,1 (bei 20,15)

c) Behandlung (nur äußerlich)

1) *gs* 'salben' Sm 21,1
2) *sjn* 'reiben' Eb 294 = H 35
3) *rdj* 'geben (auf)' Eb 812

§ 1: Es ist nicht klar festzustellen, ob *npḥ.w* vorn oder hinten am Unterleib zu lokalisieren ist: Äg.W.B. II 249 „Leistengegend (?)"; Dawson (ZÄS 62, 1927, 22) „groins"; Breasted (S. 490) „labia"; Ebbell, (Acta Orientalia XV 305), „Kreuzbeingegend". – Das zweimalige Auftreten des Duals läßt an eine paarweise vorhandene Körperstelle denken: vielleicht die 'Seite' oder die 'Weiche'. Daß sich jedoch die Lokalisation von *npḥ.w* nicht nur nach vorn erstreckt, sondern auch, wie es Ebbell ausschließlich annimmt, nach rückwärts, zeigt außer der bevorzugten Verbindung zu *st.t* 'Schleimstoffen' (Phlegma im Os sacrum) auch der etymologische Zusammenhang mit *pḥwj* 'Hinterer' (vgl. die griechische Schreibung von *npḥ.w* 'Euter'); schließlich führt die häufige Plural-Schreibung (statt des Duals) zu der Vermutung, daß die strenge Teilung in zwei Körperteile aufgegeben ist zugunsten eines beide Teile zusammenfassenden Begriffes: 'Beckenraum' (ob: das kleine Becken?), bestehend aus zwei Seiten des Unterleibes, die sich vorn und hinten berühren und ein Ganzes bilden. – Siehe auch Anm. 1.

nf A. blasen; hauchen

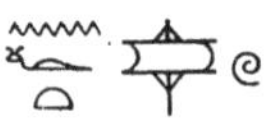 Sm 18,8 (Relativform fem.)[2]

[1] Ob *npḥ.wj* hier zu *mn.tj* in demselben Verhältnis stehen wie *ẖtt.tj* zu *gꜣb.wj*? Das heißt *ẖtt.tj* 'die beiden Achseln' und *npḥ.wj* 'die beiden Beckenhälften' würden jeweils den Ort bezeichnen, an dem die Oberarme bzw. die Oberschenkel am Rumpf befestigt sind.

[2] Die falsche Komplementierung des Determinativs durch *w* ist wohl von der geläufigen Schreibung für *ṯꜣw* beeinflußt.

vom Einhauchen einer dämonischen Krankheit: *dḥr.t nb.t . . . m nf.t.n ṯ3w nb ḏw*

(nf) B. I. Hauch[1]

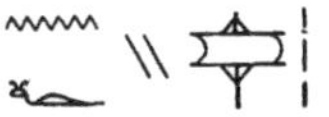 Sm 18,13 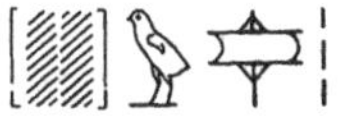 KV 35–36

a) vom krankheitserregenden Hauch: Sm 18,13 (Zaub)
b) als Krankheit eines Rindes: KV 35–36 (*ir m33-j [iḥ ẖr nf].w*)

(nf.t) B. II. Hauch[1]

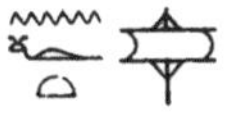 KV 34 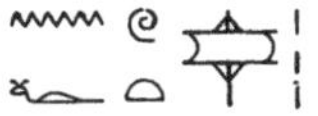 Sm 20,1

a) vom krankheitserregenden Hauch: Sm 20,1 (Zaub)
b) als Krankheit eines Rindes: KV 34 (*šs3w m33 iḥ ẖr nf.t*)

nf(3) jene; jenes (Demonstrativ-Pronomen)

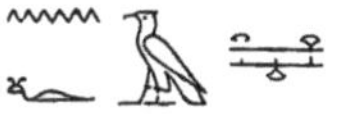 Eb 874a 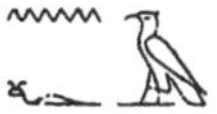 Sm 46 (16,6) 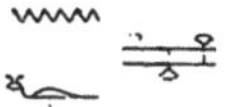 Eb 854 zu c; 869c 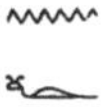 Sm 6 und 8; KV 61

1) *nf(3) n* 'jene (von)': Eb 874a; Sm 6 (2,21); 8 (4,11)
2) *nf3* + Substantiv: Sm 46 (16,6)
3) allein stehend: 'jenes' (neutrisch): Eb 854 zu c; 869c; KV 61

nfnfn entrollen

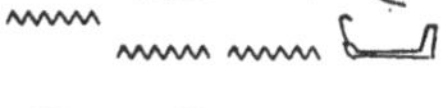 Sm 47 (16,19)

vom Entrollen eines Stoffballens, in einem Vergleich zur Beschreibung einer klaffenden Wunde: *mj nfnfn ʿ3.t*

nfr gut; gut sein[2]

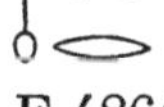 Eb 463; Bln; L; Ram IV 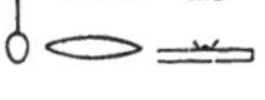 Eb 796; Pap. Louvre E 4864

[1] Vgl. *ṯ3w* 'Hauch; Wind'. – Bemerkenswert die Entsprechungen im Gebrauch von *nf* und *nf.t* ohne erkennbaren Unterschied.
[2] Verbal: Ram IV C 24 (*nfr-f*) und Pseudopartizip I b 1.

Rs. 1,8 – – – – Abkürzung in den Nachschriften und Marginalien:

 Eb; Ram 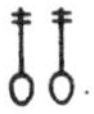 L; Bt Rs; Pap. Leid

I) von Rezepten

a) in Überschriften

1) *pẖr.t*

Eb 463 (*k.t pẖr.t nfr*[*.t*]); Bln 172 (*pẖr.t nfr*[*.t*] *nt ḫ3j.t mr.t*); Bln 179 (*pẖr.t nfr*[*.t*] *nt sḳbb*); Bln 51 (*k.t pẖr.t nfr*[*.t*] *nt snḏm mt*)

2) *k.t nfr.t*

Bln 37 (*k.t nfr*[*.t*] *nt srj.t*); Bln 47 (*k.t nfr*[*.t*] *nt srj.t*); Pap. Louvre E 4864 Rs 1,8 (*k.t nfr.t*)

b) Nachschriften

1) als ganze Sätze

Bln 180 (*iw-s nfr sj*); L 14 und 44 und 51 (*iw-s nfr.tj*)

2) nachgesetztes *nfr nfr*

L 21; 25; Bt Rs 1,5; 2,2; Pap. Leid Verso X 2

c) als Marginale am Kolumnenrand neben der Rezept-Überschrift

1) *nfr*

Eb 185 (35,19); 201 (40,11); 202 (40,14) 203 (40,19); Ram III A 16; A 32; B 1; B 7; Ram IV C 17; – – – – Ram III A 3; B 6; Ram IV fragm 9,1

2) *nfr irj*: Eb 204 (41,6); Ram III B 10

II) als Adverb

Bln 196 (*w3ḏ nfr*); 191 (*iw-s ḥtp nfr*); Ram IV C 24 (*mss.t nfr*); – – – – Bln 189 (Zaub)

III) Verschiedenes (Gegensatz: *bjn* 'schlecht')

Eb 796 (*m33 irt.t nfr.t*)[1]; Ram IV C 24 (Statue wird zur Räucherung benutzt: *ir nfr-f* . . .)

IV) Zauber

L 14 (5,2); Ram IV D I 2

– – – – *nfr.wj* + Infinitiv: Ram IV E I 6 (zweimal); E III

– – – – *wnn-nfrw* (Osiris) siehe als eigenes Wort

nfrj[2] [Gott/Dämon]

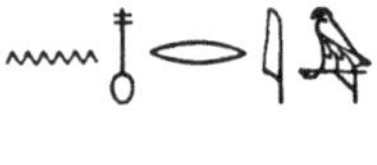 Sm 19,12 (Zauber, in unklarem Zusammenhang)

[1] Vgl. Eb 788 (*m33 irt.t bjn.t*).

[2] Breasted liest *nfnfrj*, indem er das vorhergehende, nicht sicher lesbare *nf* hinzunimmt, das jedoch wohl zum Vorhergehenden gehört.

nfrj.t bis[1]

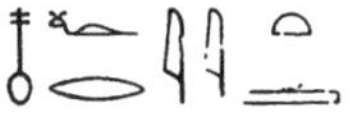 Eb; Sm

in der Verbindung *nfrj.t r* 'bis zu'
1) zeitlich: Eb 388; 393
2) örtlich: Sm 11 (5,14 und 15); 12 (5,21)

nft lösen

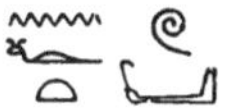 Sm 34 (11,22); 43 (15,4) 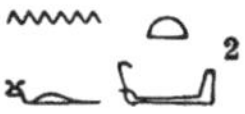[2] Sm 8 (4,18)

in Glossen als krankhafter Zustand von den „Köpfen" verschiedener Knochen gebraucht:

1) *tp.w nw ẖ3b.t*: Sm 34 (11,22) (*ir wnẖ m bb.wj-f*: *nft tp.w pw nw ẖ3b.t-f*)
2) *tp.w nw ḥn.w*: Sm 43 (15,4) (*ir wnẖ m ḥn.w nw ḳ3b.t-f*: *nft tp.w pw nw ḥn.w nw ḳ3b.t-f*)
3) *tp n 3mʿ.t nt ḳʿḥ-f*: Sm 8 (4,18) (*ir iwtj sfẖ tp n 3mʿ.t nt ḳʿḥ-f . . .*: *ḏd-f tm nft tp pw n 3mʿ.t nt ḳʿḥ-f*)

§ 1: Vgl. kopt. ⲛⲟⲩⲧϥ und *sfẖ* in Sm 8, das durch *nft* erklärt wird; siehe auch bei *wnẖ*, das in Sm 34 und 43 durch *nft*, in Sm 31 (10,17–19) durch *iwd* 'trennen' und *pḥḏ* 'aufspalten' erklärt wird.

nfdw.t (?) [. . . ? . . .]

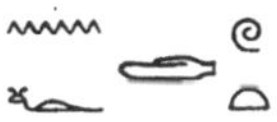 L 36 (12,4) (Zauber, in unklarem Zusammenhang)[3]

nmj rufen; schreien

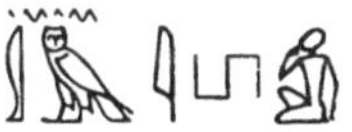 Mutt u Kind B 1,5–6 (Zaub)[4]

nmj[5] gehen; fahren

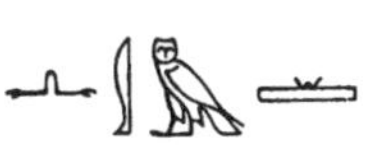 L 24 (8,2–3) (Zaub: *nmj r*)

[1] Von *nfrj.t* 'Ende' abgeleitet; vgl. Äg.W.B. II 262,11–16.
[2] *t* groß wie *r* geschrieben; daher diese Gruppe von Breasted *rdj* gelesen.
[3] Wreszinski übersetzt: „(Osiris leidet an seiner) Nase", nimmt also *nfdw.t* als Fehler für *fnḏ*.
[4] Offenbar mit direktem Objekt der Person.
[5] Siehe auch *nmt* 'gehen'.

nms.w Erguß (?)[1]

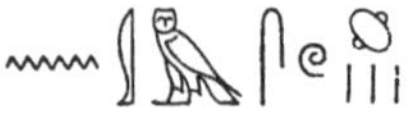 Kah 2 (1,7)

in der Diagnose: *ḏd.ḫr-k r-s: nms.w pw n ḥm.t*

§ 1: Wahrscheinlich liegen Zusammenhänge mit *mnsꜣ* 'Erguß' vor; zum Nebeneinander beider Formen vgl. Kees, ZÄS 57, 1922, 111.

nmt A. gehen

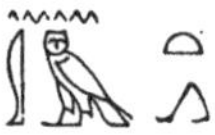 H 170 (Zaub)[2]

(nmt.t) B. Gang

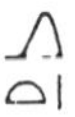 Bln 163h 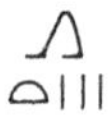 L

I) Gang der Krankheit in den Gefäßen
Bln 163h (*in wsš[.t] sšm nmt.t-f*)[3]
II) verderbt und unklar (Zaub): L 13; 41

nn [Negation][4]

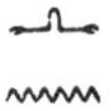 Eb; H; L; Bln; Sm; Carlsb; Bt; Pap. Leid; Ram IV; Kah

I) Negation eines adverbialen Nominalsatzes: 'nicht ist'
a) nominal
Eb 499; 500; H 160 (11,5)[5]; Sm 46 (16,15); 21,18; 22,1; L 14 (5,3 und 9); 46 (14,9); 47 (14,14); 48 (15,3)
b) pronominal
Eb 500 (*wj*); 855o (*sw*); 874a (*sj*); Sm 12 (5,22) (*sw*)
II) Negation eines Wortes: 'ohne', 'nicht ist'
a) Infinitiv: 'ohne zu ...'
Eb 206b (42,6 und 7); 212; 389; 705; 712a; 786; 877e; H 17; Bln 161; 192; 196; Sm 1 (1,10 und 11 und 12); 3 (2,2); 7 (3,17); 22 (8,17); 33 (11,15); 41 (14,9); 19,17[6]; L 14 (5,12)

[1] Vgl. *ḥꜣʿ.w* 'Ausscheidung' in ähnlichem Gebrauch.
[2] Vgl. auch *nmj*; ob das folgende *sp 2* zur Schreibung eines reduplizierten Verbs dient (*nmnm* 'sich bewegen'), vgl. Gardiner, Grammar § 274.
[3] Die Parallele Eb 856h verwendet anscheinend *ỉw.t* 'Kommen'.
[4] Siehe im einzelnen und zum Verhältnis von *nn* zu *n* die Med. Grammatik.
[5] Oder elliptisch aufzufassen? Siehe IIc mit Anm. 1.
[6] So nach Breasted; ob *sḏm-f* vorliegt?

b) Substantiv: 'ohne', 'nicht ist'
H 160 (11,4) (zweimal); L 31; 46 (14,10); Bt 13a

c) Negation eines einzelnen Wortes bzw. Satzteiles (Ellipse)
Eb 206a (*iw mn-f wʿr.tj-fj dbb.w nn mn.tj-fj*)
- - - - H 160 (11,5) (*nn mšpn.t m ʿ.t-j*)[1]

III) Negation einer Verbform

a) *nn sḏm-f*
Eb 2 (1,17); 131 (30,9; 30,16; 30,16); H 160 (11,5); Bln 195[2]; 198; 199 (zweimal); Carlsb V; VI; VII[2]; Sm 9 (5,3); 18,13; 20,1; L 5 (2,5); 14 (5,6); 25c (9,1)[3]; 26 (10,1 und 2); 36 (12,4) (dreimal); Bt Rs 2,3 (zweimal)[4]; Rs 2,4;[4] Kah 26; 27; 28; 29; 31; Pap. Leid Verso IX 12; Ram IV C 21–24 (viermal)

b) *nn iw-f r* + Infinitiv
Bln 195; Carlsb II

IV) unklar und verderbt
Eb 57; L 14 (5,11); 36 (12,8); Ram IV C 19; IV D V 2

nn diese (Demonstrativ-Pronomen)

Schreibung zu II (absolut): 𓇏𓇏𓈖 Eb; Ram IV C 26; IV D III 3; 𓇏𓇏𓈖𓈖 Eb 384; 857; 865; H 30; Bln; L; Bt; Pap. Beatty VIII 𓇏𓇏 Kah; Ram III A 13

Schreibung zu I (vor Substantiv: *nn* bzw. *nn n*): 𓇏𓇏𓈖𓈖 Eb; H; Bln; Sm 22,6; L; Pap. Beatty V Rs 6,4 𓇏𓇏𓈖 Ram V Nr. XII 𓇏𓇏 H 75 (vor Zeilenbruch) 𓇏𓇏𓈖𓏏 Sm 46 (16,5–6)

Schreibung zu III (unklar): 𓇏𓇏𓈖 Ram IV D III 3 𓇏𓇏 Ram III A 5; A 11; B 22 𓇏𓇏[▨] L 5 (2,11)

jüngerer Plural zu *pn* 'dieser'

I) *nn* (*n*) + Substantiv 'dieses (von) ...'

a) von Drogen, die vorher in der Drogenaufzählung genannt sind
1) *bj.t* 'Honig': Eb 164; 247; 715; H 75; 154; Ram V Nr. XII
2) *irṯ.t* 'Milch': Eb 384; 833

[1] Folgt auf: *nn ḫpr dw.t m ḥʿw-j*; ob hier Ellipse von *ḫpr*?
[2] Lies: *nn msj[-s]*.
[3] *nn rḫ.tw-f is pw*; vgl. den Gebrauch von *is* bzw. *pw* sonst nach der Negation *n*.
[4] Hier *n sḏm-f* im Wechsel mit *nn sḏm-f*.

3) *mjmj* 'Samenkorn des Emmer': Eb 384
4) *snf* 'Blut': Eb 425
5) *it* 'Gerste': Bln 138
6) *ḥḳ.t* 'Bier': Bln 188
7) *mrḥ.t* 'Öl': Sm 22,6

b) von Heilmitteln (vorher erwähnt)
1) *pḫr.t* 'Heilmittel': Eb 325; 712b; 853; H 17; 175b
2) *tmt.w* 'Puder': Eb 620b
3) *sp.w ḳb.w* 'Kühlmittel': Sm 46 (16,5–6)
4) *ḫt-ʿ*: L 21 (bezogen auf *ḏb.t*)

c) Krankheit (vorher erwähnt): L 10 (4,3)

d) im Zauber: L 24 (8,6) (vorher erwähnt); Pap. Beatty V Rs 6,4 (vorher gemalt); L 10 (4,1) (ohne vorherigen Bezug)

II) absolut gebraucht

a) bezogen auf eine Krankheitserscheinung
Eb 199b (*šnʿ*); 857 (*ḥnḥn.t*); 865 (*ʿ3.t*)

b) bezogen auf die Behandlung und Drogenbereitung
1) 'nach diesem'
aa) *m-ḫt irj.t.nn*: Eb 188c; 189c; 203c; 204c; 207d; 308; Bln 118
bb) *m-ḫt nn*: Pap. Beatty VIII Rs 5,1
cc) *ḥr-s3 nn*: Bln 52; Bt 12; 15; 17
dd) *r-s3 nn*: Eb 384
ee) *r-s3 irj.t nn*: Kah 12
2) Verschiedenes
aa) *mj.t.t nn* H 30
bb) *irr.tw nn* Kah 22
cc) *3mj . . . ḥr nn* Bt 5

c) Zauber
1) *nn* – *nn* 'dieses – jenes': Eb 356; L 43
2) als Subjekt im Nominalsatz
aa) mit *pw*: Eb 811; L 38
bb) ohne *pw*: Ram IV C 26[1]; D III 3; Ram III A 13
3) Verschiedenes: L 10 (4,2); 36 (12,10) (zweimal)

III) unklar (Zauber)

L 5 (2,11); Ram III A 5 (zweimal); A 11; B 22 (zweimal); Ram IV D III 3 (dreimal)

[1] Barns S. 27 liest *nn n*; wahrscheinlich liegt aber die Schreibung für *nn* vor.

nn (?) [Verbum zur Bezeichnung eines Drogenzustands]

Bln 163h (16,8)

in der Verbindung *ir̠t.t ʿw.t nn.t*; ob zu trennen: *nn.t*[1] *psj*?

nn.t (?) [. . . ? . . .][2]

L 13 (Zaub)

nnj A. schwach sein; träge sein

Pseudopart.: Eb; Sm 8

Adjektiv oder *sd̠m-f*: Sm 31 (10,22) Sm 31 (10,17)

I) alle Glieder: Eb 854 zu c (*prr ʿ.t-f nb.t nnj*)

II) die Sohle: Sm 8 (4,14) (*t̠b.t-f nnj.t[j]*)
(in der Erklärung von: *šm-f sj-f m t̠b.t-f*)

III) in übertragenem Gebrauch vom Harn, der unfreiwillig ergossen wird (wörtlich: sich nicht am Phallus halten kann)
Sm 31 (10,17) (*nnj mwj.t-f*); Sm 31 (10,22) (*ir nnj mwj t-f*: *h33 mwj.t pw m b3ḥ-f n s3ḳ.n-s n-f*)

(nnjw) B. Trägheit

Eb 189a Eb 189d

in einer Magen-Diagnose im Sinne von „Darm-Trägheit"
Eb 189a (*d̠d.ḫr-k r-s*: *nnjw pw n wnm*); Eb 189d (*d̠d.ḫr-k*: *iw nnjw-f h3j*)

(nnj) C. I. „der Müde" (Dämon)

H 215 (Zaub) L 5 (2,4) (zweimal) (Zaub) ---- L 5 (2,7) (Zaub)

(nnj.t) C. II. „die Müde" (Dämonin)

H 215 (im Zauber; neben *nnj.w*)

[1] Vgl. das Getränk *nnj* Äg.W.B. II 276,7.

[2] *gmj.n-j ḥʿw-f mj prj m nn.t*; ob *n.t* 'Flut' gemeint?

nnw Nun (Gott)

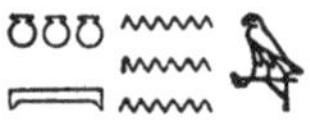 Sm; L

im Zauber: Sm 18,7; L 5; 24; 25c

nnm abirren

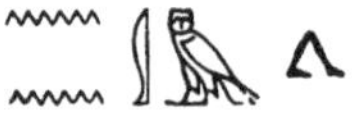 Sm 3 (2,1)

Kopfverletzung bewirkt Steifheit des Nackens: *nw nnm m nḥb.t-f*

nnšm Milz

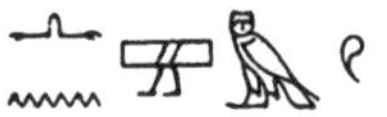 Eb 854m 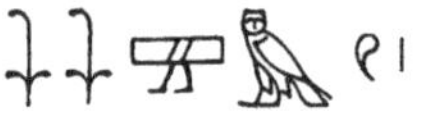 Ram III B 1

1) als Organ des Menschen (neben Lunge)
   Eb 854m (*iw mt.w 4 n sm3 n nnšm ntsn dd mw t3w n-f mj*)
2) in einer Aufzählung von Körperteilen
   Ram III B 1 (neben *mjs.t* 'Leber', *wf3* 'Lunge' und *mḫtw* 'Eingeweide' in unklarem Zusammenhang)
3) von Tieren, als Droge siehe im Drogen-W. B.

nr.t Geier

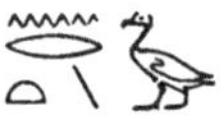 Eb; Sm

1) Feder des Geiers
   a) als Instrument der Augenbehandlung
      Eb 339 (Drogen *wdḥ.ḥr-k st m šw.t nt nr.t*)
   b) zwei Federn werden dem Patienten angeheftet: Sm 18,10 (Zaub)
2) in Drogen-Verbindungen siehe im Drogen-W. B.

nrj A. schaudern; zucken

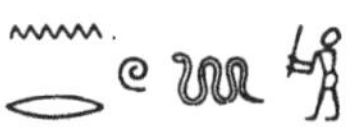 Bln 174 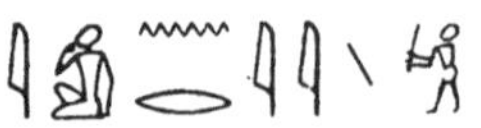 Sm 4 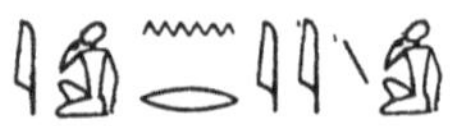
Sm 7 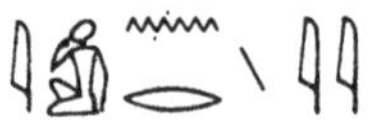 Sm 20 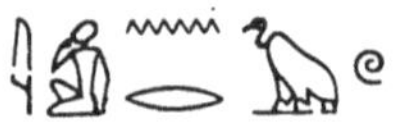 Sm 40 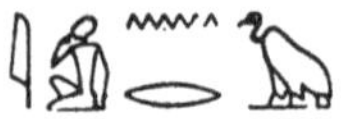
Sm 42 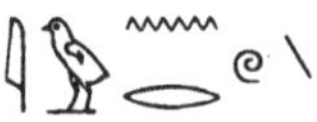 Sm 29

I) von einem *mt*-Gefäß, daß von selbst zuckt[1]
Bln 174 (*k.t nt mt nrj-f ḏs-f*)

II) vom Patienten, den es sehr schaudert, als Folge der Untersuchung[2] der Wunde mit den Fingern; stets im unpersönlichen *sḏm-f*[3] in der Verbindung *inrj r-f wr(.t)*
Sm 4 (2,4); 7 (3,3); 20 (8,1); 29 (10,5); 40 (13,14); 42 (14,18)

(nrjw) B. Zuckungen; Verrenkung[4]

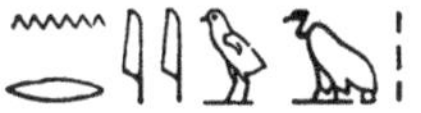 Kah 8

Frauenkrankheit: *ḏd.ḫr-k r-s nrjw pw n ḥm.t*

(nrw.t) C. Zerrung (als Knochengelenkverletzung)

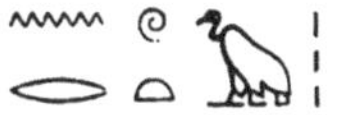 Sm 48 (17,15; 17,16) 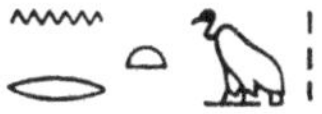 Sm 30 (10,8; 10,12); Sm 42 (14,17) 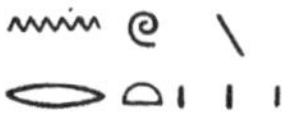 Sm 48 (17,18) 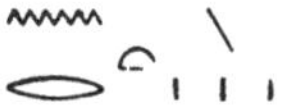 Sm 30 (10,9; 10,10); Sm 42 (14,19)[5]

I) zur Erklärung des Wortes
Sm 30 (10,12) (*ir nrw.t: ḏd-f r ngj.t in ʿ.tj iw-s m s.t-s*)

II) Lokalisation
a) Nackenwirbel (*m ṯs n nḥb.t-f*): Sm 30 (10,8; 10,9; 10,10)
b) Rippen der Brust (*m ḥn.w nw ḳ3b.t-f*): Sm 42 (14,17; 14,19)
c) Rückenwirbel (*m ṯs n psḏ-f*): Sm 48 (17,15[6]; 17,16; 17,18)

§ 1 (zu B): Es ist nicht sicher, ob *nrjw* überhaupt eine Krankheit des Uterus ist oder eine vom kranken Uterus an einer anderen Körperstelle bewirkte Krankheit (vgl. § 3 bei *ḥm.t* 'Uterus'). Aber die Ähnlichkeit von *nrw.t* mit *wnḫ* (beides Verletzungen von Knochengelenken) läßt die Möglichkeit offen, eine ähnliche Beziehung zwischen *nrjw* (vom Uterus) und *wnḫ* (vom After) zu vermuten; danach wäre *nrjw* eine Art Verschiebung des Uterus.

§ 2 (zu C): Siehe den Kommentar bei Breasted S. 322.

[1] Vgl. *nhp* 'springen'.
[2] Nur Sm 42 fehlt das Verbum der Untersuchung; ob *mn-f sw* fehlerhaft statt *mn.in-k sw* (vgl. Sm 40)?
[3] So deutlich Sm 20 als Hauptsatz zu *ir dj-k*; wohl nicht Pseudopartizip im Sinne von „quoique", „même si" wie Lefebvre, Grammaire § 351 übersetzt.
[4] Siehe dazu § 1.
[5] ⌓ aus @ verbessert.
[6] *nrw.t ṯs* sicher in *nrw.t [m] ṯs* zu verbessern.

nh.t Schutzmittel

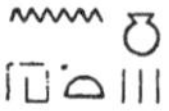 Eb 763

In einem Zauberspruch gegen den Schnupfen:
m-k ỉnj.n-j pẖr.t-k r-k nh.t-k r-k (folgen Drogen)

§ 1: Vgl. den Stamm *nh* 'schützen, beschirmen', zu dem die Substantive *nh.t* 'Schutz, Schutzwehr, Amulett' gehören. Es handelt sich wahrscheinlich nicht um einen „Schutztrank" (so Äg.W.B. II 282,1): die Applikation ist 'werde in die Nase gegeben'.

nh.t Sykomore

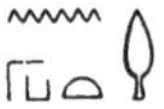 Eb 855t 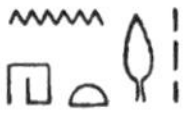 Bln 154

1) in der Verbindung *k3.w nw nh.t* 'Früchte der Sykomore' in einem Vergleich zur Beschreibung eines Krankheitszustandes: 'wie ein Mann, der *k3.w*-Früchte der Sykomore gegessen hat'
   Eb 855t (zweimal) = Bln 154 (13,5)
2) in Drogen-Bezeichnungen siehe im Drogen-W.B.

nhj wenig

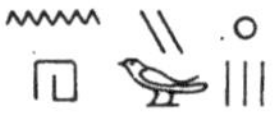 Eb 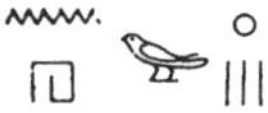 Ram III; Ram IV - - - - als Quante[1]:

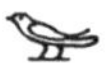 Eb 38; 212

1) von Drogen
   a) *nhj n* Droge 'ein wenig von . . .': Ram III B 6; Ram IV C 30
   b) *nhj m* 'ein wenig von . . .': Eb 251b; Ram III B 9
   c) nachgesetzt, als Quante[1]: Eb 38; 212
2) *nhj n h3j.t* 'ein wenig Herabsteigen': Eb 855q

nhp Morgen; Sonnenaufgang

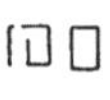 Eb 283 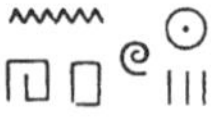 Eb 873d

1) als Zeitangabe, wann ein Heilmittel bereitet wird
   Eb 283 (*ỉrj.tw m nhp r ḫpr.t nw n sṯj-r3*)
2) im Zauber: Eb 873d

[1] In Rubrum.

nhp A. schnellen; springen

Eb 681; H 41; 99 Eb 644

I) vom *mt*-Gefäß[1]

Eb 644 (*ỉrr.t r mt nhp-f m ʿ.t nb.t*) (= H 99) [*k.t*-Rezepte Eb 645 und 646]; Eb 681 (*k.t pḫr.t ỉrr.t r mt nhp-f m ʿ.t nb.t*) [*k.t*-Rezepte Eb 682 und 683]; H 99 (*ỉrr.t n mt nhp-f m ʿ.t nb.t*) (= Eb 644)

II) von *wḫdw* ‘Schmerzstoffen’

H 41 (*pḫr.t nt dr wḫdw nhp m ʿ.t nb.t nt s*) (= Eb 584)

(nhp/nhp.t) B. [schnelle Bewegung] (als Krankheit)

Eb 584[2] H 37

I) *nhp*: H 37 (3,7) (*ỉrr.t r nhp m ʿ.t*); H 37 (3,8) (*rdj r nhp m ʿ.t nb.t nt s s.t r3-pw*)

II) *nhp.t*: Eb 584 (*k.t nt dr wḫdw nhp.t m ʿ.t nb.t nt s*) (= H 41)

§ 1: Als Lokalisation ist in allen Fällen *m ʿ.t nb.t* angegeben. – Es scheinen enge Beziehungen zu den *šfw.t*-Schwellungen vorzuliegen: Eb 584 = H 41 haben als Nachschrift: *dr šfw.t pw.* – H 114 (*sgnn šw.t m mt*) ist eine Parallele zu Eb 645 (*k.t*-Rezept zu Eb 644: *ỉrr.t r mt nhp-f*) und schließt an H 113 (*dr šfw.t n mt*) an. Offenbar bezeichnet *nhp* die Bewegung der Krankheitsstoffe in den Gefäßen; das Substantiv bezeichnet vielleicht die Stelle, an der bei Geschwulstbildungen besonders gut ein rhythmisches Pulsieren festzustellen ist.

nhm jauchzen; jubeln

L 38 (Zaub)

nhḳ [Verbum]

Eb 873d

ỉr wpj-k ʿ3.t nt ḫnsw: m3ʿ nḏm nhḳ wj dj-k ms-j m3ʿ.t n rʿ

§ 1: Wenn es sich um ein Partizip handelt, bezogen auf den im Zauber angeredeten Dämonen, mag eine für den Patienten schädliche Tätigkeit

[1] Ob der Inhalt des Gefäßes gemeint?

[2] Ob statt zu lesen?

vorliegen; sollte es der Imperativ sein, dann müßte es eine für den Patienten günstige Handlung sein, um die er bittet. – Zu dem Kah 29 belegten *nhḳ* läßt sich keine Beziehung erkennen.

nhḳ [Verbum]

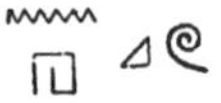 Kah 29 (3,19 und 20)

§ 1: Nur unpersönlich gebraucht in einem Schwangerschaftstest; der Arzt legt seinen Finger auf den *mnjꜣ*-Körperteil: „wenn *nhḳ* erfolgt, wird sie gebären; wenn nicht *nhḳ* erfolgt, wird sie nicht gebären". – Vielleicht handelt es sich um einen ähnlichen Vorgang wie bei *njꜣ* (siehe dort). – Eine Beziehung zu dem Eb 873d auftretenden *nhḳ* läßt sich nicht erkennen.

nhd A. Schwäche

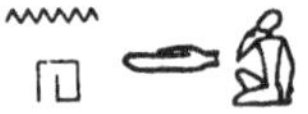 Sm 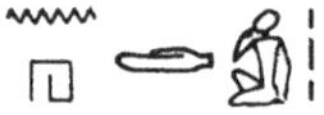 Bln (?)

Sm 7 (3,14) (*s pf sḥḏ.n-f pꜣ.n-f wdj.t nhd*)[1]
+ + + + Bln 116 (*dr wḫdw nhd sḫn.t nt mt mt.t*)[2]

(nhd) B. schwach sein; zittern[3]

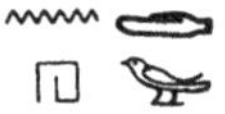 Eb

Eb 855h (*dḫr.t*-Krankheit: *nhd r-f mt.w nw ḥꜣ.tj-f m iḫ.t*)
+ + + + Bln 116 (siehe oben unter A)

§ 1 (zu B): Beim „Zittern" der Gefäße ist wahrscheinlich an deren Inhalt (hier: *iḫ.t*?) zu denken; vgl. *nhp* 'springen' und *nrj* 'zucken' als krankhafte Erscheinungen an Gefäßen.

nhd [. . . ? . . .]

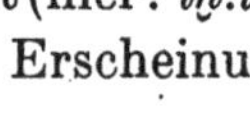 L 38 (13,3) 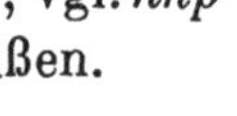 L 38 (13,4)

in der Verbindung *ỉmj nhd-f* als Gottesbeiname

[1] Vgl. *ꜣht* 'Schwäche', das in der Glossenüberschrift (4,4) statt *nhd* gebraucht ist.
[2] Möglicherweise liegt das Partizip akt. pl. des unter B genannten Verbums *nhd* 'zittern' vor; siehe dazu die verschiedenen bei *wḫdw* auftretenden Verben der Bewegung (S. 213 A I f).
[3] Vgl. *nhdhd* 'zittern'.

§ 1: Als Gottesbeiname wohl schwerlich mit dem Stamm *nhd* 'schwach sein' zusammenzubringen, falls nicht eine Anspielung auf Seth vorliegt: 'der in seiner Schwäche ist' mit Bezug auf die L 38 (13,4) erwähnte Abschneidung seiner Hoden.

nhdhd z i t t e r n[1]

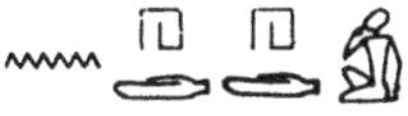 Sm

neben *np3p3* 'flattern' zur Beschreibung des durch eine Verletzung offen daliegenden Gehirns: Sm 6 (2,20) = Sm 8 (4,10)[2]; Sm 6 (2,21) = Sm 8 (4,11)

nḥ3 A. u n e b e n; u n r u h i g

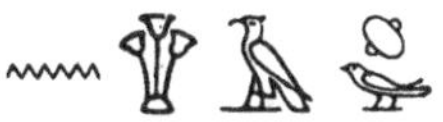 Eb 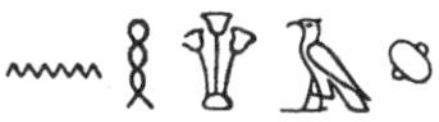 Sm 4 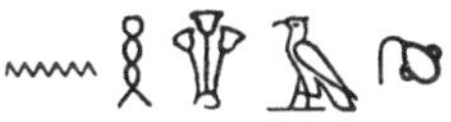 Sm 6

zur Beschreibung einer unebenen (welligen, zerfurchten) Oberfläche

I) offene Wunde im Schädel: Sm 4 (2,3–4) (*iḫ.t im nḥ3 ḫr db*ʿ*.w-k*)

II) geschmolzenes Kupfer (im Vergleich mit dem durch eine Verletzung bloßgelegten Gehirn): Sm 6 (3,1) (*ḥr-f nḥ3 mj pjw*)

III) ʿ*3.t*-Geschwulst: Eb 874a (*iw-s nḥ3.tj*)

(nḥ3) B. [K r a n k h e i t][3]

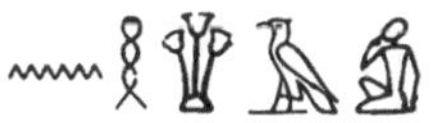 Eb 197a

Magenleiden: der Arzt findet nichts im Bauch außer *ḥnw.t nt ḥ*ʿ*w mj pjw*; *ḏd.ḫr-k r-f*: *nḥ3 pw n pr-k*

(nḥ3.t) C. [K r a n k h e i t]

I) in der Verbindung *nḥ3.t-ib* bei Magenleiden[4]

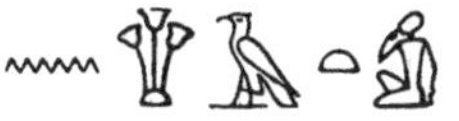 Eb

Eb 197b (Drogen *wnm in s . . . r ḥtm ib.t-f r dr nḥ3.t-ib-f*)

[1] Vgl. *nhd* 'zittern'; 'schwach sein'.

[2] Im folgenden Vergleich sind *3ht* bzw. *hd* 'Schwäche' genannt, die wahrscheinlich von demselben Stamm *hd* gebildet sind wie *nhdhd*.

[3] Siehe dazu § 1.

[4] Vgl. *nḥ3* in derselben Diagnose (unter B) sowie § 1.

II) als Augenkrankheit[1]

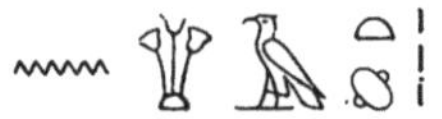 Eb 350; 407 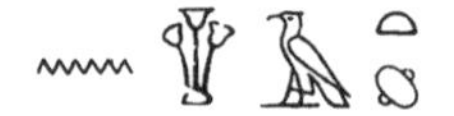 Eb 383 + + + +

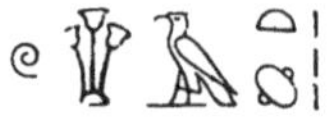 Eb 346[2]

Eb 350 (*k.t nt dr nḫ3.t m ir.tj*) (Applikation *rdj m ir.tj*); Eb 383 (*k.t pḫr.t nt dr nḫ3.t m ir.tj*) (Applikation *wt ir.tj ḥr-s*); Eb 407 (*k.t nt dr nḫ3.t*) (Applikation *dj r s3 n ir.tj*) [= Eb 346][2]

§ **1** (zu B und C I): Es liegt wahrscheinlich kein körperliches Leiden vor (denn außer *ḥnw.t nt ḥ*ʿ*w* findet der Arzt nichts); der Gebrauch von *nḫ3.t-ib* 'Unebenheit des Herzens' entspricht möglicherweise dem des einfachen *ḫ3.t-ib* (Äg.W.B. III 7,10–11: Kummer, Leid); zu vergleichen ist auch Äg.W.B. II 290,13 *nḫ3* 'von schlechter Laune' (es handelt sich um einen zornigen Vorgesetzten in Max d'Anii 8,9). Krankhafte Äußerungen des Herzens infolge von Ärger oder Kummer (*ḏnḏ* bzw. *ḏnwd*) liegen auch in den Herzglossen Eb 855 v und w vor. Da für die Ägypter das Herz der Sitz des Denkens und Fühlens war, ist die Verbindung von seelischem Leid und krankhaften Erscheinungen am Herzen bzw. Magen durchaus nicht ungewöhnlich. Siehe auch MDIK 15, 1957, 297.

§ **2** (zu C II): Ebbell, Altägyptische Krankheiten S. 26, identifiziert *nḫ3.t* mit Trachom. Philologisch bestehen keine Bedenken, da *nḫ3.t* 'Unebenheit' gut die bei Trachom auftretende Follikelbildung beschreiben könnte. – Ob die Eb 346 als Parallele zu Eb 407 verwendete Form *wḫ3.t* einen Schreibfehler statt *nḫ3.t* darstellt, ist zweifelhaft: es könnte sich um eine andere Ableitung vom Stamme *ḫ3* handeln, der offenbar den Wörtern *wḫ3.w* (Hauterkrankung), *nḫ3* und *nḫ3.t* sowie der Krankheit *mḫ3* zugrunde liegt. Zum Wechsel von *w* mit *n* siehe die Med. Grammatik.

nḫb-k3.w [Gott]

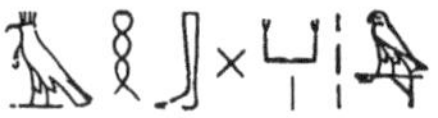 Sm 19,10 (Zaub)

wörtlich: „der über die Ka-Kräfte verfügt" o. ä.

nḫb.t Nacken

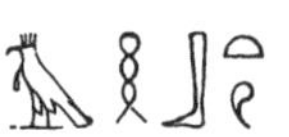 Eb; Bln; Sm; Kah 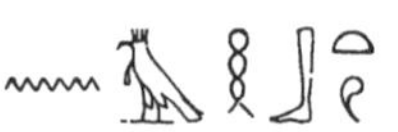 KV 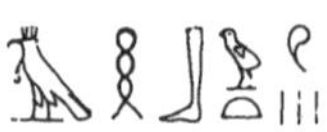 Eb 360

[1] Siehe dazu § 2.

[2] Eb 346 (*k.t nt dr wḫ3.t m ir.tj*) als Parallele zu Eb 407; siehe dazu § 2 Ende.

I) Krankheiten und krankhafte Zustände am bzw. im Nacken[1]

a) *ṯsw* 'Versteifung'

1) *mn-f ṯsw m nḥb.t-f* siehe bei *ṯsj* B 1

2) in der Glosse Sm 3 (2,1) erklärt:
ṯsj.t pw m pꜣj-f iḥ nw nnm m nḥb.t-f

b) *wbnw* 'Wunde': Eb 529 (*irr.t r wbnw ḥr nḥb.t-f*)
---- Sm 29 (siehe bei II a 1)

c) *st.t* 'Schleimstoffe'
Eb 295 (*st.t m nḥb.t-f*) (zweimal); Eb 298 (*st.t m nḥb.t-f*)

d) verschiedene krankhafte Zustände

1) *wdn* 'belastet sein': Eb 295 (*iw nḥb.t-f wdn.tj*)

2) *pẖr* '(sich) drehen' (negiert: nicht drehen können)
Sm 19 (7,16) (*šr pẖr n-f nḥb.t-f*); Sm 32 (11,2) (*n pẖr.n n-f nḥb.t-f*)

e) *mn nḥb.t*

1) am Nacken leiden
Eb 856e (*ir mn-f nḥb.t-f . . . ḏd.ḫr-k r-s: nꜣ pw n mt.w n nḥb.t-f šsp.n-sn mr.t*); Kah 1 (1,1) und 8 (1,25) (eine Frau: *ḥr mn nḥb.t-s*)

2) der Nacken leidet: Sm 3 (2,1) (*mn.ḫr nḥb.t-f ẖr-s*)

II) Teile des Nackens (nur in Verbindung mit Krankheitserscheinungen)

a) *ṯs n nḥb.t* 'Wirbel des Nackens'

1) *wbnw* 'Wunde': Sm 29 (10,3; 10,4)
---- Sm 29 (10,6) (*wbnw m nḥb.t*)

2) *wnḫ* 'Verschiebung': Sm 31 (10,12–13; 10,13; 10,17; 10,18; ---- 10,15[2]); Sm 31 (10,16) (siehe unter 6)

3) *nrw.t* 'Zerrung': Sm 30 (10,8; 10,9; 10,10)

4) *nsw.t* 'Senkung': Sm 32 (11,1; 11,1; 11,4; 11,7)

5) *sḥm* 'Quetschung': Sm 33 (11,9; 11,10; 11,12; 11,14)

6) verschiedene krankhafte Zustände

nḫt 'steif': Eb 295

thm 'durchlöchert': Sm 29 (10,4 und 6)

iwd . . . r sn.nw-f 'getrennt von seinem Zweiten': Sm 31 (11,18) (als Erklärung von *wnḫ*)

wnḫ 'verschoben': Sm 31 (10,16)[3]

hrp . . .[m] ẖnw nḥb.t-f 'eingesunken [in] das Innere seines Nackens': Sm 32 (11,7–8) (als Erklärung von *nsw.t*)

[1] Siehe auch Eb 1 unter V (Zauber).

[2] Ob *wnḫ [m] ṯs n nḥb.t?*

[3] Oder ob *wnḫ* Substantiv: 'Was dagegen eine Verschiebung des mittleren Wirbels seines Nackens anbetrifft, so bedeutet das, ...'

ḫr . . . m sn.nw-f 'gefallen in seinen Zweiten': Sm 33 (11,14) (als Erklärung von *sḥm*)
sꜣḫ . . . m sn.nw-f 'eingekeilt in seinen Zweiten': Sm 33 (11,16)

b) *mt.w* 'Gefäße = Stränge'
Eb 856e (*ỉr mn-f nḥb.t-f: ḏd.ḫr-k r-s nꜣ pw n mt.w n nḥb.t-f šsp.n-sn mr.t*); Sm 7 (3,10 und 19) (*mt.w nw nḥb.t-f dwn*); Sm 7 (3,20) (*wnn mt.w pw nw nḥb.t-f dwn nḫt m-ꜥ ih-f*)

c) *ꜥ.tj* 'Gelenk'
Eb 295 (*ỉw-f mn-f ꜥ.tj n nḥb.t-f*); ---- Sm 30 (10,12) (*ngj.t ỉn ꜥ.tj*) (als Erklärung von *nrw.t m ṯs n nḥb.t-f*)

d) *ẖnw* 'Inneres'
Sm 32 (11,7–8) (siehe unter II a 6 bei *hrp*)

III) Behandlung
Eb 856e (Drogen *rdj r nḥb.t-f wt ḥr-s*) = Bln 163e (Drogen *wt nḥb.t ḥr-s*); Sm 4 (2,8) (*rdj.ḫr-k mrḥ.t m tp-f sgnn nḥb.t-f ỉm*); Sm 32 (11,5) (*rdj.ḫr-k mrḥ.t m tp-f r sꜣb r nḥb.t-f*)

IV) Nacken des Rindes
KV 38 (*ỉw nḥb.t-f ḥr twn*)

V) Zauber
Eb 1 (1,4) (alles Schlechte: *ntj m tp-j pn m nḥb.t-j ỉptn m kꜥḥ-j ỉpn m ỉwf-j pn m ꜥ.t-j ỉptn*); Eb 360 (58,11–12)

nḥp Töpferscheibe[1]

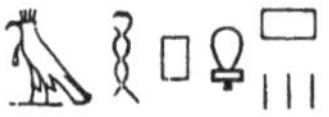 Bln 46 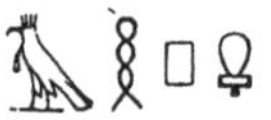 Bln 60; 75

als Gerät beim Räuchern
Bln 75 (*kꜣp.t nt nhp 12*); Bln 46 und 60 (Drogen *rdj ḥr nḥp 7*)

nḥm[2] retten

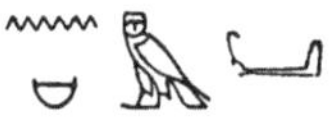 Eb; H 214 (14,5); Sm 9 (5,3) 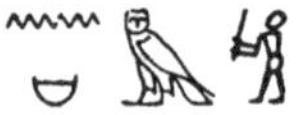 H 214 (14,6); Sm 18,8; L 46

nur im Zauber belegt
a) *nḥm m-ꜥ* 'retten vor': Eb 2 (1,19); H 214 (14,5); Sm 18,8; L 46 (14,10)
b) sonst: Sm 9 (5,3); H 214 (14,6)

[1] Vgl. den Gebrauch von *ỉnr* 'Stein' in Eb 325.
[2] Vgl. *ḥm* 'schützen'.

nḥm-n [Partikel][1]

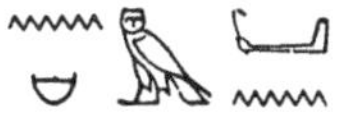 Eb; H; Ram III B

als Partikel am Satzanfang, nur im Zauber belegt: Eb 1 (1,2); H 78 (6,6); Ram III B 11

nḥḥ Ewigkeit

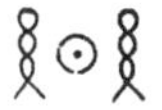 Eb 1; Bln 193 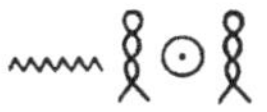 Carlsb; Bln 189 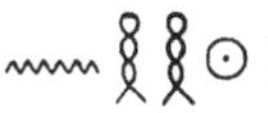 Kah

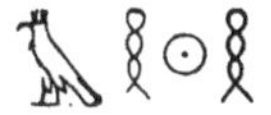 H 78 + + + + 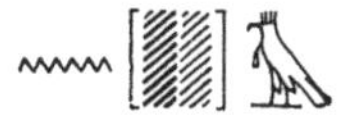 Carlsb IV[2]

1) *r nḥḥ* 'bis in Ewigkeit'
   a) negiert: 'niemals' in Schwangerschaftsprognosen:
      n(n) msj-s r nḥḥ 'sie wird niemals gebären'
      Bln 193; Kah 27 (3,17); 29 (3,20); 30 (3,23); 31 (3,24); Carlsb IV; V; VI; VII
   b) Kah 34 (3,28) (*wnn-s m mj.t.t r nḥḥ*)
2) im Zauber: Eb 1 (1,2) = H 78 (6,6); Bln 189

nḥsj Südländer; Neger

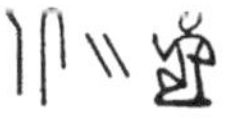 Bln 198; Carlsb VI

in einer Schwangerschaftsprognose, im Gegensatz zu *ꜥꜣm* 'Asiat' bei einem Vergleich der Augenfarbe einer Schwangeren:
Bln 198 = Carlsb VI

nḥḏ.t Zahn[3]

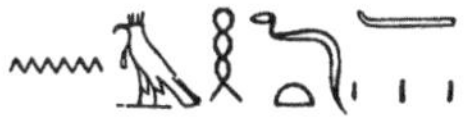 Sm 7 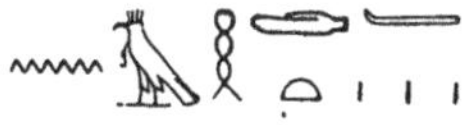 Kah 33[4] 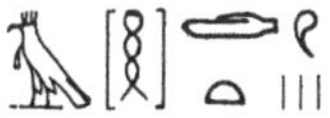

Kah 5 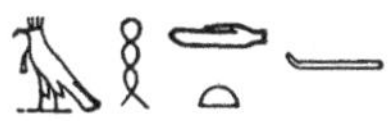 Eb (Drogen)

I) vom Menschen
   im Zusammenhang mit *tjꜣ* 'Zahnschmerzen' genannt:

[1] Ob von *nḥm* „greifen" abgeleitet?
[2] So nach Iversen.
[3] Vgl. *ỉbḥ* 'Zahn'.
[4] Schreibung des Duals (folgt Suffix *-sj*).

a) als Nebenerscheinungen bei Frauenleiden[1]
Kah 5 (1,15) (*šsꜣw s.t ḥr mn ibḥ.w-s nḥḏ.t-s*)[2]; Kah 33 (*tm rdj tjꜣ s.t*: [...][3] *r nḥḏ.tj-sj*)
b) als Nebenerscheinung bei einer Kopfverletzung
Sm 7 (3,10–11) (Zusammenhang verderbt)

II) vom Tier (als Droge) siehe im Drogen-W. B.

§ 1: Zum Verhältnis zu *ibḥ* siehe § 4 bei *ibḥ*. – Der Dual *nḥḏ.tj* in Kah 33 bezeichnet wahrscheinlich die beiden Zahnreihen.

nḫ schützen; retten

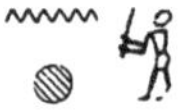 H 78 (6,9) (Zaub)[4]

nḫꜣ[5] [Verbum der Bewegung?]

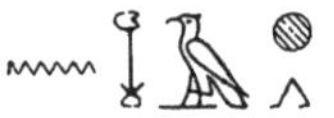 L 9 (4,1) (in zerstörtem Zusammenhang)

nḫꜣḫꜣ[6] [Verbum]

 Ram III B 24

im Zauber, von den Haaren der Isis, die in unordentlichem Zustand sind (*ḥwj n-j smꜣ-j nḫꜣḫꜣ n-j šnj-j*)

§ 1: Nach dem Determinativ und der Bildungsweise (*n* + Reduplikation) handelt es sich um ein Verbum der Bewegung; vgl. *ḫꜣḫꜣ* 'worfeln' und *nḫꜣḫꜣ* 'Wedel' im Äg.W. B., es könnte also eine hin- und herschüttelnde Bewegung gemeint sein.

nḫb.t Nechbet (Göttin)

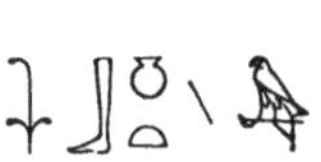 Sm 18,3 (Zaub)

[1] In Kah 33 durch Überschrift und Nachschrift (*dr tjꜣ.w pw*) wie das eigentliche Leiden gekennzeichnet.
[2] Diagnose: *tjꜣ.w pw n ḥm.t.*
[3] Wahrscheinlich Verbum der Applikation zu ergänzen.
[4] Die Parallele Eb 1 hat *nḏ*; zur Entsprechung von *ḫ* und *ḏ* vgl. ZÄS 80, 1955, 32.
[5] Vgl. *nḫꜣḫꜣ* Ram III B 24.
[6] Vgl. *nḫꜣ* L 9 (4,1).

nḫbnḫb

siehe bei *nḫbḫb*

nḫbḫb sich verschieben

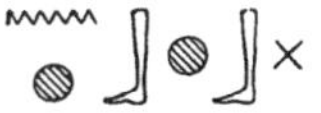 Sm ---- 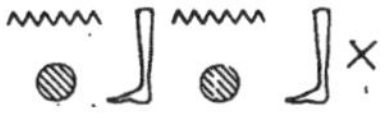 Sm 44 (15,7–8)

nur von gebrochenen Knochen, die sich bei der Untersuchung unter den Fingern des Arztes verschieben:
Sm 13 (6,4–5) (*sd m fnḏ-f*); Sm 17 (7,2) (*sd m mnd.t-f*); Sm 24 (8,23) (*ḥsb m ʿr.t-f*)[1]; Sm 37 (12,16) (*ḥsb m g3b-f*); Sm 44 (15,7–8) (*ḥsb m ḥn.w nw ḳ3b.t-f*)

§ 1: Mit dem Beiseiteschieben ist zweifellos ein Öffnen der Bruchstelle verbunden: vgl. *nḫbḫb* vom Öffnen der Türen und Riegel sowie den Gebrauch vom Simplex *nḫb* 'Öffnen eines Steinbruches' (Äg.W.B. II 307,9). – Als Subjekt von *nḫbḫb* ist der *sd-* bzw. *ḥsb*-Bruch angegeben; nur Sm 44 (*nḫbnḫb-sn*) bezieht sich auf die *ḥn.w*-Knochen (zur Identität von 'Bruch' und '(gebrochenen) Knochen' siehe z. B. den Ausdruck 'der Bruch fällt an seine Stelle'. – Von 5 Fällen, in denen 'Verschieben' der Knochen festgestellt ist, sind 4 Fälle unheilbar; Sm 37 ist der Heilerfolg zweifelhaft (*mr ʿḥ3-j ḥnʿ*).

§ 2: Breasted S. 254–255 „break through, crepitate"; Ebbell, Chirurgie S. 35–36: „sich verschieben".

nḫf einfüllen

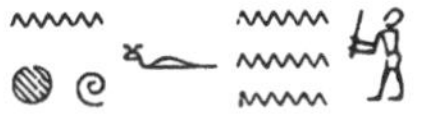 Bln 163h (16,7)

Verbum der Drogenbereitung:
vom Einfüllen einer flüssigen Droge (*p3-wr*) in eine kochende Droge (*irṯ.t-iḥ*).

nḫn Kind sein; klein sein

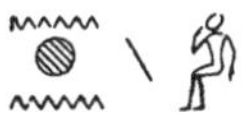 L 46 (14,8) (Zaub) 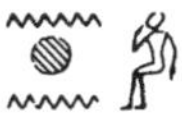 L 46 (14,10) (Zaub)

nḫt A. stark (sein); steif (sein)

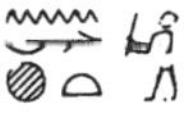 Eb; Sm 31 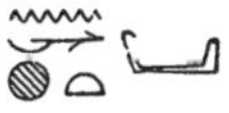 Eb 694; H 110; Sm 7

I) von Körperteilen, als krankhafter Zustand: steif

[1] Hier ohne Suffix, ob Fehler oder Pseudopartizip 'verschoben'?

a) Gefäße, Stränge[1]
Eb 694 = H 110 (*irr.t r mt nḫt-f*); Sm 7 (3,17) (*ir ḥtr w3.t nt ʿr.tj-fj: nḫt pw in mt.w pḥwj 3mʿ.t-f*); Sm 7 (3,20) (*ir mt.w nw nḥb.t-f dwn.j: wnn mt.w pw nw nḥb.t-f dwn nḫt m-ʿ iḥ-f*)

b) Bauch (bei *st.t*-Schleimstoffen)
Eb 102 = 296 (*nḫt ẖ.t-f ḫr-s*)

c) Nackenwirbel (bei *st.t*-Schleimstoffen)
Eb 295 (*iw ṯs n nḥb.t-f nḫt*)

d) Phallus (bei einer Verletzung des Nackenwirbels)
Sm 31 (10,14) (*iw ḥnn-f nḫt ḫr-s*); Sm 31 (10,20) (*wnn ḥnn-f nḫt ḫr nšw m pḥwj ḥnn-f*)

II) im Zauber: stark sein, mächtig sein (im Sinne von: wirksam)
Eb 3 (2,2) (*nḫt ḥk3 ḥr pḫr.t*)

(nḫt.t) B. Steifheit (als Krankheit der Gefäße bzw. Stränge)[2]

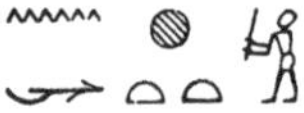 Eb 656; 689 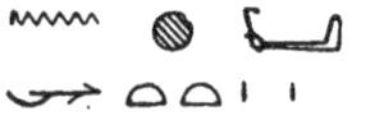 Eb 670; 675 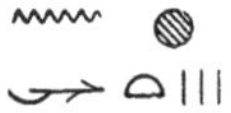
Ram V Nr. II 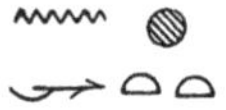 Ram V Nr. III; Nr. V; Nr. XVI

nur in der Verbindung *sgnn nḫt.t* in Rezept-Überschriften der *mt.w*-Behandlung

I) Eb 656 (*k.t nt sgnn nḫt.t m ʿ.t nb.t nt s*) (= Ram V Nr. II)
Eb 670 (*k.t [nt] sgnn nḫt.t m ʿ.t nb.t*)
[*k.t*-Rezepte Eb 671 – Eb 674]
Eb 675 (*k.t [nt] sgnn nḫt.t m ʿ.t nb.t*)
[*k.t*-Rezepte Eb 676 – Eb 680]
Eb 689 (*k.t nt dwn ḳrf.t sgnn nḫt.t*)

II) Ram V Nr. II (*pḫr.t nt sgnn nḫt[.t] nb.t*) (= Eb 656)
Ram V Nr. III (*sgnn nḫt.t dwn ḳrf.t*)[3]
Ram V Nr. XVI (*pḫr.t nt sgnn nḫt.t*)
– – – – Ram V Zeile 32 (*sgnn nḫt.t nb.t*)[4]

(nḫt.w) C. Stärke, Macht

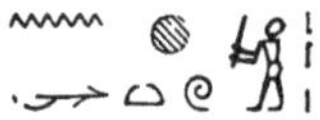 L 2 (1,4) (Zaub) neben *ḥk3[.t]* 'Herrschaft'

[1] Vgl. die Krankheitserscheinungen *nḫt.t* 'Steifheit' (B) und *snḫt.w* 'Versteifung'.
[2] Vgl. *mt nḫt-f* unter A I a.
[3] Vgl. Eb 658 (*sgnn snḫt.w*).
[4] So nach Barns, der hierin die Überschrift von Ram V Nr. V sieht. Siehe jedoch die Erläuterungen zur Übersetzung Note 3.

(nẖt) D. der Starke (Name eines Krankheitsdämonen)

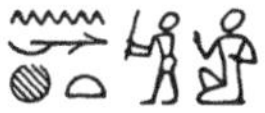 L 43b (Zaub) (zweimal neben *m3r* ‘Bedrängter’)

§ 1 (zu B und Eb 694 = H 110 unter A I a): Die Steifheit der Gefäße bzw. Stränge wird im allgemeinen durch *wt*-verbinden behandelt; nur Ram V Nr. III und Nr. V benutzen *gs*-salben. Weitere Einzelheiten siehe unter *sgnn*.

nẖ sich ergießen; herausquellen[1]

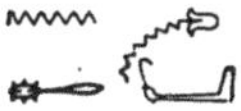 Sm 6 (2,24–25)

das aufgebrochene Gehirn: *nẖ-f m ẖnw tp-f*

nẖn Brei (aus Erde und Wasser)

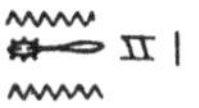 Eb 559

ein Erdklumpen wird auf Wasser gegeben: *irj m nẖn*

ns Zunge

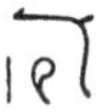 Eb

Rezept-Gruppe:
Eb 697 (*ḥ3.t-ʿ m pẖr.t nt dr mr.t ns*)
Eb 698 (*k.t nt ns mr-f*)
[Eb 699 (*k.t*-Rezept)]
Eb 700 (*k.t nt srwḫ ns mr-f*)
[*k.t*-Rezepte: Eb 701; Eb 702; Eb 703; Eb 704]

§ 1: Die Applikation besteht bis auf Eb 701 (*dj r-f* ‘werde daran gegeben’) darin, daß die Medikamente ‘kauend im Mund hin- und herbewegt werden’ (*ẖpʿ*) und in den meisten Fällen (Eb 697; 700; 702; 703; 704) wieder ausgespien werden.

ns A. einsinken

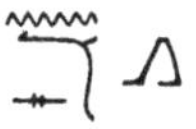 Sm 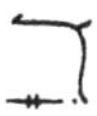 Bln

I) zur Erklärung der Krankheitserscheinung *nsw.t* ‘Senkung’
vom Fuß, der in den Boden einsinkt
Sm 32 (11,8) siehe unter B I

[1] Vgl. *nš* ‘Ausfluß’, ‘ausfließen’.

II) von den Gefäßen der weiblichen Brust, bei einer Prognose
Bln 196 (*gmj-k st hrp mj inm ns ḥʿw-st*)

(*nsw.t*) B. Senkung (als Knochenverletzung)

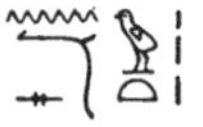 Sm

in der Verbindung *nsw.t m ṯs n nḥb.t-f*

I) in der Glosse erklärt
Sm 32 (11,7) (*ir nsw.t m ṯs n nḥb.t-f: ḏd-f r hrp ṯs n nḥb.t-f [m] ẖnw n nḥb.t-f mj ns rd m 3ḥ.t ḏfj.t pw n ẖrw*)

II) sonst: Sm 32 (11,1; 11,1; 11,4)

nsj A. [Krankheitsdämon]

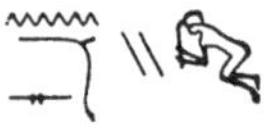 L 5 (2,6) 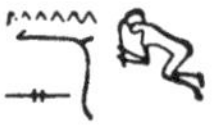 L 25a 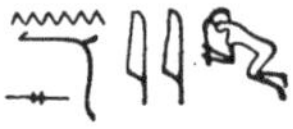 Bt Rs 2,2

im Zauber

I) neben *tmj.t*: L 25a

II) neben *nsj.t*-Krankheitsdämonin: L 5 (2,6); Bt Rs 2,2;
- - - - L 5 (2,9 und 2,7); Bt Rs 1,5

(*nsj.t*) B. [Krankheit]

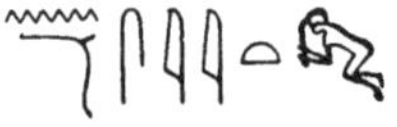 Eb 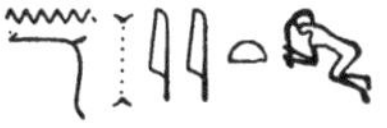 Eb 209[1] 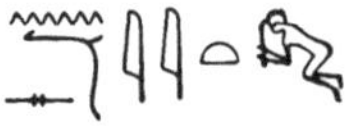 H 211;
L; Bt 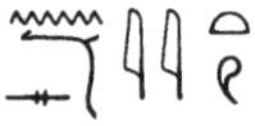 H 206 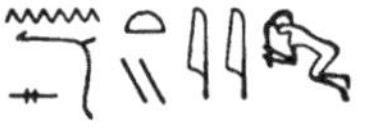 Bln

I) Beschwörung
L 5 (2,4) (*šn.t nt nsj.t*)
siehe dazu auch die Stellen *nsj.t* neben *nsj* unter A II

II) Rezepte
a) Rezept-Gruppen
1) Ebers
Eb 751 (*dr nsj.t m ir.tj*)[2] (= H 209)
Eb 752 (*k.t nt dr nsj.t m s*) (= H 206)
[*k.t*-Rezepte: Eb 753 (= H 210); Eb 754 (= H 207); Eb 755; Eb 756 (vgl. H 208)]

[1] Beim Zeilenbruch wahrscheinlich *s* ausgefallen.
[2] Siehe dazu § 2.

2) Hearst

H 206 (*pẖr.t nt nsj.t*) (= Eb 752)

[*k.t*-Rezepte: H 207 (= Eb 754); H 208 (vgl. Eb 756); H 209 (= Eb 751); H 210 (= Eb 753)]

H 211 (*dr nsj.t m ẖ.t*)

3) Berlin

Bln 109 (*gs.w n dr nsj.t*)

[*k.t*-Rezepte: Bln 110 und Bln 111]

Bln 112 (*ỉrr.t n s ntj ḏ3j sw nsj.t nt.t ʿḳ.t m rwtj*)[1]

[Bln 113 (*k.t*-Rezept)]

b) *nsj.t* sonst in Rezepten genannt

1) *nsj.t* befällt (*ḏ3j*) Patienten bzw. Körperteil

Eb 209 (*k.t nt srwḫ šnʿ m gs wnmj ḏ3j.n sw nsj.t*); Bln 112 (*ỉrr.t n s ntj ḏ3j sw nsj.t*)

2) *nsj.t* setzt sich im Bauche fest

Eb 201 a (*šnʿ: ỉw-f mj nsj.t ṯs.n-s m ẖ.t*)

3) Eb 751 (*swr ỉn s ntj ẖr nsj.t*)

§ 1: Der dämonische Charakter der *nsj.t* wird außer in dem Auftreten des männlichen und des weiblichen Dämonen noch besonders durch den Zusatz in Bln 112 unterstrichen: etwas, das von außen eingetreten ist. Bemerkenswert ist auch die Erwähnung weiterer dämonischer Krankheiten neben *nsj.t*: Eb 201 a (*hj.t*); L 25 a (*tmj.t*). – Ebbell, ZÄS 62, 1927, 13 deutet die *nsj.t* als Epilepsie; siehe auch Lefevbre S. 132.

§ 2: Eine Lokalisation der *nsj.t* ist im allgemeinen nicht angegeben; nur Eb 201 a und H 211 nennen *ẖ.t* 'Bauch'; Eb 751 erwähnt *nsj.t m ỉr.tj* 'in den Augen'. Ein Vergleich mit der ähnlichen Krankheitserscheinung *dḥr.t* zeigt, daß die Augen wohl als Eintrittsöffnung der *nsj.t* gedacht waren; wahrscheinlich haben gewisse krankhafte Nebenerscheinungen an den Augen (L 5 (2,8) nennt die Augenkrankheit *ḥ3rr*) diese Vermutung hervorgerufen.

§ 3: Die Behandlung erfolgte vorwiegend durch Trank- bzw. Einnehmemittel; Bln 109; 112; 113 verwendet Salben (Applikation *gs*).

nsr [Verbum des Behandelns]

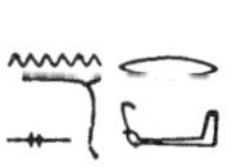 Sm 6 (2,22)

in der Verbindung: *nsr.ḫr-k wbnw pf m mrḥ.t*

[1] Vgl. Eb 209 unter b 1.

§ 1: Es handelt sich um eine offene Wunde im Kopf, der kein Verband angelegt wird. Die Bedeutung von *nsr* wird über das allgemeine ‘behandeln’ hinausgehen und eine spezielle Tätigkeit angeben, etwa: ‘betupfen’ oder ‘beträufeln’ o. ä.

nsr A. entzündet sein

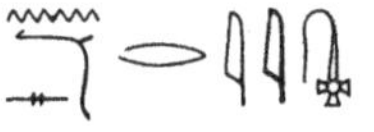 Sm (Pseudopart.)

Zustand einer *wbnw*-Wunde[1]

I) *wbnw nsrj* in der Glosse erklärt
Sm 41 (14,8 und 11) (*ỉr šmꜣj n wbnw m ḳꜣb.t-f nsrj: šmm.t ḳꜣ.t ḥr prj.t ỉm-f . . . nsr*[2] *r ḳꜣ.t*)

II) Patient bekommt Hitze davon
Sm 28 (9,20) (*šdd-f srf ẖr-s*); Sm 41 (13,19) (*ỉsṯ s pf šmm-f ẖr-s*); Sm 41 (14,2) (*šmm-f ẖr-s*); Sm 47 (17,8) (*šdj.n ḥʿw-f srf ḥr wbnw pf*)[3]; Sm 47 (17,11) (*šmm-f ẖr-s*); Sm 47 (17,12) (*s pf šmm-f*)

(nsr) B. I. Entzündung

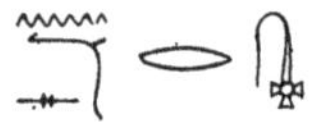 Sm 41 (14,11) 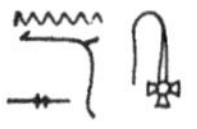 Pap Leid Recto XXVI 12;
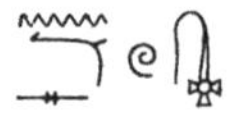 Pap Leid Recto XXVII 4

a) als Glossenerklärung für das Verbum *nsr* (ob Infinitiv?)
Sm 41 (14,11) (*nsr r ḳꜣ.t*) siehe dazu A I

b) als Krankheitserscheinung auf dem *sḏꜣ*-Bein:
Pap Leid Recto XXVI 12 (*šn.t nt nsr ḫpr ḥr sḏꜣ*)
Pap Leid Recto XXVII 4 (im Zauberspruch)[4]

(nsr.t) B. II. „Flamme“[4] (Name eines Krankheitsdämonen)

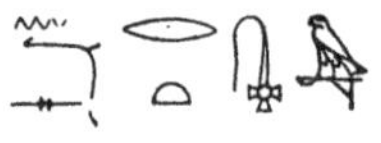 Sm 19,1 (Zaub)

§ 1 (zu A und B I): Im Gegensatz zu *šmm* und *srf* ist der Gebrauch von *nsr* lokal begrenzt.

[1] Siehe auch bei *srf* und *šmm*, deren Gebrauch nicht auf *wbnw* beschränkt ist.

[2] Siehe dazu unter B I a.

[3] Die Angabe über den Patienten fehlt in der Untersuchung, ist aber in der Diagnose (17,11) vorhanden.

[4] Die Applikation (*dj.w n s r sḏꜣ-f*) folgt erst auf einen zweiten Zauberspruch; der erste Spruch ist ohne Anwendungsangaben.

nssḳ [Krankheit am Kopf]

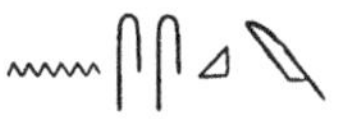 Eb

1) Rezeptgruppe
Eb 771 (*pḫr.t nt dr nssḳ*)
[*k.t*-Rezepte: Eb 772–775]
Eb 776 (*k.t nt šn.t nssḳ*)
Eb 777 (*k.t nt dr nssḳ*)

2) vereinzeltes Rezept (unter Haarwuchsmitteln)
Eb 466 (*k.t* [*nt*] *srd.t šnj n nssḳ*)

§ 1: Die *nssḳ*-Krankheit war offenbar mit Haarausfall verbunden, wie Eb 466 zeigt. – Ebbell, ZÄS 59, 1924, 56 denkt an Alopecia areata (fleckige Kahlheit).

§ 2: Die Behandlung erfolgt durch äußerliche Mittel (Eb 771–776 *dj r-f* bzw. *dj r-s*; Eb 466 *wrḥ*); nur Eb 777 verschreibt ein Abführmittel, das wohl zusätzlich angewendet zu denken ist.

nš A. ausströmen; ausfließen[1]

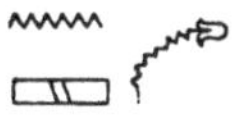 Sm 41 (13,19) 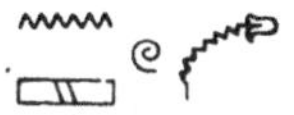 Sm 41 (14,16) 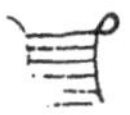 Sm 47 (17,9)[2] - - - - 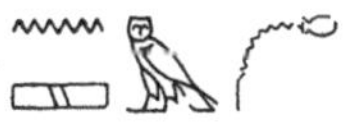 Sm 41 (14,15)[3]

1) von der Hitze, die aus der Wundöffnung strömt
Sm 41 (13,19; 14,15); 47 (17,9)

2) allgemein, zur Erklärung des obigen Gebrauchs
Sm 41 (14,16) (*mj ḏd „nšw" [r] iḫ.t pr.t ḥr t3*)

(nšw) B. Ausfluß

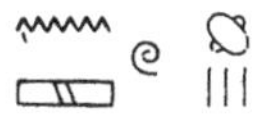 Eb; Sm; Mutt u Kind 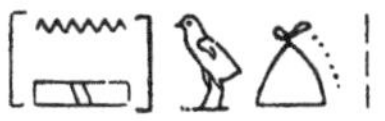 Ram IV

Eb 207d (Magen-Krankheit: *iw iḫ.t ḥ33 m pḥwj.t-f mj šš.t nt iwrj.t iw i3d.t ḥr-s stj.tj mj nšw n tp3w.t*); Sm 31 (10,20) (der Phallus ist krankhaft versteift *ḫr nšw m pḥwj ḥnn-f*)

[1] Vgl. *nḫ*.
[2] Vgl. die Schreibung in Ram IV unter B.
[3] Siehe dazu den Kommentar bei Breasted S. 390.

– – – – als Kinderkrankheit: Ram IV C 6 (*dr nšw n ẖrd*); Mutt u Kind E 3,1 (*dr nšw ḥr ʿ.t nb.t nt ẖrd*)[1]; – – – – Mutt u Kind A 1,2 (Zaub)

(nšw.t) C. Ausfluß (der Nase) = Schleim

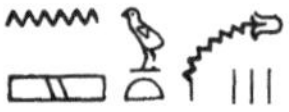 Eb 854b

es sind 4 Gefäße in seinen Nasenmuscheln: *in 2 dd nšw.t in 2 dd snf*

§ 1 (zu B): Ebbell, Altägyptische Krankheiten S. 27, übersetzt *nšw* mit „Aussickern, nässender Hautausschlag"; v. Oefele, ZÄS 39, 1901, 149 vermutet „Pemphigus"; zum koptischen ⲛⲉϣⲱ siehe Chassinat, Pap. méd. copte S. 109.

nš(ꜣ) Sandkörner

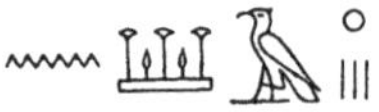 Eb 205c

in einem Vergleich zur Beschreibung einer Krankheitserscheinung in einer Magen-Diagnose: *ir-m-ḫt sš ẖr ḏbʿ.w-k mj nšꜣ n šʿj*

nšf Gift

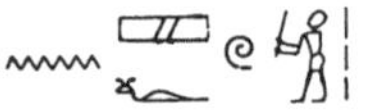 Pap. Leid Verso IX 12 (Zaub)

nšmj (?) Ausfluß (?)

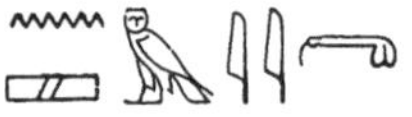 Bt 13a 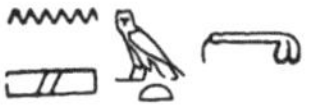 Bt 2[2]

1) in einer Diagnose: Bt 13a (*mwj.t-f swꜣ . . . nn pḥwj n nšmj-f*)
2) verderbt und unklar: Bt 2

nšnj A. Unheil; Wut

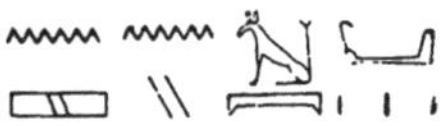 Sm[3] 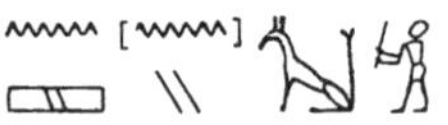 L

im Zauber: Sm 19,1; 19,2; L 23 (7,8)

(nšnj) B. wüten

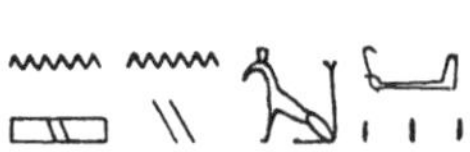 Sm 18,13–14 (Zaub) 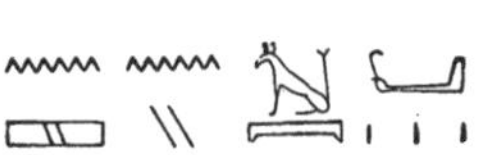 Sm 19,20–20,1[3] (Zaub)

[1] Weitere Stellen Mutt u Kind E 3,4–3,6; 5,1.
[2] So nach Gardiners Umschrift; ob \\ statt ⌓ zu lesen ist?
[3] Breasted gibt im Glossar statt .

nšš.w (feuchte?) Luft

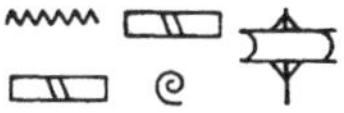 Eb 854e

für die Taubheit der Ohren werden Gefäße verantwortlich gemacht: *n3 pw wnn tp m3ᶜ.wj n s ḥr nšš.w*

§ 1: Die Vermutung 'feuchte Luft' basiert auf dem Determinativ und auf der möglichen Zugehörigkeit von *nšš.w* zu dem Stamme *nš* 'Ausfluß' oder *nẖẖ* 'Speichel'. – Andere Auffassung der Stelle bei Lefebvre S. 32, der in *nššw* ein „verbe inconnu" sehen will, das er „produire bourdonnements" übersetzt (vgl. Äg.W.B. II 342,12: Ohrensausen?).

nḳᶜw.t „Schneiden" (als Schmerzen)

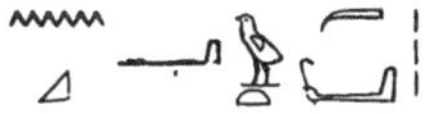 Eb 102 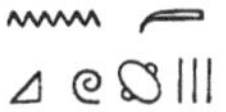 Eb 296 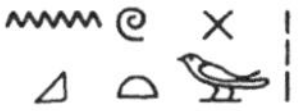 Bln 94

Eb 102 = 296 (*ir m33-k ẖrj st.t m nḳᶜw.t nẖt ẖ.t-f ẖr-s*); Bln 94 (*gs s im ẖrj nḳᶜw.t*)

§ 1: Es muß sich um allgemeine Schmerzen schneidender Natur handeln. Ebbell, Altägyptische Krankheitsbezeichnungen S. 28, denkt an 'Kolikschmerzen' und bringt mit Recht unser Wort mit dem griechisch belegten Wort *nḳᶜ* (Äg.W.B. II 343) zusammen, das wohl die Wehen der Schwangeren bezeichnet. Zur Bedeutung *nḳᶜ* 'schneiden' vergleiche man ferner Äg.W.B. II 343,7 '(das Herz) herausschneiden' und die Bezeichnung der angeritzten Sykomorenfrüchte: *nḳᶜw.t* bzw. *nḳw.t*.

§ 2: Die Behandlung erfolgt im Ebers durch Einnehmen, im Berlin-Papyrus durch Salben.

nḳw.t Feuchtigkeit

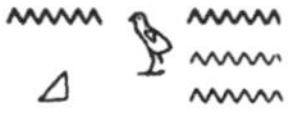 Sm 21,18

eine Drogenmasse wird gekocht, bis sie trocken ist: *mj sẖr.w šw nn nḳw.t r-s*

nḳr A. sieben

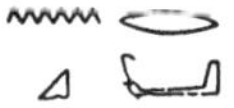 Eb 382; Sm 21,13 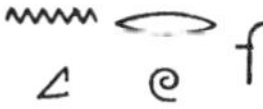 Eb 604 (Pseudopartizip)

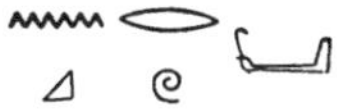 Ram III A 3 (Pseudopartizip) 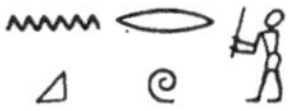 Bln 164c (pass. *sḏm-f*)

Verbum der Drogenbereitung
I) Drogen-Zustand
dḥꜣ nḳr.w Eb 604 = Ram III A 3
II) Drogen-Bereitung (mit *m* des Mittels)
a) *m ḥbs.w* Eb 382; Bln 164 c
b) *m nḳr.w* Sm 21,13

(*nḳr.w*) B. Sieb

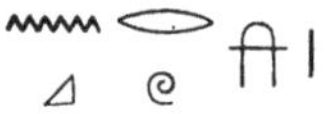 Sm 21,13

Drogen sieben mit einem Sieb (siehe oben A II b).

nk den Beischlaf vollziehen

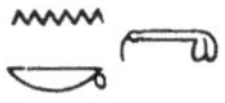 Ram IV; Kah

1) eine Frau leidet, wenn sie beschlafen wird
Ram IV A 3 ([. . .] *ḥr mn kns-s ḥr mn nk-s*)
2) Zauber: Ram IV C 21 (zweimal)
3) unklar: Kah fragm. A

nkn Schaden, Übel

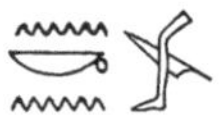 Eb 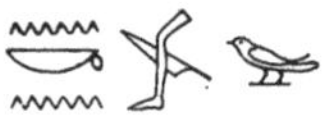 Bt

als allgemeiner Ausdruck für Krankheit (eventuell dämonischer Natur)
1) in Rezept-Überschriften
Eb 138 (*k.t nt dr ʿꜣʿ m s smꜣ wḫdw dr nkn ḫpr r s*) (Applikation: einnehmen); Bt Rs 1,7 (*pḫr.t nt dr nkn m ʿ.t nb.t*) (Applikation: verbinden)
2) in der Verbindung *dr-nkn* 'Schaden-Beseitiger' als Droge
siehe im Drogen-W. B.

nkt Stück; etwas

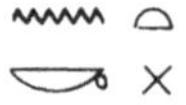 Eb 325 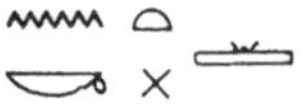 Sm 20,5 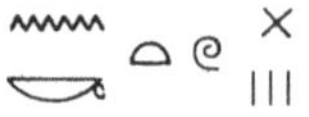 Eb 53
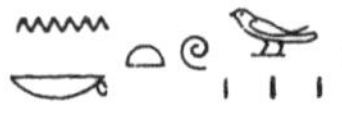 Sm 22 (8,15)

1) *nkt* + Zahl: Eb 53 (*wꜣḏw nkt 4*)
2) *nkt n* 'Stücke von . . .': Sm 22 (8,15); Sm 20,5 (Zaub)
3) *nkt* + Pseudopartizip: Eb 325 (*nkt ḳn* 'etwas Fettes')

ngj zerbrechen; aufbrechen

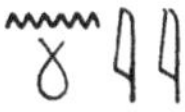 Sm 6 (2,18; 2,19) 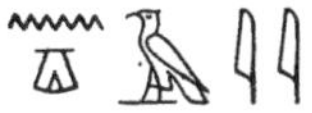 Sm 6 (2,23) 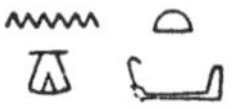 Sm 30 (10,12) (Infinitiv) 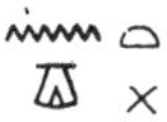 Eb 196 (Infinitiv) 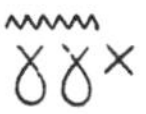 Eb 201 b (nach *r*); Sm 6 (2,22) (nach *ḏr*); Sm 8 (4,11) (nach *ḏr*); Eb 201 a (Relativform oder imperf. *sḏm-f*)

I) Verbum der Krankheitsbeseitigung[1]
Eb 196 (*ḥnw.t nt ṯsw*: *sp.w nw ngj.t-st m pḫr.t*); Eb 201 a (*ḏd.ḫr-k r-f*: *šnʿ pw hj.t ngg-k*); Eb 201 b (*r ngg-k sp pn n hj.t*)

II) krankhafte Zustände
a) *ngj ꜣjs* 'das Gehirn ist aufgebrochen'[1]
Sm 6 (2,18; 2,19; 2,22; 2,23); 8 (4,11)
b) vom Zerbrechen des *ʿ.tj*-Gelenks
Sm 30 (10,12) (*ỉr nr.t*: *ḏd-f r ngj.t ỉn ʿ.tj ỉw-s m s.t-s*)

nṯj/nt.t welcher/welche (Relativpronomen)

masc. sg. und pl.: 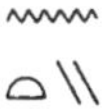 Eb; H; Bln; L; Sm; Bt; Kah 27; Ram III
---- 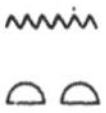 Eb 62; Bln 189 (nach *mr*)

fem. sg. und pl.: 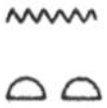 Eb; L; Sm; Kah; Ram IV C 30; Ram III;
---- 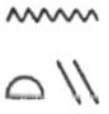 Eb 1 (1,4); 131 (30,15); 310; H 78; 212; Bln 112 (9,8); 195; L 9 (4,1); Sm 4 (2,10) (*šfw.t*); 39 (13,7) (*bnw.t*); 45 (15,19) (*šfw.t*) ---- 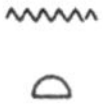 Bln 70[2]

I) Krankheit
a) *nṯj m* bzw. *ḥr*[3] Körperteil
Eb 1 (1,4); 20; 22; 24; 64; 131 (30,12 und 15); 207 d; 262; H 78 (6,7); 85; 212; Bln 189 (zweimal); L 5 (2,6 und 8); 22[4]; 24 (8,5); Sm 5 (2,13); 6 (2,20); 7 (3,9); 8 (4,6; 4,7 zweimal; 4,10); 9 (5,5); 12[4] (5,19; 6,2); 38 (13,1); 39 (13,7); 41 (14,9; 14,14–15[5]); 45 (15,19); 46

[1] Vgl. *sḏ* 'zerbrechen' als Verbum der Krankheitsbeseitigung; ebenso als krankhafte Erscheinung: Sm 6 (2,24): *ꜣjs-f sḏ.ḫr-f*.
[2] Ob Genetiv? Vgl. aber Bln 112 in derselben Wendung.
[3] Mit *ḥr* nur Sm 39; 41 und 45.
[4] *nṯj* + Verb + *m*.
[5] *nt.t ḥr* fälschlich zweimal geschrieben.

(16,3; 16,13); 47 (17,7); Bt Rs 2,8; ---- *nt.t nb.t*: Eb 25; 798[1]; ---- *nt.t nb.t ẖn im-f*: Eb 767

b) *ntj m*[2] bzw. *ḥr* Krankheitserscheinung
Sm 4 (2,4; 2,10 zweimal); 5 (2,13); 11 (5,10); 12 (5,17); 37 (12,19); 41 (13,22); 46 (16,7)

II) Patient

a) *ntj ẖr* Krankheit
Eb 751; 780; Bln 42; 101; 160; L 34

b) *ntj ḥr* Krankheit
Eb 307; 782; ---- Eb 368 (*ntj ir.tj-fj ḥr bjdj*)

c) *ntj ḥr* bzw. *r* + Infinitiv
Eb 154; Kah 26; Ram IV C 30; Ram III B 3

d) *ntj* + adverbialer Nominalsatz
Eb 41; 42; 62; 368

e) *ntj* + Verbalsatz
Bln 112; Sm 8 (4,8) (*ḥnʿ ntj*)[3]; Kah 32; ---- negiert: Eb 37; 123 = 251 d; 251 a; Kah 26

f) *ntj* + Nomen (ohne rückbeziehendes Pronomen)
Eb 123 = 251 d (*ntj wḥꜣ.w ẖr iṯṯ.t ḥwꜣ.w*)

III) Körperteil[4] *ntj* krank
Eb 1 (1,11); 179; 381; H 78 (6,5 und 11); Ram III A 19; ---- negiert: Eb 251 a; 455

IV) in Drogen-Verbindungen
Eb 310 (*irṯ.t nt.t psj*); H 21 (*ẖʿʿ.w nw šd.t ntj m ʿnḏw*); Bln 112 (*pꜣ km ntj ḥr ẖpš n ḥtr*); Sm 21,21 (*nꜣ n mw ntj m pꜣ ʿnḏw*)

V) als Konjunktion: 'weil, denn'

a) in Verbindung mit Präpositionen

1) *m-ʿ nt.t*
Eb 855 h; Bln 195; Sm 12 (5,22); Ram III A 5; ---- Ram III A 4

2) *ḥr nt.t*: Eb 2 (1,16); 854 a; Sm 18,4 (Zaub); L 5 (2,9) (Zaub)

3) *ḏr nt.t*: Sm 4 (2,11)

b) Sm 7 (4,4) (*nt.t sw pw m* . . .)

VI) Verschiedenes

a) in *mj*-Vergleichen

[1] „Alles, was im Bauch der Frau ist" soll abgehen: Abort oder Geburt?
[2] Mit *m* nur Sm 41 und 46.
[3] Als Fortsetzung von *iwtj*; die Parallele hat *ḥnʿ m iwtj* (siehe bei *iwtj*).
[4] Der Bezug ist nicht in allen Fällen sicher; bei Eb 179; 251 a; 455 und Ram III A 19 wäre auch der Patient denkbar.

1) *mj nt.t* 'wie': Eb 833a; 857a; 874a

2) *mj ntj* 'wie einer, der . . .'
Eb 855z (*mj ntj ḥr sẖꜣ.t k.t md.t*); Sm 7 (4,3) (*mj ntj ḥr ṯrm*)

b) *ntj m-ḫt* + Partizip 'die es letztlich sind, welche . . .'
Eb 854c; d; l

c) *ntj ntsn* + Partizip 'die es sind, welche . . .'
Bt Rs 2,6

d) Dämon *ntj ꜥḳ m rwtj* 'der von draußen eintritt'
Bln 70; 112

e) *ḥꜥw ntj ḥr* bzw. *ẖr* 'das Fleisch, das sich befindet auf bzw. unter . . .'
Sm 8 (4,13); 31 (10,18); Eb 875a

f) *bw ntj* 'der Ort, an dem . . .'
Ram III B 27

g) sonst:
Sm 9 (5,5) (*pẖr.t nt.t ḥr pꜣ wbnw*); Kah 27 (*kjs nb ntj r prj.t m rꜣ-s*)

h) Zauber
Eb 3 (2,5) (*nṯr.w ntj ỉm*); H 215 (*nṯr.w ntj ỉs dḫr.t ḥr ỉb-sn*)

VII) unklar und verderbt: Bln 190 (21,4); L 1 (1,1); 9 (4, 1); 10 (4,3)

ntf er (Pronomen absolutum)

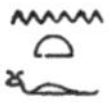 Eb; L

1) *ntf* + Partizip: Eb 855c (ein Gefäß: *ntf dd mw n ḥꜣ.tj*)

2) *ntf sḏm-f*: L 25c (Zauber)

3) unklar und verderbt (Zauber): L 2 (1,3); 34

ntf [. . . ? . . .]

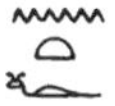 Eb 207c

Magen-Diagnose: *dwꜣ-k ḥr ntf rꜥ nb ḥr mꜣꜣ ḥꜣj.t m pḥwj-fj*

§ 1: Die Deutung der Stelle ist unsicher: es könnte der besondere Gebrauch des absoluten Pronomens in der Bedeutung „sein Inhalt" vorliegen (vgl. Gardiner, Grammar § 114 Obs.); oder handelt es sich um ein Verbum (Infinitiv mit Objekts-Suffix *-f*)? Für *ḥr ntf* 'seinetwegen' fehlen grammatische Parallelen.

ntn.t Haut[1] (des Gehirns)

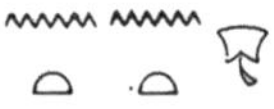 Sm 6 (2,24)

sḏ wr wbꜣ n ẖnw ḏnn.t-f ntn.t ʿrf.t ꜣjs-f

§ 1: *ntn.t* allein bedeutet nur 'Haut', erst durch die Verbindung *ʿrf.t ꜣjs-f* 'die sein Gehirn umfaßt' entsteht die spezielle Bedeutung 'Hirnhaut'; dabei ist nicht sicher, ob nur die Dura mater oder die Meningen als Einheit gemeint sind.

§ 2: Der Bezug von *ʿrf.t* auf *ntn.t* zeigt, daß kein maskulines Wort *ntnt* vorliegen kann (vgl. dagegen Äg.W.B. II 356, 11 und 12).

ntsn sie (Pronomen absolutum pl.)

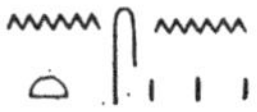 Eb; Bln 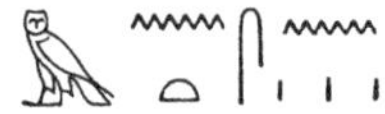 Bt Rs 2,6

nur in der Konstruktion *ntsn* + Partizip

1) bestimmte Gefäße: *ntsn* + Partizip
  a) *ntsn dd*
    Eb 855 a; 854 i; l; m; n; 856 b; Bln 163 c; ---- Eb 854 o (*ntsn dd ḳmꜣ*)
  b) *ntsn irr*: Eb 856 c

2) Zauber: Bt Rs 2,6 (4 Geister *ntj ntsn* + Partizip)

ntš besprengen; sprengen[2]

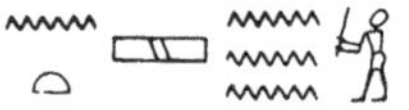 Eb 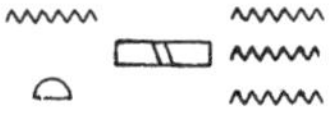 L; KV 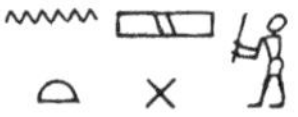 Bln

I) Verbum der Drogenbereitung ('besprengen mit (*m*) Flüssigkeit')
  Eb 786 (93,13; 93,14); Bln 75

II) Verbum der Behandlung ('besprengen mit (*m*) Wasser ....')
  a) Rind KV 40
  b) Haus Eb 840

III) Zauber (eine Flüssigkeit sprengen an (*m*) den Körper): L 6

ntk du (Pronomen absolutum)

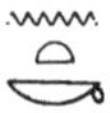 Bln 138 (11,10)

[1] Mutt u Kind 4,5 liegt die Bedeutung 'Haut' wahrscheinlich speziell zur Bezeichnung des Zwerchfelles vor; vgl. Ebbell, Acta Orientalia XV 304.

[2] Vgl. *iwḥ* 'befeuchten, gießen'.

im sogenannten „Konjunktiv": *ḥnᶜ ntk ḥr* + Infinitiv als Fortsetzung von *sḏm.ḫr-k* in der Drogenbereitung: *rdj.ḫr-k st ḥr ḫ.t ḥnᶜ ntk ḥr rdj.t n-sn kjj hnw 11*

nṯr A. Gott

Singular: 𓊹𓅆 Eb; H; Bln; L; Bt Rs 2,4; Pap. Beatty VIII 𓊹 Eb 131; 589; 786; H 216; Bln 99; 163a; 163h; L 10 (4,3); 13; 14; 22; 25b 𓊹𓏤 Sm 8 (4,16)

Plural: 𓊹𓊹𓊹𓅆𓏥 Eb; H; L; Pap. Beatty VIII; Pap. Beatty V Rs 𓊹𓊹𓊹 Sm 18,18 𓊹[𓏤𓏤]𓏥 Ram IV C 13

I) als Krankheitsdämon

a) *s.t-ᶜ nṯr* 'Einwirkung eines Gottes'

1) *nṯr* allein
Eb 242; 245; 360; 385; H 216; Bln 66; L 10

2) mit *nṯr.t* 'Göttin'
Eb 1 (1,4); 2 (1,15 und 20); 131 (zweimal); 244; H 75; 78; L 22 (7,4)

b) *ᶜꜣᶜ* 'Giftstoff'

1) *nṯr* allein: Eb 168; 225; 229; 231; H 83

2) mit *nṯr.t* 'Göttin': Bln 58

c) *šw.t/ḫꜣjb.t* 'Schatten': Bln 89

d) *ṯꜣw* 'Hauch': Sm 8 (4,16)

e) *mtw.t* 'Gift': Pap. Beatty VIII Vs. 5,1; - - - - Vs. 5,2

f) Verschiedenes
Eb 61 (Wurm im Bauch: *irj.n nṯr irj.n ḫftj*); Eb 61 (*wḥᶜ nṯr irj.t.n-f*); L 42 (*tꜣr* (?) *n mt n nṯr*)

g) *ḥtp nṯr* 'der den Gott befriedigt' als Arzt-Titel
Bln 163a (15,3); 163h (16,5); 190 (21,9)

II) allgemein: Gott

a) in Verbindungen

1) *ḥw.t-nṯr* 'Gotteshaus': Eb 589; L 25b

2) *md.t-nṯr* 'Gottesworte': Bln 163a (15,3)

3) *ḥtp-nṯr* 'Opfer': L 14 (5,6 und 13)

4) *iḫ.t-nṯr* als Droge siehe im Drogen-W.B.

5) *ḏrḏ-nṯr* 'Gottes-Blätter' als Droge siehe im Drogen-W.B. bei *ḏrḏ*

6) *nṯr dwꜣj* 'der morgendliche Gott' = 'der Morgenstern': Eb 786[1]

[1] Vgl. L 13 (4,10).

b) Götter, auf eine Leinenbinde gemalt (Zaub):
Pap. Beatty V Rs 4,7; 6,4

III) in Zaubersprüchen
Eb 1 (1,10) (zweimal) = H 78 (zweimal); H 170 (11,13) (zweimal); Bln 163a (*nṯr imj ḫ.t*); L 2 (1,5); 13 (4,11 und 12) (*ḥꜥw-nṯr*)
– – – – im Plural: Eb 3 (2,5); Eb 1 (1,3) = H 78 (6,6); H 214[1]; 215 (zweimal); Sm 18,18; L 10 (4,2); 14 (5,6); 24 (zweimal); 25c; 40; Pap. Beatty VIII Vs. 5,1; Ram IV C 13

IV) verderbter Zusammenhang: L 3 (1,11)

(nṯr.t) B. Göttin

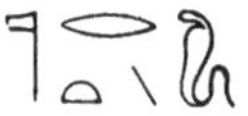 Eb 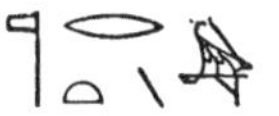 Eb 131; H 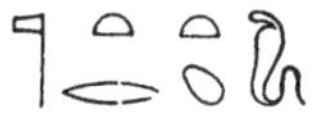 Bln 58; 189 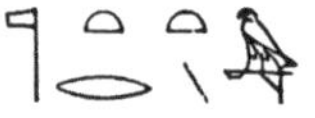 L 22; 25b 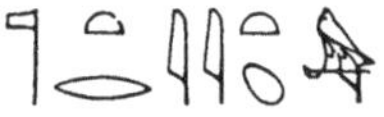 Bt Rs 2,4 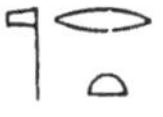 Ram IV C 13 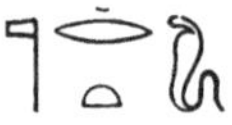 Ram III B[2]

I) Isis, die Göttin
H 214; Bln 189; Ram IV C 13; Ram III B 24; 30

II) *nṯr.t tn* 'diese Göttin' (Isis von Koptos): L 25b

III) *nṯr nṯr.t* 'Gott (und) Göttin': Bt Rs 2,4
siehe außerdem die Verbindungen *s.t-ꜥ nṯr* (*s.t-ꜥ*) *nṯr.t* und *ꜥꜣꜥ n nṯr nṯr.t* unter A I a 2 und b 2

§ 1: Neben folgenden Dämonen wird *nṯr* (und *nṯr.t*) genannt: *mt mt.t* 'Toter; Tote' (Eb 1; 2; 131; 242; 360; 385; H 75; 78; 216; Bln 58; 66; 89; L 10; 22); *mt* 'Toter' (Eb 168; 225; 229; 231; H 83; L 42; Sm 8 [4,16]); *wḫdw wḫd.t* 'männlicher und weiblicher Schmerzstoff-Dämon' (Eb 385); *ḫftj ḫft.t* 'Feind; Feindin' (L 22); *ḫftj* 'Feind' (Eb 61); *ḏꜣj ḏꜣj.t* 'Widersacher; Widersacherin' (L 22).

ndb.t (?) [. . . ? . . .]

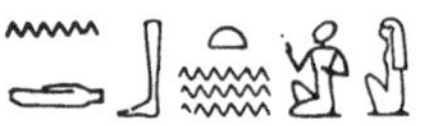 Ostr. Kairo (ODM 1091 Rs 4)[3] in unklarem Zusammenhange

[1] Es ist nicht sicher, ob es sich um das Determinativ zu *psḏ.t* 'Neunheit' handelt.
[2] Ram III B 24 vor *nṯr.t* noch ein *n*, das wohl zu streichen ist.
[3] Die Lesung der Gruppe 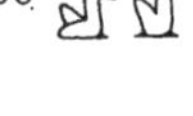 und des Folgenden ist unsicher.

nḏ zerreiben

Eb; Sm[1]; L; Ram III; Ram IV E I 3; Pap. Leid Verso IV 8; Verso VII 4; Verso XIX 1; Pap. Louvre E 4864 Rs 2,2; Pap. Tur PuR 31 + 77 (Schluß); Mutt u Kind; Ostr. Louvre Eb; H 16; Bln; Sm; L; Kah; Bt; Pap. Leid Recto IV 8; VIII 9; Verso X 1; Pap. Louvre E 4864 Rs 1,11 H Bln 80 und 86 (pass. *sḏm-f*) H[2] 171; 173; 208 Bln 46; 157 Bln 135 [3] Bln; Pap. Leid Recto III 1; XXVI 11; Pharaob IV A 11; Bln 64 Ram III A 24 Sm 41 (14,5)[4]; Ram V Nr. VI; Nr. XIII Ram V Nr. XVII

I) Drogenzustand (Pseudopartizip)[5]

it: Eb 590[6]; 712a = H 17 – *wꜥḥ*: Eb 178; 224 – *bsbs*: Bln 135 – *psḏ*: Eb 204 – *mjmj*: H 17 – *swj.t*: Eb 43 – *swḥ.t nt njw*: Sm 9 (4,20; 4,21) – *snṯr*: Eb 425 – *ṯḥwj*: Eb 522b – *djdj n ꜣbw*: Eb 197b

II) Drogenbereitung (pass. *sḏm-f*)[5]

a) Droge(n) *nḏ* 'werde zerrieben'[7]

1) ohne präpositionalen Zusatz

aa) *nḏ*

Eb 56; 59; 154; 172; 187; 198c; 199b (40,3 und 40,5); 200b; 203d; 203e; 253; 257; 258; 259; 260; 261; 290; 298; 338; 383; 400; 407; 421; 456; 487; 490; 494; 495; 501; 516[8]; 519; 520; 521; 538 (= H 40); 559; 610; 616 (= H 173b); 617 (= H 174); 634; 664; 671; 673; 701; 741; 766b; 766c; 820; 857c; H 10; 27; 40 (= Eb 538); 105; 106; 160; 173b (= Eb 616); 174

[1] Diese Schreibung ab 21,5.
[2] Nur in der Verbindung *nḏ snꜥꜥ* (Ausnahmen H 16 und 73).
[3] So nur in der Verbindung *nḏ snꜥꜥ*.
[4] Siehe dazu Breasted, Kommentar S. 382 unten.
[5] Die Entscheidung, ob Droge *nḏ* als Drogenzustand ('zerriebene Droge') oder als Drogenbereitung ('Droge, werde zerrieben') aufzufassen ist, bereitet mitunter Schwierigkeiten, siehe dazu § 5 bei *psj* 'kochen'. – Auch unter der Gruppe *nḏ ḥr* Droge (II a 2 aa) können sich Pseudopartizipien befinden, wie *nḏ.tj ḥr mrḥ.t* in Sm 9 (4,20) und *nḏ.tj ḥr bj.t* in Eb 43 zeigen. – Vgl. auch Anm. 3 auf Seite 494.
[6] Hier *sḥm* 'zerstoßen' neben *nḏ*.
[7] Siehe die entsprechenden Rubriken unter *nḏ snꜥꜥ* (Gruppe II b).
[8] *snꜥꜥ* hier rot durchstrichen! Siehe § 2.

(= Eb 617); 177; 201; Bln 15; 157; 193; L 21; Sm 41 (14,6); 46 (16,4); 46 (16,5); 46 (16,12); Ram V Nr. VI[1]; Nr. XIII; Nr. XVII; Pap. Leid Recto IV 8 = Verso VII 4; ---- Sm 41 (14,5)

bb) *nḏ irj m iḫ.t wʿ.t*

Eb 90 (23,11 und 23,13); 91; 251c; 333; 380; 640; 860c; H 96; 136; 175b

cc) *nḏ rdj ḥr* Droge (*mrḥ.t*)

Eb 476; 527

2) mit präpositionalem Zusatz

aa) *nḏ ḥr* Droge[2]

Eb 252; 302 (= H 131); 357; 389; 416; 482c[3]; 501 (69,8); 530; 531; 541; 571; 582; 727; 798; 820; 821; 841; H 12; 37; 113; 131 (= Eb 302); 161; 162; 199; 200; Bln 46; 80; 86; 126; 154 (13,7); 175; L 19; 57; Pap. Leid Verso XIX 1; Pap. Tur PuR 31 + 77 (Schluß); Pap. Louvre E 4864 Rs 1,11; ---- Bln 107

bb) *nḏ m iḫ.t wʿ.t*[2]

Eb 31; 103; 139; 164; 323; 325; 369; 370; 373; 427; 447; 486; 533; 534; 594; 603; 620b; 628; 654 (= H 123); 665; 714 (= H 153 = Sm 21,5); 738; 807; 815; H 123 (= Eb 654); 153 (= Eb 714 = Sm 21,5); 236; Bln 64; Sm 21,5 (= Eb 714 = H 153); L 14; Pap. Leid Verso IV 8; X 1

b) Droge(n) *nḏ snʿʿ*[4] 'werde fein zerrieben'[5]

1) ohne präpositionalen Zusatz

aa) *nḏ snʿʿ*

Eb 14; 15; 18; 32 (= 514); 62; 74; 76; 144; 182 (= H 16); 301 (= H 33); 316; 320; 348; 381; 382; 392; 402; 403; 409; 420; 426; 505; 514 (= 32); 523; 546; 552; 612; 614; 835; H 16 (= Eb 182); 33 (= Eb 301); 133; 147; 182; 238; Bln 14; 24; 25; 39; 45; 52; 121; 151; 153[6]; 155; 158; 175; Sm 22,13; L 3; 55; Ostr. Louvre Zeile 2[7]; Bt 10; 38[7]; Ram III

[1] Nach dem folgenden *wt* fälschlich wiederholt.

[2] Siehe dazu § 4.

[3] *nḏ sj*. - Pass. *sḏm-f* 'sie werde zerrieben' oder pass. Part. + Subjekt = Pseudopartizip '(Droge), die zerrieben ist'? Vgl. dazu Grapow, ZÄS 71, 1935, 52; Gardiner Grammar § 374; Westendorf, Gebrauch des Passivs S. 43-44 Nr. 104 (= Admonitions 4,3).

[4] Schreibungen siehe bei *snʿʿ*.

[5] Vgl. die entsprechenden Rubriken unter *nḏ* (Gruppe II a).

[6] *nḏ snʿʿ ḥr psj* siehe bei der Präposition *ḥr* H II.

[7] *nḏ nʿʿ* geschrieben; vgl. H 73 = Eb 245 und § 1 bei *snʿʿ*.

A 8; 18; 22; 24; Pap. Leid Recto XXVI 11; Pharaob. IV A 11; Kah 15; 16; 20; Mutt u Kind J 7,3; - - - - Bln 9; 154; Ram III A 18

bb) *nḏ snʿʿ ỉrj m iḫ.t wʿ.t*

Eb 115; 119; 319[1]; 327; 342; 356a; 367; 376; 491; 542; 765; 852; H 95

cc) *nḏ snʿʿ rdj ḥr* Droge[2]

Eb 28; 212; 716; 756; - - - - Eb 319[3]

2) mit präpositionalem Zusatz

aa) *nḏ snʿʿ ḥr* Droge[4]

Eb 245 (= H 73[5]); 361; 482b; 482e; 545; 764; 783; 822; H 73[5] (= Eb 245); 171; 173a; 208; Bln 3; 28; 30; 65; 75; Ram III A 25; Kah 10

bb) *nḏ snʿʿ m iḫ.t wʿ.t*[6]

Eb 446; Bln 53; 55; 102; Bt 6; Pap. Leid Recto III 1; - - - - Eb 425[7]

III) Gebrauch in der Drogenbereitung außerhalb der Verwendung unter I und II:

Droge . . . *ḫr.tw nḏ.tw-s*	Eb 368
Droge . . . *nḏ.ḫr.tw ḥr bnw.t*	Sm 22,2
ỉr-m-ḫt nḏ.ḫr-k Droge	Eb 312
ỉr-m-ḫt mhwj nḏ	Eb 310[8]
nḏ.n-k Maische *ḥr* Droge	Bln 191

IV) Verderbte und unklare Stellen

H 1[9]; Kah 33[10]; Pap. Leid Recto VIII 9; Ram III fragm. 24 (*nḏ snʿʿ*); Ram IV E I 3[11]; Pap. Louvre E 4864 Rs 2,2

§ 1: Zum Vorgang des Zerreibens vgl. Sm 22,2 *nḏ ḥr bnw.t* 'zerreiben auf dem Mühlstein'. – Neben *sḥm* 'zerstoßen' findet sich *nḏ* in Eb 590.

[1] *nḏ snʿʿ ỉrj m iḫ.t wʿ.t rdj ḥr* Droge; siehe § 4.

[2] Bei den Drogen handelt es sich durchweg um Flüssigkeiten; vgl. *nḏ rdj ḥr* Droge (Gruppe II a 1 cc), wo es sich um *mrḥ.t* handelt.

[3] *nḏ snʿʿ ỉrj m iḫ.t wʿ.t rdj ḥr ḥḳ.t.*

[4] Wahrscheinlich Verkürzung von *nḏ snʿʿ rdj ḥr* Droge; siehe § 4.

[5] Hearst 73 schreibt nur *nḏ nʿʿ*; vgl. Bt 38 und § 1 bei *snʿʿ*.

[6] Wahrscheinlich Verkürzung von *nḏ snʿʿ ỉrj m iḫ.t wʿ.t*; siehe § 4.

[7] *nḏ snʿʿ m iḫ.t wʿ.t ḥr* Droge; siehe dazu § 4.

[8] Zur Grammatik vgl. Gardiner Grammar § 327 Note 2.

[9] Zu ergänzen durch die Parallele Eb 514.

[10] Unter ◯ noch ein unleserliches Zeichen. Ob ⌓? Dann fem. Pseudopartizip zu *ỉwrj.t* und zu I gehörig.

[11] Nachtrag am linken Kolumnenrand. Unklar, ob *nḏ.tw* oder *nḏ.tj.*

§ 2: Zum Verhältnis von *nḏ* zu *nḏ snʿʿ* siehe Eb 516, wo ein ursprüngliches *nḏ snʿʿ* durch Streichen mit roter Tinte in einfaches *nḏ* verbessert ist; offenbar war diese Unterscheidung von gewisser Bedeutung.

§ 3: In einer Reihe von Rezepten ist *nḏ* als selbstverständlich oder fehlerhaft ausgelassen: Eb 712a (86,16) [= H 17]; Eb 627 [= H 96]; ebenso fehlt mitunter *nḏ snʿʿ*: Eb 61 [= Eb 62]; *nḏ snʿʿ ḥr* ist Eb 621 ausgelassen [= H 173a]; statt *nḏ snʿʿ psj* in Eb 18 haben Eb 7 = H 58 nur *psj ʿtẖ* (ob *ʿtẖ* hier *nḏ snʿʿ* ersetzt?); *nḏ snʿʿ rdj m fkꜣw* (so Eb 32 = 514) fehlt H 3.

§ 4: Die Gruppe *nḏ m ỉḫ.t wʿ.t* ist offenbar die Verkürzung von *nḏ ỉrj m ỉḫ.t wʿ.t*, siehe dazu die Parallelen Eb 620 = H 175b; *nḏ snʿʿ ḥr* Droge erscheint als Kurzform von *nḏ snʿʿ rdj ḥr* Droge, siehe dazu die Parallelen H 208 = Eb 756. Ebenso ist *nḏ ḥr* Droge wahrscheinlich verkürzt aus *nḏ rdj ḥr* Droge, vgl. z. B. Eb 530 und 531 mit Eb 527; die verkürzte Form *nḏ snʿʿ m ỉḫ.t wʿ.t ḥr* Droge (Eb 425) findet ihr voll ausgeschriebenes Gegenstück in Eb 319: *nḏ snʿʿ ỉrj m ỉḫ.t wʿ.t rdj ḥr* Droge. – Neben *rdj ḥr* Droge tritt nach den oben genannten Ausdrücken auch *ꜣmj ḥr* Droge auf (z. B. H 10 nach *nḏ*; H 33; Bln 14; 25; 151; Ram III A 24 nach *nḏ snʿʿ*; Eb 164 nach *nḏ m ỉḫ.t wʿ.t*), so daß bei den verkürzten Ausdrücken unter Umständen auch *ꜣmj* statt *rdj* zu ergänzen wäre; vgl. z. B. H 10 (*nḏ ꜣmj ḥr* Droge) mit H 12 (*nḏ ḥr* Droge).

§ 5: Droge *ḥr* Droge *nḏ snʿʿ* (Bln 121) scheint ein anderer Ausdruck für das sonst übliche Droge *nḏ snʿʿ ḥr* Droge zu sein.

§ 6: Statt *nḏ snʿʿ* in Eb 14 hat die Parallele Eb 9 *ỉrj m ỉḫ.t wʿ.t*. H 238 hat nur *nḏ snʿʿ*, während die Parallele H 95 noch *ỉrj m ỉḫ.t wʿ.t* hinzufügt.

nḏ fragen

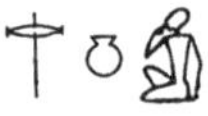 Eb 3; L 25a; Sm 20 (8,1) 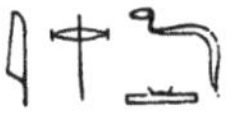 H 214; L 10 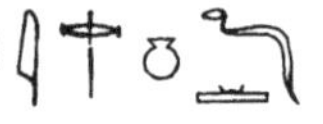 Bln 190[1]

I) in der Untersuchung: 'nach dem Leiden fragen'
Sm 20 (8,1) (*ỉr nḏ-k mn.t-f n mdw.n-f n-k*)[2]

II) Gebrauch im Zauber

a) *nḏ ḥnʿ* 'etwas beraten mit jemandem' = 'über etwas mit jemandem verhandeln': Eb 3

b) *nḏ ḫr.t* 'nach dem Befinden fragen': L 25a

[1] Zur Lesung 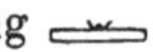 (statt 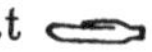 wie Wreszinski) vgl. die Gruppe 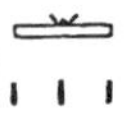 im vorhergehenden *ỉrj sꜣ.w* derselben Zeile.

[2] Vgl. *njs* 'anrufen' in ähnlichem Gebrauch.

c) *inḏ ḥr* + Suffix 'gegrüßt seist du'
H 214; Bln 190; L 10

nḏ schützen; retten

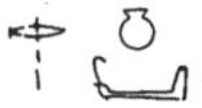 Eb 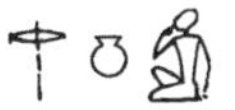 L

im Zauber

1) *nḏ it-f* von Horus, der seinen Vater schützt: L 25c
2) schützen vor: Eb 1 (1,8)[1] (*m-ʿ*); L 25a und c (*ḥr*)

nḏ Faden

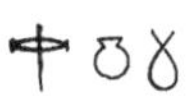 L 46 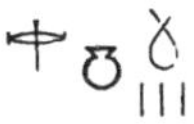 L 41

1) *nḏ n r3-i33.t* 'Fäden von . . .-Gewebe' zur Herstellung von Amulettknoten, die in die Vulva eingeführt werden: L 41
siehe auch im Drogen-W. B.
2) im Zauber
L 46 (14,10 und 11)

nḏ3ḏ3 wäßrig sein (?)

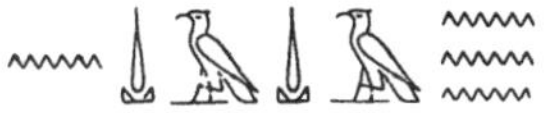 Eb 188d 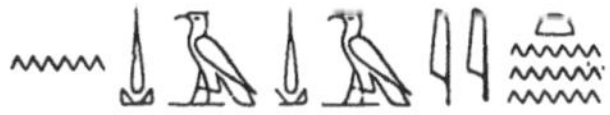 Eb (nach *ḥḳ.t*) 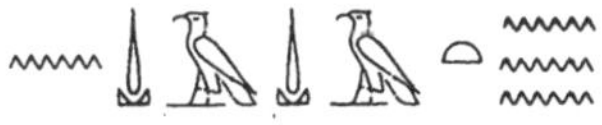 Kah (nach *ḥḳ.t*)

a) von der Leber, als Gesundungsprozeß bei Magenleiden:
Eb 188d (*iw mjs.t-f pḫ3.tj iw-s nḏ3ḏ3.tj n-s*)
b) als Zustand vom Bier ('mit Wasser verdünnt' ?):
siehe im Drogen-W. B. bei *ḥḳ.t*; vgl. auch *snḏ3ḏ3.w* im Med.W. B.

§ 1: Die Vermutung 'wäßrig sein' beruht u. a. auf den Ausdrücken für 'Wasser': *nḏ3ḏ3* (Äg.W. B. II 377,15) und *nḏ3.t* (Äg.W. B. II 377, 11 und 12).

nḏ'w [Alterserscheinung]

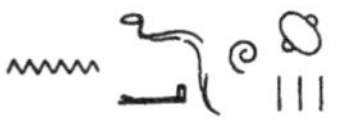 Sm 22,9

[1] Die Parallele H 78 hat *nḥ*; vgl. dazu ZÄS 80, 1955, 32.

ein Haut-Verschönerungs-Mittel (*snfr inm*) beseitigt: *nḏʿw imš.t nb.t tnj nb srf.t nb.t*, die im Körper sind. Die Applikation besteht im Abreiben (*sk*) des Körpers.

nḏm angenehm; süß

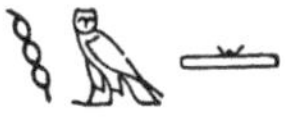 Eb; H; Bln; Sm; L; Kah; Bt 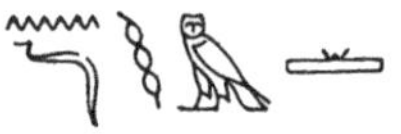 Sm 3 (1,26); 7 (3,17); 8 (4,14) 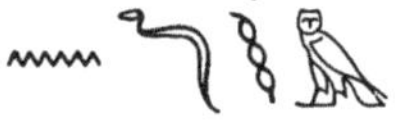 Ram V Nr. III 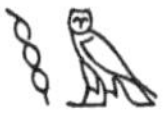 Ram III B 21 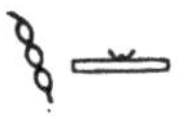 Bln 51 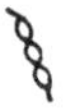 Ram V

I) vom Patienten (bzw. dessen Körperteilen), dem es nach der Behandlung besser geht

a) *r nḏm-f* (*ḥr ʿ* bzw. *ḥr ʿ.wj*)[1]
Eb 102; 242; 244; 245[2]; 247; 295; 296; 435 (zweimal); 516; 604; 859c; H 72; 73; 74; 75; 110; Sm 1 (1,3); 2 (1,15); 3 (1,23); 7 (3,7); 10 (5,8); 11 (5,14); 12 (5,20); 14 (6,12); 15 (6,17); 16 (6,21); 17 (7,7); 18 (7,11); 19 (7,19); 23 (8,22); 25 (9,6); 26 (9,11); 27 (9,18); 28 (10,2 und 3); 30 (10,12); 32 (11,7); 34 (11,21); 35 (12,8); 36 (12,14); 38 (13,2); 40 (13,16); 42 (14,20); 43 (15,3); 47 (17,5 und 15); Ram V Nr. II; Nr. III; Nr. VIII; Nr. XI; ---- Bln[3] 52; 163c; 163e; ---- *r nḏm* + Körperteil: Eb 191c = 194c (ohne *r*)

b) *nḏm.in-f ḥr ʿ.wj*: Eb 102 = 296

c) *iw-f nḏm-f ḥr ʿ.wj*: Eb 247[4]

d) *iw nḏm.n-f ḥr ʿ.wj*: H 75[4]

e) *ḥr-f nḏm ḥr-ʿ-f*: Bln 163f

II) negiert: dem Patienten nicht angenehm sein (von krankhaften Zuständen)

a) *n nḏm.n n-f* + *sḏm-f* oder Infinitiv: Sm 3 (1,26); 7 (3,17)

b) *n nḏm.n-s n-f r šm.t*: Sm 8 (4,14)

III) Verschiedenes

a) *srf nḏm* 'angenehme Wärme' (als Wärmegrad von Drogen)
Eb 91; 93; 308; 536; ---- H 12

b) von Drogen

1) süß siehe im Drogen-W.B. bei *ḥḳ.t* 'Bier' und *srm.t* 'Hefe (?)'

[1] Siehe im einzelnen bei *ḥr-ʿ* bzw. *ḥr ʿ.wj*.

[2] Suffix fehlerhaft ausgelassen (vgl. die Parallele H 73).

[3] Ohne *r*, ob fehlerhaft?

[4] Zur Entsprechung von *iw-f sḏm-f* (Eb 247) = *iw sḏm.n-f* (H 75) vgl. Eb 1 (1,8) (*iw-f dj-f*) = H 78 (6,9) (*iw rdj.n-f*).

2) geschmeidig[1] siehe im Drogen-W. B. bei *ʿntjw*-Harz; *ʿḏ* 'Fett' und *b3ḳ* 'Behen-Öl'

3) unklar: Eb 103[2]

IV) unklar und verderbt: Kah 12[3]; Eb 873d (Zaub); Ram III B 21 (Zaub)

nḏm-r3 [Räuchermittel]

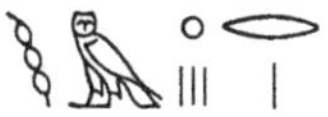 Kah 20 (3,6)

k3p.ḫr[-*k*] *m nḏm-r3*

§ 1: *nḏm-r3* bedeutet wörtlich: „Annehmlichkeit des Mundes" o. ä. Es bleibt unklar, ob es sich um den Namen des vorher bereiteten Mittels handelt oder um ein zusätzlich benutztes Räuchermittel. Da Pap. Kahun sonst die Konstruktion *k3p ḫr* Droge verwendet, wäre es denkbar, daß *m* hier nicht das Mittel angibt, sondern vielleicht den Zweck bzw. die Wirkung; vgl. Eb 853b. Falls man so weit gehen könnte, in dem *r3* die Öffnung des weiblichen Genitals zu sehen (vgl. bei *r3* A III a 1), würde es sich um eine Räucherung der weiblichen Geschlechtsteile handeln, wie sie in Frauenmitteln mehrfach belegt ist.

nḏrj zusammenfassen

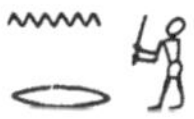 Eb; Sm; Kah 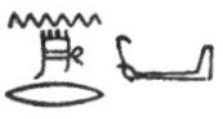 Sm 10 (5,6) 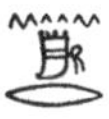 Sm 14 (6,8); 28 (9,21)

nur als Tätigkeit des Arztes:

I) Wunden

a) *wbnw* (mit dem Zusatz: *m idr*)
Sm 14 (6,8); 26 (9,8)[4]; 28 (9,21)

b) *kf.t*

1) *m idr*
Sm 10 (5,6); 47 (16,20)

2) *m 3j.wj*
Sm 10 (5,8); 47 (17,3)

c) Sm 23 (8,19) (*m idr*)

[1] Oder ist 'süß, süßlich' (vom Geruch bzw. Geschmack) gemeint?
[2] 'Süßes Mehl'?; oder: 'Mehl der *nḏm*-Schote'?
[3] Wahrscheinlich auf 'Gehen' zu beziehen; vgl. Sm 8 (4,14)
[4] *m* ausgelassen.

II) aufgeschnittene Geschwulst
Eb 875c (109,6 zweimal) (*m hnw*); Eb 875c (109,10) (*m hnwj.t nt d3r.t*)

III) unklar: Kah 29 (*ndrj.hr-k r-s*[1] *hr sp.t-s*)

ndrw.t Zusammenziehung; Zusammenballung[2]

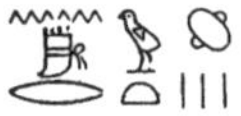 Sm 22,11

Ein Mann, der an seinem After leidet: *ʿhʿ-f hms-f hr mn ndrw.t m rd.wj-fj ʿ3 wr.t*

§ 1: Breasted S. 499 übersetzt „seizures" (Anfall einer Krankheit) und vergleicht *ndrj* „to seize"; – Lefebvre S. 141 übersetzt „douleurs" und verweist auf *ndr* „saisir". – Dagegen steht die obige Auffassung „Zusammenballung" (siehe Anm. 2): die Krankheit besteht entweder darin, daß die Beine selbst zusammengezogen, d. h. verkrampft sind (vgl. *htm* 'schließen'), oder aber, daß Abfallstoffe des Körpers sich in den Beinen angesammelt haben und dort Schmerzen, Krampf o. ä. bewirken (vgl. bei *hnʿ.w* 'Zusammenballung o. ä.' sowie *drw.t nt hs* 'Kot-Klumpen (?)' in Eb 190a).

ndhdh [schlechter Zustand oder Tätigkeit des Herzens]

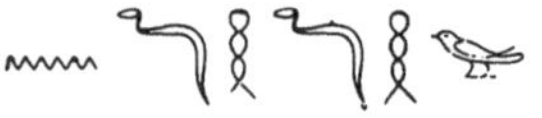 Eb

1) Eb 855h (vom *h3.tj*-Herzen): *ir dhr.t nb.t: . . . ndhdh r-f h3.tj m-ʿ-sn*
2) Eb 855i (vom *ib*-Herzen): *ir ndhdh ib: ht3 ib pw m h3.tj kjj dd: h3h3 ib pw m h3.tj*

nds A. klein; gering

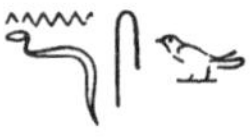 Eb; Sm 18 (7,12) 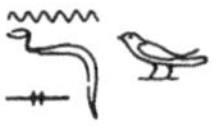 Sm 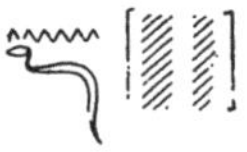 Ram III A 2

in Beschreibungen von krankhaften Zuständen[3]

I) von Verletzungen
a) Wunde
Sm 1 (1,10) (*nds wbnw-f*); Sm 1 (1,12) (*nds nn wsh*); Sm 18 (7,12) (*wbnw pw nds*)
b) *sd*-Bruch: Sm 3 (1,24) (*sd nds*)

[1] Ob *r3-s*?; oder ob *h.t* 'Bauch' statt *sp.t* zu lesen ist?
[2] Vgl. *ndrj* vom 'Zusammenfassen' einer Wunde.
[3] Die Schreibung 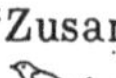 als Quantenbezeichnung (Eb 38; 212) ist wahrscheinlich *nhj* zu lesen; siehe dort.

II) Hörfähigkeit: Eb 764 (*n<u>d</u>s s<u>d</u>m-f*)
III) Eßlust: Eb 855k (*n<u>d</u>s wnm-f stp-f*)
IV) vom Schwitzen: Sm 7 (3,19) (*wnn tp-f pw fd n<u>d</u>s*)
V) vom Kinde: Ram III A 2 (?)[1]

(*n<u>d</u>s.t*) B. Kleinheit

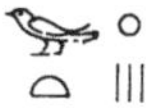 Eb; Ram III B 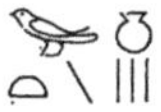 H 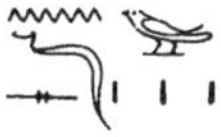 Bln

in: *ikdw n<u>d</u>s.t* 'Töpfer' (wörtlich: Maurer für kleine Sachen) zur Bezeichnung von Töpferwaren
Eb 510; H 89; Bln 101; Ram III B 7

n<u>d</u>s.tjw [Dämonen]

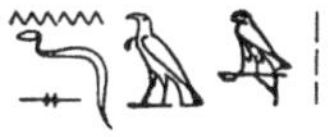 Sm 18,12 (Zaub)

n<u>d</u>s<u>d</u>s verbrennen (?)[2]

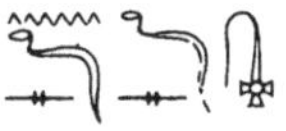 Sm 19,19 (Zaub)

r [Präposition]

Schreibung: 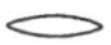 in allen Fällen

A) Angabe der Richtung (dynamisch)
I) örtlich: hin zu, bis zu
a) nach Verben
1) intransitiv (Verben der Bewegung)

ij šm 'kommen, gehen'	Mutt u Kind B 1,5 (dreimal)
iꜥr 'reichen'	siehe bei *iꜥr* I a 2
iw 'kommen'	L 5 (dreimal); 14 (5,3) (?)
mj 'komme!'	Ram III B 27
iḥ 'gehen'	L 42 (14,1)
ꜥḳ 'eintreten'	Eb 205b; 793; 795; Ostr. Kairo (ODM 1062,8); Sm 19,16; 21,3

[1] Vgl. Eb 273: *wnn ḥr nwd.t* 'Windelkind'.
[2] Die Bedeutung ist aus dem Determinativ erraten; Breasted übersetzt: „burn, consume".

prj 'aufsteigen'	Eb 131 (30,8); 855p; L 44; Sm 18,16
pẖr 'umherlaufen'	Ram IV B 3; IV D II 2
pšš 'sich verteilen'	Bln 163h (16,4)
ptḫ 'hinstürzen'	KV 21
nmj 'gehen'	L 24 (8,3)
nš 'strömen'	Sm 41 (13,19; 14,15); 47 (17,9)
hꜣj 'herabsteigen'	Eb 2 (1,17); 191c (zweimal) = 194c (einmal)[1]; 192a = 195a; 207c; 789; 795; 855p; 855q; 865c; Bln 184; 185; L 45 (14,6 und 7); Kah 30; Ram IV C 14; 29
hn 'neigen'	H 17
ḫr 'fallen'	Eb 622; 766f; 864c; H 8; 179; L 26; Sm 4 (2,9); 7 (3,4) (zweimal)
ḫsf 'annähern'	Sm 34 (11,18); 46 (16,5)
sꜣw 'schleichen'	Eb 855o; Sm 19,17
sꜣb 'rinnen'	Sm 32 (11,5)
spr 'gelangen'	siehe bei *spr* 1 und 2
stj 'strömen'	Sm 47 (17,14); Eb 766e
dmḏ 'sich vereinigen'	Bln 163h (16,4)

2) transitiv

aa) Applikationsverben

rdj 'geben'	siehe bei *rdj* A I a; II a und Ram III A 23
wdj 'legen'	Sm 41 (14,3 und 4); 46 (16,12)
wdḥ 'eingießen'	Sm 20 (8,5)
ỉꜥf 'auspressen'	L 35
pnn 'streuen'	Eb 382
sjn 'reiben'	Eb 68
Verbum verderbt	Kah 33 (*r nḥḏ.tj-sj*); Ram III A 19 (*r ỉr.tj*); Ram IV C 16 (*r-f*)

bb) verschiedene Verben

ỉnj 'bringen'	Bln 151
ỉtḥ 'ziehen'	Bln 163b
ỉṯj 'holen'	Eb 3; Sm 20 (8,2); Ram III B 15

[1] Die Parallele Eb 194c gebraucht im zweiten Fall *n* statt *r*.

wdj 'legen'	Sm 3 (1,22; 2,1); 29 (10,8); 47 (17,13)
f3j 'erheben'	Sm 4 (2,10)
m33 'sehen'	Carlsb VI
m3ʿ 'leiten (?)'	Ram III fragm. 3,2
h3b 'senden'	Bt Rs 1,2
stj 'ausstrecken'	KV 24
ḏwj 'hochheben (?)'	Sm 18,3

cc) Verbindungen mit *rdj* 'geben'

Droge *rdj r* Topf u.ä.	siehe bei *rdj* B III b
rdj Droge *r ḥr-f*	Eb 625
rdj r t3	siehe bei *rdj* D III
rdj r ẖrw	Eb 839
rdj Körperteil *r*	Eb 325; 457; ---- Ram III A 11

b) sonst

wʿ r wʿ	Eb 574
wʿr.t r wʿr.t	siehe bei *wʿr.t*
p3ḳ.t r p3ḳ.t	Sm 7 (3,16)
ʿb wnmj r wnmj	H 215
i3bj r i3bj	H 215
tp r t3	Eb 876d
r ḏrw	Eb 767; 855d
r ḏr 'ganz'	siehe bei *ḏr* 2
nb-r-ḏr 'Allherr'	Eb 1 = H 78
r grj.t – r pḥwj wgj.t	Sm 18 (7,14)[1]
r ḥr-f	Pap. Leid Recto XXII 1 + x + 2
r sb3.w – r nṯr.w	H 215
---- (*isdb*) *r*	Sm 28 (9,19 und 22)
---- (*isp*) *r*	Sm 23 (8,18 und 20)
---- (*kfj*) *r*	Sm 1 (1,10)

II) gegen

a) in Verbindung mit Verben

1) *irj* 'machen'

irr.t r (Krankheit u. ä.)	siehe bei *irj* A IV a und b 1–3
irj.ḫr-k r-f bzw. *r-s*	siehe bei *irj* A I S. 81 Anm. 2

sonst: Eb 2 (1,13); 604; 871c; 874c; 877b; Bln 161; L 42 (14,2); Ram III B 9; Ram IV C 22; 23; KV 68; ---- Kah 12[2]

2) *wdj ʿ r* 'etwas tun gegen' Eb 625; 626; 873b; 876d

[1] Als Fortsetzung von *imj.tw* 'zwischen'.

[2] Wahrscheinlich *irj.ḫr-k* zu ergänzen, wie sonst in Kah gebraucht.

3) *ꜥḳ r* 'auftreten gegen'	Eb 200a; 205a und c; 206a
4) *ỉj* bzw. *ỉw* 'kommen'	Bln 99; Bt Rs 2,4; KV 63
mj 'komme'	Ram III B 26
5) *prj* 'herauskommen'	Sm 41 (14,16); L 38 (13,5)
6) *njꜣ* 'widersetzen (?)'	Bln 197
7) *nšnj* 'rasen'	Sm 18,14; 20,1
8) *ỉnj* 'bringen'	Eb 763 (zweimal); H 85b; L 8[1]
9) verschiedene Zustände	
wdn 'lasten'	Bln 154; 157
dns 'lasten'	Eb 91; 189a
ḳsn 'schwierig'	Eb 295; Sm 7 (3,3)
rwḏ und *ḳb* 'fest, kühl'	Sm 45 (15,19)
ḥmꜣ.tj 'kugelig'	Sm 45 (15,14)

b) sonst

1) Heilmittel gegen	
pẖr.t r-k	Eb 763
sp.w r-s	Eb 197b; 203b
sp.w r sẖr pf	Sm 46 (16,3)
nh.t r-k	Eb 763
2) Verschiedenes (Zauber)	
ḥdb rꜣ-ṯ r ḫftj pf	L 38 (13,5)
r nnj.w–r ḫmj.w–r nnj.t	H 215
nn r nn	L 43
db r db – ḳꜥḥ r ḳꜥḥ	L 45
r-k (als Aufforderung)	L 40 (13,11) (zweimal)

III) Angabe von Zweck bzw. Ziel

a) *r* + Infinitiv

1) 'um zu'	
aa) *r rdj.t*	Eb 294; 567; H 128; Sm 10 (5,9)
r tm rdj.t	Bt Rs 2,7
bb) *r dr*	Eb 1 (1,3); 131 (30,9); 247; 360; 750; 811; H 75; 78 (6,7); 216; L 22; 23; Bt Rs 1,2; KV 56; Mutt u Kind B 1,8
cc) *ỉrr.t r* + Inf.	siehe bei *ỉrj* A IV b 4
dd) sonst[2]	

Eb 1 (1,5); 1 (1,10); 204d (zweimal); 204f; 206b; 251d;

[1] Lies: *r-ṯ* 'gegen dich'.

[2] Siehe auch die Fälle in A IV h.

313; 499; 500; 750; 853b; 864c; H 78 (6,8 und 10); 170; 212 (zweimal); 213 (zweimal); Bln 87; 97; 154 (13,5); 191; 192; L 25a; 41; 42 (14,2); 45 (14,7); 46; 47; 48; Sm 1 (1,4; 1,5; 1,9); 22 (8,16 zweimal); 32 (11,5); 18,13; 19,20; 21,19; Kah 18; – – – – *r mḥ* + Zahl (zur Bildung einer Ordinalzahl) Ostr. Louvre Zeile 1

2) idiomatischer Gebrauch nach Verben

aa) *dw3 r* + Infinitiv — Eb 59; 63; 68 (zweimal); 384; Bln 4; 138 (11,9); 196; Kah 10; Ram IV A 2

bb) *wḥm r ḏdḥ* — Bln 184

cc) *šsp r iwr* — Bln 192

dd) *grg r nwḥ* — Eb 463

3) Bildung des Futurs

aa) *iw* + Suffix *r* + Infinitiv — siehe bei *iw* A III b 2

iw + Nomen *r* + Infinitiv — siehe bei *iw* A III a 2

bb) *ntj r* + Infinitiv — Kah 26; 27

b) *r* + finite Verbform: 'bis daß, so daß'[1]

1) *r* + *sḏm-f*

aa) *r nḏm-f* — siehe bei *nḏm* I a

bb) *r snb* — siehe bei *snb* I a

cc) *r rḫ-k* — siehe bei *rḫ* Ia 1

dd) sonst

Eb 20; 25; 35; 102 (?)[2]; 123; 185; 188b; 192b = 195b (je zweimal); 197b (zweimal); 198c; 201b; 203d; 203e; 251d; 262; 296 (?)[2]; 325; 522a (dreimal); 522e (zweimal); 569; 570; 571; 642; 734; 766f; 775; 840; 841; 850; 851; H 5; 133; 148; 149; Bln 164c; 184 (?)[3]; 185 (zweimal) (?)[3]; 190 (21,8); Sm 4 (2,7); 5 (2,15); 8 (4,9); 11 (5,12); 16 (6,20); 17 (7,6); 22 (8,12); 29 (10,8); 35 (12,6 zweimal); 36 (12,12 zweimal); 46 (16,6); 47 (17,13); 18,13[4]; 21,18; Bt Rs 1,7 (?)[3]; Ram III A 19[5]; III B 5; KV 29

2) *r* + *sḏm.t-f*[6]

Eb 283 (*ḫpr.t*); 463 (*ḫpr.t*); 730 (*pr.t*); 877e (*snb.t*); H 111 (*ḫpr.t*); Bln 76 (*fd.t*); 118 (*fd.t*); L 58 (*snb.t*); Sm 12 (5,18)

[1] Siehe dazu § 3.
[2] Ob *r* hier als Fehlschreibung für *iw* steht?
[3] *sḏm.tw-f* oder *sḏm.t-f* (siehe b 2).
[4] Als Fortsetzung einer Negation; vgl. Sm 19,20–20,1 mit zweimaliger Negation.
[5] *r prr*; Barns will in *r pr.t* verbessern.
[6] Siehe auch Bln 184; 185 und Bt Rs 1,7 unter 1 dd (mit Anm. 3).

(*pr.t*); 19 (7,18) (*sw3.t*) Kah 7 (*snb.t*); 10 (*iw.t*); Ram III B 6 (*ḫr.t*); – – – – [Bln 52 ([*r*] *whn.t*)]

c) *r* + Substantiv: 'bis zu'

1) Drogen werden bis zu einem bestimmten Grade bearbeitet

psj r thbw	Eb 23
thbw r + Zahl	siehe bei *thbw*
ḫ3ḫ3 r spp n pr.t-irj	Sm 21,12
psj r sp n mw	Eb 93 (?)[1]
[*rdj* ?] *ḥr ḫ.t . . . r nwḫ*	H 147

2) ein krankes Rind wird beräuchert

r ḫnš 'bis zur Ausdünstung' KV 44

3) *r* + Infinitiv

Eb 854h (*r pḥ ṯb.t* 'bis zum Erreichen der Sohle'); Eb 855n (*r dmḏ m ḳʿḥ-f* 'bis zum Vereinigen mit seiner Schulter')

d) *r* + Substantiv zur Bildung von Adverbien

r ʿ3.t	Eb 571
r ʿ3.t wr.t	Eb 192b = 195b; 201a; Sm 41 (14,11); 21,10
r mnḫ	Eb 65; 468; 753; 841; Sm 21,17; 21,20; 22,3; Ram III A 18
r ḳ3.t	Sm 41 (14,11)
– – – – *r 3w(.t)* 'insgesamt'	siehe bei *3w.t*

e) Verschiedenes

1) *r-s* 'dazu', 'zu diesem Zweck'	Eb 322 (*sšmm bḏ3 r-s*); Eb 853 (*kjj irr ḥm.t r-s*)
2) *pds r iḫ.t* 'zu etwas breitschlagen'	Sm 6 (3,1)
3) *ij r* 'kommen zu einem Zweck'	H 215 (Zaub)

IV) Angabe der Trennung

a) getrennt von, abgespalten von

iwd 'trennen'	Eb 872a; Sm 4 (2,9); 31 (10,18)
pḥḏ 'spalten'	Sm 31 (10,19)
dḥ 'herabhängen'	Sm 36 (12,9)
s3t 'verschoben sein'	Sm 14 (6,8); 35 (12,4); 36 (12,10)

b) fern sein von

w3j 'fern sein'	KV 48
ḥrj 'fern sein'	Sm 18,19; 19,2

[1] 'Bis zu einem Rest von . . .' oder ob *r spj.n mw* 'bis übrigbleibt . . .'?

c) hüten vor; schützen vor	
mkj	Eb 189d
s3w	Eb 776; 871c; Bt Rs 2,5 (zweimal)
d) abwehren von; absperren von	
nj3 'abwehren'	Sm 19,14
ḫsf 'abwehren'	L 41
ḏdḥ 'absperren'	Eb 90; 864c
e) unterscheiden von	
wpj 'unterscheiden'	Sm 8 (4,7)
rḫ 'feststellen'	Sm 4 (2,11)[1]; Carlsb V; - - - - Carlsb VII; IV
sj3 'erkennen'	Bln 193; Kah 26
f) geheim vor	
sšt3	Eb 206b
g) zu eng sein für	
ḥns	Eb 205a
h) nicht in der Lage sein, etwas auszuführen	
wrḏ r md.t	Sm 7 (3,3)
n nḏm r šm.t	Sm 8 (4, 14)
ḫsj r šm.t	Eb 188a
dns r wnm t	Eb 188a
V) Zeitangaben	
a) *r nḥḥ* 'bis in Ewigkeit'	siehe bei *nḥḥ* 1
b) *ḥr ˁḥˁ r 3bd 3* 'bis zu drei Monaten'	Eb 462
c) *r ḥḏ t3* 'bis zum Morgen'	Carlsb IV

B) richtungslos (statisch)

I) örtlich: 'an'

a) *wnn r* 'sich an einem Ort befinden'
Eb 539 (*ˁ3gj.t wnn.t r r3 n wbnw*); Eb 782 (*ḥs ˁff wnn r inbw*); Eb 874a (*ˁ.t nb.t wnn.t-s r-s*)

b) *dmj r* 'haften an'
Eb 711 = H 151 (*bw dmj ˁ.t r ˁ.t im*); Sm 10 (5,9) (Wundrand: *dmj wˁ.t r wˁ.t*); Sm 2 (1,17) (Wundrand: [*dmj wˁ.t*] *r wˁ.t*); Sm 22 (8,16) (Knochensplitter: *dmj r sšm*)

c) *dkr r* 'haften an'
Eb 875a (*ˁ3.t*-Geschwulst: *dkr.tj r ḥˁw ntj ḫr-s*)

[1] *rḫ-k mt-f r ˁnḫ.t-f* 'du stelltst fest, daß er stirbt oder lebt'; zur Form *sḏm.t-f* nach *r* vgl. A III b 2.

d) *wšʿ r* 'nagen an'
Eb 742 (Zahn: *wšʿ.w r r3 ḥʿw*)

e) *kff r* 'lutschen an'
Eb 273 (*kff r-s*)

f) *ḫpr r* 'entstehen an'

1) Krankheiten entstehen an
Eb 115; 123; 138; 251 d; 392; 725[1]; 808; 809 (zweimal); 811; 8541; Bln 52; L 14 (5,4 und 5); Sm 31 (10,16 und 20)

2) Sm 6 (2,25) = 8 (4,10) (*wrm.w: ḫpr r bj3/ḥmt*)

g) *r bw nb* 'an jedem Ort': Sm 18,10

h) *r h3w* 'in der Nähe'
siehe als zusammengesetzte Präposition unter D II

II) in Zeitangaben

a) *r hrw* + Zahl (bzw. *ʿš3.w*)	siehe bei *hrw* I a
b) *r sp.w ʿš3.w*	H 138
r sp.w	Bln 121
r sp (nach Negation *n*)	L 11
c) *r dw3/dw3j.t* (+ Zahl)	Eb 188b; 197b; Bln 192
d) *r nw nb*	L 25c (9,4)[2]
e) *r tnw sp*	KV 28
f) *r sdr*	Eb 174

III) Zugehörigkeit[3]

Eb 264 (*iw mḫrw r-s*); H 14 (*iwḥ dbʿ.w r-s m bj.t*); Sm 20,9 (*š3ms r-j*)[4]; Sm 21,18 (*nn nkw.t r-s*); Sm 22,1 (*nn dḥr nb r-s*)

C) Angabe des Bezuges: 'betreffend'

I) sagen

a) *dd r* 'sagen hinsichtlich'

1) in Diagnosen-Aussagen	
dd r	siehe bei *dd* I und Kah 17 (2,26)
2) in Glossen-Erklärungen	siehe bei *dd* II
3) *dd.t r-f* bzw. *r-s*	Bln 194 (*m k.t pḫr.t*); H 85b (*m ḥk3w*); L 22 (7,3)
4) *iw dd.tw r-f*	Eb 191a = 194a
dd.tw r-s	KV 23
b) *ḫr.tw r-s*	Eb 28

[1] = H 130 *ḫpr im-s.*
[2] Vorher heißt es: *m grḥ m hrw.*
[3] Siehe die Nisbe *irj* als eigenes Wort.
[4] Vgl. *ts.w n-j* in Eb 1 (1,3).

II) *irj r* 'machen hinsichtlich'

Eb 311 (*mj irr.t r ḥḳ.t*); Ram III B 28 (*irj r ẖrd.w*)[1]

D) in zusammengesetzten Präpositionen

I) Angabe der Richtung (dynamisch)

r-mn-m 'bis'	Eb 781; Sm 26 (9,7); Kah 5 (zweimal); Pap. Leid Recto XXII 1 + x + 2 (zweimal)
nfrj.t r 'bis' (zeitlich)	siehe bei *nfrj.t*

II) richtungslos (statisch)

r h3w 'in der Nähe, neben'	Sm 7 (4,1)
r gs 'an der Seite, neben'	Ram IV C 20; D I 2 (zweimal); KV 25
r-s3 'nach'	siehe bei *s3* C II b
r-ḥ3.t 'vor'	Eb 192a = 195a
r-mj.t.t 'ebenso'	Eb 864c; Bt 8[2]

III) *r-iwd* 'zwischen'[3]	Bt 13a
wp(w)-r 'außer'	Eb 206b

E) Partikel *r-f*[4]

Eb 855h (dreimal); L 34 (11,12); KV 22; Sm 19,4; in der Verbindung *inrj r-f* 'es schaudert ihn' siehe bei *nrj* A II

F) unklar und verderbt

I) unklar

Eb 207e (*sp.w sḳbb ḥr r ʿ tp sḏ.t*)[5]; Eb 522d (*ḥr-k r nwd.t*)[6]; H 156 (*ḥr.tw r šnj*)[7]; Bln 195 (*ir tm.t r-s*)[8]; L 9[9]; Sm 19,5[10];

[1] Im folgenden *irj n* ('für') *ẖrd.w*.
[2] Ob hier 'gegen Derartiges' (d. h. gegen eine ebensolche Krankheit)?
[3] Wörtlich: 'um zu trennen'.
[4] Siehe dazu die Fälle *ir-f* bei *ir* D (S. 67).
[5] Ob: *ḥr rdj(.t) ʿ tp sḏ.t* 'indem ein ʿ-Topf aufs Feuer gesetzt wird'; vgl. L 36 (12,12).
[6] Im Sinne von: du sollst eine Salbe bereiten. Ob Fehler für *ḥr-k irj-k nwd.t* oder *irj.ḥr-k nwd.t*?
[7] Im Sinne von: man soll (die Droge) ans Haar geben. Ob Fehler für *ḥr.tw dj.tw r šnj* oder *rdj.ḥr.tw r šnj*?
[8] Als negierter Gegensatz zu *ir wsš-s* 'wenn sie ausscheidet'; hier etwa im Sinne von: wenn es nicht bei ihr der Fall ist o. ä.
[9] Eine Binde (?) *nt.t r ḥ3.t*; ob: 'die an der Stirn ist'.
[10] *r p-j* 'zu meinem Sitz'; das vorhergehende *ẖnw* 'Inneres' wohl nicht in *ẖn* 'betreten' zu verbessern (wie Breasted vorschlägt).

19,12[1]; Kah 29[2]; Ram III A 10[3]; III B 1; Ram IV B 2[4]; IV D I 2[5]; IV D IV 2[6]; KV 29[7]

II) *r* überflüssig geschrieben

Eb 457 (*dd-f r tp-f*); Eb 794 (*ḥr ʿ.t-s nb.t r mn.t-s*); Eb 294 (*r gmj.tw*)[8]; Sm 33 (11,15) (*ẖr r-f* statt *ẖr-f*)[9]; Sm 36 (12,13) (*wʿ r-snj* statt *wʿ-snj*)[10]; Bt 13a (*m wdj-f r mw*); --- Bln 152 (*r wnm* statt *ỉmj.tw*)

III) verderbter Zusammenhang

H 257; L 4[11]; 13 (4,10); 14 (5,8); 34 (11,13) Ram III A 20[12]; III B 25; III N III[13]; Ram IV B 4; IV C 29; IV E I 3; Pap. Beatty VIII Vs. 5,2

G) *r* statt *n* gebraucht: Kah 2 (1,6) (*ḏd.ḫr-k r-s*)

§ 1: Die wesentliche Funktion der Präposition *r* ist die Angabe der Richtung (örtlich, zeitlich und übertragen: Ziel und Zweck); die übrigen Bedeutungen scheinen sekundär zu sein. – Siehe auch Roeder, Die Praeposition *r* in der Entwicklung der aegyptischen Sprache, Diss. Berlin 1904.

§ 2: Im Gebrauch ähnlich ist vor allem die Präposition *n*: siehe dazu die bei *n* § 3 gegebenen Beispiele. – Wie im Dativ incommodi steht *r* z. B. nach *ḳsn* 'schwierig' (vgl. dagegen *n* nach *nḏm* 'angenehm' im Dativ commodi).

Im Wechsel mit *m* (statisch) tritt *r* Sm 6 (2,25) und 8 (4,10) auf (vgl. dagegen die Parallelstelle 2,20) sowie Eb 725 = H 130; siehe auch *r-ḥ3w* 'neben' und *m-ḥ3w* 'neben'. In dynamischer Verwendung wechselt *rdj r* (Eb 35) mit *rdj m* (Eb 185).

§ 3: Im Gebrauch von *r* + *sḏm-f* und *r* + *sḏm.t-f* ist kein Unterschied festzustellen (etwa: 'so daß' gegenüber 'bis daß'). Vgl. die Parallelen

[1] *bsbs r-j*; Breasted übersetzt „to me", ob *r* der Zugehörigkeit (vgl. B III)?

[2] *ndrj r-s ḥr sp.t-s*; ob *r-s* in *r3-s* zu verbessern: fasse ihren Mund zusammen auf ihren Lippen? Ob statt *sp.t* besser *ẖ.t* 'Bauch' zu lesen ist?

[3] *r mrr.t-k rt*; ob in *mrr.t-k nb.t* zu verbessern: alles, was du willst?

[4] *r wṯs-s*; *r* + *sḏm-f* oder *r* + Infinitiv?

[5] *r sṯ3-k*; *r* + *sḏm-f* oder *r* + Infinitiv?

[6] *r m3-k*; *r* + *sḏm-f* oder *r* + Infinitiv?

[7] *ḳmj(3) r ḏr.t*; ob 'an der Hand haften'?

[8] Ob *r* statt *ỉw*?

[9] Vgl. die entsprechende Stelle 11,11.

[10] Vgl. das entsprechende *kjj-snj* im Folgenden sowie *wʿ-sj* (statt *wʿ-snj*) in Sm 35 (12,7).

[11] [...] *r ṯ3j sw m ḳs*. – Wreszinski übersetzt: „um ihn im Knochen zu fassen", als ob *r ṯ3j.t-f* dastünde!

[12] [*ḳr*]*sjw r ỉr.tj*; wahrscheinlich *ḳrs* ein Verbum der Applikation.

[13] *r rdj ḏw.t ḥr* [...]; ob *r* + pass. *sḏm-f*?

Eb 642 (*r ḫpr*) = H 111 (*r ḫpr.t*) sowie die Entsprechungen Eb 463 (*r ḫpr.t*) und H 148 (*r ḥwꜣ*); Sm 19 (7,18) hat *r swꜣ.t* statt des sonst üblichen *r swꜣ*; ähnlich stehen sich auch *r snb.t* (Kah 7; L 58) und das häufige *r snb* unterschiedslos gegenüber.

§ 4: *r* ist ausgelassen: Bln 138 *rdj.t-st* [*r*] *wḥꜣ.t*; vgl. Bln 163h (16,6).

rꜣ Mund

Sg.: 𓂋𓏤 in allen Fällen

Pl.: 𓂋𓏤𓏥 Eb 853b (*sṯj-rꜣ*); Bt 13a (*rꜣ-ꜥ.tj*)

A) Mund, Öffnung

I) Mund des Menschen

a) Krankheiten und krankhafte Zustände

1) als Ort von Krankheiten
Eb 122 (*wḫdw m rꜣ*); Sm 26 (9,7; 9,9; 9,12; 9,12) (*wbnw m sp.t-f ỉsdb n ḫnw rꜣ-f*)[1]; ---- Pap. Beatty XV 5 (*ỉb m rꜣ*)[2]; Bln 76 (*ỉṯ.t gs n ḥr-f ỉdb rꜣ-f*)

2) krankhafte Zustände
Eb 854 zu c (*ỉdj-f n wn.n rꜣ-f*); Sm 7 (3,3); 13 (6,6); 17 (7,4) (*ỉw ḳsn wn* bzw. *wn-f rꜣ-f*); Sm 7 (3,11; 4,2; 3,13) (*rꜣ-f mr* bzw. *mr rꜣ-f*); Sm 7 (3,18) (*n nḏm.n n-f wn rꜣ-f*); Sm 7 (4,3) (*tm-f wn rꜣ-f pw*); Sm 25 (9,3) (*rꜣ-f wn n ḫtm.n n-f rꜣ-f*)
---- Behebung der Kiefersperre: Sm 7 (3,8) (*wn.ḫr rꜣ-f*); Sm 7 (3,14) (Gerät zur Mundöffnung: *rdj tp rꜣ-f*)

3) unklar und verderbt: Kah 5; 17

b) als Eintrittsort

1) für Heilmittel
Eb 325 (Inhalationsmittel: *rdj.ḫr-k rꜣ-k r šbb pn*); Bln 46 (Inhalationsmittel: *rdj.ḫr-k gꜣš . . . ỉw gs-f m rꜣ n s*); ---- Ram III fragm. 3,1 (*ỉꜥj rꜣ-f m ỉrṯ.t*)

2) für unbekömmliche Speise
Eb 189d (*rdj.ḫr-k mkj-f rꜣ-f r ḏꜣf nb*)

3) für Krankheit und Tod
Eb 191a = 194a (*ḏd.ḫr-k r-s: ꜥk.t m rꜣ pw mt pw*)

c) als Austrittsort

1) vom Erbrechen

[1] Sm 26 (9,12) erklärt *ỉsdb* durch *wbꜣ*.
[2] Ob *ỉb.t* 'Durst'?

aa) bei Magenkrankheiten
Eb 199a (die Krankheit: *h3j-f m r3-f m ḥs3*); Eb 198c (*h3j sp pn m r3-f r3-pw m pḥwj-fj r3-pw*)

bb) bei Schwangerschaftsprognosen
Kah 27 (*ḳjs nb ntj r prj.t m r3-s*); Carlsb V (*ir irj-s ḳjs m r3-s*)

2) von Blut
Sm 13 (6,5); 17 (7,3; 7,5) (*dj-f snf . . . m r3-f*)

3) von Geruch[1]
Carlsb IV (Schwangerschaftsprognose: *ir ḫpr stj m r3-s*)

d) als Ort der Köpfe des Kiefergelenkes
Sm 25 (9,4) (Ende der Gelenkköpfe: *m ḫnw r3-f*)

e) in Ausdrücken der Mundpflege

1) Eb 853b (Frauen: *iw gr.t irj-sn dp.t-r3 im-sn r snḏm stj r3-sn*); - - - - Kah 20 (es wird geräuchert: *m nḏm-r3*)[2]

2) in übertragenen Ausdrücken mit der Bedeutung 'Frühstück' in Zeitangaben
Eb 283 (*irj.tw m nhp r ḫpr.t nw n stj-r3*); Kah 10 (*r iw.t nw n s3 iʿw r3*)

f) im Zauber

1) *mw m r3-j* 'Wasser ist in meinem Munde' in Zaubersprüchen gegen Verbrennungen
Eb 499; L 47; - - - - L 48 (*r3-j m mw*)

2) Mundöffnung
Bln 189 (*wn r3-k in Ptḥ sš r3-k in Skr*)

3) *wpj r3 r md.t* 'den Mund öffnen zum Sprechen'
L 25a (8,9)

4) *pr.w n r3* 'der Ausspruch'
L 10 (4,3) (*pr.t pw n r3-j* neben *pr.w n r3*)

5) in dem Titel *r3 p nb* 'Mund jedes Einwohners von Pe'
Ram IV D V 3[3]

6) sonst
Sm 9 (5,2) (*r3 n 3ḫ.t*)[4]; 19,14 (*r3 n s pn*); Ram III B 16 (zweimal)

[1] Siehe auch *stj-r3* in Eb 853b (unter e 1).

[2] Wörtlich: 'Annehmlichkeit des Mundes' (vgl. *snḏm stj r3* in Eb 853b). Zur Frage, ob hier ein sonst als Mundpflegemittel gebräuchliches Präparat als Räuchermittel der Vulva benutzt wird, vgl. § 1 bei *nḏm-r3*.

[3] Siehe auch Ram IV D V 1 (oder zu *r3-pw* 'oder' zu ergänzen?)

[4] Oder *r3* 'Spruch'?

II) Mund (Maul, Schnabel) eines Tieres

a) in Drogen-Bezeichnungen siehe im Drogen-W.B.

sk3-Tier	Bln 94
3bdw-Fisch	H 85

b) Zauber-Drogen

Ibis aus Ton	L 44 (*mḥ r3-f m ʿmʿʿ rdj r3-f m [r3 n] wbnw*)
Krokodil aus Ton	Pap. Beatty V Rs 4,6 (*iw* Drogen *m r3-f*)

c) in Zaubersprüchen

bḥs	Sm 19,15
m3fd.t	L 38 (13,5)
ḫ3bs	Ram III B 16

d) unklar und verderbt: *mn.t* Ram III B 34

III) Öffnung

a) von Körperteilen

1) Uterus (*ḥm.t*)
Ram IV C 3; L 45 (14,7); – – – – L 42 (14,2) (*r3 n ẖnw iwf-s*)

2) Ohr
Eb 766c (*ir mwj r3-f irj.ḫr-k n-f tmtw n sšwj.t wbnw*)

3) Nase
Eb 761 (Droge gegen Schnupfen: *mḥ r3-f im*)[1]

4) Fleisch (*ḥʿw*) vom Ohr und vom Zahn
Sm 23 (8,18 und 20) (Wunde am Ohr: *isp r r3 ḥʿw-f*); Eb 742 (Zahn: *wšʿ.w r r3 ḥʿw*)

5) *r3-ib* 'Öffnung = Mündung des *ib*-Herzens'
siehe bei *r3-ib* 'Magen'

6) *r3-ʿ.tj* 'Ort, wo Körperteil in Körperteil mündet'[2]
siehe bei *r3-ʿ.tj* 'Gelenk' unter *ʿ.t* A II b

b) von krankhaften Erscheinungen

1) *wbnw*-Wunde

aa) Ausscheidungen der Wundöffnung

srf 'Hitze'	Sm 41 (13,19; 14,3; 14,15; 14,16); 46 (16,8); 47 (17,9; 17,14)
snf 'Blut'	Eb 517
ʿ3gj.t	Eb 539
p3js.t	Sm 41 (13,22)

– – – – vom Patienten getrunkenes Wasser kommt aus einer Halswunde: Sm 28 (9,20)

[1] Behandelt wird das Nasenloch, als Austritts-Öffnung des Schnupfens?

[2] Hier *r3* nicht mehr eigentliche Öffnung, wie noch bei *r3-ib* unter 5, siehe dazu § 3 bei *ʿ.t*.

bb) offener Zustand der Wundöffnung
H 184 (*wbnw wn r3*); Sm 41 (14,10) (*r3-f wn*);
---- als Heilprozeß: Eb 522e (*wt ḥr-s r wn r3-f*)

cc) Untersuchung und Behandlung
Sm 20 (7,24) (die Finger legen: *ḥr r3 n wbnw pf*); Sm 9 (4,20) (Salbe: *rdj m r3 n wbnw-f*); Sm 28 (10,2) (Fasern legen: *m r3 n wbnw-f*)

2) *ḫsd*-Geschwulst
Eb 569 und 570 und 571 (*rdj r r3 n ḫsd*)

3) *sṯ3*-Sekret
Eb 535 (*rdj r r3 n sṯ3*)

4) *sr.t*-Dorn
Eb 727[1] und 728[1] und 730 (*rdj* bzw. *dj r r3-s*)

c) Verschiedenes (Öffnung von: Höhle, Tal, See, Wasser u. ä.)[2]

b3b3w 'Höhle'	Eb 842; 843; 844
in.t 'Tal'	L 45 (14,8) (Zaub)
š 'See, Teich'	Ram IV B 3 (Zaub)

siehe ferner im Drogen-W. B. bei *r3-mw* und *r3-pn.t*

B) Spruch

I) *r3 n*[3] als Überschrift
Eb 1 (= H 78); 2[4]; 3; H 78 (= Eb 1); 212; 213; 214; 215; 216; Bln 189; 190; Sm 18,1; 19,14; 19,18; L 22; 34; 37

II) *kjj r3*
Ram IV D V 3; Bt Rs 2,5; ---- Eb 2[4]

III) *ḏd r3 pn*

a) *ḏd.tw r3 pn*
H 170; L 1; 10; 11; 12; 22; 25c; 26; 29; 30; 31; 32; 33[5]; 36; 37; 39; 40 (13,12; 13,14); 41; 44; 47; 48; 54; Ram III B 33; Ram IV C 30; D III 5; D IV 1; Pap. Leid Recto VIII 8; XXVIII 4; ---- Kah 30

b) *ḏd s r3 pn*
Sm 20,5; 20,11; Ram III B 17

IV) *sš r3 pn*: L 39

[1] Der Strich von 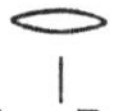 irrtümlich vom Schreiber getilgt.

[2] Bis auf die beiden Drogen-Verbindungen folgt auf *r3* der indirekte Genetiv.

[3] Auf *r3 n* 'Spruch für' folgt entweder ein Infinitiv (Eb 1; 2; 3; H 78; Bln 189; Sm 18,1; 19,14; 19,18; L 22; 37) oder ein Substantiv (Krankheit: L 34; Bln 190; - Droge: H 214; 215; 216; - Maß für Drogen: H 212; 213).

[4] *kjj r3 n*, also zu B I und II gehörend.

[5] *pn* fehlt.

V) Verschiedenes

Eb 877 a (*ʿḥ3 tw r3 pw*)[1]; Eb 776 (*ʿḥ3 r3-j*) (Zaub); L 25 c (9,3) (*ntf nḏ-f ḥr-j ḥr r3 it-f*)[2] (Zaub)

C) *r3* in festen Verbindungen[3]

r3-pw 'oder' siehe als eigenes Wort
r3-ʿ 'Tätigkeit' siehe als eigenes Wort
r3-ib 'Magen' siehe als eigenes Wort
r3-pr 'Tempel' siehe als eigenes Wort
tp-r3 'Biß' siehe als eigenes Wort
ḥmw.t-r3 (Aufzählungsvermerk) siehe bei *ḥmw.t* II

D) Unklare Stellen

Eb 855 b (*bʿḥj ib: mwj.t r3 pw*)[4]; L 10 (4,3) (*r3 šdj*) (Zaub)[5]; Ram III B 22[6]; Ram IV D V 1[7]

r3-i33.t [Gewebe]

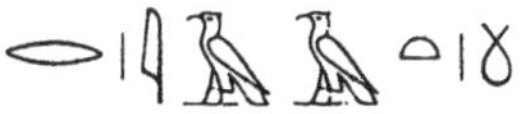 L 41 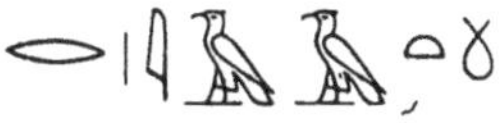 L 42

zur Herstellung von Knoten-Amuletten, die in die Vulva eingeführt werden

1) *ʿ3.t nt r3-i33.t* 'Leinenstoff von ...-Gewebe': L 42
2) *nḏ n r3-i33.t* 'Fäden vom ...-Gewebe': L 41

r3-ib Magen (wörtlich: Mündung des Herzens)

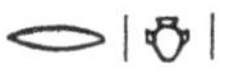 Eb; Bln; Sm; Mutt u Kind 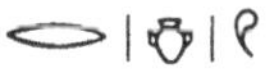 Eb 211–216

---- 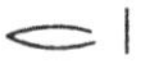 Eb 855 s[8]  Eb 207 c[9]

I) In Diagnosen- bzw. Rezeptgruppen[10]

[1] Ob zu übersetzen: 'hüte dich, es ist ein Zauberspruch' (d. h. gegen diese Krankheit ist nichts auszurichten)?
[2] „Auf Grund des Ausspruches".
[3] Siehe auch *r3-sj* (*rsj*) 'überhaupt' als eigenes Wort.
[4] 'Flüssigkeit des Mundes', ob „Speichel" gemeint (so Äg.W.B. und Lefebvre). – Oder ist die 'Öffnung' des *ib*-Herzens gemeint, also eine Flüssigkeit des Magens (*r3-ib*)?
[5] Wreszinski übersetzt „mein Mund wehrt ab" (*r3*[-*j pw*] *šd* [*st*]).
[6] *mḥ r3* 'den Mund füllen'. Vgl. Äg.W.B. II 116,17.
[7] *r3-pw* 'oder'? Oder der unter A I f 5 genannte Titel?
[8] Durch Zeilenbruch fehlerhaft abgebrochen.
[9] Infolge Zeilenbruch un-vollständig geschrieben.
[10] Außer in dieser geschlossenen Gruppe gibt es noch vereinzelte Fälle (Eb 102=296; Bln 154; Sm 20,13), in denen Magen-Erkrankungen auftreten, siehe dazu § 3.

a) Diagnosen

Eb 188 und 188a (*šsȝw n mn rȝ-ib ir ḫȝj-k s ḥr šnʿ n rȝ-ib-f . . . gmm-k ẖ.t-f tȝ šnʿ m rȝ-ib-f*)

Eb 189a (*ir ḫȝj-k s ḥr mn rȝ-ib-f . . . rdj.ḫr-k ḏr.t-k ḥr rȝ-ib-f . . . gmm-k rȝ-ib-f sr.w*)

Eb 190a (*iw ḥns.n rȝ-ib-f*)

Eb 191a = 194a (*ir ḫȝj-k s ḥr mn rȝ-ib-f iw-f mn-f gȝb-f mnḏ-f gs n rȝ-ib-f*)

Eb 192a = 195a (*ir ḫȝj-k s ḥr mn rȝ-ib-f*)

Eb 193a (*ir ḫȝj-k s ẖrj šnʿ n rȝ-ib-f*)

Eb 194a = 191a (siehe oben)

Eb 195a = 192a (siehe oben)

[Eb 196 (*ir ḫȝj-k s mn-f st*[1])]

Eb 197a (*ir ḫȝj-k s ḥr mn rȝ-ib-f*)

Eb 198a[2] (*ir ḫȝj-k šnʿ m rȝ-ib-f . . . iw rȝ-ib-f ḫm-f*)

Eb 199a (*ir ḫȝj-k s ḥr mn šnʿ m rȝ-ib-f*)

Eb 200a (*ir ḫȝj-k s ḥr mn rȝ-ib-f*)

Eb 201a (*ir ḫȝj-k šnʿ n rȝ-ib-f*)

Eb 202a (*ir ḫȝj-k s ẖrj šnʿ n rȝ-ib-f*)

Eb 203a (*ir ḫȝj-k s ḥr mn rȝ-ib-f*)

[Eb 204a (*ir ḫȝj-k s ẖrj šnʿ m gs-f iȝbj*)][3]

Eb 205a (*ir ḫȝj-k s ḥr mn rȝ-ib-f*)

Eb 206a (*ir ḫȝj-k s ẖrj šnʿ n rȝ-ib-f . . . iw ḥns swȝ ḥr rȝ-ib-f . . . gmm-k rȝ-ib-f ḏbȝ*)

[Eb 207a[4] (*ir ḫȝj-k s ẖrj šnʿ*)]

- - - - Eb 207c (*iw ḏȝf pn hȝj r [rȝ-]ib-f*)[5]

b) Rezepte

Eb 208[6] (*k.t pẖr.t nt dr šnʿ m rȝ-ib*)

[Eb 209 (*k.t nt srwḫ šnʿ m gs wnmj*)]

[Eb 210 (*k.t nt dr šnʿ m gs wnmj*)]

Eb 211[7] (*k.t nt dr šnʿ wnm snf ḥr rȝ-ib*)

Eb 212 (*k.t pẖr.t nt rȝ-ib*)

Eb 213 (*k.t nt dr šnʿ m rȝ-ib*)

Eb 214 (*k.t pẖr.t nt rȝ-ib*)

[1] *st* auf die Erkrankung des Falles Eb 195 (*sḥwȝ.w nw st.t*) zu beziehen.

[2] Vgl. die Rezepte Eb 593 (= H 143) und Eb 594.

[3] „Linke Seite“ = Magen?

[4] Es folgen Magen-Rezepte, siehe unter b.

[5] Infolge Zeilenbruch unvollständig geschrieben.

[6] Schließt direkt an die Magen-Diagnosen an, siehe unter a.

[7] Vgl. Eb 597 (*snf ḥr drww*).

[Eb 215 (*k.t*)]
Eb 216[1] (*k.t nt r3-ib*)

II) Pathologische Einzelheiten

a) *mn r3-ib*[2] 'am Magen leiden'
Eb 102 (= 296); 188; 189a; 191a = 194a; 192a = 195a; 197a; 200a; 203a; 205a; 296 (= 102); Sm 20,13

b) Krankheiten im *r3-ib*

1) *šnʿ n r3-ib*
Eb 188a (36,4); 193a; 201a; 202a; 206a

2) *šnʿ m r3-ib*
Eb 188a (36,8); 198a; 199a; 208; 213

3) *šnʿ wnm snf ḥr r3-ib*
Eb 211

4) *nw ntj m r3-ib* (= *d3f*)
Eb 207d

c) krankhafte Zustände des Magens
Eb 189a (*r3-ib-f sr.w*); Eb 190a (*iw ḫns.n r3-ib-f*); Eb 198a (*iw r3-ib-f ḫm-f*); Eb 206a (*iw ḫns sw3 ḥr r3-ib-f*); Eb 206a (*r3-ib-f db3*); Eb 855f (*sḫp iḫ.t m r3-ib-f mj-s m ir.t*); Eb 855r (*ir r3-ib-f ḫsf: wr r3-ib-f pw*); Bln 154 (*iw r3-ib-f mr-f*)
---- Eb 855s (*ir iw r3[-ib-f] t3-f ḫnws*); Mutt u Kind B 1,6 (*mn r3-ib* 'der Magen schmerzt') (Zaub)

§ 1: Daß die Bezeichnung für den Magen mit Hilfe von *ib* = Herz gebildet wird, ist bezeichnend für die Vorstellung der Ägypter, die dem Herzen (*ib* und *ḥ3.tj*) ebenfalls eine Art Verdauungsfunktion zumuteten (siehe dazu *ib* § 2 und 3; *ḥ3.tj* § 3). Offenbar wurde der Magen nur als eine „Ausmündung des Herzens" angesehen (wobei unter *r3* = Mund sicher nicht nur die Öffnung, sondern der ganze Magenraum verstanden wurde). Der Umstand, daß dem Herzen die Verdauungsfunktion zugeschrieben wurde, erklärt auch die Tatsache, daß dem Magen (*r3-ib*) außerhalb der medizinischen Texte kaum Beachtung geschenkt wurde; die wenigen nichtmedizinischen Stellen (Sall II 7,3; Urk VI 81,9–10; Vatican Nr. 18 (*r3-n-ib*); Kairo 42225e 11) machen deutlich, daß *r3-ib* ein Terminus der Medizin ist, der vielleicht geprägt wurde, um das Verhältnis von „Herz" zu „Magen" schärfer zu kennzeichnen. Leider wurde diese vorübergehende Erkenntnis später wieder zugunsten einer allgemeinen Unschärfe der Verhältnisse aufgegeben, wie die Übersetzung von *r3-ib* durch *ḥ3.tj* (Urk VI 81,9–10) und das alleinige

[1] Es folgen Rezepte für *ib* und *ḥ3.tj*.
[2] Wahrscheinlich als Verkürzung von *mn šnʿ m r3-ib* (vgl. Eb 199).

Übrigbleiben von *ḥ3.tj* bzw. ϩΗΤ (das nun sowohl ‘Herz’ wie ‘Magen’ bezeichnen kann)[1] beweisen.

§ 2: Außer in den Magen-Diagnosen, die zwischen Magen (*r3-ib*) und Herz (*ib*) unterscheiden, scheint eine Trennung der Begriffe auch in den Fällen vorzuliegen, in denen sowohl *r3-ib* als auch *ib* und *ḥ3.tj* vorkommen: Bln 154; Eb 855f und s.

§ 3: Als Nebenerscheinung liegen Magen-Erkrankungen an folgenden Stellen vor: Eb 102 = 296 (*st.t*; vgl. auch Eb 192 = 195 mit der Diagnose *sḫw3.w pw nw st.t-f*); Bln 154 (*hb t3w*); Sm 20,13 (*šnʿ n snf ḥr ḥm.t*). – Die Bezeichnung „Nebenerscheinung“ ist im Falle Sm 20,13 eigentlich nicht ganz korrekt; in seinem Aufbau unterscheidet sich dieser Fall (Einleitung: *ir ḫ3j-k s.t ḥr mn r3-ib-s*) in keiner Weise von den Magen-Diagnosen; doch geben uns die Diagnose und die Behandlungsvorschrift das Recht, die Magenschmerzen hier als sekundär anzusehen (daß keine Gleichsetzung von *r3-ib* ‘Magen’ und *ḥm.t* ‘Uterus’ vorliegt, ist bereits von Dawson JEA 22, 1936, 108 gegen Breasted festgestellt worden).

§ 4: Die Behandlung der unter I aufgeführten Magenerkrankungen erfolgt in der Regel durch Einnehmemittel; Eb 198 und 199 verwenden daneben noch einen *wt*-Verband; nur durch Verbinden (*wt*) werden die Fälle Eb 200; 208; 211 und 213 behandelt. – Die Untersuchung der Magenerkrankungen erfolgte vornehmlich durch die Finger: Eb 189 (*rdj.ḫr-k ḏr.t-k ḥr r3-ib-f . . . iw šm iw ḫr ḏbʿ.w-k*); Eb 193 (*rdj.ḫr-k ḏr.t-k ḥr-f . . . spd.tj ḏbʿ.w ḥr-f*); Eb 199a (*šm-f iw-f ḫr ḏbʿ.w-k mj mrḥ.t m ḫnw ḫn.t*); Eb 204e (*rdj.ḫr-k ḏr.t-k ḥr-f*); Eb 205a (*ir-r-s3 iw-f ḫr ḏbʿ.w-k*); Eb 205c (*ir-m-ḫt sš ḫr ḏbʿ.w-k mj nš3 n šʿj*). – Eb 207c und d verhilft das Betrachten der aus dem After abgegangenen Stoffe zur Erkenntnis des glücklichen Abschlusses der Erkrankung (ähnlich auch Eb 198c).

§ 5: Näheres zur Lage des Magens siehe bei *ḏrww* und *gs i3bj*.

§ 6: Gegen die von Ebbell, Anatomische Namen S. 296, vorgebrachte Übersetzung von *r3-ib* als „Magenmund, Cardia“ siehe besonders Grapow, Grundriß I S. 64 Anm. 3 und Lefebvre, Tableau S. 34 Anm. 12.

r3-ʿ Tätigkeit

 Eb

als schädliche Tätigkeit von Priestern, die Krankheitshauche bewirken

[1] *ḥ3.tj* nimmt also letzten Endes sowohl *ib* wie *r3-ib* in sich auf, die beide aus der Sprache verschwinden; siehe dazu *ib* § 1. – Zum Gebrauch von ϩΗΤ vgl. Hintze, Grapow-Festschrift S. 141–142.

Eb 855h (*ir dḥr.t nb.t: ṯ3w pw n r3-ʿ wʿb*); Eb 855u (*ir 3ḳ ib mḥ.t ib: in ṯ3w n r3-ʿ ẖrj-ḥb irr st*)

r3-pw oder

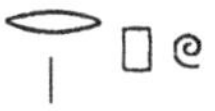 Eb; H; Bln; Sm; L; Bt Rs 2,4; Pap. Beatty VIII Vs.; Pap. Tur PuR 31 + 77 Schluß; Ram III 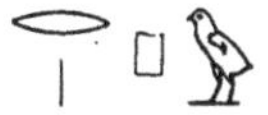 KV; Ram III B 12

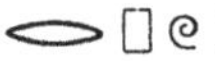 H 13; 151 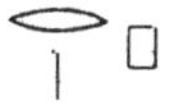 Bln 38; Bt 10; 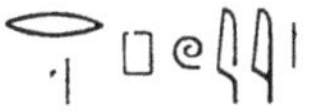 Bln 163h (16,8)

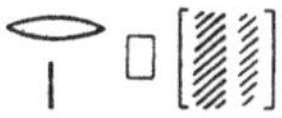 Kah 17 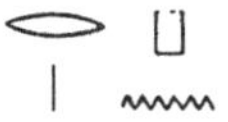 Bt 11

I) vom Patienten

a) *s s.t r3-pw* 'Mann oder Frau'

1) Körperteile des Mannes oder der Frau

ʿ.t nb.t nt s s.t r3-pw	H 13; 37; 133; 134; 139; 232
pḥwj n s s.t r3-pw	Bt 11; ---- L 37
ḥʿw n s s.t r3-pw	Eb 705; 709
ḥr n s s.t r3-pw	H 151
ẖ.t nt s s.t r3-pw	Eb 99; 103; 167; 300; H 83; ---- Pap. Beatty VIII Vs. 5,1
sʿḳ mš3.t n s s.t r3-pw	Bt 10
tp n s s.t r3-pw	Eb 458

2) in der Applikation

werde eingenommen vom Manne oder der Frau: Eb 154; 167; 212; Pap. Beatty VIII Vs. 5,3; ---- Bln 38

werde gegeben dem Manne oder der Frau: Eb 93

ein Zäpfchen für den Mann oder die Frau: Eb 162

b) *ḥm.t ṯ3j* 'Frau – Mann'

Eb 67 (Droge *wt ẖ.t ḥr-s nt ḥm.t ṯ3j r3-pw*)

c) *ẖrd s* 'Kind – Mann'

Ram III B 12 ([..] *m ẖrd m s r3-pw*)

d) *ẖrd wr* 'Kind – Großer'

Ram III B 14 (*rdj n ẖrd n wr r3-pw*)

II) von Drogen

Eb 9; 20; 212; 325; 369a; 522a; 531; 856f = Bln 163f; Bln 163h (16,8); H 7; L 35; Ram III A 16; Pap. Tur PuR 31 + 77 Schluß; ---- Eb 60 (Drogen, darunter Wasser: *swr r hrw 4 r3-pw ḥr ḥḳ.t*)

III) von Körperteilen

Eb 198c (zweimal); 616; 617; 855e[1]; H 173 (zweimal); 196; Bln 142[2]

---- Auslassung des zweiten Bestandteils[3]: H 177; 193; 195

IV) von Krankheitserscheinungen

Bln 52; Kah 17; KV 30;

---- zwei Verben der Krankheitsbeseitigung: Eb 92

V) von Zeitangaben

Eb 783 (*m rnp.t 1 rnp.t 2 rnp.t 3 r3-pw*); Eb 861 a (*rnp.t 3bd r3-pw*)

VI) von Töpfen und Geräten

Eb 13; KV 43

VII) zwischen zwei Sätzen[4]

Bt Rs 2,4 (*n iw-k .... r3-pw n h3j-k*)[5]

VIII) Verschiedenes

Eb 852 (*sṯj pr ḫbsw r3-pw*); Eb 868a (*m wᶜ ᶜš3.w r3-pw*); Bln 195 (*mwj.t ḥr ḥs r3-pw dᶜw r3-pw*); Sm 8 (4,16) (*ṯ3w pw n nṯr n rwtj mt r3-pw*)

IX) unklar: L 34 (11,13); Ram III A 21

§ 1: Bei zwei Gliedern ist die gewöhnliche Anordnung: A B *r3-pw*. Besonderheiten dabei zeigen Eb 154 (*swr in s ntj ḥr mn t3w s.t r3-pw*); Eb 212 (*nḳᶜw.t nt nh.t ḏ3r.t r3-pw nt wḥ3.t*); Eb 616 (*pḫr.t nt dbᶜ mr-f s3ḥ r3-pw*); Eb 92 (*k.t nt šdj.t wḥ3.w m ẖ.t sm3-f r3-pw*). – A *r3-pw* B *r3-pw* findet sich Eb 198c; Bln 195. – A *r3-pw* B schreibt Bln 163h; hierher gehört auch die ungewöhnliche Stellung des *r3-pw* in der Genetiv-Verbindung des ersten Bestandteiles bei Bln 52 (*pḫr.t nt sḏ ᶜ3.t r3-pw Ḫnsw bsj nb*), falls nicht ein Fehler vorliegt; ebenfalls ungewöhnlich ist Eb 60 (siehe II Ende).

Bei drei Gliedern heißt es A B C *r3-pw*: Eb 783; KV 30.

§ 2: Stehen die beiden durch *r3-pw* gegenübergestellten Glieder im Genetiv, so steht im allgemeinen der indirekte Genetiv (ohne Wiederholung der Genetivpartikel vor dem zweiten Glied)[6]; siehe die Beispiele unter I a 1.

[1] *tm md.t ḥ3.tj pw mt.w r3-pw n ḥ3.tj inb3* 'das bedeutet, daß das *ḥ3.tj*-Herz oder die Gefäße des *ḥ3.tj*-Herzens nicht reden, indem sie stumm sind'; wohl nicht in zwei Sätze aufzulösen: 'das bedeutet, daß das *ḥ3.tj*-Herz nicht redet, oder daß die Gefäße des *ḥ3.tj*-Herzens stumm sind'.

[2] Siehe dazu § 2 Ende.

[3] Es fehlt in jedem Fall *ḏbᶜ* 'Finger': H 195 (*srwḫ s3ḥ r3-pw*); H 177 (*ᶜn.t nt s3ḥ r3-pw*); H 193 (*ᶜn.t s3ḥ r3-pw*).

[4] Siehe auch Anm. 1 zu Eb 855e (unter III).

[5] 'Nicht sollst du ... noch sollst du' (wörtlich: oder nicht).

[6] Die Form A *n* B C (ohne *r3-pw*) z. B. Eb 99; sonst heißt es in diesem elliptischen Gebrauch A *n* B *n* C (vgl. *nj* § 2). – Fälle mit Wiederholung einer Präposition vor dem

Das direkte Genetiv-Verhältnis liegt z. B. Eb 531 (*mrḥ.t db šꜣj rꜣ-pw*) oder Eb 852 (*sṯj pr ḥbsw rꜣ-pw*) vor. – Bln 142 werden zwei zu einem Substantiv gehörende Adjektiva durch *rꜣ-pw* verbunden (*ẖrj mnḏ wnmj ỉꜣbj rꜣ-pw*).

rꜣ-pr Tempel

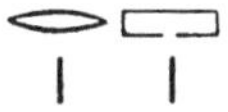 L 25b

ein medizinisches Buch wurde gefunden: *m ḏr.t ẖrj-ḥb n rꜣ-pr pn*

rꜣ-sj/rsj überhaupt

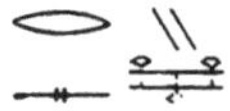 Eb 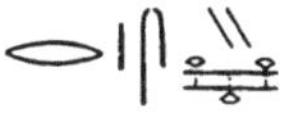 Eb 191c

Partikel zur Verstärkung einer Negation
1) *n*: Eb 191c = 194c (*n wḥm* bzw. *wḥm-j sp rꜣ-sj*)
2) *tm*: Eb 590 (*dr šfw.t tm wnn rꜣ-sj*)
3) *ỉmj*: Eb 766f (Ohrbehandlung: *ỉmj-f ḥwꜣ rꜣ-sj*)

rj.t Eiter

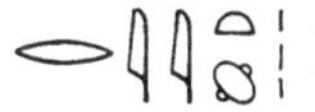 Eb; Sm 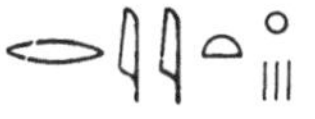 Eb 858a 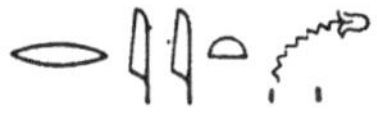 H 140
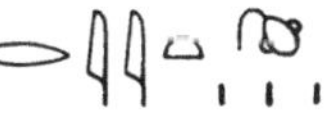 Sm 39 (13,4)

I) als Krankheitsstoff bei Geschwülsten und Geschwüren
  a) *ʿꜣ.t*-Geschwulst
    Eb 869; 869a (*ʿꜣ.t nt rj.t*); Eb 869b (107,11) (*rj.t pḥr.tj m ḥʿw-f*); Eb 870c (107,16) (*ʿꜣ.t nt rj.t nt ʿrw.t*)
  b) *ʿnw.t*-Geschwulst des „Chons-Gemetzels“
    Eb 877b (*rj.t ỉm*)
  c) *bnw.t*-Geschwür
    Sm 39 (13,11) (*ỉrj.n-sn rj.t*); Sm 39 (13,6) (*ỉrj.n-sn wḏʿ.w nw rj.t*); Sm 39 (13,12) (*ḳmꜣ.t-sn rj.t*); Sm 39 (13,4) (*twꜣ.w: sḳdj.n-sn m rj.t ḥr ḳꜣb.t-f*)
  d) *ḥnḥn.t*-Geschwür/Geschwulst
    Eb 861; 861a; 861b (*ḥnḥn.t nt rj.t*); Eb 861a (*ḥnḥn.t nt rj.t: ḳmꜣ.n-s ḥʿ.w nw rj.t*); Eb 858a (*ḥnḥn.t nt wḫdw: ỉr ẖnn-f m rj.t*); Eb 858b (*ḥnḥn.t nt wḫdw: ḳmꜣ.n-s rj.t*); Eb 858c (*ḥnḥn.t nt wḫdw:*

zweiten Gliede sind z. B. Ram III B 14 (unter I d) vgl. dagegen Eb 93 (unter I a 2); Ram III B 12; Eb 783.

sp.w nw sḏ tw3.w inj.t rj.t); Eb 859; 859a (*ḥnḥn.t ḫpr.t ḫr wd.t nt ʿrw.t nt rj.t*); Eb 859a und b (104,16 und 17) (*rj.t pḥr.tj*); Eb 862b (*ḥnḥn.t nt ʿrw.t: irj.n-s ʿḥʿ.w nw rj.t*)

e) *šfw.t*-Schwellungen

Eb 557 = H 140 (*k.t pẖr.t nt inj.t rj.t*)

II) Auftreten an verschiedenen Körperteilen

a) Augen: Eb 385 (*ʿḫ.t nt mw m ir.tj*) (*dr mw rj.t snf*)

b) Ohr: Eb 768 (*msḏr šm3j wʿf.n-f rj.t*)

c) Magen: Eb 196 (*iw sḥw3.w rj.t*)

III) Krankheitsart und -ort nicht feststellbar

Eb 595 (*k.t stkn rj.t*)[1]

IV) Formen und Beschaffenheit (in genetivischen Verbindungen)

ʿḥʿ.w nw rj.t	Eb 862b
wrm.w nw rj.t	Sm 6 (3,1)
wḏʿ.w nw rj.t	Sm 39 (13,6)
ḥʿ.w nw rj.t	Eb 861a

V) als Droge: „Ausscheidung“: Eb 208 siehe im Drogen-W.B.

§ 1: Wie *snf* ‘Blut’ ist *rj.t* ‘Eiter’ keine Krankheit an sich, sondern ein Krankheitsstoff, der an verschiedenen kranken Stellen des Körpers auftritt (vornehmlich bei Geschwülsten); er wird von der Krankheitserscheinung „geschaffen“: *irj* ‘machen’ (Sm 39 (13,6 und 11); Eb 862b); *km3* ‘schaffen’ (Sm 39 (13,12); Eb 861 (105,10); Eb 858b (104,10)); *wʿf* ‘zusammenziehen’ (Eb 768). Der Eiter bewegt sich im Körper: *pḥr* ‘laufen’ (Eb 869b (107,11); Eb 859a (104,16); Eb 859b (104,17)); *wd.t* ‘Verlagerung’ (Eb 859a (104,14 und 15)). Eb 859b (‘der Eiter ist fortgelaufen von seiner Stelle’) läßt vermuten, daß der Eiter normalerweise an eine bestimmte Stelle im Körper gebunden war, an der er sich ohne Schaden für den Menschen befand (vgl. die Theorie über *snf* ‘Blut’ und über die *st.t*-Schleimstoffe); erst durch die ‘Verlagerung’ entsteht die schädliche Wirkung.

§ 2: Als Verben der Krankheitsbeseitigung sind bei ‘Eiter’ genannt: *inj* ‘holen’, *stkn* ‘kommen lassen’ und *dr* ‘beseitigen’. Die Behandlung im einzelnen siehe bei den aufgeführten Geschwulstarten bzw. den von Eiter befallenen Körperteilen.

§ 3: Auffällig ist das Fehlen von ‘Eiter’ bei den *wbnw*-Wunden, die offenbar abheilen, ohne daß eine Eiterung auftritt (sogenannte „primäre Wundheilung“).

[1] Wahrscheinlich wie *inj.t rj.t* (Eb 557) zu Gruppe I gehörig.

rj.t Farbstoff

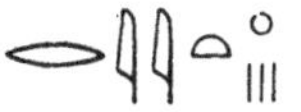 Ram IV C 15

1) grüne Schreibtinte, um einen Zauberspruch auf den Bauch des Kindes zu schreiben
Ram IV C 15 (*rj.t w3ḏ.t*)
2) als Droge siehe im Drogen-W. B.

rjwm.w (?) [krankhafte Erscheinung]

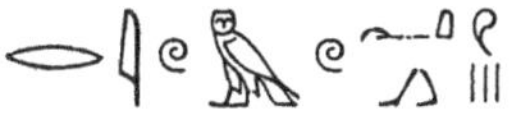 Eb

Eb 123 = 251 d (*ʿḥʿ rjwm.w mj ntj n ḫpr iḫ.t r-f*)

§ 1: Der Sinn dieser Stelle muß sein, daß die Krankheit zum Aufhören gebracht wird (*ʿḥʿ* 'zum Stillstand kommen' ?), sobald der Patient mit den vorher verordneten Drogen gesalbt ist. In ähnlichen Fällen wird der Erfolg der Behandlung durch das Hilfsverb *ʿḥʿ* eingeleitet: „dann . . . ." Daher schlägt Sethe, Kommentar zu den Lesestücken 54,15, vor, in *rjwm* ein Verbum „weichen o. ä." und in 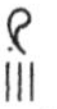 eine verderbte Krankheitserscheinung als Subjekt dazu zu sehen. Als Hörfehler statt *ʿḥʿ rwj mn.t* „dann schwindet die Krankheit" erklärt Sander-Hansen, Grapow-Festschrift S. 287, die unklare Stelle. – Falls die vor *ʿḥʿ rjwm.w* stehenden Ausdrücke *iṯṯ.t* und *ḥw3.w* zur Beschreibung einer Bewegung stehen (siehe bei *iṯṯ.t*), könnte auch *rjwm.w* eine Bezeichnung für eine „krankhafte Bewegung" sein, die nach dem Salben 'zum Stillstand kommt wie bei einem, gegen den keine Krankheit wirkt'.

rʿ Sonne

A) Sonnengott Re

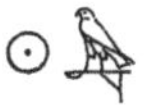 Eb; H 75; 170; 214; Bln; L 2; 6; 10; 24; 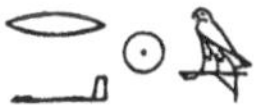 H 72; 74; 78; L 5; 6; 24; Mutt u Kind B 1,5  in *nb-m3ʿ.t-Rʿ* L 14; 44; 51

nur im Zauber belegt:
I) in den sogenannten „Göttermitteln"
Eb 242; Eb 244 = H 72; Eb 245; Eb 246 = H 74; Eb 247 = H 75
II) in dem Königsnamen *nb m3ʿ.t Rʿ*: L 14; 44; 51
III) sonst im Zauber
Eb 1 (1,8) (= H 78); 2 (1,18 und 19); 360 (58,9); 763; 873 d; H 78 (6,9) (= Eb 1); 170; 214; Bln 1 90 (21,8 und 9); L 2 (1,2); 5 (2,5); 6 (3,3 und 5); 10 (4,4); 24 (8,1 und 3); Mutt u Kind B 1,5

B) *rʿ nb* 'jede Sonne' = 'jeden Tag'[1]

⊙| Eb; Bln; Sm; Carlsb; Bt 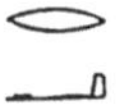 ⊙| Eb 484; H; Bln 199 ⊙ Ram V

in Behandlungsanweisungen als Zeitangaben

I) Einnehmen (Trinken, Essen, Schlucken usw.)
Eb 136; 151; 185; H 88; Bln 161
– – – – *swr rʿ nb r hrw 4*: Eb 166; 324

II) *rdj* 'verabfolgen'
Eb 462; 484; 712b; 716; H 17; Bt 6; – – – – Eb 516 (?)[2]

III) *srwḫ* 'behandeln'
Sm 1 (1,3); 2 (1,15); 3 (1,23); 10 (5,8); 11 (5,13); 12 (5,20); 14 (6,12); 15 (6,17); 16 (6,21); 17 (7,7); 18 (7,11); 19 (7,19); 23 (8,22); 25 (9,6); 26 (9,11); 27 (9,18); 28 (10,1); 30 (10,11); 32 (11,6); 34 (11,20); 35 (12,8); 36 (12,14); 37 (12,18); 38 (13,2); 40 (13,16); 42 (14,20); 43 (15,3); 47 (17,5); 47 (17,15)

IV) *wt* 'verbinden'
Ram V Nr. II; Nr. VIII; Nr. XI

V) Salben (*wrḥ*, *gs*)
Eb 255; 437; H 24; Ram V Nr. III

VI) *iʿj* 'waschen'
Eb 717; 718
– – – – *iʿj sp 4 rʿ nb*: Eb 384

VII) Eb 207c (*dwꜣ-k ḥr ntf rʿ nb ḥr mꜣꜣ . . .*)

VIII) in Prognosen
Bln 199 = Carlsb III (*iwḥ*); – – – – Carlsb II

IX) fehlerhaft: Eb 137[3]

rw.t Tanzbewegung

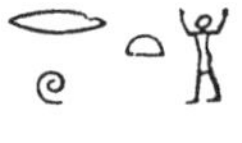 Eb 855n

ir rw.t nt ḥꜣ.tj: rww-f sw pw ḥr mnḏ-f iꜣbj

[1] Die ideographische Schreibung sicher nicht *hrw* zu lesen, wie Breasted (Glossar) es tut: bemerkenswert ist die Streichung des ausgeschriebenen *hrw* in Sm 10 (5,8) durch den Schreiber!

[2] Das Verbum der Applikation fehlt; wahrscheinlich *rdj* zu ergänzen.

[3] *swr r rʿ nb*; wahrscheinlich ist *nb* zu streichen und *swr r hrw 1* zu lesen.

§ **1:** Es ist wohl nicht an ein ständiges Drehen oder Hüpfen des Herzens zu denken, sondern eher an ein einmaliges Abschnellen von der Unterlage; ein Tanzsprung o. ä., der das Herz von seiner Stelle entfernt (Wortspiel *rw.t* - *rwj*).

rwj (sich) entfernen

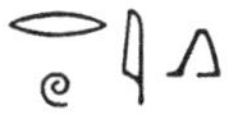 Eb; H; L; Pap. Leid 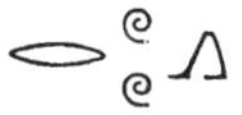 Eb 855n (101,12)

I) intransitiv: sich entfernen
  a) von Krankheit: Eb 756.
  b) von schädlichen Tieren: Eb 840; 841
  c) vom Herzen, das sich von (*m*) seiner Stelle entfernt: Eb 855n (101,13)[1]
II) transitiv: entfernen
  vom Heilmittel, das die Krankheit entfernt: Eb 763
III) reflexiv: sich entfernen
  a) vom Herzen, das sich von (*ḥr*) der linken Brust entfernt: Eb 855n (101,12)[1]
  b) eine Krankheit soll sich entfernen aus einem Körperteil Pap. Leid Verso IX 12 (*ḥr*); H 85b (*m*)
IV) unklar: L 14 (5,11)

rwj.t Ausfluß?

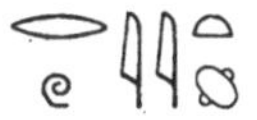 Eb 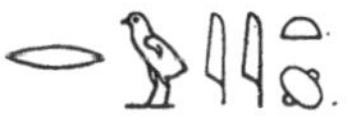 Ram

Eb 757 (*ḥ3.t-ʿ m pẖr.t nt srwḫ gs wnmj m rwj.t*); Ram III B 16 (*rwj.t nt wsjr*) (Zaub)

§ **1:** Ebbell, Altägyptische Krankheitsbezeichnungen S. 29, denkt an „Lahmheit", was aber schwerlich stimmen kann, da *gs wnmj* ʻdie rechte Bauchhälfteʼ ein innerer Körperteil ist.

rwjw Stroh

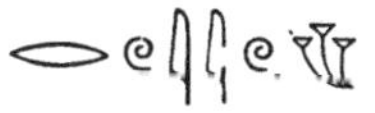 L 35

in der Verbindung *rwjw n bd.t it r3-pw* als Brennmaterial

[1] Zwischen dem intransitiven *rwj m* und dem reflexiven *rwj ḥr* ist kein bemerkenswerter Unterschied festzustellen.

rwtj Äußeres; außen

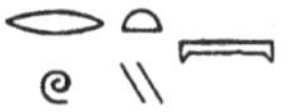 Eb; Sm; L 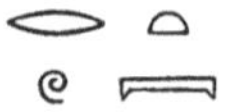 Bln 70 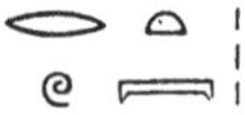 Bln 112

1) *n rwtj* 'nach außen' (von krankhaften Äußerungen, die nach außen hervorgebracht werden)
Eb 854d (4 Gefäße im Hinterkopf: *ntj m-ḫt ḳmꜣ ḥtp bꜣ ꜥꜣꜥ ḳmꜣ.t-sn pw n rwtj*); Eb 877c (eine Geschwulst: *irj mw n rwtj*)

2) Dämonen-Krankheiten treten von außen in den Körper ein
a) *ꜥḳ m rwtj*
Eb 855y (zweimal)[1]; Bln 70; 112; Sm 8 (4,8; 4,15; 4,16; 4,16); 22 (8,17)
b) Glossen-Erklärung von *ꜥḳ.t m rwtj*
Sm 8 (4,16) (*ṯꜣw pw n nṯr n rwtj*)

3) Zauber: Sm 18,16

rwḏ fest sein

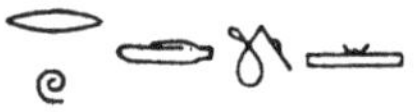 Eb 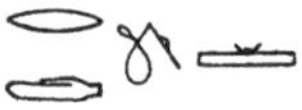 L 38 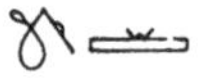 Sm 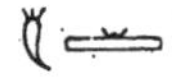 L 1; 3
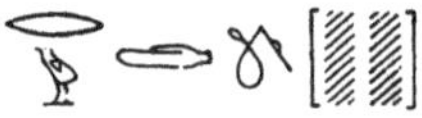 Kah 13

I) Beschaffenheit von Geschwülsten und Schwellungen
a) *ꜥꜣ.t*
Eb 868a (*wnn-s mj inm ḥꜥw-f rwḏ ḫr ḏbꜥ.w-k n is wr.t*); Eb 870a (*imj.w-s rwḏ*); Eb 871a (*iw-s rwḏ.tj ḫr ḏbꜥ.w-k*); Eb 872a (*gmm-k sj ḥnbꜣbꜣ.tj rwḏ.tj ḫr ḏbꜥ.w-k ḥr šm.t*); Eb 873a (*iw rwḏ mꜣꜣ-s*)
b) *bnw.t ḥmꜣ.tj*
Sm 45 (15,17) (siehe unten bei *šfw.t*)
c) *ḥnḥn.t*
Eb 858a (*gmm-k sj mj irtjw ḫsd ḫnn rwḏ inm-f n is wr.t*)
d) *ḫsd*
L 1; L 3 (2,1) (*iꜥj pꜣ ḫsd rwḏ m mwj.t* [. . .] *gs pꜣ ḫsd rwḏ im-sn*)[2]
Eb 858a (siehe oben bei *ḥnḥn.t*)
e) *šfw.t*
Sm 45 (15,17) (*ir bnw.t ḥmꜣ.tj ḥr ḳꜣb.t-f: wnn šfw.t pw ḥr ḳꜣb.t-f wr sš rwḏ*); – – – – Kah 13 (2,17) (*gmm-k st rwḏ* [. . .])

[1] Das Determinativ (102, 15) bezieht sich auf den zusammengesetzten Begriff *ꜥḳ m rwtj*.

[2] Wreszinski liest irrtümlich *ḫsd bnr* und Ebbell (ZÄS 62, 1927, 20) will es als „Dattelbeule" deuten.

II) Beschreibung der *ḥm3j.t*-Pflanze (in einem Vergleich mit *bnw.t-ḥm3.tj*-Geschwülsten)
Sm 45 (15,18) (*ḥm3j.t w3ḏ.t wnn-s rwḏ.tj ḳb.tj r ẖrj ḏr.t-k*)

III) Zustand einer im Zauber verwendeten Droge
L 38 (13,6) (*ḏd mdw ḥr ḥnn rwḏ m dp.t*)

rm Fisch

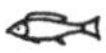 KV 2

1) Heilkunde für einen Fisch: KV 2 (*šs3w m33 rm*)
2) als Droge siehe im Drogen-W. B.

rmj A. weinen

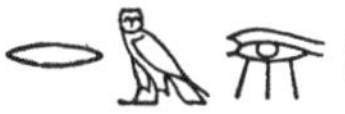 Sm 7 (3,12; 4,2) 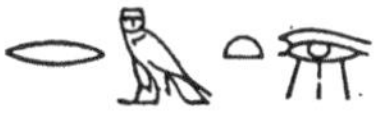 Sm 7 (4,4) (Infinitiv[1] ?)

in einem Vergleich zur Beschreibung von Symptomen einer klaffenden Schädelwunde
Sm 7 (3,12 und 4,2) (*iw ḥr-f mj iḫ.t rmj-f*) mit der Glossen-Erklärung Sm 7 (4,4) (*ḥr-f [ḥr] rmj.t*)

(rmj.t) B. Träne; Weinen

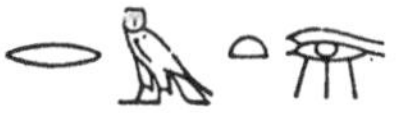 Sm 20 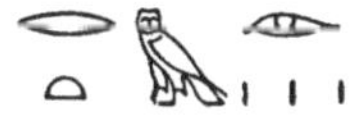 Ram III A 14[2]

I) als Begleiterscheinung bei einer Verletzung des Joch-Schläfenbeines
Sm 20 (8,1) (*rmj.t ʿ3.t h3j.tj m ir.tj-fj*)

II) in einem Zauberspruch gegen eine Augenkrankheit
Ram III A 14[3]

rmn Oberarm

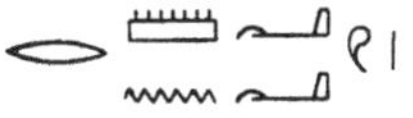 Bln 196 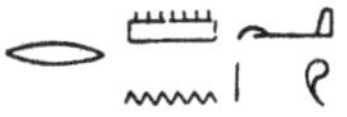 L 36

1) neben *ʿ.wj* (Unterarme), in einem Schwangerschaftstest
Bln 196 (*gs-k ḳ3b.t-s ʿ.wj-s rmn.wj m mrḥ.t m3.t*)
2) Zauber: L 36 (12,4)

[1] *ḥr-f [ḥr] rmj.t?* Zur Auslassung des *ḥr* (Präposition) neben *ḥr* 'Gesicht' vgl. Bt Rs 2,3 und Sm 11 (5,15).
[2] So nach Barns.
[3] Oder Infinitiv des Verbs unter A?

rmn.t gehälfteter Topf

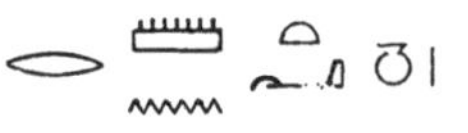 Eb 307 (53, 5); 314 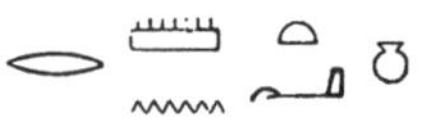 Eb 324

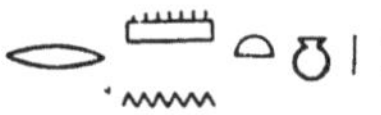 Eb 307 (53,3)

Bezeichnung für einen speziellen Topf für die Bereitung von je einer festen und einer flüssigen Droge
Eb 307 (*rmn.t gs-s m mw gs m ḏ3r.t. . . . rdj.ḫr-k stf.tw 1/4 n 5* ro *m rmn.ttn*); Eb 324 (*rmn.t gs-s m mw gs m ḏ3r.t*); Eb 314 (Rindermilch und *wʿḥ*-Hülsenfrucht: *rdj r rmn.t*)

§ 1: Dieser Topf hat seinen Namen offenbar von *rmn* 'Hälfte' (vgl. Äg.W.B. II 418,12–18) auf Grund eines siebähnlichen Einsatzes, der den Topf in zwei Hälften teilte: die untere wurde mit Flüssigkeit gefüllt, in dessen Dampf die auf dem Sieb in der oberen Hälfte liegenden Früchte gekocht wurden. – Siehe auch Band III S. 102.

rmṯ Mensch

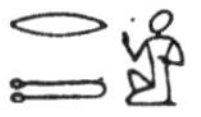 Ram III B 27 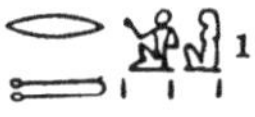[1] Eb; H; Bln; Sm; L

a) Körperteile des Menschen
   1) *ḥʿw n rmṯ* 'Körperoberfläche' H 150
   2) *sšm.t rmṯ* 'Leitungen = das Gefäß-System' Bln 163b
   3) in Drogen-Verbindungen siehe im Drogen-W.B.
b) in der Verbindung *mw.t-rmṯ* 'Mutter des Menschen' = 'Plazenta'
   1) als Körperteil des Menschen siehe bei *mw.t-rmṯ*
   2) als Körperteil von Tieren siehe im Drogen-W.B.
c) Menschenbiß (als Verletzung)[2]
   Eb 432 (*ḳ.t nt psḥ n rmṯ*) = H 21 (*pḫr.t ỉrr.t r psḥ n rmṯ*)
d) allgemein gebraucht
   1) Eb 251 (ein altes Rezept: *m 3ḫ.t n rmṯ*)
   2) Zauber: Sm 18,18; L 10[3]; Ram III B 27[4]

[1] Die Lesung 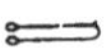 ist nur sicher in Ram III B 27; Bln und L schwanken zwischen 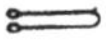 und ; Eb, H und Sm schreiben .

[2] Ob *rmṯ* hier eine Fehlschreibung für *rr* 'Schwein'? Vgl. die Note 2 zu Eb 432 = H 21 auf Seite 161 von Band IV, 2.

[3] Neben *ḥnmm.t* und einem weiteren Wort (*pʿ.t? rḫj.t?*) für 'Menschen'.

[4] Im Sinne von „Kerl, schlechter Mensch" als Bezeichnung eines Krankheitsdämonen.

rn Name

Eb; H; Bln; L; Bt Ram III B

a) Namen von Termini der Medizinsprache
1) einer Droge: Eb 294 = H 35 (ein Kraut: *sn-wt.t rn-s*)
2) eines *mt*-Gefäßes: Eb 855 c (*in mt šspw rn-f irr st*)
3) einer Krankheit: Ram III B 26 (*m rn-k pw n bʿʿ*)
b) Namen von Göttern, Geistern und Dämonen (im Zauber)
Bln 163 a; L 25 c; 38 (fünfmal); Bt Rs 2,9; - - - - - L 9; 23 (zweimal); 34; Ram III B 21

rnp Jüngling

Sm 21,9

ḥ3.t-ʿ m md3.t nt irj.t i3w m rnp

rnp.t Jahr

Sm; L 44 Eb 783 (+ Zahlwort); Sm (in: *i3d.t-rnp.t*)
Sm 19,20 Plural: Eb 861 a; 833 a

I) Zeitdauer
a) Dauer einer Geschwulst: Eb 861 a
b) Dauer des Ausbleibens der Menstruation: Eb 833 a
c) Empfängnisverhütung für mehrere Jahre: Eb 783
II) zur Bezeichnung einer Krankheit, die zu einer bestimmten Zeit auftritt, und in Verbindung mit *i3d.t* und *dḥr.t*
a) wie ein Krankheitsdämon gebraucht und determiniert
Sm 19,20 (*n sw3 rnp.t r nšnj r ḥr-j*)
b) Schutzzauber dagegen
Sm 18,11 (*s3.w rnp.t*); - - - - Sm 19,14 (*ḏd m ʿnḫ.w rnp.t*)
c) in Verbindung mit *i3d.t* und *dḥr.t*
1) *i3d.t-rnp.t* 'Jahresseuche'
siehe bei *i3d.t* 2
2) Sm 18,11 (*dr dḥr.t pw m rnp.t i3d.t*)
3) Sm 18,8 (*iw nḥm.n-k wj m-ʿ dḥr.t nb.t ḥmw.t-r3 nt rnp.t tn*)
d) unklar
Sm 19,8 (*ḫ3j.tjw n imj.w-ḫt rnp.t ẖr.t is*)
III) verderbt: L 44 (14,4) (Zaub)

rnn.t [Göttin][1]

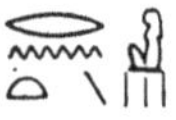 L 2 (*tꜣ 4 rnn.t*) (Zaub)

rnn-wt.t [Göttin][2]

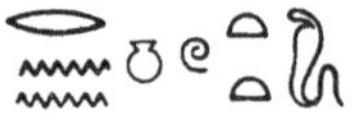 H 214 (Zaub)

rhn sich stützen

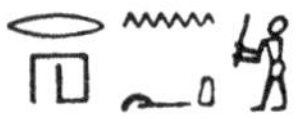 L 14 (5,9) (Zaub); 26 (Zaub)[3]

rhn.w [. . . ? . . .]

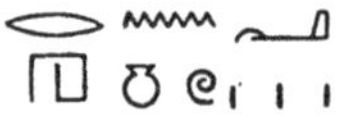 Eb 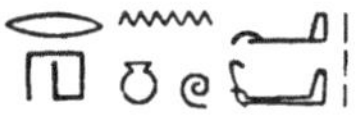 H

in der Verbindung *rhn.w nw wḫdw* belegt zur Bezeichnung eines Zustandes, einer Eigenschaft oder einer Tätigkeit der Schmerzstoffe
Eb 696 (*k.t nt dr rhn.w nw wḫdw m gꜣb dꜣ-f*); H 4 (*pẖr.t nt dr rhn.w nw wḫdw m pḥwj*)

§ 1: Die Behandlung erfolgt beim After durch äußerliches *wt* 'verbinden', beim Arm durch innerliche Mittel: trinken und nachträgliches Erbrechen. Die Stellung von Eb 696 als letztem Rezept der Eb 627 beginnenden Gruppe von Rezepten der Gefäß-Behandlung legt es nahe, auch in *rhn.w nw wḫdw* eine Störung des Gefäß-Systems zu sehen. Auch das Buch über die Schmerzstoffe in den Gefäßen erwähnt (Eb 856f = Bln 163f) eine Krankheit des *gꜣb*-Armes, die auch mit Zittern (*dꜣ*) der Finger verbunden ist und die ebenfalls durch Erbrechenlassen und *wt* 'verbinden' behandelt wird; dort werden Schleimstoffe (*st.t*) als Ursache angegeben.

§ 2: Geschrieben ist *rhn.w*, als ob es von *rhn* '(sich) stützen' abgeleitet wäre. Ob *rhn.w nw wḫdw* als 'Stützen (= Grundlage bzw. Ursache) der Schmerzstoffe' eine Bezeichnung der Schleimstoffe (*st.t*) darstellt, ähnlich wie die Schmerzstoffe als „Wurzeln der *wḥꜣ.w*-Krankheit" bezeichnet werden (Eb 103). Zur Verbindung zwischen Schmerzstoffen und Schleimstoffen ist außer der § 1 Ende genannten Stelle Eb 856f = Bln 163f noch auf Eb 102 hinzuweisen: ein Rezept aus der *st.t*-Gruppe (Eb 296) mitten unter den

[1] Vgl. *rnn-wt.t*.
[2] Vgl. *rnn.t*.
[3] Nicht *dhn* zu lesen, wie Wreszinski.

wḫdw-Rezepten; umgekehrt nennt Eb 294 (*sh3j st.t m npḥw*) die Applikation *dj.tw-s ḥr t n wḫdj* 'man gibt sie auf Brot denen, die an Schmerzstoffen leiden'.

rhd.t Kessel

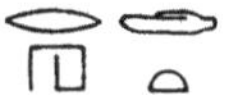 Eb 312 (53,16); H 170; L 2 (1,7) 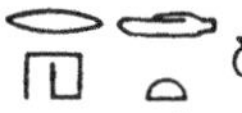 | Eb 312 (53,17)

1) als Gerät zum Kochen von Drogen: Eb 312 (zweimal)
2) in der Verbindung *ḫnf.t nt rhd.t*: H 170 siehe im Drogen-W.B.
3) Zauber: L 2 (1,7) (*psj-ṯn sw m wn rhd.t*)

rḫ.tj die beiden Frauen

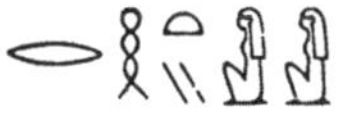 Ram III A 5 (Zaub)

als Bezeichnung für Isis und Nephthys

rḫ[1] wissen; erkennen; feststellen

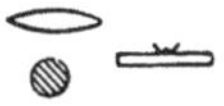 Eb; H; Bln; Sm; L; Carlsb; Ram III; Kah

I) feststellen: vom Arzt, der einen Befund feststellt
 a) Untersuchung
  1) *r rḫ-k spr-f r iḫ.t* 'bis du weißt, daß er zu etwas gelangt', d. h. bis du festgestellt hast, daß der Patient die Krise erreicht hat
  Sm 4 (2,7); 4 (2,10); 6 (2,23); 7 (3,8); 7 (3,15); 8 (4,9); 21 (8,9); 37 (12,18)
  2) *rḫ-k mt-f r ʿnḫ.t-f* 'du stellst fest, daß er stirbt oder am Leben bleibt' (als Erklärung von 1)
  Sm 4 (2,11)
  3) *rḫ ḫpr.t im* bzw. *rḫ šs3w im* 'die Vorgänge im Gefäß-System feststellen', d. h. den Puls fühlen
  Sm 1 (1,9)
  4) *ir-m-ḫt rḫ.n-k dmḏ-f* 'nachdem du festgestellt hast, daß es (ein abgeschnittenes Stück vom Ohr) zusammenhält'
  Eb 766g
  5) *kjj rḫ*[2] *msj.t r tm.t msj.t* 'feststellen, ob eine Frau schwanger ist oder nicht'
  Carlsb V; VI

[1] Zum Phonetischen ist bemerkenswert, daß Bln 198 *rḫ* als Schreibung des Elementes *ḫr* in *sḏm.ḫr-f* auftritt. [2] Vgl. *sj3* in ähnlichem Gebrauch.

b) Drogenbereitung: *rḫ ḥr* 'etwas daran feststellen, daß ...'
Sm 21,17; 21,20; 22,3

II) wissen; kennen
a) Kenntnis haben von medizinischem Wissen[1]
1) in Überschriften
Eb 854 (zweimal)[2]; 251
2) Bln 100
b) Namen kennen bzw. nicht kennen
L 9 (3,9); 23 (7,9 und 10); 25c; Ram III B 21
c) Verschiedenes: L 46 (14,9) (Zaub); H 170 (zweimal) (Zaub)

III) sich bewußt sein (nur negiert): Eb 139; Sm 20 (8,3); 31 (10,14)

IV) können, verstehen (etwas zu tun)
a) negiert: Kah 5 (1,16)
b) positiv: L 46 (14,11)

V) in der Verbindung *rḫ-iḫ.t* 'der etwas weiß' = 'Gelehrter; Sachkundiger' siehe als eigenes Wort

rḫ-iḫ.t Sachkundiger

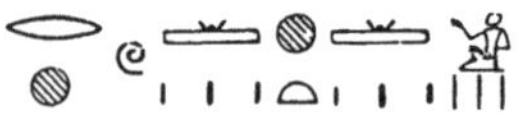 Eb 1 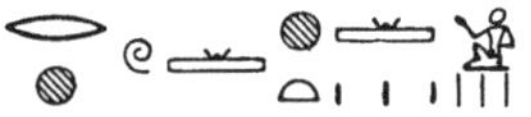 H 78

Eb 1 (1,9) = H 78 (6,10) (Thot: *dj-f ꜣḫ n rḫ.w-iḫ.t*)

rḫtj Wäscher

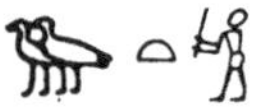 Sm 22,1

1) *ḥbsw n rḫtj* als Bezeichnung eines Zeugstücks, auf dem der Wäscher seine Wäsche zum Trocknen ausbreitet: Sm 22,1
2) in Drogen-Verbindungen siehe im Drogen-W. B.

rs A. wachen; erwachen

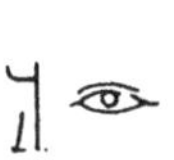 Bln 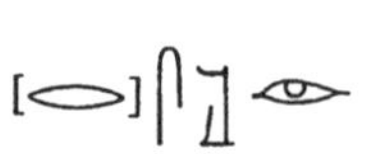 Ram III fragm. 59 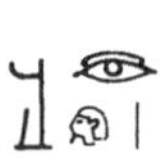 Bt

1) erwachen: Bln 189 (Zaub)

[1] Vgl. auch *rḫ-iḫ.t* 'Gelehrter; Sachkundiger'.
[2] Vgl. Sm 1 (1,6) (ergänzt).

2) *irj rs (-tp) ḥr* 'wachen über': Bt Rs 2,6 (zweimal) (Zaub)
3) unklar und verderbt: Ram III fragm. 59

(rswt.) B. Traum

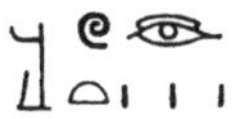 L 40

m33 rsw.t 'einen Traum sehen'

rsj südlich

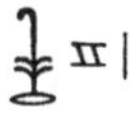 Eb 360 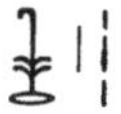 L 45[1]

im Zauber.
1) *p.t rsj.t* 'der südliche Himmel' (gegenüber *p.t mḥ.t.t*) Eb 360
2) *t3 ḏ3ḏ3.t rsj.t* 'der südliche Bezirk' (gegenüber *mḥw*) L 45

rsj überhaupt

siehe *r3-sj*

rš Schnupfen

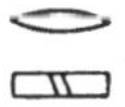 Eb 761; 763 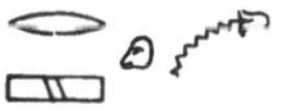 Eb 763

Eb 761 (*ḥ3.t-ʿ m pḫr.t nt rš*); Eb 763 (*k.t šn.t rš: šp-k rš s3 rš*)

§ 1: Die Behandlung erfolgt durch Einführen von Drogen in bzw. an die Nase.

§ 2: Die Erklärung „Stinknase", die Ebbell, Altägyptische Krankheitsbezeichnungen S. 30, zu geben versucht, ist abzulehnen: *ḥw3* heißt hier nicht 'stinken', sondern 'verfaulen' und bezeichnet den Auflösungsprozeß von Krankheiten (siehe dazu *ḥw3* § 1); die Sätze *sḏ ḳs.w* und *whn ḏnn.t* 'der die Knochen zerbricht, der den Schädel zerstört' dienen zur bildlichen Beschreibung der bei heftigem Schnupfen (Stirnhöhlen-Katarrh) auftretenden Kopfschmerzen. – Auch Lefebvre S. 54 hat sich gegen Ebbells Deutung und für die Übersetzung 'coryza' ausgesprochen.

[1] Umschreibung nach Wreszinski; ob über dem Strich noch ⌓ zu lesen?

rš Freude

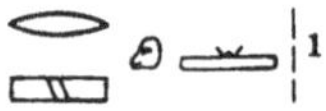 [1] L 6 (3,4) (Zaub)

rḳw.t Resistenz-Erscheinung (als Krankheitsbezeichnung)

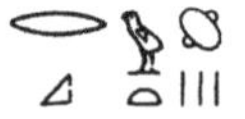 H 138

dr rḳw.t srwj wḫdw m ʿ.t nb.t nt s

§ 1: Da *rḳw.t* zwischen *šfw.t*-Schwellungen erwähnt ist, handelt es sich möglicherweise auch um eine Art von Schwellungen oder Geschwülsten; zum Auftreten von *wḫdw*-Schmerzstoff in solchen Fällen siehe Eb 584 = H 41 und Eb 871 a. Die Behandlung erfolgt durch *wt* 'verbinden'. – Zur Namensbildung vgl. die Namen von Krankheitsdämonen: *ḫftj* 'Feind' oder *ḏ3j* 'Gegner'; hier ist von *rḳw* 'Widersacher' das Abstraktum *rḳw.t* 'Widersätzlichkeit' gebildet.

rkḥ erhitzen

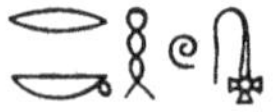 Bln 60 (pass. *sḏm-f*)

Verbum der Drogenbereitung: Drogen *dj.w ḥr nḥp 7 rkḥ.w st [m] sḏ.t*

rd A. wachsen

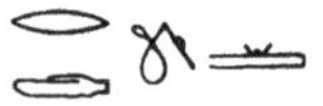 Eb; H 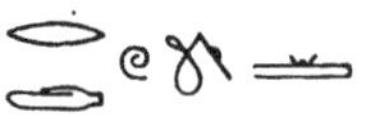 Bln 199 (Rs 2,4) 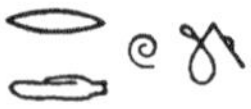 Bln 84; 199 (Rs 2,4) 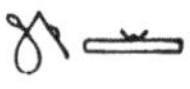 Bln 199 (Rs 2,4) 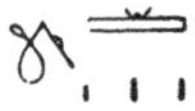 Bln 199 (Rs 2,3)

I) vom Wimpern-Haar (in Haarwuchs-Verhütungs-Mitteln) [2]
Eb 425 und Eb 429 (*k.t nt tm rdj rd šnj m ir.t m-ḫt fdj.t-f*)
Nachsatz Eb 425 (*n rd.n-f*)

II) von Pflanzen
a) von Gerste und Emmer, im Schwangerschaftstest
Bln 199 (*ir rd-sn r 3w-sn iw-s r msj.t; ir rd it ṯ3j pw; ir rd bd.t s.t pw; ir tm-sn rd nn msj-s*)

[1] Die Pluralstriche sind unsicher.
[2] Siehe *srd* 'wachsen lassen' in den Haarwuchsmitteln.

b) Beschreibung einer Droge
Eb 294 = H 35 (*snn-wt.t*-Pflanze: *rd-s ḥr ẖ.t-s mj ḳꜣd.t*)
\+ + + + H 62 (*bnr šꜣꜥ.n-f rd*)[1]
Bln 84 (*gjw rd*)[1]

(*rd.t*) B. Gewächs (als Krankheitserscheinung)[2]

Eb 336a[3] Eb 336c[4]

Eb 336a (*ḥꜣ.t-ꜥ m dmḏ.t nt ir.tj irr.t r rd.t nt wḫdw m snf m ir.t*); Eb 336c (*srwḫ rd.t*)

rd Fuß

Singular: KV 6; 7 Eb 854h Sm 32 (11,8) Ram III A 7

Dual: Eb 837; 856d; Bln 163h; Sm 1 (1,8); Kah 7 (1,24) Eb 611; 856a; 856h; L 14; Pap. Leid Verso XX III 1 ---- L 26 H 27 Bln 163a (15,1) Bln 163h (15,3) Eb; Sm; Pap. Leid Recto XXVI 7 Bln 120; 121; 125 Bln 169 Kah 7 (1,23)

I) Singular
Eb 854h (*iw mt.w 6 sšm n rd.wj: 3 n rd wnmj 3 n rd iꜣbj r pḥ ṯb.t*)[5]; Ram III A 7 (*ir mꜣꜣ-k s.t ḥr mn wꜥr.t-s rd-š*); Sm 32 (11,8) (Nackenwirbel ist in den Nacken eingesunken: *mj ns rd m ꜣḥ.t*); KV 6 und 7 (*rd-f . . . rd-f*)

II) Dual
a) pathologische Angaben
1) Krankheiten

wḫdw m rd.wj Bln 121
inw.t (nt) wḫdw m rd.wj Bln 120

[1] Ob *rwḏ* 'hart sein'?
[2] Vgl. *srdd nw wḫdw*.
[3] In der Verbindung *rd.t nt wḫdw* .
[4] Hier das „Krankheitsdeterminativ", das in Eb 336a nicht erforderlich war.
[5] Vgl. Totb Nav 125 Schlußrede 41-42.

wšʿw m rd.wj	Eb 615
nḏrw.t m rd.wj	Sm 22,11
ḥnʿ.w m rd.wj	Eb 153
ḥnʿ.w nw rd.wj	H 27
ḥnḥn m rd.wj	Bln 169
šfw.t[1] *m rd.wj*	Bln 125; Pap. Leid Recto XXVI 7

2) krankhafte Zustände
Eb 856d (*ḏ3 rd.wj-fj*)[2]; L 14 (*sd3 rd.wj*); Eb 561 (*irr.t r rd.wj šf.w mr*); Pap. Leid Verso XXIII 1 (*šn.t nt rd.wj mr-sn*); ---- Eb 856h = Bln 163h (*in mt.w n rd.wj š3ʿ mt*)

3) krankhafte Nebenerscheinungen
aa) *mn rd.wj* 'an den Füßen leiden' (bei Frauenkrankheiten)
Kah 7 (*šs3w s.t ḥr mn rd.wj-sj wʿr.tj-sj m-ḫt šm.t*)[3]
bb) *ḫm rd.wj* 'der Füße nicht mächtig sein' (in allen Fällen neben *ʿ.wj* 'Arme')[4]
Sm 31 (10,13; 10,16; 10,17); 33 (11,12; 11,13)

b) Behandlung
1) Verben der Behandlung
whʿ rd.wj ḫtm 'die Füße lösen, die geschlossen (verkrampft?) sind': Bln 163a (15,3)
2) Verben der Applikation[5]
gs rd.wj im (gegen: *tḫb*): Eb 611
ʿmʿ rd.wj-sj wʿr.tj-sj (gegen: *ḫ3ʿ.w n ḥm.t*): Kah 7 (1,24)

c) anatomische Angaben (Gefäß-System)
Eb 854a = Sm 1 (1,7) (Arzt legt den Finger zum Pulsfühlen: *ḥr ʿ.wj ḥr rd.wj*); Eb 854h (*iw mt.w 6 sšm n rd.wj: 3 n rd wnmj 3 n rd i3bj r pḥ ṯb.t*); Eb 854o (*iw gr.t pḥwj.t wb3-s n mt nb n gs wnmj gs i3bj m ʿ.wj m rd.wj*); ---- *mt.w n rd.wj*: Eb 856h = Bln 163h (*mt*); Sm 1 (1,8)

d) Verschiedenes: von einer bestimmten Fußhaltung
Eb 837 (Drogen *wnm.tw in s.t rd.wj-sj m njnj*)

e) in der Verbindung *t3 n rd.wj* (L 26) siehe im Drogen-W.B. unter *t3*

f) Zauber: Eb 856a = Bln 163a (*ḫr rd.wj ʾInpw*)

§ 1: Wie *ʿ* sowohl den Unterarm als auch die Hand mit Unterarm bezeichnen kann, ist auch bei *rd* über die Bedeutung 'Fuß' hinaus auch das

[1] Siehe auch Eb 561 unter II a 2.
[2] Die Parallele Bln 163d hat abweichenden Text.
[3] Siehe auch Ram III A 7 unter I.
[4] Nur Sm 31 (10,17) *rd.wj* vor *ʿ.wj* genannt.
[5] Eb 607 (*wt*) siehe unter *m3s.tj*.

Bein (Unterschenkel) mit eingeschlossen. Zum Auftreten von *ˁ.wj* in Gegenüberstellung zu *rd.wj* siehe bei ˁ § 2. Neben *wˁr.t* 'Bein' steht *rd* Ram III A 7 und Kah 7 (1,23 und 24), neben *mn.t* 'Oberschenkel' Eb 856d.

§ 2: Unter den II a 1 aufgezählten Krankheiten befinden sich solche, die nicht durch äußerliche Mittel behandelt werden, sondern durch Einnehmemittel bzw. durch Einläufe: Trankmittel werden verordnet gegen *wḫdw* (Bln 120), *ḥnˁ.w* (Eb 153; H 27); Einläufe bzw. Zäpfchenbehandlung erfolgen bei *nḏrw.t* (Sm 22,11–12) und *ḥnḥn* (Bln 169). Diese innerliche Behandlung sowie die Erwähnung neben *pḥwj(.t)* 'After' (Eb 153; Sm 22,11–12) lassen vermuten, daß *rd* 'Fuß, Bein' hier über die Gefäße mit Krankheitsstoffen durchsetzt wird, die eigentlich durch den After hätten ausgeschieden werden sollen. Für den Zusammenhang zwischen den Ausscheidungen, Erkrankung des Afters und den Gefäßen der Füße/Beine ist besonders Eb 856h = Bln 163h zu nennen.

rdj geben[1]

Infinitiv: 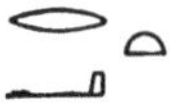 Eb; H; Bln; Sm; L; Bt 5 (4,9); Ram III; Ram IV C 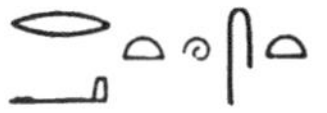 Bln 138 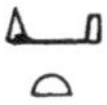 Bln 138; Bt Rs 1,6 (zweimal)[2]; Bt Rs 2,7[3] + + + + 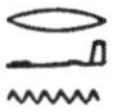 Bln 161

sḏm-f: 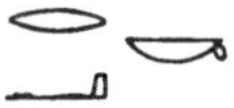 Eb 462; L 34; Ram III A 24 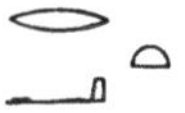 Eb 853a; Ram III B 2; 8[4] in der Form *dj-f*:  + Suffix Eb 1 (1,9); 873d; H 78 (6,9); L; Zustandsform: Bln 163a; Sm[5]; nach *ir* 'wenn': Eb 839; Sm 20 (7,24); Sm 45 (15,11); - - - - Eb 765; 770; nach *rdj* 'veranlassen': Eb 797; L 2 (1,6) (*im dj.tw*); *iw-f dj-f*: Eb 1 (1,8); *ḫr.tw dj.tw*: Eb 215; H 144

imperf. *sḏm-f*: 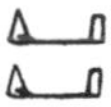 + Suffix Eb; H 45; Bln 184; 185; Sm 34 (12,2); L 45; Ram III A 31

sḏm.n-f: 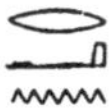 Eb 1; 313; 832c; 872a; H 78[6]; 214; Bln 161; L 36; 42; Ram III B 11 - - - - 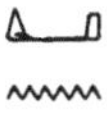 Eb 861a; Sm 11 (5,11)[7]

[1] Die prägnanten Bedeutungen in der Medizin siehe bei den Überschriften zu den einzelnen Gruppen. – Vgl. *wdj*. – Siehe auch den Imperativ *im* S. 47.
[2] Im sogenannten „Konjunktiv": *ntk* [*ḫr*] *dj.t.*
[3] Nach Negation *tm*.
[4] *sḏm.tw* oder Pseudopartizip.
[5] Siehe unten D I a 1 (*dj-f snf*).
[6] *iw rdj.n-f* = Eb 1 (1,8): *iw-f dj-f*.
[7] *n* wohl als fehlerhaft zu streichen (vgl. Anm. 5).

passives *sdm-f*: 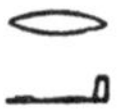 Eb; H; Bln 120[1]; Sm; L 11; 21; 38 (13,7)[2]; 39; 44; 46; Kah 11 (2,7); Ram III; Ram IV C 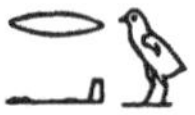 Ram III fragm. 5 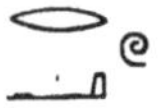 H 32[3]; 20; 149; 172; Bln; L 38 (13,7)[2]; 41; 46; Bt 6 (5,2 und 5,4); Mutt u Kind 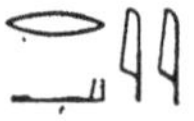 Sm 7 (3,14); 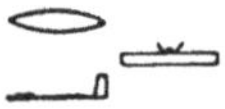 Pharaob IV C 2 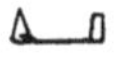 Eb; Sm 4 (2,7); 5 (2,15); 28 (10,3); 22,6; L 8; 19; 43a; 50; Ram III A 22; Pap. Beatty V Rs 6,4; Pap. Leid Recto IV 9, Verso XIX 1; Ostr. Kairo (ODM 1062,7) 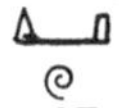 Eb 141; 259; 372; 392[4]; 464; 474; 482c; H[5]; Bln; L 28; 32; 47; 49 (?); Bt 6 (5,4); 9 (5,8); Pap. Beatty V Rs 4,7; Pap. Leid; Ostr. Kairo (ODM 1091 Rs 5) 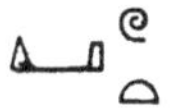 Bln 78 + + + + Fehlschreibung: 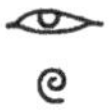 Bt 6 (5,1) statt [*r*]*dj.w*

sdm.hr-k: 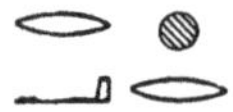 + Suffix Eb; Bln; Sm; Kah; KV 39 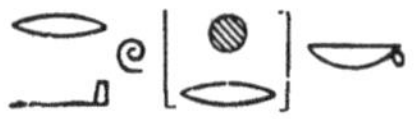 Bln 48 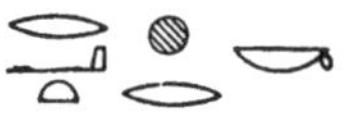 Carlsb IV; VI; VII + + + + 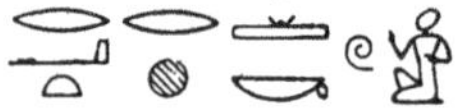 Bln 198[6]

sdm.in-k: 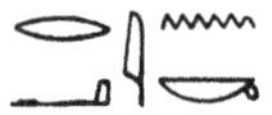 Eb 203a; 875a; Bln 184; Sm 7 (3,3) + + + + 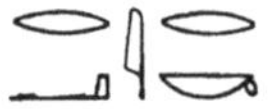 Bln 184; 185 (viermal)[7]

negatives Komplement: 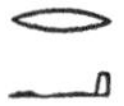 Eb[8]; H 179; Bln 192; L 38; Kah 33 (3,25); Sm 19,11; Ram III A 16; B 13; Ram IV C

Pseudopartizip[9]: 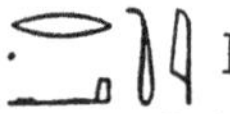 Eb 212; 842; H 144 (zweimal); 148 (zweimal); L 35; 37 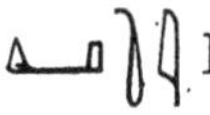 Eb 314[10] 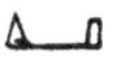 Eb 767

Partizip[11]: imperf. aktiv: 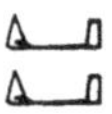 Eb 763; 854 (99,1–100,14); 855a; c; h; v; 856b; Bln 163b und c; Sm 31 (10,15); 33 (11,11 und 11,15)

[1] Nach *'h'*.
[2] *rdj* neben *rdj.w*.
[3] Parallele H 151 schreibt nur *rdj*.
[4] Vor nominalem log. Objekt.
[5] Mit Ausnahme von H 255 (Lesung dort unsicher!) gehören alle Formen zur Gruppe A (Verbum der Behandlung).
[6] Durch Parallele Carlsb VI gesichert.
[7] Siehe dazu § 10.
[8] Eb 871c nach *imj-k*, sonst nach *tm*.
[9] Zu der Schwierigkeit, maskuline Formen zu erkennen, siehe das Grundsätzliche bei *psj* § 5.
[10] Bei Lefebvre, Grammaire § 446, als prosp. pass. Partizip erklärt.
[11] Zu *dj.tj* Eb 314 siehe Anm. 10.

imperf. passiv: 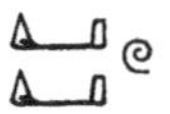 Sm 22 (8,16) 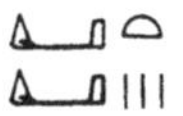 Eb 342

perf. aktiv: 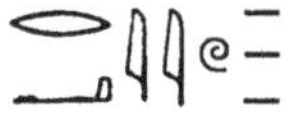 L 24

Relativform: 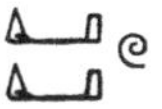 Eb 854a = Sm 1 (1,6) 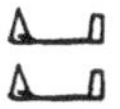 Sm 9 (5,5); 10 (5,9)

grammatisch unklar: 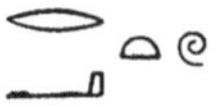 L 22 (7,6) (Infinitiv oder *sḏm.tw*) 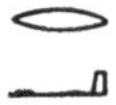 L 36 (12,12) (Infinitiv oder pass. *sḏm-f*); Ram III N III (pass. *sḏm-f* nach *r* ?) 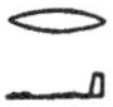 L 40 (13,13) (wohl pass. *sḏm-f*) 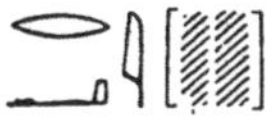 Kah 25 (3,11) (wohl pass. *sḏm-f*)[1] 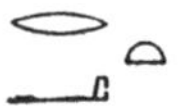 Ram III fragm. 8,2 (Infinitiv ?)

Gliederung

A) Verbum der Applikation (Seite 540)
- I) Drogen an (auf, in) kranke Körperstellen legen
  - a) *rdj r*; b) *rdj ḥr*; c) *rdj m*; d) *rdj imj.tw*
- II) Heilmittel, Verbände, Geräte auf kranke Körperstellen legen
  - a) *rdj r*; b) *rdj ḥr*; c) *rdj m*; d) *rdj tp*
- III) allgemein 'verabfolgen'
  - a) mit *n* ('dem Patienten'); b) sonstige Angaben

B) Verbum der Drogenbereitung (Seite 546)
- I) Drogen zu anderen Drogen geben
  - a) *rdj ḥr*; b) *rdj n*; c) ohne adverbialen Zusatz
- II) Drogen in „Einschließungs-Formen" legen (*rdj m*)
- III) Drogen und Geräte auf Verbandzeug, in Töpfe usw. legen
  - a) *rdj ḥr*; b) *rdj r*; c) *rdj m*; d) ohne Präposition
- IV) Drogen bzw. Gefäße aufs Feuer setzen
  - a) *ḫ.t*: 1) *rdj ḥr ḫ.t*; 2) *rdj m ḫ.t*; b) *rdj ḥr sḏ.t*; c) *rdj m tkꜣ*
- V) Drogen der Sonne aussetzen (*rdj n šw*) zum Trocknen
- VI) Drogen dem Tau aussetzen (*rdj n iꜣd.t*)

C) Körperteile bzw. den Körper legen an oder auf etwas (Seite 550)
- I) Untersuchung (vom Arzt)
  - a) *ḏr.t*; b) *ḏbꜥ/ḏbꜥ.w*; c) *ꜥ*; d) *ḏr.t/ꜥ.wj/ḏbꜥ.w*
- II) Behandlung (vom Patienten)
- III) den Körper auf etwas legen

[1] Das *j* gehört wahrscheinlich zum folgenden Wort. Die Form *rdj.in-k* ist in diesem Text nicht belegt (es heißt stets *rdj.ḫr-k*).

D) in Verbindungen prägnanter Bedeutung (Seite 551)

I) Objekts-Verbindung

a) *rdj snf* 'bluten'; b) *rdj mw* 'Wasser absondern'; c) *rdj ḥr* 'sichtbar werden'; d) *rdj tp* 'anfangen'; e) *rdj sw* 'sich zeigen'

II) Subjekts-Verbindung (von den Gefäßen, die verschiedene Stoffe zu bestimmten Körperteilen 'führen')

III) adverbiale Verbindung: *rdj r t3* 'zu Boden geben'

E) *rdj* 'veranlassen, daß ....' (Seite 553)

I) Infinitiv (*rdj.t*); II) *rdj* 'werde veranlaßt'; III) *rdj.ḫr-k* und *ḫr.tw dj.tw*; IV) *rdj.in-k*; V) *rdj.ir-k*; VI) *dd-k*; VII) Partizip (*dd*); VIII) *ʿḥʿ rdj*; IX) negierte Formen: a) *tm rdj*; b) *nn rdj.t*; c) *imj-k rdj*

F) *rdj* anstatt *irj* gebraucht (Seite 555)

I) bewirken; II) bereiten

G) Zauber (Seite 555)

I) jemandem (mit *n* des Dativs) etwas geben

II) veranlassen, daß (+ *sḏm-f*)

III) Verschiedenes

IV) unklar und zerstört

H) Unklare Stellen (Seite 555)

A) Verbum der Applikation

I) Drogen an (auf, in) kranke Körperstellen legen[1]

a) *rdj r*

1) *rdj r* + Körperteil

ibḥ: *dj*: Eb 741; 742; 743; H 8

iḫ.t[2]: H 130

ir.t: *dj*: Eb 385

ir.tj: Eb 396; Ram III A 21; 25 *dj*: Eb 345; 359; 370; 371; 372; 373; 374; 376; 421; Ostr. Kairo (ODM 1062,7); ---- Eb 393[3]

s3 n ir.tj: Ram III A 25 (zweimal); ---- *rdj s3 n ir.tj*[4]: Eb 349; 353; 355; 357; 358 *dj*: Eb 342; 343; 344; 346; 347 (=360); 354; 360 (=347); 378; 386; 387; 390; 394; 407; 408; 409; 415; 416; Ram III A 22

kʿḥ n ir.tj: *dj*: Eb 412

ʿ.t nb.t[5]: Eb 725

[1] Siehe dazu § 3.

[2] Parallele Eb 725 hat *ʿ.t nb.t*.

[3] *dj r m ir.tj*; gespaltene Kolumne? Vgl. die Erläuterungen zur Stelle.

[4] Ebers sonst *dj r s3 n ir.tj*; ob eine fälschliche Umstellung des *r* vorliegt?

[5] Parallele H 130 hat *iḫ.t*.

b3ḥ: *dj*: Eb 269
pḥwj: *dj*: Bt 9; ---- Bt 5 (*iw-k* [*ḥr*] *rdj.t swj.t 4 r pḥwj-fj*)
fnḏ: *dj*: Eb 762
m3ʿ: *dj*: Pap. Beatty V Rs 6,4
msḏr: *dj*: Eb 764; 765; Bln 201; 202; 203
nḫb.t: Eb 856 e
(*r3 n*) *ḥm.t*: Ram IV C 3
ḥr: Eb 716 *dj*: Eb 721
sm3 (am Kopf): *dj*: Eb 260
ḳ3b.t: Eb 528[1]
tp: Eb 251 a *dj*: Eb 257; 258; 259; 298; Pap. Beatty V Rs 4,7
---- *bw dmj ʿ.t r ʿ.t im*: Eb 711 = H 32 = H 151
---- *s.t šfw.t*: Eb 589

2) *rdj r* Körperteil *n* Patient (Genetiv)
pḥwj: L 37 (*rdj.tj r pḥwj* [*n s*] *s.t r3-pw*)
ẖrj-ẖ.t: Eb 179; 180; 181
tp: Eb 453; 475[2] *dj*: Eb 455; 474 = H 157

3) *rdj n* Patient (Dativ) *r* Körperteil + Suffix
iwf: Eb 304
(*s3 n*) *ir.tj*: Eb 361
ʿ.t nb.t: *dj*: Eb 809 (nach *mnḏ.w* und *ẖ.t*)
pḥwj: L 39[3]; 40 ([*iw*] *rdj n s.t r pḥwj-sj*)
m3ʿ: Eb 362; 363; 364
mnḏ: *dj*: Eb 809 (vor *ẖ.t* und *ʿ.t nb.t*)
ḥḥ: Ram III B 23; 34; Sm 19,11 (Zaub)
ẖ.t: *dj*: Eb 809 (zwischen *mnḏ.w* und *ʿ.t nb.t*)
sḏ3: *dj*: Pap. Leid Recto XXVIII 5

4) *rdj r* Krankheit
wbnw: *dj*: Eb 527; H 260
wbd.t: L 46 *dj*: L 47[4]
nhp: H 37
(*r3 n*) *ḫsd*: Eb 569; 570; 571
sr.t (*r3-s*): Eb 727; 728 *dj*: Eb 730
srf.t: Ram III B 10 *dj*: H 255
st3: *dj*: Eb 540
r3 n st3: Eb 535

[1] Folgt *wt ḥr-s*; siehe dazu § 3.
[2] = H 158 *dj.w r-s*.
[3] Präposition *r* nach L 40 ergänzt.
[4] = Eb 499 *rdj ḥr wbd.t*.

tp3: Ram III B 9 (*rdj.ḫr-k nhj im r wᶜ n tp3*)
– – – – *s.t-ᶜ n mt mt.t*: Eb 811 (95,11) (Zaub)

5) *rdj r* + Suffix[1]

aa) *r-s*

Körperteile:

inḥ: Eb 462 (*rdj-k r-s*)
ir.t: Eb 369a *dj*: Eb 369b; 424; 431
ir.tj: *dj*: Eb 351
ᶜ.t nb.t: *dj*: Eb 724[2] = H 129
ᶜn.t: *dj*: H 179 (*s3ḥ*)[3]; 194 (*s3ḥ ḏbᶜ.w*)
m3s.t: Ram III B 2 (*rdj* und *rdj.tw*)
mnḏ: *dj*: Eb 811 (95,14)
msḏr: *dj*: Eb 766c
s3ḥ: *dj*: Eb 620b = H 175b; H 180
šnj: *dj*: H 145; 155; 156
tp: *dj*: Eb 774[4]; 775[4]; 776[4]; H 158[5]

Krankheiten:

3šj.t: *dj*: Eb 537 = H 39
3kw.t: *dj*: Eb 543; 544; 545
ᶜ3ᶜ: *dj*: Eb 241[6]
wbnw: *dj*: Eb 520; 521
wbnw n wbd.t: *dj*: Eb 494; 495; 496
wbd.t[7]: *dj*: Eb 482a und b; 484 (= 497); 485; 486; 488; 493 (= L 50); 497 (= 484); 498; L 50 (= Eb 493)
k3k3.w nw wbd.t: *dj*: L 19
wḫdw: *dj*: Eb 121
mšpn.t: *dj*: H 160; 163
ḥmw.t-s3: *dj*: H 159[8]
ḥmkt: *dj*: L 28
sr.t: *dj*: Ostr. Kairo (ODM 1091 Rs 5)

[1] Siehe dazu § 4.
[2] *ᶜ.t nb.t* in der Überschrift von uns sonst nicht berücksichtigt; hier dagegen folgt das *k.t*-Rezept Eb 725 mit der Applikation *rdj r ᶜ.t nb.t*. Die anderen Stellen mit *ᶜ.t nb.t* sind bei den jeweiligen Krankheiten aufgenommen.
[3] Fehlt in der Parallele Eb 622.
[4] Nach Eb 467 und 466 (*wrḥ tp*); vgl. Eb 771–773 (*dj r-f*).
[5] = Eb 475 (*rdj r tp n msdd.t*).
[6] Sonst *m ḫ.t* oder *m ḫ3.tj* lokalisiert.
[7] Siehe *wbnw n wbd.t*.
[8] = Eb 733 *dj r-f*.

srf.t: *dj*: Eb 96; H 254
šnd.t: *dj*: Eb 732
tmj.t: *dj*: L 8
t3-nt-ʿ3mw: *dj*: L 32
d3w.t: *dj*: Eb 626
unklar: Ram III fragm. 22

bb) *r-f*

Körperteile:
msḏr: *dj*: Bln 200; ---- Eb 766g (*dd-k r-f*); Eb 766f (*n rdj mrḥ.t bj.t r-f*)
mt: *dj*: H 100
ns: *dj*: Eb 701
tp: *dj*: Eb 467a, b, c; 771; 772 (zweimal); 773

Krankheit:
ʿḫw: *dj*: Pap. Leid Verso IV 8
ʿḫw und *smn*: *dj*: Pap. Leid Recto VI 2; Recto IV 9 = Verso VII 4
wbnw: Eb 515 *dj*: L 43a
ḥmw.t-s3: *dj*: Eb 733[1]

unklar: Ram III B 8 (*rdj.tw/rdj.tj*); Pap. Leid Verso XIX 1 (*dj*)

6) verderbte Stellen
L 36 (12,13 und 14) (Zaub)

7) *rdj r* + verschiedene Objekte (Hausmittel)
aa) *r3 n b3b3.w* (gegen Schlangen): Eb 843; 844; ---- Eb 842 (*rdj.tj*)
bb) *iḫ.t nb.t* (gegen Mäuse): Eb 847

b) *rdj ḥr*

1) *rdj ḥr* + Körperteil/Krankheit
ir.t: Eb 340 (*dj ḥr s3-s*)
ir.tj: Eb 342 (*dd.t ḥr s3 n ir.tj*)[2]
ʿ.t: Eb 794 (*rdj.ḥr-k st*[3] *ḥr ʿ.t-s nb.t mn.t-s*)
wbd.t: Eb 499[4]
whnn: Eb 712b = H 17 (2,4)
npḥw: Eb 812 (vor *kns*)
ḥʿw: L 46 (14,12) (Zaub)
kns: Eb 812 (nach *npḥw*)

[1] = H 159 (*dj r-s*).
[2] Applikation: *dj r s3 n ir.tj* (siehe dazu § 3).
[3] Siehe dazu Anm. 5 S. 551.
[4] = L 47 (*dj.w r*).

2) *rdj ḥr* + Suffix

aa) *ḥr-f*

msḏr: Eb 766b (91,8)

njḏw (?): Eb 835

bb) *ḥr-s*

mr.t: H 33

msḏr: Eb 766b (91,7)

sʿš.t-Krankheit: H 38

c) *rdj m*[1]

ir.t: Eb 366; ---- Eb 365 (*m ẖnw ir.t*) *dj*: Eb 338 (*m ẖnw-s*)

ir.tj: Eb 350; 352; 367; 375; 379; 388; ---- Ram III A 20 (Droge *rdj m s3 n ir.tj*); Ram III fragm. 5 (*rdj.w m ẖnw ir.tj*) *dj*: Eb 348; 395; 397; 399; 400; 402; 403; 420; ---- Eb 393 (*dj r m ir.tj*)[2]

iwf[3]: Eb 783; 806; 831c

(*r3 n*) *wbnw*: Sm 9 (4,20); L 44 (*rdj* Droge *m* [*r3 n*] *wbnw*)

wp.t: Ram IV C 30 (*rdj m wp.t nt s.t*)

pḥwj(*.t*): Eb 139; 140; 144; 145; 146; 155; 163; 164; 684; Sm 22,13; Bt 6 (5,1 und 5,4) *dj*: Eb 26; 141

fnḏ: *dj*: Eb 763

msḏr: Eb 767 (*m ẖnw-f*)

ẖp3: Eb 792

s.t šnj: Eb 425; 426; 427; 428; 429

k3.t: Eb 802

tp: Sm 4 (2,8) (*rdj.ẖr-k mrḥ.t m tp-f*); Sm 32 (11,5) (*rdj.ẖr-k mrḥ.t m tp-f r s3b r nḥb.t-f*)

ḏr.t: Sm 20,12 (*iw rdj n-f* Droge *m ḏr.t-f*) (Zaub)

+ + + + Zusammenhang unsicher: Kah 28 (3,17) (*rdj.ẖr-k* Droge [...] *m ẖ.t*); Kah 12 (2,11) (*rdj* Droge *m* [...]); Ram III B 3 (Drogen *rdj m* [....] *n s*)

d) *rdj imj.tw*

Sm 21,1 (*rdj.ẖr-k* Drogen *imj.tw mn.tj-sj*)

---- L 36 (12,14) (*rdj* Droge *r-imj.tw*[4] [...]) (Zaub)

[1] Außer Wundöffnung Sm 9 nur *rdj m* + Körperteil belegt; *rdj im* + Suffix scheint durch *m ẖnw* + Suffix (Eb 338 und 767) umschrieben zu sein (siehe aber Eb 571 bei A II c 2).

[2] Gespaltene Kolumne? Vgl. die Erläuterungen zur Stelle.

[3] Als Euphemismus für den weiblichen Geschlechtsteil (Eb 802 *k3.t* ausgeschrieben).

[4] Zusammengesetzte Präposition *r* + *imj.tw* oder *r* phonetische Schreibung des Kehlverschlusses (vgl. Bln 152 *imj.tw srf.wj*).

II) Heilmittel, Verbände, Geräte auf kranke Körperstellen legen

a) *rdj r*

1) *rdj r* + Körperteil

L 22 (7,1) (*r3 n rdj.t pḫr.t r ir.tj*) (Zaub); (7,6) (*ḏd.tw r3 pn sp 4 [ḫft] rdj.tw pḫr.t r ir.tj*) (Zaub); L 41 (Knoten von Leinen: *rdj r ḫnw iwf-s*) (Zaub); L 42 (*iw rdj.n-k ṯs.t 2 m ʿ3.t nt r3-i33.t r r3 n ḫnw iwf-s*) (Zaub)

2) *rdj r* + Suffix

Kah 12 (*wʿr.tj: rdj.ḫr-k r-s stpw n ḥ3tjw*)

b) *rdj ḥr*

1) *rdj ḥr* + Körperteil

Eb 794 (*rdj.ḫr-k st*[1] *ḥr ʿ.t-s nb.t*); Sm 9 (5,5) (*sšd pw . . . dd-f ḥr t3 pḫr.t*[2] *nt.t ḥr p3 wbnw ntj m ḥ3.t-ḥr-f*); Sm 10 (5,9) (*sšd.wj pw . . . dd.tw ḥr sp.tj wbnw n kf.t*)

2) *rdj ḥr* + Suffix

Eb 712a (86,18) = H 17 (2,2) (Kopf: *nn rdj.t pḫr.t nb.t ḥr-f*); Eb 875a (*ʿ3.t*-Geschwulst: *ᵣdj.in-k wt ḥr-s*); Sm 9 (4,21) (*wbnw: rdj.ḫr-k n-f ḥ3j.t ḥr-f*)

c) *rdj m*

1) *rdj m* + Körperteil

Sm 12 (5,19) (*sšm.wj n ḥbsw . . . . rdj m msd.tj-fj*); ---- Ram III A 23 (*rdj.ḫr-k stp snʿʿ m gs ḥrj ir.tj*); Ram III A 24 (*rdj-k pḫr.t tn m gs ḥrj ir.tj*)

2) *rdj im* + Suffix

Eb 571 (*r3 n ḫsd: rdj.ḫr.tw sd* (?) *im-f*)

d) *rdj tp*

Sm 7 (3,14) (*mḏ3.t nt ḫt ḏb3.tj m ḥbsw rdj tp r3-f*)

III) allgemein „verabfolgen“[3]

a) mit *n* ('dem Patienten')[4]

Eb 93 (*dd-k n s s.t r3-pw m srf nḏm*); Eb 200b (*irj.ḫr-k* Droge *ḥnʿ rdj.t n-f pḫr.t ḥr-s3*); Mutt u Kind J (7,4) (*rdj hnw im n ẖrd*); Eb 272 bis (*dd.tw n ẖrd m hnw*) = Ram III A 31; Eb 294 (*dj.tw-s ḥr t n wḥdj*); Sm 9 (5,4) (Drogen *rdj n-f*)[5]; Ram

[1] Die mit Drogen bestrichenen Finger der Frau; siehe aber Anm. 5 auf S. 551.

[2] Die auf der Wunde befindlichen Drogen hier anstelle des Körperteils genannt.

[3] Vgl. auch die Gruppe B III d ('man nehme') und B I c ('man füge zu').

[4] Hierher gehört auch die Gruppe *rdj n* Patient *r* Körperteil unter A I a 3.

[5] Vielleicht ist *n-f* auf *wbnw* zu beziehen (so Breasted); *rdj n* in diesem Gebrauch ist sonst nicht belegt; da aber das sonst so häufige *rdj r* Körperteil (A I a) im Wundenbuch auch nicht belegt ist (nur Sm 19,11), läßt sich diese Frage nicht entscheiden.

III A 1 (*rdj n-f m hnw*); Ram III A 7 (*[rdj].ḥr-k n-s pẖr.t*); Ram III B 14 (*rdj n ẖrd n wr r3-pw*); Ram IV C 18 (*rdj n-f [m] mhr.w*); Ram III B 20 (*rdj n-f m hnw*); - - - - L 38 (13,7) (Drogen *rdj n mj.t*) (Zaub)

b) sonstige Angaben

Eb 435 (*rdj.ḫr-k mrḥ.t ḥr mnḫ*); Eb 448 (*rdj.ḫr-k mrḥ.t*); Eb 734 (Drogen: *dd-k st r h3j.w snf*); Eb 766 g (Drogen: *wt ḥr-s n rdj ʿ3*); Eb 877 e (*rdj pẖr.t r snb.t*); Sm 18,10 (*rdj m s3-f*); - - - - Eb 312 (Drogen: *rdj.ḫr-k st swr*)[1]

B) Verbum der Drogenbereitung

I) Drogen zu anderen Drogen geben

a) *rdj ḥr*

1) Drogen *rdj ḥr* „Medikament-Träger“[2]

ibr: Eb 457

irp: Eb 756; H 20

irṯ.t: Eb 833 c[3]

bj.t: Eb 601; *dj*: Eb 28

pẖr.t:[4] Eb 422

mw: Eb 68; 305; 313; 366 (*mw n p3w-ʿ*); 368; 559; H 172; Ram III A 25 *dj*: Eb 339[5]; 464[6]; 488 (*mw nw ḳmj.t*); - - - - Ram III B 10 (Droge *rdj im-f [. . .] ḥr mw-s*) (?)

mrḥ.t: Eb 37; 169; 251 c; 270; 459; 475; 476 (*mrḥ.t nt ins.t nt db*); 527; 733 (88,14)[7]; 733 (88,15) = H 159 b (*mrḥ.t ʿpnn.t*); H 149 *dj*: Eb 482 c sonstige Verbformen: H 148 (*rdj.tj*); H 144 (*ḫr.tw dj.tw-s*); Eb 368 (*rdj.t-st ḥr mrḥ.t-s.t*)

msdm.t: Ram III A 16

Zu beachten ist, daß bei *irj n-f* bzw. *irj r-f* im allgemeinen das dativische *n-f* auf den Patienten sich bezieht (‘ein Heilmittel bereiten für ihn’), während *r-f* als ‘gegen es (sc. die Krankheit)’ gebraucht wird. So ist wohl hier der Übersetzung ‘werde ihm, dem Patienten, verabfolgt’ der Vorzug zu geben.

[1] Oder ‘du sollst veranlassen, daß es getrunken wird’, zur Konstruktion siehe Gardiner Grammar § 315 Ex 3.

[2] Siehe dazu § 6.

[3] *rdj ḥr nn irṯ.t*, wobei unter ‘dieser Milch’ die Mischung von *tbn* und *irṯ.t* zu verstehen ist.

[4] *pẖr.t* bezeichnet hier die Medikament-Träger *tbn* und *b3ḳ*, vgl. Eb 833 c und Eb 190 b.

[5] Letzte Droge *mrh.t hḏ.t* ohne Quantenangabe, vgl. Eb 464 *mrh.t* mit Quantenangabe.

[6] Letzte Droge *mrh.t* mit Quantenangabe, vgl. Anm. 5.

[7] *whd rdj ḥr* = H 159 a: *wbd ḥr*.

ḥsꜣ: Eb 349; 560; 716
ḥḳ.t: Eb 65 (*ḥḳ.t wmt.t*); 168; 319; ---- Eb 212 (*rdj.tj ḥr ḥḳ.t nt dbḥw*)
snṯr: Eb 793[1]
t: Eb 294 (*dj.tw-s ḥr t n wḫdj*)
tꜣḥ.t: Eb 789; Kah 17 (2,28) (*rdj.ḫr-k* Droge *m gs ḥrj n tꜣḥ.t*)[2]
ḏʿb.t: Eb 795

2) Drogen *rdj ḥr* + Suffix (Suffix = Medikament-Träger)
Eb 190b (*ꜣḫ wꜣḏ psj ḥr mrḥ.t bj.t* Drogen *rdj ḥr-f*)

3) *rdj* Droge(n) *ḥr* Medikament-Träger
Eb 392 (Droge *dj gs-f ḥr bj.t*); H 145 (Droge *rdj mw-ỉrj ḥr mrḥ.t bj.t*); Eb 853a (*rdj.t nn pḫr.t*[3] ... *ḥr bj.t*); L 21 (*rdj nn ḫt-ʿ ḥr mwj.t*); Sm 20,18 (*rdj.ḫr-k msḏr ḥḏr.t ḥr mrḥ.t*)

4) Droge(n) *rdj* Droge(n) *ḥr* + Suffix[4]
Eb 13 (*rdj* 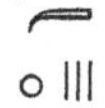 *n gngn.t ḥr-s*); Eb 192b = 195b (*rdj dbḥ*-Maß *ḥr-f* (*mḥ*) *m ḥdw*); Eb 310 (*rdj smj ḥr-s*)[5]; Eb 368 (*rdj bnn n ʿntjw ḥr-s*); H 25 (*rdj bj.t ḥr-s 1/8*)[6]; ---- Eb 625 (*rdj šꜣ n ṯsm r ḥr-f*)[7]; Eb 792 (*rdj gw n ḥbsw ... m gs ḥrj-ỉrj*)[8]

5) Drogen *rdj ḥr* + Suffix[4]
Eb 734 (*dd-k ḥr-s ꜣs.t nt ds*)[9]

b) *rdj n* ('Drogen zusetzen')[10]

1) Droge(n) *rdj n* + Suffix (Zusatz-)Droge
Eb 212 (Drogen *rdj n-sn bj.t 5* ro *ʿḏ 5* ro)[11]; Eb 311 (Droge

[1] Als Medikament-Träger hier ohne Quantenangabe!
[2] *m gs ḥrj* als Umschreibung von *ḥr*; vgl. Eb 792 unter 4).
[3] Bezieht sich auf Eb 852.
[4] Im Gegensatz zu Gruppe 1-3, wo auf *ḥr* der Medikament-Träger folgt, scheint hier die Nennung einer besonderen Zusatzdroge zu erfolgen, die zu (*ḥr*) den übrigen Drogen zugefügt wird.
[5] Vgl. die abgekürzte Fassung Bln 38.
[6] *bj.t* hier wesentlich (kleine Quantenangabe) gegenüber dem unquantitierten *sw.t*.
[7] *r ḥr-f* 'an seine Oberfläche' statt *ḥr-f* (vgl. Eb 792 unten Anm. 8).
[8] *m gs ḥrj-ỉrj* als Umschreibung für *ḥr-sn*; vgl. Kah 17 (2,28) unter 1 Anm. 2 und Eb 516; siehe auch oben Anm. 7.
[9] Bei *n* + Suffix ist dies die normale Wortstellung, vgl. S. 548 Anm. 2.
[10] Im Gegensatz zu a 1-3, wo die Drogen in die Medikament-Träger gegeben werden, setzt man hier die Zusatzdrogen (die wohl auch Medikament-Träger sind) den übrigen Drogen zu.
[11] Hier *bj.t* und *ʿḏ* vielleicht ausnahmsweise nicht Medikament-Träger; siehe Drogen-WB.

rdj n-s mw)[1]; Bln 138 (11,10) (Drogen *ḥnꜥ ntk ḥr dj.t n-sn kjj hnw 11*); Bln 163h (16,7) (Drogen *rdj n-f bj.t* $^1/_4$)

2) Drogen *rdj* (Zusatz-)Droge *n* + Suffix[2]
Eb 877e (Drogen *nn rdj.t mw n-f*)

c) *rdj* Droge ohne adverbialen Zusatz[3] ('zufügen')
Eb 169 (*rdj srm.t*)[4]; Eb 705 (*iw irj.tw-f nn rdj.t sntr*)

II) Drogen in „Einschließungs-Formen"[5] legen (*rdj m*)

a) *ipp.t nt sjn*: H 144 (*rdj.tj*)
b) *bj.t nt t*: Eb 15
c) *fk3.w*: Eb 32; 53; 514 (*kjj ḥr-f*); H 1 (*kjj ḥr-s*); - - - - Eb 316 (*rdj m ḫnw fk3.w 4*)
d) *šb.t*: Eb 169
e) *dd3 n iwf*: L 38 (*m ḫnw n dd3 n iwf*) (Zaub)
f) *swj.t*: Bt 6 (5,4) (*dj.w m swj.t 4*)[6]

III) Drogen und Geräte auf Verbandzeug, in Töpfe usw. legen

a) *rdj ḥr*
Eb 13 (Drogen *rdj ḥr mḥ.t*); Eb 308 (Droge *rdj ḥr mḥ.t 2*)[7]; Eb 571 (*sd*-Tampon: *rdj mrḥ.t ḥr-f*); Bln 46 (Drogen *rdj ḥr nḥp 7*); Bln 60 (Drogen *dj.w ḥr nḥp 7*); Sm 22,6 (Droge *dj ḥr k3p.t m gs n ḥrj hnw pn*); Kah 17 (2,27) (Fußboden: *rdj t3ḥ.t ḥr-f nt ḥk.t ndm.t*)[8]; - - - - Eb 325 (54,20) (heißer Stein: *rdj.ḫr-k m nn pḫr.t ḥr-f*); Eb 848 (Stock: *rdj. fk3w ḥr-f*) (Zaub); Ram III B 17 (Binde: *rdj ḥr ꜥ3.t*-Binde)

b) *rdj r*
Eb 35 (Droge *rdj r ds*)[9]; Eb 283 (Droge *rdj r tb*); Eb 312 (53,16) (Droge *rdj r rhd.t*); (53,17) (andere Droge *rdj r rhd.t tn*); Eb 313 (*pg3 2*: *rdj šd.t tn r-s*); Eb 314 (Droge *rdj r rmn.t*)[10]; Eb 463 (Drogen *rdj r d3d3w ḥr ḫ.t*)[11]; Bln 163h (16,6) (Droge

[1] Vgl. Eb 313 (*rdj ḥr mw*).
[2] Bei *ḥr* + Suffix ist dies die normale Wortstellung (vgl. a 4), ob Betonung des Objektes beabsichtigt? Vgl. Eb 766f (*n rdj mrḥt bj.t r-f*).
[3] Vgl. auch Eb 307 und 324 unter B III d.
[4] Oder Auslassung von *ḥr* + Suffix oder *n* + Suffix?
[5] Vgl. B I a (Drogen *rdj ḥr* Medikament-Träger) und § 6.
[6] Vgl. Eb 53 und 316 (*fk3.w 4*). - Ob *irj m swj.t 4* gemeint? (Schreibung *irj* statt *rdj* in demselben Rezept [5,1]).
[7] Folgt: *rdj ḥr ḫ.t*.
[8] Vgl. Kah 27 (3,15): *s3tw sḫr m t3ḥ.t nt ḥk.t ndm.t*.
[9] Parallele Eb 185 hat *m ds*.
[10] Folgt: *dj.tj m ḫ.t*.
[11] Vgl. Sm 21,16 = 22,3 bei c 1 und dagegen Eb 308 (Anm. 7) und Eb 314 (Anm. 10).

rdj r wḥꜣ.t); - - - - Sm 21,19 (Droge *rdj.ḫr.tw r ꜥnḏw*); Sm 22,7 (Droge *rdj.ḫr.tw r ḥnw n ꜥꜣ.t*); Bln 138 (11,9) (*dwꜣ-k r rdj.t-st* [*r*][1] *wḥꜣ.t*)

c) *rdj m*

1) Drogen *rdj m*[2]
Eb 13 (*rdj m ẖnw ꜥpr.t bꜣw rꜣ-pw*); Eb 185 (*rdj m ds*)[3]; Eb 455 (*dj m hnw*); Eb 311 (*rdj m ḳrf.t nt ḥbs.w rdj ḳrf.t*[4] *tn m šb.t*[5] . . . *rdj sj m ḥnw*); Eb 463 (*rdj sj m ḥnw* [?][6]); Eb 767 (*dj m mḏḥ n ḥbs.w*); Eb 786 (*rdj m tꜣ ḥḏ*); H 148 (*rdj.tj m ḏꜣḏꜣ*); Bln 46 (Drogen *rdj ḥr nḥp rdj.ḫr-k m ṯbw ḥr ṯbw*).[7]; Sm 21,16 = 22,3 (Drogenmasse *rdj.ḫr.tw m sbḫ* (*mꜣ*) *ḥr ḫ.t*)[8] Sm 22,5 (Droge *rdj m hnw*); Kah 20 (3,5) (Drogen *rdj m ẖnw šd m tkꜣ*)[9]; - - - - Eb 68 (Droge *rdj-ḥr mw m njw*); Eb 305 (Droge *rdj ḥr mw m ḥnw mꜣ*); Eb 368 (Droge *rdj ḥr mw m hnw*); + + + + Bt 6 (5,1) (Drogen *rdj* [?][10] *m ꜥrf n ḥbs.w*)

2) Geräte *rdj m*
Eb 311 (*rdj ḳrf.t tn m šb.t*)[11]; Eb 325 (54,22) (*rdj.ḫr-k šbb n nbj.t m whb pn*); Bln 46 (4,6) (Topf: *rdj.ḫr-k gꜣš m ẖnw-f*)

d) ohne Präposition („man nehme")[12]
Eb 307 (*rdj.ḫr-k rmn.t*); Eb 324 (Droge *rdj rmn.t*)[13]

IV) Drogen bzw. Gefäße aufs Feuer setzen[14]

a) *ḫ.t*

1) *rdj ḥr ḫ.t*[15]

[1] Ergänzt nach Bln 163h (16,6).
[2] Vgl. B II.
[3] Parallele Eb 35 hat *r ds*.
[4] Das heißt: die im Beutel befindlichen Drogen.
[5] Zum verschiedenartigen Charakter von *šb.t* vgl. das Drogen-W.B.
[6] Nur Ȣ | geschrieben; vgl. Eb 311.
[7] „Topf auf Topf" als Einheit oder hier Kurzform für *rdj m ṯbw* (*rdj kjj*) *ṯbw ḥr-f*; vgl. *rdj m fḳꜣw kjj ḥr-f* (Eb 514).
[8] Vgl. Kah 20 (im folgenden) und Eb 463 (S. 548 mit Anm. 11).
[9] Vgl. oben Sm 21,16 = 22,3 mit Anm. 8.
[10] Die Ausgabe hat 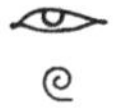 ; sicher Fehlschreibung für (*r*)*dj.w*; vgl. Gruppe F (*rdj* anstatt *irj* gebraucht).
[11] Siehe Anm. 4.
[12] Vgl. auch Gruppe B I c auf S. 548.
[13] Siehe aber Eb 314 (Droge *rdj r rmn.t*), das für Eb 324 an eine Auslassung von *r* vor *rmn.t* denken läßt, was bei Eb 307 wegen der Stellung am Anfang des Rezeptes nicht möglich ist.
[14] Siehe dazu § 8.
[15] *rdj ḥr ḫ.t* wird vorzugsweise dann verwendet, wenn die Drogen (ohne Nennung des

Eb 308 (Drogen *rdj ḥr mḥ.t 2 rdj ḥr ḫ.t*); Eb 320 (Drogen *rdj ḥr ḫ.t*); Eb 427 (Drogen *rdj ḥr ḫ.t*); Eb 463 (Drogen *rdj r d3d3w ḥr ḫ.t*); Eb 849 (Droge *rdj ḥr ḫ.t*); Eb 850 (Droge *rdj ḥr ḫ.t*); Eb 851 (Droge *rdj ḥr ḫ.t*); Eb 852 (Drogen *rdj im ḥr ḫ.t*)[1]; Ram III A 19 (Drogen *rdj ḥr ḫ.t*); Pharaobuch IV C 2 (*rdj bj.t ḥr ḫ.t*); - - - - Bln 138 (11,9) (Drogen *rdj.ḫr-k st ḥr ḫ.t*); Sm 21,16 und 22,3 (Drogenmasse *rdj.ḫr.tw m sbḫ (m3) ḥr ḫ.t*); L 35 (Droge *rdj.tj ḥr ḫ.t*); Eb 313 (*iw rdj.n-k pg3 2 ḥr ḫ.t r šmm-sn*)

2) *rdj m ḫ.t*[2]

Eb 169 (Drogen *rdj m šb.t rdj m ḫ.t*); Eb 311 (Drogen *rdj m ḳrf.t . . . rdj ḳrf.t tn m šb.t dd.tw-s m ḫ.t*); Eb 314 (Drogen *rdj r rmn.t dj.tj m ḫ.t*); H 144 (*ʿpnn.t rdj.tj m ipp.t nt sjn rdj.tj m ḫ.t*); L 36 (12,12) (Knoten [?] *ḥr rdj[.t ?] wʿ im-sn m ḫ.t*) (Zaub)

b) *sd.t*

Bln 63 (Drogen *rdj [ḥr] sd.t*)[3]; Bln 78 (Drogen *dj.w ḥr sd.t*); Bln 87 (Drogen *dj.w ḥr sd.t r srf*); - - - - Eb 833c (*rdj.ḫr-k* Droge *ḥr sd.t ḥnʿ* Droge)

c) *tk3* Kah 20 (Drogen *rdj m ḫnw šd m tk3*)

d) *t3* 'Töpferofen'

Ram III B 7 (Mörser mit Drogen: *rdj m tp n t3*)

V) Drogen der Sonne aussetzen (*rdj n šw*) zum Trocknen

Sm 21,10 (Droge . . . *rdj n šw: ir-m-ḫt šww ḥr ḳd*); Sm 22,1 (Drogen *rdj.ḫr.tw n šw: ir ist st šww*); Eb 734 (Drogen . . . *rdj n šw*)

VI) Drogen dem Tau aussetzen (*rdj n i3d.t*)[4]

Bt 6 (5,2) (Droge *rdj n i3d.t*)

C) Körperteile bzw. den Körper legen (an oder auf etwas)

I) Untersuchung (vom Arzt)

a) *dr.t*

Eb 189a (*rdj.ḫr-k dr.t-k ḥr r3-ib-f*); Eb 191c = 194c (*rdj.ḫr-k dr.t-k ḥr-f kʿḥ.tj*); Eb 193a und 204e (*rdj.ḫr-k dr.t-k ḥr-f*);

Gefäßes) auf das Feuer gesetzt werden (Ausnahmen Eb 308; 313; - - Eb 463; Sm 21,16 = 22,3); siehe *rdj m ḫ.t* unter 2.

[1] Fehlt *k3p ḥr-s* (vgl. Bln 63 und 78 unter b) bzw. *rdj im ḥr ḫ.t* steht dafür.

[2] Im Gegensatz zu *rdj ḥr ḫ.t* (Drogen aufs Feuer setzen) bezeichnet *rdj m ḫ.t* das ins Feuer Setzen von Gefäßen (*šb.t* in Eb 169 und 311 wahrscheinlich hier 'Maischgefäß mit Maische', vgl. Drogen-W. B.); ebenso wird der 'Knoten' (L 36) „in" das Feuer gelegt (zum Verbrennen).

[3] Ergänzt nach Bln 78 und 87.

[4] Vgl. das häufigere *sdr n i3d.t*.

Eb 203a (*rdj.in-k ḏr.t-k ḥr-f*); Sm 45 (15,11) (*ir dj-k ḏr.t-k ḥr ḳ3b.t-f ḥr bnw.t iptf*)

b 1) *ḏbꜥ*

Eb 864a (*ꜥ3.t: rdj.ḫr-k ḏbꜥ-k ḥr-s*); Sm 25 (9,3) *rdj.ḫr-k ḏbꜥ-k ḥr pḥwj 3mꜥw.tj ntj ꜥr.tj m ḫnw r3-f*)[1]; Kah 13 (2,17) (*rdj.ḫr-k ḏbꜥ-k ḥr-s*)

b 2) *ḏbꜥ.w*

Sm 20 (7,24) (*ir dj-k ḏbꜥ.w-k ḥr r3 n wbnw pf*)

c) *ꜥ*

Sm 17 (7,1) (*rdj.ḫr-k ꜥ-k ḥr mnd.t-f*)[2]

d) *ḏr.t/ꜥ.wj/ḏbꜥ.w*

Eb 854a (*ir nw dd.w NN ꜥ.wj ḏbꜥ.w-f ḥr . . . .*) = Sm 1 (1,6) (*ir nw dd.w NN ḏr.tj-f ḏbꜥ.w-f ḥr . . .*)

II) Behandlung (vom Patienten)

Eb 325 (*rdj.ḫr-k r3-k r šbb pn*); Eb 457 (*dd-f tp-f r mn.t ꜥnḫ.t*)[3]; Eb 712a (*rdj whnn-f r t3*)[4]; Eb 839 (das Neugeborene: *ir dj-f ḥr-f r ḫrw*); - - - - Eb 794 (Drogen: *sjn ḏbꜥ.w n s.t im-sn rdj.ḫr-k st ḥr ꜥ.t-s nb.t*)[5]

III) den Körper auf etwas legen

a) vom Patienten

Sm 3 (2,2) (*rdj.t-f pw ḥr imj.t-f mt.t*)[6]; siehe weiter bei D IIId

b) vom kranken Rind

KV 39 (*rdj.ḫr.tw-f ḥr gs-f wꜥ*)

IV) den Körper an die Sonne legen

Eb 657 (*gs ḫꜥw rdj n šw*)[7]

V) Ibis legt seinen Schnabel in . . . (*rdj m*): L 44 (14,4) (Zaub)

D) in Verbindungen prägnanter Bedeutung

I) Objekts-Verbindung

a) *rdj snf* 'bluten'

1) Patient gibt (*dj-f*) Blut aus (*m*) einem Körperteil[8]

Sm 4 (2,4 und 2,5); 5 (2,13); 6 (2,22); 7 (3,4 und 3,6); 8 (4,8

[1] Eigentlich Behandlung, jedoch in der „Untersuchung" stehend.
[2] Folgt: *ḥr ḏbꜥ.w*.
[3] Neben *stj ꜥ* 'den Arm ausstrecken'.
[4] = H 17 (*rdj hn-f r t3*).
[5] Eventuell ist *st* nicht die mit Drogen bestrichenen Finger, sondern die Drogen selbst, die außer auf die Finger auch noch auf andere Körperteile zu legen sind.
[6] Sinn etwa: 'das bedeutet, ihn auf sein gewohntes Bett zu legen'.
[7] Ram V Nr. V *gs im n šw*.
[8] Nur Sm; nur in der Form *dj-f*.

und 4,12); 11 (5,11)[1]; 13 (6,5); 17 (7,2; 7,3; 7,4); 20 (7,24 und 8,3); 21 (8,7 und 8,8); 22 (8,13)

2) *sfṯ n mt*
Eb 876c (*ỉr wr dd-f snf š3w.ḫr-k sw ḥr sḏ.t*)[2]

b) *rdj mw* 'Wasser absondern' (von Körperteilen)
1) *msḏr*: Eb 765 (*dj-f mw ḥw3*); Eb 770 (*dj-f mw*)
2) *ḏfd n ỉr.tj*: Eb 854c (*ỉr mw h33 ỉm-sn: ỉn ḏfd.wj n ỉr.tj dd st*)[3]

c) *rdj ḥr* 'sichtbar werden'[4]
Eb 861a (Geschwulst: *dj.n-s nj ḥrj*); Eb 872a (Geschwulst: *n rdj.n-s ḥr-s*)

d) *rdj tp* 'anfangen'
Eb 832c (die Regel: *ỉr-m-ḫt rdj.n-f tp-f*)

e) *rdj sw* 'sich zeigen': Bln 163a (15,4)

II) Subjekts-Verbindung
(von den Gefäßen, die verschiedene Stoffe zu bestimmten Körperteilen „führen")

a) Objekt genannt
mw: Eb 855c (*n ḥ3.tj*); 854l (*n mjs.t*; neben *ṯ3w*); 854m (*n sm3 n nnšm*; neben *ṯ3w*); 854o (*n pḥwj.t*; neben *ṯ3w*)
mwj.t: Eb 854n (*n šptj.t*)
mtw.t: Eb 854i (*n ḫr.wj*)
nšw.t: Eb 854b (*m msd.tj*)
snf: Eb 854b (*m msd.tj*)
ṯ3w: Eb 854l (*n mjs.t*; neben *mw*); 854o (*n pḥwj.t*; neben *mw*); 854m (*n sm3 n nnšm*; neben *mw*); Bln 163b (*n ᶜ.t nb.t*)[5]

b) Objekt nicht genannt[6]
Eb 855a (Herz und Lunge[7]: *ntsn dd n ḫ.t tm*)[8]; Eb 856b (12 Gefäße vom Herzen: *ntsn dd n ᶜ.t-f nb.t*)[9]; Sm 34 (12,2) (2 Gefäße: *dd-sn n sm3-f*); ---- Eb 854e (*dd ḥsḳ pw m s*)[10]

III) adverbiale Verbindung
rdj r t3 'zu Boden geben'

[1] *dj.n-f*; ob fehlerhaft?
[2] Es bleibt die Frage, ob die *sfṯ*-Geschwulst oder das *mt*-Gefäß blutet.
[3] Dazu *kjj ḏd*: *ỉn ḳddw m ỉr.tj ỉrr st*; vgl. dazu unter F.
[4] *ḥr* 'Gesicht = Oberfläche' (vgl. bei *ḥr* B) bzw. *ḥrj* 'die Erhebung o. ä.'
[5] Parallele Eb 856b ohne Objekt; siehe b.
[6] Es scheint sich stets um „Luft" als Objekt zu handeln; siehe die Anmerkungen 8–10.
[7] Das heißt: die Gefäße von Herz und Lunge.
[8] Vorher ist *ṯ3w* genannt.
[9] Parallele Bln 163b hat *ṯ3w* als Objekt; siehe a.
[10] Wahrscheinlich auf *nššw* zu beziehen: 'Luft, die ein *ḥsḳ*-Dämon in den Mann führt'.

a) Drogen 'ausspeien' (nur bei Zahn- und Zungenbehandlung)
Eb 697 (*ẖpꜥ dj r tꜣ*); Eb 745 und 748 (*wgj dj r tꜣ*)

b) Geburt bzw. Abortus
Eb 797 (*k.t nt rdj.t dj s.t r tꜣ*)

c) Kopf bzw. Gesicht zu Boden senken
Eb 712a (*rdj whnn-f r tꜣ*)[1]; ---- Eb 839 (*ỉr dj-f ḥr-f r ẖrw*)

d) den Patienten auf sein Lager legen (statt *wdj*)
dj r tꜣ ḥr mnjw-f: Sm 4 (2,7); 5 (2,15); 28 (10,3)

E) *rdj* 'veranlassen, daß ...'

I) Infinitiv

a) in Rezeptüberschriften
Eb 8; 27; 28; 36; 262; 284; 474; 588; 642 (= H 111); 717; 783; 789; 795; 797; 798; 857c; H 35[2]; 50; 59; 111 (= Eb 642); Bln 138; 164c; Ram IV C 12; Ram III A 8; B 10; fragm. 11; ---- Eb 24 (Nachsatz)

b) *ḥnꜥ rdj.t*
Eb 41 (*ḥnꜥ rdj.t swr-f*); Eb 786 (*ḥnꜥ rdj.t ḥms s.t ḥr-s*); Bln 97 (*ḥnꜥ rdj.t swr-f r ḳꜣꜥ*); Sm 21,13 (*ḥnꜥ rdj.t nḳr.tw*); ---- H 257 (verderbt)

c) *r rdj.t*
Eb 294 (*r rdj.t hꜣj m npḥw*); H 128 (*r rdj.t hꜣj mw-ỉrj.w*)[3]; Sm 10 (5,9) (*r rdj.t dmj wꜥ.t r wꜥ.t*)

II) *rdj*[4] 'werde veranlaßt'

Eb 57; 90; 307 (53,5); 343; 368; 526; 733 (= H 159b); 787; 791; 793; 795; 797; 823; 848 (Zaub); 856c; H 17 (2,2)[5]; 159b (= Eb 733); 171; Bln 31[6]; 57; 138 (11,9); Sm 21,3; Mutt u Kind K 7,5; L 11; Ram III A 2; Kah 11 (2,7 und 2,6 [?]); 17 (2,28 und 2,29); ++++ Eb 207e (*rdj mḏd-f psj.t*)

III a) *rdj.ẖr-k* (Subjekt der Arzt)

Eb 189d; 198a; 295; 307 (53,4 und 53,4–5); 786; 787; 789; Bln 48; 198[7]; Sm 7 (3,7; 3,14; 3,14); Kah 1; 25; 27; Carlsb IV; VI; VII; ---- Eb 312 (*rdj.ẖr-k st swr*)[8]

[1] H 17 hat abweichenden Text: *rdj hn-f r tꜣ*.
[2] *rdj.t hꜣj* = Eb 294 *shꜣj.t*.
[3] Eb 567 hat fälschlich *dr* statt *rdj.t*.
[4] Nur in der Form *rdj* (nicht *dj*) belegt; siehe dazu § 2.
[5] *rdj hn-f r tꜣ*; vgl. Eb 712a: *rdj whnn-f r tꜣ*.
[6] *rdj wnm*; vgl. Bln 47: *sꜥm*.
[7] Lesung durch Carlsb VI gesichert.
[8] Siehe oben A III b (S. 546) mit Anm. 1.

b) *ḫr.tw dj.tw*
Eb 215 (*ḫr.tw dj.tw h3j* Drogen)

IV) *rdj.in-k*
Bln 184 (*rdj.in-k h3j mw-f r wḥ3.t*)[1]; Sm 7 (3,3) (*rdj.in-k f3j-f ḥr-f*)

V) *rdj.ir-k*[2]
Bln 184 (19,9) (*rdj.ir-k h3j mrḥ.t-f*); Bln 185 (19,12) (*rdj.ir-k h3j mw-f*)[3]; Bln 185 (20,1) (*rdj.ir-k h3j dš[r]*); Bln 185 (20,2) (*rdj.ir-k h3j imj.t nt d3r.t*); Bln 185 (20,2) (*rdj.ir-k h3j mrḥ.t-f*)

VI) *dd-k h3j*[4] *bj.t*
Eb 23; H 45; Bln 184; Bln 185

VII) *dd* (Partizip)
Eb 854c (4 Gefäße in den Schläfen: *ntj m-ḫt dd snf ir.tj*)[5]; Eb 854l (4 Gefäße zur Leber: *ntj m-ḫt dd ḫpr ḫ3j.t nb.t r-s*); Eb 855h (*dḥr.t: in ḥ3.tj dd ʿḳ-sn*); Eb 855v (*wnm sbj.t dd ḫpr*); Sm 31 (10,15) (*in wnḫ . . . dd ḫm-f ʿ.wj-fj rd.wj-fj*); Sm 33 (11,11 = 11,15) (*in ḫr-f . . . dd sḫm ṯs m sn.nw-f*); ---- passivisch: Sm 22 (8,16) (*sšm*-Tampon: *dd.w h3j-f*)

VIII) *ʿḥʿ rdj*
Bln 120 (*ʿḥʿ*[6] *rdj irj-f 3.t nt šm.t ij.t*)

IX) negierte Formen:

a) *tm rdj* ‘nicht zulassen, verhindern’

1) Infinitiv in Überschriften:
Eb 115; 119; 425; 429; 453; 462; 784; 808; 809[7]; 842; 845; 846; 847; 848; 849; Ram IV C 2; C 10; Ram III A 16; Kah 33; ---- als Nachsatz: Eb 848 und 849 (*tm rdj . . . pw*); H 179 (*ḥnʿ tm rdj wdn wt-f*)[8]

2) sonstige Verbformen:
Partizip: Eb 189a (*nnj pw n wnm tm rdj wnm-f ḫnt*)
sdm-f: Bln 192 (*tm-s rdj šsp-s*[9])

[1] Bln 185 (19,12) hat *rdj.ir-k*; siehe V.
[2] Siehe dazu § 10.
[3] Bln 184 hat *rdj.in-k*; siehe IV.
[4] Vgl. Gruppe V, die ebenfalls stets das Verbum *h3j* aufweist.
[5] *snf* hier wohl Verbum und wie das folgende *ḫpr ḫ3j.t nb.t* (vgl. Eb 854l) von *dd* abhängig.
[6] Das *n* bei *ʿḥʿ* ist zu streichen.
[7] Ergänze *ḫpr* nach *rdj*.
[8] Vgl. Eb 622 mit abweichendem Text (*ḥnʿ tmt ḥsmn ḥr-s*).
[9] Ob 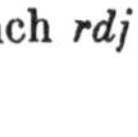 Determinativ zu *šsp*? Andernfalls ist *šsp* der Infinitiv oder das pass. *sdm-f* nach *rdj* mit als Objekt.

b) *nn rdj.t*

Eb 206b (*nn rdj.t 3fr-f*); Eb 212 (*nn rdj.t m33-s šw*); Eb 389 (*nn rdj.t h3j hr h.t*); Eb 786 (*nn rdj.t m33-sn šw*); Bln 161 (*nn rdj.t*[1] *wnm-f ih.t nb.t šm*)

c) *imj-k rdj*

Eb 871c (*imj-k rdj spj ih.t im-s*)

F) *rdj* anstatt *irj* gebraucht

I) bewirken

Eb 854c (Wasser in den Augen: *in dfd.wj n ir.tj dd st*) [dazu *kjj dd*: *in kddw m ir.tj irr st*] Bln 161 (*rdj.n inw.t whd.w*) [vgl. dazu Eb 871c: *in inw.t irr st*] Bln 163c (2 Gefäße: *ntsn dd t3w hr phwj.t*) [vgl. dazu die Parallele Eb 856c (*irr*)]

II) bereiten[2]

Bln 163h (16,8) (*rdj.hr-k mhwj .... wdh m phwj*) Sm 22,12 (*rdj.hr-k n-f* Drogen ... *rdj m phwj.t*)

[vgl. die Form *irj.hr-k* + Drogen bei *irj* A I g]

G) Zauber

I) jemandem (mit *n* des Dativs) etwas geben

Eb 1 (1,3) = H 78 (6,7); 1 (1,9) = H 78 (6,9); H 214 (14,4 und 14,5); Sm 20,12; L 2 (1,4 und 1,6)

II) veranlassen, daß (+ *sdm-f*)

Eb 1 (1,8) (= H 78); 763; 873d; H 78 (6,9) (= Eb 1); Sm 19,11; 20,6; L 24 (8,2); 38 (13,6); 46 (14,12); Bt Rs 2,7; Ram III B 13

III) Verschiedenes

Eb 356b; L 34 (11,12); 36 (12,8–10) (fünfmal)

IV) Unklar oder zerstört

L 5 (2,7); 11 (4,6); 36 (12,5); 36 (12,8); Ram III B 11; B 20; N III

H) Unklare Stellen

Eb 57 (18,1) (Zusammenhang verderbt); Eb 871a und b[3]; H 257 (verderbt); L 34 (11,13); 45 (14,8); Kah 17 (2,29); 25 (3,11); 27 (3,15); Ram III A 11; III A 16[4]; III A 18; fragm. 4; fragm. 8,2; fragm. 57; Ram IV C 1[5]; IV D III 4[4]; N E I 3[4]; fragm. 1 (?); Bt Rs 1,6 (zweimal)[6]

[1] Geschrieben wie *rdj.n*.

[2] Vgl. auch *rdj* 'verabfolgen' (A III) und *rdj.hr-k* „man nehme" (B III d).

[3] Statt *dd* wahrscheinlich *ʿ.wj* zu lesen; vgl. Bln 161 und 119.

[4] Wahrscheinlich Applikation.

[5] Ob: *rdj hr fk3*?

[6] Drogenbereitung oder Applikation.

§ 1: Die engen Beziehungen von *rdj* zu *wdj* werden besonders im Pap. Smith deutlich: Sm 22 (8,10) hat *wdj ḏbꜥ* neben *rdj ḏbꜥ* in Sm 25 (9,3) (weitere ähnliche Fälle siehe bei *wdj* bzw. *rdj* C I). – Ebenso gebraucht Sm häufig das Verbum *wdj* für das Anlegen von Binden und ähnlichen Heilmitteln; siehe den Gebrauch von *rdj* in derselben Verwendung unter A II b–d. *wdj r tꜣ ḥr mnjw-f* wird Sm 4 (2,7), 5 (2,15) und 28 (10,3) durch *dj r tꜣ ḥr mnjw-f* ersetzt. – Die Glosse D in Fall 3 erklärt *wdj r tꜣ* durch *rdj.t-f pw*.

§ 2 (zur Schreibung): Zum Nebeneinander der Formen *rdj* (*rdj.w*) und *dj* (*dj.w*) im pass. *sḏm-f* vgl. Eb 474 = H 157 (*djw r tp n msdd.t*) mit Eb 475 (*rdj r tp n msdd.t*); siehe auch Eb 369a (*rdj r-s*) und Eb 369b (*dj r-s*) oder Eb 140 (*rdj m pḫwj*) und Eb 141 (*dj.w m pḫwj*). – Eb 499 (*rdj ḥr*) hat die Parallele L 47 (*dj.w r*). – Auffallend ist das Überwiegen der Form *dj* in der Behandlung (A I), besonders in der Wendung *dj r-s* (A I a 5 aa), während in der Drogenbereitung die Form *rdj* bevorzugt wird (Gruppe B); siehe dazu z. B. Eb 527 (*rdj ḥr mrḥ.t dj r wbnw*); Eb 733 (*rdj ḥr mrḥ.t dj r-f*); H 145 (*rdj mw-ìrj ḥr mrḥ.t bj.t . . . dj.w r-s*). – Bemerkenswert ist schließlich, daß die Form *rdj* 'werde veranlaßt' (E II) niemals die Variante *dj* aufweist.

§ 3 (zu A): Die Applikation der Heilmittel erfolgte entweder äußerlich (Präpositionen *r* bzw. *ḥr*) oder innerlich (Präposition *m*). Die unter A I c und A II c genannten Körperteile sind bemerkenswerterweise fast nur solche mit Öffnungen zur Aufnahme der Mittel; teilweise sind die Angaben durch *m-ẖnw* verdeutlicht. Zum engen Nebeneinander von *ḥr* und *r* in dieser Verwendung vgl. Eb 499 (*rdj ḥr wbd.t*) mit der Parallele L 47 (*dj.w r wbd.t*); siehe auch Eb 342 (*dd.t ḥr sꜣ n ìr.tj* in der Überschrift, aber *dj r sꜣ n ìr.tj* in der Anwendung). – Das farblose *rdj* ist in einigen Parallelfällen durch präzisere Verben ersetzt: *dj r-s* ist durch *wt ḥr-s* vertreten (wobei die Suffixe einmal die kranke Körperstelle, das andere Mal die Drogen bezeichnen): Eb 494 = L 15; Eb 495 = [L 16]. H 33 (*rdj ḥr-s*) hat als Parallele Eb 301 (*wt ḥr-s*). Vgl. auch Eb 537 = H 39 (*dj r-s*) mit dem folgenden *k.t*-Rezept Eb 538 = H 40 (*wt ḥr-s*). Bis auf wenige Ausnahmen, in denen das Fortlassen eines Verbandes besonders angeordnet ist, wird unter der Angabe *rdj* 'werde gelegt (an die kranke Stelle)' auch das Bedecken und Festhalten der Drogen durch einen Verband zu verstehen sein. Umgekehrt geht der Angabe *wt ḥr-s* 'werde darüber ein Verband gemacht' das Auflegen der Drogen voraus, das in den meisten Fällen nicht besonders erwähnt wird. Vollständig liegt diese Folge in Eb 528 vor: Drogen *rdj r ḳꜣb.t wt ḥr-s*; ebenso Eb 856e (Drogen *rdj r nḫb.t-f wt ḥr-s*), was in der Parallele Bln 163e zu *wt nḫb.t ḥr-s* verkürzt ist. H 179 erwähnt einen *wt*-Verband, vorher steht *dj.w r-s*. Vgl. schließlich Eb 766g (*wt ḥr-s n rdj ꜥꜣ*), wobei die Angabe 'nicht zuviel geben' auf die Drogenmenge zu beziehen ist. – In zwei Fällen wird *dj r-s* durch *gs ìm* ersetzt (auch hier wieder die verschiedenen Beziehungen der Präpositionen: *im* bezieht sich auf die Drogen): L 19 (*dj r-s*) = Eb 549 (*gs im*); siehe auch die Anwendung derselben Drogen gegen einen Dorn im Fleisch (Eb 730: *dj r r3-s*) und gegen die ähnlich entstanden gedachte Migräne (Eb 250: *gs tp im*). Den Wechsel von *dj r ibḥ* mit *wš3 ibḥ im* zeigen Eb 743 und Eb 739 bzw. 740; ein Salbmittel (*wrḥ.t* bzw. *mrḥ.t*) wird Eb 620 b = H 175 b durch *dj r-s* appliziert.

§ **4** (zu A I a 5): Die Angabe *dj r-s* bzw. *dj r-f* ist in den weitaus meisten Fällen auf die kranke Körperstelle zu beziehen, wie Parallelstellen oder *k.t*-Rezepte zeigen: Eb 369 nennt in der Überschrift Krankheit und Krankheitsort und hat die Anwendungsanweisung: (*r*)*dj r-s* (Eb 369 a und b). Die folgenden *k.t*-Rezepte Eb 370–374 haben die Anwendung *dj r* Krankheitsort; ebenso nennen Eb 741 und Eb 762 in der Überschrift sowohl Krankheit als auch Lokalisation, in der Anwendung heißt es: *dj r* Körperstelle. – Zum Teil werden die Krankheitserscheinungen wie Körperteile behandelt (solche Grenzfälle sind besonders *wbnw*-Wunde, *wbd.t*-Brandwunde und *šnʿ*-Magenverstopfung, die zum Teil sogar mit dem Fleischstück determiniert werden). Solche Verquickungen mögen dazu geführt haben, daß mitunter die Angabe *r-s* bzw. *r-f* als bloßes neutrisches ‘daran’ verstanden wurde, wobei Krankheit und Krankheitsort gleichermaßen einbezogen waren: Eb 520 und 521 schreiben *dj r-s*, während Eb 527 *dj r wbnw* hat; H 158 (*dj.w r-s*) ist in der Parallele Eb 475 als *rdj r tp n msdd.t* voll ausgeschrieben; vgl. auch Eb 497 und 498 (*dj r-s*) mit Eb 499 = L 47 (*rdj ḥr wbd.t* bzw. *dj.w r wbd.t*). Die Annahme eines neutrischen ‘daran’ macht auch das Schwanken der Suffixe verständlich: Eb 733 schreibt *dj r-f*, dagegen die Parallele H 159 *dj r-s*. Ebenso verwenden Eb 771–773 *dj r-f*, die folgenden *k.t*-Rezepte Eb 774–776 haben *dj r-s*. Durch das neutrische ‘daran’ wird auch der strenge grammatische Bezug auf die kranke Körperstelle hinfällig: siehe die maskulinen Wörter unter A I a 5 aa (*rdj r-s*). – Die innerhalb der Rubriken aa und bb aufgeführten Stellen, in denen nur Krankheiten, aber keine Körperstellen genannt sind, müssen danach so verstanden werden, daß die jeweilige Lokalisation selbstverständlich bekannt war und daß ‘daran’ die Drogen gelegt wurden.

§ **5** (zu A I c *iwf* und *pḥwj*/*pḥwj.t*): Vor der Anwendung werden die Drogen zu einer bestimmten Form verarbeitet (*mt*-Zäpfchen, *swj.t*-Pille, oder auf Stoff gestrichen). In Eb 146 und 684 scheinen die Drogen selbst schon die gewünschte Form zu besitzen.

§ **6** (zu B I a): Bei den auf *rdj ḥr* folgenden Drogen handelt es sich um solche Stoffe, die dazu verhelfen, die eigentlichen wirksamen Drogen besser zur Anwendung zu bringen. Diese ‘Medikament-Träger’ können Flüssigkeiten zur besseren Lösung oder Schluckbarkeit der Medikamente oder Fette zur besseren Salbfähigkeit oder Mittel zur Geschmacksverbesserung oder Brennmaterial zum Verräuchern der Drogen sein. Das hier festgestellte Auftreten als ‘Medikament-Träger’ schließt nicht aus, daß dieselben Drogen an anderer Stelle als wesentliche Bestandteile (allein oder neben anderen Drogen) Verwendung finden; Einzelheiten siehe jeweils im Drogen-W. B. – Bemerkenswert ist die fehlende oder verhältnismäßig hohe Quantitierung der als ‘Medikament-Träger’ verwendeten Drogen.

§ 7 (Auslassung von *rdj*): Als Verbum der Drogenbereitung kann in der stark abgekürzten Form der Rezeptsprache *rdj* mitunter ausgelassen werden, und zwar vornehmlich in der Funktion *rdj ḥr* ‘Medikament-Träger’ (siehe § 6): Eb 65 (*ḳnḳn r mnḥ rdj ḥr ḥḳ.t*) = Eb 71 (*ḳnḳn ḥr ḥḳ.t*); Eb 475 (*snwḥ rdj ḥr mrḥ.t*) = H 158 (*snwḥ.tj ḥr mrḥ.t*); Eb 756 (*nḏ snʿʿ rdj ḥr ỉrp*) = H 208 (*nḏ snʿʿ ḥr ỉrp*); Eb 733 (88,14) (*wbd rdj ḥr mrḥ.t*) = H 159a (*wbd ḥr mrḥ.t*). Eine verkürzte Fassung von Eb 310 liegt Bln 38 vor. Siehe auch § 8.

Zur Auslassung von *rdj* als Verbum der Behandlung vgl. folgende Beispiele: Ram V Nr. V (*gs ỉm n šw*) = Eb 657 (*gs ḥʿw rdj n šw*); Sm 11 (5,11–12) (*wdj.ḫr-k* Binden ... *m* Körperteil) = Sm 12 (5,19) (*wdj.ḫr-k* Binden ... *rdj m* Körperteil).

§ **8** (zu B IV): Die Folge *rdj-r/m*-Gefäß-*ḥr/m*-Feuer (Eb 463; Sm 21,16 = 22,3; Kah 20) könnte eine Verkürzung der volleren Folge *rdj*-Präposition-Gefäß, *rdj*-Präposition-Feuer sein (Eb 169; 308). – Es ist aber zu erwägen, ob ähnlich der Herstellung gewisser Brotarten das Erhitzen der Drogen mitunter nur in einem vorher heißgemachten Gefäß vorgenommen wurde; vgl. dazu Eb 314: *rdj r rmn.t dj.tj m ḫ.t.*

§ **9** (zu E): Das umschreibende Kausativ *rdj h3j* in H 35 wird in der Parallele Eb 294 durch das *s*-Kausativ *sh3j* ersetzt (im Nachsatz zu Eb 294 steht wieder *rdj h3j*!).

§ **10** (zu E V): Die nur Bln 185 und 184 auftretende Form *rdj.ỉr-k* ist wahrscheinlich eine lautliche Nebenform von *rdj.ỉn-k*. Denkbar wäre auch, daß hier eine nach dem Prinzip pass. Part. + Präposition + Suffix gebildete Form vorliegt, die außerhalb der medizinischen Texte in einer Reihe von bisher als Imperativ + Partikel *r* + Suffix gedeuteten Formen vorhanden sein könnte. Siehe dazu die Med.-Grammatik.

§ **11** (zu F): Im allgemeinen läßt sich *rdj* gegen *ỉrj* gut abgrenzen: *ỉrj* bezeichnet die Herstellung, *rdj* eine Ortsveränderung.

rḏw Ausfluß

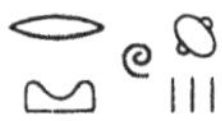 Eb 385 (Zaub); Sm 19,17 und 18 (Zaub)

Bei Fragen zur Produktsicherheit wenden Sie sich bitte an:
If you have any questions regarding product safety,
please contact:

Walter de Gruyter GmbH
Genthiner Straße 13
10785 Berlin
productsafety@degruyterbrill.com